卵巢癌手术

Surgery for Ovarian Cancer

第 4 版

主　编　Robert E. Bristow

　　　　Beth Y. Karlan

　　　　Dennis S. Chi

主　译　刘崇东　狄　文

副主译　韩　瑛

译　者（按姓氏笔画排序）

王延洲　王登凤　刘　畅　刘　娟　刘军秀

刘崇东　李　翡　狄　文　况　燕　汪俊涛

张　潍　陈继明　赵小峰　侯文杰　侯胜迪

祝鑫瑜　韩　瑛　鲁　琦　雷　玲　翟　妍

瞿　红

人民卫生出版社

·北京·

版权所有，侵权必究！

Surgery for Ovarian Cancer, Fourth Edition / by Robert E. Bristow, Beth Y. Karlan, and Dennis S. Chi / ISBN: 9780367150044

© 2023 Taylor & Francis Group, LLC.

Authorized translation from English language edition published by CRC Press, part of Taylor & Francis Group LLC; All rights reserved. 本书原版由 Taylor & Francis 出版集团旗下的 CRC 出版公司出版，并经其授权翻译出版。版权所有，侵权必究。

People's Medical Publishing House is authorized to publish and distribute exclusively the **Chinese (Simplified Characters)** language edition. This edition is authorized for sale throughout **Mainland of China**. No part of the publication may be reproduced or distributed by any means, or stored in a database or retrieval system, without the prior written permission of the publisher. 本书中文简体翻译版授权由人民卫生出版社独家出版并仅限在中国大陆地区销售。未经出版者书面许可，不得以任何方式复制或发行本书的任何部分。

Copies of this book sold without a Taylor & Francis sticker on the cover are unauthorized and illegal. 本书封面贴有 Taylor & Francis 公司防伪标签，无标签者不得销售。

图书在版编目（CIP）数据

卵巢癌手术 /（美）罗伯特·E. 布里斯托（Robert E. Bristow），（美）贝丝·Y. 卡兰（Beth Y. Karlan），（美）丹尼斯·S. 齐（Dennis S. Chi）主编；刘崇东，狄文主译. -- 北京：人民卫生出版社，2025. 8. -- ISBN 978-7-117-38014-0

Ⅰ. R737. 3

中国国家版本馆 CIP 数据核字第 2025UM8129 号

| 人卫智网 | www.ipmph.com | 医学教育、学术、考试、健康，购书智慧智能综合服务平台 |
| 人卫官网 | www.pmph.com | 人卫官方资讯发布平台 |

图字：01-2023-3551 号

卵巢癌手术
Luanchaoai Shoushu

主　　译：刘崇东　狄　文
出版发行：人民卫生出版社（中继线 010-59780011）
地　　址：北京市朝阳区潘家园南里 19 号
邮　　编：100021
E - mail：pmph @ pmph.com
购书热线：010-59787592　010-59787584　010-65264830
印　　刷：北京华联印刷有限公司
经　　销：新华书店
开　　本：889×1194　1/16　印张：25
字　　数：739 千字
版　　次：2025 年 8 月第 1 版
印　　次：2025 年 8 月第 1 次印刷
标准书号：ISBN 978-7-117-38014-0
定　　价：368.00 元
打击盗版举报电话：010-59787491　E-mail：WQ @ pmph.com
质量问题联系电话：010-59787234　E-mail：zhiliang @ pmph.com
数字融合服务电话：4001118166　E-mail：zengzhi @ pmph.com

卵巢癌手术

本书自首次出版以来广受好评。第4版继续关注卵巢癌和相关腹膜表面恶性肿瘤患者有效管理的基本技术，并附有大量插图；还增加了微创手术、机器人手术以及 HIPEC 治疗方案在卵巢癌和相关腹膜表面恶性肿瘤患者管理中的应用、规范及其精彩纷呈的各类学术理论。

序

坦率地说，卵巢癌手术的书是最应该写的，最应该翻译的，甚至是最应该作序的。

这部《卵巢癌手术》，是由美国加州大学 Bristow 领衔主编，由刘崇东、狄文主译的一部巨著，恰逢其时，不啻雪中送炭。

本书详细地阐述了卵巢癌手术的各个方面，从历史到现状，从观念到技巧，从妇产科到相关学科，从盆腔到上腹，涉猎广泛，点面俱到。特别是对卵巢癌肿瘤细胞减灭术，做了多章节的、详尽的论述，细致入微。可以认为是卵巢癌的手术全书。

就卵巢癌的手术而言，我认为本书体现了四个主要的问题：

四个要素——观念（Concept）、解剖（Anatomy）、技巧（Skill）、应急（Emergency）。

观念　就是手术的主题理念和哲学思考。从全面的病史回顾、诊断、鉴别诊断，手术的选择（适应证、不适应证和禁忌证），以及术式的选择（甚至包括入路及切口），手术的范围和顺序，术中可能遇见或发生的问题和相应处理，以及术后的观察、管理及随诊等。这一切都应在考虑、考量之列。

解剖　是医学的基础，更是外科的基础。外科的本质就是完成解剖。从解剖恢复到功能恢复，这是外科手术，甚至是所有疾病治疗的基本功能。

外科医生必须有深厚的解剖功底，从解剖的认知到解剖的技法，做到心里有解剖，眼中有解剖，手头有解剖。要修炼成从形象思维到逻辑思维，再从逻辑思维到形象思维的转化技能。

在某种意义上说，外科就是考验一个外科医生的解剖。

技巧　是外科实施的具体技术，俗称为手艺。技巧不仅包括基本的外科操作，如切、剪、缝、扎，更包括在困难境况下的处理能力，如粘连的分离、出血的阻止、肿块的切除、损伤的修补等。

技巧靠实践，还要靠思考，靠升华。熟练是技巧的演进，练熟可以渐进为艺术。年轻医生当然要注意和掌握技法，但是技法不可一蹴而就。要靠较长时间的实践锻炼、经验积累，所谓"十年磨一剑，百岁难成仙"。

实践—思考—总结—分析—提高，这是成就外科技术的金色链条和必由之路。

应急　如果说，解剖、技巧是外科的基本功夫，则应急、应变是外科的必备功夫。

因为卵巢癌病变广泛，形态多样，极具侵袭性和复发性。卵巢癌的手术不仅涉及女性盆腔器官，还涉及消化道、泌尿道，涉及血管、淋巴与神经。手术中问题或者险情常常发生，是不可完全避免的。因此，对于随时可能发生的紧急情况或者危险情况，必须周全考虑，有所准备，妥善处理。如严重的、广泛的渗血，大血管的损伤，肠道或泌尿道的转移或损伤，血管、淋巴或神经于手术中发生的问题等，这些情况必须在术者的考虑之中，有备无患，有恃无恐。

三个"不"字——不慌、不乱、不急。

卵巢癌的手术可谓是最复杂、最艰难的妇科手术。因为卵巢癌在发现时 70% 已届晚期。

病变通常已侵犯整个盆腔、腹腔，转移并累及消化道、泌尿道，整个盆腹腔可能毫无间隙，全被肿瘤所占据（所谓"冰冻"状态）。而且常有血管、淋巴及神经受累，因此手术会非常的困难和复杂。外科医生首先是不慌，要全面检查、审慎判断，找出切入点，比如从腹膜外进入盆腹腔。其次是不乱，不要乱了心绪、乱了阵脚，要镇静下来，沉着应战。再就是不急，不急于下手，不轻易动刀，三思而后行，不然动辄得咎，一错再错。

修炼成这"三不"，绝非容易，却十分重要：不慌是一种底气，不乱是一种能力，不急是一种境界。

两个关键。一是决策，二是技能。

决策就是外科手术的策略，具有决定性。它是手术的基本原则、根本路线、方针方法。

决策的制定要有：充分的事实和证据，周密的设计和方案，审慎的实施和操作，灵活的应急和应变，全面的考量和思虑。这在卵巢癌的手术更是第一位的。

技能也很重要。技能既包括各种外科基本手法的娴熟掌握和灵活应用，更包括在复杂和困难情况下的综合应对能力。技能由经验成熟升华而成，包括其中的内涵、观念和体验。技能奠基于对手术的深刻理解和领悟，常常带有手术者的独特风格。

年轻医生应该博采众长，兼收并蓄，逐渐形成自己的特色。实践第一，熟能生巧，熟练是一种能力，生出巧来是谓艺术。

妇科手术医生应该掌握经腹、经阴道、内镜或者数者结合，实施各种手术，不能、也不应该只会一种途径、一种方式施术。技巧是需要人脑配合、人机配合和团队配合的。

应强调，成功的手术，决策占七成，技能占三成。决策具有决定性，技能影响和完成决策，有时细节决定了成败！

一个核心——手术的安全性总是第一位的。

这在卵巢癌的手术尤为突出。卵巢癌是妇科最大的、最困难的手术，涉及整个盆腹腔各个器官系统，手术很可能造成各种损伤和意外情况发生。手术时间长，麻醉管理、心肺功能监测等都非常重要。

术前要对病人的状况进行全面的评估，对手术可能发生和带来的损伤有充分的防范和准备。

医生个人的经验与技术，团队及设施也都应该有所保障。术前与病人的交流和交代是必要的，医疗安全同样也是医生职业安全的保证和保护。

复杂的或者有创新性的手术尤应谨慎。内镜的应用已然普及，但内镜也有局限和短缺，"微创可变巨创"。能量会带来便捷，也会造成伤害，"成也能量，败也能量"。不要，也不必追求用一种方式解决所有问题，没有必要建立单一"腹腔镜俱乐部"。所谓"平安是福"，就是创造平安，保障平安。

这部《卵巢癌手术》是一部好书。国内的同道和学者们对于卵巢癌的手术也有很丰富的见的，从对卵巢癌的认识到对卵巢癌的治疗，以及各种手术方式的选择和实施，都积累了很好的经验。而该书可以提供我们更多的思考，正所谓"他山之石，可以攻玉"。

我还热切地期望我们能够梳理自己的经验，撰写关于卵巢癌手术的书著，以飨广大同道和读者。

是为序。

郎景和

2025 年夏

作者名单

Jeremie Abitbol
McGill University
Montréal, Canada

Ahmed Al-Niami
University of Wisconsin Hospitals
Madison, Wisconsin

Giovanni D. Aletti
European Institute of Oncology
University of Milan
Milan, Italy

Giacomo Avesani
Fondazione Policlinico Universitario
    IRCCS
Rome, Italy

Thaïs Baert
Department of Gynaecology and
    Gynaecologic Oncology
Kliniken Essen Mitte (KEM)
Essen, Germany
Department of Oncology, Laboratory
    of Tumour Immunology and
    Immunotherapy, ImmunOvar
    Research Group
KU Leuven
Leuven, Belgium

Simon Butler-Manuel
Obstetrics and Gynaecology
Royal Surrey NHS Foundation Trust
Guildford, United Kingdom

Suk-Joon Chang
Division of Gynecologic Oncology,
    Departments of Obstetrics and
    Gynecology
Ajou University School of Medicine
Suwon, Republic of Korea

Lee-may Chen
University of California
San Francisco, California

Christina S. Chu
Fox Chase Cancer Center
Philadelphia, Pennsylvania

Linus Chuang
Western Connecticut Health Network
Danbury, Connecticut

Daniel L. Clarke-Pearson
University of North Carolina Hospitals
Chapel Hill, North Carolina

William A. Cliby
Mayo Clinic
Rochester, New York

Nicole Concin
Department of Gynaecology and
    Gynaecologic Oncology
Ev. Kliniken Essen Mitte (KEM)
Essen, Germany
ESGO (European Society of
    Gynaecological Oncology) Certified
    Center of Excellence in Ovarian
    Cancer Surgery
ESGO Accredited European Training
    Centre in Gynaecological Oncology
Department of Gynecology and
    Obstetrics
Innsbruck Medical University
Innsbruck, Austria
ESGO Certified Center for Advanced
    Ovarian Cancer Surgery

Renee A. Cowan
Woman's Gyn Oncology
Baton Rouge, Louisiana

Michael I. D'Angelica
Memorial Sloan Kettering Cancer
    Center
New York, New York

Robert DeBernardo
Laura Fogarty Endowed Chair in
    Uterine Cancer
Director of Peritoneal Malignancy
    Program
Section Head, Gynecologic Oncology
Cleveland Clinic
Cleveland, Ohio

Marcela G. del Carmen
Division of Gynecologic Oncology,
    Department of Obstetrics and
    Gynecology
Massachusetts General Hospital
Harvard Medical School
Boston, Massachusetts

Sean C. Dowdy
Mayo Clinic
Rochester, Minnesota

Andreas du Bois
Department of Gynaecology and
    Gynaecologic Oncology
Kliniken Essen Mitte (KEM)
Essen, Germany

Robert P. Edwards
Obstetrics, Gynecology and
    Reproductive Sciences
University of Pittsburgh
Pittsburgh, Pennsylvania

Ramez N. Eskander
UC San Diego Health
San Diego, California

Anna Fagotti
Fondazione Policlinico Universitario
    IRCCS
Rome, Italy
Università Cattolica del Sacro Cuore
Rome, Italy

Christina Fotopoulou
Imperial College
London, United Kingdom

David M. Gershenson
Department of Gynecologic Oncology
U.T.M.D. Anderson Cancer Center
Houston, Texas

Walter H. Gotlieb
Division of Gynecologic Oncology
McGill University – SMBD Jewish
    General Hospital
Montreal, Canada

Hyeong In Ha
Pusan National University Hospital
Busan, South Korea

Philipp Harter
Department of Gynaecology and
    Gynaecologic Oncology
Kliniken Essen Mitte (KEM)
Essen, Germany

Laura J. Havrilesky
Duke University
Durham, North Carolina

C. William Helm
James Graham Brown Cancer Center
University of Louisville Hospital
Louisville, Kentucky

Jeffrey A. How
The University of Texas Health Science
    Center; MD Anderson Cancer
    Center
Houston, Texas

Se Ik Kim
Seoul National University Hospital
Seongnam, South Korea

Carrie Langstraat
Mayo Clinic
Rochester, Minnesota

Mario M. Leitao
Memorial Sloan Kettering Cancer
　Center
New York, New York

Myong Cheol Lim
National Cancer Center
Goyang, South Korea

Micael Lopez-Acevedo
GW Cancer Center
George Washington University
Washington, DC

Koji Matsuo
Division of Gynecologic Oncology,
　Department of Obstetrics and
　Gynecology
University of Southern California
Los Angeles, California

Francesco Multinu
Istituto Europeo di Oncologia
Milan, Italy

Alexander B. Olawaiye
Magee-Women's Hospital
University of Pittsburgh Medical Center
Pittsburgh, Pennsylvania

Sang-Yoon Park
National Cancer Center
Goyang, South Korea

Thomas C. Randall
Division of Gynecologic Oncology,
　Department of Obstetrics and
　Gynecology
Massachusetts General Hospital
Harvard Medical School
Boston, Texas

Stephen C. Rubin
Fox Chase Cancer Center
Philadelphia, Pennsylvania

Ritu Salani
University of California, Los Angeles
Los Angeles, California

Janelle Sobecki
University of Wisconsin
Madison, Wisconsin

Yukio Sonoda
Memorial Sloan Kettering Cancer
　Center
New York, New York

Anil K. Sood
Department of Gynecologic Oncology,
　Department of Cancer Biology,
　Center for RNAi and Non-Coding
　RNA
U.T.M.D. Anderson Cancer Center
Houston, Texas

Paul H. Sugarbaker
Washington Cancer Institute
Washington, DC

Krishnansu S. Tewari
University of California
Irvine, California

Jill H. Tseng
University of California at Irvine
Orange, California

Catherine H. Watson
Vanderbilt University Medical Center
Nashville, Tennessee

目　　录

1. 卵巢癌肿瘤细胞减灭术的前世今生

Krishnansu S. Tewari

卵巢手术的起源和早期发展

卵巢癌肿瘤细胞减灭术（cytoreductive surgery，CRS）（减瘤术）可以追溯到很早的时期[1]。自古以来，资料中就有动物卵巢切除术的记载，因此，卵巢癌肿瘤细胞减灭术的出现也并非不切实际。Aristotle 曾记录阉割母骆驼和母牛的方法，古罗马医生 Galen 也记录了对火鸡的类似处理[2]。最早在人类身上施行的卵巢切除术是由希腊历史学家 Athenaeus 记载的，吕底亚（Lydia）的一位国王 Andramystes，他命令医生摘除女性卵巢，以取代其皇宫中的阉人；而根据 Hesychius 和 Suidas 的记录，早在公元前 7 世纪，吕底亚国王 Gyges 为了延长女性的青春也施行过同样的手术[2]。古埃及和古克里弗斯（Creophages）也出现过类似的报道。历史学家 Wierus 记录了一位匈牙利屠夫为了惩罚他女儿的某些不端行为，切除了她的卵巢[2]，据说这位屠夫所采用的手术方法与动物卵巢切除术的术式相同。幸运的是，他女儿在手术后活了下来。

正如 Bryant 所言，卵巢手术的发展历史表明，应用卵巢切开术（切开卵巢，ovariotomy）和 / 或卵巢切除术（切除卵巢，oophorectomy）治疗卵巢疾病的首次成功正发生在那些无知、无畏地施行手术的人身上，也正是他们建立了卵巢疾病治疗中一座划时代的里程碑[3]。这一切都发生于多个世纪之前，在现代医学还没有发展起来的那个时代，许多老一代学者要么只是从学术上提倡此类手术，要么就因为手术明显存在的风险而直接反对。不过，巴塞尔大学的 F. Platen 在 1680 年发表了一项观察结果，试图论证该手术的合理性，这间接地表明此类手术在 1680 年之前已经得到了应用[3]。

1685 年，Theodore Schwarzkopf 正式记录了第一例卵巢切除术[4]。1718 年，Peyer 提出了"卵巢囊肿是否可以在形成初期行切除术"的问题[4]。此后，Morgagni 医生分享了多个卵巢囊肿的治疗经验，据他所说，他的灵感来源于一位在莱顿（Leyden）行医的塞浦路斯医生所描述的发生于 1720 年的一个病例的手术方法——切开右侧输卵管后取出胚胎。由于 Morgagni 的贡献，这种术式随后成为卵巢囊肿的根治性方法[4]。上述塞浦路斯医生所报道病例是在 1694 年 12 月 17 日进行的，报告中用详尽的语言和生动的配图展示了当时的异位妊娠切除术，显示了学者们在那个时代对解剖学和病理学的深刻见解。格拉斯哥的 Robert Houstoun 也提到过这一报告，此前他曾被认为是世界上第一位施行卵巢切除术的医生，而这是基于他在 1701 年实施的一台手术[5]。

Houstoun 在病历中记道：患者腹痛、腹胀 2 年伴进行性加重，伴呼吸困难、营养不良。患者自己也说道："这个肿瘤长得太大了，占据了从脐部到耻骨的整个左侧下腹，腹部的肌肉也都被抻了过去。"由于长期卧病在床，她遭受了身边人的指责，再加上缺乏休息和食欲，她变得非常憔悴[6]。

Houstoun 描述了手术的详细过程：切入腹膜腔后，流出了黄色的血清样液体；再切入囊肿，暴露出一种呈现出高黏性的胶状物，这些内容物并不是在流动，而是直接膨了出来；随后 Houstoun 用一根冷杉木棒在腹腔内探查，并裂开了一个继发性囊肿，使囊肿内的胶状液体自然流出；其他的小囊肿如橘子大小，带有大块的"囊壁（pieces of membranes）"，像是膨胀的卵巢，没有做进一步处理[6]。对于这样的卵巢肿物，当时的医生还在用拍击的方式治疗，而 Houstoun 则采用了切开的术式，远远领先于同时代的医生。但他从未声称他完成了一例卵巢切除术或卵巢囊肿切除术，他只写道："记：一位 58 岁的妇女左卵巢鼓胀，通过一侧腹壁切口行手术而治愈[6]。"究其原因，他认为有两点对于该手术是必不可少的：①肿瘤应该从腹部切除，②肿瘤与身体的连接应该被切断[6]。

多年以后，William Hunter 和他的兄弟 John Hunter 出生于 Houstoun 病例的发生地，并久居于此[7]。尽管这对医生兄弟从未亲自施行过这个手术，也极有可能听闻并了解过 Houstoun 的手术过程,他们主张在腹部穿刺切口实施手术的理论就很有可能是受到了 Houstoun 的影响。John Hunter 曾说:"当疾病在初期就确诊时,我没有任何理由反对在腹部切口并取出囊肿。"Hunter 兄弟的一位朋友 John Bell 博士同样支持进行手术,然而,据称他也没有亲自实践过。Bell 曾任教于爱丁堡大学,是一位著名的苏格兰解剖学家和外科医生,他以天才特有的热情投身于专业研究,他的代表作有 *Principles of Surgery* 和 *The Anatomy of the Human Body*,书中解剖图的准确性与精细度为后人所赞叹。

1771 年,Johannes Christian Anton Theden 首次描述了切除卵巢囊肿的操作技术:在腹股沟上方做切口,结扎卵巢囊肿的蒂部后切除囊肿[8]。但是没有明确的证据表明 Theden 曾在一个活着的患者身上做过这种手术,他的文章也没有受到关注。36 年后,即 1807 年,法国学者 Samuel Hartman d'Escher 再次提出了对该手术操作的简要描述,并向蒙彼利埃医学系(the Faculty of Medicine of Montpellier)提交了论文[9]。

外科手术的先行者

Ephraim McDowell(1771—1830),生于弗吉尼亚州的 Rockbridge,是 Samuel 和 Mary McDowell 所生 11 个孩子中的 1 个[10],他的父亲 Samuel 曾任肯塔基州的土地部长,全家也随他搬到了肯塔基州,定居于 Danville。1793 年,McDowell 前往苏格兰的爱丁堡大学学习医学,尽管之后由于学费紧张及对苏格兰与法国爆发战争的担忧,他没有获得文凭就离开了,但著名的爱丁堡医生 John Bell(第一节中提及)的解剖学讲座给他留下了极其深刻的印象[10]。据称,Bell"以极具感染力的言语和情感,讲授了卵巢器质性疾病,谈及了任其发展所带给患者的绝望,讨论了用手术切除卵巢治疗的可能性,甚至是实用性",以此来挽救患者的生命[10]。

1809 年 12 月,McDowell 来到 Danville 西南 100km 处的 Motley 峡谷社区,参与一例可疑双胎妊娠的会诊[11]。患者名叫 Jane Todd Crawford,是一位 40 多岁的 5 个孩子的母亲,因腹痛和可疑过期妊娠就诊。McDowell 对她进行了检查,诊断为卵巢肿瘤,且无法用药物缩小。他对患者说道:

"你的唯一希望就是进行手术,切除肿瘤。但是我必须如实告诉你,我从来没有切除过这样的

肿瘤,也不知道有哪位医生做过……开腹切除肿瘤可能非但不能治好你的疾病,反而会不可避免地极大增加死亡的风险。如果你认为自己已经下定了决心,就到 Danville 来,我为你切除肿瘤[11]。"

Crawford 夫人挺着巨大的腹部,骑马来到 Danville。1809 年,一个星期日的早上,恰逢圣诞节,Crawford 夫人在 McDowell 家的厨房里接受了手术。有传言说,当时有一群打手守在门外,要是患者死了,就绞死这位医生。McDowell 在左侧腹壁做切口,用线结扎了卵巢的血供,随后离断了其与子宫的连接,25min 内就切除了这个重达 10kg 的卵巢肿瘤[12]。McDowell 在论文中如下记录道:

"我让她平卧在一张高度合适的桌子上,在距离腹直肌左缘约 7.5cm 处做了一个纵行切口,长约 22cm。打开腹腔,肿瘤就暴露出来,其位于卵巢和输卵管伞部之间,由于体积过于巨大,我们无法整个取出。于是,我们在左输卵管的子宫侧结扎,然后切开肿瘤,流出了约 6.8kg 胶状的脏东西。之后,切断输卵管,取出囊皮,竟重达 3.4kg。当腹壁切口刚一打开,肠子就一涌而出,散在桌子上,腹腔内完全被肿瘤填满,以至于在术中无法回纳肠道。大约 25min 后,手术就结束了,随后我们将她转为左侧卧位,以便让腹腔内的积血流出。之后,我们用间断缝合的方式关闭腹壁切口,并将输卵管的结扎线从切口下端穿出,固定于体外。在每两针之间,我们将皮肤严格对合,用胶布固定,这样可以加快切口的愈合。最后,常规包扎腹部,嘱其严格静卧,并给予术后抗感染治疗[13]。"

术后第 5 天,McDowell 去看望了 Crawford 夫人时,她已经能够起床,正在整理床铺[11]。身体恢复后,她返回 Motley 峡谷继续生活,比 McDowell 医生还要长寿。据说,McDowell 医生从未向她收取任何费用。他后来一共完成了 12 台类似的手术,死亡率为 33%。此外,还有一个患者由于腹腔内严重粘连,手术未能完成[12]。

最令后人赞叹的是,在那个还没有乙醚、消毒剂、青霉素和血库的时代,McDowell 就以极进步的思想完成了这台史无前例的手术,这种坚定的信念、创新的精神极大地鼓舞了后来者,在腹部外科领域开辟了一条前进的道路。继 McDowell 完成第一例卵巢切除术后,美国本土还出现了 5 位杰出的外科医生,同样完成了卵巢切除术:耶鲁大学的外科教授 Nathan Smith,于 1821 年 7 月 5 日在 Norwich Vermont 完成手术[3];Alban Goldsmith

医生，McDowell 的合伙人，于 1823 年 5 月 24 日成功完成手术[3-4]；纽约的 David L. Rogers 医生，于 1829 年 9 月 14 日成功完成手术[4]；来自南卡罗来纳州 Charleston 的 J. Bellinger 医生，于 1835 年 12 月 23 日成功完成手术；而此后的 8 年时间里，美国没有人再次完成卵巢切除术；直到 1843 年，A Dunlap 医生和 John L. Atlee 医生分别再次尝试卵巢切除术，Atlee 医生成功完成，而前者失败。因此，从 McDowell 于 1809 年完成美国的第一台卵巢切除术后，直至 Atlee 和 Dunlap 的 30 多年时间里，包括 McDowell 在内，美国仅 5 个人成功完成了卵巢切除术。在同时期的欧洲，来自意大利 Faenza 的 Emiliani 医生于 1815 年完成了第一例卵巢切除术[14]。

Atlee 医生在他的论文中总结了从 1701—1851 年所有已知的"卵巢切除术"，除了 McDowell 之外，还提到了 Houstoun、L'Aumonier、Dzondi 和 Galenzowski 的名字，主张他们比 McDowell 更早地完成了"卵巢切除术"[14]。但是正如前所述，Houstoun 医生所做的仅仅是对卵巢囊肿的穿刺或破裂，而非切除。此外，Atlee 提及的其他 3 人也都被证明并非卵巢切除术的第一人。Dzondi 医生报道的病例甚至不是在女性身上实施的，而是在一个名叫 Christopher Shultz 的 12 岁男孩身上，并且手术发生于 1816 年，比 McDowell 的病例晚了 7 年之久。Dzondi 本人从未宣称他完成了卵巢切除术，也没有对 McDowell 的首创性提出任何质疑。来自 Wilna 的 Galenzowski 医生的患者是一位寡妇，名叫 Anna Rudnicki，患有巨大的多房性卵巢囊肿，并且粘连严重，医生切开腹部并用手破裂了囊肿，随后做了引流术，同时还缝合了胃下区的一个小瘘管。与 Houstoun 的病例一样，这个病例也仅仅是切开、引流，而非切除。况且，它完成于 1827 年 3 月，是 McDowell 完成卵巢切除术的 18 年后。来自 Rouen 的 L'Aumonier 医生报道的是一例产后盆腔脓肿的患者，甚至与卵巢无关，只是做了简单的切开、引流，完成于 1776 年。在许多同时代学者的指正下，Atlee 最终认识到了自己的错误，为了向 McDowell 表达歉意和敬意，他在自己关于卵巢肿瘤的书中题献词致敬这位肯塔基州的外科医生，并称赞了 McDowell 卵巢切除术的首创性[14]。

虽然发生过小插曲，但也正是随着 Atlee 在美国的工作，以及同时期来自英国 Manchester 的 Charles Clay 医生在大西洋彼岸的努力，19 世纪 40 年代中期，卵巢切除术才被广泛接受，并得以推广[14]。不得不指出的是，这一手术的普及与麻醉术的出现也不无关系，麻醉消除了患者对手术的恐惧和躯体上的疼痛。1842 年 3 月，Crawford W. Long 医生发现了乙醚的麻醉作用。1846 年 10 月，马萨诸塞州综合医院的 Warren 再次证明乙醚的作用，并将其应用于临床。

尽管医学界对开展腹部手术重新燃起了希望，但卵巢切除术仍然极具争议，反对者很多。1851 年，一位卵巢肿瘤患者在卵巢切除术后死亡。此后，一位著名外科医生在他的讲座上致开场白道："先生们，我沉痛地向大家宣布，几天前，一位可敬的女士，从纽约来到这个城市求医，Atlee 医生切除了她的卵巢肿瘤，然而，她再回到纽约时已成一具尸体。"但是，这个病例与他的讲座主题毫无关系[14]。

关于卵巢癌积极手术和术式选择的几点思考

19 世纪 70 年代至 20 世纪 60 年代，这近百年的发展为卵巢癌治疗翻开了一个新的篇章。正是在这段时间里，学者们首次提出并开展了剖腹探查术和肿瘤细胞减灭术，极大改善了化疗的效果。20 世纪上半叶的两篇手稿史无前例地指出，卵巢癌患者的生存率提高与更积极的手术有关。与此同时，文献也正式确证且强调了，在有腹腔种植转移或盆腔占位时行大网膜切除术、逆行性子宫切除术和结肠直肠切除术的有效性和重要性。

Robert Lawson Tait，1845 年生于苏格兰的爱丁堡，在一些文章中被称为"被遗忘的妇科医生"[4]。1868 年，他是约克郡 Wakefield 的一名内科医生，在那里他独立完成了他的第一例卵巢切除术。25 岁时，他搬家到伯明翰，并创办了 Birmingham and Midland Hospital for Women，致力于"妇科疾病的缓解"。此后，他因开创性地实施了多种手术而闻名，包揽了多个"第一"，如第一次通过输卵管卵巢切除术治疗败血症和月经失调，第一次成功进行阑尾切除术，第一次进行胆囊切除术等[4]。1873 年，他救治了一位宫外孕的患者，通过开腹手术娩出了一个足月胎儿，并发展了在原位保留胎盘的技术，从而减少了产后大出血的风险。次年，他为一位子宫肌瘤患者完成了世界首次的子宫次全切除术。1880 年，他进行了世界首次的肝脏切开，完成了肝囊肿切除术。他曾采用输卵管卵巢切除术治疗了一位患者的严重盆腔炎症,在他对手术的详细记录中,他将这种术式称为"Tait's Operation"。19世纪末,异位妊娠的死亡率极高,Tait最伟大的成就之一是启用了剖腹手术和输卵管切除术来治疗宫外孕[4]。1883年,他第一次以手术的方式救治了一位异位妊娠破裂的患者,然而,患者在术后死亡。Tait没有放弃,仍坚持着他的工作,此后,在他经手的40多例宫外孕患者中,只有1例死亡,其他都活了下来。

1879年,Tait还提出了剖腹探查术的理念,同时指出许多卵巢良性肿瘤可能被误认为是恶性。Tait自己有一条金科玉律般的剖腹探查术的适应证标准,被称为"Tait's Law":"就我自己而言,在手术领域,我已经取得了无比辉煌的成就,我现在已经不惧于做任何腹部手术,而在3年前,这些还是天方夜谭。因此我希望基于我的经验制订一项外科手术规范,即在所有的盆腹腔疾病中,即使已经明确患者并非患有恶性肿瘤,但患者存在明显的相关症状,甚至生命受到威胁,都应当进行盆腔或腹腔探查术[15]。"在Tait的时代,外科医生们还不相信手术能对卵巢癌患者的预后有积极的影响,但到了20世纪初,这种刻板印象已经明显改观。

1934年,Meigs提出,卵巢癌手术应最大化切除肿瘤病灶,最小化病灶残余,从而改善术后化疗的效果[16]。1935年,Frank W. Lynch报道了110例卵巢癌的治疗情况,其中包括95例乳头状癌/腺癌、5例恶性假黏液性肿瘤、1例源于皮样囊肿的鳞状细胞癌、1例无性细胞瘤、6例卵巢颗粒细胞瘤和2例卵巢库肯勃瘤。术前,这些肿瘤都被认为是原发于卵巢的肿瘤。Lynch的研究结果表明,只有当肿瘤具有完整囊壁或恶性程度很低时,卵巢癌患者的"5年治愈率"(注:原文和引文均写为治愈率 cure rate,据引文文义,意为5年生存率)才能达到37%[17]。1940年,Frank A. Pemberton报道了一组149例原发性卵巢癌,5年生存率为32%,他首次提出了将大网膜切除术纳入卵巢癌初步治疗的观点,理由是即使不存在明显的肉眼可见的转移灶,大网膜也可能受到亚临床转移的影响,极有可能成为复发的元凶[18]。

1968年,Equinn William Munnell报道了Columbia-Presbyterian Medical Center从1952年至1961年收治的235例卵巢癌患者的治疗情况,其5年生存率为40%,并将其结果与Munnell和Taylor

发表的不同时期、同一医院两组患者的数据进行了比较,分别是:①1922—1943年共200例患者,5年生存率为27.5%;②1944—1951年共148例患者,5年生存率为28%[19]。相比于这两组较早的患者,1968年发表的研究中所纳入的235例患者均进行了经腹子宫全切术和双侧输卵管卵巢切除术,并且除了1例患者外,其他所有患者都进行了剖腹探查术。Munnell提出,除非患者已无法耐受手术,即使是晚期病例,也要尝试最大限度地切除肿瘤。最大限度的手术通常包括了部分大网膜切除术和所有转移灶的切除术。Munnell指出,1950年以来,卵巢癌患者的5年生存率明显提高,这都要归功于1950年以后手术的选择更积极、方式更彻底[19]。他发现,在1922—1943年的200个患者中没有1例进行了大网膜切除术,而在1944—1951年的148例患者也只进行了3例,这个数字在1952—1961年(注:原著错误写为1944—1951年,查引用文献的原文后,发现52例对应的是1952—1961年)的统计结果中增加到52例(共235例)。此外,1947年以前从未在卵巢切除术时将手术范围扩大到肠道;1947—1951年间,涉及盆腔外肠道的手术进行过5次;1952—1961年,涉及盆腔外肠道的手术数量增长到了15次。在文章的讨论中,Munnell反思道,107例存在上腹部转移灶的病例中,大约有1/3是有可能进行手术的,癌灶可以被完全切除[19]。

1960年前后,Hugh Barber找到Alexander Brunschwig医生合作,Brunschwig医生曾为治疗复发性宫颈癌而设计了盆腔廓清术[20]。他们对22名晚期或复发性卵巢癌患者进行了广泛的、根治性的手术,但手术造成了严重的损伤,在没有良好的术后护理的条件下,术后并发症的发生率和死亡率都令人难以接受[21]。Christopher N. Hudson认为仅进行后盆腔廓清术造成的损伤相对较轻,其术式与原发于直肠的恶性肿瘤或难治性炎症性肠病的手术基本相同,于是,他考虑对局限在盆腔内的卵巢肿瘤进行根治性手术[22]。其原理是沿盆腔上缘弧形切开腹膜,用被覆直肠子宫陷凹的腹膜包裹肿瘤形成假囊,暴露腹膜外盆腔结构,继而从腹膜后间隙将直肠尽量调离术野,而后可直视下精细分离肿瘤与周围的粘连,在不影响肿瘤与子宫连接的情况下一并切除假囊、子宫、卵巢及肿瘤,再让直肠回落到骶骨前方的间隙内,从而最大限度地避免了手术对周围组织的损伤。Hudson采用的术式平面位于直肠后、Waldeyer 筋膜前，子宫切除术是以逆行方式进行的[22]（注：据引用文献 22 原文修改）。若肿瘤累及乙状结肠和/或部分直肠，则需要切除受累肠道，并尽可能恢复肠道的连续性，避免造口。同理，若一侧或双侧输尿管受累，也需切除，并尽可能恢复其连续性及其与膀胱的连接。

支持肿瘤细胞减灭术的临床证据

1975 年，距 Meigs[16]首次提出最大化切除肿瘤病灶已经过去了 41 年，C. Thomas Griffiths 发表了一项具有里程碑意义的研究，证实了肿瘤残余灶直径与患者生存率之间的负相关关系[23]。值得一提的是，Griffiths 所提出的最大限度减少腹腔内肿瘤负荷的潜在影响是基于 Magrath 等于 1 年前在腹腔伯基特淋巴瘤患者中所做的研究，其研究表明腹腔伯基特淋巴瘤患者在减瘤术后生存率显著提高[24]。

1974 年，来自马里兰州 Bethesda 的美国国立癌症研究所（National Cancer Institute, NCI）的 Magrath 等发表了一项回顾性研究结果，研究共纳入了 68 例在乌干达 Lymphoma Treatment Centre 接受治疗的腹腔伯基特淋巴瘤患者[24]，其中，9 名患者几乎完全切除肿瘤，16 名患者切除不到 50% 的肿瘤，43 名患者只进行活检。Magrath 归纳了腹腔伯基特淋巴瘤患者适于完全切除的情况：肿瘤仅累及肠系膜、肠道、脾脏和/或存在卵巢肿块；而部分切除适用于肿瘤累及肾脏和/或大部分肝脏，以及起源于腹膜后组织的肿瘤。所有患者均需要完成术后化疗，但是肿瘤完全切除组和肿瘤部分切除组的患者获得长期缓解的比例存在显著的差异（56% vs. 11%），生存率也存在明显差异（89% vs. 45%）[24]。即使患者同时存在腹腔外肿瘤，长期缓解率和生存率的差异仍然存在。

相似地，Griffiths 对 102 名 II 期和 III 期卵巢癌患者的术后生存率的影响因素进行了回顾性分析[23]。结果表明，当患者术后腹腔内肿瘤残余灶的最大直径大于 1.5cm 时，这些患者几乎无一例外地在 2 年内死亡；当患者术后腹腔上部存在微小种植灶时，即肿瘤种植灶的最大直径小于 1.5cm 时，其 5 年生存率约为 20%；而即使腹腔上部存在较大种植灶，但通过减瘤术，使患者术后腹腔内肿瘤残余灶的最大直径小于 1.5cm 时，患者的 5 年生存率也可达 20%[23]。

Griffiths 的研究确立了积极手术、积极化疗在晚期卵巢癌治疗中的重要地位。1978 年，在此项研究跟进报告中，Griffiths 和 Fuller 阐述了启用多柔比星和环磷酰胺作为强化手术和化疗方案的背景和理由，解释了切除所有直径大于 1.5cm 肿瘤灶的目的，并强调了营养支持的必要性。他们首次提出，除了最大限度的减瘤术（maximum cytoreductive surgery）之外，另一个对预后起着重要作用的治疗是及时有效的术后化疗[25]。

尽管有多个队列研究支持 Griffiths 的结论，但还没有随机对照试验的证据，因此可能存在选择偏倚或其他不足。此外，学界对残余灶的定义也在发生变化，妇科肿瘤学组（Gynecologic Oncology Group, GOG）现在使用 "optimal cytoreduction（满意/理想的肿瘤细胞减灭术）" 一词，指使肿瘤残余灶的最大直径小于 1cm 的理想化手术。而 21 世纪的专家们认为，满意的初次肿瘤细胞减灭术（primary debulking surgery, PDS）应将肿瘤完全切除，且镜下切缘为阴性（即 R0 切除）。（注：书中写道 "手术达到肉眼病灶完全切除，可有镜下残余，即 R0 切除"，外科学将此定义为 R1 切除，此处的 R0 切除据外科学进行修改。）

1992 年，Hunter 等发表了一篇荟萃分析，共纳入 58 项研究，一共 6 962 例晚期卵巢癌患者[26]，所分析的变量包括接受最大限度的减瘤术的患者比例、是否使用铂类药物化疗、化疗剂量和 IV 期患者比例。其结果表明，最大限度的减瘤术只与中位生存时间的小幅改善有关，而含铂化疗却能显著改善患者的中位生存时间。

2002 年，在前人研究的基础上，Bristow 等发表了一篇经典的荟萃分析，为卵巢癌治疗划下了一道分水岭。分析共纳入 81 个队列研究，共 6 885 名 III 期和 IV 期卵巢癌患者，所有患者在 1989—1998 年期间接受了含铂化疗[27]。研究发现，最大限度的减瘤术是决定患者生存率的最重要因素，且在控制了所有其他变量（如 IV 期患者的比例、所实施的铂类疗法的剂量强度、中位年龄、发表年份）后，二者的相关性依然显著。简单线性回归分析表明，患者的中位生存时间在接受最大限度减瘤术患者的比例 <25% 的队列中，只能达到 22.7 个月，而在接受最大限度减瘤术患者的比例 >75% 的队列中，可以达到了 33.9 个月，增幅达 50%[27]（注：

据引用 27 原文中的数据进行修改）。

过去的 10 年中，一篇又一篇的文献陈述并强调着广泛的上腹部减瘤术的重要性，包括肝部分切除术、膈肌全层切除术、完全性壁层或腹膜脏层切除术、胰体尾联合脾切除术、心膈角淋巴结切除术和视频辅助胸腔镜手术（video-assisted thoracoscopic surgery, VATS）。在后续章节中，这些手术都将详细讨论[28-39]。

2020 年后的新时代肿瘤细胞减灭术

Bristow 发表荟萃分析之后，随着高质量随机对照试验和新型疗法的不断涌现，新发和复发性卵巢癌的治疗已经进入了新的时代。GOG protocol218 研究了将抗血管生成治疗纳入新发性晚期卵巢癌治疗的指南[40]。尽管早在 2010 年就报道了贝伐珠单抗联合化疗并序贯维持治疗能够显著改善患者的无进展生存期（progression-free survival, PFS），但直到 8 年后，美国食品药品管理局（Food and Drug Administration, FDA）才认可 PFS 作为卵巢癌患者的主要临床终点。至此，贝伐珠单抗才获得了 FDA 认证[41]。2009 年，Katsumata 等在一组日本的新发性晚期卵巢癌患者（NCT00226915）中证明了每周接受紫杉醇的剂量密集疗法（dose-dense therapy）能够改善生存效益[42]。美国的学者为了证实（或证伪）这一结论对美国患者的有效性，设计了 GOG-0262（NCT01167712），但没能获得明确的证据，其原因可能是除紫杉醇外，约 80% 的患者还同时接受了贝伐珠单抗治疗，这削弱了剂量密集疗法的作用权重[43]。另外，GOG-0213（NCT00565851）注册试验也发现应用贝伐珠单抗的抗血管生成治疗对铂敏感复发性卵巢癌具有显著疗效[44]。最后，临床上已经出现了不少于 7 项 Ⅲ 期临床试验，旨在支持多腺苷二磷酸核糖聚合酶抑制剂（PARPi）作为卵巢癌初治后的维持治疗方案[45-48]，以及研究铂类再治疗对铂敏感的复发卵巢癌的疗效[49-51]，这 7 项试验中的 6 项已经获得了监管部门的批准。其中，SOLO-1（NCT01844986）证实，与安慰剂相比，奥拉帕利（olaparib）维持治疗显著延长了具有 BRCA 突变的新发性卵巢癌患者的 PFS（HR 0.30, 95%CI 0.23～0.41, $P<0.001$）[45]。不久前，2020 Annual（and virtual）Meeting of the American Society of Clinical Oncology 上报道，奥拉帕利维持治疗（SOLO-2, NCT01874353）可以将 BRCA 突变的铂敏感复发性卵巢癌患者的总生存期（overall survival, OS）提高约 13 个月（HR 0.74）[52]。

近年来，关于手术和/或手术相关治疗的临床试验内容包括：腹腔（intraperitoneal, IP）静脉（IV）联合化疗在理想减瘤术后的疗效和毒理学，初次肿瘤细胞减灭术术中实施腹腔热灌注化疗（hyperthermic intraperitoneal chemotherapy, HIPEC）的疗效，新辅助化疗（neoadjuvant chemotherapy, NACT）联合中间型肿瘤细胞减灭术的作用，系统性淋巴结清扫在卵巢癌手术中的作用，以及二次肿瘤细胞减灭术的临床获益。在 Bristow 等发表的、表明减瘤术能够带来生存获益的荟萃分析的 4 年之后，GOG 报告了一项 Ⅲ 期临床试验的结果，命名为 GOG protocol172：与减瘤术后仅接受静脉化疗的患者相比，减瘤术后接受腹腔静脉联合化疗的患者生存期明显延长（49.7 个月 vs. 65.6 个月）[53]。然而，试验组的疗法具有明显的毒副作用，如腹痛、导管相关副作用、消化道及肾毒性，以至于超过 50% 的试验组参与者无法完成疗程。此外，尚不清楚试验组的获益是由于 IP 疗法，还是由于紫杉醇的剂量密集疗法。为了解决这些问题，GOG 开展了另一项 Ⅲ 期临床试验。GOG-252（NCT00951496），是 GOG 设计的针对腹腔静脉联合化疗的 4 项随机试验中的第 1 项，试验将 1 380 例卵巢癌减瘤术后残余灶小于 1cm 的国际妇产科学联盟（International Federation of Gynecology and Obstetrics, FIGO）Ⅱ/Ⅲ 期患者分为 3 组，旨在对比在完成减瘤术后分别进行 IV 或腹腔化疗的效果，所有患者同时还接受每周紫杉醇的剂量密集疗法和抗血管生成疗法，从而明确腹腔化疗是否有效。与采用 IV-卡铂的对照组相比，IP-卡铂和 IP-顺铂的两个治疗组都没有明显延长 PFS[54]（注：据引用文献 54 修改）。然而，3 个治疗组的中位 OS 均在 73～79 个月之间（相对高于 GOG-0172 的数据），这可能是由于使用了"重要的平衡器（great equalizer）"——具有抗血管生成作用的贝伐珠单抗，3 个治疗组都使用了 21 个疗程，一定程度上缩小了 3 组之间的差异。而 FIGO Ⅱ/Ⅲ 期卵巢癌患者在接受满意的减瘤术且不存在残余灶的情况下，其中位 OS 可达 99～105 个月[54]。因此，目前正在进行的或未来的研究旨在确定某一特定的人群（如患者具有 BRCA 突变且完成满意的减瘤术）是否可以从腹腔化疗中获益。

来自荷兰的 van Driel 和他的同事在一项Ⅲ期临床试验（NCT00425257）中研究 HIPEC，以解决在 GOG-0172 中观察到的毒性问题，并验证使用加热疗法增加腹膜的化疗敏感性以提高 DNA 损伤修复能力，从而能够显著提高生存率的假设。试验所纳入的患者均已接受了 3 个疗程 NACT，如果他们的手术达到完全切除或理想减瘤术（总残余灶＜1cm）的标准，则在中间型减灭术时随机接受含顺铂（100mg/m²）的 HIPEC 治疗（122 人/245人）。单纯手术组 3 年内的无复发生存率（主要终点）为 8%（95%CI 4～16），手术联合 HIPEC 组为 17%（95%CI 11～26），且 HIPEC 与中位 OS 的延长相关（45.7 个月 vs. 33.9 个月；HR 0.67，95%CI 0.48～0.94；P=0.02）[55]。另一项临床试验（NCT01091636）评估了 184 名韩国患者在接受初次肿瘤细胞减灭术或中间型减瘤术的同时应用含顺铂（75mg/m²）的 HIPEC 的效果。虽然 HIPEC 组与对照组的 5 年 OS 相似（HIPEC 51.0%，对照组 49.4%；P=0.574），但亚组分析表明，对于接受过 NACT 的患者，HIPEC 有改善 OS 的趋势；在副作用方面，HIPEC 组出现了贫血和肌酐升高的情况[56]。因此，未来还需进一步探究 HIPEC 在卵巢癌中的作用，特别是在接受过 NACT 的患者中。

以 Vergote 等为代表的 European Organization for Research and Treatment of Cancer，在欧洲开展了一项纳入 632 名符合条件的 FIGO ⅢC～Ⅳ期卵巢癌患者的临床试验（EORTC protocol55971，NCT00003636），旨在探究 NACT 后中间型减瘤术和辅助化疗，相对于初次肿瘤细胞减灭术后辅助化疗的非劣效性。结果显示，相比中间型减瘤术，初次肿瘤细胞减灭术后的不良反应率和死亡率较高；此外，生存意向性分析显示，NACT 后中间型减瘤术和辅助化疗方案不逊于初次肿瘤细胞减灭术后辅助化疗方案的疗效（HR 0.98，90%CI 0.84～1.13，P=0.01）[57]。研究者还强调，无论是初次肿瘤细胞减灭术还是 NACT 后中间型减瘤术，完全切除病灶仍然是最重要的目标，但人们也注意到，在接受初次肿瘤细胞减灭术的患者中，只有41.6% 的患者达到了理想减瘤术的标准（总残余灶＜1cm）。相比于美国同时期的研究结果（中位 OS 约为 50 个月），EORTC protocol55971 中的患者的中位 PFS（两组均为 12 个月）和中位 OS（29～30个月）都较差，达到理想减瘤术标准的手术占比较

低，且试验存在对本身预后较差患者的选择偏倚。Kehoe 等在 CHORUS 试验（NCT74802813）中报告了类似的结果，该临床试验共纳入 552 名患者，对比了 NACT 后中间型减瘤术与初级细胞减灭术的疗效，中位 OS 分别为 24.1 个月和 22.6 个月（支持NACT 方案，HR 为 0.87，95%CI 0.72～1.05）[58]；NACT 组的中位 PFS 为 12 个月，初次肿瘤细胞减灭术组为 10.7 个月（支持 NACT 方案，HR 为 0.91，95%CI 0.76～1.09）[58]。但达到理想减瘤术标准的手术占比也相对较低（初次肿瘤细胞减灭术组为41%），这严重提示了手术过程的不达标以及对肿瘤负荷较大患者具有选择偏倚的可能。对 EORTC 和 CHORUS 试验进行汇总分析，共 1 220 名患者，中位随访时间 7.6 年，NACT 组（27.6 个月）和初次肿瘤细胞减灭组（26.9 个月）的中位 OS 没有差异（HR 0.97，95%CI 0.86～1.09，P=0.586）[59]。为了深入研究这个问题，目前 TRUST 试验已经启动了（NCT02828618），将联合美国的多个中心的数据，探究晚期卵巢癌患者进行早期根治性手术的意义[60]。

无论是在卵巢癌刚诊断时还是在 NACT 后，理想减瘤术（和完全切除）相关的生存获益都是非常明确的。然而，对于晚期卵巢癌患者的理想减瘤术来说，在淋巴结未受累（通过术前影像学和/或术中评估）的情况下就进行系统性盆腔和主动脉旁淋巴结切除术是否能让患者获益，其实施的合理性受到了质疑。Harter 等所领导的卵巢肿瘤淋巴结切除（lymphadenectomy in ovarian neoplasms，LION）研究（NCT00712218）在完成理想减瘤术的 647 名患者中，随机进行淋巴结清扫术（n=323）或不进行淋巴结清扫术（n=324），两组的中位 OS（65.5 个月 vs. 69.2 个月）（HR 1.06，95%CI 0.83～1.34，P=0.65）或中位 PFS（均为 25.5个月）（HR 1.11，95%CI 0.92～1.34，P=0.29），均没有显著差异[61]。然而，施行淋巴结清扫术组患者的严重术后并发症发生率（例如，再次开腹手术的发生率，12.4% vs. 6.5%，P=0.01）以及术后 60d 的死亡率（3.1% vs. 0.9%，P=0.049）均更高[61]。尽管这些结果有局限性，但是依然建议：术中常规探查腹膜后淋巴结是否肿大，即使早期的影像学检查没有显示淋巴结受累。

近年来，已经出现了许多针对铂敏感型复发的卵巢癌手术相关的临床试验报告。前面提到的 GOG-0213（NCT00565851）已经证明了抗血管生

成治疗在联合化疗时以及作为维持治疗的疗效和可耐受性。GOG-0213 的另一个主要目的是评估二次减瘤术的作用，485 名经检查确定无严重残余病灶但存在可切除病灶的患者，被随机安排接受二次减瘤术联合术后含铂化疗（卡铂＋紫杉醇或卡铂＋吉西他滨）或单纯含铂化疗。67% 的手术组患者达到了完全切除；84% 的参与者接受了贝伐珠单抗治疗，且在两组间平均分布。结果显示，二次减瘤术联合术后含铂化疗组患者的中位 OS 为 50.6 个月，而单纯含铂化疗组患者为 64.7 个月（*HR* 1.29，95%*CI* 0.97～1.72，*P*=0.08），在这项研究中，二次减瘤术后化疗并没有比单独化疗拥有更长的总生存期[62]。

在 2020 年线上美国临床肿瘤学会（the American Society of Clinical Oncology，ASCO）会议所报告的 DESKTOP Ⅲ（NCT01166737）和 SOC1（NCT01611766）两项临床试验中，GOG-0213 的研究结果既未得到证实，也没有成功重复。DESKTOP Ⅲ 中，Du Bois 等将 407 名铂敏感型复发且 AGO（Arbeitsgemeinschaft Gynaekologische Onkologi score）评分为阳性的卵巢癌患者（ECOG 美国东部肿瘤协作组体能状态评分为 0 分，腹水＜500mL，初次手术时完全切除）随机分配至二次减瘤术组和单纯化疗组。75.5% 的手术组患者实现了完全切除[63]。手术组和单纯化疗组的中位总生存期分别为 53.7 个月和 46.0 个月（*HR* 0.76，95%*CI* 0.59～0.97，*P*=0.03），中位 PFS 分别为 18.4 个月和 14 个月（*HR* 0.66，95%*CI* 0.54～0.82，*P*＜0.001）[63]。DESKTOP Ⅲ 是第一个证明了二次减瘤术在卵巢癌中有生存获益的临床试验，在此之前，从未有临床试验得到此结论。Zang 等在中国领导了 SOC1 临床试验的进行，该研究采用国际模型（iMODEL 评分＜4.7）结合 PET 成像来确定复发肿瘤是否可以完全切除。357 名患者被随机分配至二次减瘤术联合化疗组和单纯化疗组。76.7% 的手术组患者达到完全切除[64]，所有患者的中位随访时间为 36 个月，二次减瘤术联合化疗组的中位 PFS 为 17.4 个月，单纯化疗组为 11.9 个月（*HR* 0.58，95%*CI* 0.45～0.74，*P*＜0.001）[64]。文章发表时，患者总生存期的数据尚不成熟。

由于各临床试验的纳入、排除标准和统计方法存在差异，不鼓励各个试验交叉比较，但还是有必要对 GOG-0213、DESKTOP Ⅲ 和 SOC1 结果存在的差异进行一些解读。DESKTOP Ⅲ 和 SOC1 使用了一种严格的算法来选择手术对象，这两项研究中手术组患者的完全切除率均约为 74%，术后总死亡率也较低。虽然只有 DESKTOP Ⅲ 的患者达到了主要终点（即 OS），但两项研究都证明了二次减瘤术能够显著改善患者的 PFS。相比之下，GOG-0213 纳入了近 1 000 名患者，却没有得到二次减瘤术能够改善患者 PFS 的结论。其原因在于，GOG-0213 中，患者是否接受二次减瘤术是由术者自行决定的，其原则是以临床和影像学为依据，判断患者经手术后能否够达到完全切除，这可能导致了 GOG-0213 中手术组的完全切除率仅 67%，略低于 DESKTOP Ⅲ 和 SOC1。此外，另一值得注意的是，GOG-0213 中 84% 的患者接受了贝伐珠单抗治疗；在对照组组内，使用贝伐珠单抗治疗的患者的中位 OS 达到了 65.7 个月，这不仅超过了未使用贝伐珠单抗的对照组患者，而且也超过了 DESKTOP Ⅲ 和 SOC1 对照组的结果。而 DESKTOP Ⅲ 和 SOC1 的对照组组内，使用/不使用贝伐珠单抗的患者结局相似。这些临床试验为后续研究的开展提供了宝贵的数据和经验。其中一个重要的提示就是，在为患者实施二次减瘤术前，应按照一套经过验证的、严格的手术适应证筛选算法来判断患者是否符合手术指征。

（刘崇东　译）

参 考 文 献

1. Tewari KS. Advanced cytoreductive surgery workshop report. *Int J Gynecol Cancer* 2012;22:1604–1610.
2. Clay C. Observations on ovariotomy. Statistical and practical. *Trans Obstet Soc Lond* 1863;5:58–74.
3. Bryant T. *On Ovariotomy (Clinical Surgery, Part VII)*. Manchester, England: John Churchill & Sons; 1867.
4. Spencer HR. The history of ovariotomy. *Proc R Soc Med* 1934;27:1437–1444.
5. Mackinlay CJ. Who is Houstoun? A biography of Robert Houstoun M.D., F.R.S. 1678–1734. *J Obstet Gynaecol Br Commonw* 1973;80: 193–200.
6. Houstoun R. An account of a dropsy in the left ovary of a woman, aged 58, cured by a large incision made in the side of the abdomen. Trans R Soc 1724;xxxiii(8):2–4.
7. Hunter W. On the cellular tissue: The history of an emphysema, read October 31, 1757, before a society of physicians in London; Medical Observations and Inquires 1762: ii: William Jonhston.
8. Theden JCA. *Neue Bemerkun en und Erfahningen zur Bereichening der Wundaneneykunst undl Median*, published in 1771.
9. D'Escher SH. *Considerations medico-chirurgicales sur l'hydropisie enkystee des ovaries*. These de Monpellier, 1807.
10. Horn L, Johnson DH. Ephraim McDowell, the first ovariotomy, and the birth of abdominal surgery. *J Clin Oncol* 2010;28: 1262–1268.
11. Bowra JM. Making a man, a great man: Ephraim McDowell, ovariotomy and history. In: *Social Change in the 21st Century*, Brisbane, Queensland, Australia, October 28, 2005.
12. Benigno BB. Ephraim McDowell and Jane Todd Crawford:

The bicentennial of a surgical masterpiece. Obstet Gynecol 2009;113:1141–1144.

13. McDowell E. Three cases of extirpation of diseased ovaria. *Eclectic Repertory Anal Rev* 1817;7:242–244.
14. Dumont M. The priority of the surgical treatment of ovarian cysts or dispute with the Anglo-Saxons. *J Gynecol Obstet Biol Reprod (Paris)* 1987;16:837–840.
15. Tait L. *The Pathology and Treatment of Disease of the Ovaries*, 4th edn. New York: William Wood & Co; 1983, p. 253.
16. Meigs JV. *Tumors of the Female Pelvic Organs*. New York: MacMillan; 1934.
17. Lynch F. A clinical review of 110 cases of ovarian cancer. *Am J Obstet Gynecol* 1936;32:753–772.
18. Pemberton FA. Carcinoma of the ovary. *Am J Obstet Gynecol* 1940;40:751–763.
19. Munell EW. The changing prognosis and treatment in cancer of the ovary: A report of 235 patients with primary ovarian carcinoma 1952–61. *Am J Obstet Gynecol* 1968;100:790–805.
20. Brunschwig A. Complete excision of pelvic viscera for advanced carcinoma. A one-stage abdominoperineal operation with end colostomy and bilateral ureteral implantation into the colon above the colostomy. *Cancer* 1948;1:177–183.
21. Barber HR, Brunschwig A. Pelvic exenteration for locally advanced and recurrent ovarian cancer. Review of 22 cases. *Surgery* 1965;58: 935–937.
22. Hudson CN. A radical operation for fixed ovarian tumours. *J Obstet Gynaecol Br Commonw* 1968;75:1155–1160.
23. Griffiths CT. Surgical resection of tumor bulk in the primary treatment of ovarian carcinoma. *Natl Cancer Inst Monogr* 1975;42:101–104.
24. Magrath IT, Lwanga S, Carswell W, Harrison N. Surgical reduction of tumour bulk in management of abdominal Burkitt's lymphoma. *Br Med J* 1974;2:308–312.
25. Griffiths CT, Fuller AF. Intensive surgical and chemotherapeutic management of advanced ovarian cancer. *Surg Clin North Am* 1978;58:131–142.
26. Hunter RW, Alexander ND, Soutter WP. Meta-analysis of surgery in advanced ovarian carcinoma: Is maximum cytoreductive surgery an independent determinant of prognosis? *Am J Obstet Gynecol* 1992;166:504–511.
27. Bristow RE, Tomacruz RS, Armstrong DK et al. Survival effect of maximal cytoreductive surgery for advanced ovarian carcinoma during the platinum era: A meta-analysis. *J Clin Oncol* 2002;20:1248–1259.
28. Eisenkop SM, Friedman RL, Wang HJ. Complete cytoreductive surgery is feasible and maximizes survival in patients with advanced epithelial ovarian cancer: A prospective study. *Gynecol Oncol* 1998;69:103–108.
29. Eisenkop SM, Spirtos NM. Procedures required to accomplish complete cytoreduction of ovarian cancer: Is there a correlation with "biological aggressiveness" and survival? *Gynecol Oncol* 2001;83:435–441.
30. Chi DS, Abu-Rustum NR, Sonoda Y et al. The benefit of video-assisted thoracoscopic surgery before planned abdominal exploration in patients with suspected advanced ovarian cancer and moderate to large pleural effusions. *Gynecol Oncol* 2004;94(2):307–311.
31. Sugarbaker PH. Complete parietal and visceral peritonectomy of the pelvis for advanced primary and recurrent ovarian cancer. *Cancer Treat Res* 1996;81:75–87.
32. Cliby W, Dowdy S, Feitoza SS et al. Diaphragm resection for ovarian cancer: Technique and short-term complications. *Gynecol Oncol* 2004;94:655–660.
33. Chi DS, Temkin SM, Abu-Rustum NR et al. Major hepatectomy at interval debulking for stage IV ovarian carcinoma: A case report. *Gynecol Oncol* 2002;87:138–142.
34. Song YJ, Lim MC, Kang S et al. Extended cytoreduction of tumor at the porta hepatis by an interdisciplinary team approach in patients with epithelial ovarian cancer. *Gynecol Oncol* 2011;121:253–257.
35. Deppe G, Abella EA, Skogerson K, Dumitru I. The rare indication for splenectomy as part of cytoreductive surgery in ovarian cancer. *Gynecol Oncol* 1983;16:282–287.
36. Keohe SM, Eisenhauer EL, Chi DS. Upper abdominal surgical procedures: Liver mobilization and diaphragm peritonectomy/resection, splenectomy, and distal pancreatectomy. *Gynecol Oncol* 2008;111(2 Suppl):S51–S55.
37. Eisenhauer EL, Abu-Rustum NR, Sonada Y et al. The addition of extensive upper abdominal surgery to achieve optimal cytoreduction improves survival in patients with stages IIIC-IV epithelial ovarian cancer. *Gynecol Oncol* 2006;103:1083–1090.
38. Uildririm Y, Sanci M. The feasibility and morbidity of distal pancreatectomy in extensive cytoreductive surgery for advanced epithelial ovarian cancer. *Arch Gynecol Obstet* 2005;272:31–34.
39. Prader S, Harter P, Grimm C, et al. Surgical management of cardiophrenic lymph nodes in patients with advanced ovarian cancer. *Gynecol Oncol* 2016;141:271–275.
40. Burger RA, Brady MF, Bookman MA, et al. Incorporation of bevacizumab in the primary treatment of ovarian cancer. *N Engl J Med* 2011;365:2473–83.
41. Tewari KS, Burger RA, Enserro D, et al. Final overall survival of a randomized trial of bevacizumab for primary treatment of ovarian cancer. *J Clin Oncol* 2019;37:2317–2328.
42. Katsumata N, Yasuda M, Takahashi F, et al. Dose-dense paclitaxel once a week in combination with carboplatin every 3 weeks for advanced ovarian cancer: A phase 3, open-label, randomized controlled trial. *Lancet* 2009;374:1331–8.
43. Chan JK, Brady MF, Penson RT, et al. Weekly vs every-3-week paclitaxel and carboplatin for ovarian cancer. *N Engl J Med* 2016;374:738–48.
44. Coleman RL, Brady MF, Herzog TJ, et al. Bevacizumab and paclitaxel-carboplatin chemotherapy and secondary cytoreduction in recurrent, platinum-sensitive ovarian cancer (NRG Oncology/Gynecologic Oncology Group study GOG-0213): A multicentre, open-label, randomised, phase 3 trial. *Lancet Oncol* 2017;18:779–791.
45. Moore K, Colombo N, Scambia G, et al. Maintenance olaparib in patients with newly diagnosed advanced ovarian cancer. *N Engl J Med* 2018;379:2495–2505.
46. Ray-Coquard I, Pautier P, Pignata S, et al. Olaparib plus bevacizumab as first-line maintenance in ovarian cancer. *N Engl J Med* 2019;381:2416–2428.
47. Goznalez-Martin A, Pothuri B, Vergote I, et al. Niraparib in patients with newly diagnosed advanced ovarian cancer. *N Engl J Med* 2019;381:2391–2402.
48. Coleman RL, Fleming GF, Brady MF, et al. Veliparib with first-line chemotherapy and as maintenance therapy in ovarian cancer. *N Engl J Med* 2019;381:2403–2415.
49. Mirza MR, Monk BJ, Herrstedt J, et al. Niraparib maintenance therapy in platinum-sensitive, recurrent ovarian cancer. *N Engl J Med* 2016;375:2154–2164.
50. Coleman RL, Oza AM, Lorusso D, et al. Rucaparib maintenance treatment for recurrent ovarian carcinoma after response to platinum therapy (ARIEL3): A randomised, double-blind, placebo-controlled, phase 3 trial. *Lancet* 2017;390:1949–1961.
51. Pujade-Lauraine E, Ledermann JA, Selle F, et al. Olaparib tablets as maintenance therapy in patients with platinum-sensitive, relapsed ovarian cancer and a BRCA1/2 mutation (SOLO2/ENGOT-Ov21): A double-blind, randomised, placebo-controlled, phase 3 trial. *Lancet Oncol* 2017;18:1274–1284.
52. Poveda A, Floquet A, Ledermann JA, et al. Final overall survival results from SOLO2/ENGOT-OV21: A phase III trial assessing maintenance olaparib in patients with platinum-sensitive, relapsed ovarian cancer and a BRXA mutation. *J Clin Oncol* 2020;38(suppl; abstr 6002).
53. Armstrong DK, Bundy B, Wenzel L, et al. Intraperitoneal cisplatin and paclitaxel in ovarian cancer. *N Engl J Med* 2006;354:34–43.
54. Walker JL, Brady MF, Wenzel L, et al. Randomized trial of intravenous versus intraperitoneal chemotherapy plus bevacizumab in advanced ovarian carcinoma: An NRG oncology/gynecologic oncology group study. *J Clin Oncol* 2019;37:1380–1390.
55. van Driel WJ, Koole SN, Sikorska K, et al. Hyperthermic intraperitoneal chemotherapy in ovarian cancer. *N Engl J Med* 2018;

378:230–240.

56. Lim MC, Chang S-J, Yoo HJ, et al. Randomized trial of hyperthermic intraperitoneal chemotherapy (HIPEC) in women with primary advanced peritoneal, ovarian, and tubal cancer. *J Clin Oncol* 2017;35(suppl; abstr 5520).

57. Vergote I, Trope CG, Amant F, et al. Neoadjuvant chemotherapy or primary surgery in stage IIIC or IV ovarian cancer. *N Engl J Med* 2010;363:943–53.

58. Kehoe S, Hook J, Nankivell M, et al. Primary chemotherapy versus primary surgery for newly diagnosed advanced ovarian cancer (CHORUS): An open-label, randomized, controlled, non-inferiority trial. *Lancet* 2015;386:249–57.

59. Vergote I, Coens C, Nankivell M, et al. Neoadjuvant chemotherapy versus debulking surgery in advanced tubo-ovarian cancers: Pooled analysis of individual patient data from the EORTC 55971 and CHORUS trials. *Lancet Oncol* 2018;19:1680–1687.

60. Reuss A, du Bois A, Harter P, et al. TRUST: Trial of radical upfront surgical therapy in advanced ovarian cancer (ENGOT ov33/AGO-OVAR OP7). *Int J Gynecol Cancer* 2019;29: 1327–1331.

61. Harter P, Sehouli J, Lorusso D, et al. A randomized trial of lymphadenectomy in patients with advanced ovarian neoplasms. *N Engl J Med* 2019;380:822–832.

62. Coleman RL, Spirtos NM, Enserro D, et al. Secondary surgical cytoreduction for recurrent ovarian cancer. *N Engl J Med* 2019;381:1929–1939.

63. du Bois A, Sehouli J, Vergote I, et al. Randomized phase III study to evaluate the impact of secondary cytoreductive surgery in recurrent ovarian cancer: Final analysis of AGO DESKTOP III/ENGOT-ov20. *J Clin Oncol* 2020;38(suppl; abstr 6000).

64. Zang R, Zhu J, Shi T, et al. A randomized phase III trial of secondary cytoreductive surgery in later recurrent ovarian cancer: SOC1/SGOG-OV2. *J Clin Oncol* 2020;38(suppl; abstr 6001).

2. 流行病学、分期和临床特征

Christina S. Chu and Stephen C. Rubin

流 行 病 学

总论

卵巢上皮癌是第二大妇科肿瘤，约占妇科恶性肿瘤的 1/4，然而它在美国却是妇科肿瘤导致患者死亡的主要原因[1-2]。一个女性毕生发生卵巢癌的风险约为 1/70。在 2019 年，美国癌症协会预估，美国将有 22 530 名女性确诊为卵巢癌，13 980 名女性将因卵巢癌而死亡。卵巢癌在美国女性癌症相关死亡疾病中排名第 5，排在它前面的有肺癌、乳腺癌、结肠癌和胰腺癌[3]。大多数患者诊断时就已经是肿瘤晚期，最终死于肿瘤进展及化疗耐药。卵巢癌总的 5 年生存率约为 44%[3]。

卵巢恶性肿瘤可以发生于任何年龄的女性。恶性生殖细胞肿瘤最常见于青少年或 20 岁以下的年轻女性。相反地，卵巢上皮癌主要发生在 50 岁以上女性，大多数患者诊断时年龄在 60～64 岁。年纪大的患者预后明显更差。Yancik 等指出，年龄大于 65 岁的患者更容易诊断时就已经是晚期[4]。同样地，美国国家癌症研究所数据显示，年轻卵巢癌患者死亡率为 1.0/100 000，而大于 50 岁患者死亡率为 25.5/100 000[5]。

病因学理论和危险因素

尽管卵巢上皮癌的准确病因仍是未知，关于它的病因有数种理论被提出。最常见的理论是卵巢持续排卵假设，认为排卵会造成卵巢上皮损伤，从而容易向恶性肿瘤转化。规律排卵的女性罹患卵巢上皮癌风险更高，如未产患者[6]，初潮早或绝经晚的患者[7]，这一现象支持卵巢排卵损伤这一理论。该理论的其他依据包括，枸橼酸氯米芬等促排卵药物可能会提高卵巢癌风险[8-9]。相反地，多产女性、母乳喂养及口服避孕药似乎使卵巢癌风险降低。Casagrande 等[10]报道，口服避孕药可使发病风险降低约 40%，这种保护效应在使用 10 年时达到最高，并且可以在停用后持续至 15 年。

另外一个理论认为，化学致癌物质可从阴道通过子宫和输卵管移行至腹腔，从而促进卵巢癌的发生。Keal[11]和 Newhouse 等[12]均发现女性石棉职业暴露有更高的腹腔内肿瘤转移率，表现与卵巢癌相似。在动物模型中，研究者发现石棉暴露可以引起卵巢上皮异常改变[13-14]。卵巢良恶性肿瘤中可发现滑石颗粒[13-14]。Cramer 等[15]研究 215 名卵巢上皮癌患者和 215 名对照组，会阴处使用含有滑石粉的爽身粉或者使用含有滑石粉的卫生巾的女性，卵巢上皮癌组占 43%，而对照组只占 28%，相对危险度（relative risk，RR）为 1.9。相似地，Cook 等[16]发现，会阴处使用含有滑石粉的爽身粉的患者相对危险度为 1.6。尽管有这些发现，滑石粉对于卵巢癌发生风险的影响仍有争议。一些研究没有发现滑石粉或石棉与卵巢癌发生有关[17-18]。

卵巢上皮癌的卵巢外来源理论把这些发现整合在一起。该理论认为，卵巢高级别浆液性癌、输卵管癌和腹膜癌均来源于输卵管伞的侵袭前上皮细胞整合到卵巢上（图 2-1）[19-20]。支持这一理论的证据包括，BRCA1/BRCA2 携带者行预防性输卵管卵巢切除术，可发现来源于输卵管伞的早期浆液性癌，它与 TP53 过表达突变的侵袭前浆液性输卵管原位癌（serous tubal in situ carcinoma，STIC）相关（图 2-2）[19-20]。STIC、高级别浆液性卵巢癌、卵巢癌转移灶行全基因组测序显示，它们的大部分肿瘤特异性改变是相同的，进化分析支持 STIC 的 p53 印记是卵巢癌的癌前病变，STIC 发展为卵巢癌平均间隔为 7 年。相反地，大多数卵巢子宫内膜样癌和透明细胞癌来源于卵巢和盆腔腹膜子宫内膜异位症。卵巢黏液性癌来源尚不清楚，可能来自胃肠道转移，一些卵巢黏液性癌和布伦纳瘤可能来自卵巢附近的胚芽[21]。由于所有卵巢癌均为卵巢外来源这一理论并未最终确立，也没被广泛接受，为了前后一致和分类清晰，在本章和本书中，我们仍会按照传统，认为浆液性卵巢癌和其他上皮癌等来源于卵巢的恶性肿瘤，称为卵巢癌。

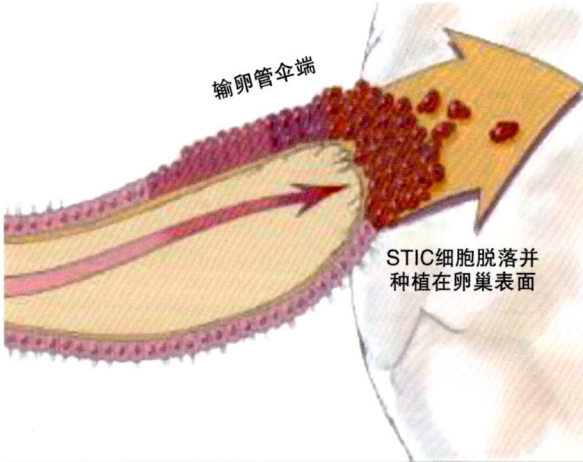

图 2-1　STIC 从输卵管伞端播散至卵巢表面(摘自 Kurman, R.J. and Shih, I.M., Am. J. Surg. Pathol., 34, 433, 2010.)

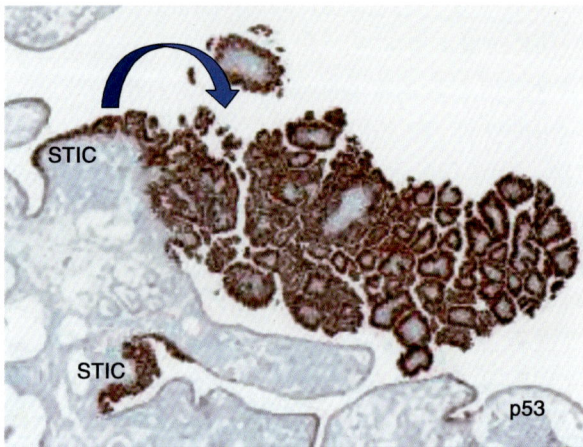

图 2-2　输卵管伞有两处 STIC 及相关的高级别浆液性癌乳头状浸润,p53 免疫组化染色阳性(摘自 Kurman, R.J. and Shih, I., Hum. Pathol., 42, 918, 2011.)

种族差异

卵巢癌的发生率在不同国家间及不同种族间有差异。发达及富裕的地区的居民,如北美和西欧,卵巢癌发生率最高。瑞典居民卵巢癌发病率为 14.9/100 000,美国居民发病率为 13.3/100 000,而印度居民发病率仅为 4.6/100 000,日本居民发病率仅为 2.7/100 000[22]。有研究者认为,生产次数的差异可能是发达国家和非发达国家居民发病率有差异的原因[23],其他研究者认为,口服避孕药具有保护作用,它的使用造成生产次数的差异可能是发病率差异的原因[24]。

在美国,卵巢癌在白人女性中比黑人女性更常见(发病率分别为 14.2/100 000 和 9.3/100 000)[25]。

同样地,美国印度裔/阿拉斯加本地人相对于白人女性罹患卵巢癌的相对危险度为 1.15(P<0.05)[26]。亚洲人群的研究中,本土日本居民的卵巢癌发病率仅为 3.2/100 000,然而,在美国居住一代至两代的日本移民发病率就和本土美国人一样高了[27]。

种族差异也可以影响生存率。白人女性卵巢癌患者 5 年生存率达 47%,而美国黑人女性为 39%[28]。在 1973—1977 年,美国国家癌症研究所报道年龄调整死亡率,白人女性卵巢癌患者为 8.7/100 000,黑人女性患者为 6.9/100 000[25]。然而,最近的研究证实社会经济状态、种族差异和合并症可能造成医疗的差异[29]。在接受相似医疗的白人和黑人女性,结局是相似的。在妇科肿瘤学组(Gynecologic Oncology Group, GOG)临床试验中,晚期卵巢癌结局在白人患者和黑人患者中无显著差异[30-31]。在一些研究中,非白人患者也显示更低的死亡率,美国印度裔人群为 7.3/100 000,西班牙裔人群为 4.8/100 000,菲律宾裔人群为 3.4/100 000[32]。

放射线暴露、病毒感染和饮食因素

研究者检测影响卵巢癌发生的其他因素,证据比较复杂(表 2-1)。放射线暴露对卵巢癌发生风险的影响尚有争议。Annegers 等报道有放射线暴露的患者发生卵巢癌的相对危险度为 1.8[33],而其他研究显示无显著差异[12]。

表 2-1　卵巢上皮癌发生危险因素

种族	白人欧洲犹太人血统
年龄	>50 岁
居住环境	发达国家(除外日本)
饮食	高脂、大量咖啡、低纤维、低维生素 A
环境暴露	滑石粉、石棉、放射线
生殖因素	初潮早、绝经晚、未产
病毒感染	流行性腮腺炎病毒、风疹病毒
家族史	家族卵巢癌史 BRCA1、BRCA2 突变 DNA MMR 基因突变

研究显示病毒感染影响卵巢癌发生率。尽管偶有报道风疹病毒和流感病毒有影响[6],大多数研究聚焦于流行性腮腺炎病毒。一些研究显示流

行性腮腺炎病毒有保护作用[34]，尽管这个现象可能与生殖因素相关，接触腮腺炎的女性更有可能来自有更多孩子的家庭，反过来，她们自己也会生育更多的孩子[35-36]。相反地，Menczer 等[37] 和 Cramer 等[38] 发现流行性腮腺炎病毒感染可能与卵巢癌发生风险升高相关，卵巢癌患者常伴有亚临床流行性腮腺炎病毒感染，理论上该感染可能造成卵巢早衰，随后促性腺激素升高，从而刺激卵巢上皮增生，最终导致卵巢癌风险升高。

饮食因素也影响卵巢癌发生风险，尤其是饮食中脂肪及肉质含量高可能提高卵巢癌风险[35]。相应地，肥胖也与卵巢癌风险升高相关[35]。然而，有些研究认为饮食因素升高风险与患者居住在发达国家有关[39]。Cramer 等[40] 研究在缺乏半乳糖 -1- 磷酸尿苷酰转移酶的患者中，高脂高半乳糖饮食和卵巢癌风险的关系，该酶负责把半乳糖转化为葡萄糖。在这个患者群中，半乳糖水平升高与促性腺激素升高相关，理论上会升高卵巢癌风险。研究者发现在卵巢癌患者中，酶活性显著降低。其他的饮食因素包括摄入咖啡量，一项观察性研究显示瑞典居民人均摄入咖啡量最高，卵巢癌风险也最高[41]。Trichopoulos 等[42] 行病例对照研究证实卵巢癌患者的确比对照组摄入更多的咖啡。然而，其他研究没有发现相关性[43-44]。其他饮食因素的影响尚具有争议性。Byers 等[43] 发现饮食中低维生素 A 和低纤维的患者卵巢癌发生风险高。相反地，Slattery 等[45] 行病例对照研究认为卵巢癌风险和摄入蛋白质、脂肪、纤维、维生素 A、维生素 C 或总热量均无相关性。在目前最大的一项前瞻性研究中，Fairfield 等在护士健康研究中随访 80 000 多名女性，未发现卵巢癌风险与维生素 A/C/E、类胡萝卜素或蔬菜水果摄入有关[46]。

家族综合征

卵巢癌发生最受影响的单因素风险因素是卵巢癌和 / 或卵巢癌家族史。1989 年，Koch 等[47] 和 Hartge 等[48] 病例对照研究发现，有卵巢癌家族史或乳腺癌病史的患者，卵巢癌风险升高。普通人群卵巢癌发生风险为 1%～2%，如果家庭成员中有一位患有卵巢癌，则风险提高至 4%～5%；如果两位家庭成员患卵巢癌，则风险提高至 7%[10,49]。大约 5%～10% 卵巢癌发生在有乳腺癌、卵巢癌或其他腺癌家族史的患者身上[50-54]。在这些家庭中，肿瘤风险可以按照常染色体显性遗传的规律影响家

庭成员[36]。

两个主要的卵巢癌家族综合征包括遗传性乳腺癌 - 卵巢癌综合征和林奇综合征（遗传性非息肉病性结直肠癌，hereditary nonpolyposis colorectal cancer, HNPCC ）[36,55]。每个综合征特定的基因突变如表 2-2 所示。

表 2-2　与遗传性卵巢癌综合征相关的基因

基因	综合征	位置	卵巢癌百分数
BRCA1	乳腺和卵巢癌	17q21	4.1
BRCA1	乳腺和卵巢癌	13q12	3.3
MMR 基因	HNPCC		2.9
MSH2		2p22-p21	
MLH1		3p21	
MSH6		2p16-p15	
PMS2		7p22	
PMS1		2q31-q33	

遗传性乳腺癌卵巢癌综合征常常发生在肿瘤患者一级及二级亲属。这些家族的女性常在年轻时就罹患乳腺癌和 / 或卵巢癌，且乳腺癌可能发生在双侧乳房。超过 90% 的家族性卵巢癌由生殖细胞 *BRCA1* 基因突变引起，其他的病例主要与 *BRCA2* 基因突变相关[56]。*BRCA1* 位于 17 号染色体长臂，于 1994 年首次克隆[57]，1 年之后，*BRCA2* 从 13 号染色体长臂分离出来[58]。这些基因具有重要功能，BRCA 蛋白与许多重要蛋白相互作用，这些蛋白负责 DNA 修复、转录和细胞周期调控，包括 RNA 聚合酶全酶Ⅱ、ATM、CHK2、ATR、RAD51、RAD30、c-Abl、RB 和 CDK2[59]。两个基因均为抑癌基因，它们的蛋白均为通过同源重组通路修复双链 DNA 断裂的关键因子[60-63]。

BRCA 突变与乳腺癌、卵巢癌以外的恶性肿瘤相关。一些研究显示，*BRCA1* 突变的患者结肠癌、子宫内膜癌、宫颈癌及胰腺癌发病率升高[64-65]。男性 *BRCA1* 突变携带者可能睾丸癌和前列腺癌发生率升高。致病的 *BRCA2* 突变可导致恶性黑色素瘤、胰腺癌、胃癌、胆管癌，以及男性乳腺癌和前列腺癌发病率成倍增加[65-66]。

BRCA1 和 *BRCA2* 在家族性卵巢癌中至关重要，可能在散发的病例中也发挥重要作用，通过非生殖细胞基因沉默机制，包括超甲基化。基因突变按照常染色体显性遗传的规律遗传，外显率

高。在所有卵巢上皮癌患者中，3%～6% 患者存在 BRCA1 基因突变[67-68]。尽管普通人群 BRCA1 突变携带者仅为 1/800，但在犹太人（Ashkenazi Jewish 血统）中携带者可高达 2.5%[69-70]，3 个始祖突变，即 BRCA1 的 185delAG 和 5382insC 突变，以及 BRCA2 的 6174delT 突变，占遗传性乳腺癌卵巢癌综合征的 90%。

不是所有的 BRCA1 和 BRCA2 突变携带者都会患癌。外显率各不相同，且会受年龄及具体遗传的突变基因影响。乳腺癌连锁联盟（Breast Cancer Linkage Consortium）研究显示，携带 BRCA1 基因突变的大家族中，到 70 岁患乳腺癌的风险约为 82%～87%，而普通人群只有 11%[71]。在这些家族中，到 70 岁患卵巢癌的风险约为 44%～63%，而普通人群只有 1.4%。整体来讲，这些家族中 BRCA1 突变的高外显率导致大于 90% 的罹患乳腺癌或卵巢癌的终生风险。在 BRCA2 突变家族的研究中，到 70 岁患卵巢癌和乳腺癌的风险分别为 84% 和 27%[72]，这些家庭到 70 岁患卵巢癌或乳腺癌的风险约为 88%。普通人群中的突变携带者可能会显示低外显率。在一项研究中，未选择家族史的 120 名犹太人（Ashkenazi Jewish），携带 BRCA1 和 BRCA2 三个始祖突变之一，到 70 岁患乳腺癌或卵巢癌的风险分别为 56% 和 16%[73]。

BRCA1 和 BRCA2 基因突变携带者展现出不同的临床病程。Rubin 等[74]报道 53 例生殖细胞 BRCA1 突变的卵巢癌患者，发现他们比散发的卵巢癌患者的预后明显好，43 例晚期患者的中位生存时间为 77 个月，而年龄和期别匹配的 29 例对照组患者中位生存时间只有 29 个月（P＜0.001）。在 2000 年，Boyd 等[75]研究证实了这些结果，该研究中，比起对照组，88 例 BRCA1 或 BRCA2 基因突变的犹太人卵巢癌患者，复发中位生存时间（7 个月 vs.14 个月，P＜0.001）更长，总生存期也更长（P=0.004）。在 Ⅲ 期患者中，用年龄和残余肿瘤调整过后，BRCA 突变状态是独立预后因素，比散发卵巢癌患者相对死亡风险降低 25%。

林奇综合征临床特征为早发结肠癌、卵巢癌、子宫内膜癌、肾癌、膀胱癌、肝癌、胃癌和小肠癌，该综合征比家族性卵巢癌少见，约占 2%。林奇综合征与 DNA 错配修复（DNA mismatch repair, MMR）相关的多种基因突变有关[76-77]。这些基因突变导致 DNA 核苷酸错配无法得到修复，导致微卫星不稳定（microsatellite instability, MSI）。抑癌

基因或致癌基因的基因复制错误累积导致肿瘤发生。5 种不同的 MMR 基因可导致林奇综合征，3 号染色体上的 MLH1 和 2 号染色体上的 MSH2 分别占 45% 和 49%[78]，其余的基因主要为 7 号染色体上的 PMS2 基因，PSM1 和 MSH6 基因突变仅为偶发。尽管我们对 MMR 基金突变知之甚少，一项芬兰的大型研究预估，MLH1 和 MSH2 突变总携带率为 1/660[79]。

MMR 基因突变携带者外显率也各不相同。到 65 岁，大约 70% 携带者会得结直肠癌[80-81]。不同家族的非结肠癌肿瘤发生率不同。罹患结肠癌的大部分基因突变携带者也会得第 2 种原发癌，常为同时发生的或不同时发生的结肠癌或子宫内膜癌。子宫内膜癌、胃癌和胆管癌是最常见的结肠外肿瘤，终生风险分别为 43%～60%、13%～19%，以及 18%[80]。罹患卵巢癌的累积终生风险约为 9%～12%[80]，并常和 MSH2 基因突变相关。遗传性卵巢癌综相关的其他致癌基因和抑癌基因包括 TP53（Li-Fraumeni 综合征）、BARD1、CHEK2、RAD51 和 PALB2[82]，还包括 BRIP1、MRE11A、NBN 和 RAD50[83]。

基因突变的筛查

由于基因突变发生率低，基因筛查不适于普通人群。然而，美国国立癌症综合网络（National Comprehensive Cancer Network, NCCN）建议所有的卵巢癌、输卵管癌和原发性腹膜癌的患者都进行基因咨询和检测，也包括胰腺癌、转移性前列腺癌、乳腺癌、高级别前列腺癌（Gleason 得分＞6），以及具有 Ashkenazi Jewish 血统的患者。美国预防服务工作组（U.S. Preventive Services Task Force）和 NCCN 关于 BRCA 基因突变筛查的建议见表 2-3[84-85]。

林奇综合征基因突变筛查策略取决于个人史和家族史，以及在诊断结直肠癌或子宫内膜癌时 MMR 或 MSI 蛋白异常表达。NCCN 建议子宫内膜癌进行免疫组化检测 MMR DNA 损伤（MLH1、MSH2、MSH6、PMS2）。MLH1 缺失应进一步评估员启动子甲基化，从而评估是表观遗传引起，而非种系突变[86]。对于结直肠癌，可以用肿瘤标本行两种不同检测之一，来检测林奇综合征风险：MMR 蛋白的免疫组织化学染色或 MSI 分析。对于缺乏 MLH1 表达的患者，建议进行 BRAF 基因

表2-3　*BRCA* 突变检测建议

美国预防服务工作组

乳腺癌、卵巢癌、输卵管癌或腹膜癌个人史和家族史，或者有 *BRCA1/2* 基因突变的祖辈

美国国立癌症综合网络转诊行进一步基因风险评估标准（见引文85）

肿瘤易感家族中，具有已知的致病/可能致病变异的任何个体，无论什么年龄

任何年龄的任何个体具有以下情况：

卵巢癌、输卵管癌和原发性腹膜癌

胰腺癌

转移性前列腺癌

乳腺癌或高级别前列腺癌（Gleason 得分＞6）和具有 Ashkenazi Jewish 血统

诊断为乳腺癌的个体具有以下情况：

乳腺癌诊断年龄＜51岁

三阴（ER-PR-HER2-）乳腺癌诊断年龄＜61岁

两处原发乳腺癌

任何年龄诊断乳腺癌有1个或多个近亲有以下情况：

乳腺癌诊断年龄＜51岁

卵巢癌、输卵管癌和原发性腹膜癌

男性乳腺癌

胰腺癌

高级别（Gleason 得分＞6）或转移性前列腺癌

2个或多个近亲患乳腺癌，无论什么年龄

突变检测。BRAF 突变可能源于体细胞启动子甲基化，而不是种系突变[87]。NCCN 已经确定了需要进行林奇综合征评估的人群，包括家族中有已知的林奇综合征致病变异者的人；有 MMR 缺陷的结直肠癌或子宫内膜癌患者；50岁以下确诊为结直肠癌或子宫内膜癌患者，或者一级亲属有此病史的个体；或多个亲属患有与林奇综合征相关癌症的人[88]。

预防策略

卵巢癌

目前尚无能可靠识别早期卵巢癌的方法，人群低风险的妇女不常规进行卵巢癌筛查。一项前列腺癌、肺癌、结直肠癌和卵巢癌筛查试验检测了68 557名绝经后妇女的死亡率，这些妇女随机分组进行 CA125 和经阴道超声（transvaginal ultrasound，TVUS）筛查或常规检查[89]。诊断卵巢癌的患者中，筛查组有212名，而对照组有176名。两组患者中，诊断时的分期没有统计学差异，发病率和死

亡率也相似。此外，有2 385名女性出现假阳性结果，其中1 080人接受了手术，15%的人出现了至少1种严重的并发症。

英国卵巢癌筛查合作试验招募了202 638名绝经后妇女，随机分为不筛查、年度 TVUS 或多模式筛查（multimodality screening，MMS）组。其中 MMS 组每年接受 CA125 筛查，如果异常则接受 TVUS 筛查[90]。CA125 异常是根据一项估计卵巢癌风险的算法定义的。这项研究表明，总体生存率没有差异，但 MMS 组和 TVUS 组在前14年的死亡率分别下降了15%和11%。在排除现患病例的亚组分析中，MMS 组的死亡率比未筛查组降低了20%（P=0.021）。MMS 组在0~7年间死亡率的降幅为8%，在7~14年间为28%。与对照组（23.9%）相比，MMS 也有36.1%的 I/II 期期别改变，而每年的 TVUS 则没有期别改变（P=0.000 1）。

日本正在进行的第2项临床试验[91]招募了82 487名绝经后妇女，其中41 688人接受了每年1次的盆腔超声和 CA125 筛查。平均随访9.2年，接受筛查的女性与接受常规护理的女性之间的卵巢癌发现率没有差异。两组之间早期疾病的识别率没有统计学差异，而死亡率数据正在收集中。

对于因家族史增加风险的妇女，应考虑进行遗传咨询。而那些有卵巢癌家族史但没有明确高危模式的人，应该就他们的个人危险因素进行咨询。由于现有的筛查方法有效性有限，同时存在潜在的不良影响，不建议进行常规筛查。

对于明确有家族性卵巢癌综合征的妇女，预防卵巢癌最有效的方法是手术切除卵巢和输卵管。预防性输卵管卵巢切除术通常可以在门诊实施，通过腹腔镜完成。该手术的潜在发病率和死亡率很低，考虑到基因突变携带者发展为卵巢癌的高风险，使手术利大于弊。然而，除了手术风险和与早绝经相关的问题外，医生应告知潜在患者该手术并不完全具有保护性，这一点很重要。

BRCA 突变携带者行预防性双侧附件切除术来降低卵巢癌风险的有效性得到了很好的证明。一项荟萃分析纳入了10项关于基因突变携带者降低风险手术的研究，结果显示，卵巢癌风险降低了80%[92]。原发性腹膜癌（primary peritoneal carcinoma，PPC），在组织学上与浆液性卵巢癌和输卵管癌难以区分，已被证明在易患遗传性卵巢癌的妇女中发病率增加。Piver 等[36]搜索了 Gilda Radner 家族性卵巢癌登记中心的数据，在324名

在 1~27 年前接受过预防性卵巢切除术的高危女性中，发现了 6 例（1.85%）原发性腹膜癌。由于存在这些风险，在预防性手术时，既要彻底探查腹盆腔，又要摘除整个输卵管。必须对看起来正常的输卵管和卵巢进行细致的组织学检查，以排除隐匿性恶性肿瘤和 / 或 STIC 病变的存在[93]。在 BRCA1 和 BRCA2 突变携带者中，高达 4.6% 的人可能在降低风险的手术时发现隐匿性恶性肿瘤[94]。

考虑到 BRCA 突变携带者的输卵管可能是致癌的主要部位，有学者主张先预防性切除双侧输卵管，在绝经后再进行卵巢切除术以保护卵巢功能[95]。此方案虽然安全可行，但关于降低卵巢癌风险的实际效果还需要更多的数据来评估[96]。此外，同时接受卵巢切除术者乳腺癌风险降低 50%，单独接受输卵管切除术的突变携带者则没有此项益处[97]。预防性输卵管切除术联合延迟卵巢切除术的临床试验正在进行中。NCCN 目前并不建议 BRCA1/2 突变携带者进行单独的预防性输卵管切除术[85]。

对于那些患有遗传性卵巢癌综合征并希望保留生育能力的女性，美国 FDA、美国妇产科学会（the American College of Obstetricians and Gynecologists，ACOG）和美国妇科肿瘤学会（the Society of Gynecologic Oncology，SGO）均不推荐进行常规的卵巢癌筛查，因为在高危人群中，筛查并不能降低死亡率或提高与卵巢癌相关的存活率。因为对于没有症状但仍处于患卵巢癌风险增加的妇女，筛查结果假阴性可能会耽误她们选择有效的预防性治疗[98-99]。

药物治疗也可能降低卵巢癌的风险。早在 1979 年，人们就注意到口服避孕药可以将普通人群中患卵巢癌的风险降低 40%[10]；1998 年，Narod 等[100]进行了一项病例对照研究，纳入了 207 名 BRCA1 和 BRCA2 突变相关卵巢癌患者及其 161 名未患癌症的姐妹，开始了对 BRCA1 和 BRCA2 突变携带者使用化学预防情况研究的新篇章。作者发现，任何口服避孕药的使用经历，都可以使 BRCA1 和 BRCA2 突变携带者的患卵巢癌风险降低 50%，罹患乳腺癌的风险却没有差异。然而，其他研究人员得出的结论却有冲突。Modan 等[101]开展了一项以人群为基础的大型病例对照研究，调查了以色列 840 名患有卵巢癌的犹太妇女和 751 名对照组妇女。所有受试者都接受了 BRCA1 和 BRCA2 三个始祖突变的检测，并评估了口服避孕药对卵巢癌风险的影响。似乎只有无基因突变的女性使用口服避孕药能降低患卵巢癌风险。在突变携带者中，每年使用口服避孕药，患癌风险仅降低 0.2%。Ness 等[102]的研究纳入了 727 名卵巢癌妇女和 1 360 名对照组妇女，她们使用了各种类型的避孕措施，包括口服避孕药、宫内节育器、屏障方法、输卵管结扎术和输精管结扎术。研究发现，对于未受孕妇女，所有避孕方法均无法降低她们的癌症风险，而对于多次妊娠妇女，所有避孕方法均可降低她们的患癌风险。他们得出结论，口服避孕药降低癌症风险的机制可能与激素或排卵不相关。Narod 等[103]证实，在 BRCA1 突变携带者中，单一输卵管结扎术或与口服避孕药联合，均可降低卵巢癌风险，而在 BRCA2 突变携带者中则没有发现这种影响。为了证明口服避孕药降低卵巢癌风险的有效性，有必要进行前瞻性化学预防试验；此外，基因突变携带者似乎可以使用口服避孕药，并不增加乳腺癌的风险。

其他肿瘤

关于乳腺癌风险的增加，NCCN 建议从 18 岁开始每月进行 1 次自我乳房检查，从 25 岁开始每半年进行 1 次临床检查。25~29 岁之间的女性，应每年进行乳腺 MRI 检查（当乳腺 MRI 无法实施时才考虑进行年度乳腺钼靶检查）。30~75 岁之间的女性，每年都应该进行乳腺钼靶检查和乳房 MRI 检查[85]。对于患有林奇综合征的个人，NCCN 还建议对结肠癌和子宫内膜癌进行筛查。建议从 20~25 岁开始，每 1~2 年做 1 次结肠镜检查；或者比最小的患癌家庭成员的患病年龄年轻 2~5 岁开始，哪种算法年龄小就从这个年龄开始筛查。携带 MSH6 突变的个体可以考虑延迟开始筛查结肠镜检查[104]。对于子宫内膜癌，可考虑每 1~2 年进行 1 次子宫内膜活检。绝经后妇女可考虑使用经阴道超声筛查。

转移方式和国际妇产科学联盟分期

解剖学概论

"阔韧带"是腹膜皱襞，它横向穿过女性骨盆。子宫和输卵管位于阔韧带的前叶和后叶之间，输卵管的伞端开口进入腹腔。圆韧带在阔韧带前后叶内走行,从子宫输卵管交界处前方一点延伸至骨盆侧壁,穿过腹股沟管,与大阴唇皮下组织融合。卵巢通过卵巢固有韧带悬挂在子宫后,并通过卵巢系膜附着在阔韧带上。供应卵巢的血液和淋巴管通过腹膜皱襞(称为骨盆漏斗韧带或卵巢悬韧带)从卵巢到盆壁。卵巢不被腹膜覆盖,而是自由悬挂在腹膜腔内(图2-3)。

卵巢由卵巢动脉供血,卵巢动脉起源于 L_2 椎骨水平附近的腹主动脉,然后沿着后腹膜走行,跨过骨盆边缘的髂外血管,进入骨盆漏斗韧带。卵巢动脉通过卵巢系膜供应卵巢,并继续沿着输卵管和子宫走行,最终与子宫动脉吻合。卵巢静脉通常伴随卵巢动脉走行,右卵巢静脉通常直接汇入右肾静脉下方的下腔静脉(inferior vena cava,IVC),而左卵巢静脉则汇入左肾静脉。

大多数来自卵巢的淋巴引流以及一些来自输卵管和子宫的淋巴引流在卵巢系膜中形成丛,然后,与卵巢血管伴行,穿过骨盆漏斗韧带流出盆腔,在肾脏下极的水平汇入腹主动脉旁淋巴结,也有一些卵巢的淋巴管直接汇入髂总淋巴结。此外,一些淋巴液可能穿过阔韧带叶到达骨盆侧壁,最终汇入髂外、髂内和闭孔淋巴结[105]。

转移途径

目前认为上皮性卵巢癌是由卵巢生发上皮形成的囊肿引起的。当肿瘤生长穿透卵巢包膜时,主要通过腹膜和淋巴管转移(表2-4)。一旦肿瘤到达卵巢表面,肿瘤细胞可能会脱落并在腹腔中自由漂浮。这些肿瘤细胞可以随着腹水的正常流动,沿右侧结肠旁沟向上到达右侧膈肌表面,因此可附着于任何腹盆腔表面,导致腹腔内弥漫性种植,表现为微观或宏观的肿瘤结节。通常,转移灶可能发生在子宫、附件、肠管、大网膜、膈膜和肝包膜上(图2-4)。值得注意的是,即使腹腔冲洗液中没有过滤出囊泡,也可能发生腹膜转移[106]。超过2/3的患者会形成腹水。腹水的形成原因可能是血浆胶体渗透压降低(有利于第三间隙液体进入腹膜腔)和受损腹膜表面产生的液体增加。而肿瘤细胞

表2-4　转移途径

腹膜播散
直接蔓延
淋巴转移
血行转移

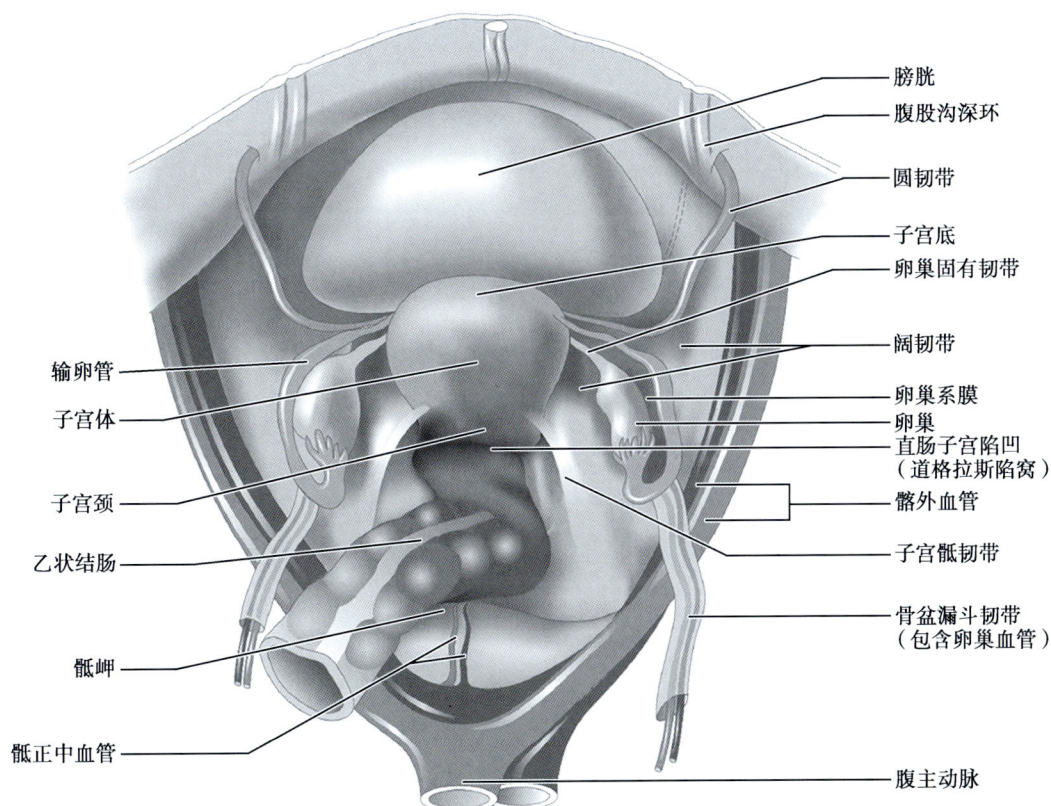

图2-3　盆腔的解剖结构

（图中标注）膀胱、腹股沟深环、圆韧带、子宫底、卵巢固有韧带、阔韧带、卵巢系膜、卵巢、直肠子宫陷凹(道格拉斯陷窝)、髂外血管、子宫骶韧带、骨盆漏斗韧带(包含卵巢血管)、腹主动脉、输卵管、子宫体、子宫颈、乙状结肠、骶岬、骶正中血管

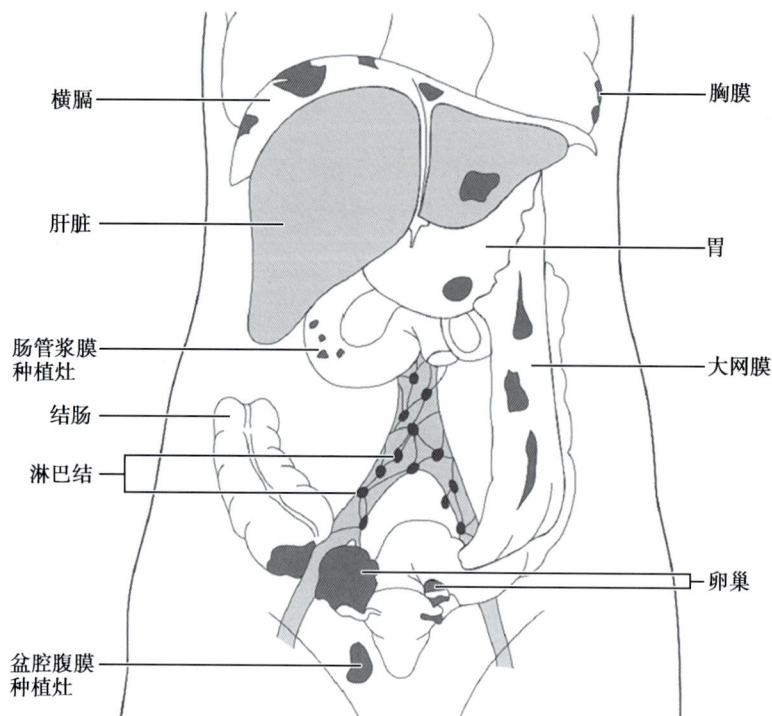

图 2-4 转移途径

阻塞淋巴管,可能会导致腹水吸收减少[107-108]。

另一种常见的转移途径是淋巴转移。如前所述,卵巢淋巴管主要流向腹主动脉旁淋巴结、髂淋巴结和闭孔淋巴结。尸检研究表明,高达 80% 的卵巢癌患者存在淋巴结转移[109]。Burghardt 等[110]研究检查 180 名不同期别的患者,结果发现,在诊断 I 期的患者中,24% 淋巴结阳性;而诊断为 II 期的患者,这一比例增加到 50%;对于诊断为 III 期和 IV 期的患者,这一比例则增加到 70% 以上。在 105 名同时接受盆腔和腹主动脉旁淋巴结切除术的患者中,12% 患者的盆腔淋巴结阳性但腹主动脉旁淋巴结阴性,而 9% 的患者腹主动脉旁淋巴结阳性但盆腔淋巴结阴性。除了这些途径之外,卵巢癌还因为肿瘤生长吞噬并侵入附件和周围结构,表现为直接蔓延扩散。此外,卵巢癌也可能发生血行转移,表现为脑、肺实质或肝转移。

国际妇产科学联盟分期

对肿瘤进行分期是为了确定肿瘤扩散的程度。卵巢癌的分期是通过手术完成的,剖腹手术通常具有分期和通过肿瘤细胞减灭术进行初步治疗的双重目的。表 2-5 列出了国际妇产科学联盟(The International Federation of Gynecology and Obstetrics,FIGO)对卵巢癌的分期方案。患者的疾病期别是根据手术时的发现来确定的。充分的分期手术(表 2-6)基础包括对盆腔和腹腔的全面检查。传统上,这涉及通过腹部垂直正中切口进入腹腔;然而,传统多孔腹腔镜检查或机器人手术也可以提供足够的暴露。不幸的是,大多数患者已处于晚期(表 2-7),伴有弥漫性腹部病灶,此时肿瘤分期是通过肉眼检查而不是手术取样来确定的。如果没有广泛转移病灶,手术时应首先获取盆腔和腹部冲洗液进行细胞学分析,随后,对所有盆腔和腹腔结构表面进行彻底检查。除了盆腔器官外,还必须充分检查整个腹腔,包括肠、肝脏、肠系膜、大网膜和膈肌表面。紧接着,从多个随机部位以及任何粘连或可疑位置进行活检。还需要进行大网膜切除,以排除隐匿性转移。如果腹腔内没有直径大于 2cm 的肉眼病灶(IIIC 期),则需要对盆腔和主动脉旁淋巴结进行取样以排除淋巴结转移。一般来说,需要进行腹式子宫全切除术和双侧附件切除术。

当疾病仅限于盆腔时,在切除过程中必须非常小心,避免肿瘤破裂,以防止肿瘤可能在术中扩散。某些患者可能选择保留子宫,具体取决于年龄、生育愿望、肿瘤类型和肿瘤分期。有生育需求的年轻患者,患单侧生殖细胞肿瘤、性索间质肿瘤或疑似交界性肿瘤,可仅切除患侧卵巢并保留对

表2-5　2017 FIGO 卵巢癌分期

期别	定义
I期　肿瘤局限于卵巢	
IA期	仅一侧卵巢受累,包膜完整,表面无肿瘤生长,腹腔冲洗液阴性
IB期	双侧卵巢受累,余同IA期
IC期	一侧或双侧卵巢受累,同时伴有以下任何一项
	IC1期　术中肿瘤破裂
	IC2期　手术前肿瘤自发破裂或卵巢表面有肿瘤
	IC3期　腹水或腹腔冲洗液中发现肿瘤细胞
II期　肿瘤累及一侧或双侧卵巢,并有盆腔扩散或原发性腹膜癌	
IIA期	子宫和/或输卵管受累
IIB期	其他盆腔组织受累
III期　肿瘤累及一侧或双侧卵巢,并合并盆腔外腹膜转移和/或腹膜后淋巴结转移	
IIIA1期	仅有腹膜后淋巴结阳性
	IIIA1(i)期　转移灶最大直径<10mm
	IIIA1(ii)期　转移灶最大直径<10mm
IIIA2期	显微镜下证实盆腔外腹膜转移,伴或不伴腹膜后淋巴结转移
IIIB期	肉眼盆腔外腹膜转移,病灶最大直径<2cm,伴或不伴腹膜后淋巴结转移
IIIC期	肉眼盆腔外腹膜转移,病灶最大直径>2cm,伴或不伴腹膜后淋巴结转移
IV期　远处转移	
IVA期	胸腔积液中发现癌细胞
IVB期	腹腔外器官实质转移(包括腹腔外淋巴结转移)和/或肝实质或脾实质转移

改编自 ref X。

表2-6　卵巢癌分期要素

充分暴露术野以检查所有腹腔和盆腔器官表面
留取盆腔和腹腔冲洗液
随机腹膜活检
腹膜粘连活检/切除
切除受累的卵巢
切除剩余的卵巢、子宫和输卵管[a]
腹式全子宫切除术和双侧附件切除术
大网膜切除术
盆腔和腹主动脉旁淋巴结活检

[a] 某些患者可能选择性保留。

表2-7　初次诊断时的分期和生存率(上皮性卵巢癌)

SEER 分期	5年生存率/%
局限于卵巢	92%
区域转移	75%
远处转移	30%
远处转移	47%

改编自 Noone AM, Howlader N, Krapcho M, Miller D, Brest A, Yu M, Ruhl J, Tatalovich Z, Mariotto A, Lewis DR, Chen HS, Feuer EJ, Cronin KA(eds). *SEER Cancer Statistics Review*, 1975-2015, National Cancer Institute. Bethesda, MD, https://seer.cancer.gov/csr/1975_2015/, 根据 2017 年 SEER 数据,发表于 2018 年 4 月 SEER 网站[112]。

侧卵巢和子宫的分期手术。

准确的分期对于评估预后至关重要。我们不能低估彻底手术分期的必要性:有证据表明,在疾病似乎仅限于卵巢的情况下(表面上I期),30% 的患者可能有隐匿性淋巴结转移(实际的III期)[110]。

对多个系列的表面上早期卵巢癌进行检查发现,7%～10% 的腹膜活检可能会发现隐匿性转移[111]。虽然卵巢癌患者的总体 5 年生存率约为 40%～50%,但生存率因分期而异(表 2-7),从I期患者的 92% 到IV期患者的 30% 不等[112]。

卵巢癌分类及临床特点

目前卵巢肿瘤的分类是基于 1999 年世界卫生组织（World Health Organization，WHO）划定的模式，并于 2014 年发布了上皮肿瘤组织学类型的更新（表 2-8）[113]。该系统以正常卵巢的组织发生为基础，包括上皮型、生殖细胞型和性索间质型肿瘤，以及可能累及卵巢的转移瘤和其他来源不明的罕见肿瘤（表 2-9），双侧肿瘤的发病率见表 2-10。

表 2-8 卵巢肿瘤 WHO 组织学分类

Ⅰ. 上皮肿瘤
- A. 浆液性肿瘤
  - 1. 良性
    - a. 浆液性囊腺瘤
    - b. 浆液性腺纤维瘤
    - c. 浆液性表面乳头状瘤
  - 2. 交界性
    - a. 交界性浆液性肿瘤 / 非典型增殖性浆液性肿瘤
    - b. 交界性浆液性肿瘤 - 微乳头状亚型 / 非浸润性低级别浆液性癌
  - 3. 恶性
    - a. 低级别浆液性癌
    - b. 高级别浆液性癌
- B. 黏液性肿瘤
  - 1. 良性：黏液性囊腺瘤
  - 2. 交界性：交界性黏液性肿瘤 / 非典型增殖性黏液性肿瘤
  - 3. 恶性：黏液性癌
- C. 子宫内膜样肿瘤
  - 1. 良性
    - a. 子宫内膜异位囊肿
    - b. 子宫内膜样囊腺瘤
    - c. 子宫内膜样腺纤维瘤
  - 2. 交界性：交界性子宫内膜样肿瘤 / 非典型增殖性子宫内膜样肿瘤
  - 3. 恶性：子宫内膜样癌
- D. 透明细胞肿瘤
  - 1. 良性
    - a. 透明细胞囊腺瘤
    - b. 透明细胞腺纤维瘤
  - 2. 交界性：交界性透明细胞肿瘤 / 非典型增殖性透明细胞肿瘤
  - 3. 恶性：透明细胞癌
- E. 布伦纳肿瘤
  - 1. 良性：布伦纳瘤

  - 2. 交界性：交界性布伦纳瘤 / 非典型增殖性布伦纳瘤
  - 3. 恶性：布伦纳癌
- F. 浆黏液性肿瘤
  - 1. 良性
    - a. 浆黏液性囊腺瘤
    - b. 浆黏液性腺纤维瘤
  - 2. 交界性：交界性浆黏液性肿瘤 / 非典型增殖性浆黏液性肿瘤
  - 3. 恶性：浆黏液性癌
- G. 未分化癌
- H. 间叶肿瘤
  - 1. 恶性
    - a. 低级别子宫内膜样间质肉瘤
    - b. 高级别子宫内膜样间质肉瘤
- I. 混合性上皮 - 间叶肿瘤
  - 1. 恶性
    - a. 腺肉瘤
    - b. 癌肉瘤

Ⅱ. 性索间质肿瘤
- A. 纯间质肿瘤
  - 1. 良性
    - a. 纤维瘤
    - b. 卵泡膜细胞瘤
    - c. 黄素化卵泡膜细胞瘤伴硬化性腹膜炎
    - d. 硬化性间质瘤
    - e. 印戒样间质瘤
    - f. 微囊性间质瘤
    - g. 间质细胞瘤
    - h. 类固醇细胞瘤
  - 2. 交界性：富细胞性纤维瘤
  - 3. 恶性
    - a. 纤维肉瘤
    - b. 类固醇细胞瘤，恶性
- B. 纯性索肿瘤
  - 1. 交界性
    - a. 幼年型颗粒细胞瘤
    - b. 支持细胞瘤
    - c. 环状小管性索瘤
  - 2. 恶性：成年型颗粒细胞瘤
- C. 混合性索间质肿瘤
  - 1. 良性：高分化支持 - 间质细胞瘤
  - 2. 交界性
    - a. 中分化支持 - 间质细胞瘤伴或不伴异源性成分
    - b. 网状型支持 - 间质细胞瘤伴异源性成分
    - c. 非特指性索间质肿瘤
  - 3. 恶性：低分化支持 - 间质细胞瘤伴或不伴异源性成分

续表

Ⅲ. 生殖细胞肿瘤
　1. 良性：成熟性畸胎瘤
　2. 恶性
　　a. 无性细胞瘤
　　b. 卵黄囊瘤
　　c. 胚胎性癌
　　d. 非妊娠性绒癌
　　e. 未成熟畸胎瘤
　　f. 混合性生殖细胞肿瘤
Ⅳ. 单胚层畸胎瘤和起源于皮样囊肿的体细胞型肿瘤
Ⅴ. 生殖细胞-性索-间质肿瘤
Ⅵ. 其他类型肿瘤

摘自参考文献 113。

表2-9　卵巢恶性肿瘤类型分布

组织学类型	频率/%
上皮肿瘤	86
生殖细胞肿瘤	6
性索间质肿瘤	4
转移瘤	3

摘自 Robboy, S.J. et al., The female reproductive system, in: Rubin E, Farber J（eds.）, *Pathology*, 2nd ed., LB Lippincott, Philadelphia, PA, 1988。

表2-10　双侧卵巢癌的发病率

肿瘤类型	双侧卵巢癌发病率/%
上皮肿瘤	
浆液性肿瘤	33～66
黏液性肿瘤	10～20
子宫内膜样肿瘤	13～30
透明细胞肿瘤	12～39
生殖细胞肿瘤	
未成熟畸胎瘤	2～5
无性细胞瘤	10～15
其他恶性生殖细胞瘤	罕见
性索/间质肿瘤	
卵泡膜细胞瘤	罕见
支持-间质细胞瘤	罕见
颗粒膜细胞瘤	罕见

摘自 Eastwood, J., *Cancer*, 415, 1911, 1978; Herbst, A.L., Neoplastic diseases of the ovary, in: Mishell, D.R., Jr., Stenchever, M.A., Droegemueller, W., Herbst, A.L.（eds.）, *Comprehensive Gynecology*, 3rd ed., Mosgy-Year Book, Inc., St. Louis, MO, 1997, pp. 901-944; Fine, G. et al., *Cancer*, 312, 398, 1973。

上皮性卵巢癌

上皮性卵巢肿瘤是最常见的卵巢癌类型，约占所有恶性肿瘤的 90%。这些病变起源于卵巢表面上皮，而卵巢表面上皮来自体腔间皮细胞。在胚胎发育期间，这层间皮细胞形成管，发育形成子宫、输卵管和阴道上部，卵巢上皮包涵性囊肿可发生肿瘤转化，呈现不同类型的米勒管分化（表2-11）。浆液性肿瘤最常见，其次是黏液性肿瘤、子宫内膜样癌和透明细胞癌。类似于移行细胞上皮的布伦纳瘤是另一种潜在的分化类型。卵巢上皮性肿瘤可能是良性、恶性或低度恶性潜能，也称为"交界性肿瘤"。恶性上皮性卵巢癌的治疗是手术切除，其次是铂类和紫杉醇为基础的化疗。ⅠA 期 1 级或 2 级肿瘤患者可单纯手术治疗。下面将简要讨论每种亚型。

表2-11　上皮组织恶性的频率

组织学类型	恶性	低度恶性潜能	总计
浆液性	37.2%	16.3%	53.5%
黏液性	3.5%	11.6%	15.1%
子宫内膜样	15.1%	3.5%	18.6%
透明细胞	7.0%	罕见	7.0%
Brenner	罕见	罕见	罕见
混合性	2.3%		2.3%
未分化	3.5%		3.5%
总计	68.6%	31.4%	100%

摘自 Adapted from: Robboy, S.J. et al., The female reproductive system, in: Rubin E, Farber J,（eds.）, *Pathology*, 2nd ed., Lippincott, Philadelphia, PA, 1988。

浆液性肿瘤

浆液性腺癌占卵巢上皮恶性肿瘤的大多数（图2-5），平均发病年龄为 56 岁[114]，约 1/3 的Ⅰ期肿瘤是双侧的，而更晚期的病例中约 2/3 是双侧的。大体上，这些肿瘤由囊性和实性成分组成。显微镜下，浆液性恶性肿瘤显示出类似输卵管上皮的细胞，30% 的病例存在砂粒体[115]。浆液性肿瘤也可产生细胞外黏蛋白，分化良好的 1 级病变可见形态良好的腺体和乳头状叶，偶尔可见纤毛细胞。中度分化的 2 级病变除了显示清晰的乳头区域外，还

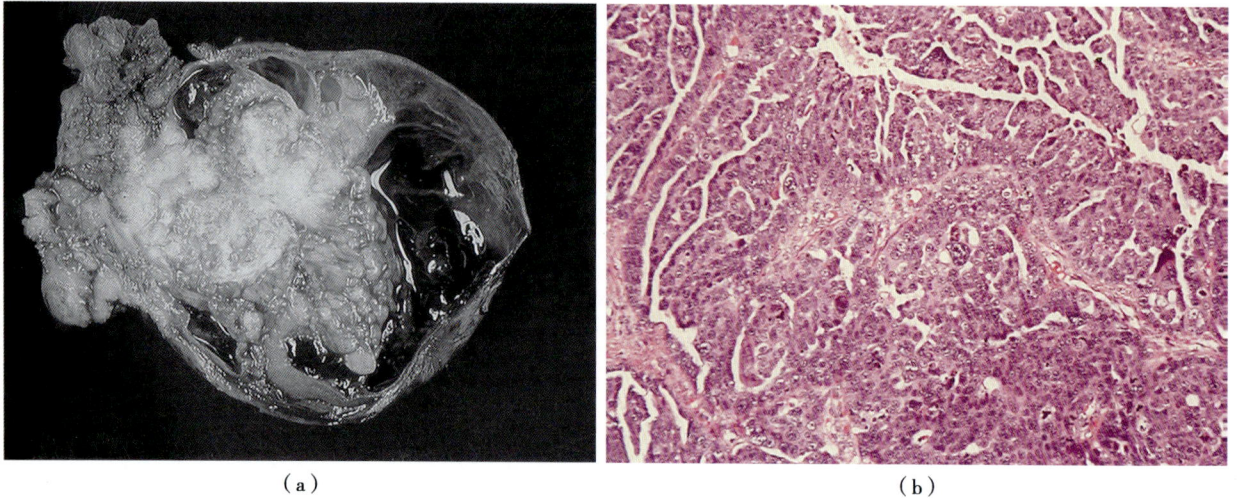

（a）   （b）

图 2-5　高级别浆液性癌。（a）外观：囊实性成分并伴大量出血。（b）显微镜图像：裂隙状空隙间散布有乳头状结构，存在广泛的核异型性和频发的有丝分裂

显示成片的肿瘤细胞。低分化的 3 级病变主要表现为成片的恶性细胞。大约一半的浆液性癌为 3 级，肿瘤的分级与分期和预后相关。

当发现广泛的砂粒体并伴有低至中度核异型性时，可将肿瘤称为"砂粒癌"（图 2-6）[116]。这些肿瘤表现为微小浸润，通常要在晚期才能被诊断出来。然而，与典型浆液性癌相比，其临床过程可能更接近于低度恶性潜能病变，预后更佳[116]。

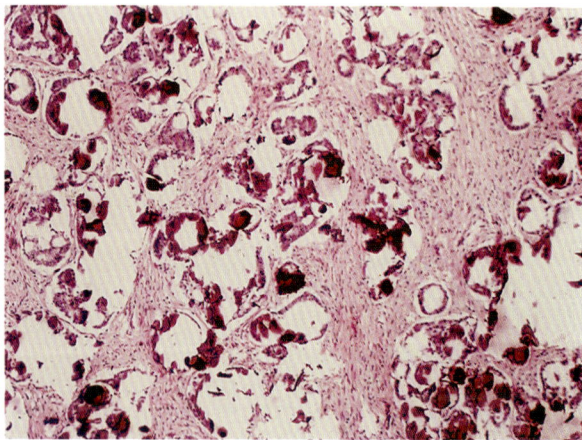

图 2-6　砂粒癌伴广泛砂粒体形成

2004 年，Malpica 等报道了浆液性癌的两级分级系统[117]。低级别和高级别的区分主要基于核异型性和有丝分裂率的评估。根据该系统，低级别浆液性肿瘤表现出轻至中度的核异型性，核分裂象指数高达 12 个核分裂象 /10hpf。高级别浆液性肿瘤具有明显的核异型性，核分裂象指数 >12 个 /10hpf。该分级系统具有可重复性，容易掌握[118]，并可预测患者生存率[119]。约 10% 的浆液性癌为低级别[120-123]。大多数低级别浆液性癌患者较年轻，并且在诊断时已发生了转移[124]。鉴于Ⅱ～Ⅳ期低级别浆液性癌患者的诊断年龄和生存期与低级别浆液性肿瘤复发的低度恶性潜能肿瘤患者相似，并且发现约 60% 的低级别浆液性癌患者存在浆液性低度恶性潜能肿瘤灶[117]，这两种肿瘤类型可能是为连续变化过程[124]。虽然目前的治疗建议仍然以肿瘤减灭术以及辅助治疗或观察为主，但由于低级别浆液性癌被认为对标准化疗相对耐药，因此术后治疗方案包括传统的铂类化疗或激素治疗。

黏液性肿瘤

大多数卵巢黏液性肿瘤为良性，约 15% 为低度恶性潜能，只有 5% 是恶性的。患者的平均发病年龄为 52 岁[114]。大体上，黏液性肿瘤的体积可能非常大。20% 的恶性肿瘤是双侧的，而良性肿瘤则以单侧为主。显微镜下，黏液性癌由类似于宫颈管或结肠内壁的细胞组成（图 2-7），必须排除胃肠道原发肿瘤转移的可能性。腹膜假黏液瘤是指黏液性腹水遍布整个腹膜，大多数腹膜假黏液瘤病例是由原发性阑尾病灶转移到卵巢和腹膜引起的[125-127]。

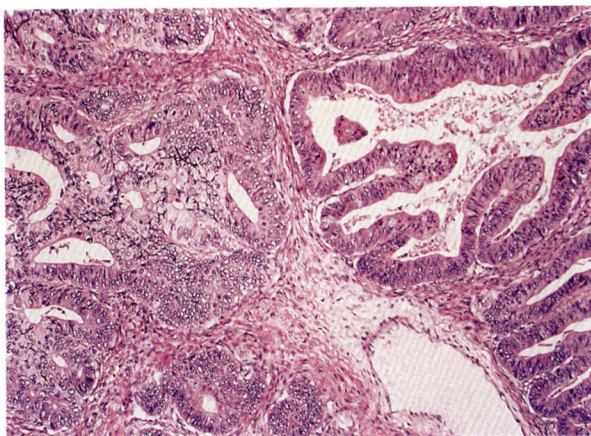

图2-7　黏液癌,肠型

子宫内膜样肿瘤

大多数子宫内膜样肿瘤是恶性的（图2-8），平均发病年龄为57岁[114]。大体上，这些肿瘤通常在12～25cm大小[128-129]，并有囊实性成分。

显微镜下，子宫内膜样癌类似于子宫内膜中常见的肿瘤，可能存在细胞外黏蛋白。同时鳞状分化是常见的，可为良性或恶性。在大约10%的病例中，子宫内膜样癌与子宫内膜异位症相关[130]，

可能是恶性转化的结果。在10%～25%的病例中，卵巢子宫内膜样癌可能与子宫内膜癌相关[131-133]，同时性原发病灶和从一个部位转移到另一个部位的转移病灶之间的鉴别可能存在问题。大多数分化良好的病例似乎代表子宫和卵巢的同时原发。然而，Ulbright 和 Roth[134]将子宫内膜原发肿瘤伴卵巢转移定义为存在多结节性卵巢模式或以下两种或两种以上情况：卵巢大小<5cm、双侧卵巢受累、子宫深肌层侵犯、血管侵犯和输卵管腔受累。

卵巢恶性米勒管混合瘤（malignant mixed Mullerian tumor，MMMT）是一种罕见的侵袭性肿瘤，占所有原发性卵巢肿瘤的不到1%[135]。这些肿瘤由于与子宫内膜样病变相似而被归类为卵巢子宫内膜样病变。诊断时的平均年龄为66岁，比大多数其他上皮亚型的患者大约大10岁[135]。MMMT 几乎总是在围绝经期或绝经后的妇女中被诊断出来。这些肿瘤可能是同源的（也称为癌肉瘤）[136]或异源的，含有卵巢中未发现的元素，如骨骼肌、软骨或骨骼。患者通常被诊断为晚期疾病，预后差。DiSilvestro 等[135]回顾了文献中的246例 MMMT 病例，发现中位生存期仅为6～12个月，尽管接受了治疗，超过70%的患者在诊断后1年内死亡。

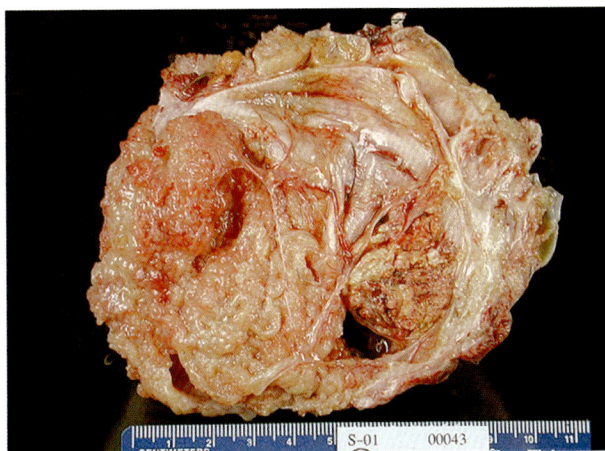

（a）

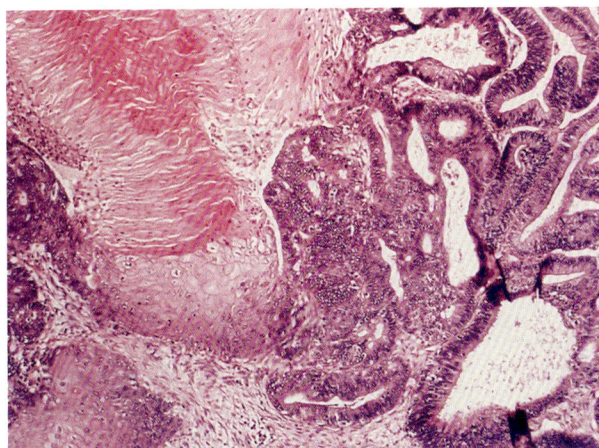

（b）

图2-8　子宫内膜样癌。（a）外观：以实性为主，伴囊性间隙。（b）显微镜图像：子宫内膜样腺体浸润间质

透明细胞肿瘤

透明细胞肿瘤仅占卵巢上皮性恶性肿瘤的7%左右，平均诊断年龄为53岁[137]。大体上，透明细胞癌主要呈实性或囊性，包含白色、黄色或淡棕色

的息肉样肿块，突出囊肿腔内[138]，透明细胞癌通常为5～20cm大小[139]，约12%的病例为双侧肿瘤[140]。显微镜下，肿瘤由透明细胞和鞋钉细胞组成，但有些可能含有立方细胞或印戒细胞（图2-9）。典型的透明细胞外观是由于存在丰富的细胞质糖原，肿瘤细胞可呈实状、腺状、管状或乳头状排列。

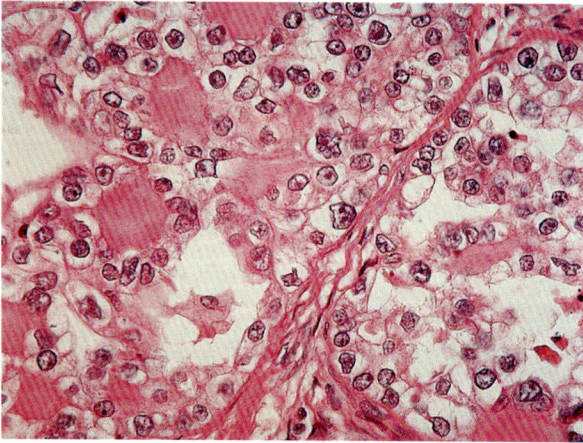

图 2-9 透明细胞癌。实性肿瘤，细胞质透明

透明细胞癌与子宫内膜异位症之间存在很强的相关性，卵巢子宫内膜异位症的发生率高达 67%[141]。据报道，卵巢外子宫内膜异位症也可发生透明细胞癌[142]。

布 伦 纳 瘤

布伦纳瘤是由外观与尿路移行细胞相似的细胞组成。"恶性布伦纳瘤"是指同时包含侵袭性移行细胞群和良性布伦纳巢状结构的病变，而移行细胞癌指的是缺乏良性布伦纳成分的肿瘤（图 2-10）[113]。布伦纳瘤仅占所有卵巢肿瘤的 2%，99% 以上为良性肿瘤[143]，恶性布伦纳瘤患者平均年龄为 64 岁。据 Roth 和 Czernobilsky[144] 报道，病变分化良好的患者通常诊断为 I 期，预后良好。低分化病变患者也表现为早期病变（80% 为 I A 期），但 5 年生存率仅为 60%。尽管移行细胞癌虽然

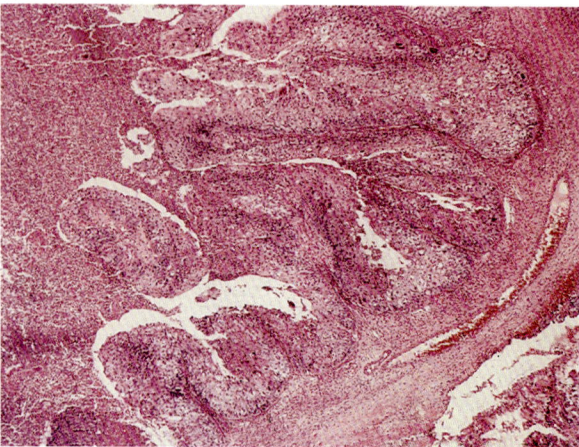

图 2-10 恶性布伦纳瘤。不规则移行细胞巢

组织学相似，但其临床表现却不同。据 Austin 和 Norris[145] 报道，69% 的移行细胞癌患者表现为 II～IV 期，而恶性布伦纳瘤患者仅为 19%。此外，预后似乎更差。在 I A 期移行细胞癌患者中，只有 43% 的患者在最后一次接触时存活，而 I A 期恶性布伦纳瘤患者的存活率为 88%。

鳞状上皮细胞癌

绝大多数卵巢鳞状细胞癌的发生不是真正意义上的上皮来源，而是畸胎瘤恶性变或转移性扩散的结果。WHO 规定，上皮 - 间质鳞状细胞癌必须与子宫内膜异位症[146-147]或移行细胞瘤相关，或无畸胎瘤成分单独发生。Pins 等报告了 7 例合并有子宫内膜异位症的子宫鳞状细胞癌病例[147]，其中，患者的平均诊断年龄为 49 岁，只有 1 例患者为 I 期疾病，所有肿瘤均为低分化鳞癌（3 级）。作者指出，这一类患者中位生存期较短，仅有 5 个月。而在 11 例单纯鳞状细胞癌的患者中，确诊时平均年龄为 56 岁。同样，只有 1 例在确诊时为 I 期，10 例为低分化鳞癌（3 级）。从大体上看，单纯鳞状细胞癌肿块大小为从 6cm 到 26cm 不等，且通常为实性，伴有局灶性坏死。

混合上皮类型

大约 2%～3% 的上皮性卵巢癌含有多种不同成分。当肿瘤成分中超过 10% 是由不同类型的上皮细胞组成时，该肿瘤可以被诊断为混合上皮细胞肿瘤。常见的混合上皮癌包括透明细胞 - 子宫内膜样肿瘤和浆液性 - 子宫内膜样肿瘤。

未 分 化 癌

WHO 将未分化癌定义为恶性上皮性肿瘤，因其分化程度太低，不能归类为前文描述的任何类别。未分化癌占上皮性恶性肿瘤不到 5%。有一些明显特征的小病灶，如腺体形成、砂粒体，或黏蛋白的产生并不能排除未分化癌的诊断[113]。一些未分化癌肿瘤可能表现出神经内分泌的功能，但与小细胞癌不同。大多数肿瘤为实性，切面有出血坏死灶。确诊时，约 75% 的患者为 II～IV 期，预后一般较差，5 年生存率约为 15%[148]。

交界性肿瘤

交界性肿瘤，也称低度恶性潜能的肿瘤，在1971年被FIGO纳入了卵巢上皮性肿瘤的类别[149]。随后WHO在1973年亦如此分类[150]。卵巢恶性肿瘤中，大约15%为低恶性潜能肿瘤，该肿瘤的诊断是基于组织学基础的。为了诊断的准确性，一个卵巢肿块每1～2cm的大小应至少有一个组织学切片镜检，以确保能充分取样。交界性肿瘤表现为上皮出芽、上皮多层、频繁的有丝分裂和细胞异型性[151]。这些肿瘤通常是无侵袭性的，尽管可能10%有微小浸润，但这似乎不会影响预后[152-153]。

所有上皮类型的肿瘤均有交界性肿瘤，其中浆液性（图2-11）和黏液性（图2-12）是最常见的。在一项352例交界性肿瘤患者的研究中，51.7%为黏液性瘤，41.8%为浆液性瘤，3.7%为子宫内膜样瘤，2.6%为混合瘤，0.2%为布伦纳肿瘤（表2-12）[154]。而组织学类型表现为透明细胞瘤的交界性肿瘤很罕见，只有9例报告[155]。

多数交界性肿瘤患者发病年龄在50岁之前，平均发病年龄约为45岁，而腺癌患者平均发病年龄为52岁[148]。相比非裔和亚裔，该类肿瘤更常发生在白人女性中[156]。与恶性肿瘤一样，妊娠、口服避孕药和母乳喂养似乎能降低交界性肿瘤的发病风险，而与初潮或绝经年龄则没有明显的相关性[157-158]。

与浸润性上皮样癌不同，交界性肿瘤发病时多为早期，尽管通过细致的分期可能发现隐匿性转移[159]。Sutton回顾了包括946例交界性肿瘤患者的12项研究[160]，发现80%患者处于I期。其他小规模的研究报道了II期病变的发生率为4%～7%，III期病变的发生率为11%～14%[161-162]，IV期肿瘤很罕见。包含677例患者的8项病例系列研究中，仅有9例IV期疾病（1.3%）[163-169]（表2-13）。

交界性肿瘤主要是通过手术治疗。通常采用腹式子宫全切除术加双侧附件切除术，但有生育需求且病变局限于卵巢的患者则手术范围更保守。交界性肿瘤患者的预后通常很好，特别是对于I期的患者。Barnhill等回顾了27项研究，纳入988例I期肿瘤患者[170]，随访时间从2.9年到11.7年不等，其中99.3%的患者没有明显的症状，只有0.7%死于该病。

Trimble和Trimble对415例交界性肿瘤患者进行了中位期为7年的随访[151]，发现I期的患者5年生存率为99%，II期和III期的患者5年生存率

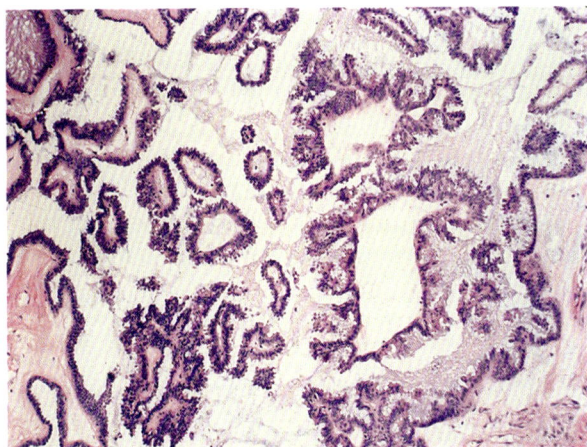

图2-11　浆液性交界性肿瘤。囊腔由复层细胞覆盖，可见出芽

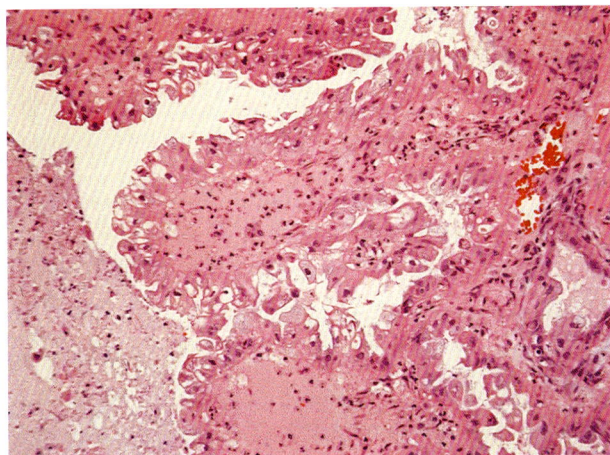

（a）

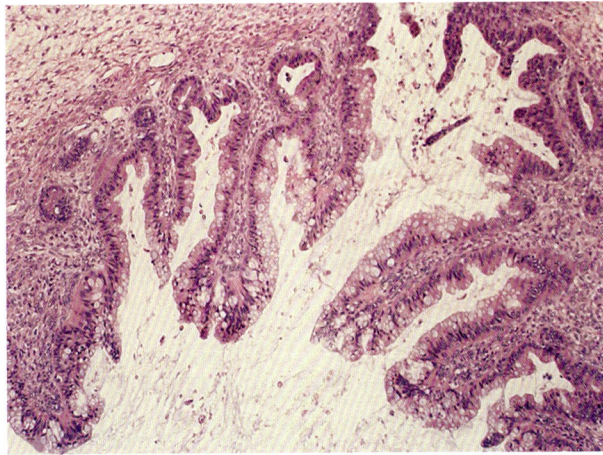

（b）

图2-12　交界性黏液瘤。（a）肠型。杯状细胞可见核分层。（b）宫颈内膜型。细胞有出芽，细胞质见黏蛋白

表2-12　352例交界性肿瘤组织学类型

组织学类型	百分比
浆液性	41.8
黏液性	51.7
子宫内膜样	3.7
混合性	2.6
布伦纳细胞	0.2
透明细胞	0

经授权摘自 Chu, C.S.et al., *Low Malignant Potential Tumors of the Ovary. Post Graduate Obstetrics & Gynecology*, Inc., Baltimore, MD, 1998, pp.1-6。

表2-13　卵巢交界性肿瘤诊断时期别

期别	百分比/%
Ⅰ	80
Ⅱ	4～7
Ⅲ	11～14
Ⅳ	1.3

摘自 Chambers, J.T.et al., *Am.J. Obstet. Gynecol*, 1595, 1088, 1988; Julian, C.G. and Woodruff, J.D., *Obstet. Gynecol*, 406, 860, 1972; Nikrui, N., *Gynecol. Oncol*, 121, 107, 1981; Nation, J.G. and Krepart, G.V, Am. *J. Obstet.Gynecol.*, 1542, 290, 1986; Kliman, L. et al., *Obstet. Gynecol.*, 683, 338, 1986; Bostwick, D.G. et al., *Cancer*, 589, 2052, 1986; Fort, M.G.et al., *Gynecol Oncol.*, 323, 269, 1989; Barnhill, D.et al., *Obstet. Gynecol.*, 651, 53, 1985; Katzenstein, A.L. et al., *Am. J. Surg.Pathol.*, 24, 339, 1978。

为92%。由于这些肿瘤患者中有很大一部分是年轻女性，保守手术如卵巢囊肿切除术和患侧卵巢切除术被认为是可行的选择。保留生育能力手术与复发率增加有关，但总生存期没有变化[171]。甚至一些晚期疾病的患者也可以选择保守性手术。Uzan 等报道了 20 例接受卵巢囊肿切除术或患侧卵巢切除术的患者，在 57 个月的中位随访期中，复发率为 56%，但 5 年的总生存率为 100%，10 年总生存率为 92%。14 例患者中有 18 次妊娠，1 例死于卵巢侵袭性的复发[172]。

目前没有证据表明，初次手术后使用辅助治疗手段可以提高交界性肿瘤患者的生存率。虽然无论分期如何，患者生存率通常都较高，但大约10%的患者会复发。大约75%～80%的浆液性交界性肿瘤复发表现为低级别浆液性癌[120]。除此之外，人们还试图了解疾病复发的危险因素，以确定是哪一部分患者可能从辅助治疗中获益最多。Burks 等最先定义了微乳头状浆液性癌的特征是

"直接由大的球状乳头状形态中产生的高度复杂的微乳头状结构"[173]。一些作者注意到微乳头浆液性癌患者和具有腹膜转移的患者死亡率一样高[173-176]。

原发性腹膜癌

1959 年，Swerdlow 首次报告了一例盆腔的腹膜肿瘤，组织学上类似于卵巢浆液性乳头状癌[177]。原发性腹膜癌（primary peritoneal cancer, PPC）与原发性卵巢上皮癌在各个方面都难以区分，如光学显微镜、组织化学和免疫组化特征[178-180]。为了区分卵巢癌和 PPC 之间的差异，在 1993 年，美国妇科肿瘤学组（GOG）规定，卵巢外腹膜浆液性乳头状癌在组织学上应与上皮性卵巢癌相同，且卵巢的受累程度仅限于皮质浸润小于 5mm（表2-14）。通过这个标准，大约 10% 的最初诊断为卵巢癌的患者可能会被重新归类为 PPC[181]。

表2-14　原发性腹膜癌 GOG 分类

1. 双侧卵巢大小正常，或者体积增大但为良性
2. 卵巢外受累必须比卵巢表面受累体积大
3. 镜下观，卵巢成分必须符合以下情况：
   a. 不存在
   b. 局限于卵巢表面上皮，无皮质受累证据
   c. 肿瘤累及卵巢表面上皮以及皮质基质，但肿瘤大小小于 5×5mm
   d. 卵巢实质肿瘤大小小于 5mm×5mm，伴或不伴卵巢表面病灶
4. 肿瘤组织学和细胞学特征必须以浆液性为主，或者和卵巢浆液性乳头状囊腺癌一致，可以是任何级别

改编自 Bloss, J.D. et al., *Gynecol. Oncol.*, 50: 3, 347, 1993。

大体上看，肿瘤会在盆腔和腹膜壁层扩散，几乎累及大部分大网膜[179, 182-183]。显微镜下，PPC 最常表现为乳头状浆液性分化（99%，而卵巢上皮样癌为 36%）；然而，其他类型的报道，包括黏液性、子宫内膜样、透明细胞和 MMMT[181]。与卵巢癌一样，砂粒体、结缔组织增生和肿瘤坏死是常见的。在超过 80% 的病例中，PPC 为中、高级别[184]。

尽管 PPC 和卵巢上皮癌在组织学上相似，但两组患者之间仍存在差异（表 2-15）。PPC 患者平均年龄为 61 岁，卵巢上皮癌平均年龄为 56岁[179-180, 182-194]。Eltabbakh 报告了一项包含 50 例PPC 患者和 503 例卵巢上皮癌患者的对照研究[190]，作者提出，相比卵巢上皮癌患者，PPC 患者诊断时的年龄更高（分别为 63.8 岁和 55.0 岁，$P<0.001$），

月经初潮年龄更大（分别为 13.3 岁和 12.8 岁，
$P=0.024$）、滑石粉使用更少（分别为 26% 和 48.1%，
$P=0.003$），差异具有统计学意义。在细胞层面上也
有明显差异，卵巢上皮癌已被证明是由肿瘤细胞
的单克隆增殖引起的[195-200]，但有许多的研究者已
经报告了一些 PPC 病例的起源是多克隆的[201-204]。

表2-15　卵巢上皮癌和原发性腹膜癌比较

	卵巢上皮癌	原发性腹膜癌
诊断时平均年龄/岁	56	61
年龄范围/岁	14～92	4～92
初潮平均年龄/岁	12.8	13.3
产次中位数/次	2	3～4
滑石粉暴露率/%	48	26

改编自 Chu, C.S. et al., *Obstet. Gynecol.Surv*, 545, 323, 1999。

PPC 的分期和治疗方式与卵巢上皮癌相同。
从定义来讲不可能出现 I 期 PPC，绝大多数患者处
在晚期。Chu 等[181]回顾了关于 PPC 患者的 9 项
病例系列研究，发现 2% 处于 II 期，73% 处于 III 期，
25% 处于 IV 期。

生殖细胞肿瘤

　　生殖细胞瘤约占所有卵巢肿瘤的 20%。大多
数生殖细胞肿瘤存在于年轻的育龄妇女中。事实
上，在 30 岁以下的女性中，生殖细胞肿瘤是最常
见的卵巢肿瘤。虽然有些病变常无症状，但大多
数会引起腹痛。偶尔，蒂扭转、破裂或囊内出血可
导致急腹症。幸运的是，大多数生殖细胞肿瘤是
良性的，只有 2%～3% 是恶性原始生殖细胞肿瘤。
大多数良性肿瘤为成熟的囊性畸胎瘤。在恶性生
殖细胞肿瘤中，最常见的是恶性生殖细胞瘤、卵黄
囊瘤（也称为"内胚层窦瘤"）和未成熟畸胎瘤。这
些肿瘤中的大多数可以通过适当的化疗和保守手
术治疗，这对于年轻并希望保留生育功能的妇女
尤其重要。大多数生殖细胞肿瘤可分泌化学标记
物，这可以在患者血液中检测到，并用于疗效评估
对和疾病复发监测。

畸　胎　瘤

　　畸胎瘤是一种生殖细胞肿瘤，由类似于胚胎
三层产物的细胞组成，即外胚层、中胚层和内胚
层。分化为未成熟或成熟的组织，偶尔也可表现

为一种特定组织类型的单胚层。一般来说，未成
熟畸胎瘤是恶性肿瘤，而成熟畸胎瘤是良性的，尽
管良性肿瘤中的任何成分本身都可能发生恶性变。

成熟性囊性畸胎瘤

　　成熟性囊性畸胎瘤，或皮样囊肿，为良性肿
瘤，占所有卵巢肿瘤的近 1/3。双侧占 10%～15%。
可发生在任何年龄，以育龄期女性多见。囊肿内
层主要由表皮和相关的皮肤附属物组成。囊腔内
充满皮脂腺物质和毛发，有时可见骨头和牙齿。
患者通常没有任何症状，但可能表现为继发于受
累的卵巢扭转的急性疼痛。囊肿的破裂并不常见，
但更有可能发生在妊娠期间。40 岁以上的女性
中，成熟畸胎瘤囊壁上的边缘结节，这一部分的细
胞容易恶性变，形成鳞状细胞癌。鳞状细胞癌是
最常见的继发性肿瘤，发生在约 1%～2% 的成熟
囊性畸胎瘤中。皮样囊肿的手术治疗包括膀胱切
除术或卵巢切除术。由于可能发生化学性腹膜炎，
术中应注意尽量减少囊肿内容物的溢出。

未成熟畸胎瘤

　　未成熟畸胎瘤是一种恶性肿瘤，由胚胎成分
和成熟组织混合组成。不到 5% 的患者双侧卵巢
均为未成熟畸胎瘤，但 10% 的患者在对侧卵巢可
能发现良性皮样囊肿。未成熟的畸胎瘤发病年龄
常在 20 岁之前。大体上，肿瘤可能是囊性的或实
性的。经显微镜检查，肿瘤通常是由原始的神经
外胚层组成（图 2-13）。患者也可能出现成熟的神
经胶质组织腹膜转移，这并不影响预后。根据未
成熟神经组织的数量，肿瘤分为 1 级到 3 级。分级
与预后相关，并决定了治疗方法。初次治疗包括

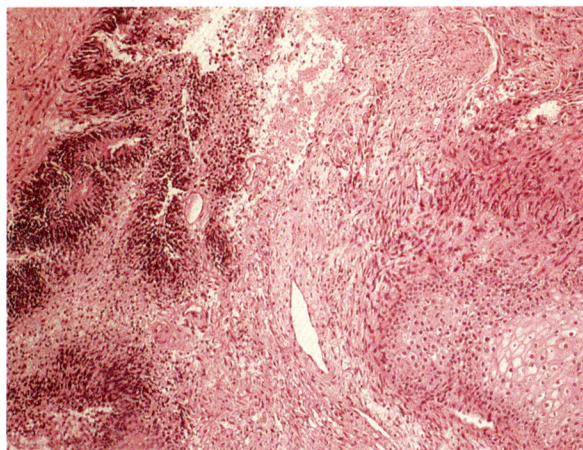

图 2-13　未成熟畸胎瘤，内含神经成分

切除受累的卵巢和全面分期手术。ⅠA 期 1 级肿瘤患者可不行辅助化疗。ⅠA 期疾病患者的 10 年生存率为 70%[205]。

单胚层肿瘤

卵巢甲状腺肿是一种几乎完全由甲状腺组织组成的畸胎瘤，它可能具有激素活性，并导致约 30% 的患者出现临床甲状腺功能亢进。简单的肿瘤切除通常可以治愈，但甲状腺肿有时可能发生恶性变。转移性疾病可采用放射性碘-133 治疗。卵巢类癌很罕见，在组织学上类似于胃肠道的类癌。这些肿瘤通常是单侧的，主要发生在老年妇女。大约 30% 的患者可能表现为类癌综合征。

无性细胞瘤

无性细胞瘤是最常见的卵巢生殖细胞恶性肿瘤，占所有生殖细胞恶性肿瘤的 50%，但仅占所有卵巢肿瘤的 1% 左右。在 10%~15% 的病例中，肿瘤肉眼为双侧，但在另外 10% 的病例中，对侧卵巢可能存在隐匿性转移。偶尔，患者可能会出现相关的性腺母细胞瘤。好发于 30 岁前女性，有时孕期发现卵巢肿瘤。大体上，肿瘤为实性、分叶状，切面呈粉红色或棕褐色。显微镜下，肿瘤由大的圆形透明细胞组成，类似于原始生殖细胞，其中含有糖原（图 2-14）。细胞核位于中央，包含明显的核仁。肿瘤细胞散在分布或呈岛状或索状排列，常有淋巴细胞浸润。高达 10% 的无性生殖细胞瘤含有合体滋养细胞，该滋养细胞可分泌人绒毛膜促性腺激素（human chorionic gonadotropin, HCG）。乳酸脱氢酶也可被检测到并作为血清肿瘤标志物[206]。

无性生殖细胞瘤有淋巴扩散的倾向，需要进行全面手术分期。幸运的是，2/3 的患者为Ⅰ期，可以采用患侧输卵管卵巢切除术。如果对侧卵巢外观正常，则不需要进行活检。对于晚期疾病的患者，推荐肿瘤细胞减灭术。ⅠA 期疾病患者预后良好，10 年生存率超过 90%，可不需辅助化疗。虽然有高达 25% 的患者疾病复发，但这时进行化疗可能仍有效。晚期患者应接受化疗或放疗的辅助治疗。

卵 黄 囊 瘤

卵黄囊瘤，又称内胚窦瘤，是第二常见的原始生殖细胞恶性肿瘤，约占病例的 20%（图 2-15）。这些肿瘤很少为双侧（小于 5%），中位发病年龄为 19 岁[207]。内胚窦瘤来源于原始肠道组织，被称为腺性卵黄囊瘤，或来源于原始肝脏组织，被称为"肝样卵黄囊瘤"。肉眼下看，这些肿瘤为典型的黄色实性肿块，伴有局灶性出血和坏死。在显微镜下，网状斑块最为常见，显示出由分泌甲胎蛋白（alpha fetoprotein, AFP）的原始细胞排列的空间网状结构。可能存在由单个圆形或细长的乳头组成的典型 Schiller-Dural 小体，包含突出到空隙中的单个中央血管。1976 年，Kurman 和 Norris[207] 报告了 71 例内胚窦瘤，发现 3 年的生存率仅为 13%。然而，随着手术切除结合术后多药化疗的常规化，生存率显著提高。Nawa 等回顾了 47 例纯卵黄囊瘤或卵黄囊成分肿瘤患者的结果，发现Ⅰ期生存率为 95%，Ⅱ期为 75%，Ⅲ期为 30%，Ⅳ期为 25%[208]。

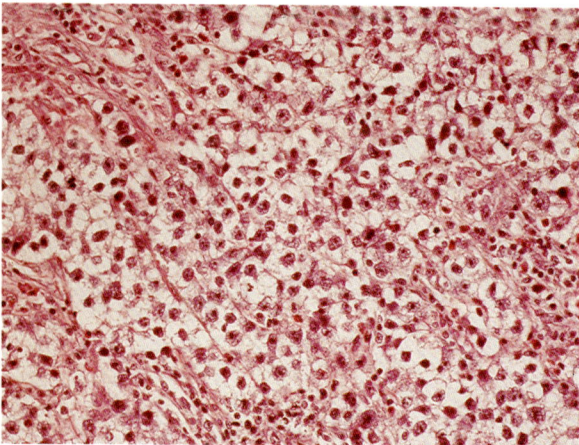

图 2-14 无性细胞瘤。细胞呈现透明细胞质，大圆细胞核，核仁明显

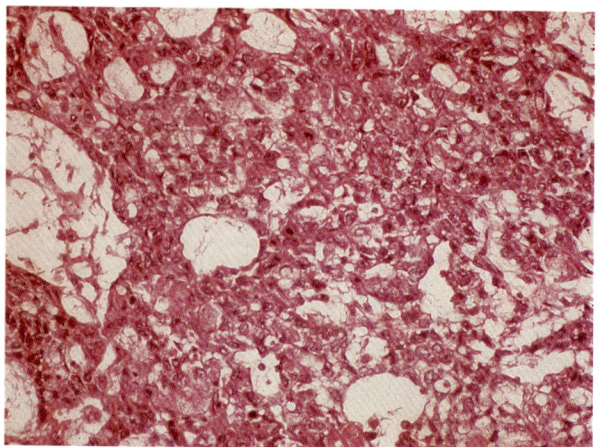

图 2-15 卵黄囊瘤。交通空间衬有透明细胞，和实性区域融合

胚 胎 癌

虽然胚胎癌在睾丸中常见，卵巢肿瘤仅有胚胎癌罕见，尽管它可能作为混合生殖细胞肿瘤的一部分出现。这些肿瘤仅占恶性生殖细胞肿瘤的 4%。组织学上，上皮细胞类似于胚胎生殖细胞盘，以腺状、管状、乳头状和实体状生长，常存在分散的合体滋养细胞和卵黄囊分化灶。因此，血清 HCG 和 AFP 可能是跟踪肿瘤反应的有用标志物。Kurman 和 Norris[209] 在 1976 年报道了 15 例病例，指出 60% 的患者出现了异常内分泌表现，如性早熟、不规则出血、闭经和多毛症。患者的中位年龄为 15 岁。尽管 I 期患者的生存率略高，为 50%，但所有患者的生存率仅为 39%。手术后多药化疗已经提高了生存率。

多 胚 瘤

多胚瘤更常发生于睾丸，是另一种罕见的卵巢肿瘤，由类似于正常早期胚胎的胚状体组成。在大多数情况下，多胚胎瘤与其他恶性生殖细胞成分相关，通常是未成熟的畸胎瘤。Chapman 等[210]回顾了 11 例报道的病例，发病年龄从 3～44 岁不等，患者通常表现为疼痛，但有 4 例患者出现月经异常，1 例患者出现性早熟。11 例患者中，8 为 I 期，3 例为 III 期。一半的 I 期患者在诊断后存活 19～132 个月。2 例 III 期患者在确诊后 2 个月内死亡，第 3 例患者在接受手术后进行多药化疗，并在确诊 20 个月后仍存活[211]。

绒 毛 膜 癌

单纯的绒毛膜癌也罕见，更常见的是作为混合瘤的一部分。这种恶性肿瘤由细胞滋养层和合体滋养层共同组成，故能产生 HCG。卵巢绒毛膜癌可能通过以下 3 种机制中的 1 种发生：卵巢生殖细胞来源肿瘤、卵巢妊娠、子宫绒毛膜癌转移。大多数肿瘤诊断年龄在 20 岁以下。性早熟和不规则出血是常见的表现。其治疗包括手术和术后多药化疗。

混合性生殖细胞瘤

混合性肿瘤占恶性生殖细胞肿瘤的 10%。大多数病例是无性生殖细胞瘤和卵黄囊的混合体。肿瘤常为单侧，但如果无性生殖细胞瘤作为一个组成成分，10% 的病例可能发生于双侧。预后与肿瘤的成分和最恶性成分所占据的体积有关。

性索 - 间质肿瘤

来自胚胎卵巢的性索和间质的肿瘤约占所有卵巢肿瘤的 8%[212]，是第 3 种最常见的卵巢肿瘤。肿瘤可能含有颗粒细胞、细胞膜细胞、间质细胞、支持细胞和间质细胞，它们以不同组合和分化状态存在。

这些肿瘤多具有激素活性，并且存在于儿童和年轻女性。早期肿瘤可采用保守手术治疗，而晚期肿瘤一般采用手术和辅助多药化疗治疗。

颗粒细胞瘤

颗粒细胞瘤约占所有卵巢恶性肿瘤的 6%，占所有恶性性索间质肿瘤的一半以上。可以发生在任何年龄，但通常出现在绝经后女性[213]。颗粒细胞瘤在欧美女性中更为常见[214]。颗粒细胞瘤最常见的症状是异常子宫出血和腹痛。这种肿瘤是产生雌激素最常见的肿瘤，过度的雌激素刺激子宫内膜可能导致子宫内膜增生。多达 13% 的患者可能同时患有子宫内膜癌[215-218]。患者可能会出现雌激素过量的其他症状，包括乳房压痛和肿胀。偶尔，颗粒细胞瘤也可能产生男性化表现。大多数肿瘤临床表现仅限于卵巢。

颗粒细胞瘤可分为两种亚型，即成人型和幼年型。成人型颗粒细胞瘤占所有颗粒细胞瘤的 95%。大体上，肿瘤可呈囊性或实性，一般较大，平均直径为 12cm。囊腔内可能充满液体或血块，实性部分通常有出血灶，囊肿容易破裂，少于 5% 的病例是双侧肿瘤。组织学上，细胞具有浅圆形或卵圆形的细胞核，细胞核内沟槽较多，排列方式多样（图 2-16）。分化良好的肿瘤具有滤泡形态，尽管在单个肿瘤中可能存在多种形态。Call-Exner 小体是微滤泡形态的典型表现。年轻女性可能会出现闭经，而绝经后的女性可能会有阴道流血。大约 80%～90% 的患者表现为 I 期肿瘤[219-221]。

对于有生育需求的年轻女性，I A 期肿瘤可通过切除患侧卵巢，同时对对侧卵巢进行楔形活检以检查隐匿性病变。绝经后或无生育需求的 I A 期妇女可采用经腹子宫全切术和双侧附件切除

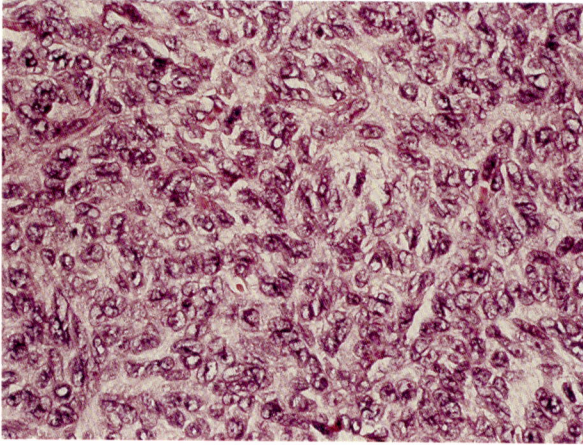

图 2-16　颗粒细胞瘤。成人型，扩散型

术治疗，但也有人主张给予绝经后妇女博来霉素、依托泊苷和铂类等辅助化疗[222]。囊肿破裂的患者应接受辅助化疗。晚期疾病的治疗为肿瘤细胞减灭术和联合化疗。这些肿瘤的病程缓慢，有报道称 5 年生存率为 90%[217,220-221]。不幸的是，颗粒细胞瘤可能在最初诊断后 5 年以上出现晚期复发。Hines 等[223]回顾了 16 例首次诊断后 13～37 年的复发病例。晚期肿瘤、肿瘤破裂、肿瘤大小、核分裂活性和核异型性与预后变差有关。

幼年型颗粒细胞瘤通常见于 30 岁以下的女性。Young 等[224]报道了 125 例，其中 44% 发生在 10 岁以下的女孩身上，只有 3% 发生在 30 岁以上的女性身上。在青春期前的女性患者中，高达 80% 的肿瘤与性早熟有关[138]。据报道，幼年型颗粒细胞瘤与 Potter 综合征[225]、Ollier 病[226-227]和 Maffucci 综合征[224,228]有关。超过 95% 的患者为肿瘤 I 期[224,228]。双侧肿瘤的病例少于 5%。显微镜下，幼年型颗粒细胞瘤呈实性结节状排列，滤泡中含有黏蛋白液体。Call-Exner 小体很少见，常可见卵泡膜细胞。在成人型颗粒细胞瘤中，细胞核呈暗色，缺乏凹槽。据报道，I 期和 II 期肿瘤患者的生存率为 92%[224,228]。不幸的是，罕见的晚期幼年型颗粒细胞瘤具有侵袭性，短时间会复发并且死亡。与成人患者不同的是，大多数复发患者在初次诊断后 3 年内确诊。如充分检查后显示疾病局限于卵巢，保守性手术可能会保留未来的生育能力。对于 I C 期或更晚期的肿瘤，推荐使用铂类辅助化疗。

卵泡膜纤维瘤

卵巢间质产生成纤维细胞和卵泡膜细胞。这类肿瘤在组织学上表现各异，从包含纯成纤维细胞到包含混合的细胞，再到主要由卵泡膜细胞组成的肿瘤。本组肿瘤一般为良性肿瘤，可通过简单的手术切除。

卵泡膜细胞瘤

卵泡膜细胞瘤仅占卵巢肿瘤的 1%。大多数患者年龄在 50～70 岁之间[229]。60% 的患者因肿瘤产生雌激素而发生异常出血。Evans 等[217]指出，在可评估的患者中，子宫内膜增生占 37%，子宫内膜腺癌占 27%。肿瘤很少发生在卵巢外。2% 的病例出现双侧肿瘤。组织学上，肿瘤表现为两种不同类型。典型的卵泡膜细胞瘤表现为片状或结节状的大细胞，含有丰富的苍白淡染的胞浆和产生胶原蛋白的梭形细胞的可变部分。典型的卵泡膜细胞瘤几乎都会产生雌激素。黄体化的卵泡膜细胞瘤表现为成簇的类固醇分泌细胞，胞质丰富，嗜酸性。只有 50% 的患者有雌激素表现，11% 的患者有雄激素改变[230]。

纤维瘤和纤维肉瘤

纤维瘤是最常见的性索间质肿瘤，约占所有卵巢肿瘤的 4%。良性肿瘤可出现在任何年龄，但在 30 岁前较少见。平均发病年龄为 48 岁[138]。在切面上，纤维瘤通常是质硬、扁平、色白，可能会有出血和水肿。镜下，肿瘤由梭形细胞和丰富的胶原蛋白组成。由于纤维瘤和卵泡膜细胞瘤的区别通常很模糊，因此有时会使用"卵泡膜纤维瘤"一词（图 2-17）[138]。当纤维瘤大于 10cm 时，40% 的病例与腹水有关[231]。卵巢纤维瘤、腹水和胸腔积液是梅格斯综合征的组成成分[232]。尽管该综合征众所周知，但只有 1% 的纤维瘤患者会出现这些症状。

1981 年，Prat 和 Scully 报道了 17 个伴有恶性表现的纤维瘤的病例[233]。他们将细胞性纤维瘤定义为一种以细胞核密集排列和胶原稀少为特征的肿瘤，每 10 次高倍视野有 1～3 次核分裂，核异型性极小。大约 10% 的纤维瘤可归类为细胞性纤维瘤。这些肿瘤表现为交界性肿瘤，并且易于复发，甚至在首次手术后 10 年也可能复发。在破裂、不完全切除或粘连的病例中复发的可能性更大。相反，作者将卵巢纤维肉瘤定义为典型的具有明显核异型性和每 10 次高倍视野中有 3 次以上核分裂的肿瘤。虽然罕见，但这些肿瘤是明显的恶性肿瘤，通常表现为大的、单侧性生长，并伴有出血和坏死。预后较差，术后应给予博来霉素、依托泊苷

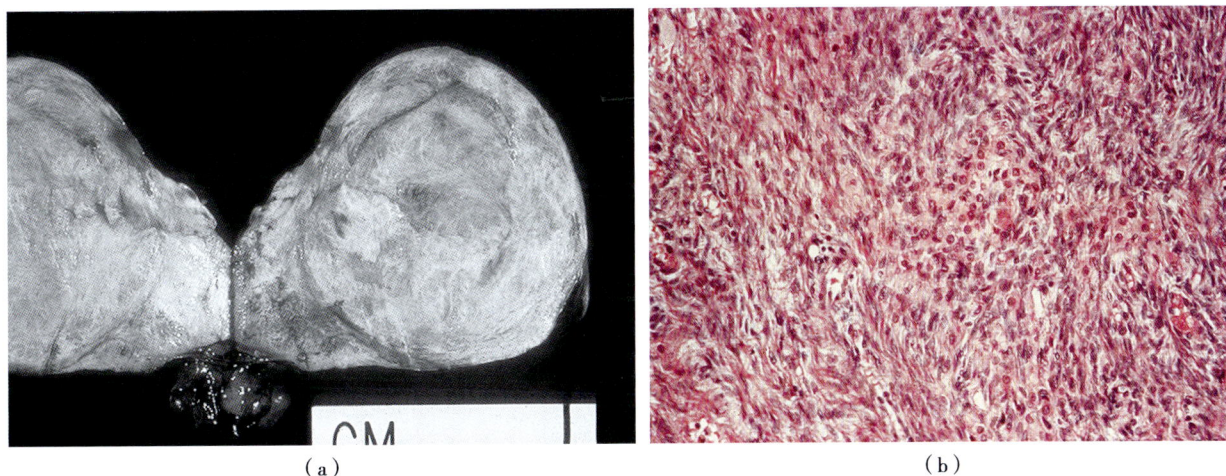

图 2-17　卵泡膜细胞瘤。(a)大体观,切面坚硬平整;(b)显微镜下观

和顺铂化疗[222]。

硬化性间质瘤

硬化性间质细胞肿瘤最早是由 Chalvardjian 和 Scully 在 1973 年报道[234]。组织学上,这些良性肿瘤表现为假小叶,由成纤维细胞和含脂叶黄素细胞组成。这些假小叶可能是含有血管的,被低细胞纤维组织隔开。大体可见,肿瘤是单侧的,多见于右侧[235]。肿瘤可达 20cm 大小,但腹水很少见。硬化性间质瘤表现出不同于卵泡膜纤维瘤组其他的肿瘤的临床特征。与许多其他的性索间质瘤不同,大多数女性在 30 岁以下被诊断。此外,虽然肿瘤产生雄激素和雌激素时有报道[236-238],但大多数肿瘤都不具有激素活性。

支持-间质细胞肿瘤

这组肿瘤由支持细胞、间质细胞、网状上皮细胞类似细胞和成纤维细胞类似细胞组成。这些肿瘤可能只出现一种细胞类型,也可能是不同类型的组合。过去,这些肿瘤被称为"雄性母细胞瘤",因为它们容易引起男性化。然而,为避免包括各种不同来源的产生雄激素的肿瘤,并且由于一些肿瘤可能表现出雌激素过量或激素缺乏的表现[239],1958 年 Morris 和 Scully 提出了"支持-间质细胞肿瘤"一词。

支持细胞瘤

支持细胞瘤仅占这类肿瘤的 5%。Young 和 Scully240 回顾了 23 个病例,发现患者的平均年龄为 27 岁。大约 2/3 的患者可能表现出雌激素过多的征象,导致绝经后出血、月经不规律和性早熟,这取决于患者的年龄。大体来看,肿瘤通常为实性,外观呈分叶状。显微镜下,支持细胞瘤由小管组成,或实或空,由含脂质的支持细胞组成。所有报道的病例均为单侧Ⅰ期肿瘤,仅有 1 例死亡[240]。

支持-间质细胞瘤

支持-间质细胞瘤占所有卵巢肿瘤的不到 1%。发病年龄平均为 25 岁。Young 和 Scully[241] 报告了 207 个病例,并指出 75% 的患者在 30 岁以下被确诊,只有 10% 的人在 50 岁以上确诊。主诉可能包括月经不规律和腹痛。多达一半的患者可能表现出一些雄性激素过多的迹象,包括闭经、多毛、粗嗓、男性化秃顶、阴蒂增大或乳房萎缩。少数情况下,这些肿瘤也可分泌雌激素。肉眼观察,这些肿瘤大小在 5～15cm 之间,呈黄色,分叶状。多数为实性或实性伴囊性成分。镜下可见间质细胞和不同分化状态的支持细胞(图 2-18)。Young 和 Scully[241] 指出,超过 97% 的病例在诊断时处于Ⅰ期;1.5% 为Ⅱ期;1% 为Ⅲ期。不到 2% 的病例是双侧的。在接受随访的 164 例患者中,18% 的患者出现恶性表现。预后与肿瘤分化程度、分期有关。ⅠA 期疾病可采用患侧卵巢切除术治疗[242],5 年生存率为 92%。更多的晚期患者需要经腹子宫全切除术,双侧附件切除术和肿瘤细胞减灭术。对于有明显肿瘤残余的患者,建议进行辅助化疗。

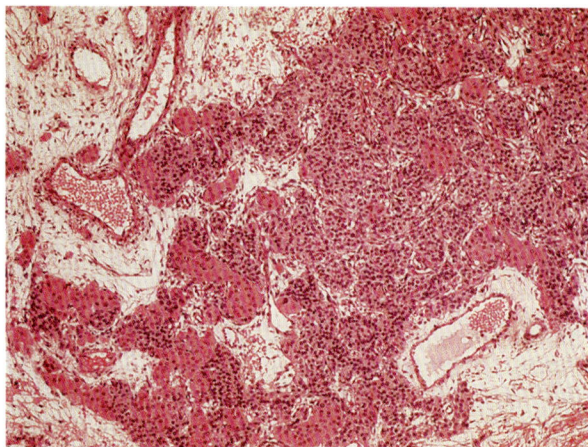

图 2-18　支持-间质细胞瘤。间质水肿,有嗜酸性间质细胞和深染的支持细胞聚集

卵巢环管状性索肿瘤

环管状性索肿瘤具有颗粒细胞瘤和支持-间质细胞瘤的特征[243-244]。约 40% 的患者表现为雌激素过多的症状,大多数患者表现为异常阴道出血。1/3 的肿瘤发生在患有波伊茨-耶格综合征的女性身上。与恶性子宫颈腺癌也存在很强的联系。当与波伊茨-耶格综合征有关时,环管状性索肿瘤倾向于双侧和多灶性,卵巢原发病灶小于 3cm,肿瘤是良性。当与波伊茨-耶格综合征无明显关联时,肿瘤通常较大且为单侧,但约 20% 为恶性。显微镜下可见简单和复合的环状小管。这些肿瘤的处理与对颗粒细胞瘤的处理相似。

两性母细胞瘤

两性母细胞瘤是一种罕见的卵巢肿瘤。Martin-Jimenez 等[245]对文献中收集的 17 例病例进行了综述。作者报告的平均发病年龄为 29.5 岁（16～65 岁）。患者表现为高雄激素血症、高雌激素血症或者没有内分泌症状。肿瘤是单侧的,通常很小。显微镜下,具有 Call-Exner 小体的颗粒细胞与由支持细胞排列的小管同时存在。据报道只有 1 例出现恶性表现[246]。

类固醇细胞瘤

尽管这些肿瘤以前被称为“脂质”或“类脂质”肿瘤,实际上,40% 的肿瘤不含有细胞内脂肪。这组肿瘤包括由类似于间质细胞、叶黄素细胞和肾上腺皮质细胞的细胞组成。

间质黄体瘤

间质黄体瘤约占这类肿瘤的 20%。Hayes 和 Scully[247]报告了 25 例,平均发病年龄为 58 岁,60% 的患者表现出雌激素分泌过多的症状,12% 的患者表现出雄激素过多的迹象。大体上,作者描述的肿瘤边界清楚,小于 3cm,完全局限于卵巢间质。显微镜下,这些肿瘤由无晶体的类固醇细胞组成,被卵巢间质边缘完全包围,常可见间质增生。这些肿瘤为良性,需要手术切除。

间质细胞瘤

间质细胞瘤也约占类固醇细胞肿瘤的 20%。与间质黄体瘤一样,平均发病年龄在 50 岁后期。肉眼观察,这些肿瘤为单侧,通常小于 3cm。Roth 和 Sternberg[248]注意到两种不同类型的肿瘤,即门型和非门型,都是罕见的。组织学上,间质细胞肿瘤由叶黄素细胞或肾上腺皮质细胞组成,并表现出 Reinke 晶体(图 2-19)。大多数患者表现出男性化,尽管一些患者可能出现不规则出血和绝经后出血。这些病变是良性的,可以通过简单的手术切除。雄激素过多的迹象通常会消退,但半数患者可能会有残留症状。

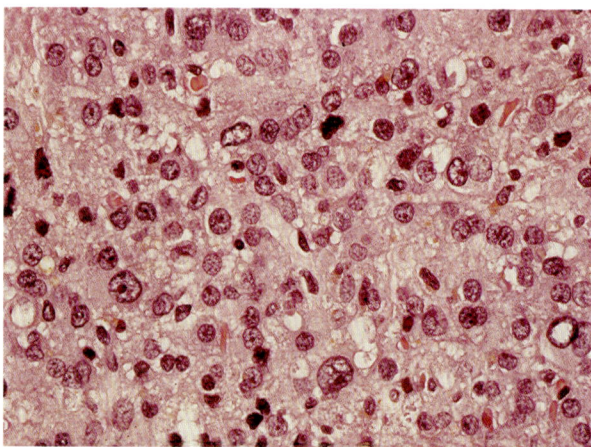

图 2-19　伴有嗜酸性晶体的间质细胞瘤

类固醇细胞瘤,无其他特殊说明

大约 60% 的类固醇细胞瘤缺乏间质细胞瘤或间质黄体瘤的特征,被称为“类固醇细胞瘤”,没有其他特别说明。Hayes 和 Scully 查看了 63 例病例[249],发现其平均发病年龄为 43 岁,但报告的

发病年龄为 2~80 岁。约 40% 的患者表现为男性化，6% 表现为雌激素过多。另有 6% 的人表现为库欣综合征。在诊断时，只有 4 个肿瘤是双侧的。肉眼观察，这些肿瘤呈实性和黄色，大小 1~45cm（平均 8.5cm）。在 Hayes 和 Scully 的病例系列研究中，81% 的患者为 I 期；6% 为 II 期；13% 为 III 或 IV 期。约 25% 的病变表现出恶性行为。预后不良与库欣综合征、肿瘤大于 7cm、每 10 倍高倍镜视野有 2 次以上核分裂、核异型性、存在坏死或出血有关。20 岁以下无临床恶性病例报告。手术切除后，对于晚期或有恶性表现的危险因素的患者，可考虑辅助化疗。

性腺母细胞瘤

性腺母细胞瘤是一种罕见的肿瘤，由 Scully 在 1953 年首次阐明[250]。这些肿瘤发病于年轻患者，通常发生在性腺发育不良的患者身上。大多数患者为表型女性，可表现出男性化，其余患者为表型男性，具有女性第二性器官。这些肿瘤偶尔也会发生在正常女性身上。超过 80% 的患者有性染色质阴性的细胞核，最常见的核型为 46，XX 和 45，XO/46，XY（嵌合体）[251]。Scully 回顾了 74 例病例[251]，描述肿瘤外观为黄褐色或灰色伴有钙化，

大小从需用显微镜观察到几厘米不等。显微镜下，肿瘤由大的胚芽细胞和类似于未成熟的支持细胞的小细胞组成。细胞生长在实性结节中，常含有钙化灶。大约 50% 的性腺母细胞瘤患者可能同时患有无性细胞瘤。

卵巢转移瘤

几种不同的恶性肿瘤可转移到卵巢，包括妇科原发肿瘤和来自更远部位的肿瘤。事实上，在手术探查附件肿块时，大约 5%~10% 的卵巢肿瘤被发现是转移瘤的起源。妇科常见的转移来源包括子宫内膜癌和输卵管癌。最常见的非妇科转移来源包括胃肠道和乳房。克鲁肯贝格肿瘤是指卵巢转移瘤，由卵巢间质细胞内充满黏液的印戒细胞组成（图 2-20）。这些肿瘤通常从原发性胃癌扩散，但也可能起源于其他黏液原发癌，如乳腺癌或结肠癌。

在某些情况下，很难区分卵巢癌转移和同时发生的原发黏液性肿瘤。肠转移通常累及双侧卵巢。当特征性组织学特征不能区分时，免疫组化染色可能有帮助。细胞角蛋白 7 通常在原发性卵巢癌中呈阳性，细胞角蛋白 20 通常在肠转移中呈阳性。

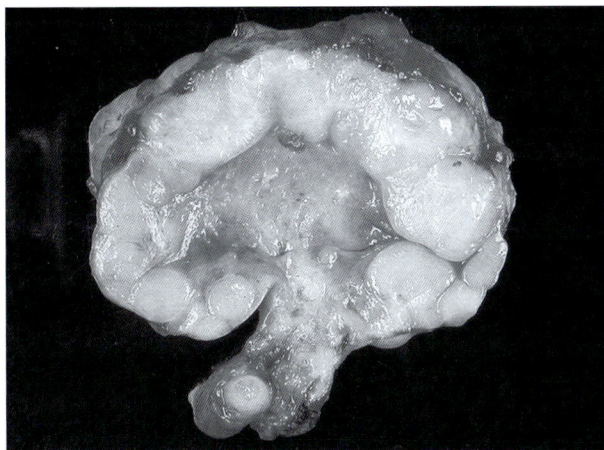
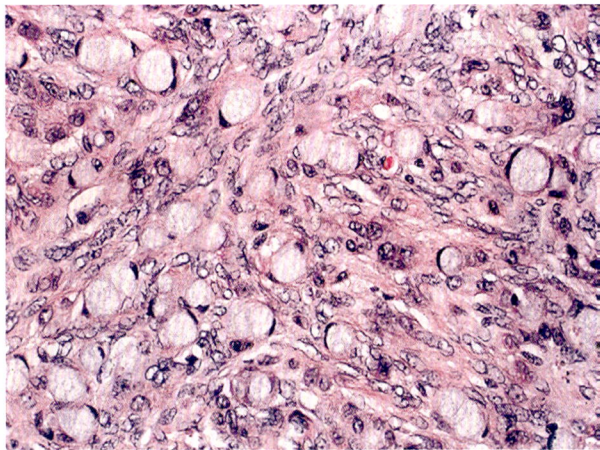

（a）　　　　　　　　　　　　　（b）

图 2-20　克鲁肯贝格瘤（胃转移）。（a）大体观；（b）显微镜下印戒细胞

鸣　谢

我们要感谢 Geza Acs 博士提供的大体和组织学照片。

（刘娟　译）

参考文献

1. Tortolero-Luna G, Mitchell MF, Rhodes-Morris HE. Epidemiology and screening of ovarian cancer. *Obstet Gynecol Clin North Am.* 1994;21:1–23.
2. Baker TR, Piver MS. Etiology, biology, and epidemiology of ovarian cancer. *Semins Surg Oncol.* 1994;10:242–248.

3. Siegel RL, Miller KD, Jemal A. Cancer statistics, 2015. *CA Cancer J Clin*. 2015;65:5–29.

4. Yancik R, Ries LG, Yates JW. Ovarian cancer in the elderly: An analysis of Surveillance, Epidemiology, and End Results Program data. *Am J Obstet Gynecol*. 1986;1543:639–647.

5. Ries LAG, Kosary CL, Hankey BF et al., eds. *Cancer Statistics Review 1973–1994*. Bethesda, MD: National Cancer Institute; 1997.

6. McGowan L, Parent L, Lednar W et al. The woman at risk for developing ovarian cancer. *Gynecol Oncol*. 1979;73:325–344.

7. Parazzini F, La Vecchia C, Negri E et al. Menstrual factors and the risk of epithelial ovarian cancer. *J Clin Epidemiol*. 1989;425:443–448.

8. Whittemore AS, Harris R, Intyre J. Characteristics relating to ovarian cancer risk: Collaborative analysis of 12 US case-control studies. IV. The pathogenesis of epithelial ovarian cancer. Collaborative Ovarian Cancer Group. *Am J Epidemiol*. 1992;13610:1212–1220.

9. Rossing MA, Daling JR, Weiss NS et al. Ovarian tumors in a cohort of infertile women. *N Engl J Med*. 1994;33112:771–776.

10. Casagrande JT, Louie EW, Pike MC et al. "Incessant ovulation" and ovarian cancer. *Lancet*. 1979;28135:170–173.

11. Keal EE. Asbestosis and abdominal neoplasms. *Lancet*. 1960;2:1211–1216.

12. Newhouse ML, Pearson RM, Fullerton JM et al. A case-control study of carcinoma of the ovary. *Br J Prev Soc Med*. 1977;313:148–153.

13. Graham J, Graham R. Ovarian cancer and asbestos. *Environ Res*. 1967;12:115–128.

14. Henderson WJ, Hamilton TC, Griffiths K. Talc in normal and malignant ovarian tissue. *Lancet*. 1979;18114:499.

15. Cramer DW, Welch WR, Scully RE et al. Ovarian cancer and talc: A case-control study. *Cancer*. 1982;502:372–376.

16. Cook LS, Kamb ML, Weiss NS. Perineal powder exposure and the risk of ovarian cancer. *Am J Epidemiol*. 1997;1455:459–465.

17. Hartge P, Hoover R, Lesher LP et al. Talc and ovarian cancer. *JAMA*. 1983;25014:1844.

18. Whittemore AS, Wu ML, Paffenbarger RS, Jr. et al. Personal and environmental characteristics related to epithelial ovarian cancer. II. Exposures to talcum powder, tobacco, alcohol, and coffee. *Am J Epidemiol*. 1988;1286:1228–1240.

19. Kurman RJ, Shih I. Molecular pathogenesis and extraovarian origin of epithelial ovarian cancer—Shifting the paradigm. *Hum Pathol*. 2011;42:918–931.

20. Mehra K, Mehrad M, Ning G et al. STICS, SCOUTs and p53 signatures; a new language for pelvic serous carcinogenesis. *Front Biosci (Elite Ed)*. 2011;3:625–634. Labidi-Galy SI, Papp E, Hallberg D, et al. High grade serous ovarian carcinomas originate in the fallopian tube. *Nat Commun*. 2017;8:1093.

21. Berchuck A, Levine DA, Farley JH et al. Chapter 2: Molecular pathogenesis of gynecologic cancers. In: Barakat R, Berchuck A, Markman M, Randall M (eds.), *Principles and Practice of Gynecologic Oncology*, 6th edn. Philadelphia, PA: Lippincott, Williams and Wilkins; 2013.

22. Lingeman CH. Environmental factors in the etiology of carcinoma of the human ovary: A review. *Am J Ind Med*. 1983;41–42:365–379.

23. Beral V, Fraser P, Chilvers C. Does pregnancy protect against ovarian cancer? *Lancet*. 1978; 18073:1083–1087.

24. dos Santos Silva I, Swerdlow AJ. Recent trends in incidence of and mortality from breast, ovarian and endometrial cancers in England and Wales and their relation to changing fertility and oral contraceptive use. *Br J Cancer*. 1995;722:485–492.

25. Roush GC, Holford TR, Schymura MJ et al. *Cancer Risk and Incidence Trends: The Connecticut Perspective*. New York: Hemisphere; 1987.

26. White MC, Espey DK, Swan J et al. Disparities in cancer mortality and incidence among American Indians and Alaska Natives in the United States. *Am J Public Health*. 2014;104(Suppl 3):S377–S387.

27. Buell P, Dunn JE. Cancer mortality among the Japanese Issei and Nisei of California. *Cancer*. 1965;18:656–664.

28. Siegel RL, Miller KD, Jemal A. Cancer statistics, 2019. *CA Cancer J Clin*. 2019;69:7–34.

29. Collins Y, Holcomb K, Chapman-Davis E et al. Gynecologic cancer disparities: A report from the health disparities task-force of the society of gynecologic oncology. *Gynecol Oncol*. 2014;1332:353–361.

30. Farley JH, Tian C, Rose GS et al. Race does not impact outcome for advanced ovarian cancer patients treated with cisplatin/paclitaxel: An analysis of gynecologic oncology group trials. *Cancer*. 2009;11518:4210–4217.

31. Winter WE, 3rd, Maxwell GL, Tian C et al. Prognostic factors for stage III epithelial ovarian cancer: A gynecologic oncology group study. *J Clin Oncol*. 2007;2524:3621–3627.

32. Parker SL, Davis KJ, Wingo PA et al. Cancer statistics by race and ethnicity. *CA Cancer J Clin*. 1998;481:31–48.

33. Annegers JF, Strom H, Decker DG et al. Ovarian cancer: Incidence and case-control study. *Cancer*. 1979;432:723–739.

34. West RO. Epidemiologic study of malignancies of the ovaries. *Cancer*. 1966;197:1001–1017.

35. Greene MH, Clark JW, Blayney DW. The epidemiology of ovarian cancer. *Semin Oncol*. 1984;113:209–226.

36. Piver MS, Baker TR, Jishi MF et al. Familial ovarian cancer—A report of 658 families from the Gilda Radner familial ovarian cancer registry 1981–1991. *Cancer*. 1993;71:582–588.

37. Menczer J, Modan M, Ranon L et al. Possible role of mumps virus in the etiology of ovarian cancer. *Cancer*. 1979;434:1375–1379.

38. Cramer DW, Welch WR, Cassells S et al. Mumps, menarche, menopause, and ovarian cancer. *Am J Obstet Gynecol*. 1983;1471:1–6.

39. Rose DP, Boyar AP, Wynder EL. International comparisons of mortality rates for cancer of the breast, ovary, prostate, and colon, and per capita food consumption. *Cancer*. 1986;5811:2363–2371.

40. Cramer DW, Harlow BL, Willett WC et al. Galactose consumption and metabolism in relation to the risk of ovarian cancer. *Lancet*. 1989;28654:66–71.

41. Stocks P. Cancer mortality in relation to national consumption of cigarettes, solid fuel, tea and coffee. *Br J Cancer*. 1970;242:215–225.

42. Trichopoulos D, Papapostolou M, Polychronopoulou A. Coffee and ovarian cancer. *Int J Cancer*. 1981;286:691–693.

43. Byers T, Marshall J, Graham S et al. A case-control study of dietary and nondietary factors in ovarian cancer. *J Natl Cancer Inst*. 1983;714:681–686.

44. Cramer DW, Welch WR, Hutchison GB et al. Dietary animal fat in relation to ovarian cancer risk. *Obstet Gynecol*. 1984;636:833–838.

45. Slattery ML, Schuman KL, West DW et al. Nutrient intake and ovarian cancer. *Am J Epidemiol*. 1989;1303:497–502.

46. Fairfield KM, Hankinson SE, Rosner BA et al. Risk of ovarian carcinoma and consumption of vitamins A, C, and E and specific carotenoids: A prospective analysis. *Cancer*. 2001;929:2318–2326.

47. Koch M, Gaedke H, Jenkins H. Family history of ovarian cancer patients: A case-control study. *Int J Epidemiol*. 1989;184:782–785.

48. Hartge P, Schiffman MH, Hoover R et al. A case-control study of epithelial ovarian cancer. *Am J Obstet Gynecol*. 1989;1611:10–16.

49. Kerlikowske K, Brown JS, Grady DG. Should women with familial ovarian cancer undergo prophylactic oophorectomy? *Obstet Gynecol*. 1992;804:700–707.

50. Schildkraut JM, Risch N, Thompson WD. Evaluating genetic association among ovarian, breast, and endometrial cancer: Evidence for a breast/ovarian cancer relationship. *Am J Hum Genet*. 1989;454:521–529.

51. Houlston RS, Collins A, Slack J et al. Genetic epidemiology of ovarian cancer: Segregation analysis. *Ann Hum Genet*. 1991;55 (Pt 4):291–299.

52. Bewtra C, Watson P, Conway T et al. Hereditary ovarian cancer: A clinicopathological study. *Int J Gynecol Pathol*. 1992;113:180–187.

53. Narod SA, Madlensky L, Bradley L et al. Hereditary and familial ovarian cancer in southern Ontario. *Cancer*.

1994;748:2341–2346.

54. Lynch HT, Lynch JF, Conway TA. Hereditary ovarian cancer. In: Rubin SC, Sutton GP (eds.), *Ovarian Cancer*. New York: McGraw-Hill; 1993, pp. 189–217.

55. Lynch HT, Harris RE, Guirgis HA et al. Familial association of breast/ovarian carcinoma. *Cancer*. 1978;41:1543–1549.

56. Berchuck A, Cirisano F, Lancaster JM et al. Role of BRCA1 mutation screening in the management of familial ovarian cancer. *Am J Obstet Gynecol*. 1996;1753(Pt 1):738–746.

57. Miki Y, Swensen J, Shattuck-Eidens D et al. A strong candidate for the breast and ovarian cancer susceptibility gene BRCA1. *Science*. 1994;2665182:66–71.

58. Wooster R, Bignell G, Lancaster J et al. Identification of the breast cancer susceptibility gene BRCA2. *Nature*. 1995;3786559:789–792.

59. Yoshida K, Miki Y. Role of BRCA1 and BRCA2 as regulators of DNA repair, transcription, and cell cycle in response to DNA damage. *Cancer Sci*. 2004;9511:866–871.

60. Scully R, Chen J, Plug A et al. Association of BRCA1 with Rad51 in mitotic and meiotic cells. *Cell*. 1997;882:265–275.

61. Chen J, Silver DP, Walpita D et al. Stable interaction between the products of the BRCA1 and BRCA2 tumor suppressor genes in mitotic and meiotic cells. *Mol Cell*. 1998;23:317–328.

62. Brugarolas J, Jacks T. Double indemnity: p53, BRCA and cancer. p53 mutation partially rescues developmental arrest in Brca1 and Brca2 null mice, suggesting a role for familial breast cancer genes in DNA damage repair. *Nat Med*. 1997;37:721–722.

63. Zhang H, Tombline G, Weber BL. BRCA1, BRCA2, and DNA damage response: Collision or collusion? *Cell*. 1998;924:433–436.

64. Kadouri L, Hubert A, Rotenberg Y et al. Cancer risks in carriers of the BRCA1/2 Ashkenazi founder mutations. *J Med Genet*. 2007;447:467–471.

65. Thompson D, Easton DF. Cancer incidence in BRCA1 mutation carriers. *J Natl Cancer Inst*. 2002;9418:1358–1365.

66. Cancer risks in BRCA2 mutation carriers. The breast cancer linkage consortium. *J Natl Cancer Inst*. 1999;9115:1310–1316.

67. Takahashi H, Behbakht K, McGovern PE et al. Mutation analysis of the BRCA1 gene in ovarian cancers. *Cancer Res*. 1995;5514:2998–3002.

68. Schildkraut JM, Thompson WD. Familial ovarian cancer: A population-based case-control study. *Am J Epidemiol*. 1988;1283:456–466.

69. Couch FJ, Hartmann LC. BRCA1 testing—Advances and retreats. *JAMA*. 1998;27912:955–957.

70. Malone KE, Daling JR, Thompson JD et al. BRCA1 mutations and breast cancer in the general population: Analyses in women before age 35 years and in women before age 45 years with first-degree family history. *JAMA*. 1998;27912:922–929.

71. Easton DF, Bishop DT, Ford D et al. Genetic linkage analysis in familial breast and ovarian cancer: Results from 214 families. The breast cancer linkage consortium. *Am J Hum Genet*. 1993;524:678–701.

72. Ford D, Easton DF, Stratton M et al. Genetic heterogeneity and penetrance analysis of the BRCA1 and BRCA2 genes in breast cancer families. The breast cancer linkage consortium. *Am J Hum Genet*. 1998;623:676–689.

73. Struewing JP, Hartge P, Wacholder S et al. The risk of cancer associated with specific mutations of BRCA1 and BRCA2 among Ashkenazi Jews. *N Engl J Med*. 1997;33620:1401–1408.

74. Rubin SC, Benjamin I, Behbakht K et al. Clinical and pathological features of ovarian cancer in women with germ-line mutations of BRCA1. *N Engl J Med*. 1996;33519:1413–1416.

75. Boyd J, Sonoda Y, Federici MG et al. Clinicopathologic features of BRCA-linked and sporadic ovarian cancer. *JAMA*. 2000;28317:2260–2265.

76. Aaltonen LA, Peltomaki P, Leach FS et al. Clues to the pathogenesis of familial colorectal cancer. *Science*. 1993;2605109:812–816.

77. Leach FS, Nicolaides NC, Papadopoulos N et al. Mutations of a mutS homolog in hereditary nonpolyposis colorectal cancer. *Cell*. 1993;756:1215–1225.

78. Bellacosa A, Genuardi M, Anti M et al. Hereditary nonpolyposis colorectal cancer: Review of clinical, molecular genetics, and counseling aspects. *Am J Med Genet*. 1996;624:353–364.

79. Lynch HT, de la Chapelle A. Genetic susceptibility to non-polyposis colorectal cancer. *J Med Genet*. 1999;3611:801–818.

80. Aarnio M, Mecklin JP, Aaltonen LA et al. Life-time risk of different cancers in hereditary non-polyposis colorectal cancer (HNPCC) syndrome. *Int J Cancer*. 1995;646:430–433.

81. Burke W, Daly M, Garber J et al. Recommendations for follow-up care of individuals with an inherited predisposition to cancer. II. BRCA1 and BRCA2. Cancer genetics studies consortium. *JAMA*. 1997;27712:997–1003.

82. Toss A, Tomasello C, Razzaboni E, et al. Hereditary ovarian cancer: Not only BRCA1 and 2 genes. *Biomed Res Int*. 2015;2015:1–11.

83. Walsh T, Casadei S, Lee MK, et al. *Proc Natl Acad Sci U S A*. 2011;108:18032–18037.

84. U.S. Preventive Services Task Force. Risk assessment, genetic counselling, and genetic testing for BRCA-related cancer: Recommendation statement. *JAMA*. 2019;322:652–665.

85. National Comprehensive Cancer Network, Inc. NCCN clinical practice guidelines in oncology (NCCN Guidelines)—genetic/familial high-risk assessment: Breast and ovarian, Version 3.2019. https://www.nccn.org/professionals/physician_gls/pdf/genetics_screening.pdf.

86. National Comprehensive Cancer Network, Inc. NCCN clinical practice guidelines in oncology (NCCN Guidelines)—uterine neoplasms, Version 4. 2019. https://www.nccn.org/professionals/physician_gls/pdf/uterine.pdf.

87. National Comprehensive Cancer Network, Inc. NCCN clinical practice guidelines in oncology (NCCN Guidelines)—colon cancer, Version 3. 2019. https://www.nccn.org/professionals/physician_gls/pdf/colon.pdf.

88. National Comprehensive Cancer Network, Inc. NCCN clinical practice guidelines in oncology (NCCN Guidelines)—genetic/familial high-risk assessment: Colorectal, Version 2. 2019. https://www.nccn.org/professionals/physician_gls/pdf/genetics_colon.pdf.

89. Buys SS, Partridge E, Black A et al. Effect of screening on ovarian cancer mortality: The prostate, lung, colorectal and ovarian (PLCO) cancer screening randomized controlled trial. *JAMA*. 2011;30522:2295–2303.

90. Jacobs IJ, Menon U, Ryan A, et al. Ovarian cancer screening and mortality in the UK collaborative trial of ovarian cancer screening (UKCTOCS): A randomised controlled trial. *Lancet*. 2016;387:945–56.

91. Kobayashi H, Yamada Y, Sado T et al. A randomized study of screening for ovarian cancer: A multicenter study in Japan. *Int J Gynecol Cancer*. 2008;183:414–420.

92. Rebbeck RH, Kauff ND, Domcheck SM. Meta-analysis of risk reduction estimates associated with risk-reducing salpingo-oophorectomy in BRCA1 or BRCA2 mutation carriers. *J Natl Cancer Inst*. 2009;101:80–87.93.

93. Medeiros F, Muto MG, Lee Y et al. The tubal fimbria is a preferred site for early adenocarcinoma in women with familial ovarian cancer syndrome. *Am J Surg Pathol*. 2006;30(2):230–236.

94. Sherman ME, Piedmonte M, Mai PL, et al. Pathologic findings at risk-reducing salpingo-oophorectomy: Primary results from gynecologic oncolgoy group trial GOG-0199. *J Clin Oncol*. 2014;32:3275–3283.

95. Greene MH, Mai PL, Schwartz PE. Does bilateral salpingectomy with ovarian retention warrant consideration as a temporary bridge to risk-reducing bilateral oophorectomy in BRCA1/2 mutation carriers? *Am J Obstet Gynecol*. 2011;2041:19.e1–19.e6.

96. Hartmann LC, Liindor NM. The role of risk-reducing surgery in hereditary breast and ovarian cancer. *N Engl J Med*. 2016;374:454–468.

97. Eisen A, Lubinski J, Klijn J, et al. Breast cancer risk following bilateral oophorectomy in BRCA1 and BRCA2 mutation carriers: An international case-control study. *J Clin Oncol*. 2005;23:7491–7496.

98. FDA: Ovarian cancer screening tests: Safety communication - FDA recommends against use [Posted 09/07/2016].

99. ACOG/SGO Practice Bulletin: Hereditary breast and ovarian cancer syndrome number 182, September 2017.

100. Narod SA, Risch H, Moslehi R et al. Oral contraceptives and the risk of hereditary ovarian cancer. Hereditary ovarian cancer clinical study group. *N Engl J Med.* 1998;3397:424–428.

101. Modan B, Hartge P, Hirsh-Yechezkel G et al. Parity, oral contraceptives, and the risk of ovarian cancer among carriers and noncarriers of a BRCA1 or BRCA2 mutation. *N Engl J Med.* 2001;3454:235–240.

102. Ness RB, Grisso JA, Vergona R et al. Oral contraceptives, other methods of contraception, and risk reduction for ovarian cancer. *Epidemiology.* 2001;123:307–312.

103. Narod SA, Sun P, Ghadirian P et al. Tubal ligation and risk of ovarian cancer in carriers of BRCA1 or BRCA2 mutations: A case-control study. *Lancet.* 2001;3579267:1467–1470.

104. Lindor NM, Petersen FM, Hadley DW, et al. Recommendations for the care of individuals with an inherited predisposition to Lynch syndrome: A systematic review. *JAMA.* 2006;296:1507–1517.

105. Mangan CE, Rubin SC, Rabin DS et al. Lymph node nomenclature in gynecologic oncology. *Gynecol Oncol.* 1986;232:222–226.

106. Keettel WC, Pixley EE. Diagnostic value of peritoneal washings. *Clin Obstet Gynecol.* 1958;1:592.

107. Feldman GB, Knapp RC, Order SE et al. The role of lymphatic obstruction in the formation of ascites in a murine ovarian carcinoma. *Cancer Res.* 1972;328:1663–1666.

108. Holm-Nielsen P. Pathogenesis of ascites in peritoneal carcinomatosis. *Acta Pathol Microbiol Scand.* 1953;33:10–21.

109. Bergman F. Carcinoma of the ovary: A clinical-pathological study of 86 autopsied cases with special reference to mode of spread. *Acta Obstet Gynecol Scand.* 1966;45:211.

110. Burghardt E, Girardi F, Lahousen M et al. Patterns of pelvic and paraaortic lymph node involvement in ovarian cancer. *Gynecol Oncol.* 1991;402:103–106.

111. Moore DH. Primary surgical management of early epithelial ovarian carcinoma. In: Rubin SC, Sutton GP (eds.), *Ovarian Cancer,* 2nd edn. Philadelphia, PA: Lippincott Williams & Wilkins; 2001, pp. 201–218.

112. Noone AM, Howlader N, Krapcho M, Miller D, Brest A, Yu M, Ruhl J, Tatalovich Z, Mariotto A, Lewis DR, Chen HS, Feuer EJ, Cronin KA (eds). *SEER Cancer Statistics Review, 1975–2015.* Bethesda, MD: National Cancer Institute. https://seer.cancer.gov/csr/1975_2015/, based on November 2017 SEER data submission, posted to the SEER web site, April 2018.

113. Kurman RJ, Carcanglu ML, Herrington CS, Young RH (eds). *WHO Classification of Tumours of Female Reproductive Organs.* WHO Classification of Tumours, 4th edn. Lyon: IARC, 2014.

114. Robboy SJ, Duggan M, Kurman RJ. The female reproductive system. In: Rubin E, Farber J (eds.), *Pathology,* 2nd edn. Philadelphia, PA: LB Lippincott; 1988.

115. Aure JC, Hoeg K, Kolstad P. Psammoma bodies in serous carcinoma of the ovary. A prognostic study. *Am J Obstet Gynecol.* 1971;1091:113–118.

116. Gilks CB, Bell DA, Scully RE. Serous psammocarcinoma of the ovary and peritoneum. *Int J Gynecol Pathol.* 1990;92:110–121.

117. Malpica A, Deavers MT, Lu K et al. Grading ovarian serous carcinoma using a two-tier system. *Am J Surg Pathol.* 2004;284:496–504.

118. Malpica A, Deavers MT, Tornos C et al. Interobserver and intraobserver variability of a two-tier system for grading ovarian serous carcinoma. *Am J Surg Pathol.* 2007;318:1168–1174.

119. Bodurka DC, Deavers MT, Tian C et al. Reclassification of serous ovarian carcinoma by a 2-tier system: A gynecologic oncology group study. *Cancer.* 2012;11812:3087–3094.

120. Crispens MA, Bodurka D, Deavers M et al. Response and survival in patients with progressive or recurrent serous ovarian tumors of low malignant potential. *Obstet Gynecol.* 2002;991:3–10.

121. Gershenson DM, Silva EG, Levy L et al. Ovarian serous borderline tumors with invasive peritoneal implants. *Cancer.* 1998;826:1096–1103.

122. Gershenson DM, Silva EG, Tortolero-Luna G et al. Serous borderline tumors of the ovary with noninvasive peritoneal implants. *Cancer.* 1998;8310:2157–2163.

123. Silva EG, Gershenson DM, Malpica A et al. The recurrence and the overall survival rates of ovarian serous borderline neoplasms with noninvasive implants is time dependent. *Am J Surg Pathol.* 2006;3011:1367–1371.

124. Gershenson DM. The life and times of low-grade serous carcinoma of the ovary. *American Society of Clinical Oncology Educational Book/ASCO American Society of Clinical Oncology Meeting.* Chicago, IL, 2013. Gershenson DM, Bodurka DC, Coleman RL, et al. Hormonal maintenance therapy for women with low-grade serous cancer of the ovary or peritoneum. *J Clin Oncol.* 2017;25:1103–1111.

125. Ronnett BM, Kurman RJ, Shmookler BM et al. The morphologic spectrum of ovarian metastases of appendiceal adenocarcinomas: A clinicopathologic and immunohistochemical analysis of tumors often misinterpreted as primary ovarian tumors or metastatic tumors from other gastrointestinal sites. *Am J Surg Pathol.* 1997;2110:1144–1155.

126. Cuatrecasas M, Matias-Guiu X, Prat J. Synchronous mucinous tumors of the appendix and the ovary associated with pseudomyxoma peritonei. A clinicopathologic study of six cases with comparative analysis of c-Ki-ras mutations. *Am J Surg Pathol.* 1996;206:739–746.

127. Chuaqui RF, Zhuang Z, Emmert-Buck MR et al. Genetic analysis of synchronous mucinous tumors of the ovary and appendix. *Hum Pathol.* 1996;272:165–171.

128. Long ME, Taylor HCJ. Endometrioid carcinoma of the ovary. *Am J Obstet Gynecol.* 1964;90:936–950.

129. Schueller EF, Kirol PM. Prognosis in endometrioid carcinoma of the ovary. *Obstet Gynecol.* 1966;276:850–858.

130. Stern RC, Dash R, Bentley RC et al. Malignancy in endometriosis: Frequency and comparison of ovarian and extraovarian types. *Int J Gynecol Pathol.* 2001;202:133–139.

131. Kline RC, Wharton JT, Atkinson EN et al. Endometrioid carcinoma of the ovary: Retrospective review of 145 cases. *Gynecol Oncol.* 1990;393:337–346.

132. Czernobilsky B, Silverman BB, Mikuta JJ. Endometrioid carcinoma of the ovary. A clinicopathologic study of 75 cases. *Cancer.* 1970;265:1141–1152.

133. Tidy J, Mason WP. Endometrioid carcinoma of the ovary: A retrospective study. *Br J Obstet Gynaecol.* 1988;9511:1165–1169.

134. Ulbright TM, Roth LM. Metastatic and independent cancers of the endometrium and ovary: A clinicopathologic study of 34 cases. *Hum Pathol.* 1985;161:28–34.

135. DiSilvestro PA, Gajewski WH, Ludwig ME et al. Malignant mixed mesodermal tumors of the ovary. *Obstet Gynecol.* 1995;865:780–782.

136. Dehner LP, Norris HJ, Taylor HB. Carcinosarcomas and mixed mesodermal tumors of the ovary. *Cancer.* 1971;271:207–216.

137. Behbakht K, Randall TC, Benjamin I et al. Clinical characteristics of clear cell carcinoma of the ovary. *Gynecol Oncol.* 1998;702:255–258.

138. Scully RE, Young RH, Clement PB. *Tumors of the Ovary, Maldeveloped Gonads, Fallopian Tube, and Broad Ligament, Third Series, Fascicle 23.* Washington, DC: Armed Forces Institute of Pathology; 1999.

139. Ohkawa K, Amasaki H, Terashima Y et al. Clear cell carcinoma of the ovary: Light and electron microscopic studies. *Cancer.* 1977;406:3019–3029.

140. Eastwood J. Mesonephroid (clear cell) carcinoma of the ovary and endometrium: A comparative prospective clinico-pathological study and review of literature. *Cancer.* 1978;415:1911–1928.

141. Brescia RJ, Dubin N, Demopoulos RI. Endometrioid and clear cell carcinoma of the ovary. Factors affecting survival. *Int J Gynecol Pathol.* 1989;82:132–138.

142. Hitti IF, Glasberg SS, Lubicz S. Clear cell carcinoma arising in extraovarian endometriosis: Report of three cases and review of the literature. *Gynecol Oncol.* 1990;393:314–320.

143. Wheeler JE. Pathology of malignant ovarian epithelial tumors and miscellaneous and rare ovarian and paraovarian neoplasms. In: Rubin SC, Sutton GP (eds.), *Ovarian Cancer,* 2nd edn. Philadelphia, PA: Lippincott Williams & Wilkins; 2001, pp. 99–134.

144. Roth LM, Czernobilsky B. Ovarian brenner tumors. II. Malignant. *Cancer.* 1985;563:592–601.

145. Austin RM, Norris HJ. Malignant Brenner tumor and transitional cell carcinoma of the ovary: A comparison. *Int J Gynecol Pathol.* 1987;61:29–39.

146. Lele SB, Piver MS, Barlow JJ et al. Squamous cell carcinoma arising in ovarian endometriosis. *Gynecol Oncol.* 1978;63:290–293.

147. Pins MR, Young RH, Daly WJ et al. Primary squamous cell carcinoma of the ovary. Report of 37 cases. *Am J Surg Pathol.* 1996;207:823–833.

148. Aure JC, Hoeg K, Kolstad P. Clinical and histologic studies of ovarian carcinoma. Long-term follow-up of 990 cases. *Obstet Gynecol.* 1971;371:1–9.

149. Classification and staging of malignant tumours in the female pelvis. *Acta Obstet Gynecol Scand.* 1971;501:1–7.

150. Serov SF, Scully RE, Sobin LH. *International Histological Classification and Staging of Tumors. No. 9: Histologic Typing of Ovarian Tumors.* Geneva, Switzerland: World Health Organization; 1973.

151. Trimble CL, Trimble EL. Management of epithelial ovarian tumors of low malignant potential. *Gynecol Oncol.* 1994;553(Pt 2):S52–S61.

152. Nayar R, Siriaunkgul S, Robbins KM et al. Microinvasion in low malignant potential tumors of the ovary. *Hum Pathol.* 1996;276:521–527.

153. Bell DA, Scully RE. Ovarian serous borderline tumors with stromal microinvasion: A report of 21 cases. *Hum Pathol.* 1990;214:397–403.

154. Chu CS, Randall TC, Mikuta JJ. *Low Malignant Potential Tumors of the Ovary.* Baltimore, MD: Post Graduate Obstetrics & Gynecology, Inc.; 1998, pp. 1–6.

155. Norris HJ, Mount PM. Pathology of ovarian tumors of low malignant potential. In: Rutledge F, Wharton T, Gershenson D (eds.), *Gynecologic Cancer: Diagnosis and Treatment Strategies.* Austin: University of Texas Press; 1987, pp. 171–192.

156. Harlow BL, Weiss NS, Lofton S. Epidemiology of borderline ovarian tumors. *J Natl Cancer Inst.* 1987;781:71–74.

157. Trimble EL, Trimble CL. Epithelial ovarian tumors of low malignant potential. In: Markman M, Hoskins WJ (eds.), *Cancer of the Ovary.* New York: Raven Press, Ltd.; 1993.

158. Harlow BL, Weiss NS, Roth GJ et al. Case-control study of borderline ovarian tumors: Reproductive history and exposure to exogenous female hormones. *Cancer Res.* 1988;4820:5849–5852.

159. Yazigi R, Sandstad J, Munoz AK. Primary staging in ovarian tumors of low malignant potential. *Gynecol Oncol.* 1988;313:402–408.

160. Sutton GP. Ovarian tumors of low malignant potential. In: Rubin SC, Sutton GP (eds.), *Ovarian Cancer,* 2nd edn. Philadelphia, PA: Lippincott Williams & Wilkins; 2001, pp. 399–417.

161. Buttini M, Nicklin JL, Crandon A. Low malignant potential ovarian tumours: A review of 175 consecutive cases. *Aust N Z J Obstet Gynaecol.* 1997;371:100–103.

162. Nakashima N, Nagasaka T, Oiwa N et al. Ovarian epithelial tumors of borderline malignancy in Japan. *Gynecol Oncol.* 1990;381:90–98.

163. Chambers JT, Merino MJ, Kohorn EI et al. Borderline ovarian tumors. *Am J Obstet Gynecol.* 1988;1595:1088–1094.

164. Julian CG, Woodruff JD. The biologic behavior of low-grade papillary serous carcinoma of the ovary. *Obstet Gynecol.* 1972;406:860–867.

165. Nikrui N. Survey of clinical behavior of patients with borderline epithelial tumors of the ovary. *Gynecol Oncol.* 1981;121:107–119.

166. Nation JG, Krepart GV. Ovarian carcinoma of low malignant potential: Staging and treatment. *Am J Obstet Gynecol.* 1986;1542:290–293.

167. Kliman L, Rome RM, Fortune DW. Low malignant potential tumors of the ovary: A study of 76 cases. *Obstet Gynecol.* 1986;683:338–344.

168. Bostwick DG, Tazelaar HD, Ballon SC et al. Ovarian epithelial tumors of borderline malignancy. A clinical and pathologic study of 109 cases. *Cancer.* 1986;589:2052–2065.

169. Fort MG, Pierce VK, Saigo PE et al. Evidence for the efficacy of adjuvant therapy in epithelial ovarian tumors of low malignant potential. *Gynecol Oncol.* 1989;323:269–272.

170. Barnhill DR, Kurman RJ, Brady MF et al. Preliminary analysis of the behavior of stage I ovarian serous tumors of low malignant potential: A gynecologic oncology group study. *J Clin Oncol.* 1995;1311:2752–2756.

171. De Iaco P, Ferrero A, Rosati F et al. Behaviour of ovarian tumors of low malignant potential treated with conservative surgery. *Eur J Surg Oncol.* 2009;356:643–648.

172. Uzan C, Kane A, Rey A et al. Outcomes after conservative treatment of advanced-stage serous borderline tumors of the ovary. *Ann Oncol.* 2009;21(1):55–60.

173. Burks RT, Sherman ME, Kurman RJ. Micropapillary serous carcinoma of the ovary. A distinctive low-grade carcinoma related to serous borderline tumors. *Am J Surg Pathol.* 1996;2011:1319–1330.

174. Seidman JD, Kurman RJ. Subclassification of serous borderline tumors of the ovary into benign and malignant types. A clinicopathologic study of 65 advanced stage cases. *Am J Surg Pathol.* 1996;2011:1331–1345.

175. Eichhorn JH, Bell DA, Young RH et al. Ovarian serous borderline tumors with micropapillary and cribriform patterns: A study of 40 cases and comparison with 44 cases without these patterns. *Am J Surg Pathol.* 1999;234:397–409.

176. Seidman JD, Kurman RJ. Ovarian serous borderline tumors: A critical review of the literature with emphasis on prognostic indicators. *Hum Pathol.* 2000;315:539–557.

177. Swerdlow M. Mesothelioma of the pelvic peritoneum resembling papillary cystadenocarcinoma of the ovary. *Am J Obstet Gynecol.* 1959;77:197.

178. Raju U, Fine G, Greenawald KA et al. Primary papillary serous neoplasia of the peritoneum: A clinicopathologic and ultrastructural study of eight cases. *Hum Pathol.* 1989;205:426–436.

179. Truong LD, Maccato ML, Awalt H et al. Serous surface carcinoma of the peritoneum: A clinicopathologic study of 22 cases. *Hum Pathol.* 1990;211:99–110.

180. Lele SB, Piver MS, Matharu J et al. Peritoneal papillary carcinoma. *Gynecol Oncol.* 1988;312:315–320.

181. Chu CS, Menzin AW, Leonard DG et al. Primary peritoneal carcinoma: A review of the literature. *Obstet Gynecol Surv.* 1999;545:323–335.

182. Fromm GL, Gershenson DM, Silva EG. Papillary serous carcinoma of the peritoneum. *Obstet Gynecol.* 1990;751:89–95.

183. Killackey MA, Davis AR. Papillary serous carcinoma of the peritoneal surface: Matched-case comparison with papillary serous ovarian carcinoma. *Gynecol Oncol.* 1993;512:171–174.

184. Dalrymple JC, Bannatyne P, Russell P et al. Extraovarian peritoneal serous papillary carcinoma. A clinicopathologic study of 31 cases. *Cancer.* 1989;641:110–115.

185. Altaras MM, Aviram R, Cohen I et al. Primary peritoneal papillary serous adenocarcinoma: Clinical and management aspects. *Gynecol Oncol.* 1991;403:230–236.

186. Zhou J, Iwasa Y, Konishi I et al. Papillary serous carcinoma of the peritoneum in women. A clinicopathologic and immunohistochemical study. *Cancer.* 1995;763:429–436.

187. Kannerstein M, Churg J, McCaughey WT et al. Papillary tumors of the peritoneum in women: Mesothelioma or papillary carcinoma. *Am J Obstet Gynecol.* 1977;1273:306–314.

188. Ransom DT, Patel SR, Keeney GL et al. Papillary serous carcinoma of the peritoneum. A review of 33 cases treated with platin-based chemotherapy. *Cancer.* 1990;666:1091–1094.

189. August CZ, Murad TM, Newton M. Multiple focal extraovarian serous carcinoma. *Int J Gynecol Pathol.* 1985;41:11–23.

190. Eltabbakh GH, Piver MS, Natarajan N et al. Epidemiologic differences between women with extraovarian primary peritoneal carcinoma and women with epithelial ovarian cancer. *Obstet Gynecol.* 1998;912:254–259.

191. Ben-Baruch G, Sivan E, Moran O et al. Primary peritoneal serous papillary carcinoma: A study of 25 cases and comparison with stage III-IV ovarian papillary serous carcinoma. *Gynecol Oncol.* 1996;603:393–396.

192. Dvoretsky PM, Richards KA, Angel C et al. Distribution of disease at autopsy in 100 women with ovarian cancer. *Hum Pathol.* 1988;191:57–63.

193. Gooneratne S, Sassone M, Blaustein A et al. Serous surface pap-

illary carcinoma of the ovary: A clinicopathologic study of 16 cases. *Int J Gynecol Pathol*. 1982;13:258–269.

194. White PF, Merino MJ, Barwick KW. Serous surface papillary carcinoma of the ovary: A clinical, pathologic, ultrastructural, and immunohistochemical study of 11 cases. *Pathol Annu*. 1985;20(Pt 1):403–418.

195. Kupryjanczyk J, Thor AD, Beauchamp R et al. Ovarian, peritoneal, and endometrial serous carcinoma: Clonal origin of multifocal disease. *Mod Pathol*. 1996;93:166–173.

196. Pejovic T, Heim S, Mandahl N et al. Bilateral ovarian carcinoma: Cytogenetic evidence of unicentric origin. *Int J Cancer*. 1991;473:358–361.

197. Mok CH, Tsao SW, Knapp RC et al. Unifocal origin of advanced human epithelial ovarian cancers. *Cancer Res*. 1992;5218:5119–5122.

198. Jacobs IJ, Kohler MF, Wiseman RW et al. Clonal origin of epithelial ovarian carcinoma: Analysis by loss of heterozygosity, p53 mutation, and X-chromosome inactivation. *J Natl Cancer Inst*. 1992;8423:1793–1798.

199. Li S, Han H, Resnik E et al. Advanced ovarian carcinoma: Molecular evidence of unifocal origin. *Gynecol Oncol*. 1993;511:21–25.

200. Tsao SW, Mok CH, Knapp RC et al. Molecular genetic evidence of a unifocal origin for human serous ovarian carcinomas. *Gynecol Oncol*. 1993;481:5–10.

201. Muto MG, Welch WR, Mok SC et al. Evidence for a multifocal origin of papillary serous carcinoma of the peritoneum. *Cancer Res*. 1995;553:490–492.

202. Schorge JO, Muto MG, Welch WR et al. Molecular evidence for multifocal papillary serous carcinoma of the peritoneum in patients with germline BRCA1 mutations. *J Natl Cancer Inst*. 1998;9011:841–845.

203. Bandera CA, Muto MG, Welch WR et al. Genetic imbalance on chromosome 17 in papillary serous carcinoma of the peritoneum. *Oncogene*. 1998;1626:3455–3459.

204. Moll UM, Valea F, Chumas J. Role of p53 alteration in primary peritoneal carcinoma. *Int J Gynecol Pathol*. 1997;162:156–162.

205. Kurman RJ, Norris HJ. Malignant germ cell tumors of the ovary. *Hum Pathol*. 1977;85:551–564.

206. Schwartz PE, Morris JM. Serum lactic dehydrogenase: A tumor marker for dysgerminoma. *Obstet Gynecol*. 1988;723(Pt 2):511–515.

207. Kurman RJ, Norris HJ. Endodermal sinus tumor of the ovary: A clinical and pathologic analysis of 71 cases. *Cancer*. 1976;386:2404–2419.

208. Nawa A, Obata N, Kikkawa F et al. Prognostic factors of patients with yolk sac tumors of the ovary. *Am J Obstet Gynecol*. 2001;1846:1182–1188.

209. Kurman RJ, Norris HJ. Embryonal carcinoma of the ovary: A clinicopathologic entity distinct from endodermal sinus tumor resembling embryonal carcinoma of the adult testis. *Cancer*. 1976;386:2420–2433.

210. Chapman DC, Grover R, Schwartz PE. Conservative management of an ovarian polyembryoma. *Obstet Gynecol*. 1994;835(Pt 2):879–882.

211. Tsukahara Y, Fukuta T, Yamada T et al. Retroperitoneal giant tumor formed by migrating polyembryoma with numerous embryoid bodies from an ovarian mixed germ cell tumor. *Gynecol Obstet Invest*. 1991;311:58–60.

212. Young RH, Scully RE. Ovarian sex cord–stromal tumours: Recent advances and current status. *Clin Obstet Gynaecol*. 1984;111:93–134.

213. Schwartz PE, Smith JP. Treatment of ovarian stromal tumors. *Am J Obstet Gynecol*. 1976;1253:402–411.

214. Ohel G, Kaneti H, Schenker JG. Granulosa cell tumors in Israel: A study of 172 cases. *Gynecol Oncol*. 1983;152:278–286.

215. Bennington JL, Ferguson BR, Haber SL. Incidence and relative frequency of benign and malignant ovarian neoplasms. *Obstet Gynecol*. 1968;325:627–632.

216. Fox H, Agrawal K, Langley FA. A clinicopathologic study of 92 cases of granulosa cell tumor of the ovary with special reference to the factors influencing prognosis. *Cancer*. 1975;351:231–241.

217. Evans AT, 3rd, Gaffey TA, Malkasian GD, Jr. et al. Clinicopathologic review of 118 granulosa and 82 theca cell tumors. *Obstet Gynecol*. 1980;552:231–238.

218. Nakashima N, Young RH, Scully RE. Androgenic granulosa cell tumors of the ovary. A clinicopathologic analysis of 17 cases and review of the literature. *Arch Pathol Lab Med*. 1984;10810:786–791.

219. Bjorkholm E, Silfversward C. Prognostic factors in granulosa-cell tumors. *Gynecol Oncol*. 1981;113:261–274.

220. Malmstrom H, Hogberg T, Risberg B et al. Granulosa cell tumors of the ovary: Prognostic factors and outcome. *Gynecol Oncol*. 1994;521:50–55.

221. Piura B, Nemet D, Yanai-Inbar I et al. Granulosa cell tumor of the ovary: A study of 18 cases. *J Surg Oncol*. 1994;552:71–77.

222. Schwartz PE, Price FV, Snyder MK. Management of ovarian stromal tumors. In: Rubin SC, Sutton GP (eds.), *Ovarian Cancer*, 2nd edn. Philadelphia, PA: Lippincott Williams & Wilkins; 2001, pp. 383–398.

223. Hines JF, Khalifa MA, Moore JL et al. Recurrent granulosa cell tumor of the ovary 37 years after initial diagnosis: A case report and review of the literature. *Gynecol Oncol*. 1996;603:484–488.

224. Young RH, Dickersin GR, Scully RE. Juvenile granulosa cell tumor of the ovary. A clinicopathological analysis of 125 cases. *Am J Surg Pathol*. 1984;88:575–596.

225. Roth LM, Nicholas TR, Ehrlich CE. Juvenile granulosa cell tumor: A clinicopathologic study of three cases with ultrastructural observations. *Cancer*. 1979;446:2194–2205.

226. Tamimi HK, Bolen JW. Enchondromatosis (Ollier's disease) and ovarian juvenile granulosa cell tumor. *Cancer*. 1984;537:1605–1608.

227. Velasco-Oses A, Alonso-Alvaro A, Blanco-Pozo A et al. Ollier's disease associated with ovarian juvenile granulosa cell tumor. *Cancer*. 1988;621:222–225.

228. Lewis RJ, Ketcham AS. Maffucci's syndrome: Functional and neoplastic significance. Case report and review of the literature. *J Bone Joint Surg Am*. 1973;557:1465–1479.

229. Bjorkholm E, Silfversward C. Theca-cell tumors. Clinical features and prognosis. *Acta Radiol Oncol*. 1980;194:241–244.

230. Zhang J, Young RH, Arseneau J et al. Ovarian stromal tumors containing lutein or Leydig cells (luteinized thecomas and stromal Leydig cell tumors)—A clinicopathological analysis of fifty cases. *Int J Gynecol Pathol*. 1982;13:270–285.

231. Samanth KK, Black WC, 3rd. Benign ovarian stromal tumors associated with free peritoneal fluid. *Am J Obstet Gynecol*. 1970;1074:538–545.

232. Meigs JV, Cass JW. Fibroma of the ovary with ascites and hydrothorax with a report of seven cases. *Am J Obstet Gynecol*. 1937;107:538.

233. Prat J, Scully RE. Cellular fibromas and fibrosarcomas of the ovary: A comparative clinicopathologic analysis of seventeen cases. *Cancer*. 1981;4711:2663–2670.

234. Chalvardjian A, Scully RE. Sclerosing stromal tumors of the ovary. *Cancer*. 1973;313:664–670.

235. Marelli G, Carinelli S, Mariani A et al. Sclerosing stromal tumor of the ovary. Report of eight cases and review of the literature. *Eur J Obstet Gynecol Reprod Biol*. 1998;761:85–89.

236. Ho Yuen B, Robertson DI, Clement PB et al. Sclerosing stromal tumor of the ovary. *Obstet Gynecol*. 1982;602:252–256.

237. Quinn MA, Oster AO, Fortune D et al. Sclerosing stromal tumour of the ovary case report with endocrine studies. *Br J Obstet Gynaecol*. 1981;885:555–558.

238. Damajanov I, Drobnjak P, Grizelj V et al. Sclerosing stromal tumor of the ovary: A hormonal and ultrastructural analysis. *Obstet Gynecol*. 1975;456:675–679.

239. Morris JM, Scully RE. *Endocrine Pathology of the Ovary*. St. Louis, MO: Mosby; 1958.

240. Young RH, Scully RE. Ovarian Sertoli cell tumors: A report of 10 cases. *Int J Gynecol Pathol*. 1984;24:349–363.

241. Young RH, Scully RE. Ovarian Sertoli-Leydig cell tumors. A clinicopathological analysis of 207 cases. *Am J Surg Pathol*. 1985;98:543–569.

242. Zaloudek C, Norris HJ. Sertoli-Leydig tumors of the ovary. A clinicopathologic study of 64 intermediate and poorly differentiated neoplasms. *Am J Surg Pathol*. 1984;86:405–418.

243. Hart WR, Kumar N, Crissman JD. Ovarian neoplasms resembling sex cord tumors with annular tubules. *Cancer*. 1980;459:2352–2363.

244. Tavassoli FA, Norris HJ. Sertoli tumors of the ovary. A clinicopathologic study of 28 cases with ultrastructural observations. *Cancer*. 1980;4610:2281–2297.

245. Martin-Jimenez A, Condom-Munro E, Valls-Porcel M et al. Gynandroblastoma of the ovary. Review of the literature. *J Gynecol Obstet Biol Reprod (Paris)*. 1994;234:391–394.

246. Novak ER. Gynandroblastoma of the ovary: Review of 8 cases from the ovarian tumor registry. *Obstet Gynecol*. 1967;305:709–715.

247. Hayes MC, Scully RE. Stromal luteoma of the ovary: A clinicopathological analysis of 25 cases. *Int J Gynecol Pathol*. 1987;64:313–321.

248. Roth LM, Sternberg WH. Ovarian stromal tumors containing Leydig cells. II. Pure Leydig cell tumor, non-hilar type. *Cancer*. 1973;324:952–960.

249. Hayes MC, Scully RE. Ovarian steroid cell tumors (not otherwise specified). A clinicopathological analysis of 63 cases. *Am J Surg Pathol*. 1987;1111:835–845.

250. Scully RE. Gonadoblastoma: A gonadal tumor related to dysgerminoma (seminoma) and capable of sex hormone production. *Cancer*. 1953;6:455–463.

251. Scully RE. Gonadoblastoma. A review of 74 cases. *Cancer*. 1970;256:1340–1356.

3. 术前风险分层以及术中支持性护理

Giovanni D. Aletti, Francesco Multinu, and William A. Cliby

前　言

手术在卵巢癌的诊断、治疗、复发和预后中起着至关重要的作用。根据不同患者和诊治方案合理地选择手术，以最大限度地获益，同时最小化风险。卵巢癌患者的预后取决于多种因素，可分为3类：

1. 肿瘤相关变量：肿瘤生物学的异质性影响诊断时肿瘤的分布以及对化疗的不同反应，在决定卵巢癌患者的生存率方面起着重要作用。目前，肿瘤的分期、范围和分布、组织学亚型和分级均可作为肿瘤侵袭性的标志物[1-4]。在不久的将来，分子亚分类[5]无疑将在术前"观察"肿瘤行为中发挥越来越重要的作用[6-8]。

2. 患者相关变量：年龄、表现状态、营养状况、虚弱和是否存在合并症都与卵巢癌患者的预后相关。这些因素往往会影响到手术的选择和/或化疗治疗的效果[4,9-12]。计算拟议治疗计划中患者衍生变量的风险/效益比是术前准备过程中的一个重点。

3. 设施相关的变量（包括外科医生和设施）：细胞减灭术后，铂类化疗仍然是大多数卵巢癌患者治疗的基石。残留病灶的数量是预测生存率的关键因素，它是可改变的，也可能是各中心之间变化较大的因素之一。在文献中已经报道肿瘤完全切除率不同，患者生存率也不同。其理念、动机、技能、协调工作以及不同护理路径都会对最终结果产生影响，进而影响卵巢癌患者的预后和生活质量（quality of life，QoL）[13-23]。

卵巢癌的手术治疗有多种目的，其取决于患者所处的病程阶段。

1. 分期：对于适合手术治疗且病变局限于卵巢/盆腔的患者，有必要进行全面分期，以确定后续治疗方案和预后。

2. 细胞减灭术：对于晚期患者，手术切除至无肉眼残留病灶是预测生存结局的重要指标。对于细胞减灭至最小残留病灶（肿瘤最大直径为 0.5 或

1.0cm）的患者，也有一些益处。目前尚不清楚这种相关性是否适用于复发性疾病[24-25]。

3. 姑息治疗：在某些情况下，肠梗阻/穿孔或无症状腹腔或胸腔积液患者可从姑息性手术中获得 QoL 方面的益处。

应根据肿瘤特征、患者衍生变量和治疗中心的资源，决定针对每个患者在治疗计划中如何以及何时进行手术。术前评估、风险评估和选择性治疗计划都是优化治疗策略的关键因素。不幸的是，这一过程往往被降级为一种常规的"一刀切"方法，而缺乏多学科团队的充分评估和个性化的方法。决策过程应涉及相关的医疗人员和非医疗人员；一般来说，这个团队由一名妇科肿瘤专家领导，还可能需要相关专家的会诊。成功的手术结果（短期和长期）始于术前仔细考虑的手术计划，并在术中和术后持续进行。

术 前 评 价

病史、症状和体征

准确记录既往病史并考虑主要症状是术前评估的第一步。年龄是术前评估中最重要的相关数据。卵巢癌在 70～80 岁的发病率较高，老年患者的预后较年轻患者差[11,12,26-27]。此外，重要的是要意识到老年患者可能会因为无法接受根治性手术治疗或标准化疗而接受次优治疗的倾向（往往是不恰当的）。先前的预言会对临床结果产生负面影响，应该小心防范[12,27]。尽管老年患者手术并发症风险较高，合并症发生率也较高[11,28]，但仍应综合分析评估其他因素，如虚弱程度、身体素质和营养状况，以确定老年患者的预后可能与年轻患者相似，反之亦然[9]。

改良的 Charlson 合并症指数可用于定义与主要合并症相关的手术风险（表 3-1）[29]。如有心脏或肺部疾病史时，应提示转诊进行术前检查和围手术期优化策略，以降低风险手术并发症，只要它

确实显著延迟开始抗癌治疗。最近一项针对来自丹麦国家登记处的 1 500 多名卵巢癌患者的研究表明，卵巢癌死亡率与 Charlson 评分 3 分之间有很强的相关性[30]。然而，这一高危人群仅占病例的 8%。Charlson 评分为 1～2 分与死亡风险的适度增加有关，但在统计学上有显著意义。

表 3-1　改良后的查尔森共病指数

共病条件	指标分数
冠状动脉疾病[a]	1
充血性心力衰竭	1
脑血管疾病	1
周围血管疾病	1
高血压病患者	1
老年痴呆症	1
糖尿病（轻度或中度）	1
肺部疾病	1
肾脏疾病	1
既往患有恶性肿瘤	2
肝病	3

[a] 包括心肌梗死、冠状动脉搭桥术、经皮手术冠状动脉腔内成形术和心绞痛。

卵巢癌最常见症状是腹胀、腹部增大、盆腔和腹痛、早期饱腹感和体重减轻，这可能预示着营养受损[31]。营养参数在临床上很难判断——肌肉重量的减轻常常被腹水和全身水肿的同时增加所掩盖。然而，营养状况仍然是手术后严重发病率的最一致的预测因素之一，如果严重，应被视为替代治疗方法的指征。如果出现呼吸困难，应进行胸腔积液检查；据估计，大约 10% 的卵巢癌患者被诊断为Ⅳ期疾病。胸腔积液＞1/3 的胸膜腔极有可能是严重的胸膜疾病，这可能被计算机断层扫描（CT）成像所遗漏，在计算腹腔剥离术的价值时应将其考虑在内[32]。应进行仔细的肺部检查以了解肺部渗出的体征。对于特定患者，术前引流腹水和/或胸腔积液可能有利于缓解症状或改善功能状态。还应通过结肠镜和/或上消化道镜进一步评估直肠出血或便血，以排除消化道原发肿瘤。

实验室检测

术前实验室评估应包括基本代谢组和全血细胞计数。建议常规检查血清电解质，以确定可能由脱水、呕吐和晚期疾病引起的异常。明显的低钠血症、高钾血症或低钾血症需要在术前进行纠正。选定的患者可能需要根据疑似共病或肿瘤分布进行进一步的血清化学检测。血清白蛋白或前白蛋白可以评价营养不良的严重程度，如果怀疑有肝实质转移，则应评估肝转氨酶以及术前影像学检查或是否有感染性或酒精性肝病病史。控制不良的内分泌疾病病史（如糖尿病、甲状腺功能减退、肾上腺功能减退）也应在术前进行处理和评估。全血计数可能显示贫血，可能是急性（如由于继发肿瘤引起的胃肠道损失）或慢性（由于慢性疾病、营养损害或潜在的血红蛋白病）。很少情况下，患者术前可能需要更换血液制品，特别是当血红蛋白水平低于 8g/dL 时，但目前尚无一致的临界值。每 5 例初诊卵巢癌患者中就有 1 例存在血小板增多，且与疾病晚期、腹水增多和高凝状态有关。因此，这些患者的预后较差，围手术期并发症的风险也可能增加[33-34]。如果患者在两个或两个以上周期的化疗后正在进行间歇性减灭手术，白细胞和中性粒细胞和血小板计数可能会暂时减少。在这些情况下，手术应该推迟到骨髓充分恢复后再进行。术前通常不推荐常规凝血功能检查，但如果怀疑凝血功能改变（如瘀伤、瘀瘢、出血史或抗凝血药物使用史），应要求进行凝血功能检查。每天服用超过 325mg 阿司匹林或任何抗血栓/抗血小板治疗的患者必须进行凝血功能筛查，并在围手术期过渡到短效抗凝方案，以便在术前恢复血小板。与年龄相适应的术前检查还应该包括胸片（如果没有进行胸部 CT），以及 50 岁及以上女性的心电图。

影像学和血清生物标志物评估

在对可能卵巢癌患者进行术前风险分层时，获得术前影像学检查和血清生物标志物的两个主要目的是：①确定卵巢肿瘤是良性还是恶性的可能性；②确定腹腔内疾病的位置和程度，以便制订手术计划，并识别会妨碍成功进行细胞减灭术的明显腹腔外或实质肝脏疾病。对于通过体格检查或影像学检查发现附件肿块的患者，现代诊断分诊算法和血清生物标志物的开发提高了区分恶性和良性卵巢肿瘤的准确性。

鉴别卵巢癌和卵巢良性肿瘤的影像学检查

盆腔超声、CT 成像和磁共振成像（MRI）是评估附件肿块的最常用的影像学检查方法。CT 和 MRI 的一个明显优势是,通过这些检查的腹部成像部分发现腹水或盆腔外转移可简化疑似卵巢癌的诊断。在评估附件肿块时,超声和 MRI 在确定卵巢恶性肿瘤可能性方面的准确性一般相当,但在将患者分流到三级医院进行初始手术方面,MRI 似乎比其他影像学检查更具优势[35]。不幸的是,MRI 的较高成本限制了使用这种方式作为初始转诊分诊测试。国际卵巢肿瘤分析(the International Ovarian Tumor Analysis, IOTA)小组开发并验证了基于超声的简单规则和 ADNEX 模型,用于区分良性和恶性附件病变[36]。将生物标志物纳入附件肿块的初始评估,结合影像学研究,被认为是一种基于卵巢恶性肿瘤可能性转诊到妇科肿瘤医生的准确方法。例如,美国妇产科学会/妇科肿瘤学会关于选择妇科肿瘤转诊患者的指南纳入了血清 CA125 水平。虽然这些指标似乎对预测晚期卵巢癌有用,但它们在早期疾病的检测方面表现不佳,特别是在绝经前妇女亚组中[37]。将多种生物标志物检测方法 OVA-1 替代为这些指标,而不是单独使用 CA125,已被证明可以提高检测早期疾病的敏感度[38]。类似地,另一种生物标志物 HE4 已与血清 CA125 和绝经状态相结合,形成了一个名为卵巢恶性肿瘤风险算法(risk of ovarian malignancy algorithm, ROMA)的预测模型。这算法对上皮性卵巢癌也显示出较高的灵敏度[39]。

通过影像学检查来确定疾病的严重程度用于手术规划目的

由于晚期卵巢癌成功的细胞减灭手术具有显著的生存获益,以及不完全切除的获益,人们关注开发术前模型来预测细胞减灭手术结果。许多不同的模型已经被提出,在不同程度上,包括成像信息、腹水程度、血清 CA125 水平,或基因表达模式。预测准确率在 67%~94% 之间,这些研究也表明,很大程度上的可变性不仅源于患者依赖的因素,还源于哲学方法中中心依赖的差异和完全细胞减灭的比率[8,40-45]。标准的术前评估包括胸部、腹部和骨盆的 CT 扫描。然而,尽管其常规用于卵巢癌分期,但一些使用 CT 成像的模型未能证明在手术探查前可以确定完全切除,且具有很高的准确性。此外,当在不同的三级中心开发的竞争性预测模型在其他转诊中心得到相互验证时,模型在预测最佳细胞减少方面的性能显著降低了[46]。据报

道,MRI 在预测最佳细胞减灭术方面的阳性预测值为 67%~94%,而正电子发射断层扫描(PET)/CT 的结果令人失望[35,47]。这些数据强调了细胞减少手术结果高度依赖于外科医生/中心的本质,以及对任何预测模型适用于各种环境的要求。

然而,对于个体外科医生或中心而言,术前成像对于确定疾病的性质和范围以及拟行的切除术以及规划手术团队其他成员(如肝胆外科医生、胸外科医生或血管外科医生)的存在至关重要。例如,我们报告了妙佑医疗国际(Mayo Clinic)的经验,即在尝试完全肿瘤细胞减灭术时,术前 CT 扫描可预测是否需要特定的手术方式[48]。我们发现 CT 检查与手术时的肿瘤分布以及随后需要更复杂的手术之间有很强的相关性。Michielsen 等评估了全身弥散加权磁共振成像(WB-DWI/MRI)与 CT 和 PET/CT 相比在疑似卵巢癌患者中分期和评估肿瘤分布方面的作用,发现与传统 CT 和 FDG-PET/CT 相比,MRI 在确定腹膜转移和远处转移方面的准确性更高[49]。随后,同一研究组评估了 WB-DWI/MRI 在预测不完全手术切除方面的价值,表明与 CT 扫描相比,WB-DWI/MRI 的敏感度(94% vs. 66%)、特异度(97.7% vs. 77.3%)和准确度(95.7% vs. 71.3%)均显著提高[50]。Rizzo 等证实了这些结果,表明 WB-DWI/MRI 在评估除肝表面外的所有疾病部位方面的准确性明显高于 CT 扫描。特别是,MR 在识别疾病部位方面比 CT 更准确,可以排除最佳的切除体积,如肠系膜、大肠和乙状结肠的癌变[51]。

由于大多数晚期卵巢癌的目的是完全或接近完全的细胞减灭,术前识别亚临床腹腔外或肝实质病变,需要专业人员或"全面"排查腹腔,并行细胞减灭手术,这是至关重要的。PET/CT 在这种情况下是有用的,但作为初始临床评估的一部分,通常成本高昂。特别是肝实质转移,在腹部探查过程中可能无法识别,大多数病例通常需要肝外科专家的协助。虽然对Ⅳ期疾病患者的最适当的管理仍存在争议,但最近的数据表明,如果可以实现完全细胞减灭术,这些患者享有与Ⅲ期疾病患者相似的生存优势,我们认为,在技术上可行时,这种方法是合理的[52-53]。有胸膜疾病(包括大量胸腔积液)的患者在很大一部分病例中有肉眼可见的胸部病变(>1cm)[32,54]。这些患者的生存率受损,并可能受益于另一种治疗方法,包括在腹部探查或初始化疗前的视频辅助胸腔镜手术(video-assisted thoracoscopic surgery，VATS）（如新辅助化疗），然后是间歇性减灭[54-55]。

总之，术前影像学评估应允许妇科肿瘤医生对所需的手术范围有一个大致的概念，并让必要的亚专科医生参与进来，或建议转到卵巢癌手术专业中心进行手术。未来的研究应集中于疾病位置的准确确定和需要特殊的手术程序来实现完全的细胞减灭术，而不是影像学预测完全细胞减灭的能力，后者高度依赖于中心的基本切除率。

术前麻醉学评估

对复杂和长时间的卵巢癌手术进行术前评估和准备的理想方法是由一个有计划的团队来指导进行。因此，由麻醉团队进行正式评估，以帮助确定患者的个体风险类别及其是否适合大手术，在许多情况下是有价值的。最常用来描述身体状态的分类是美国麻醉学协会的身体状态分类（ASAPS），这是在 1941 年制订，随后修改为现在格式，降低了身体状态的等级（表 3-2）。由于这种分类的简单性，它被麻醉师广泛用于对手术患者整体身体状况的术前评估。ASA 评分与卵巢癌手术相关已被广泛研究，并已被证明是一个可靠和显著的术后发病率和死亡率预测因子[4,28,56-58]。因此，在权衡手术干预的潜在风险和获益时，ASA 评分是一个重要的考虑因素。特别是，ASA 评分＞3 对卵巢癌广泛手术切除后严重发病率的风险明显更高，可能需要另一种治疗方法（如新辅助化疗）。

表 3-2　美国麻醉学协会的物理状况状态分类

分级	描述
I	健康患者
II	轻度系统性疾病，无功能限制
III	严重的全身性疾病，功能受限制
IV	持续威胁生命的严重全身性疾病
V	无论手术都不可能存活 24h 的患者

外科手术和肿瘤预后的预测因素

一些研究试图结合客观指标建立风险调整模型，以预测手术病率。Aletti 等在 3 个三级癌症中心进行了一项多中心研究，以确定卵巢癌术后主要病率的重要风险因素，结果发现，年龄大、术前血清白蛋白水平低、表现差和手术复杂性均可显著预测术后病率[58]。其他作者已经验证了手术复

杂性与表现状态受损、肥胖和肝转氨酶水平升高相结合时的预测效用[59-60]。这些情况不仅会影响患者耐受积极治疗的能力，还会影响患者从"全面"细胞减灭术中实际获益的程度。识别不能从积极手术中获益的患者亚组在临床上具有挑战性，但有可能避免不必要的并发症，降低短期死亡率，并控制医疗保健成本。在制订治疗计划时应考虑到这个问题。在预测手术益处的分子特征变得可靠之前，有一些临床数据可以指导这一决策过程。例如，Aletti 和同事报告了来自 4 个卵巢癌三级转诊中心的数据，这些中心评估了短期和长期预后减少的预测因素[4]。在本研究中，作者分析了相关术前特征与肿瘤特征（疾病的初始程度和残留疾病）与总生存期之间的相关性，并建立了不同的风险组的分类。通过结合以下 3 个因素，可以识别出一个相对较小但非常高危的群体（6.6% 的接受手术的晚期卵巢癌人群）：

1. 高肿瘤扩散或IV期疾病。
2. 表现不佳（ASA3）或营养不良（术前白蛋白水平＜3g/dL）。
3. 年龄≥75 岁。

在这个经过选择的亚组患者中，较小的残留病灶不仅与生存获益无关，而且在所有手术复杂程度下，手术都与不可接受的高围手术期发病率有关，从高复杂程度手术的 63.6% 到低复杂程度手术的 33.3% 不等。至少对这一高度筛选的亚组患者而言，传统的积极前期手术模式似乎难以成立。

以缺乏生理储备和更易受应激因素影响为特征的临床症状（也称为虚弱）是评估患者是否适合接受大范围细胞减灭术的一个重要考虑因素。在老年人群中，风险与潜在收益的计算尤其具有挑战性，因为实际年龄不一定与真实功能状态相关。虚弱程度反映了患者对重大手术损伤的耐受能力，并与术后恢复的速度和完整性相关。

在接受初次手术的卵巢癌患者中，Kumar 等最近的研究表明，虚弱与严重的术后并发症、术后 90d 内死亡和总生存期独立相关[9]。同样，在相同的患者群体中，虚弱患者更有可能需要术后 ICU 护理，不出院的可能性更高，需要更长的住院时间，很少在手术后 42d 内开始化疗。

虽然上述数据应该允许外科医生识别出最明显的不适合手术的患者，但未来的多中心卵巢癌研究需要更敏感的测量方法，以确定术后结局的最相关风险因素。这将有助于实现术前虚弱评估

的标准化,为围手术期关于初次手术与替代治疗策略的决策提供依据。我们乐观地认为,这将改善卵巢癌患者的护理,根据每位患者的生理和临床特征制订更精确的个体化治疗方案。

平衡手术的范围和相关的风险

一个彻底的术前评估应确定大多数患者能不能承受一个主要的手术效果。然而,"可操作性"的问题并不是空穴来风。手术的范围和病率的风险之间存在明显的相关性,这必须与潜在的肿瘤结果(如总生存率)相平衡。为了减少风险而将手术调整得太小,可能无法从细胞减灭术中获得有意义的生存获益,其必然结果是有些患者的身体状况不足以接受最大限度的手术,在这种情况下,应寻求替代策略。对于那些初始(新辅助)化疗可能通过纠正营养不良或改善表现状态来提高他们的手术效果的患者尤其如此。因此,既存在宿主的可手术性问题,也存在疾病的可切除性问题。

不可操作性的标准

- 表现状态受损和共病,不允许最大限度的手术效果来实现完全切除。
- 患者不接受潜在的支持措施,如输血或临时造口。

不可切除性标准(相对性):

- 肠系膜上动脉受累。
- 小肠系膜近端弥漫性深度浸润。
- 小肠弥漫性和融合性癌变。
- 延伸至胸部的广泛淋巴结病变。
- 多发性肝或肺实质转移。
- 肿瘤浸润肝十二指肠韧带或腹腔干血管。
- 脑转移。

虽然术前评估可以提示不可手术的标准,但往往难以准确定义。在确定什么是手术可达到的,什么是从肿瘤学的角度看实际上是有帮助的时,常识必须发挥作用。当术前影像学不清楚不可切除的标准时,通常必须在手术时最终决定。因此,由于医学原因或无法切除的弥漫性腹腔外疾病而不能进行手术的患者,可以通过小腹腔手术或腹腔镜手术获益,其目的如下:

1. 明确诊断,获取组织进行分子研究,以便进行靶向治疗。
2. 评估腹腔内疾病的范围。

3. 对大体早期肿瘤进行分期。
4. 评估晚期肿瘤切除术的可行性。

手术的复杂性是发病的危险因素

通过适当的术前影像学检查,在进行探查时应很少出现意外或意外发现。为了量化手术细胞减灭术的工作量和风险,妙佑医疗国际的研究人员制订了手术复杂程度评分(surgical complexity scoring),根据手术的复杂程度和可能出现的并发症,为每种手术分配一个任意数值。对每例患者进行分层:手术复杂程度评分评分超过8分的为高分,手术复杂程度评分评分在4~8分之间的为中分,手术复杂程度评分评分在3分或以下的为低分[58](表3-3)。该评分已在多家机构得到验证,与手术发病率相关,在决定手术可行性时应考虑该评分[59-60]。

表3-3　基于外科手术的复杂性和数量而
制定的手术复杂性评分系统

手术	分数
TH-BSO	1
子宫内膜切除术	1
盆腔淋巴结切除术	1
主动脉旁淋巴结切除术	1
盆腔腹膜剥离术	1
腹膜剥离术	1
直肠乙状结肠切除术与末端吻合术	3
大肠切除术	2
膈膜剥离切除术	2
脾切除术	2
肝切除术	2
小肠切除术	1
复杂性评分组	**分数**
1.(低)	≤3
2.(中间)	4~7
3.(高)	≥8

TH-BSO,全子宫切除术、双侧输卵管卵巢切除术。

术 前 护 理

抗菌药物预防

术后感染包括伤口感染[手术部位感染(surgical-site infection,SSI)]、尿路感染和败血症,是接受腹部手术的妇女最常见的发病原因。虽然这些感染一般不会危及生命，但会延长住院时间并增加护理成本。在考虑 SSI 时，应区分表皮感染和深部感染，前者可通过遵守最佳操作规范（如术前皮肤准备 / 消毒、常温、抗生素预防）来预防，而后者通常继发于肠瘘和 / 或吻合口瘘。后一类并发症不太可能受到围手术期预防措施的影响，将在肠瘘部分单独讨论。术前使用抗生素预防的目的是防止手术过程中引入的微生物引起感染。但是，它不能预防术后定植引起的感染。其在降低 SSI 发生率方面的疗效已得到证实[61-62]。与国内专家和主要外科专业组织的代表合作制订了 3 项针对预防性抗生素应用的外科感染预防措施。

这些措施包括以下内容：

1. 在皮肤切口前 15～60min 给予预防性抗生素，以便在切口处获得最高的药物血清水平。

2. 适当选择预防性抗生素。

3. 在手术 24h 内停用预防性抗生素。

对于妇科手术，建议使用单剂量的第一代或第二代头孢菌素，如果报告对青霉素或头孢菌素过敏，则使用克林霉素。如果手术时间较长（>3h）或失血量 >1 500mL，建议追加剂量。如果进行或预计进行肠道手术，应加用厌氧菌药物（甲硝唑）。

围手术期静脉血栓栓塞预防

在接受长时间的腹 - 盆腔手术的患者中，深静脉血栓形成（deep venous thrombosis，DVT）的发生率高达 30%[63]。在所有妇科恶性肿瘤中，卵巢癌的静脉血栓栓塞发生率最高[64]，每 7 名接受卵巢癌初治手术的妇女中就有 1 人在 6 个月内发生 DVT[65]，根据目前的美国胸科医师学会（ACCP）指南[66]，所有计划接受疑似卵巢癌手术的患者均符合术后发生 DVT 的高危标准。有文献报道不同的预防方法可预防致命性肺栓塞的发生。

1. 药物预防：药物治疗方案包括低剂量非分叶肝素和低分子量肝素（low-molecular-weight heparin，LMWH）。LMWH 是预防 DVT 最常用的药物。有文献报道，从手术前 1 天开始，每天服用 1 次 LMWH（如依诺肝素、达肝素、肝素钠）可有效预防 DVT。最近对手术后使用 LMWH 预防的适当持续时间进行了研究。Bergqvist 等报告了一项双盲、随机、多中心试验的结果，该试验比较了所有患者围手术期使用依诺肝素 6～10d，然后在癌症大手术后随机使用依诺肝素或安慰剂 21d[67]。

研究结束时，安慰剂组 12% 的患者发生静脉血栓栓塞，依诺肝素组 4.8% 的患者发生静脉血栓栓塞（P=0.02）。3 个月时静脉血栓栓塞发生率的差异更加明显（13.8% vs. 5.5%，P=0.01），这表明长期预防比围手术期立即单独用药更有益处。这些结果得到了 Wagner 等研究的支持，研究显示 45% 的 DVT 发生在术后延长预防性 LMWH 的 28d 时限之后，因此提示在包括化疗在内的原发性上皮性卵巢癌的整个治疗过程中都需要预防 DVT[65]。

2. 机械预防：分级弹力袜和间歇性气动加压装置均可降低中危患者发生 DVT 的风险。对于高危患者，仅使用渐进式弹力袜不足以预防 DVT。气动压力设备必须在麻醉诱导时启动，并持续到患者完全康复。根据这一时间表，气动压力装置可有效减少中度风险患者的 DVT，但住院期间难以坚持使用，而且气动压力装置也不是居家长期预防的理想选择[68]。

3. 双重预防：对于接受疑似卵巢癌手术的低度或中度围手术期 DVT 风险患者，药物或机械性 DVT 预防都是合适的。在一项对 211 名接受妇科肿瘤手术的患者进行的随机试验中，比较了气动加压装置和 LMWH 对预防 DVT 的作用。结果发现 DVT 或出血并发症的发生率没有差异[69]。LMWH 或气动加压装置预防 DVT 失败的危险因素包括：①既往有 DVT 或 PE 病史；②年龄大于 60 岁；③恶性妊娠史。具有上述两个或两个以上危险因素的患者应被视为术后 DVT 的高危人群，并接受双效预防治疗（如气动加压装置和药物预防）。

考虑到这些数据，对于大多数接受疑似卵巢癌大手术的患者，应在手术前一晚或手术当天早上使用 LMWH 进行药物预防。应在麻醉诱导前立即放置机械加压装置。术后患者继续使用这两种方式，当患者完全活动自如时应停用加压装置，LIMWH 应在术后 28d 内继续每天给药。Einstein 等在 311 例妇科癌症患者中对该方案进行了前瞻性评估。妇科癌症患者中进行了前瞻性评估，证实了该方案的可行性以及与减少血栓栓塞相关性，但出血并发症并未随之增加[70]。

康复前护理

癌症康复治疗被定义为从癌症确诊到开始急性治疗之间的连续性治疗过程。

包括身体和心理评估，以确定基线功能水平，识别损伤，并提供有针对性的干预措施，以改善患者的健康状况，降低当前和未来损伤的发生率和严重程度[71]。

这对卵巢癌患者尤为重要，因为从确诊到手术之间的这段时间为改善患者状况和提高其应对手术压力的能力提供了理想的机会窗口，特别是对接受新辅助化疗的患者。

尽管术前干预被称为术前康复，但一种多模式的前瞻性方法包括以下原则[72]：①体力干预，包括有氧、力量和心肺功能锻炼；②营养干预，尽管这对营养不良的患者尤为重要。营养干预虽然对营养不良的患者尤为重要，但对所有患者均有益处；③心理干预以减轻焦虑并改善整体健康。

由于有关妇科预康复的研究很少[73]，现有文献大多来自腹部恶性肿瘤，尤其是结直肠癌的研究。在一项随机对照试验中，干预组的术后并发症减少了 51%。然而，还需要更多的数据来确定多模式术前康复训练是否会影响腹部大手术患者的术后发病率。

术 中 护 理

流体管理

围手术期液体管理是卵巢癌手术患者的一个重要问题[74]。

虽然历史上胶体液与晶体液的使用一直存在争议[75-77]，但当代争论的焦点在于围手术期需要输注的液体量[76-82]。一些团体赞成更"自由"的方法。遗憾的是，围手术期液体过量通常被认为是一个小问题，尽管研究显示组织中液体蓄积增加，但这些观点并未改变。许多麻醉医师在术前使用容量负荷，液体栓塞经常是围手术期护理标准管理的一部分。我们认为，在这种情况下，液体补充应平衡：①术前禁食患者的低血容量状态，②开腹的大表面积蒸发，③术中的尿量，④液体转移到腹膜，⑤腹水的存在/补充。

越来越多的证据有力地证明，术中和术后液体管理的目标应该是争取达到无氧血症。多项研究表明，对腹部手术患者进行积极的液体复苏，以及随之而来的液体超负荷和体重增加，会导致术后发病率和死亡率升高[83-86]。在妙佑医疗国际，采用了一套全面的强化恢复方案，包括不进行机械性肠道准备、术中使用胶体和晶体液以降低血容量、早期再喂养和早期停止静脉输液[87]。

采用这种方法后，接受肠切除大手术的患者发病率没有增加，住院时间明显缩短。围手术期液体管理的合理方法应从液体治疗概念转向液体置换[88-89]。液体补充应考虑两个不同的组成部分：①通过无感觉汗液、尿液排出、膀胱或胸腔积液从体内丢失的液体；②由于急性出血从循环中丢失的血浆。细胞外损失的液体应根据以下方案进行补充：

1. 通常禁食后细胞外损失较少。术前避免机械性肠道准备可最大限度减少液体缺失，并已证明在结肠切除术中是安全的[87,90-92]。

2. 通过无感觉汗液流失的基础液体约为 $0.5 \sim 1.0 \text{mL}/(\text{kg} \cdot \text{h})$。

认识到血压和尿量等参数在确定血容量状态时并不十分灵敏，目前已有非常精确的微创和无创目标导向技术，能够确定患者在 Frank-Starling 曲线中的位置，并在整个围手术期维持完美的血容量状态[93]。

总之，根据患者的额外需求仔细开具维持液和补充液处方，以及合理但非激进的复苏液目标导向方法，似乎是避免液体超负荷和相关发病率的最佳做法。

正常体温

围手术期体温过低常见于接受开腹大手术的患者。在长时间手术过程中出现低体温的主要原因包括以下几点：

- 腹膜和内脏表面暴露在室温下，通常在长时间手术过程中室温保持在比平时更低的温度。
- 麻醉剂影响体温调节[94]。
- 长切口有利于术野暴露，但暴露于室温的面积较大。
- 手术时间长，暴露于室温的时间更长。
- 由于腹水产生、失血等原因需要大量静脉补液。

温度调节由下丘脑调节，其核心体温维持在 36.5℃ 和 37.5℃ 之间。已发表的文献中的大多数研究表明，手术低温是手术结束时体温为 <36℃ 的核心指标[94-98]。低温与正常凝血过程的改变有关，并与围手术期失血量和输血的速度增加相关。体温过低也被证明与手术伤口感染率增加、住院时间延长和术后不良心肌事件发生率较高有关[94-98]。妙佑医疗国际的研究人员分析了 146 例间隔 3 年接受卵巢癌初级切除手术的患者。低温与术后早期并发症的风险增加 3 倍独立相关[98]。通过分析

个别并发症,本研究发现低体温患者发生静脉血栓栓塞事件和感染性发病率的风险增加了 3 倍,再手术的风险增加了 2 倍。根据这些信息,2017 年美国疾病预防控制中心关于预防 SSI 的指南包括将维持围手术期正常体温作为 IA 类建议[99]。这些强调了在手术过程中保持正常体温的根本重要性。事实上,这是一个低成本的可修改的因素,可能会促使发病率降低。

　　为了在手术过程中保持足够的核心体温,专家们已经提出了不同的措施。特别是,妙佑医疗国际进行的一项质量改进项目,包括算法驱动的术中室温控制,结合使用 Bair Paws Flex 保暖衣预热患者的方法,在不影响工作人员满意度的情况下,将体温正常率从 68% 显著提高到 83%[100]。其他方法包括强制空气加热器、燃料加热器和加热垫子。并提出了一种较新的方法,包括基于实际体温的自动调节加热。此外,围手术期皮肤升温已被证明可以减少诱导后最初的低温、术中低温和术后寒战。

输血

　　卵巢癌的手术通常是复杂和漫长的,失血量可能是可变的,但据报道在大多数系列中均为 >500mL。因此,接受卵巢癌手术的患者围手术期输血的风险很高,据报道输血率在 18%~77% 之间[101-102]。胸外科医师协会和心血管麻醉医师协会发布了最新的血液制品管理指南[103]。这些建议提出了一种风险分层,使用 3 个主要标准来区分围手术期出血风险较高的患者:①高龄,②术前红细胞容积减少(体型小或术前贫血或两者兼有),③急诊或复杂手术。

　　正如美国内科医学委员会“明智选择运动”(Choosing Wisely Campaign of the American Board of Internal Medicine)的建议[104],大多数专家主张对住院的稳定期患者采取限制性输血策略(7~8g/dL),而对于已有心血管疾病的患者,如果出现症状或血红蛋白水平低于 8g/dL,则应考虑输血。当然,根据患者的临床情况,输血红细胞是合理的。年龄、疾病的严重程度、心功能、临界终末器官缺血的风险、大量或主动失血以及实验室或临床参数(如红细胞比容、氧合受损、心电图或心肌缺血证据)实际上应指导医生决定输血红细胞[103]。对严重出血的患者输血新鲜冷冻血浆是合理的(当更安全的分离产品没有,>3 单位的填充红血或在多

个或单一凝血因子缺陷的情况下)[103]。凝血因子、冷沉淀和抗凝血酶 III 应保留用于需要靶向替代的特殊病例[103]。

与根治性减灭手术相关的危险因素和主要并发症

结直肠吻合术

　　乙状结肠切除术和结直肠吻合术后吻合口瘘是卵巢癌根治术中的主要并发症,可能造成严重后果。有趣的是,在一项使用人群可归因分数(population attributable fraction,PAF)来量化术后并发症对以患者为中心的预后影响的研究中,吻合口瘘被认为是导致不良临床预后和资源利用的最大因素,这表明在卵巢癌手术中,减少吻合口瘘及其影响的质量改进工作应成为重中之重[105]。在接受卵巢癌肠切除术的患者中,吻合口瘘的发生率为 0.8%~6.8%[106-109]。在结直肠外科文献中,吻合口瘘的死亡率为 6%~22%[110-115]。吻合口瘘与再次手术频率增加、住院时间延长和医疗费用增加有关[110-115]。虽然在接受结直肠癌手术的患者中,吻合口瘘的风险因素已被明确定义,但这些数据可能无法直接推断到晚期卵巢癌患者中。事实上,接受卵巢癌手术的患者可能需要接受多种不同的剥离术和多次肠道切除术。此外,与结直肠恶性肿瘤患者相比,卵巢癌患者可能更常见于营养不良和大量腹水。已发现一些与患者相关的术中变量与结肠癌患者吻合口瘘的风险独立相关,包括营养状况差(术前白蛋白 3.0g/dL)、ASA 评分高(3 分或 4 分)、吸烟、肥胖、既往接受过放射或抗血管生成药物治疗、饮酒和使用类固醇、手术时间超过 2h、术中出现败血症、围手术期输血以及吻合口距肛缘的距离[116-125]。对于卵巢癌患者,已证实可预测吻合口瘘的因素有:既往盆腔照射、营养状况差(术前白蛋白 3.0g/dL)、ASA 评分高(3 分或 4 分)、体温过低、多次大肠切除以及吻合口距肛缘距离较短[58-60,98,108-109,126-130]。考虑到吻合口瘘可能带来的灾难性并发症,在以下情况下,卵巢癌患者行直肠乙状结肠切除和吻合术后至少考虑保护性分流造口似乎是合理的:患者在复杂手术中营养状况较差、既往接受过盆腔放疗、吻合口很低(距肛缘 <6cm)或吻合口技术不理想、因肠梗阻急需手术或多次单独大肠切除。Kalogera 等的研究表

明，根据上述风险因素对直肠乙状结肠切除术后的保护性造口进行风险分级可降低吻合口瘘后遗症的发生频率和严重程度[131]。

脾切除术

脾切除术，伴或不伴远端胰腺切除术，在根治性切除术中可能需要，以切除脾门和胰尾水平的表面肿瘤或脾实质转移灶。脾切除术的常见并发症是左侧肺不张、血栓栓塞事件和肺炎。如果同时进行远端胰腺切除术，胰瘘（或胰瘘）的发生率为2%～36%[132-137]。胰瘘通常会导致住院时间延长，需要介入放射科放置引流管，并延误化疗的开始。为了避免这种情况，我们在胰腺受累的脾切除术时放置腹腔引流管，术后放置数天，以防止富含胰酶的液体聚集和随后的脓肿形成。如果引流管排出量少，且淀粉酶水平与血清相似，可在3d后拔除。除同时切除胰尾外，尚未发现脾切除术后发生胰瘘的其他危险因素。

膈肌剥离和/或切除

随着对膈肌腹膜切除术和切除膈肌上肿瘤的手术技术的熟悉，这些手术越来越普遍[133,138]。膈肌手术的术后并发症包括胸腔积液、气胸和肺部感染。胸腔积液的发生率为0～59%，取决于术后

胸腔引流和术中胸管置入的使用情况。术后胸腔置管或胸腔穿刺的需要因中心和术中是否放置胸腔引流管而异[139-144]。影响术后胸腔积液发生的术前和术中因素包括术前存在大量胸腔积液、肝脏移动以及膈肌全厚切除。术中有两种观点：在切除横膈膜时为所有病例置入胸管，或者在术中排空胸膜腔，将引流管置入或胸腔穿刺术保留给术后可能出现症状性积液的约10%的病例。这两种方法似乎都是合理的，但应根据当地资源和患者的基础肺储备情况进行个体化处理[144]。

结　论

为患者量身定制手术方案至关重要；如果进行了大范围、高成本、高死亡率的手术，但患者却出现了并发症，使其无法接受必要的辅助治疗，那这种做法就没什么好处。尽管如此，作者认为绝大多数患者可以而且应该接受卵巢癌的初次手术治疗。综合手术方法可归纳为4个独立步骤（参见图3-1）。

第一步：初评

初步评估应重点关注手术的适应证和目标，以及患者是否适合预期的手术范围。虽然可以做

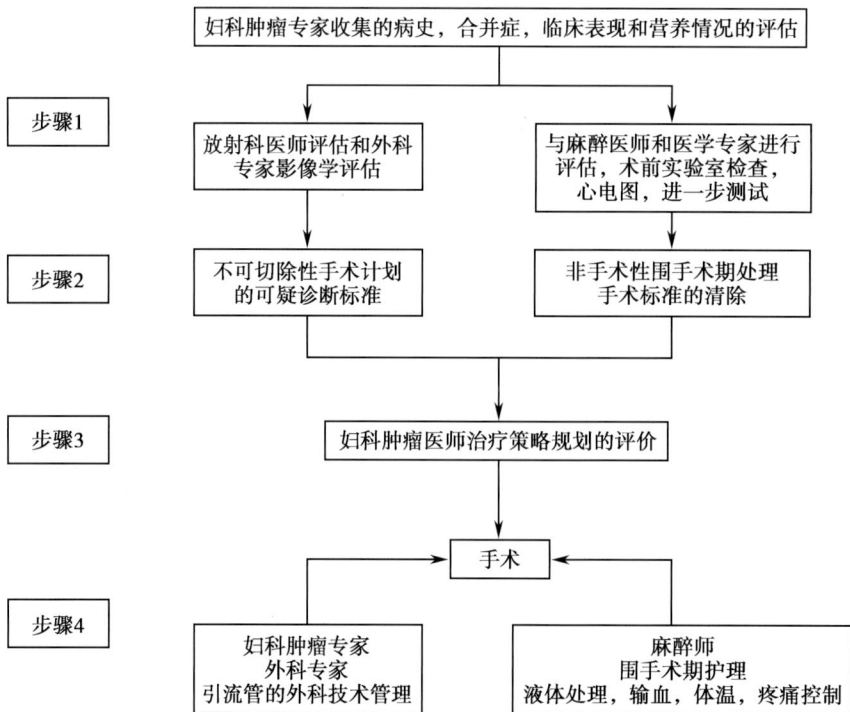

图3-1　对可疑卵巢癌患者的术前和术中评估和计划：多学科治疗方法

很多检查，但有证据表明，仔细询问病史和简单观察可以为患者的表现状况提供重要线索。体重减轻、肌肉萎缩以及前几个月的口服营养不良史等迹象都表明患者的营养状况受到影响，这将损害愈合并增加并发症的风险，或者在结肠切除的情况下需要预防性转流。同样，坐在轮椅上的患者或表现出极低运动耐受性的患者（例如，在规定的短距离内的步速，或从椅子上站起来到行走的时间"起立行走"测试）是肿瘤患者预后不良的简单而敏感的预测指标[145]。这些考虑因素将确定哪些患者可能更适合采用非手术的主要方法。

对于其他患者，应重新审视手术目标并进行个体化治疗。推测为早期疾病的患者需要的手术风险更低，可能适合微创方法。应与患者共同评估的潜在并发症包括出血、SSI、伤口裂开、肺部并发症（胸腔积液、肺炎）、肠道并发症（回肠梗阻、肠梗阻/穿孔、吻合口裂开）、感染性并发症（脓肿、肠瘘、肺炎、败血症）、血栓栓塞、尿路并发症（UTI、尿瘘），这些并发症与计划手术的复杂程度密切相关。因此，需要对手术范围进行深思熟虑的分析，考虑患者个体因素带来的风险是分析的重要步骤。

第二步：预防疾病风险

在确定了合适的手术候选人后，第二步的目标是获得以下信息：

1. 影像学检查和标记物检查，以确认和确定卵巢癌的范围，帮助制订计划。这项评估可能需要与可能参与手术的其他外科专家合作。最好提前计划他们的参与。

2. 术前检查和评估：这一步对于确定与计划相关的手术风险至关重要。妇科肿瘤医师和麻醉医师之间的紧密合作至关重要，麻醉医师将协助进行体检并协助围手术期管理，包括可能需要进入重症监护室。任何已确定的慢性疾病都应由相关的医学专家进行优化评估，包括是否需要变换使用抗血小板和抗凝药物。

第三步：最终规划和决策

妇科肿瘤专家作为整体初步计划的负责人，进行最终评估。综合考虑实验室检查、影像学检查和专家会诊的结果，为每位患者制订合适的治疗策略。如前所述，不可手术和不可切除的标准将发挥一定的作用，但仅限于少数患者。在这种情况下，评估患者的表现状态、营养状况和生理储备对于确定围手术期发病率和死亡率风险非常重要。如果认为复杂而漫长的手术风险过高，这一过程将有助于在术前提供充分的咨询，或规划替代治疗方法（如新辅助化疗）。

步骤4：术后内部护理

一旦决定将患者送入手术室进行手术治疗，就应采用前面讨论过的适当的术前预防和术中策略。这确实是最终结果的一个主要决定因素，需要一个协调的团队方法，使患者从复杂的手术中完全恢复，并准备好处理各种并发症，这些并发症通常需要使用重症监护病房、介入放射科医生以及其他外科和内科亚专科医生。没有这种能力的医院应将这些患者转到其他中心接受整体护理。手术的目标是最大限度地发挥手术的益处，同时最大限度地降低风险，并根据患者和疾病的情况量身定制手术。

（陈继明　译）

参 考 文 献

1. Heintz AP, Odicino F, Maisonneuve P et al. Carcinoma of the ovary. *Int J Gynaecol Obstet* 2003;83(Suppl 1):135–166.
2. Farias-Eisner R, Teng R, Olivera M et al. The influence of tumor grade, distribution, and extent of carcinomatosis in minimal residual stage III epithelial ovarian cancer after optimal primary cytoreductive surgery. *Gynecol Oncol* 1994;55:108–110.
3. Muraji M, Sudo T, Iwasaki S et al. Histopathology predicts clinical outcome in advanced epithelial ovarian cancer patients treated with neoadjuvant chemotherapy and debulking surgery. *Gynecol Oncol* 2013;131(3):531–534.
4. Aletti GD, Eisenhauer EL, Santillan A et al. Identification of patient groups at highest risk from traditional approach to ovarian cancer treatment. *Gynecol Oncol* 2011;120(1):23–28.
5. Bell D, Berchuck A, Birrer M et al. Integrated genomic analyses of ovarian carcinoma. *Nature* 2011;474(7353):609–615. Doi: 10.1038/nature10166.
6. Torres D, Kumar A, Bakkum-Gamez JN, Weaver AL, McGree ME, Wang C, Langstraat CL, Cliby WA. Mesenchymal molecular subtype is an independent predictor of severe postoperative complications after primary debulking surgery for advanced ovarian cancer. *Gynecol Oncol* 2019;152(2):223–227. Doi: 10.1016/j.ygyno.2018.11.019.
7. Torres D, Wang C, Kumar A, Bakkum-Gamez JN, Weaver AL, McGree ME, Konecny GE, Goode EL, Cliby WA. Factors that influence survival in high-grade serous ovarian cancer: A complex relationship between molecular subtype, disease dissemination, and operability. *Gynecol Oncol* 2018;150(2):227–232. Doi: 10.1016/j.ygyno.2018.06.002.
8. Torres D, Kumar A, Wallace SK, Bakkum-Gamez JN, Konecny GE, Weaver AL, McGree ME, Goode EL, Cliby WA, Wang C. Intraperitoneal disease dissemination patterns are associated with residual disease, extent of surgery, and molecular subtypes in advanced ovarian cancer. *Gynecol Oncol* 2017;147(3):503–508. Doi: 10.1016/j.ygyno.2017.09.021.

9. Kumar A, Langstraat CL, DeJong SR, McGree ME, Bakkum-Gamez JN, Weaver AL, LeBrasseur NK, Cliby WA. Functional not chronologic age: Frailty index predicts outcomes in advanced ovarian cancer. *Gynecol Oncol* 2017;147(1):104–109. Doi: 10.1016/j.ygyno.2017.07.126.

10. Yao T, DeJong SR, McGree ME, Weaver AL, Cliby WA, Kumar A. Frailty in ovarian cancer identified the need for increased postoperative care requirements following cytoreductive surgery. *Gynecol Oncol* 2019;153(1):68–73. Doi: 10.1016/j.ygyno.2018.12.025.

11. Langstraat C, Aletti GD, Cliby WA. Morbidity, mortality and overall survival in elderly women undergoing primary surgical debulking for ovarian cancer: A delicate balance requiring individualization. *Gynecol Oncol* 2011;123(2):187–191.

12. Wright JD, Ananth CV, Tsui J et al. Comparative effectiveness of upfront treatment strategies in elderly women with ovarian cancer. *Cancer* 2014;120(8):1246–1254.

13. Bristow RE, Tomacruz RS, Armstrong DK, Trimble EL, Montz FJ. Survival effect of maximal cytoreductive surgery for advanced ovarian carcinoma during the platinum era: A meta-analysis. *J Clin Oncol* 2002;20:1248–1259.

14. Eisenkop SM, Friedman RI, Wang HJ. Complete cytoreductive surgery is feasible and maximizes survival in patients with advanced epithelial ovarian cancer: A prospective study. *Gynecol Oncol* 1998;69:103–108.

15. Chi DS, Franklin CC, Levine DA et al. Improved optimal cytoreduction rates for stages IIIC and IV epithelial ovarian, fallopian tube, and primary peritoneal cancer: A change in surgical approach. *Gynecol Oncol* 2004;94:650–654.

16. Aletti GD, Dowdy SC, Gostout BS et al. Aggressive surgical effort and improved survival in advanced-stage ovarian cancer. *Obstet Gynecol* 2006;107:77–85.

17. Chi DS, Eisenhauer EL, Lang J et al. What is the optimal goal of primary cytoreductive surgery for bulky stage IIIC epithelial ovarian carcinoma (EOC)? *Gynecol Oncol* 2006;103:559–564.

18. Winters WE III, Maxell GL, Tian C et al. Prognostic factors for stage III epithelial ovarian cancer: A gynecologic oncology group study. *J Clin Oncol* 2007;25:3621–3627.

19. Du Bois A, Reuss A, Pujade-Lauraine E et al. Role of surgical outcome as prognostic factor in advanced epithelial ovarian cancer: A combined exploratory analysis of 3 prospectively randomized phase 3 multicenter trials: By the Arbeitsgemeinschaft Gynaekologische Studiengruppe Ovarialkarzinom (AGO-OVAR) and the Groupe d'Investigateurs Nationaux Pour les Etudes des Cancers de l'Ovaire (GINECO). *Cancer* 2009;115(6):1234–1244.

20. Peiretti M, Zanagnolo V, Aletti GD et al. Role of maximal primary cytoreductive surgery in patients with advanced epithelial ovarian and tubal cancer: Surgical and oncological outcomes. Single institution experience. *Gynecol Oncol* 2010;119(2):259–264.

21. Crawford SC, Vasey PA, Paul J et al. Does aggressive surgery only benefit patients with less advanced ovarian cancer? Results from and international comparison within the SCOTROC-1 trial. *J Clin Oncol* 2005;23:8802–8811.

22. Hoskins WJ, Bundy BN, Thigpen JT et al. The influence of cytoreductive surgery on recurrence-free interval and survival in small-volume stage III epithelial ovarian cancer: A gynecologic oncology group study. *Gynecol Oncol* 1992;47:159–166.

23. Vergote I, Tropé CG, Amant F et al. Neoadjuvant chemotherapy or primary surgery in stage IIIC or IV ovarian cancer. *N Engl J Med* 2010;363(10):943–953.

24. Coleman RL, Spirtos NM, Enserro D et al. Secondary surgical cytoreduction for recurrent ovarian cancer. *N Engl J Med* 2019;381(20):1929–1939. Doi: 10.1056/NEJMoa1902626.

25. Du Bois A, Sehouli J, Vergote I et al. Randomized phase III study to evaluate the impact of secondary cytoreductive surgery in recurrent ovarian cancer: Final analysis of AGO DESKTOP III/ENGOT-ov20. *J Clin Oncol* 2020;38(15_Suppl):6000.

26. Ries LAG. Ovarian cancer: Survival and treatment differences by age. *Cancer* 1993;71:524–529.

27. Wright JD, Lewin SN, Deutsch I, Burke WM, Sun X, Neugut AI, Herzog TJ, Hershman DL. Defining the limits of radical cytoreductive surgery for ovarian cancer. *Gynecol Oncol* 2011;123(3):467–473.

28. Aletti GD, Dowdy SC, Podratz KC, Cliby WA. Relationship among surgical complexity, short-term morbidity, and overall survival in primary surgery for advanced ovarian cancer. *Am J Obstet Gynecol* 2007;197(6):676.

29. Charlson ME, Pompei P, Ales KL, MacKenzie CR. A new method of classifying prognostic comorbidity in longitudinal studies: Development and validation. *J Chronic Dis* 1987;40(5):373–383.

30. Grann AF, Thomsen RW, Jacobsen JB et al. Comorbidity and survival of Danish ovarian cancer patients from 2000–2011: A population-based cohort study. *Clin Epidemiol* 2013;5(Suppl 1):57–63.

31. Goff B. Symptoms associated with ovarian cancer. *Clin Obstet Gynecol* 2012;55(1):36–42.

32. Juretzka MM, Abu-Rustum NR, Sonoda Y et al. The impact of video-assisted thoracic surgery (VATS) in patients with suspected advanced ovarian malignancies and pleural effusions. *Gynecol Oncol* 2007;104:670–674.

33. Li AJ, Madden AC, Cass I et al. The prognostic significance of thrombocytosis in epithelial ovarian cancer. *Gynecol Oncol* 2004;92:211–214.

34. Menczer J, Schejter E, Geva D et al. Ovarian carcinoma associated thrombocytosis. Correlation with prognostic factors and with survival. *Eur J Gynaecol Oncol* 1998;19:82–84.

35. Geomini P, Kruitwagen R, Bremer GL, Cnossen J, Mol BWJ. The accuracy of risk scores in predicting ovarian malignancy—A systematic review. *Obstet Gynecol* 2009;113:384–394.

36. Froyman W, Timmerman D. Methods of assessing ovarian masses: International ovarian tumor analysis approach. Obstet *Gynecol Clin North Am.* 2019;46(4):625–641. Doi: 10.1016/j.ogc.2019.07.003.

37. Dearking AC, Aletti GD, McGree ME, Weaver AL, Sommerfield MK, Cliby WA. How relevant are ACOG and SGO guidelines for referral of adnexal mass? *Obstet Gynecol* 2007;110:841–848.

38. Timmerman D, Van Calster B, Vergote I, Van Hoorde K, Van Gorp T, Valentin L, Bourne T. Performance of the American College of Obstetricians and Gynecologists' ovarian tumor referral guidelines with a multivariate index assay. *Obstet Gynecol* 2011;118:1179–1181.

39. Moore RG, Jabre-Raughley M, Brown AK, Robison KM, Miller MC, Allard WJ, Kurman RJ, Bast RC, Skates SJ. Comparison of a novel multiple marker assay vs the Risk of Malignancy Index for the prediction of epithelial ovarian cancer in patients with a pelvic mass. *Am J Obstet Gynecol* 2010;203:228.e1–228.6.

40. Qayyum A, Coakley FV, Westphalen AC, Hricak H, Okuno WT, Powell B. Role of CT and MR imaging in predicting optimal cytoreduction of newly diagnosed primary epithelial ovarian cancer. *Gynecol Oncol* 2005;96(2):301–306.

41. Bristow RE, Duska LR, Lambrou NC et al. A model for predicting surgical outcome in patients with advanced ovarian carcinoma using computed tomography. *Cancer* 2000;89(7):1532–1540.

42. Dowdy SC, Mullany SA, Brandt KR, Huppert BJ, Cliby WA. The utility of computed tomography scans in predicting suboptimal cytoreductive surgery in women with advanced ovarian carcinoma. Cancer 2004;101(2):346–352.

43. Memarzadeh S, Lee SB, Berek JS, Farias-Eisner R. CA125 levels are a weak predictor of optimal cytoreductive surgery in patients with advanced epithelial ovarian cancer. *Int J Gynecol Cancer* 2003;13(2):120–124.

44. Chi DS, Venkatraman ES, Masson V, Hoskins WJ. The ability of preoperative serum CA-125 to predict optimal primary tumor cytoreduction in stage III epithelial ovarian carcinoma Gynecol Oncol 2000;77(2): 227–231.

45. Berchuck A, Iversen ES, Lancaster JM et al. Prediction of optimal versus suboptimal cytoreduction of advanced-stage serous ovarian cancer with the use of microarrays. *Am J Obstet Gynecol* 2004;190(4):910–925.

46. Axtell AE, Lee MH, Bristow RE et al. Multi-institutional reciprocal validation study of computed tomography predictors of suboptimal primary cytoreduction in patients with advanced ovarian cancer. *J Clin Oncol* 2007;25:384–389.

47. Risum S, Hogdall C, Loft A, Berthelsen AK, Hogdall E, Nedergaard L, Lundvall L, Engelholm SA. Prediction of suboptimal primary cytoreduction in primary ovarian cancer with combined positron emission tomography/computed tomography—A prospective study. *Gynecol Oncol* 2008;108(2):265–270.

48. Glaser G, Torres M, Kim B, Aletti G, Weaver A, Mariani A, Hartmann L, Cliby W. The use of CT findings to predict extent of tumor at primary surgery for ovarian cancer. *Gynecol Oncol* 2013;130(2):280–283.

49. Michielsen K, Vergote I, Op de Beeck K et al. Whole-body MRI with diffusion-weighted sequence for staging of patients with suspected ovarian cancer: A clinical feasibility study in comparison to CT and FDG-PET/CT. *Eur Radiol* 2014;24(4):889–901.

50. Michielsen K, Dresen R, Vanslembrouck R et al. Diagnostic value of whole body diffusion-weighted MRI compared to computed tomography for pre-operative assessment of patients suspected for ovarian cancer. *Eur J Cancer* 2017;83:88–98. Doi: 10.1016/j.ejca.2017.06.010.

51. Rizzo S, De Piano F, Buscarino V et al. Pre-operative evaluation of epithelial ovarian cancer patients: Role of whole body diffusion weighted imaging MR and CT scans in the selection of patients suitable for primary debulking surgery. A single-centre study. *Eur J Radiol* 2020;123:108786. Doi: 10.1016/j.ejrad.2019.108786.

52. Winter WE III, Maxell GL, Tian C et al. Tumor residual after surgical cytoreduction in prediction of clinical outcome in stage IV epithelial ovarian cancer: A gynecologic oncology group study. *J Clin Oncol* 2008;26:83–89.

53. Wimberger P, Wehling M, Lehmann N et al. Influence of residual tumor on outcome in ovarian cancer patients with FIGO stage IV disease: An exploratory analysis of the AGO-OVAR (Arbeitsgemeinschaft Gynaekologische Onkologie Ovarian Cancer Study Group). *Ann Surg Oncol* 2010;17(6):1642.

54. Diaz JP, Abu-Rustum NR, Sonoda Y et al. Video-assisted thoracic surgery (VATS) evaluation of pleural effusions in patients with newly diagnosed advanced ovarian carcinoma can influence the primary management choice for these patients. *Gynecol Oncol* 2010;116(3):483–488.

55. Rauh-Hain JA, Rodriguez N, Growdon WB et al. Primary debulking surgery versus neoadjuvant chemotherapy in stage IV ovarian cancer. *Ann Surg Oncol* 2012;19(3):959–965.

56. Wolters U, Wolf T, Stutzer H, Schroder T. ASA classification and perioperative variables as predictors of postoperative outcome. *Br J Anaesth* 1996;77:217–222.

57. Giannice R, Foti E, Poerio A, Marana E, Mancuso S, Scambia G. Perioperative morbidity and mortality in elderly gynecological oncological patients (=70 years) by the American Society of Anesthesiologists physical status classes. *Ann Surg Oncol* 2004;11(2):219–225.

58. Aletti GD, Santillan A, Eisenhauer EL, Hu J, Aletti G, Podratz KC, Bristow RE, Chi DS, Cliby WA. A new frontier for quality of care in gynecologic oncology surgery: Multi-institutional assessment of short-term outcomes for ovarian cancer using a risk-adjusted model. *Gynecol Oncol* 2007;107:99–106.

59. Kondalsamy-Chennakesavan S, Bouman C, De Jong S et al. Clinical audit in gynecological cancer surgery: Development of a risk scoring system to predict adverse events. *Gynecol Oncol* 2009;115(3):329–333.

60. Gerestein CG, Nieuwenhuyzen-de Boer GM et al. Prediction of 30-day morbidity after primary cytoreductive surgery for advanced stage ovarian cancer. *Eur J Cancer* 2010;46(1):102–109.

61. Classen DC, Evans RS, Pestotnik SL et al. The timing of prophylactic administration of antibiotics and the risk of surgical-wound infection. *N Engl J Med* 1992;326:281–286.

62. Mangram AJ, Horan TC, Pearson ML et al. Guideline for prevention of surgical site infection, 1999: Hospital Infection Control Practices Advisory Committee. *Infect Control Hosp Epidemiol* 1999;20:250–278.

63. Clarke-Pearson DL, Olt G. Thromboembolism in patients with gyn tumors: Risk factors, natural history, and prophylaxis. *Oncology* 1989;3:39–45.

64. Levitan N, Dowlati A, Remick SC et al. Rates of initial and recurrent thromboembolic disease among patients with malignancy versus those without malignancy. Risk analysis using Medicare claims data. *Medicine* 1999;78(5):285–291.

65. Wagner BE, Langstraat CL, McGree ME, Weaver AL, Sarangi S, Mokri B, Dowdy SC, Cliby WA, Kumar A, Bakkum-Gamez JN. Beyond prophylaxis: Extended risk of venous thromboembolism following primary debulking surgery for ovarian cancer. *Gynecol Oncol* 2019;152(2):286–292. Doi: 10.1016/j.ygyno.2018.11.021.

66. Gould MK, Garcia DA, Wren SM, Karanicolas PJ, Arcelus JI, Heit JA, Samama CM. Prevention of VTE in nonorthopedic surgical patients: Antithrombotic Therapy and Prevention of Thrombosis, 9th ed: American College of Chest Physicians Evidence-Based Clinical Practice Guidelines. *Chest* 2012;141(2 Suppl):e227S–e277S. Doi: 10.1378/chest.11–2297.

67. Bergqvist D, Agnelli G, Cohen A et al. Duration of prophylaxis against venous thromboembolism with enoxaparin after surgery for cancer. *N Engl J Med* 2002;346(13):975–980.

68. Clarke-Pearson DL, DeLong E, Synan IS et al. A controlled trial of two low-dose heparin regimens for the prevention of post-operative deep vein thrombosis. *Obstet Gynecol* 1990;75:684–689.

69. Maxwell GL, Synan I, Dodge R, Carroll B, Clarke-Pearson DL. Pneumatic compression versus low molecular weight heparin in gynecologic oncology: A randomized trial. *Obstet Gynecol* 2001;98(6):989–995.

70. Einstein MH, Kusher DM, Connor JP et al. A protocol of dual prophylaxis for thromboembolism prevention in gynecologic cancer patients. *Obstet Gynecol* 2008;112(5):1091–1097.

71. Silver JK, Baima J. Cancer prehabilitation: An opportunity to decrease treatment-related morbidity, increase cancer treatment options, and improve physical and psychological health outcomes. *Am J Phys Med Rehabil* 2013;92(8):715–727. Doi: 10.1097/PHM.0b013e31829b4afe.

72. Scheede-Bergdahl C, Minnella EM, Carli F. Multi-modal prehabilitation: Addressing the why, when, what, how, who and where next? *Anaesthesia* 2019;74(Suppl 1):20–26. Doi: 10.1111/anae.14505.

73. Schneider S, Armbrust R, Spies C, du Bois A, Sehouli J. Prehabilitation programs and ERAS protocols in gynecological oncology: A comprehensive review. *Arch Gynecol Obstet* 2020;301(2):315–326. Doi: 10.1007/s00404-019-05321-7.

74. Nelson G, Bakkum-Gamez J, Kalogera E et al. Guidelines for perioperative care in gynecologic/oncology: Enhanced Recovery After Surgery (ERAS) Society recommendations-2019 update. *Int J Gynecol Cancer* 2019;29(4):651–668. Doi: 10.1136/ijgc–2019–000356.

75. Bellomo R. Fluid resuscitation: Colloids versus crystalloids. *Blood Purif* 2002;20:239–242.

76. Choi PT, Yip G, Quinonez LG, Cook DJ. Crystalloids versus colloids in fluid resuscitation: A systematic review. *Crit Care Med* 1999;27:200–210.

77. Boldt J. Volume therapy in cardiac surgery: Are Americans different from Europeans? J Cardiothorac Vasc Anesth 2006;20:98–105.

78. Holte K, Sharrock NE, Kehlet H. Pathophysiology and clinical implications of perioperative fluid excess. *Br J Anaesth* 2002;89:622–632.

79. Holte K, Kehlet H. Compensatory fluid administration for preoperative dehydration: Does it improve outcome? *Acta Anaesthesiol Scand* 2002;46:1089–1093.

80. Nisanevich V, Felsenstein I, Almogy G, Weissman C, Einav S, Matot I. Effect of intraoperative fluid management on outcome after intraabdominal surgery. *Anesthesiology* 2005;103:25–32.

81. Wiedemann HP, Wheeler AP, Bernard GR, Thompson BT, Hayden D, deBoisblanc B, Connors AF Jr, Hite RD, Harabin AL. Comparison of two fluid management strategies in acute lung injury. *N Engl J Med* 2006;354:2564–2575.

82. Jacob M, Chappell D, Rehm M. Clinical update: Perioperative fluid management. *Lancet* 2007;369:1984–1986.

83. Lowell JA, Schifferdecker C, Driscoll DF, Benotti PN, Bistrian BR. Postoperative fluid overload: Not a benign problem. *Crit Care Med* 1990;18:728–733.

84. Cheng AT, Plank LD, Hill GL. Prolonged overexpansion of extracellular water in elderly patients with sepsis. *Arch Surg* 1998;133:745–751.

85. Drummer C, Heer M, Baisch F, Blomqvist CG, Lang RE, Maass H, Gerzer R: Diuresis and natriuresis following isotonic saline infusion in healthy young volunteers before, during, and after HDT. *Acta Physiol Scand Suppl* 1992;604:101–111.

86. Drummer C, Gerzer R, Heer M, Molz B, Bie P, Schlossberger M, Stadaeger C, Rocker L, Strollo F, Heyduck B. Effects of an acute saline infusion on fluid and electrolyte metabolism in humans. *Am J Physiol* 1992;262:F744–F754.

87. Kalogera E, Bakkum-Gamez JN, Jankowski CJ et al. Enhanced recovery in gynecologic surgery. *Obstet Gynecol* 2013;122:319–328.

88. Chappell D, Jacob M, Hofmann-Kiefer K, Conzen P, Rehm M. A rational approach to perioperative fluid management. *Anesthesiology* 2008;109(4):723–740.

89. Van Regenmortel N, Jorens PG, Malbrain M. Fluid management before, during and after elective surgery. *Curr Opin Crit Care* 2014;20(4):390–395.

90. Guenaga KK, Matos D, Wille-Jørgensen P. Mechanical bowel preparation for elective colorectal surgery. Cochrane Database *Syst Rev* 2009;(1):CD001544.

91. Eskicioglu C, Forbes SS, Fenech DS, McLeod RS; Best practice in general surgery committee. Preoperative bowel preparation for patients undergoing elective colorectal surgery: A clinical practice guideline endorsed by the Canadian society of colon and rectal surgeons. *Can J Surg* 2010;53(6):385–395. Review.

92. Gadducci A, Cosio S, Spirito N, Gennazzani AR. The perioperative management of patients with gynaecological cancer undergoing major surgery: A debated clinical challenge. *Crit Rev Oncol Hematol* 2010;73(2):126–140.

93. Thiele RH, Raghunathan K, Brudney CS et al.; Perioperative Quality Initiative (POQI) I Workgroup. American Society for Enhanced Recovery (ASER) and Perioperative Quality Initiative (POQI) joint consensus statement on perioperative fluid management within an enhanced recovery pathway for colorectal surgery. *Perioper Med (Lond)* 2016;5:24. Doi: 10.1186/s13741-016-0049-9. Erratum in: *Perioper Med (Lond)*. 2018;7:5.

94. Xiong J, Kurz A, Sessler DI et al. Isoflurane produces marked and nonlinear decreases in the vasoconstriction and shivering thresholds. *Anesthesiology* 1996;85:240–245.

95. Kurz A, Sessler DI, Lenhardt R. Perioperative normothermia to reduce the incidence of surgical-wound infection and shorten hospitalization. Study of Wound Infection And Temperature Group. *N Engl J Med* 1996;334:1209–1215.

96. Schmied H, Kurz A, Sessler DI, Kozek S, Reiter A. Mild hypothermia increases blood loss and transfusion requirements during total hip arthroplasty. *Lancet* 1996;347:289–292.

97. Frank SM, Fleisher LA, Breslow MJ et al. Perioperative maintenance of normothermia reduces the incidence of morbid cardiac events. A randomized clinical trial. *JAMA* 1997;277:1127–1134.

98. Moslemi-Kebria M, El-Nashar SA, Aletti GD, Cliby WA. Intraoperative hypothermia during cytoreductive surgery for ovarian cancer and perioperative morbidity. *Obstet Gynecol* 2012;119(3):590–596.

99. Berríos-Torres SI, Umscheid CA, Bratzler DW et al.; Healthcare Infection Control Practices Advisory Committee. Centers for Disease Control and Prevention Guideline for the Prevention of Surgical Site Infection, 2017. *JAMA Surg* 2017;152(8):784–791. Doi: 10.1001/jamasurg.2017.0904. https://www.scopus.com/inward/record.uri?eid=2-s2.0-85019731610&doi=10.1001%2fjamasurg.2017.0904&partnerID=40&md5=aa58e5c78d028c85c8ad939d68c6c417

100. Kumar A, Martin DP, Dhanorker SR, Brandt SR, Schroeder DR, Hanson AC, Cima RR, Dowdy SC. Improving the rate of surgical normothermia in gynecologic surgery. *Gynecol Oncol* 2019;154(3):590–594. Doi: 10.1016/j.ygyno.2019.06.027.

101. Wallace SK, Halverson JW, Jankowski CJ et al. Optimizing blood transfusion practices through bundled intervention implementation in patients with gynecologic cancer undergoing laparotomy. *Obstet Gynecol* 2018;131(5):891–898. Doi: 10.1097/AOG.0000000000002463.

102. Warner LL, Dowdy SC, Martin JR, Lemens MA, McGree ME, Weaver AL, Podratz KC, Bakkum-Gamez JN. The impact of perioperative packed red blood cell transfusion on survival in epithelial ovarian cancer. *Int J Gynecol Cancer* 2013;23(9):1612–1619. Doi: 10.1097/01.IGC.0000436089.03581.6b.

103. Ferraris VA, Brown JR, Despotis GJ et al. Update to the society of thoracic surgeons and the society of cardiovascular anesthesiologists blood conservation clinical practice guidelines. *Ann Thorac Surg* 2011;91:944–982.

104. Callum JL, Waters JH, Shaz BH, Sloan SR, Murphy MF. The AABB recommendations for the Choosing Wisely campaign of the American Board of Internal Medicine. *Transfusion* 2014;54(9):2344–2352. Doi: 10.1111/trf.12802.

105. Narasimhulu DM, Bews KA, Hanson KT, Chang YH, Dowdy SC, Cliby WA. Using evidence to direct quality improvement efforts: Defining the highest impact complications after complex cytoreductive surgery for ovarian cancer. *Gynecol Oncol* 2020;156(2):278–283. Doi: 10.1016/j.ygyno.2019.11.007.

106. Clayton RD, Obermair A, Hammond IG, Leung YC, McCartney AJ. The Western Australian experience of the use of en bloc resection of ovarian cancer with concomitant rectosigmoid colectomy. *Gynecol Oncol* 2002;84:53–57.

107. Mourton SM, Temple LK, Abu-Rustum NR et al. Morbidity of rectosigmoid resection and primary anastomosis in patients undergoing primary cytoreductive surgery for advanced epithelial ovarian cancer. *Gynecol Oncol* 2005;99:608–614.

108. Obermair A, Hagenauer S, Tamandl D et al. Safety and efficacy of low anterior en bloc resection as part of cytoreductive surgery for patients with ovarian cancer. *Gynecol Oncol* 2001;83:115–120.

109. Richardson DL, Mariani A, Cliby WA. Risk factors for anastomotic leak after recto-sigmoid resection for ovarian cancer. *Gynecol Oncol* 2006;103:667–672.

110. Fielding LP, Stewart-Brown S, Blesovsky L, Kearney G. Anastomotic integrity after operations for large-bowel cancer: A multicentre study. *Br Med J* 1980;281:411–414.

111. Karanjia ND, Corder AP, Bearn P, Heald RJ. Leakage from stapled low anastomosis after total mesorectal excision for carcinoma of the rectum. *Br J Surg* 1994;81:1224–1226.

112. Pakkastie TE, Luukkonen PE, Jarvinen HJ. Anastomotic leakage after anterior resection of the rectum. *Eur J Surg* 1994;160:293–297.

113. Antonsen HK, Kronborg O. Early complications after low anterior resection for rectal cancer using the EEA stapling device. A prospective trial. *Dis Colon Rectum* 1987;30:579–583.

114. Graf W, Glimelius B, Bergstrom R, Pahlman L. Complications after double and single stapling in rectal surgery. *Eur J Surg* 1991;157:543–547.

115. Laxamana A, Solomon MJ, Cohen Z, Feinberg SM, Stern HS, McLeod RS. Long-term results of anterior resection using the double-stapling technique. *Dis Colon Rectum* 1995;38:1246–1250.

116. Sorensen LT, Jorgensen T, Kirkeby LT, Skovdal J, Vennits B, Wille-Jorgensen P. Smoking and alcohol abuse are major risk factors for anastomotic leakage in colorectal surgery. *Br J Surg* 1999;86:927–931.

117. Choi HK, Law WL, Ho JW. Leakage after resection and intraperitoneal anastomosis for colorectal malignancy: Analysis of risk factors. *Dis Colon Rectum* 2006;49:1719–1725.

118. Konishi T, Watanabe T, Kishimoto J, Nagawa H. Risk factors for anastomotic leakage after surgery for colorectal cancer: Results of prospective surveillance. *J Am Coll Surg* 2006;202:439–444.

119. Rullier E, Laurent C, Garrelon JL, Michel P, Saric J, Parneix M. Risk factors for anastomotic leakage after resection of rectal cancer. *Br J Surg* 1998;85:355–358.

120. Alves A, Panis Y, Trancart D, Regimbeau JM, Pocard M, Valleur P. Factors associated with clinically significant anastomotic leakage after large bowel resection: Multivariate analysis of 707 patients. *World J Surg* 2002;26:499–502.

121. Makela JT, Kiviniemi H, Laitinen S. Risk factors for anastomotic leakage after left-sided colorectal resection with rectal anasto-

mosis. *Dis Colon Rectum* 2003;46:653–660.

122. Golub R, Golub RW, Cantu Jr R, Stein HD. A multivariate analysis of factors contributing to leakage of intestinal anastomoses. *J Am Coll Surg* 1997;184:364–372.

123. Heinzerling JH, Huerta S. Bowel perforation from bevacizumab for the treatment of metastatic colon cancer: Incidence, etiology, and management. *Curr Surg* 2006;63:334–337.

124. Saif MW, Elfiky A, Salem RR. Gastrointestinal perforation due to bevacizumab in colorectal cancer. *Ann Surg Oncol* 2007;14:1860–1869.

125. Vignali A, Fazio VW, Lavery IC et al. Factors associated with the occurrence of leaks in stapled rectal anastomoses: A review of 1014 patients. *J Am Coll Surg* 1997;185:105–113.

126. Kalogera E, Dowdy SC, Mariani A et al. Multiple large bowel resections: Potential risk factor for anastomotic leak. *Gynecol Oncol* 2013;130(1):213–218.

127. Hatch KD, Gelder MS, Soong SJ, Baker VV, Shingleton HM. Pelvic exenteration with low rectal anastomosis: Survival, complications, and prognostic factors. *Gynecol Oncol* 1990; 38:462–467.

128. Jurado M, Alcazar JL, Baixauli J, Hernandez-Lizoain JL. Low colorectal anastomosis after pelvic exenteration for gynecologic malignancies: Risk factors analysis for leakage. *Int J Gynecol Cancer* 2011;21:397–402.

129. Mirhashemi R, Averette HE, Estape R et al. Low colorectal anastomosis after radical pelvic surgery: A risk factor analysis. *Am J Obstet Gynecol* 2000;183:1375–1379.

130. Moutardier V, Houvenaeghel G, Lelong B, Mokart D, Delpero JR. Colorectal function preservation in posterior and total supralevator exenteration for gynecologic malignancies: An 89-patient series. *Gynecol Oncol* 2003;89:155–159.

131. Kalogera E, Nitschmann CC, Dowdy SC, Cliby WA, Langstraat CL. A prospective algorithm to reduce anastomotic leaks after rectosigmoid resection for gynecologic malignancies. *Gynecol Oncol* 2017;144(2):343–347. Doi: 10.1016/j.ygyno.2016.11.032.

132. Chen LM, Leuchter RS, Lagasse LD et al. Splenectomy and surgical cytoreduction for ovarian cancer. *Gynecol Oncol* 2000;77:362–368.

133. Kehoe SM, Eisenhauer EL, Chi DS. Upper abdominal surgical procedures: Liver mobilization and diaphragm peritonectomy resection, splenectomy, and distal pancreatectomy. *Gynecol Oncol* 2008;111:S51–S55.

134. Leblanc E, Narducci F, Boulanger L et al. Upper abdomen cytoreduction in advanced ovarian carcinoma: Techniques and results. *Bull Cancer* 2009;96:1199–1205.

135. Nicklin JL, Copeland LJ, O'Toole RV et al. Splenectomy as part of cytoreductive surgery for ovarian carcinoma. *Gynecol Oncol* 1995;58:244–247.

136. Magtibay PM, Adams PB, Silverman MB et al. Splenectomy as part of cytoreductive surgery in ovarian cancer. *Gynecol Oncol* 2006;102:369–374.

137. Zapardiel I, Peiretti M, Zanagnolo V et al. Splenectomy as part of primary cytoreductive surgery for advanced ovarian cancer. A retrospective cohort study. *Int J Gynecol Cancer* 2012;22:968–973.

138. Cliby W, Aletti G. Surgical management of diaphragm disease in ovarian cancer. *Oper Tech Gen Surg* 2007;9(2):61–69.

139. Eisenhauer EL, D'Angelica MI, Abu-Rustum NR et al. Incidence and management of pleural effusions after diaphragm peritonectomy or resection for advanced mullerian cancer. *Gynecol Oncol* 2006;103:871–877.

140. Cliby W, Dowdy S, Feitoza SS, Gostout BS, Podratz KC. Diaphragm resection for ovarian cancer: Technique and short-term complications. *Gynecol Oncol* 2004;94:655–660.

141. Dowdy SC, Loewen RT, Aletti G, Feitoza SS, Cliby W. Assessment of outcomes and morbidity following diaphragmatic peritonectomy for women with ovarian carcinoma. *Gynecol Oncol* 2008;109:303–307.

142. Zapardiel I, Peiretti M, Zanagnolo V et al. Diaphragmatic surgery during primary cytoreduction for advanced ovarian cancer: Peritoneal stripping versus diaphragmatic resection. *Int J Gynecol Cancer* 2011;21:1698–1703.

143. Chereau E, Rouzier R, Gouy S et al. Morbidity of diaphragmatic surgery for advanced ovarian cancer: Retrospective study of 148 cases. *Eur J Surg Oncol* 2011;37:175–180.

144. Sandadi S, Long K, Andikyan V et al. Postoperative outcomes among patients undergoing thoracostomy tube placement at time of diaphragm peritonectomy or resection during primary cytoreductive surgery for ovarian cancer. *Gynecol Oncol* 2014;132:299–302.

145. Soubeyran P, Fonck M, Blanc-Bisson C et al. Predictors of early death risk in older patient treated with first-line chemotherapy for cancer. *J Clin Oncol* 2012;30(15):1829–1834.

4. 手术器械、牵开器、电器械操作技巧、手术步骤及内容

Simon Butler-Manuel, Mario M. Leitao, and Yukio Sonoda

前　言

新诊断的卵巢癌患者常伴有广泛的腹膜受侵。Griffiths 是第一位证实了减瘤术对于晚期卵巢癌患者有潜在益处的人。他最初的研究表明，通过减瘤术使残留病灶小于 1.5cm 可以显著提高患者的生存率[1]。最大限度的肿瘤细胞减灭术是治疗晚期卵巢上皮性癌、输卵管癌和腹膜癌的传统方法，目的是切除所有肉眼可见的病灶。这就引出了目前关于满意的肿瘤细胞减灭术的定义，即残留病灶最大直径不大于 1cm[2]。然而，对于满意肿瘤细胞减灭术的概念是存在争议的，大量的文献表明，将肉眼可见的病灶完全切除与预后密切相关[3-4]。

2006 年，Chi 等报道了 465 例国际妇产科联盟（International Federation of Gynecology and Obstetrics, FIGO）分期ⅢC 期卵巢上皮性癌患者在同一机构接受手术治疗的结果[3]。为了队列均衡，作者排除了仅有淋巴结转移的ⅢC 期卵巢癌、输卵管癌、原发性腹膜癌和交界性肿瘤的病例。多变量分析表明，残留病灶的大小是重要的预后因素。根据残留病灶的大小分为以下 5 类：0cm、≤0.5cm、>0.5～<1.0cm、≥1～<2cm、≥2cm。这些分类的统计学分析显示，无残留病灶、残留病灶达 1cm 和残留病灶>1cm 的患者之间，生存率是存在显著差异的。无残留病灶的患者，中位生存期为 106 个月，因此作者得出结论即切除所有残留病灶是手术的目标。其他的研究也得出了相似的结论，即没有残留病灶的肿瘤细胞减灭术与生存率的提高密切相关[2,5]。

成功的肿瘤细胞减灭术始终与生存获益相关。尽管病灶广泛转移，但大多数患者经过全面的肿瘤细胞减灭术仍然可以达到成功减瘤的目的。本章将回顾一些卵巢癌手术中使用的手术器械，许多情况下，直接消融术在减瘤术中的使用，对完全切除残留病灶起着重要作用。

牵　开　器

卵巢癌手术大多经腹部中线切口进行，因为肿瘤细胞减灭术涉及盆腔和上腹部。固定的牵开器对于充分暴露视野、患者的绝对安全、减少外科医生疲劳至关重要。现有的固定牵开器类型中，固定臂将牵开环连接到手术台上的牵开器最适合卵巢癌手术。Bookwalter 牵开器是比较标准的，它广泛满足术中各种需求（图 4-1）。牵开器的叶片用叶片夹固定在环上，通过调整叶片的平面位置来暴露术者想要的视野。椭圆形的 Bookwalter 牵开器常用于卵巢癌手术，圆形和铰链环也可以，这取决于所需的手术视野的范围。例如，当在进行上腹部（如膈肌、肝脏、脾脏）手术时显示它的优势，铰接环可以通过增加牵开器叶片的角度来暴露更好的腹侧术区，避免被肋缘遮挡，从而暴露更佳。另一种常用的是 Omni 牵开器（图 4-2）。它有两个可调节的回旋镖形状的臂，并非环状，连接到固定的柱子上。每个臂都可在三维空间中移动，通过可调节的牵开片来调整暴露更精准的视野。Omni 牵开器在对肥胖患者进行手术时特别有优势，侧向牵开程度不受牵开环宽度的限制（例

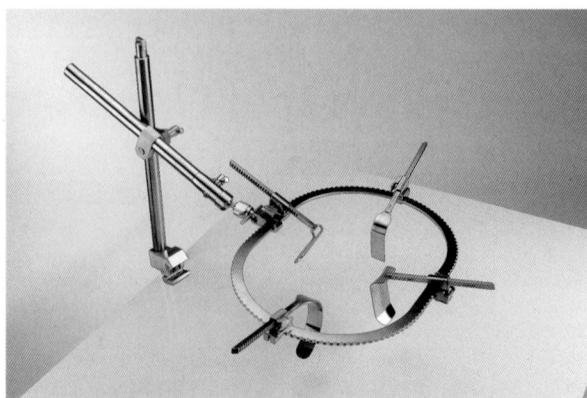

图 4-1　Bookwalter 自固定牵开器

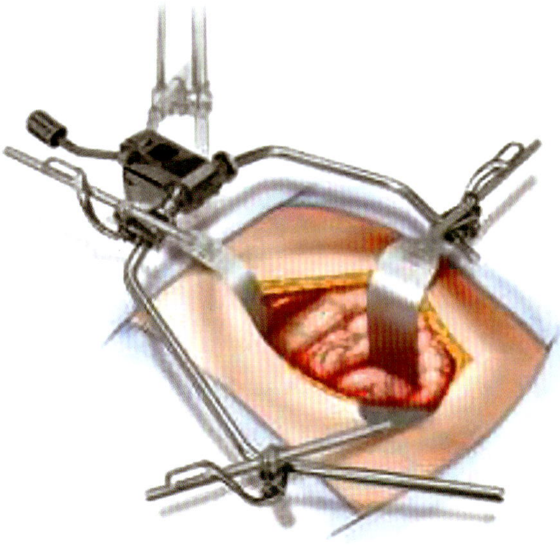

图 4-2　Omni 牵开器

如 Bookwalter)。非固定式的腹壁固定牵开器，如
Balfour 和 O'Connor-O'Sullivan，也可以使用，但它
们的暴露范围有限，不如固定式牵开器稳定，它们
只能通过在腹壁切口的两侧施加压力来固定。除
了有限的暴露外，自固定式牵开器因压迫股神经
所致的医源性神经损伤病例多达 15%[6]。虽然像
Omni 和 Bookwalter 这样的牵开器也可能会导致
神经损伤，但抬高腹壁会使该风险降到最低。文
献显示，所有的自固定牵开器，无论是固定的还
是非固定的，都与股神经损伤有关，并没有说哪种
类型的牵开器会更可能造成损伤。无论何种类型
的自固定式牵开器，外科医生在沿腹壁放置牵开
片时必须特别注意，以免压迫腰肌和损伤股神经。

电外科装置和血管闭合器

　　电刀装置(electrosurgical unit, ESU)由发电机
和电极组成，是卵巢癌手术中最常用的设备。使
用射频振荡细胞内离子，将电磁能转化为机械能，
然后转化为热能。ESU 可以配置单极或双极电极。
单极用途广泛，可用于切割、干燥和电灼。在切割
电流下，持续的高频能量流导致热量的快速积累
和细胞内液的蒸发，使局部组织分解，无明显止血
作用，但热辐射最低。相反，凝血模式采用能量较
低的中断电流，使细胞内液缓慢加热，增加流动阻
力，对小血管产生明显的凝血作用。通常组合(或
混合)电流会产生令人满意的效果。一般来说，使
用最低有效功率，避免对周围组织造成过度的热

损伤，切割混合电流范围常规设置为 30～50W。
双极采用双桨设计，传导电流产生组织凝固效果。
双极仅在仪器的两个电极之间传导电流，限制了
电损伤的风险，尤其是在腹腔镜检查中使用时。

　　最近，一组被称为"血管闭合器"的手术器
械，通过同时烧灼组织蒂并用独立的手术刀(例如
Ligasure)或超声聚焦(Harmonic Ace)切割组织蒂，
证明了其临床实用性。这些仪器产生的能量会改
变血管壁和结缔组织中的胶原蛋白，产生永久性密
封，可有效地止血腐蚀血管。血管闭合器适用于腹
腔镜和开放式手术，特别适用于难以操控的血管蒂
区域。在使用这些器械时，必须考虑两个临床问题。
首先，必须知道能够有效闭合血管的最大功率以及
使血管破裂的压力。Ligasure(图 4-3)已在实验室
环境中与 Harmonic Ace 进行了比较，发现 Ligasure
能够在更高的破裂压力下闭合更大的血管(直径为
7mm 和 5mm)。其次，为了尽量减少相邻组织损
伤的风险，必须了解周围能量分布。Ligasure 已被
证实可以在更高的破裂压力下闭合更大的血管，但
与 Ligasure 相比，Harmonic Ace 的侧向热扩散小于
1mm，而 Ligasure 的侧向热扩散可达 6mm[7-8]。

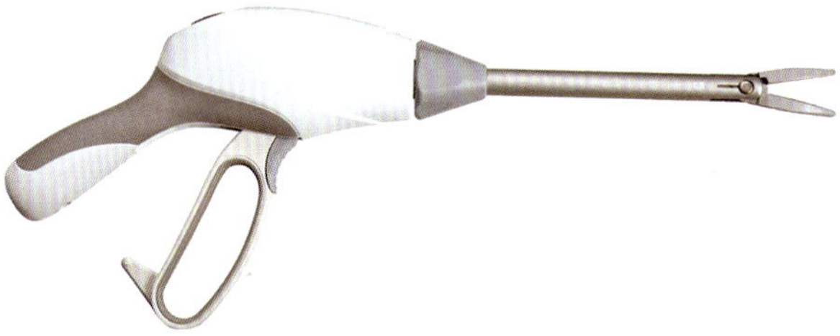

图 4-3　Ligasure 血管封口器

减瘤术中的直接消融术

　　如前所述，减瘤术的目标已经提高到切除所
有肉眼可见的肿瘤病灶(完全切除)。达到这个水
平需要精湛的手术技巧并切除大块的肿瘤转移病
灶。为了实现这些目标，妇科肿瘤学家必须使用
各种手术技术。直接消融术对于腹膜转移灶的治
疗是非常有用的。有常用的以下几种设备。

氩气束凝固器

　　氩气束凝固器(argon beam coagulator, ABC)
电外科消融已成为治疗肿瘤转移病灶和弥漫性肿
瘤种植的有效工具，用于根除那些不适合常规手
术切除的病灶或需要广泛切除的区域病灶，这些

区域的病灶对于疾病的发病率及长期预后至关重要（例如弥漫性小肠肠系膜病灶侵犯）[9]。氩气束凝固器具有止血的优势，在大量失血的手术中已得到证实[10-11]。

1990 年，Brand 及其同事首次描述了氩气束凝固器在卵巢癌手术中的应用[12]。它一直是卵巢癌手术中常用的手术器械，在不增加围手术期并发症的同时，可以显著增加转移性卵巢癌患者实现满意的肿瘤细胞减灭术的可行性[9, 11]。据报道，与氩气束凝固器相关的并发症是空气栓塞导致心脏停搏，但这种并发症罕见[13]。

作 用 机 理

氩气束凝固器（图 4-4）使用一束惰性氩气以非接触定向方式传导单极电流。传输的能量（40～150W），与标准单极电灼相同。只有当钳尖距离目标组织不到 10mm 时，手机中的传感器才会自动启动电流。然后产生弧形隧道并相互连接，在处理过的组织中形成网状网络。电流在组织表面的能量分布比标准电灼法更均匀，它在组织内部以更均匀的模式和深度分布能量。在此过程中，除了组织破坏外，直径达 2～3mm 的血管也会凝固。氩气的流动可以清除手术区域的血液和碎片，从而提高对潜在结构的可见性[12, 14]。

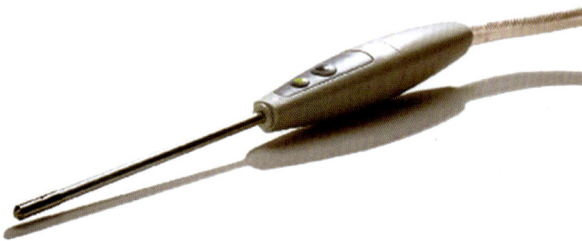

图 4-4   ABC 手柄

组织病理的影响

在实验动物模型中，多种组织类型（小肠、肝脏、脾脏和肾脏）的病理效应已被报道[15-17]。在这些实验模型中有一致的发现，功率设置和相互作用时间都增加了组织损伤的数量。

在犬模型中，对小肠施加 1s40W 的电击会导致 50% 病例损伤到固有肌层[15]。在大多数病例中，3s 时组织损伤扩展到黏膜下层，5s 后所有病例均可见全层损伤。在没有立即死亡的犬中，3s 电击 50% 的相应部位发生迟发性肠穿孔（损伤后 5～7d）。基于这些发现，邻近肠管浆膜层时，应当谨慎使用氩气束凝固器。虽然突发意外破裂可能不会造成任何不良影响，但应谨慎用于浆膜的肿瘤消融。如果不慎使用时间超过 1s，则应检查或切除小肠损伤区域。由于可能会发生迟发性穿孔（术后 7d），因此在术后期间，术者应注意这些潜在的并发症。

Brand 及其同事在卵巢癌手术中使用氩气束凝固器的初步报告中指出，组织损伤的深度固定在 2～3mm[12]。Bristow 和研究人员对使用氩气束凝固治疗后的转移性卵巢癌，经电器械破坏肿瘤的组织病理学效果进行了更详细的评估[14]。1cm^3 的上皮性卵巢癌肿瘤标本，氩气束凝固器对其产生的总破坏深度按深浅层次分为 3 类：组织气化（短暂接触组织表面），碳化，凝固性坏死（最深层）。他们发现，随着氩气束凝固器的功率设置（60、80 和 100W）的增加以及氩气束凝固器与组织之间的相互作用时间（1、3 和 5s）的增加，破坏深度从 1.7mm 增加到 5.5mm。破坏深度的增加主要是由于组织气化区的增加。有趣的是，不管器械的功率和操作间隔时间如何，凝固性坏死 / 碳化痂的比例高度一致（范围为 1～1.3），这表明对于任何厚度的碳化痂（通常在手术时肉眼可见），存在同等或更大程度的潜在凝固性坏死（尽管组织表面大体正常）。

临 床 应 用

当手术的目标是根除所有可见的种植病灶时，了解组织破坏的精确深度具有重要的临床和手术意义。这些信息对于外科医生在尽可能多地保留正常组织的同时，能够最大限度地破坏肿瘤是至关重要的。通常 60～80W 的功率用于消融＜1cm 的种植病灶和肠系膜上的肿瘤结节，而更高功率（100～110W）用于较大的肿瘤结节和位于横膈膜、肝脏和腹膜的疾病。

空腔超声外科吸引器

超声外科吸引器在 20 世纪 60 年代首次应用于白内障超声乳化术[18]，在 20 世纪 70 年代应用于神经系统肿瘤的切除[19]。相关优势包括减少出血、减少组织损伤和提高可视性，已在脾和肠切除术中报道[20-21]。在 20 世纪 80 年代后期，病例报告和小型研究描述了其用于女性生殖道恶性肿瘤。超声外科吸引器设计与标准手术技术联合用于妇科恶性肿瘤手术中,主要是卵巢癌的减瘤术[22-23]。

作 用 机 理

超声外科吸引器由一个带有高频(23 000Hz)超声振动器的手机(图 4-5)组成,振动器通过空化效应破坏组织,还有冲洗吸引系统,它可以清洁手术区域并冷却器械尖端。该仪器通过重复钻击(如手提钻)破坏组织。尖端是中空的,用生理盐水将肿瘤碎片通过机头吸入到机器底部的标本收集器中。空化效应诱导选择性组织碎裂:含水量高的组织(脂肪、肌肉、癌)很容易被破坏,而胶原蛋白和弹性纤维含量高的组织(血管、神经、输尿管、浆膜)较难被破坏。振动的振幅控制着仪器尖端的偏移和组织破坏的深度。肿瘤切除最常用的振幅为 0.7~0.8(210~240m)[24]。与破坏性器械切除病变相比,切除的组织可用于组织学诊断。

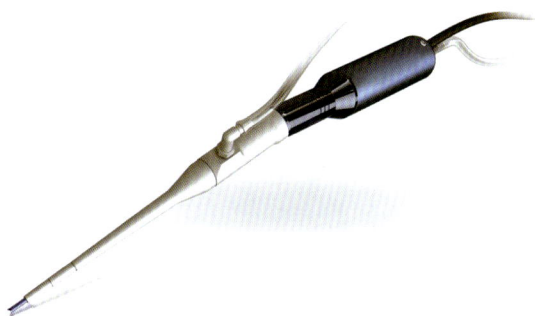

图 4-5　CUSA 手柄

组织病理的影响

Thompson 等[25]比较了空腔超声外科吸引器(cavitron ultrasonic surgical aspirator,CUSA)切除肿瘤与冷刀切除肿瘤的苏木精和伊红染色组织学切片。他们通过光学显微镜发现超声辐射造成了微小的组织变形,但两组的诊断是相同的。此外,两组肿瘤细胞活力和生理指标无显著差异。通过这些发现得出结论:体内空腔超声外科吸引器对肿瘤邻近组织的影响可以忽略不计。这与神经学研究的结果一致,即空腔超声外科吸引器切除肿瘤不会造成神经功能损伤。

临 床 应 用

空腔超声外科吸引器已用于妇科恶性肿瘤的

细胞减灭术,尤其是卵巢癌手术,它几乎是实现肿瘤完全切除有用的辅助手段。在横膈膜、肝表面、大血管、输尿管、肠管和膀胱浆膜的肿瘤病灶切除中已有报道[19,26-27]。似乎与较高的手术并发症发生率无关。空腔超声外科吸引器被批判的一点是辨别解剖和切除肿瘤较为烦琐和耗时[26]。尽管如此,如果可以避免广泛的分离和重建,增加手术时间是合理的[24]。

一些专家对 CUSA 特有并发症的相关性表示担忧。Donovan 等认为延长 CUSA 的使用可能会增加凝血功能障碍的风险[28],尽管在其他研究中没有发现[9,26]。在大量的卵巢癌患者中,手术范围与发生凝血功能障碍相关的可能性更大,而并非是否使用CUSA。

另一个问题是仪器产生的薄雾是否会引起肿瘤的播散种植。超声破坏细胞,结合持续冲洗,导致在手术野上方形成细小液滴[29]。这种薄雾附着在外科口罩上,可以检测到活的癌细胞[30]。然而,这一发现在播散性肿瘤手术中的临床意义(即晚期卵巢癌的减瘤术)是值得怀疑的,可能没有临床意义。

盐水连接表面射频消融

射频消融是一种成熟的表面肿瘤电灼治疗技术。由于接触点的表面碳化,组织破坏的深度控制在几毫米内。碳化使组织表面导电性由好变坏。它还会使阻抗急剧上升,不能导电,从而导致组织破坏受限。

作 用 机 理

盐链表面射频消融采用连续流动的盐水来防止表面碳化。在电导体上不断流动的生理盐水使组织表面温度保持在 100℃以下,因此,不会发生炭化,并且可以实现更深度的组织破坏。

组织病理学影响

盐链表面射频消融的组织效应可分为 3 个区域[31]。上部区域即表面层出现组织苍白。这是由无活力的组织组成,高倍镜检查显示核固缩,缺乏细胞质清晰度,细胞粘连消失。中间区较薄,显示了核固缩到相对正常的核形态的渐变变化。下层由有活力的组织组成。

临 床 应 用

使用盐链表面射频消融凝血（图 4-6）已被用于肝切除[32]和远端胰腺切除术后胰残端闭合[33]。

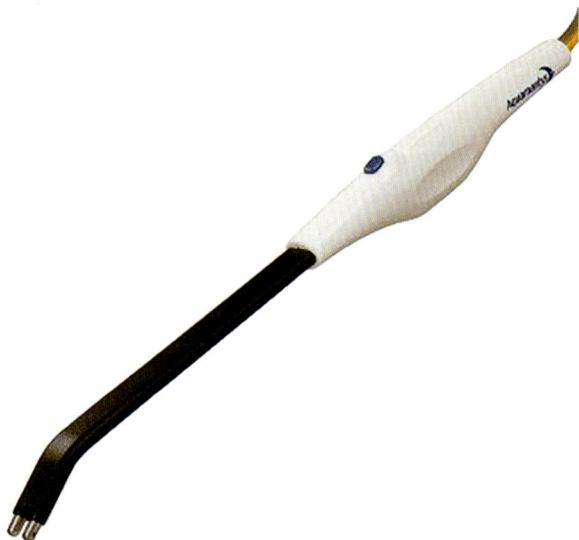

图 4-6　盐链射频凝血器

这种能量形式也被用于肝转移性结直肠癌的表面消融[34]。对肝肿瘤切除术后原位切缘的治疗进行了研究。在动物模型中，肝脏肿瘤行肿瘤切除术，原位灶边缘表面是否切除，通过盐链解剖吻合器来实现[35]。在原位灶边缘的表面使用会产生大量的热辐射，其中 98% 的细胞被破坏。与对照组相比，在盐链解剖吻合器治疗的原位灶边缘没有可见的活肿瘤细胞（深度达5mm）。这些结果有望在卵巢癌肿瘤细胞减灭术中应用。

等离子体手术

纯等离子体能量是一种新的技术，它实现了对肿瘤结节的凝固或消融，并将由此产生的组织损伤降至最低。等离子体使气体通过手柄中施加的小电流产生热氩等离子体的精细射流（图 4-7）。该技术利用中性等离子体能量加热和蒸发软组织和硬组织。PlasmaJet 可以在水或组织液存在的情况下发挥作用，因此对伴有腹水的卵巢癌患者的手术具有吸引力。这种能量装置不需要通过患者传导电流。耗散的动能也有助于在手术和非创伤性解剖中识别和分离组织平面。

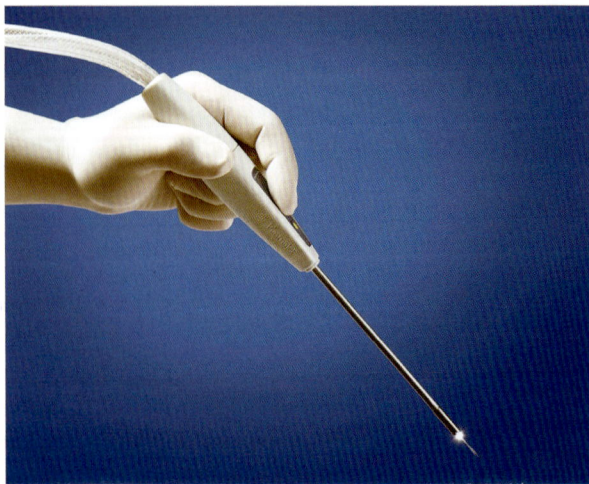

图 4-7　等离子手术手柄

作 用 机 制

低电压电流（30V）仅用于电离氩气形成等离子体，这是一种高能量、不稳定形式的气体。然后在等离子体内产生非常高的温度，但流速非常低。氩等离子体一旦形成，就会迅速失去能量，返回到更稳定的气体中，失去光、热和动能。热能向组织的传递导致了凝固和组织效应，而动能则有助于将流体从射流的接触点吹走，并有助于组织平面的分离。凝固组织的表面温度达到约 100℃，这种高温会导致组织中的液体蒸发。设备本身是水冷的，由于冷却系统和等离子体的快速热损失相结合，设备摸起来永远不会热。当设备被激活时，只有等离子体射流是热的。

组织病理学效应

一项对 96 例卵巢癌样本的回顾表明，等离子体能量可以有效地气化卵巢癌和腹膜癌细胞。更大的功率和组织相互作用时间会导致更多的肿瘤气化，这一发现与 ABC 相似。然而，横向热扩散在所有水平上都保持在最低水平[36]。作者认为这是等离子体能量的一个有吸引力的特征，可能有助于从内脏表面根除肿瘤。随着曝光时间的变化，设备顶端发热最大的地方与目标组织之间的距离，以及设备上功率设置的变化，组织效果也会发生变化。更高的功率和更长的暴露时间将在平坦的组织表面产生更深的空腔，或更多的肿瘤消融。横向热效应通常在 0.2mm 左右，只有在功率设置

>40% 和暴露时间延长时才会显著增加（图 4-8，图 4-9）。

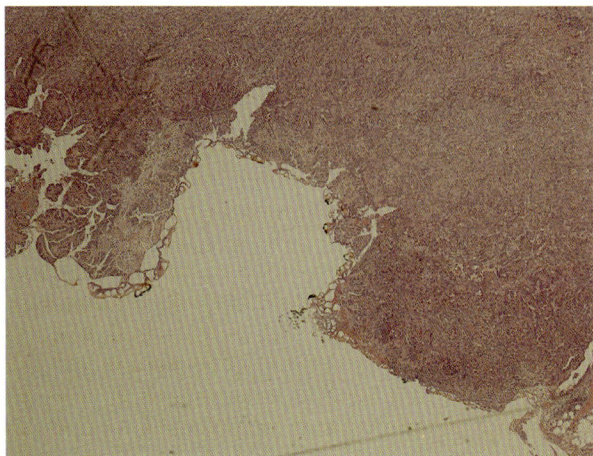

图 4-8　等离子体手术的侧向热效应 1

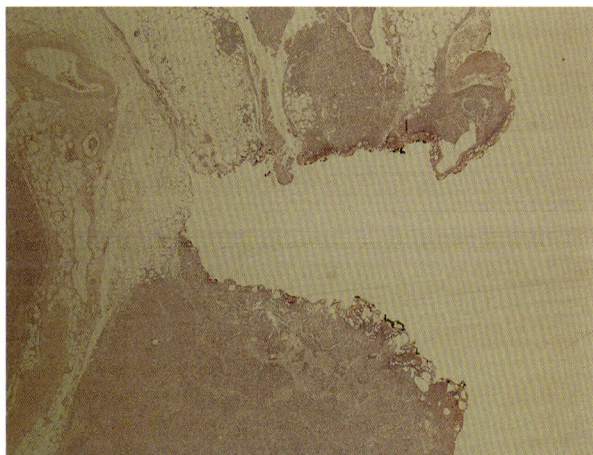

图 4-9　等离子体手术的侧向热效应 2

临 床 应 用

等离子体手术可用于消融或气化小的肿瘤结节，如肠道或其系膜表面，切除肿瘤结节，切除病变的腹膜片，作为创伤性肠道剥离的辅助工具。这在接受新辅助化疗的病例中特别有用，因为在这些病例中，组织纤维化和解剖结构的扭曲是常见的特征，等离子体手术可能有助于进行无创伤的手术剥离，并将无意中的肠切除风险降到最低。

等离子体手术装置有不同的长度，可以用于开放式或腹腔镜手术，因为是机头的尖端起作用。这种 12cm 的手持式等离子手术设备最适合开放性卵巢癌手术，有些人将其用于消融小肠、大肠、肝脏或其他脏器的浆膜和肠系膜上的肿瘤结节，以及那些不易行腹膜剥离的区域。作者倾向设置

相对较低的能量，例如 10%～20% 的超声模式用于消融肠道表面的肿瘤结节，同时可以用于剥离腹膜的病变，或切除肠系膜和其他困难区域的受累淋巴结。较大的结节可以通过锐性切除，然后经等离子气化基底部。等离子对组织的影响是即时性的，没有延迟的组织坏死，因此在手术过程中可以实时评估等离子体能量对小肠、结肠、输尿管或血管等脆弱的重要器官的影响。手术过程中可以用湿纱布擦掉碳沉积物，以便仔细检查组织效果。在对肠道或结肠进行肿瘤消融时仍需谨慎，检查有无隐匿性穿孔或肠道肌肉变薄，尤其是当肿瘤侵犯结肠憩室时。如果肠壁看起来过薄，有穿孔的危险，那么可以常规用缝合线对肠壁进行缝合。因此，等离子的特性可使外科医生在手术时既保留了肠道又彻底清除了病灶，以完全清除晚期上皮性卵巢癌的转移灶，为提高细胞减灭术的生存率提供了前景，同时降低了因治疗引发的发病率。

上腹部病灶的切除是卵巢癌手术的难点之一。Shih 和 Chi 表明，上腹部最有可能留下残余病灶的区域，但除了标准的腹部和盆腔肿瘤切除之外，这一区域的病灶的切除能使更多的患者实现完全的细胞减灭[37]。大型的回顾性研究表明，完全的肿瘤细胞减灭与增加无进展生存期显著相关，与传统的减瘤术一致[38]。然而，广泛的上腹部手术，包括膈肌腹膜病变的剥离，这与发病率显著相关，超过 20% 的病例有发生重大并发症的风险[39]。等离子手术极大提高了腹膜切除，包括膈肌腹膜和 / 或肌肉的切除，无论是开腹手术还是腹腔镜手术下更隐蔽的病灶。一旦暴露充分，用等离子从镰状韧带或腹膜切缘（沿着上中线切开）开始，来安全地游离肝脏；腹膜能很轻易地从膈肌剥离，而膈肌并不收缩，因为氩等离子体流是电中性的。与之前发表的其他技术相比，我们的经验是使用 12cm 的手持式等离子，黄色按钮设置 30%～50% 或蓝色按钮超高设置 50% 能实现非常精确的切除，同时出血量最少，并发症发生率低[40-41]。

自动吻合器

晚期卵巢癌通常通过种植或远处腹膜转移侵犯肠道。因此，外科医生必须熟悉各种肠切除和吻合技术。传统的手术是使用手工缝合完成的。自动化外科缝合装置的引入达到了手工缝合

相同的疗效,使手术更简便,并且提高了速度。市面上有多种品牌的自动吻合器,但基本原理相同,即在闭合位置将倒 U 形订书钉压缩成侧面的 B 形(图 4-10)。除血管吻合器外,准确的吻合不仅仅是组织的良好对合,并且在吻合区域也有着良好的血供。

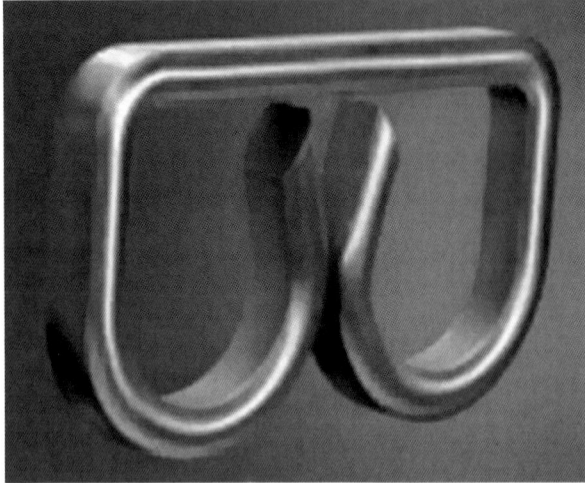

图 4-10　处于压缩(闭合)状态的钛钉

用于肠道手术和其他目的的自动吻合器有 3 种基本类型。目前所有的吻合器都是一次性使用。第一类是胸腹(TA)吻合器(图 4-11),它以重叠的方式交错放置了两排钛钉。TA 吻合器没有切割部件,用于闭合分割点远端的肠道,或者闭合在各种重建术中的肠切开或结肠造口术。根据要固定的组织宽度,TA 吻合器有不同的尺寸。TA 吻合器有两种标准缝钉尺寸,取决于要缝合组织的压缩厚度。3.5mm 的缝钉(打开位置)在闭合位置压缩厚度大约 1.5mm,而 4.8mm 缝钉在闭合位置将组织压缩至大约 2.0mm。Roticulator 吻合器是标准 TA 吻合器的一种变体,它结合了旋转轴和铰链筒头,应用更加灵活。在盆腔深处分割结肠或直肠时特别有优势。Rotillator 放置了 1 排 4.8mm 的钛钉,

长约 55mm。

第二类是自动吻合器胃肠吻合器(gastrointestinal anastomosis,GIA)(图 4-12),放置两排交错的钛钉,具有独立的切割刀片,将组织在两条吻合线之间切割。GIA 同时用于固定和分割肠道或其他组织,长度有 60mm 和 80mm,根据组织的宽度来选择。适用于 GIA 订书机的订钉尺寸为 3.8mm,在闭合位置可压缩至 1.3mm,4.8mm 的可压缩至 2.0mm。血管载钉仓与 GIA 型吻合器一起使用,缝钉尺寸为 2.5mm,可压缩至 1.0mm。由此产生的缝合线可以闭合大多数小口径血管蒂。

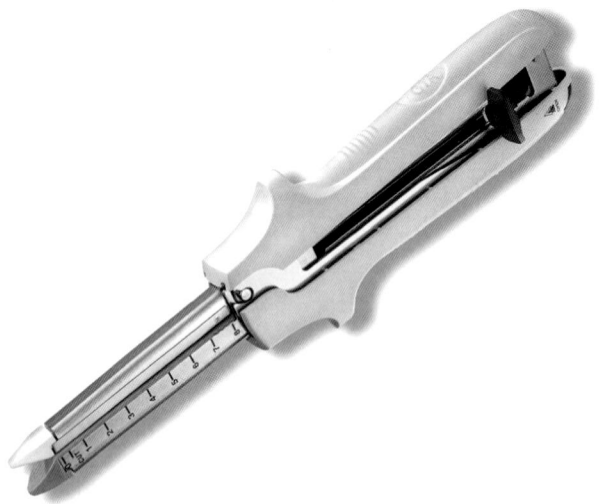

图 4-12　胃肠吻合装置

第三类自动吻合器是环形端 - 端吻合器(circular end-to-end anastomosis,CEEA)(图 4-13)。CEEA 放置了两排圆形缝钉,并有一个独立的圆形切割刀片,可以同时切除倒置的内部组织。4.8mm 的缝钉可以将组织压缩到约 2mm 的厚度。CEEA 最常用于结肠端 - 端缝合术,但也适用于小肠 - 小肠和小肠 - 结肠吻合。CEEA 有直型和固化两种类型,在进行低位结直肠吻合术时,弯曲模型通常更容易适应骨盆曲度。CEEA 有一个低轮廓可拆卸的钉子,在某些情况下更容易放置在肠腔内(例如,端 - 侧吻合术,见第 5 章和第 7 章)。标准的 CEEA 有 4 种尺寸,反映了圆形吻合器钉仓的外

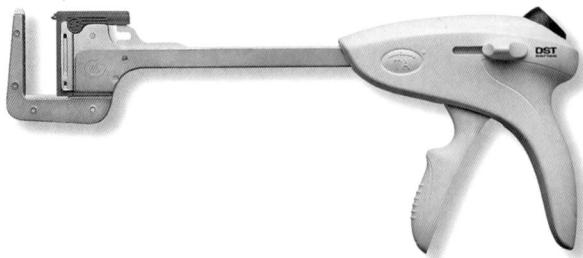

图 4-11　胸腹吻合器

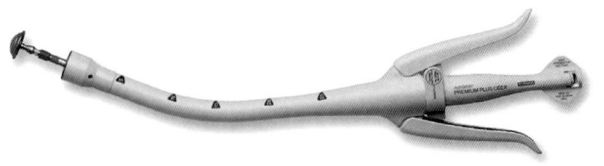

图 4-13　环形端-端吻合器

径：21mm、25mm、28mm 和 31mm。一般来说，管腔的功能直径大约比吻合器小 10mm，以便形成吻合口。一些制造商还提供了 33mm 的盒子，适合 23mm 的管腔直径。

自 20 世纪 70 年代末以来，妇科文献中就报道了使用自动吻合器进行肠道吻合（包括肛提肌下方的结肠直肠吻合）的成功案例[42-43]。经证实，无论使用自动吻合器还是手工缝合技术，创伤相关肠道手术后肠道吻合口相关并发症的发生率都是相似的[44]。在一项包含了使用端 - 端吻合器的妇科根治性手术的大型病例系列研究中，有 2 例既往接受过放疗患者出现吻合口瘘的报告[45]。一些作者认为，在妇科恶性肿瘤患者中使用自动吻合装置获益，是由于改善了吻合口的血流，这一点已在动物模型中得到证实[46]。必须强调的是，在任何情况下，选择的吻合方法应是外科医生最熟悉的技术。3 种类型的自动吻合器的规格如图 4-14 所示。

操作的设置和实施

选择能耐受广泛细胞减灭术的合适患者势在必行。Aletti 等公布了一些可能不适合行广泛细胞减灭术的晚期卵巢癌患者的亚组标准[47]。卵巢癌会侵犯腹盆腔的任何器官，外科医生应该对盆腔和上腹部的手术都很熟悉。如果需要在盆腔深处进行吻合，患者最好采用截石位，这样更利于直肠吻合。如果手术需要，还可以进行膀胱镜检查。

手术的顺序可能因术中发现和外科医生的偏好而异。通常使用垂直的中线切口，因为这可以延伸到整个腹盆腔。

脐下切口至耻骨，脐周切口通常用来引流腹水，能获得用于冰冻切片诊断的样本，对腹腔进行触诊。虽然现在公认的细胞减灭术的目标是去除所有肉眼可见的病灶，但小于 1cm 的残留病灶是可以接受的[48]。通过对腹膜腔的彻底检查和触诊，外科医生可以评估疾病的程度，并确定需要哪些步骤来完成切除。肠道的评估包括评估肠系膜和浆膜受累的程度，除了小肠肠系膜根部外，还应评估小肠浆膜和肠系膜。结肠和胃受累的程度需要在手术开始时确定。在初次检查时，也应进行腹膜后触诊以判断有无转移病灶。如果病灶是可切除的，可以根据需要扩大切口以进行必要的手术。一些外科医生使用腹腔镜来确定可切除性[49]，这仍有争议，因为会担心高估了肿瘤负荷，而低估了腹腔和肝脏后部等区域的肿瘤累及。由于上腹部病灶切除极具挑战性，而且在某些情况下是限制性手术，因此最好先从上腹部开始。

大网膜病灶通常比较大，因此，及早切除大网膜有助于暴露邻近的结构，这也是检查小网膜的通道。在仅累及大网膜的情况下，可将其与横结

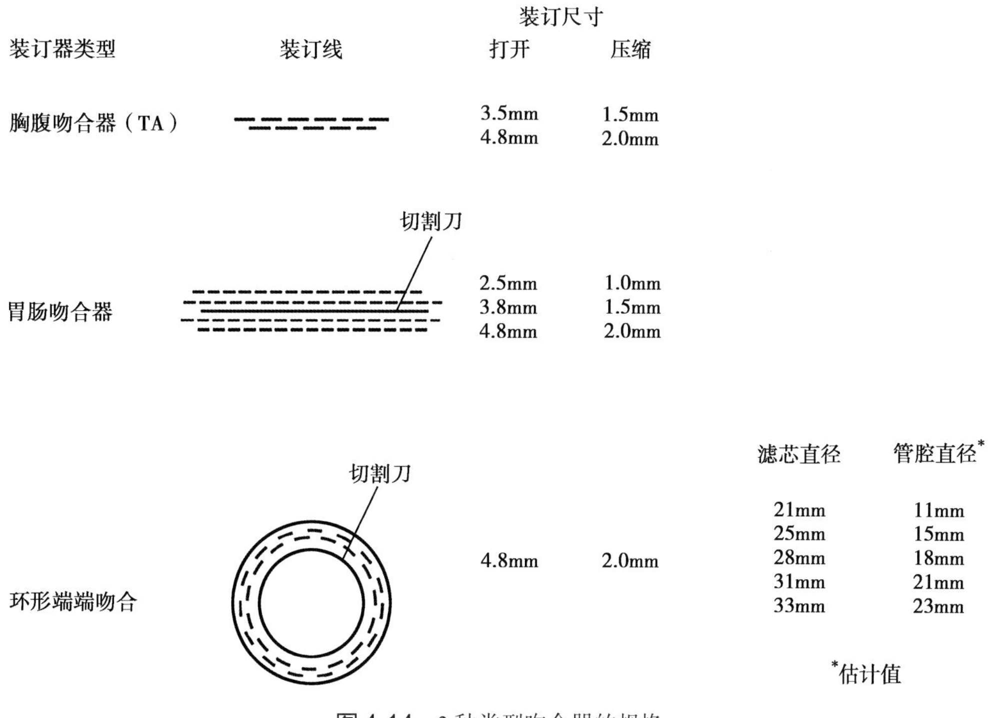

装订器类型	装订线	装订尺寸	
		打开	压缩
胸腹吻合器（TA）		3.5mm 4.8mm	1.5mm 2.0mm
胃肠吻合器	切割刀	2.5mm 3.8mm 4.8mm	1.0mm 1.5mm 2.0mm
环形端端吻合	切割刀	4.8mm	2.0mm

滤芯直径	管腔直径*
21mm	11mm
25mm	15mm
28mm	18mm
31mm	21mm
33mm	23mm

*估计值

图 4-14　3 种类型吻合器的规格

肠分离来切除。如果胃结肠韧带有肿瘤渗入，可以将其从胃大弯处切除。将胃网膜与横结肠系膜分离时应小心，因为它们可能融合在一起。肠系膜的损伤会破坏横结肠的血液供应，因此必须切除。应避免过度牵拉网膜，可能会导致脾被膜撕裂，需要进行脾切除。病灶会延伸到脾门，需要整体脾切除，若累及横结肠，需要进行全结肠切除。

在多数情况下，上腹部的病灶切除最具挑战性，然而，许多中心的专家采用根治性上腹部手术，如膈肌腹膜切除术或广泛切除、脾切除、胰尾切除、巨大门静脉和肾上腺病灶的切除、胆囊切除、肝切除和部分胃切除，以实现最大限度的细胞减灭和最低的并发症。如果需要外科协助手术，建议在手术早期就让他们参与。如果具有挑战性区域累及的病灶是无法完全切除，达到了≤1cm的残余疾病，那么进一步减灭的价值是被质疑的，应考虑放弃手术。

膈肌疾病，尤其是右膈肌，是上腹部扩散的常见部位。根据疾病的程度，尤其在右侧，通常需要对肝脏进行游离，以暴露足够的空间。当切开镰状韧带和冠状韧带上方时，应注意避免损伤肝静脉。分离三角韧带和冠状韧带的下方，充分游离肝脏并向内侧压缩。在大多数情况下，种植的病灶是浅表的，可以通过膈肌腹膜切除。较大的种植病灶可能穿透膈肌，需要全层切除。膈肌的闭合通常不困难，然而，闭合较大的缺损需要使用网片。Kapnick 等[50]表明，大于5cm的膈肌肿瘤种植往往会穿透肌肉，在这种情况下，需要进行全层切除。如果进入胸腔，检查是否存在胸腔病灶。根据缺损的大小，主要用 Gore-Tex 补片闭合[51-52]。CT 扫描心膈角淋巴有显示结通常表示有转移病灶，可以通过经膈肌或剑突下的方法切除[53]。可以放置胸腔引流管，因为这些患者有出现症状性胸腔积液的风险[54]。

在肝脏完全游离的情况下，轻柔向内侧牵引会暴露 Morrison 袋，任何病灶都可以切除。通常情况下，转移灶可在肾周脂肪上剥离。必须小心避免损伤肾上腺、十二指肠和下腔静脉（inferior vena cava，IVC）。

当肿瘤扩散到脾脏时，需要进行脾脏切除。在某些情况下，肿瘤可以从脾门切除，高达13%的初次细胞减灭术可能需要脾切除术[55-60]。可以采用前路或后入路。胃脾韧带、脾肾韧带、脾结肠韧带和脾膈韧带必须离断才能切脾。一旦确定了胰腺尾部，就可以钳夹和离断脾血管。有时，切除庞大的脾门疾病可能需要同时进行远端胰腺切除术[61]。治疗盆腔疾病通常需要切除子宫和附件。在盆腔病灶局限时，可以保留邻近的器官。然而，在病灶范围更广并扩散到邻近器官的情况下，需要进行更彻底的切除。转移性卵巢癌累及直肠乙状结肠并同时封闭直肠子宫陷凹并不罕见。在这种情况下，如 Hudson 所述，腹膜后入路可能效果最佳[62-63]。这种方法依赖于这样一个事实，即在大多数情况下，卵巢癌倾向于沿着腹膜表面生长。进入腹膜后，骨盆的无血管间隙即可发育。子宫和附件与邻近的肿瘤整块切除。评估直肠子宫陷凹病变的程度，直肠可能需要切除，也可能不需要切除。

当疾病涉及胃肠道时，可能需要切除以实现最大限度的肿瘤细胞减灭术。最常见的受累部位是直肠乙状结肠、盲肠、末端回肠和横结肠。一期吻合术通常是可能的，但在某些情况下可能需要肠道改道。

在许多情况下，保留底层结构的腹膜切除术可以将病灶从横膈膜、Gerota 筋膜、格利森囊、小网膜囊、结肠旁沟、腹壁、直肠子宫陷凹、骨盆侧壁或膀胱腹膜等区域切除。在某些情况下，可以使用上述能量器械之一来破坏肿瘤，特别是内脏腹膜表面和肠系膜的肿瘤。

卵巢癌患者的淋巴结切除术适用于所有ⅢB期或更低级别的患者，以达到分期的目的。

对于病情较晚期的患者，应仔细检查淋巴结，并切除所有肿大的淋巴结，以实现完全的细胞减灭。然而，Harter 及其同事最近发表的卵巢肿瘤淋巴结切除（lymphadenectomy in ovarian neoplasms，LION）试验（晚期卵巢肿瘤患者淋巴结切除术的随机试验）表明，对于那些接受了完全切除腹盆腔疾病的患者，系统切除正常淋巴结没有生存益处，但可能会增加并发症[64]。因此，在完全腹膜内肿瘤切除的情况下，对大体正常的淋巴结进行系统的淋巴结切除术是不必要的。

腹部的缝合应慎重进行，因为这些患者有极大的发生切口疝的风险[65]。

结　论

随着外科医生开始突破卵巢癌肿瘤细胞减灭术的极限，越来越多的数据表明，细胞减灭术的目标是彻底切除所有肉眼病灶。去除腹膜病灶的烦琐过程耗时且耗费体力。本章介绍了对晚期卵巢癌进行细胞减术的外科医生应该熟悉的一些仪器。目前可用的直接消融术可能有助于实现完全切除所有肉眼可见的病灶，在进行此类型的手术时可以考虑使用。在这些漫长而艰巨的手术中，战略性的细胞减灭手术方法可能会最大限度地提高效率。

（雷玲　译）

参 考 文 献

1. Griffiths CT. Surgical resection of tumor bulk in the primary treatment of ovarian carcinoma. *Natl Cancer Inst Monogr* 1975;42: 101–104.
2. Armstrong DK, Bundy B, Wenzel L et al. Intraperitoneal cisplatin and paclitaxel in ovarian cancer. *N Engl J Med* 2006;354: 34–43.
3. Chi DS, Eisenhauer EL, Lang J et al. What is the optimal goal of primary cytoreductive surgery for bulky stage IIIC epithelial ovarian carcinoma? *Gynecol Oncol* 2006;103: 559–564.
4. Winter WE, 3rd, Maxwell GL, Tian C et al. Prognostic factors for stage III epithelial ovarian cancer: A gynecologic oncology group study. *J Clin Oncol* 2007;25: 3621–3627.
5. Eisenkop SM, Friedman RL, Wang HJ. Complete cytoreductive surgery is feasible and maximizes survival in patients with advanced epithelial ovarian cancer: A prospective study. *Gynecol Oncol* 1998;69: 103–108.
6. Irvin W, Anderson W, Taylor P, Rice L. Minimizing the risk of neurologic injury in gynecologic surgery. *Obstet Gynecol* 2004; 103(2):374–382.
7. Hruby GW, Marruffo FC, Durak E et al. Evaluation of surgical energy devices for vessel sealing and peripheral energy spread in a porcine mode. *J Urol* 2007; 178(6):2689–2693.
8. Person B, Vivas DA, Ruiz D, Talcott M, Coad JE, Wexner SD. Comparison of four energy-based vascular sealing and cutting instruments: A porcine model. *Surg Endosc* 2008;22:534–538.
9. Eisenkop SM, Nalick RH, Wang HJ, Teng NN. Peritoneal implant elimination during cytoreductive surgery for ovarian cancer: Impact on survival. *Gynecol Oncol* 1993;51:224–229.
10. Rusch VW, Schmidt R, Shoji Y, Fujimura Y. Use of the argon beam electrocoagulator for performing pulmonary wedge resections. *Ann Thorac Surg* 1990;49:287–291.
11. Bristow RE, Montz FJ. Complete surgical cytoreduction of advanced ovarian carcinoma using the argon beam coagulator. *Gynecol Oncol* 2001;83:39–48.
12. Brand E, Pearlman N. Electrosurgical debulking of ovarian cancer: A new technique using the argon beam coagulator. *Gynecol Oncol* 1990;39:115–118.
13. Kizer N, Zighelboim I, Rader JS. Cardiac arrest during laparotomy with argon beam coagulation of metastatic ovarian cancer. *Int J Gynecol Cancer* 2009;19:237–238.
14. Bristow RE, Smith Sehdev AE, Kaufman HS, Montz FJ. Ablation of metastatic ovarian carcinoma with the argon beam coagulator: Pathologic analysis of tumor destruction. *Gynecol Oncol* 2001;83:49–55.
15. Go PM, Bruhn EW, Garry SL, Hunter JG. Patterns of small intestinal injury with the argon beam coagulator. *Surg Gynecol Obstet* 1990;171:341–342.
16. Go PM, Goodman GR, Bruhn EW, Hunter JG. The argon beam coagulator provides rapid hemostasis of experimental hepatic and splenic hemorrhage in anticoagulated dogs. *J Trauma* 1991;31:1294–1300.
17. Hernandez AD, Smith JA Jr, Jeppson KG, Terreros DA. A controlled study of the argon beam coagulator for partial nephrec-

tomy. *J Urol* 1990;143:1062–1065.
18. Kelman CD. Phaco-emulsification and aspiration. A new technique of cataract removal. A preliminary report. *Am J Ophthalmol* 1967;64(1):23–35.
19. Fasano VA, Zeme S, Frego L, Gunetti R. Ultrasonic aspiration in the surgical treatment of intracranial tumors. *J Neurosurg Sci* 1981;25(1):35–40.
20. Adelson MD. Ultrasonic surgical aspirator in cytoreduction of splenic metastases to avoid splenectomy. *J Reprod Med* 1992;37(11):917–920.
21. Adelson MD. Cytoreduction of small intestine metastases using the Cavitron Ultrasonic Surgical Aspirator. *J Gynecol Surg* 1995;11(4):197–200.
22. Deppe G, Malviya VK, Malone JM Jr. Debulking surgery for ovarian cancer with the cavitron ultrasonic surgical aspirator (CUSA)—A preliminary report. *Gynecol Oncol* 1988;31: 223–226.
23. Deppe G, Malviya VK, Malone JM Jr. Use of Cavitron Ultrasonic Surgical Aspirator (CUSA) for palliative resection of recurrent gynecologic malignancies involving the vagina. *Eur J Gynaecol Oncol* 1989;10:1–2.
24. Rose PG. The cavitational ultrasonic surgical aspirator for cytoreduction in advanced ovarian cancer. *Am J Obstet Gynecol* 1992;166:843–846.
25. Thompson MA, Adelson MD, Jozefczyk MA, Coble DA, Kaufman LM. Structural and functional integrity of ovarian tumor tissue obtained by ultrasonic aspiration. *Cancer* 1991;67:1326–1331.
26. van Dam PA, Tjalma W, Weyler J, van Oosterom AT, Buytaert P. Ultraradical debulking of epithelial ovarian cancer with the ultrasonic surgical aspirator: A prospective randomized trial. *Am J Obstet Gynecol* 1996;174:943–950.
27. Deppe G, Malviya VK, Malone JM Jr, Christensen CW. Debulking of pelvic and para-aortic lymph node metastases in ovarian cancer with the ultrasonic surgical aspirator. *Obstet Gynecol* 1990;76:1140–1142.
28. Donovan JT, Veronikis DK, Powell JL, Lundy LE, Préfontaine M. Cytoreductive surgery for ovarian cancer with the Cavitron Ultrasonic Surgical Aspirator and the development of disseminated intravascular coagulation. *Obstet Gynecol* 1994;83:1011–1014.
29. van Dam PA, Coppens M, van Oosterom AT, Van Marck E, Buytaert P. Is there an increased risk for tumor dissemination using ultrasonic surgical aspiration in patients with vulvar carcinoma? *Eur J Obstet Gynecol Reprod Biol* 1994;55:145–147.
30. Nahhas WA. A potential hazard of the use of the surgical ultrasonic aspirator in tumor reductive surgery. *Gynecol Oncol* 1991;40:81–83.
31. Topp SA, McClurken M, Lipson D et al. Saline-linked surface radiofrequency ablation: Factors affecting steam popping and depth of injury in the pig liver. *Ann Surg* 2004;239(4): 518–527.
32. Kaparelos D, Moris D, Kontos M et al. Microwave versus saline-linked radiofrequency (Aquamantys) assisted liver resection in a porcine liver resection model. A safety and feasibility pilot study. *J BUON* 2016;21(2):412–418.
33. Ceppa EP, McCurdy RM, Becerra DC et al. Does pancreatic stump closure method influence distal pancreatectomy outcomes? *J Gastrointest Surg* 2015;19:1449–1456.
34. Gnerlich JL, Ritter JH, Linehan DC et al. Saline-linked surface radiofrequency ablation: A safe and effective method of surface ablation of hepatic metastatic colorectal cancer. *Ann Surg* 2009;250(1):96–102.
35. Gnerlich R, Ogata S, Paradis V et al. Heat-zone effect after surface application of dissecting sealer on the "in situ margin" after tumorectomy for liver tumors. *J Am Coll Surg* 2008;206(6):1122–1128.
36. Sonoda Y, Olvera N, Chi DS, Brown CL, Abu-Rustum NR, Levine DA. Pathologic analysis of ex vivo plasma energy tumor destruction in patients with ovarian or peritoneal cancer. *Int J Gynecol Cancer* 2010;20(8):1326–1330.
37. Shih K, Chi DS. Maximal cytoreductive effort in epithelial ovarian cancer surgery. *J Gynecol Oncol* 2010;21(2):75–80.
38. Eisenhauer EL, Abu-Rustum NR, Sonoda Y et al. The addition

of extensive upper abdominal surgery to achieve optimal cyto-reduction improves survival in patients with stages IIIC-IV epithelial ovarian cancer. *Gynecol Oncol* 2006;103(3):1083–1090.

39. Eisenhauer EL, D'Angelica MI, Abu-Rustum NR, Sonoda Y, Jarnagin WR, Barakat RR, Chi DS. Incidence and management of pleural effusions after diaphragm peritonectomy or resection for advanced mullerian cancer. *Gynecol Oncol* 2006;103(3):871–877.

40. Butler-Manuel S, Lippiatt J, Madhuri TK. Interval debulking surgery following neo-adjuvant chemotherapy for stage IVB ovarian cancer using neutral argon plasma (PlasmaJet™). *Gynecol Oncol* 2014;135(3):622–623.

41. Madhuri TK, Papatheodorou D, Tailor A, Sutton CG, Butler-Manuel S. First clinical experience of argon neutral plasma energy in gynaecological surgery in the UK. *Gynecol Surg* 2010;7(4):423–425.

42. Wheeless CR. Avoidance of permanent colostomy in pelvic malignancy using the surgical stapler. *Obstet Gynecol* 1979;54:501–505.

43. Wheeless CR, Dorsey JH. Use of the automatic surgical stapler for intestinal anastomosis associated with gynecologic malignancies: Review of 283 procedures. *Gynecol Oncol* 1981;11:1–7.

44. Kirkpatrick AQ, Baxter KA, Simons RK et al. Intra-abdominal complications after surgical repair of small bowel injuries: An international review. *J Trauma* 2003;55:399–406.

45. Harris WJ, Wheeless CR. Use of the end-to-end anastomosis stapling device in low colorectal anastomosis associated with radical gynecologic surgery. *Gynecol Oncol* 1986;23:350–357.

46. Wheeless CR, Smith JJ. A comparison of the flow of iodine 125 through three different intestinal anastomoses: Standard, Gambee, and stapler. *Obstet Gynecol* 1983;62:513–518.

47. Aletti GD, Eisenhauer EL, Santillan A et al. Identification of patient groups at highest risk from traditional approach to ovarian cancer treatment. *Gynecol Oncol* 2011;120:23–28.

48. Sioulas VD, Schiavone MB, Kadouri D et al. Optimal primary management of bulky stage IIIC ovarian, fallopian tube and peritoneal carcinoma: Are the only options complete gross resection at primary debulking surgery or neoadjuvant chemotherapy? *Gynecol Oncol* 2017;145:15–20.

49. Fleming ND, Nick AM, Coleman RL et al. Laparoscopic surgical algorithm to triage the timing of tumor reductive surgery in advanced ovarian cancer. *Obstet Gynecol* 2018;132:545–554.

50. Kapnick SJ, Griffiths CT, Finkler NJ. Occult pleural involvement in stage III ovarian carcinoma: Role of diaphragm resection. *Gynecol Oncol* 1990;39:135–138.

51. Juretzka MM, Horton FR, Abu-Rustum NR et al. Full-thickness diaphragmatic resection for stage IV ovarian carcinoma using the EndoGIA stapling device followed by diaphragmatic reconstruction using a Gore-tex graft: A case report and review of the literature. *Gynecol Oncol* 2006;100:618–620.

52. Silver DF. Full-thickness diaphragmatic resection with simple and secure closure to accomplish complete cytoreductive surgery for patients with ovarian cancer. *Gynecol Oncol* 2004;95:384–387.

53. Cowan RA, Tseng J, Murthy V et al. Feasibility, safety and clinical outcomes of cardiophrenic lymph node resection in advanced ovarian cancer. *Gynecol Oncol* 2017;147: 262–266.

54. Sandadi S, Long K, Andikyan V et al. Postoperative outcomes among patients undergoing thoracostomy tube placement at time of diaphragm peritonectomy or resection during primary cytoreductive surgery for ovarian cancer. *Gynecol Oncol* 2014;132:299–302.

55. Nicklin JL, Copeland LJ, O'Toole RV et al. Splenectomy as part of cytoreductive surgery for ovarian carcinoma. *Gynecol Oncol* 1995;58:244–247.

56. Sonnendecker EW, Guidozzi F, Margolius KA. Splenectomy during primary maximal cytoreductive surgery for epithelial ovarian cancer. *Gynecol Oncol* 1989;35:301–306.

57. Bilgin T, Ozerkan K, Ozan H. Splenectomy in cytoreductive surgery for advanced ovarian cancer. *Arch Gynecol Obstet* 2005;271:329–331.

58. Chen LM, Leuchter RS, Lagasse LD et al. Splenectomy and surgical cytoreduction for ovarian cancer. *Gynecol Oncol* 2000;77:362–368.

59. Magtibay PM, Adams PB, Silverman MB et al. Splenectomy as part of cytoreductive surgery in ovarian cancer. *Gynecol Oncol* 2006;102:369–374.

60. Eisenkop SM, Spirtos NM, Lin WC. Splenectomy in the context of primary cytoreductive operations for advanced epithelial ovarian cancer. *Gynecol Oncol* 2006;100:344–348.

61. Xiang L, Tu Y, He T et al. Distal pancreatectomy with splenectomy for the management of splenic hilum metastasis in cytoreductive surgery of epithelial ovarian cancer. *J Gynecol Oncol* 2016;27:e62.

62. Hudson CN. A radical operation for fixed ovarian tumours. *J Obstet Gynaecol Br Commonw* 1968;75:1155–1160.

63. Benedetti Panici P, Maneschi F, Scambia G et al. The pelvic retroperitoneal approach in the treatment of advanced ovarian carcinoma. *Obstet Gynecol* 1996;87:532–538.

64. Harter P, Sehouli J, Lorusso D, et al. A randomized trial of lymphadenectomy in patients with advanced ovarian neoplasms. *N Engl J Med.* 2019 Feb 28;380(9):822–832.

65. Long KC, Levinson KL, Diaz JP et al. Ventral hernia following primary laparotomy for ovarian, fallopian tube, and primary peritoneal cancers. *Gynecol Oncol* 2011;120:33–37.

5. 早期卵巢癌的管理

Koji Matsuo, Anil K. Sood, and David M. Gershenson

前　言

极少数局限于卵巢或盆腔的上皮性卵巢癌患者的预后良好，卵巢癌全面分期术不仅有助于筛选此类患者亚群，而且对后续辅助治疗方案的确定也至关重要。虽然大多数交界性卵巢肿瘤（borderline ovarian tumor，BOT）、卵巢生殖细胞肿瘤（ovarian germ cell tumor，OGCT）和卵巢性索间质肿瘤（ovarian sex cord-stromal tumor，OSCST）都属于早期癌变，但手术病理分期获得的信息对于疾病预后至关重要。本章将阐述具有以上早期癌变特征的卵巢癌患者采取分期手术的基本原理和技术。

上皮性卵巢癌手术分期的依据

手术分期基本原理

卵巢癌患者高死亡率的主要原因是大部分患者在确诊时已发生广泛腹腔转移，导致预后变差。卵巢癌患者的生存率与疾病分期密切相关，Ⅰ期或Ⅱ期患者的 5 年生存率约为 50%～90%[1]，而晚期患者的 5 年生存率低至 30%[2]。由于缺乏可靠的筛查技术，早期确诊成为改善预后的关键因素。以往经验表明，大部分卵巢癌患者直到晚期才出现明显的临床症状，因此常将其称为"沉默的杀手"。然而，研究证实包括早期癌在内的大多数患者都具有临床症状[3-4]。Goff 等称，只有 11% 的Ⅰ/Ⅱ期患者在诊断前没有任何症状。Eltabbakh 等对 72 例Ⅰ期或Ⅱ期交界性或侵袭性卵巢癌进行回顾性分析，发现大多数（78%）患者出现腹胀、腹痛、骨盆疼痛或阴道出血等症状[3-4]。总之，即使早期卵巢癌也可能出现临床症状，具有非特异性症状的个体应当仔细辨别可能的卵巢病变。

检测盆腔肿物相对容易，但术前常规超声、血清标记物等检测技术难以区分肿物的良恶性特征，这也成为卵巢癌早期筛检困难的临床难点。单一手术仅对少数患者有效，但却是可疑盆腔肿物患者最重要的治疗手段。卵巢癌分期取决于初诊时肿瘤的大小，主要依据是 2014 年国际妇产科学联盟（International Federation of Gynecology and Obstetrics，FIGO）最后一次修订的手术病理结果（表 5-1）[5]。在新分期系统中[5]，对早期卵巢癌患者增加ⅠC 分期，但删除了ⅡC 期，其中ⅠC1 期指手术导致肿瘤破裂，ⅠC2 期指手术前肿瘤包膜已破裂或卵巢表面有肿瘤，ⅠC3 期指腹水或腹腔冲洗液中发现癌细胞；Ⅱ期是指肿瘤累及一侧或双侧卵巢或输卵管，伴有盆腔蔓延（在骨盆缘以下）。手术治疗不仅可以明确卵巢癌诊断、确定肿瘤分期，对于晚期患者也有姑息性减瘤的好处。遗憾的是，只有极少数患者在早期被确诊，这也导致卵巢癌患者往往错过最佳诊疗时机。早期上皮性卵巢癌是指肿瘤仅局限于单侧或双侧卵巢，不发生卵巢外扩散，只有在实施卵巢癌全面分期手术依据病理结果方可诊断[6]。本章将重点讨论早期卵巢癌手术分期的意义和技术，其中将 FIGO 分期的Ⅰ期和Ⅱ期定义为早期癌。

近些年来，美国卵巢癌患者的生存率逐渐升高[7]。在早期诊断、化疗和手术等因素中，卵巢癌手术技术进步可能对改善患者的预后起到了关键作用[8]。妇科医生对盆腔肿物进行探查时，应随时做好行卵巢癌全面分期手术的准备，必要时对晚期患者行减瘤手术。约有 15%～30% 上皮性卵巢癌患者的癌灶局限于卵巢内[9]。虽然绝大部分Ⅰ期卵巢癌患者通过手术切除肿瘤得以治愈，但术后辅助治疗的临床意义尚未得到证实。因此，精确的复发预测有助于临床医生区分复发风险极低的患者和可能从辅助治疗中获益的高复发风险人群。虽然Ⅱ期患者常被归类为早期卵巢癌，但其复发风险明显高于Ⅰ期，并且该分期患者的治疗方案与Ⅲ、Ⅳ期患者一致[10]。

Bagley 等报道了行手术分期的重要性，非妇科肿瘤医师的分期与妇科肿瘤医师通过手术分期

表 5-1   原发性卵巢癌的 FIGO 分期

分期	特征
I	肿瘤局限于卵巢
I A	肿瘤局限于一侧卵巢(包膜完整);卵巢表面无肿瘤;无腹水
I B	肿瘤局限于双侧卵巢(包膜完整);卵巢表面无肿瘤;无腹水
I C	肿瘤局限于单侧或双侧卵巢,并伴有如下情况:
I C1	手术导致肿瘤破裂
I C2	单侧或双侧卵巢表面有肿瘤,手术前肿瘤已破裂
I C3	腹水或腹腔冲洗液发现癌细胞
II	肿瘤累及单侧或双侧卵巢并有盆腔扩散(在骨盆入口平面以下)
II A	肿瘤蔓延至或种植到子宫和/或输卵管
II B	肿瘤蔓延至其他盆腔内组织
III	肿瘤累及单侧或双侧卵巢,伴有细胞学或组织学证实的盆腔外腹膜转移或证实存在腹膜后淋巴结转移;浅表肝转移属于III期;肿瘤局限于真骨盆,但组织学证实存在小肠或大网膜转移
III A	肿瘤局限于真骨盆,伴腹膜后淋巴结转移和/或组织学证实的腹膜表明微小转移灶,III期进一步分为以下亚组:
III A1	仅有腹膜后淋巴结阳性(细胞学或组织学证实),(1)转移灶直径≤10mm;(2)转移灶直径>10mm
III A2	显微镜下盆腔外腹膜受累,伴或不伴腹膜后淋巴结阳性
III B	肿瘤累及单侧或双侧卵巢,伴肉眼可见的盆腔外腹膜转移(包括肝/脾表明),病灶最大直径≤2cm,伴或不伴腹膜后淋巴结阳性
III C	肉眼盆腔外腹膜转移,病灶最大直径>2cm,伴或不伴腹膜后淋巴结阳性(包括肿瘤蔓延至肝包膜和脾,但无转移到器官实质)
IV	肿瘤累及单侧或双侧卵巢,并有以下远处转移:
IV A	胸腔积液中发现癌细胞
IV B	腹腔外器官实质转移(包括肝/脾实质转移、腹股沟淋巴结和腹膜外淋巴结转移)

得到的病理结果存在近 30% 的差异[11]。此外,其他研究也表明[12-14],非肿瘤医生评估的手术分期与妇科肿瘤医师再次手术诊断的最终分期之间存在高达 30% 的误差。Piver 等发现,最常被非肿瘤科医生忽视的转移部位包括膈肌、大网膜和腹膜后淋巴结[12-13]。Young 等对 100 例早期卵巢癌患者行全面分期手术,发现 31% 的患者病情已进展至晚期,其中大部分为 III 期[9]。McGowan 等也发现,在 291 例卵巢癌中,只有 54% 的患者接受了恰当的分期手术,最常遗漏的部位包括膈肌、盆腔腹膜活检、腹水细胞学和大网膜活检等。是否行全面分期手术因手术医生而异:妇科肿瘤医师占 97%;普通妇科医师占 53%;普外科医生为 35%[15]。Mayer等发现,由妇科肿瘤医师行全面分期手术的 I 期和 II 期卵巢癌患者的生存率明显高于普通妇科或普外科医生进行部分减瘤手术的患者[14]。Le 等对 80 例确诊为 I 期卵巢癌的患者行全面分期手

术,发现 30 例(38%)已进入 III 期[16]。此外,他们发现评估为 I 期的子宫内膜样癌、黏液性癌和透明细胞癌的患者,与实际手术病理分期的吻合度约为 76%~88%,明显高于其他组织学亚型。通过精细的全面分期手术,近 70% 浆液性和未分化肿瘤患者的病理分期上升。其他研究也证实了这一发现,29% 无卵巢外转移的 I 期卵巢癌患者在行全面分期术后病理分期上升,其中大部分隐匿转移部位是大网膜(13%),其次是子宫/输卵管(9%)[17]。在随后的研究中,Le 等纳入 138 例局限于卵巢的开腹卵巢癌患者,94 例(68%)患者行完整的分期手术,其中 36% 发生卵巢外转移;没有行开腹手术的患者中,有 43% 基于高危因素接受常规化疗方案[18]。无高危因素的 I 期患者,行全面分期手术组仅有 10% 发生复发,而未分期组的复发率为 28%(P=0.036),本研究支持开腹行全面分期手术对辅助治疗的指导意义大于病理高危因素。一项人群

研究表明,与未行全面分期术的患者相比,全面分期手术患者行后续辅助治疗获益较小。未行全面分期手术的患者即便规范化疗也有很高的复发风险[19-20]。早期卵巢癌一旦复发预后很差,其中手术操作不娴熟、对卵巢癌行为和转移模式了解不足是导致分期错误的主要原因[20-21]。与普通妇科或其他科医生相比,专业妇科肿瘤医师的规范化治疗也会影响卵巢癌患者的生存率(5 年生存率,38.6% vs. 30.3%,$P<0.01$)。未行全面分期的早期卵巢癌患者由于淋巴结转移风险较低(1.5%),不推荐完成系统化疗后再行全面淋巴结清扫术[21-22]。这些研究表明,对肉眼可见肿瘤局限于卵巢的患者行正式的全面分期手术,发现存在转移性病灶的可能性很大。此外,卵巢癌分期过程应当由专业妇科肿瘤医师参与其中,如果手术风险不是很高,在决定是否进行辅助治疗之前应考虑重新分期手术。

手术方法和管理

本章将重点介绍早期卵巢癌分期和开腹手术治疗的操作要点。关于微创手术的细节将在第 17 章讨论。

腹壁解剖

详细了解腹部和盆腔解剖是妇科手术成功的关键。腹壁的各层包括皮肤、浅筋膜、腹直肌、腹外斜肌、腹内斜肌、腹横肌、腹横筋膜、腹膜前脂肪和腹膜壁层(图 5-1)。腹外斜肌腱膜和腹壁肌肉相互交叉加强腹壁前外侧。腹横肌起自第 7~12 肋骨、胸腰筋膜、髂嵴和腹股沟韧带外 2/3,终点位于腹白线,并受 8~12 肋间神经、肋下神经、髂腹下神经和髂腹股沟神经等支配,主要在排便和排尿等增加腹压时发挥作用,同时也在躯干的屈曲和旋转中起平衡作用。腹直肌是位于腹前壁正中线两侧,被包埋于腹直肌鞘内,为上宽下窄的带状多腹肌,左右腹直肌内侧以腹白线相隔,自上而下被 3~4 个横行的腱划(致密结缔组织索)分隔,腱划与腹直肌鞘前壁紧密愈合,起防止该肌收缩时移位的作用。此肌起自耻骨上缘(耻骨结节与耻骨联合之间),止于第 5~7 肋软骨前面和胸骨剑突。锥状肌是起源于耻骨体并插入白线的小块肌肉,受肋下神经支配,但实际作用不大。腹直肌和锥状肌的肌纤维纵向分布。

腹直肌鞘是由腹外侧壁 3 块扁肌的腱膜构成(图 5-2),自其外侧缘,腱膜分为两层包裹腹直肌,

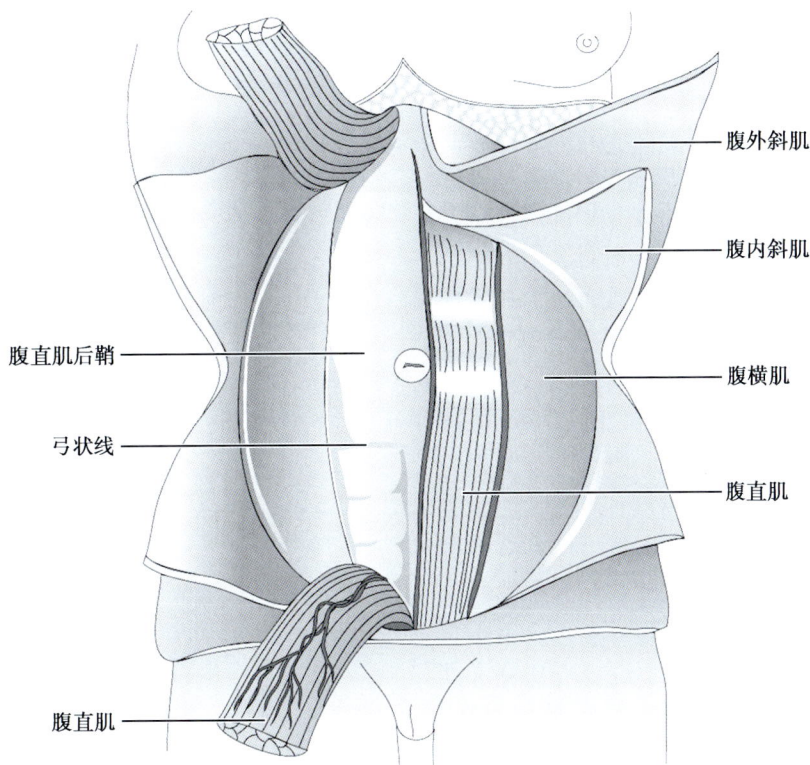

图 5-1　前腹壁解剖

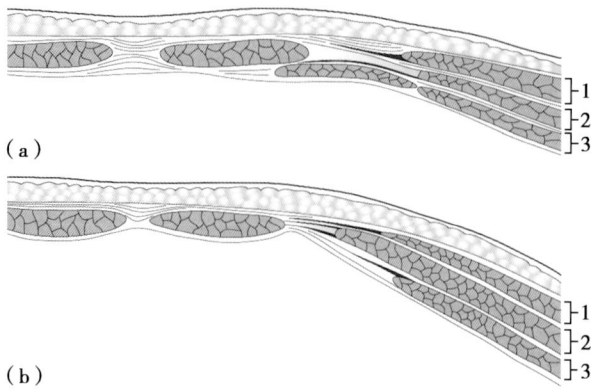

图 5-2　腹直肌鞘横切面解剖示意图
(a)弓状线以上；(b)弓状线以下。1. 腹外斜肌，2. 腹内斜肌，3. 腹横肌

一层位于腹直肌前侧，另一层位于腹直肌后侧。前层由腹外斜肌腹横肌鞘边缘腱膜与腹内斜肌腱膜的前层融合而成，后层有腹内斜肌腱膜的后层与腹横筋膜融合而成，腹直肌鞘的前后壁在前正中线融合形成白线。在脐下 4～5cm 以下，构成鞘后层的腹内斜肌腱膜的后层和腹横肌的腱膜，完全转至腹直肌前面，参与构成鞘的前层，所以此处鞘的后层缺如。腹直肌鞘后层的游离下缘为凸向上方的弧形线，称为弓状线（半环线），通常位于脐和耻骨之间。在弓状线下方，3 块扁肌的腱膜向前穿过腹直肌形成腹直肌鞘前层。由于腹横肌穿过肋软骨内部，且腹内斜肌附着于肋缘，导致腹直肌鞘后层在肋缘上方也缺如。腹外斜肌、腹内斜肌和腹横肌的纤维横行或斜行。在肋缘上方，腹直肌附于胸壁上。除腹直肌外，腹直肌鞘还包括腹壁上、下血管，以及第 8～12 肋间和肋下血管神经的末端部分。腹壁血管神经的分布和排列直接影响术后腹部切口的愈合和恢复。不同类型的腹部切口对术后愈合的影响将在本章后面讨论。腹横筋膜覆盖整个腹壁并深至白线，其内部是腹膜，中间填充脂肪层。

腹壁的血液供应有几个来源。腹直肌的血液来自腹壁上动脉和腹壁下动脉。腹壁上动脉是胸廓内动脉的延续，它从第 7 肋软骨后面进入腹直肌鞘并在腹直肌后方下行，在腹直肌内部有多个分支并与腹壁下动脉吻合。腹壁下动脉起源于髂外动脉，穿腹横筋膜上行于腹直肌与腹直肌鞘后层之间，沿腹直肌后外侧呈头侧延伸，并与腹壁上动脉吻合。侧腹壁血供来自肋间下动脉、腰椎动脉、旋髂浅动脉和旋髂深动脉等。旋髂深动脉位于腹前壁深层，沿腹横肌和腹内斜肌之间的髂嵴水平

走行于腹股沟韧带，静脉与动脉相伴而行。腹壁内侧血供来自腹壁下动脉。总的来说，除白线外腹前壁血供丰富。

腹壁（皮肤和肌肉）神经支配几乎完全来自胸腹神经（第 7～11 肋间神经）。腹壁前外侧的下半部由髂腹下神经和髂腹股沟神经支配。胸腹神经支配腹内外斜肌、腹直肌和腹横肌；胸腹神经主干从肋间隙向前穿过，然后在腹内斜肌和腹横肌之间走行。髂腹下神经和髂腹股沟神经是感觉神经，这两条神经支配腹内斜肌和腹横肌下部。前皮神经在正中平面附近穿过腹直肌鞘，T_7-T_9 前皮支支配脐上皮肤；T_{10} 支配脐水平的皮肤；T_{11}、T_{12} 和 L_1 支配脐下皮肤。腹部手术可离断部分腹壁神经，横切口和腹部纵切口导致神经损伤的可能性较低。然而，通过腹直肌外侧或穿过腹直肌的纵切口是否导致神经功能丧失主要取决于切口长度。

切口类型

外科医生术前需要选择恰当的手术部位及切口（图 5-3），手术切口选择的要点在于完全暴露术野、术中能否继续扩大范围以及尽可能减少术后并发症等，切口位置和长度也会影响术中盆腹腔脏器分离、术后美观及治疗效果。虽然有几种常见的腹部手术切口可供妇科医生选择，但对于可疑卵巢癌患者而言，腹部正中纵切口是最常见的切口类型，因为此种切口可以探查盆腔深处和上腹部。下腹正中切口是最常用的切口类型，如果术中发现上腹部存在病变，可以将切口向上延伸，也可在紧急情况下快速打开盆腹腔。由于腹部正

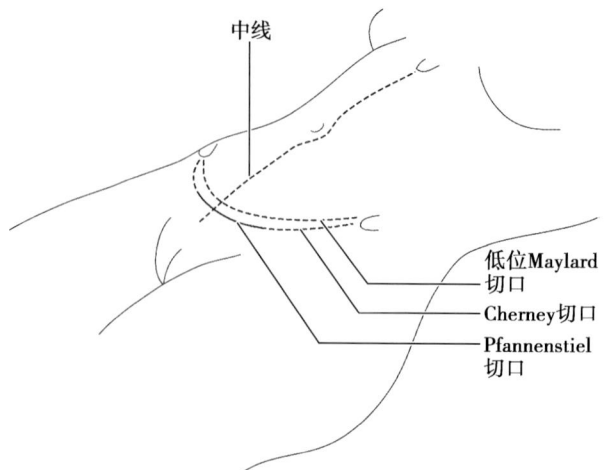

图 5-3　可疑卵巢癌患者行开腹探查，最常选用低位腹正中切口

中缺少血管,因此纵切口出血量较少,但同时存在不美观,张力增加时易发生伤口破裂的弊端。

患者和家属会注意手术切口的长度和美观,标记耻骨联合和剑突之间的距离有助于在此范围内选择切口长度。如果患者腹壁既往有手术瘢痕,可以沿瘢痕切开,或将瘢痕剔除后再切开。为了避免可能的腹腔粘连对腹部器官造成损害,可在原有瘢痕上半部以上进入腹腔,为了防止中间组织缺血,应避免在先前的旁正中切口旁的中线上切开组织。

横切口的优点是美观、疼痛小、对肺功能影响小以及张力更强,适用于较小病灶、良性或局限于盆腔的恶性病变;横切口的缺点包括技术难度大、出血量大、进入上腹部受限。因此,对于卵巢癌全面分期术和姑息减瘤手术,一般不选择横切口。如果手术医师选择横切口,若进入上腹部操作,要么做一个单独纵切口(T 形切口),要么向上延伸横切口(J 形切口)。由于腹直肌收缩,Pfannenstiel 切口可提供进入盆腔的通道更少,因此它成为最受限的横切口。Cherney 切口靠近耻骨联合,在耻骨嵴处分离腹直肌肌腱,它的缺点包括需要较低的切口位置,并且肥胖患者术后关腹困难。Maylard

切口常在脐下区域,如果已行 Pfannenstiel 切口且盆腔暴露不充分,则不应改为 Maylard 切口,因为腹直肌末端会缩回到先前剥离的腹直肌筋膜下方,缝合张力较大;但 Pfannenstiel 切口可转换为 Cherney 切口,以获得更大的术野暴露。术毕关腹后,首先愈合的是切口部位,其次是皮肤和皮下组织,最后是肉芽组织形成充满组织间隙。影响术后伤口愈合的因素很多,包括组织血供、患者年龄、合并症、营养状况以及其他治疗或药物。

腹部正中切口应使用单股延迟可吸收缝线缝合腹部切口。与快速可吸收缝线相比,延迟可吸收缝线发生切口疝的概率较低[23]。然而,延迟可吸收缝线和普通缝线在切口疝的发生风险中没有显著差异[23]。在短期和长期的伤口安全性方面,连续缝合与间断缝合并无差异(图 5-4),但连续缝合更快且成本更低[24-25]。常使用滑动式 Smead-Jones,即每个进针位置距切口边缘约 1.5~2cm 处。横切口也可使用延迟吸收线进行缝合。关于使用可吸收缝合线的研究较为局限,但 Soisson 等在单因素和多因素分析中发现[26],在肥胖女性(皮下组织≥5cm)中使用可吸收缝线发生切口裂开的概率增加。

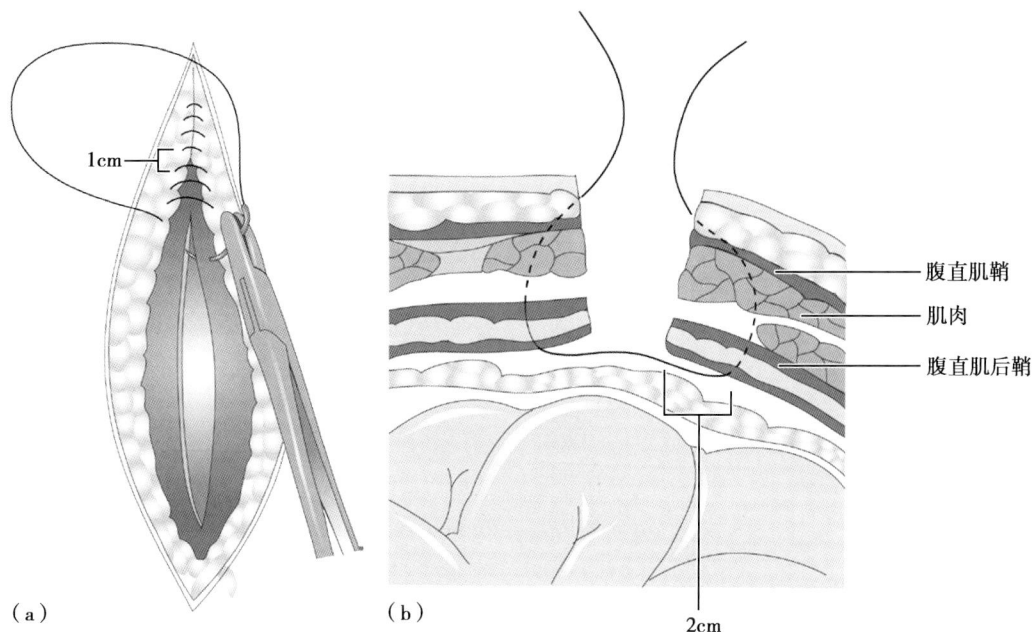

图 5-4　(a)闭合腹膜层采用连续缝合,针距 1cm;(b)闭合筋膜层及腹壁肌肉层采用间断缝合,针距 2cm

手术操作

卵巢癌分期标准是 30 多年前由妇科肿瘤小

组(Gynecologic Oncology Group,GOG)制定的。Buchsbaum 等通过 GOG 对 187 例上皮性卵巢癌患者进行前瞻性研究,以制订卵巢癌患者标准的手术方案[27]。根据全面分期手术,近 13% 患者的病理分期升高。在手术操作中,对腹内和腹膜后间隙进行探查,以评估分期,具体详见表5-2。如果侵袭性卵巢癌不能进行准确分期诊断,那么二次分期手术势在必行。

表5-2 上皮性卵巢癌的系统手术分期

- 腹水细胞学
- 详细全面探查盆腹腔
- 大网膜切除术
- 经腹全子宫切除术和双侧附件切除术
- 盆腔及腹主动脉旁淋巴结清扫术
- 随机腹膜活检—腹膜后壁、膀胱腹膜反折、盆腔侧壁、结肠旁间隙
- 膈肌表面活检或切除
- 阑尾切除术(如黏液组织学检查)

腹腔探查

上一章节详细讨论了腹部切口类型,建议可疑卵巢癌患者优先选择脐部至耻骨联合上的腹部正中纵切口,根据需要向上延伸切口,以完成上腹部分期手术或进行减瘤手术,并抽取腹水行细胞学检查。当无腹水时,使用100~150mL生理盐水,从盆腔、结肠旁间隙及膈肌水平冲洗腹腔,收集腹腔冲洗液进行脱落细胞检查。通过视诊和触诊全面探查腹腔,以发现可能的种植转移病灶,探查顺序为右结肠旁间隙、右肾、肝上间隙、右膈、右肝叶、胆囊、Morison囊、左膈、左肝叶、脾、胃、横结肠、左肾和左结肠旁间隙等,需要在术前准备时行清洁灌肠以便于探查。从胃结肠韧带左侧进入评估胃和胰腺;仔细检查包括肠系膜在内的所有小肠和结肠,其中小肠肠系膜应从空肠到盲肠的顺序进行;沿着血管结构触诊腹膜后区域;胰腺和十二指肠可经腹腔触诊。术后应详细记录探查结果,包括肿瘤大小、范围和位置,以及其他异常情况。

原发肿瘤的处理

仔细探查卵巢原发性肿瘤及盆腔,评估双侧卵巢的大小、肿瘤部位、包膜完整性、外生性赘生物以及与周围组织的粘连程度。如果年轻患者术中提示良性肿瘤,则需要切除卵巢囊肿;否则建议选择单侧输卵管卵巢切除并送检术中冰冻。对于双侧卵巢肿物患者,应先切除可疑病变的一侧卵巢行术中冰冻,等结果回报后再行后续手术,术中

冷冻切片是诊断卵巢恶性肿瘤的一种实用方法。通过分析1 439份冷冻切片[28],发现其诊断卵巢恶性肿瘤的敏感度和特异度分别为91.2%和98.6%,浆液性和黏液性肿瘤的假阴性率分别为0.7%和3.8%。如果术中冰冻提示上皮性卵巢癌,则标准术式为子宫全切除术和双侧输卵管卵巢切除术。在某些特殊情况下[29],子宫次全切除术可以代替子宫全切除术,例如转移性卵巢癌累及子宫下段时,切除子宫颈可能增加复发风险。Milam等比较了47例行子宫次全切除术和190例经腹子宫全切除术的晚期卵巢癌患者,发现两组间的术中并发症、阴道或宫颈复发、总生存期并无差异[29]。本章后面将讨论保守手术的可能性。

术中包膜破裂

虽然目前术中肿瘤包膜是否破裂影响I期卵巢癌患者预后仍存在较大争议,但依据无瘤原则应尽可能完整地切除肿瘤。Sainz等评估了79例I期侵袭性上皮性卵巢癌患者,发现与IA期患者相比术中肿瘤包膜破裂患者的复发风险增高,总生存率下降[30]。然而,其他研究并未发现肿瘤包膜破裂或腹水对I期患者预后具有不利影响[31-35],其中一些研究结果可能由于肿瘤分期不明确和组织学分级的影响而无法评估。2021年对17项高质量观察性研究的荟萃分析发现[404],术中包膜破裂与不良预后密切相关。

据报道,在I期上皮性卵巢癌中[35],透明细胞癌患者的包膜在术中破裂的风险高于其他组织学类型。Matsuo等研究了15 163例I期上皮性卵巢癌患者,发现透明细胞癌患者术中包膜破裂的风险最高(57.3%),其次是子宫内膜样癌(48.8%)、浆液性癌(41.8%)和黏液性癌(32.0%)[36]。此外,术中包膜破裂是透明细胞癌患者预后的独立危险因素[病因特异性生存率的风险比为1.99,95%可信区间为(1.45~2.75)]。对于包膜破裂患者,术后化疗并不能改善生存率。因此,局限于卵巢的恶性病变,应完整切除肿瘤。

活组织检查术

外科活检术作为肿瘤病理分期的一部分,常被用来评估在肉眼无法发现的微小转移。对于卵巢癌患者,盆腹腔粘连处、腹膜上任何异常区域都应进行活检。在新的卵巢癌分期体系中,I期患者推荐对粘连部位进行组织学活检评估转移情

况[5]。如果腹膜表面未发现异常，则随机从腹膜后壁、膀胱腹膜反折处、盆腔侧壁、双侧结肠旁间隙和两侧膈膜下表面进行多点活检。一些外科医生也选择在横膈膜进行刮片检查，而非活检[37]。虽然 Timmers 等[38]的一项研究样本量较小且缺乏多变量分析，但他们的研究发现未行多点活检的早期卵巢癌患者生存期降低。一些妇科肿瘤医师也认为，仔细探查整个腹膜腔可代替对正常腹膜组织的随机活检。Powless 等评估了 211 例早期卵巢癌，发现只有 0.8% 患者在随机盆腔腹膜活检后分期升高，但大网膜随机活检的患者没有出现分期增加的情况，说明活检结果并不会改变治疗方案。其他相关报告称发现基于肿瘤微小转移的检查，从Ⅰ期到Ⅱ期患者分期升高的风险为 4.7%，从Ⅰ期到Ⅲ期为 2.4%[39]。因此，随机腹膜活检几乎不会改变原有分期和治疗方案，但并不能因此忽视其在早期卵巢癌中的临床价值[40-41]。

大网膜切除术

在 20 世纪 60 年代，大网膜切除术是肿瘤指南的一部分，但大网膜在肿瘤生物学和免疫学中的确切作用和功能仍然不清楚，大网膜切除术也是卵巢癌分期手术的一部分[42]。大网膜的血管供应如图 5-5 所示。在没有大网膜病变时，只切除结肠下网膜即可满足手术需求[27]。有研究发现 45% 存在大网膜转移的患者并没有明显的临床症状，这

进一步证实行大网膜切除术的重要性。一项系统综述表明，早期卵巢癌约 22% 的患者存在大网膜病灶，而仅大网膜转移病例只有 2%～7%[9, 27, 43]。将大网膜抬起暴露横结肠，沿着大网膜后叶离断（图 5-6）。小网膜囊是由胃结肠韧带后叶和横结肠系膜前叶之间的夹层进入，剥离时不能损伤中结肠动脉，然后继续在双侧肝曲和脾曲处分离。左侧应避免暴力牵拉，以免撕裂脾脏。当大网膜从横结肠完全离断后，在胃结肠韧带处用血管钳夹闭，切除大网膜并依次缝合。由于早期卵巢癌中孤立性大网膜转移的发生率相对较低，有人建议针对早期卵巢癌患者仅行随机大网膜活检，而不进行完全性大网膜切除术[43]。

腹膜后淋巴结清扫术

2014 年，FIGO 修改了卵巢癌的分期标准，以反映肿瘤已转移扩散到盆腔或主动脉旁淋巴结在不同亚分期中的预后意义（表 5-1）[5]。腹膜后淋巴结是卵巢癌初始分期的重要组成部分，与子宫或宫颈肿瘤相比，卵巢癌的淋巴引流明显不同（图 5-7）。卵巢癌优先流向右侧卵巢静脉、腔静脉、左侧肾静脉交界处的主动脉淋巴结[44-47]。因此，诊断性主动脉淋巴结活检应包括升主动脉旁淋巴结、降主动脉和髂总淋巴结。众所周知，卵巢淋巴引流随性腺的血液供应变化而变化，主动脉旁淋巴结是腰椎淋巴结群的一部分，腰椎淋巴结群由 3 个

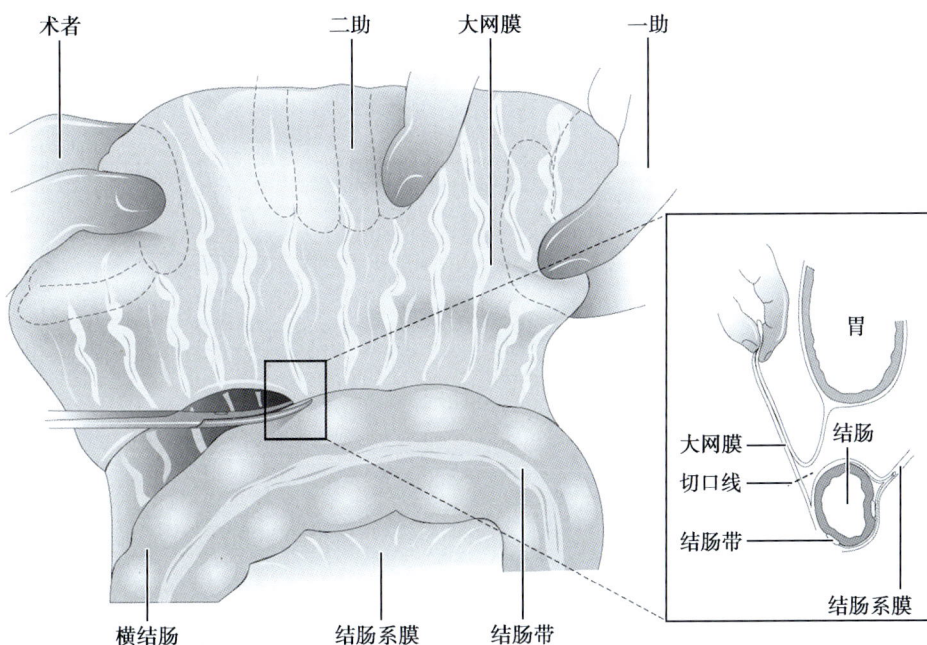

图 5-5　大网膜切除过程示意图，离断并钳夹系膜根部血管

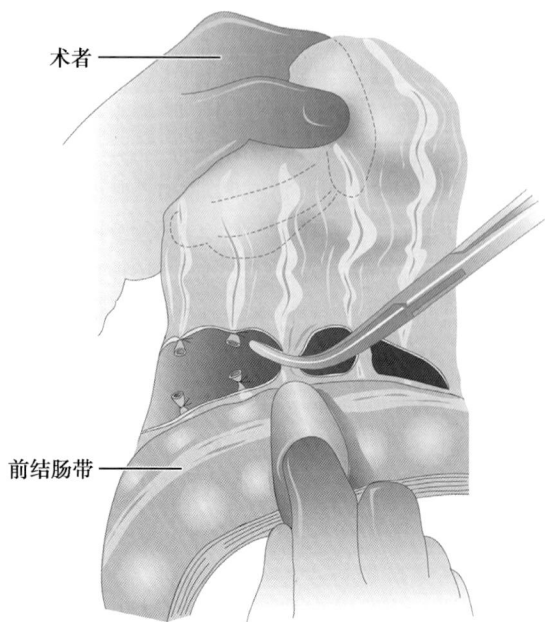

图 5-6 大网膜切除过程，依次结扎网膜根部血管并离断

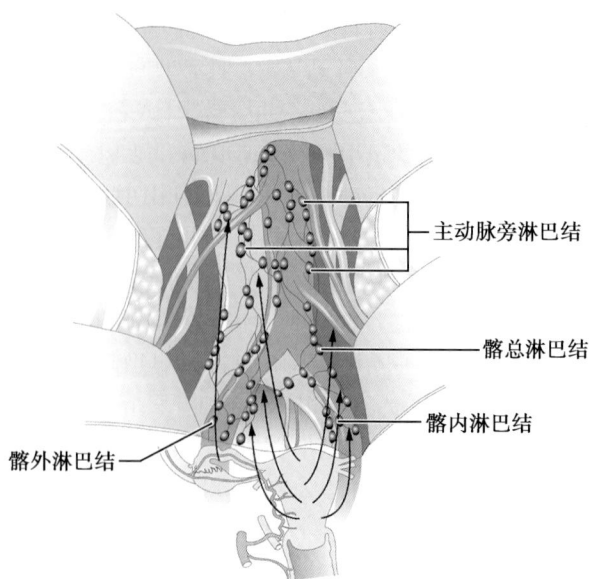

图 5-7 卵巢主要的淋巴引流途径。(a)沿卵巢血管方向，引流至升主动脉旁淋巴结。(b)经阔韧带引流至闭孔、髂外淋巴结和髂总淋巴结

亚群组成：主动脉前、主动脉后和主动脉外侧，其中外侧组接受来自髂淋巴结、卵巢和其他盆腔器官的淋巴引流。主要淋巴引流在盆底盂韧带汇合，并与卵巢静脉形成丛状，然后汇入肾下极，并向内侧进入主动脉旁淋巴结和腔前淋巴结。从卵巢门开始的辅助淋巴通路穿过阔韧带，流入闭孔淋巴结、髂外淋巴结和髂总淋巴结[48-50]。

早期卵巢癌患者淋巴转移的发生率为 5%～20%(表 5-3)。Cass 等评估了 96 名在两家医院接受治疗的单侧卵巢癌患者，42 例患者仅取患侧淋巴结活检，其中 4 例(10%)有淋巴结转移；54 例患者行双侧淋巴结活检，其中 10 例(19%)患者发现

淋巴结受累[51]。在 10 例双侧活检患者中，50% 为患侧淋巴结受累，其余 50% 患者仅对侧(30%)或双侧(20%)淋巴结受累。本研究中所有淋巴结阳性患者均为高级别癌，证实了局部病变的卵巢癌患者也应行双侧盆腔和主动脉旁淋巴结清扫术。

Petru 等纳入 40 例仅卵巢受累的卵巢癌患者，接受全面分期手术，其中 9 例(23%)发现淋巴结转移[52]。其中大多数淋巴结转移患者为高级别癌(2 级或 3 级)，其他临床症状如腹水、黏附性或囊外生长等均不能预测淋巴结转移；6 例单侧卵巢受累患

表 5-3 仅卵巢受累的淋巴结阳性卵巢癌

作者	病例数	盆腔淋巴结阳性	主动脉旁淋巴结阳性	两者淋巴结均阳性
Benedetti-Panici[45]：Ⅰ期	35	3(8.6%)	2(5.7%)	1(2.9%)
Burghardt[51]：Ⅰ/Ⅱ期	27	3(11.1%)	1(3.7%)	4(14.8%)
Cass[52]：Ⅰ期	96	7(7.3%)	5(5.2%)	2(2.1%)
Petru[53]：Ⅰ期	40	7(17.5%)	1(2.5%)	1(2.5%)
Chen[46]：Ⅰ期	11	1(9.1%)	2(18.2%)	
Nomura[54]：Ⅰ/Ⅱ期	79	1(1.7%)	4(5.1%)	5(6.3%)
Oshita[55]：Ⅰ/Ⅱ期	284	2(0.3%)	10(3.5%)	9(3.2%)
Chang[56]：Ⅰ期	69	5(7.2%)	8(11.6%)	4(5.8%)
Ditto[57]：Ⅰ/Ⅱ期	111	2(1.8%)	8(7.2%)	5(4.5%)
合计	752	31(4.1%)	41(5.5%)	31(4.1%)

者中有 1 例存在孤立性对侧盆腔淋巴结转移。该研究结果支持病理分期Ⅰ期卵巢癌患者应行淋巴结清扫术。此外，一项基于随访监测、流行病学和SEER 数据库（The Surveillance, Epidemiology, and End Results）数据库的研究中[58]，6 686 例 FIGO 分期Ⅰ期非透明细胞型卵巢癌患者在行淋巴结切除术后生存率显著提高（5 年疾病特异性生存率，85.9% vs. 93.3%）。其中可能是由于淋巴结切除术式存在差异（淋巴结切除范围可以从粗略活检到系统地切除全部淋巴组织），淋巴结阳性患者预后存在一定差异。在一项针对Ⅰ期卵巢癌的假设模型分析中[59]，系统性淋巴结切除确诊存在转移的患者，后续化疗剂量可增加 7%。据估计，未实施系统性淋巴结切除也导致 6% 的Ⅰ期卵巢癌患者未给予化疗而导致预后变差。在 1988—1992 年和 1998—2001 年间，早期卵巢癌的淋巴结切除率增加了 1 倍（26.2% vs. 54.2%，$P < 0.001$），这可能在一定程度上改善了美国卵巢癌患者的生存结局[60]，这一趋势也同样发生在欧洲患病人群（2005 年为24%，2011 年为 55%）[61]。据报道，在早期癌变类型中，浆液性癌的淋巴转移风险明显增加（浆液性与非浆液性，50% vs. 5.9%）[54]。

淋巴清扫范围

早期卵巢癌的淋巴结清扫对患者的生存起着至关重要的作用。如下所述的解剖边界、位置以及采样淋巴结数量都是评估淋巴清扫效果的衡量标准。《妇科肿瘤学组外科程序手册》规定，盆腔淋巴结切除数≥8 枚，腹主动脉旁淋巴结切除数≥2 枚，符合充分清扫淋巴结的标准[62]。在 SEER 数据库中，提取 21 537 例Ⅰ和Ⅱ期上皮性卵巢癌病例，分析充分清扫淋巴与淋巴清扫不足患者的死亡率，研究显示：对于浆液型、子宫内膜样癌和透明细胞型卵巢癌，充分淋巴清扫是卵巢癌死亡率降低的独立风险因素，死亡率风险降低约 27%～39%（HR 分别为 0.67、0.61、0.27）[63]。因此，在这些类型的肿瘤中进行充分的淋巴清扫是十分重要的。

在黏液性肿瘤中，充分的淋巴清扫并不能降低卵巢癌的死亡率。鉴于黏液性淋巴结转移率低，淋巴清扫指征可能要更为严格。一些专家建议利用黏液性肿瘤的病理组织学模式来识别高危淋巴结转移亚群[64]。也就是说，扩张型（融合型）亚型，表现为背靠背的腺体，没有间质肿瘤侵袭，表现出更惰性的肿瘤行为，而浸润性亚型，表现出破坏性的间质肿瘤侵袭，表现出更积极的行为[64]。世界卫生组织（WHO）于 2014 年采用了这一分类，在Ⅰ期黏液性卵巢癌中，隐匿性淋巴结转移常常发生在浸润性亚型，因此，充分淋巴清扫有益于这类组织亚型患者。而前哨淋巴结活检在早期卵巢癌中的作用目前正在积极研究中[405]。

盆腔淋巴结清扫

打开盆腔壁腹膜，从圆韧带延伸到主动脉分叉上方，可确定输尿管、腰大肌、生殖股神经和髂血管的走行和分布。膀胱旁间隙内侧为膀胱侧壁和膀胱宫颈韧带，外侧毗邻闭孔窝（髂血管、神经、淋巴管），后壁为主韧带血管部（子宫动静脉），前壁由耻骨支构成，底为盆膈上筋膜。术中通常在膀胱外侧缘脐动脉和髂外静脉之间切开膀胱旁间隙，而脐动脉向上缩到膀胱侧腹膜。直肠侧间隙内侧为宫骶韧带和直肠壁，外侧为髂内动静脉，前壁为主韧带血管部（子宫动静脉），后壁为直肠侧韧带（直肠柱）。钝性游离输尿管和腹膜后血管之间的间隙来解剖此空间。由于有髂内静脉出血风险，进行这种剥离时应注意避免从外侧进行剥离。术野的暴露是通过使用 Bookwalter 牵引器来维持的。切开覆盖在髂外动脉上的脂肪组织时出血通常很少。游离髂外血管和髂总血管时，先用剪刀，后用手指。其间，会遇到髂腰肌的小分支，将其夹住并离断。从髂外血管内侧进入闭孔窝，并识别闭孔神经。接下来，清扫髂外、髂内和闭孔区淋巴结，并取出组织标本（图 5-8）。如果发生出血，可以使用止血敷料填塞止血。

腹主动脉旁淋巴结清扫

右侧的腹膜切口由下到上，从腹股沟韧带处开始，经过下腔静脉（inferior vena cava, IVC）和主动脉，止于十二指肠 Treitz 韧带（图 5-9）。拨开盲肠和升结肠，在腔静脉上方开始进行淋巴结清扫，从分叉处向上延伸，可以离断来自大血管的毛细血管分支。

接下来切除左侧的腹主动脉旁淋巴结。识别左侧输尿管并向外牵拉，避免输尿管受损。同样切开髂总动脉鞘，从下往上，切除左侧的腹主动脉旁淋巴结至左肾静脉水平。左卵巢血管起源于左肾血管，分离并夹闭左侧卵巢血管。冲洗术野，检查有无出血。

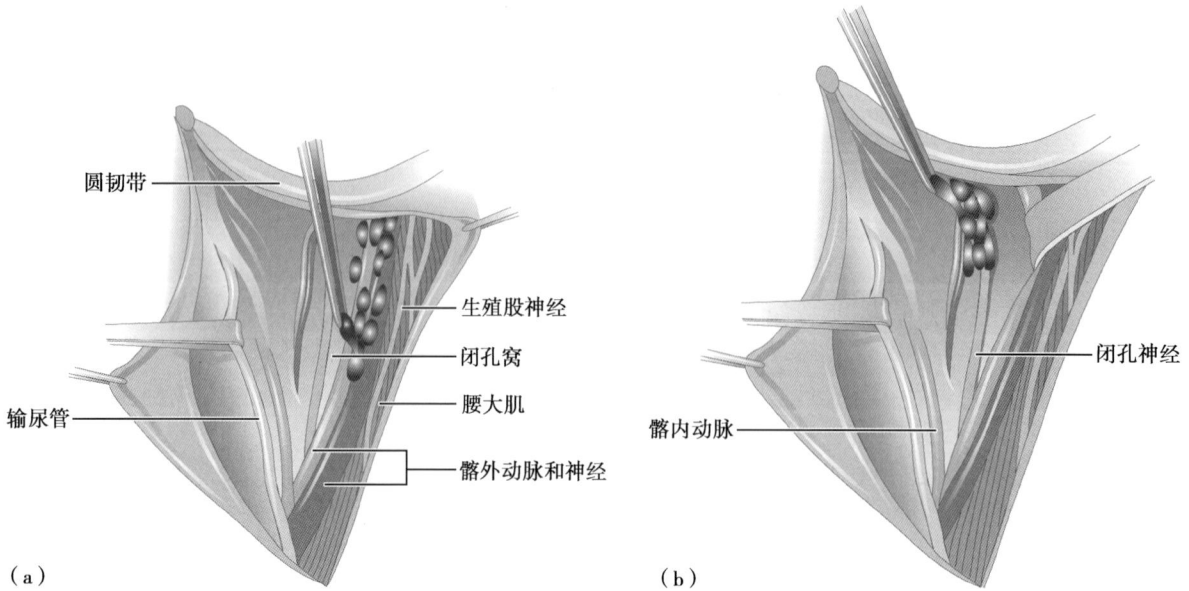

图 5-8 盆腔淋巴结清扫术。(a)切开后腹膜,辨认输尿管向内侧的走行方向,分离膀胱旁和直肠旁间隙;从髂外动静脉起始处切除淋巴组织。(b)向外侧牵拉髂外血管,暴露闭孔窝;切除闭孔神经周围的淋巴组织

阑尾切除术

阑尾靠近结肠旁间隙和右侧卵巢,因此是卵巢恶性肿瘤转移的潜在部位[65-66]。1999—2002 年间,美国 4 057 例早期卵巢癌患者中有 22.7% 接受了阑尾切除术[67]。然而,卵巢癌初次手术治疗中的常规阑尾切除术仍存在争议。Malfetano 等在早期卵巢癌中没有发现阑尾转移,而在Ⅲ期和Ⅳ期卵巢癌中发现了 70% 的阑尾转移[68]。其他人也报告了晚期卵巢癌中阑尾受累的高可能性,如 Bese 等评估了 90 名恶性卵巢癌患者,发现虽然在早期患者没有发生阑尾转移,但Ⅲ期和Ⅳ期卵巢癌患者中分别有 21% 和 50% 的患者发生了阑尾转移[69-70]。在多变量分析中,腹水是阑尾转移的独立危险因素[66]。一些医生建议对黏液性卵巢癌患者行常规阑尾切除术,因为肿瘤可以从胃肠道转移,同时阑尾也可能含有原发病变[68]。Ayhan 等回顾了 285 例上皮性卵巢癌的病例,其中,初始肿瘤减灭术包括阑尾切除术,在这些患者中,约 4.9%(102 例中的 5 例)的Ⅰ、Ⅱ期患者由于只有阑尾转移而被降级[66]。总体而言,卵巢癌分期手术与阑尾切除相关的风险似乎很低[65, 70-72]。Ramirez 等报道了 57 例早期卵巢癌患者中无阑尾切除相关的术中或术后并发症[72]。Westermann 等在卵巢癌根治术中进行了 233 例阑尾切除术,也没有发现与阑尾转移相关的并发症[65]。阑尾切除术可以确定疾病分期,

但对患者预后并没有明显帮助。但是,在黏液性卵巢癌患者中阑尾切除术或行肿瘤减灭术对晚期患者的预后具有意义[71]。一些研究者也认为,在早期黏液性卵巢癌中,若阑尾外观没有明显异常或转移,也不需要切除阑尾[73],然而一项荟萃分析指出,在 510 名黏液性 BOT(交界性卵巢肿瘤)患者中并发阑尾癌的风险较大(1.2%),提示在黏液性 BOT 中应该对阑尾进行彻底检查[74]。在黏液性 BOT 中选择阑尾切除的标准之一可能是组织学类型[75]。相对于子宫内膜样型肿瘤,黏液性 BOT 在组织病理学上类似胃肠道来源的黏液癌,需要进行彻底评估胃肠道及阑尾。值得注意的是,这两种组织学类型的肿瘤在冰冻切片上较难确定,即使对于专业的妇科病理学家也是如此。一些研究者提出,在已知 BRCA 突变携带者的手术分期时,进行额外的阑尾切除术可能会降低未来腹膜癌的风险,但这一点需要研究进一步证实[76]。

阑尾切除的难易取决于阑尾的位置。对于盲肠后阑尾(可以部分或全部在腹膜外),可能需要通过切开盲肠外侧之腹膜来寻找。依次夹闭、切断、结扎阑尾系膜动脉和阑尾动脉(图 5-10),结扎并切除阑尾。一些妇科医生习惯将阑尾残端内翻,而另一些医生则不这样做。

辅助治疗

如上所述,早期肿瘤患者具有良好的总生存

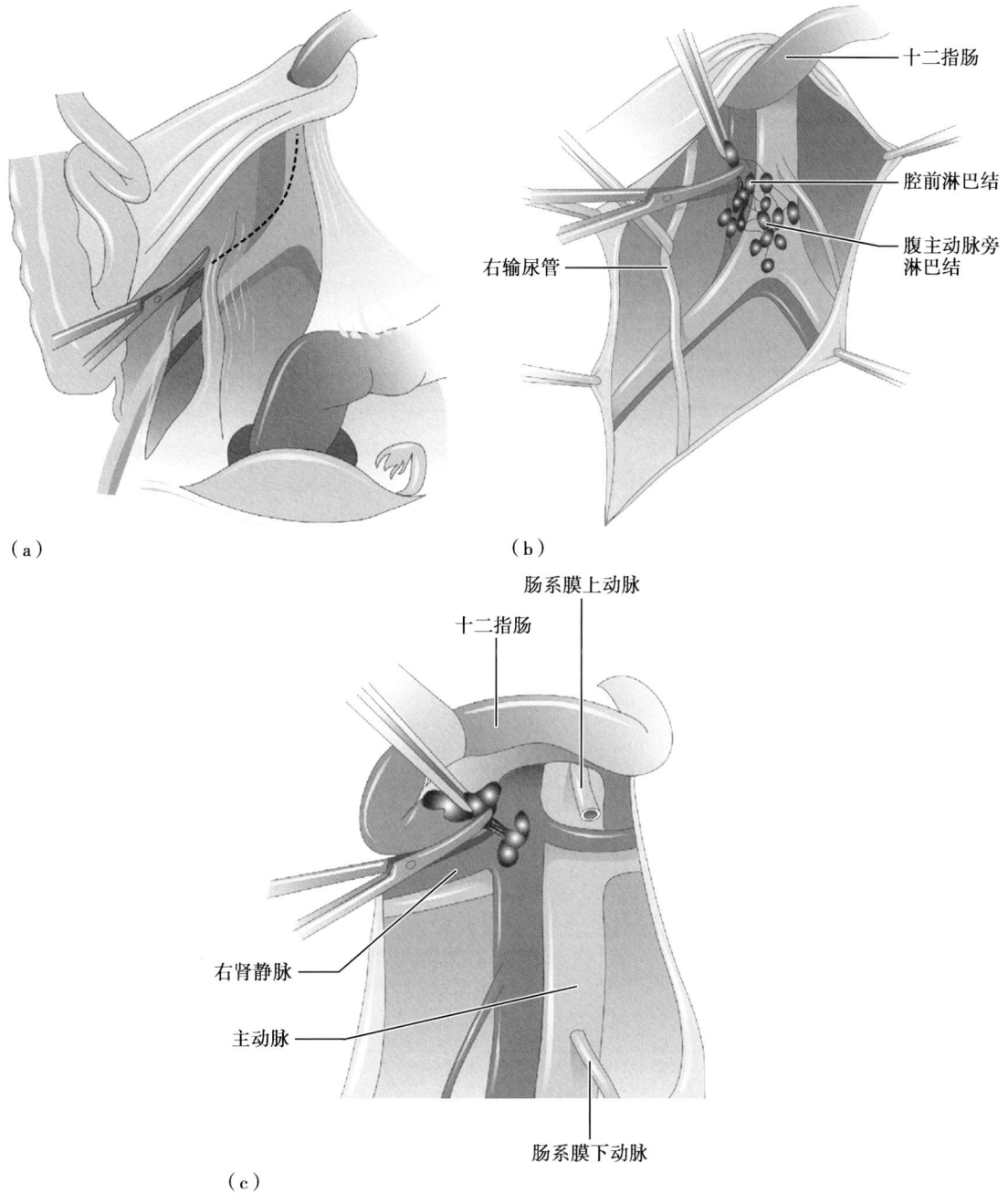

（a）

（b）
- 十二指肠
- 腔前淋巴结
- 腹主动脉旁淋巴结
- 右输尿管

（c）
- 肠系膜上动脉
- 十二指肠
- 右肾静脉
- 主动脉
- 肠系膜下动脉

图 5-9　主动脉旁淋巴结清扫。（a）切开小肠系膜底部的腹膜，直到 Treitz 韧带，拨开盲肠和回肠末端。（b）将输尿管向侧方牵拉，小心地剥离主动脉旁和下腔静脉前方的脂肪及淋巴组织。（c）将十二指肠向头侧牵拉，暴露高位主动脉旁淋巴结节以便切除

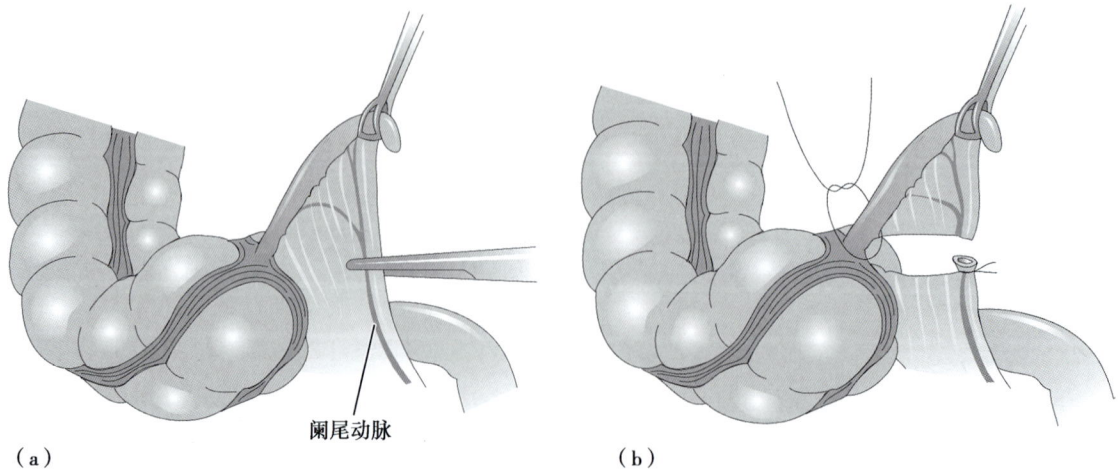

图 5-10 阑尾切除术。(a)在阑尾中膜的基底部找到阑尾动脉并夹住。(b)分离和结扎阑尾系膜;结扎、离断和电凝阑尾根部

率[1]。然而,从辅助化疗中获益的具体亚群尚不清楚。一般认为,ⅠA 或ⅠB 期、分化级别为 G1 的卵巢癌患者属于"预后良好"组,可以只通过手术治疗,而不需要辅助化疗[6,77]。ⅠC 期或 G3 级的ⅠA 或ⅠB 期以及Ⅱ期卵巢癌(早期阶段的高风险患者)通常被认为需要辅助治疗,因为这类患者 5 年复发风险高达 30%~40%。然而,辅助治疗在ⅠA 或ⅠB 期、G2 级卵巢癌妇女中的作用还没有明确,因为这部分患者数量很少。

重要的临床试验结果如表 5-4 所示。GOG 随机选择了 81 名ⅠA 期或ⅠB 期、G1 级或 G2 级卵巢癌患者,不接受化疗或接受美法仑(左旋苯丙氨酸氮芥,一种抗肿瘤药物)治疗,无论是无病存活率还是总存活率,两组患者之间差异无统计学意义,两组患者的 5 年总存活率都超过 90%[77]。在他们第二项试验中,141 名Ⅰ期、G3 级或Ⅱ期患者被随

机分为美法仑或腹腔内放射治疗组(放射同位素 ^{32}P)[77]。同样,在无病存活率或总体存活率方面没有差异。Bolis 等在两个随机试验中评估了 271 名Ⅰ期卵巢癌患者[78]。试验Ⅰ比较了ⅠA 期、ⅠB 期、G2~3 级卵巢癌患者接受 6 个周期的顺铂化疗和不给予化疗的情况。结果显示,给予顺铂化疗显著降低复发率(65%),但存活率无显著差异[78]。在试验Ⅱ中,ⅠA 期(G2 级)、ⅠB 期和ⅠC 期患者随机接受顺铂化疗或同位素 ^{32}P 治疗,同样,复发率降低了 61%,但总体存活率相似[78]。

Young 等通过 GOG-95 进行了另一项随机研究,该研究比较了腹腔内放射治疗(放射同位素 ^{32}P)与静脉注射环磷酰胺($1g/m^2$)和顺铂($100mg/m^2$)在早期卵巢癌"预后不良"组患者(ⅠA 和ⅠB 期,G3 级和ⅠC 期,Ⅱ期)中的疗效[84]。结果显示:化疗组的无进展间期较好,治疗依从性

表 5-4 早期卵巢癌的辅助化疗

试验	年份	病例数	FIGO 分期	干预措施	DFS	HR	P
Young 等[77]	1990	81	ⅠA 和ⅠB 期 1~2 级	美法仑 vs. 无治疗	DFS 91 vs. 98% OS 94 vs. 98%		DFS 0.41 OS 0.43
Bolis 等[78]	1995	85	ⅠA 和ⅠB 期 2~3 级	铂类 vs. 无治疗	DFS 83 vs. 65% OS 88 vs. 82%	DFS 0.35 OS 1.15	DFS 0.028 OS 0.71
Tropé 等[79]	2000	162	Ⅰ期 1~3 级	卡铂 vs. 无治疗	DFS 70 vs. 71% OS 86 vs. 85%	DFS 0.98 OS 0.94	DFS 0.41 OS 0.43
ICON1[80-81]	2014	477	Ⅰ和Ⅱ期	以铂为基础的方案 vs. 无治疗	DFS 70 vs. 60% OS 73 vs. 64%	DFS 0.69 OS 0.71	DFS 0.02 OS 0.04
ACTION[82-83]	2014	448	ⅠA/B 期,G2/3;ⅠC,ⅡA 透明细胞	以铂为基础的方案 vs. 无治疗	DFS 70 vs. 62% OS 82 vs. 76%	DFS 0.64 OS 0.69	DFS 0.007 OS 0.16

注:DFS,无病生存期;OS,总生存期;HR,风险比。

较好，并发症发生率较低。然而，两组在总体存活率方面没有差异。在随后的试验（GOG-157）中，ⅠA和ⅠB期（G3级）、ⅠC期和Ⅱ期卵巢上皮癌的患者被随机分配到接受3个或6个周期的紫杉醇（175mg/m²）和卡铂（AUC 7.5）化疗组[85]。虽然6周期组复发率比3周期组低24%，但差异无统计学意义（20.1% vs. 25.4%，P=0.18），且6周期化疗的毒副作用更大。在长期随访中，接受辅助治疗的患者中，超过一半的患者出现了与化疗相关的毒性（中位随访期18.4年，61% vs. 22%）[86]。但某些亚群的患者可能会从6周期的辅助治疗中受益。最近一项427例接受6个或3个周期的早期卵巢癌辅助治疗患者的分析中，浆液性卵巢癌患者接受6周期的辅助治疗中具有显著生存优势，（复发率，HR=0.33，95%CI 0.14～0.77，P=0.04；5年生存率，83% vs. 60%，P=0.007）[87]，其他组织型卵巢上皮癌从6周期的辅助治疗中受益不大。有学者进一步研究发现在早期浆液性卵巢上皮癌中，G2～3级与G1级相比，生存结果更差[88]。值得注意的是，现在大多数研究小组已经转向了两级分类系统，根据组织学特征，包括核异型性和有丝分裂率，分为高级别（传统的G2～3级肿瘤）和低级别（G1级肿瘤）[89-90]。另一项研究报告称，与6个周期的方案相比，ⅠC期、高级别和肿瘤活动度不良是3周期铂基化疗方案治疗后复发风险增加的相关因素[91]。同样，有人提出，ⅠC/ⅡA期和G2～3级的患者接受6个周期的紫杉醇联合卡铂化疗，可以改善预后[92]。

2003年，另外两项针对早期卵巢癌的前瞻性随机试验完成并发表[80,82,93]。卵巢癌国际合作组织（International Collaborative Ovarian Neoplasm，ICON1）和卵巢癌辅助化疗试验组（Adjuvant ChemoTherapy in Ovarian Neoplasm，ACTION）都是纳入了大量患者的前瞻性临床试验，但由于试验进展缓慢，故比预期提前停止。ICON1试验（n=477）纳入了所有早期、G1～3级、各种组织学类型以及责任医生不确定患者是否会从辅助化疗中受益的患者。ACTION试验（n=448）包括ⅠA和ⅠB期，G2～3级，所有的ⅠC和ⅡA期患者，以及所有等级的Ⅰ～ⅡA期卵巢透明细胞癌患者。两项研究都进行了铂类为基础的化疗，但没有说明化疗的具体方案。联合试验的结果显示，与观察组相比，辅助化疗组的总体存活率更高（82% vs. 74%，P=0.008）[82,93]。辅助化疗的复发生存率也

更高（76% vs. 65%，P=0.001）[82,93]。然而，当单独分析这些试验时，结果不甚相同：在ACTION试验中，辅助化疗对无复发生存期有改善，但总生存期的差异并不明显[82,93]。进一步的亚组分析显示，接受了完全手术分期的Ⅰ期患者并没有从化疗中获益，而那些不完全分期的患者（很可能疾病分期更高）确实在总生存期和无复发生存期上都有改善。在ICON1试验中，铂基化疗提高了总生存率和无复发生存率[80,81]。究其原因，可能是ICON1试验纳入了许多较晚期的患者，因为约有25%的患者是不完全分期的，可能分期更高，而化疗对高危患者来说获益更大（总生存率提高，18% vs. 9%）。这两项试验的长期随访（中位时间为10年）证实了以下结论[81,83]：尽管以铂类为基础的辅助化疗可能对不完全分期的患者影响最大，但仍需识别真正的高风险早期患者。

总而言之，已发表的数据表明，分期良好的ⅠA或ⅠB期G1级卵巢癌患者预后良好，并且不会从最近的荟萃分析所支持的辅助化疗中获益[94]。到目前为止，辅助化疗在G2级患者中的作用尚不清楚。根据美国国立癌症综合网络（National Comprehensive Cancer Network，NCCN）指南，具有高危因素的早期和不完全分期卵巢癌患者都应接受3～6个周期的静脉紫杉醇/卡铂化疗[95]。一些研究者建议，分期良好的卵巢透明细胞癌患者可能不需要辅助化疗，但还需要进一步的研究验证[96]。NCCN指南在2016年纳入了针对组织学类型的治疗建议，以针对不同类型上皮性卵巢癌的化疗反应[10]。根据指南的新内容，对于ⅠC期黏液性、G1级子宫内膜样肿瘤或低级别浆液性肿瘤患者，可选择随诊观察而不进行化疗。最近的一项基于人群的研究也表明，化疗对ⅠC期黏液性卵巢癌患者预后并无意义[97]。有两篇评价早期卵巢癌辅助治疗作用的系统性综述（表5-4）[98-99]。两项荟萃分析结果表明，与无辅助治疗相比，给予以铂类为基础的辅助化疗可以实现生存获益（无进展生存期：HR=0.67，95%CI 0.53～0.84；总生存期：HR=0.71，95%CI 0.53～0.93）[98]。在对特定亚组的评估中，目前研究尚未证明辅助化疗对完全分期的患者有益，但对未完全分期的患者有好处（总体生存率，HR=0.63，95%CI 0.46～0.85）[98]。故研究人员建议对接受了标准细胞减瘤术的高分化肿瘤患者可不进行辅助化疗。在早期卵巢癌患者中，一项回顾研究发现卡铂单独治疗组与卡铂加紫杉

醇联合治疗组的总存活率相似[100-101]。对于对紫杉醇产生毒性或效果不佳的患者，卡铂单药疗法可能是一种替代选择。据报道，6 个周期化疗结束后 CA125 水平是早期卵巢癌复发的独立危险因素（CA125 临界值>12IU/L，复发比率为 10.6）[102]。目前，大多数肿瘤学家不建议将放疗作为早期卵巢癌的辅助治疗，因为接受化疗与其有相似的生存率，而放疗出现并发症的可能性会更高[99]。

最近，淋巴脉管间隙浸润（lymphovascular space invasion，LVSI）被认为是 I 期卵巢上皮癌患者有用的预后指标；LVSI 与远处转移和淋巴结复发风险增加，生存率降低相关[103-104, 406]。LVSI 与雌激素受体呈正相关，提示 LVSI 可能在促进肿瘤细胞淋巴或血行转移方面起作用[105]。在伴有 LVSI 的 I 期卵巢癌中，分期手术后化疗周期的次数显著影响生存结果：与接受≥6 周期辅助化疗的患者相比，接受<6 周期化疗的患者复发风险增加（无病生存期，*HR*=4.59）[103]。基于 LVSI 的治疗选择存在潜在价值，但需要进一步的研究去证实。

特 殊 说 明

交界性卵巢肿瘤

1929 年，Taylor 首次提出低度恶性潜能的卵巢上皮性肿瘤是一组介于良性和恶性卵巢上皮性肿瘤之间组织学特征和生物学行为的肿瘤[106]。1971 年，FIGO 将这些肿瘤作为一个单独的实体列入妇科恶性肿瘤的分类和分期系统[107]。

在术语方面，2014 年 WHO 的分类法使用了"交界性卵巢肿瘤"这一术语，以前主张使用"低恶性潜能"这一术语，但现在已不再推荐[108-109]。在美国，每年约有 3 000 名患者被诊断为 BOT，而 BOT 占上皮性卵巢癌的 10%～20%[110]。在过去的几十年里，BOT 的发生率从每 10 万人年 1.0～2.6（1960—1970）增加到 5.3～5.5（2000—2010）[111-112]。在此期间，BOT 在所有原发卵巢肿瘤中的比例也从 8.3% 上升到 23.6%。这一增加与诊断方法的进步以及口服避孕药[111]有关。据报道，肥胖（对浆液型）、吸烟（对黏液型）[107]、使用爽身粉（对浆液型）、用于不孕的卵巢刺激剂和盆腔炎症都会增加 BOT 的风险。相反，月经初潮年龄（对于浆液型）、母乳喂养和多晒太阳增加环境紫外线暴露[113-120]则降低 BOT 风险。子宫内膜异位症、饮酒、输卵管

结扎和阑尾切除术的病史与 BOT 无关[121-127]。诊断 BOT 的组织学标准包括核异型性、上皮复层≥4 层、乳头状突起和无间质侵袭。目前普遍认为，与浸润性上皮性卵巢癌相比，BOT 的预后较好。在一项大型的回顾研究中，Kaern 等跟踪随访了 370 名 BOT 患者，报告的总死亡率为 7.8%，总复发率为 7.3%[128]。大多数复发的 BOT 都有非侵入性病灶（84.3%）[129]。30% 的肿瘤复发时恶性变为浸润性癌，这导致了 BOT 复发后较差的生存预后（5 年生存率为 50%）[130]。高达 90% 的卵巢交界性肿瘤为 I 期疾病，这些患者的 5 年生存率接近 100%[131-132]。晚期疾病也显示出较高的存活率（ⅢC 期的无病存活率为 87.5%）[133]。虽然很罕见但也有研究发现卵巢交界性肿瘤患者发生继发性癌症（如结直肠癌和卵巢癌）的风险增加[134-135]。在组织学亚型中，黏液性卵巢交界性肿瘤与消化道继发性癌症的风险增加有关[136]。对于浆液性卵巢交界性肿瘤，I 期疾病通常有不错的总体存活率：IA 期为 100%，IB 期为 98%，IC 期疾病为 92%。低级别浆液性卵巢癌可能作为浆液性 BOT 的一种复发模式出现，而黏液性 BOT 也被发现可进展为黏液性卵巢癌[138-139]。在对 276 例浆液性 BOTs 随访 7～288 个月之后，研究人员观察到 6.8% 的患者进展为低级别浆液性癌（58% 发生在 5 年之后），这表明对浆液性 BOT 患者有必要进行长期随访[137]。特别是具有腹膜种植等高风险因素的患者可能发展为低级别浆液性卵巢癌。

卵巢癌的全面分期至关重要，因为它与患者预后密切相关[128, 140-143]。研究发现，在最后的病理检查后，约 18%～20% 的 I 期肿瘤会出现分期上升的情况[143-145]。因为存在许多患者在没有妇科肿瘤专家来进行分期手术的当地医院接受手术。Lin 及其同事评估了转诊的浆液性交界肿瘤病例的手术分期是否充分[146]。研究中 78% 的患者主要由普通妇产科医生治疗，只有 12% 的患者进行了全面的手术分期，即从盆腔和腹腔腹膜、网膜和腹膜后淋巴结取活检样本。根据医生的培训，进行分期的可能性有很大差异——普通外科医生进行完全分期的可能性为 0，普通妇产科医生为 9%，而妇科肿瘤医生为 50%。在接受活组织检查的患者中，约有 47% 的患者因活检结果为阳性而被上调了分期[146]。腹腔镜管理 BOT 的益处仍未确定。一项回顾性研究比较了腹腔镜与开腹手术治疗 BOTs 的情况，结果显示：腹腔镜术式完全手术分期率较

低（4.6% vs. 25.4%），手术中肿瘤破裂的风险较高（33.9% vs. 12.4%）[147]。然而，对 BOT 患者的手术分期仍有争议。Ayhan 等评估了 100 例 BOT，其中 30% 的病例是未分期的[133]。有全面手术分期的患者的无病生存率为 97.9%，而未分期的患者为 96.3%。对于 I 期 BOTs 患者，虽然表面上未完全分期与复发率增加有关，但手术重新分期其实并没有改变这些患者的生存率[148]。一些研究人员认为，除非有严重的残余病灶，否则不需要进行二次手术[149]。据悉，相较于无复发患者，复发性BOT 患者的生存率下降（10 年 OS 80% vs. 94.4%，P=0.02）[150]，复发后完全肿瘤减灭术可明显提高生存的可能性（5 年 OS 83% vs. 26%）[151]。与之相反，Matsuo 等研究了 4 943 例 T1 期 BOT，发现经过 15.6 年的中位随访，手术分期加淋巴清扫和子宫切除可能不会提高生存率[152]。总体而言，BOT特定的外科分期指南仍然缺乏，需要全球努力来建立一项专门的针对 BOT 的国际共识声明[153]。

BOT 最常见的组织学亚型是浆液性，其次是黏液性（分别为 54% 和 39%）[133]。透明细胞和子宫内膜样 BOT 较少，但预后良好[154-155]。浆液性BOT 的总体复发风险约为 10%～15%[156-158]。I 期BOT 患者预后良好，复发风险低于 5%，II～IV 期患者复发风险约为 20%[149]。Zanetta 等前瞻性地随访了 339 名 I～III 期 BOT 患者，报告了 I 期患者99.6% 的无病存活率和 II～III 期患者 95.8% 的无病存活率[149]。已经确定的一些复发的危险因素包括分期不完全和残留病灶[159-163]。BOT 的术中处理类似于对浸润性卵巢癌的处理，应包括系统分期和上腹部探查。BOT 肿瘤体积通常较大，基于冰冻切片评估的明确诊断可能很困难。在这种情况下，冰冻切片诊断为"至少低度恶性潜能"足以进行手术分期。因为大多数研究都报告了在这些肿瘤的最终病理中发现了侵袭性病灶，即最终病理明确为恶性的发生率很高[164-165]。Menzin 等研究了 48 名冰冻切片诊断为交界性恶性肿瘤的患者，发现 27% 的患者在最终病理报告为浸润性癌[166]。Houck 等评估了 140 名卵巢交界性肿瘤患者，根据最终的病理诊断，约有 11% 的冰冻切片将良性病变判读为交界性病变，或将交界性病变判读为恶性，此外，约 29% 的恶性病变被冰冻切片判读为交界性病变为良性病变[165]。分期手术应包括大网膜切除术、多点腹膜活检、盆腔及腹主动脉旁淋巴清扫术。

一项纳入了 14 项研究（包括 3 659 例冰冻切片病例）的系统评价显示，冰冻切片对交界性肿瘤的诊断准确率仍然低于对最终病理的诊断[147]。在那些术中确诊为 BOT 的患者中，约有 10% 的患者最终病理升级为浸润性癌，而近 5% 的 BOT 经妇科病理专家的集中病理复核发现为浸润性卵巢癌[130,152]。当肿瘤为黏液性且直径大于 15cm 时，这种升级尤其明显[167-168]。黏液性卵巢肿瘤会出现集良性、交界性和侵袭性肿瘤于一身的现象；黏液性 BOT 是黏液性侵袭性肿瘤的前体病变[75,169]。准确区分黏液性 BOT 和黏液性浸润性癌的尤为重要，因为二者的预后截然不同；然而，即使是经验丰富的病理学家也很难区分黏液性 BOT 和分化良好的黏液性卵巢癌[169-170]。因此，当卵巢肿瘤组织学类型是黏液型时，建议对肿瘤进行充分切片（即每厘米 1～2 个肿瘤块），以及由病理学专家进行集中病理检查。

BOT 患者往往年龄较小，更有可能患有早期疾病。许多 BOT 患者希望保留生育能力。Lim-Tan 等跟踪随访了 35 名年轻 BOT 患者，她们接受了单侧或双侧卵巢切除术，总的复发率为 12%，主要与切缘阳性和肿瘤范围有关，然而，所有患者均存活，随访 7.5 年后，几名患者已经成功地完成生育[171]。最近的一项研究报告了这类患者的复发率为 16%，且对侧卵巢复发后可以通过手术而治愈[172]。Gotlieb 等对 39 名 BOT 患者进行了保守治疗，在这项研究中，15 名患者在保守治疗后总计生育了 22 次[173]。Morris 等评估了 43 名 BOT 患者[174]，她们接受了囊肿切除术或卵巢切除术，仅行囊肿切除患者的总复发率（58%）高于单侧卵巢切除患者（23%，P<0.04）。然而，当只考虑 I 期肿瘤患者时，两组的复发风险相似。治疗后 81% 的患者月经周期正常，24 名计划受孕的患者中有 12 名，总共受孕 25 次。一项大型的长期随访研究（随访中位时间为 70 个月）报告了 184 名接受保留生育手术的 BOT 患者，她们的复发风险与接受了根治性手术的患者没有差异（4.9% vs. 5.1%，P=0.92）[175]。总体上，在 31 名试图受孕的患者中，27 人（87.1%）完成了 34 次足月分娩。其他研究也报告了在接受保留生育手术的患者中复发风险和妊娠率的类似结果[176]。然而，在对 8 项已发表研究的联合评估中，保留生育手术的复发风险（13.2%）高于根治性手术（5.2%，P<0.001）[175]。在330 名接受保留生育手术的患者中，保留生育手术

后的平均妊娠率为 48.8%（13.2%～87.1%）[172-181]。另一项研究报告了在 656 名接受保守手术的患者中，196 例成功受孕[182]。在最近的一项荟萃分析中，纳入了 120 篇关于浆液性和黏液性 BOTs 的保留生育能力的文献，早期和晚期 BOT 的自然受孕率分别估计为 54% 和 34%[183]。在同一研究中，早期和晚期 BOT 的致命复发率估计分别为 0.5% 和 2.0%。总之，这些研究表明，卵巢交界性肿瘤患者具有较大概率成功受孕。

医生对有附件包块的年轻患者进行保守手术的决定基于几个特征。如果肿块局限于一侧，且周围有正常的卵巢组织，则可以选择单纯肿物切除，同时应检查卵巢包膜是否完整、是否存在粘连或其他异常。在一项评估 313 名患者的多中心研究中，仅附件包块切除与行单侧或双侧附件切除术相比，附件包块切除术患者复发风险显著增加（复发率分别为 30%、11%、1.7%，P＜0.001）[184]。在 42 例接受腹腔镜再分期手术的 BOT 患者中，发现有 12% 的患者的卵巢存在残留病灶（初次手术时仅行肿物切除术）[185]。一项纳入 155 例 BOT 的研究报告称，对于接受保留生育手术的患者来说最常见的"复发"部位还是对侧保留的卵巢，但很难确定对侧卵巢的新病灶是二次原发还是残余病灶的复发[186]。虽然仅行附件包块切除术与直接行附件切除术相比，复发率更高，但两种手术方式的总存活率没有差别[187]。BOT 术后的妊娠率在仅行肿物切除组为 85.7%，与直接附件切除组的 89.2% 相似[188]。术中如果观察到卵巢没有正常组织，可直接选择卵巢切除或输卵管卵巢切除术，同时标本应送冰冻检查，并仔细检查对侧卵巢，无异常则可以保持原状不动。虽然一些研究人员建议对正常的对侧卵巢进行常规活检，但常规活检检出率低且有可能发生腹腔粘连或卵巢功能衰竭。

如果存在双侧附件肿块，那么术中决策可能更困难。在这种情况下，我们建议先通过保守手段，先行一侧附件包块切除术，切除较可疑的病变并送快速冷冻切片分析。如果诊断为 BOT，则应在对侧进行卵巢肿物切除术或卵巢切除术。如上所述，对这些患者应进行系统的手术分期。理想情况下，术前应与患者及其家属讨论各种术中情况的出现和对应的治疗方案。在最近一项针对双侧 BOT 的随机对照试验中，与单侧附件切除或肿物切除的保守方法（n=17）相比，双侧附件肿块切

除术（n=15）后复发率较低，但妊娠率更低[189]。虽然 Ⅱ～Ⅳ 期 BOT 或有非侵入性腹膜种植转移灶的未妊娠的患者复发率很高（56%～60%），但也可选择保守手术[190-192]。卵巢 BOT 的转移性病灶往往体积较小，大多数可以完全切除，因此卵巢病灶的治疗应与已转移到卵巢外的病灶治疗分开考虑[160]。手术切除腹膜种植转移灶的患者预后仍然较好。在对 950 例 BOT 的分析中，与黏液型相比，浆液型 BOT 发生转移（包括侵入性和非侵入性）的可能性较高（21.7% vs. 3.4%）[130]。侵入性和非侵入性转移灶的比例分别为 3.6% 和 0.7%。一般而言，侵入性转移病灶使复发风险增加；然而，当有侵入性转移灶的 Ⅱ/Ⅲ 期浆液性 BOT 患者与有非侵入性转移灶或无转移灶的 Ⅱ/Ⅲ 期浆液性 BOT 相比，两组的复发率没有差异[130, 193]。值得注意的是，根据 2014 年 WHO 分类，具有侵入性病灶的浆液性 BOT 被视为低度恶性浆液性卵巢癌，因为这两种病变在组织病理学上是相同的[75, 108]。微侵袭或微乳头生长不影响复发风险[130]；然而，当 Ⅰ 期 BOT 患者接受仅行卵巢肿物切除术的保守治疗时，微乳头生长和黏液性 Ⅰ 期 BOT 复发为浸润性癌的风险显著增加[194-195]。鉴于有侵入性病灶的 BOT 死亡率可高达 20%～40%，一些学者建议这些患者应加以辅助治疗[196]。在 36 例有侵入性病灶的浆液性 BOT 患者中，接受术后以铂为基础化疗的患者的复发率为 36%；然而，在该研究中没有对照组来评估化疗的绝对益处[196]。在一项前瞻性试验中，双侧早期 BOT 患者被随机分为双侧卵巢肿物切除术和一侧附件完全切除合并对侧卵巢肿物切除术，中位随访时间为 81 个月，双侧均行卵巢肿物切除组的累积妊娠率显著高于一侧附件完全切除合并对侧卵巢肿物切除组（93.3% vs. 52.8%，P=0.003），两组在复发风险方面没有差异[197]。对于不能避免双侧输卵管卵巢切除术的年轻患者，应该考虑保留子宫，因为患者将来可以选择供体卵母细胞体外受精进行生育（62 名保留子宫治疗的 BOT 患者活产率为 28.3%）[198]。

一些研究者又提出疑问，对于保守治疗的 BOT 患者，是否应该在分娩完成后摘除子宫和剩余的卵巢。但这样的建议没有科学依据，对于患有 BOT 的女性，她们已经切除了所有肉眼可见病灶，目前没有证据显示再次手术可使患者获益。此外，子宫受累的 BOT 患病率普遍较低（2.0%），并且子宫切除术不会对 BOT 患者的生存结果产生

重要影响[199]。对于初次手术时未进行完整手术分期的女性，后续子宫切除术可能有潜在益处。主管医生应与患者仔细讨论每种方法的优缺点，重点关注风险获益比。BOT 患者通常很年轻，双侧附件切除后可能会出现更年期症状。由于黏液性BOT 对激素受体的活性较低（黏液性 BOT 雌孕激素受体表达分别为 0 和 9.1%，浆液性 BOT 雌孕激素受体表达分别为 63.6% 和 81.8%），因此激素替代疗法可以成为这种疾病的一种选择[200]。

关于交界性肿瘤腹膜后淋巴结受累的数据有限。Leake 等评估了 171 名 BOT 患者，并对 3 名患者进行了完整的手术分期，腹膜后淋巴受累的发生率为 21%，盆腔和主动脉旁淋巴结阳性的发生率分别为 17% 和 18%[145]。一项基于人群的研究表明，Ⅲ～Ⅳ期 BOT 患者的疾病特异性生存期在淋巴结阴性、淋巴结阳性和淋巴结未知组中类似[201]。淋巴结阳性是否会增加 BOT 复发的风险仍存在争议[145,201]。一些学者质疑观察到的淋巴结阳性病灶可能是由于淋巴结内的原位转化，因为在卵巢中未发现浸润病灶[202]。也有学者提出，BOT 中扩散至淋巴结的途径可能是通过腹膜转移灶的直接扩散，而不是通过淋巴管转移[203]。McKenney 等评估了 74 例卵巢浆液性 BOT 患者，其中，31 例（41.9%）淋巴结受累，最大直径≥1mm 的转移结节和输卵管内膜病灶的存在可能与生存率降低有关[204]。因此，腹膜后淋巴结取样可能提供一些关于 BOT 患者复发的预后信息，但其对治疗干预或生存的影响尚未得到证实。在对接受手术分期的 BOT 患者的 832 个盆腔淋巴结和 314 个腹主动脉旁淋巴结的评估中，淋巴结转移率分别为 1% 和 0，这表明 BOT 患者可能没有必要进行常规淋巴结清扫[205]。然而如上所述，由于术中冰冻切片在最终病理诊断中存在不准确性，因此谨慎的做法是进行包括腹膜后淋巴结清扫术在内的系统分期。

上皮性卵巢癌患者保留生育功能

虽然大多数侵袭性卵巢癌患者为绝经后患者，双侧输卵管-卵巢切除术加子宫切除术是标准治疗方法，但对于年轻的Ⅰ期卵巢癌患者必须考虑保守治疗方法。保守治疗方法在这里指的是保留生育功能而不影响治疗效果的手术。据估计，3%～17% 的上皮性卵巢癌发生在 40 岁以下的女性中[206-210]。在一项基于人群的研究中，具有接受

保留生育能力手术条件的上皮性卵巢癌患者年发病率约为 1/13（7.7%）[211]。然而，需要对此类患者严格分期以确认早期阶段和指导化疗方案。如前所述，上皮性卵巢癌的标准治疗包括子宫切除术、双侧输卵管-卵巢切除术和分期活检。然而，许多早期卵巢癌患者希望保留生育能力。一些研究人员建议分期良好的ⅠA，G1～G2 级的浆液型、黏液型或子宫内膜样早期卵巢癌患者可以考虑保留生育能力，因为这部分肿瘤包被良好且无粘连[192,212-213]。尽管一些医生已经考虑到这一点，但关于这种方法的安全性的数据有限[214-222]。Schilder 等评估了 52 例Ⅰ期浸润性上皮性卵巢癌患者（42 例为ⅠA 期，10 例为ⅠC 期），这些患者接受了保留生育能力的手术（保留子宫、单侧卵巢和输卵管）[217]。所有患者均行分期活检，20 例患者接受辅助化疗。5 例患者肿瘤复发，5 年和 10 年总生存率分别为 98% 和 93%。24 例患者尝试妊娠，17 例（71%）成功妊娠。这 17 例患者足月分娩 26 胎，自然流产 5 例。Zanetta 等的研究报道了 53 例保留生育能力的手术（单侧输卵管卵巢切除术）和 46 例双侧附件加子宫切除术的随访结果[218]。中位随访时间为 7 年，9% 的保守治疗患者和 11% 的根治性治疗患者复发。另一项随访研究报道了 70 例上皮性卵巢癌患者保留生育能力术后的长期随访结果（中位随访时间为 6.4 年），结果显示接受保留生育能力手术的患者与根治性手术的患者相比，生存结果无差异（HR 1.06，95%CI 0.56～2.02）[223]。尽管存在潜在风险，但一些研究表明，单侧输卵管-卵巢切除术或双侧输卵管-卵巢切除术治疗对ⅠA 期卵巢癌患者的生存率没有明显差异[217,224]。但这些研究规模相对较小，很难得出明确的结论。2016 年，Fruscio 等进行了一项大规模回顾性研究，将 242 例接受保留生育能力手术的Ⅰ期上皮性卵巢癌患者与 789 例接受根治性手术的患者进行了比较，研究结果同样表明，与根治性手术相比，保留生育能力手术后的患者预后并没有变差[225]。

年轻、ⅠA 期肿瘤、低级别和可以密切随访的低风险患者是选择保留生育能力手术的具体要求[214]。最近一篇系统综述（纳入 21 项研究，包括 1 150 例患者）也证实了在ⅠA/ⅠC 期 G1～G2 级肿瘤和ⅠC1 期肿瘤中行保留生育能力手术的安全性[226]。Park 等评估了 62 例因上皮性卵巢癌（ⅠA 期 58.1%，ⅠC 期 33.9%，≥Ⅱ期 4.8%）而接受保留生育能力手术的患者，发现分期＞ⅠC 期（P=0.001 4）

或 G3 级（*P*=0.000 2）肿瘤患者的生存结果明显较差[219]。肿瘤分化级别为 G3 是保留生育手术后卵巢外复发的独立危险因素[226-227]。但年轻的 I 期上皮性卵巢癌患者多一般是 G1~G2 级肿瘤（年龄≤45 岁的 78.6% vs. >45 岁的 55.8%）[225]。在另一项对 913 名接受保留生育能力手术的患者进行的荟萃分析中，发现 I B/C 期（*HR* 1.72）和 G2~G3 级（*HR* 4.26）的患者分别与 I A 期和 G1 级患者相比，复发风险显著增加[228]。目前通常认为透明细胞组织学为高级别肿瘤；但如果肿瘤局限于卵巢（I A 期），且术后可以接受化疗，则可以选择保留生育能力的手术[226, 229-230]。I 期卵巢黏液性癌接受保留生育能力手术和根治性手术的生存结果没有差异[231]。总的来说，在已发表的数据[217-221, 186, 227, 232-236]中，上皮性卵巢癌患者保留生育能力手术后的复发风险为 11.3%（4.8%~27.8%），妊娠机会为 79.1%（50%~88.2%）。无论采用何种治疗方式，接受保留生育能力手术的 I 期卵巢癌患者（*n*=74）与接受子宫切除术和双侧输卵管 - 卵巢切除术患者（*n*=498）的生存结果相似[237]。当妊娠结束后，以往提倡进行系统的二次子宫切除术和附件切除术。如上所示，分化良好的上皮性卵巢癌接受保守治疗后复发的风险很低。一项小样本研究中，保留生育能力手术后复发的风险为 24.2%（8/33）[238]。在 SEER 数据库中对 432 例接受保留生育能力手术的患者进行分析，保留子宫和卵巢不会降低生存率（*HR*，卵巢和子宫保留分别为 0.69，95%*CI* 0.39~1.2 和 0.87，95%*CI* 0.62~1.22）[239]。另一项队列研究也报道了类似的结果（保留生育能力与 I 期标准手术分期的总生存率，84% vs. 82%）[239]。在这种情况下，进行二次系统性根治手术是否获益尚不能明确。

保守手术治疗的一般标准列于表 5-5。虽然严格的标准通常排除双侧、与周围粘连或肿瘤破裂、腹水细胞学冲洗阳性患者，但一些研究表明，这些标准可以放宽，特别是术后可以接受辅助化疗的患者。一项多中心研究（*n*=211）的结果表明，G1~G2 级非透明细胞组织学的 I C 期患者可以进行保留生育能力的手术，术后进行全身化疗[229]。最近一项对 94 例 I 期上皮性卵巢癌进行保生育手术治疗的研究发现，与 I A 期疾病相比，术中肿瘤破裂（I C1 期）并未增加复发风险[232]。保守治疗在非上皮性卵巢癌患者中的作用将在本章后面讨论。

表 5-5　卵巢癌患者保守手术治疗的标准

- 具有生育意愿的年轻患者
- 患者和家属同意并同意密切随访
- 无性腺发育异常
- 具体情况：
  单侧恶性生殖细胞瘤
  单侧间质瘤
  单侧交界性肿瘤
  I A 期浸润性上皮肿瘤

如今，新兴的生殖技术允许那些以往不具备生育能力的患者受孕。例如，供体卵母细胞移植和激素支持可以使没有卵巢的患者维持正常的宫内妊娠。因此，卵巢癌患者手术治疗的传统指导方针可能需要针对特定的年轻患者进行修改。随着接受保留生育能力手术的局限性卵巢癌患者的妊娠率的提高[240]。一些专家提出，对于 I 期接受保留生育能力手术的 BOT 女性，给予有限周期的卵巢刺激以及体外受精不会影响其肿瘤学结果，但目前关于浸润性卵巢癌的数据有限[241]。现有研究报告称，只有少数浸润性卵巢癌患者在生育保留手术后需要辅助生殖技术。在早期上皮性卵巢癌中，与没有接触化疗的患者相比，保留生育能力手术后进行化疗似乎并不影响生育结果（妊娠结果，78.4% vs. 75.0%；中位绝经年龄 49 岁 vs. 46 岁）[242]。宫内节育器作为保留生育能力手术的卵巢癌患者的避孕方法的安全性仍未得到充分研究[243]。由于可能存在异时性子宫内膜癌的风险，对于保留子宫的患者，应该长期随访。

卵巢生殖细胞肿瘤

卵巢恶性生殖细胞瘤发病率较低（0.34/10 万），约占卵巢肿瘤的 5%~10%[244-245]。基于人群的研究表明，在过去的几十年里，OGCT 的发病率在美国呈下降趋势，在英国呈上升趋势，而在芬兰 / 德国没有变化[244, 246-248]。这些患者的存活率有了实质性的提高，早期患者的存活率几乎达到 100%，晚期患者的存活率达到 75%[249]。在过去的几十年里，总体存活率有了显著提高（从 20 世纪 80 年代之前的 59%~80 年代以后的 88%）[250]。无性细胞瘤是最常见的恶性 OGCT。OGCT 患者的中位年龄在十几岁。OGCT 的分类基于 1973 年引入的 WHO 分类[251]。表 5-6 列出了不同类型的

OGCT。与无性细胞瘤和未成熟畸胎瘤相比，其他类型的 OGCT 生存预后较差[252]。据报道，囊性成熟畸胎瘤恶化为鳞状细胞癌的发生率为 0.2%（1 551 例中有 3 例）[253]。虽然罕见，但同时或异时性索间质性肿瘤也有报道[254-255]。除单纯无性细胞瘤（其中 10%～15% 的肿瘤是双侧的）外，双侧卵巢肿瘤受累并不常见。在晚期 OGCT 和具有无性细胞瘤成分的混合 OGCT 的情况下，也可能发生双侧卵巢受累。在有效化疗应用之前，这些肿瘤患者的预后很差，特别是对于无性细胞瘤和晚期患者[256-257]。引入以顺铂为主的化疗后，生存率显著提高，因此需要重新评估手术的范围。总体而言，基于人群的研究报告称，OGCT 具有良好的存活率[245, 258]。Ⅱ～Ⅳ期疾病、老年、不在转诊中心治疗以及术前肿瘤标志物升高均是预后差的危险因素，而种族则不是[251, 259-262]。

表5-6　世界卫生组织（WHO）生殖细胞肿瘤分类

- 无性细胞瘤
- 卵黄囊肿瘤（内胚窦肿瘤）
- 胚胎癌
- 多胚瘤
- 绒毛膜癌
- 畸胎瘤：
  不成熟型
  成熟型（皮样囊肿）
  单胚性和高度特异性（卵巢甲状腺肿和类癌）
- 混合型
- 性腺母细胞瘤

由于 OGCT 常见于年轻患者，因此年轻患者出现盆腔肿块，应考虑 OGCT 的可能。图 5-11 为年轻患者盆腔肿块的管理方法。术前评估应包括血清肿瘤标志物，如 β- 人绒毛膜促性腺激素、甲胎蛋白、乳酸脱氢酶（LDH1 和 LDH2）、胎盘碱性磷酸酶和 CA125。由于 OGCT 转移至肺部或纵隔的可能性较大，因此胸部 X 线检查很重要。此外，OGCT 与性腺发育异常有关（占所有病例的 5%），因此应考虑对盆腔肿块 >2cm 的育龄前女孩进行核型分析[263]。Lin 等检查了 50 例 OGCT 患者的核型，发现其中 7 例（14%）为 46 XY 核型。进一步评估这 7 例 46 XY 核型的 OGCT 病例，发现其中 5 例（71.4%）为 Swyer 综合征，2 例（28.6%）为完全雄激素不敏感综合征[255]。由于 OGCT 倾向于年轻女性，因此需要考虑 OGCT 在儿科人群中的风险。在一项基于人群的研究中，<4 岁、5～9 岁和 10～14 岁年龄段中，80% 以上的卵巢肿瘤为 OGCT 患者[264]，其中大约 1/4（22.7%）的 OGCT 为恶性[265]。

OGCT 患者的首选手术探查，手术探查可以帮助诊断和治疗。卵巢无性细胞瘤患者管理流程如图 5-12 所示。对于怀疑 OGCT 的患者，应通过纵向切口进行手术。腹腔镜在 OGCT 管理中的作用尚不明确。如果存在腹水，应进行腹水细胞学分析。在没有腹水的情况下，应使用生理盐水进行腹腔冲洗，冲洗液进行肿瘤细胞学分析。对于大多数 OGCT 患者，可以保留正常对侧卵巢、输卵管和子宫，行单侧附件切除术，从而保留生育潜力。一些研究支持对绝大多数 OGCT 年轻患者使用保守手术的原则[256-266]。在肿瘤局限患者中，保留生育能力手术的价值现已得到证实[267]。Peccatori 等

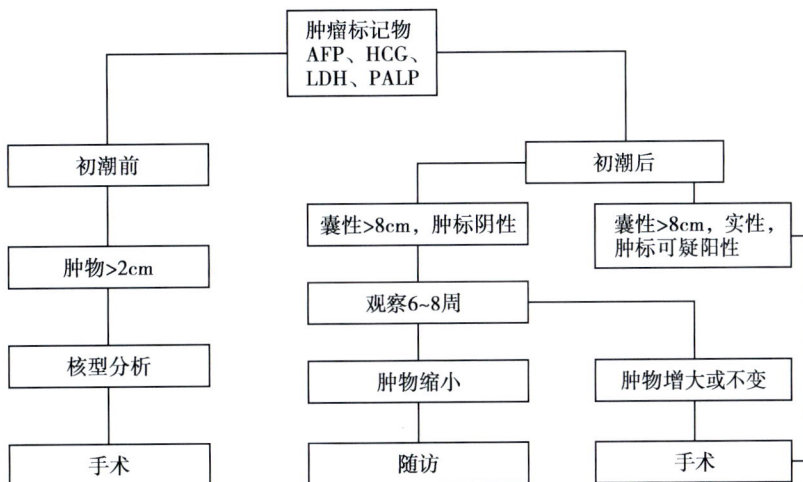

图 5-11　年轻女性盆腔肿物的处理

生殖细胞瘤

局限于卵巢 — 病变已转移

局限于卵巢：单侧卵巢输卵管切除，对侧卵巢检查 → 对侧卵巢被肿瘤侵及或发育不良则切除

病变已转移：切除单侧卵巢输卵管和转移病灶转移 → BEP化疗3~6个疗程 → 肉眼可见残留，伴有未成熟畸胎瘤可考虑二次手术

手术分期 — 未进行手术分期

手术分期：
- 无转移 → ⅠA期无性细胞瘤或ⅠA期1级未成熟畸胎瘤 → 观察
- 其他 → BEP化疗3个疗程

未进行手术分期：
- 观察 → 腹部/盆腔的CT扫描或超声检查 每3个月一次，持续一年 每6个月一次，持续一年 → 复发患者BEP化疗4~6个疗程
- 辅助治疗 → BEP化疗3个疗程

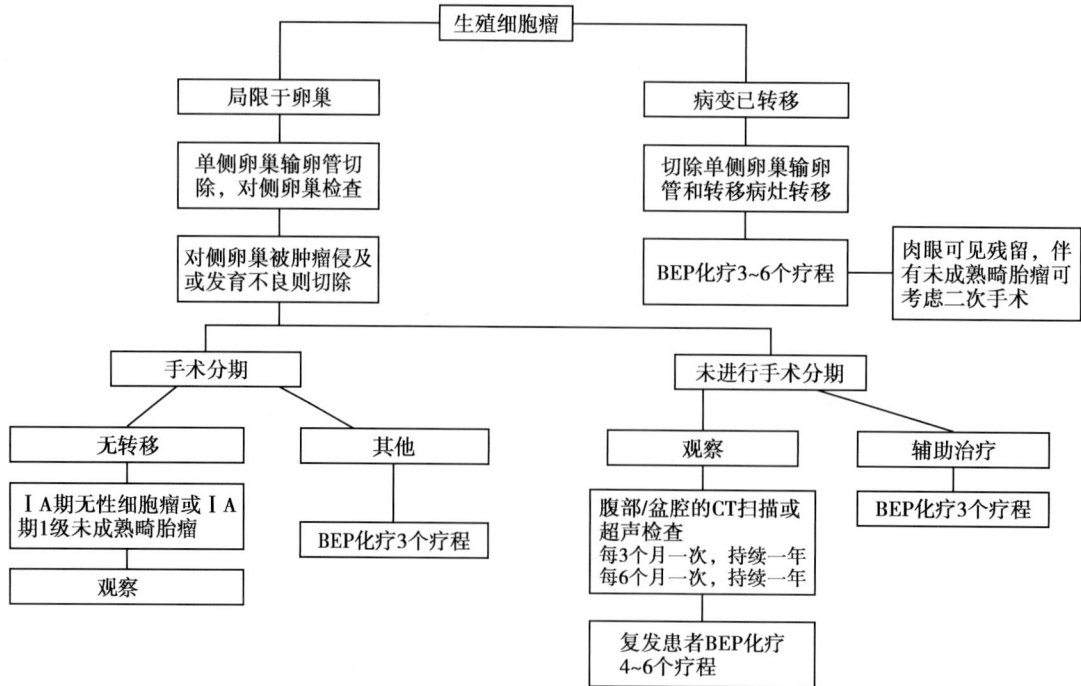

图 5-12   卵巢生殖细胞肿瘤管理方法

对100例OGCT患者进行了保留生育能力的手术治疗[268]。平均随访55个月后总生存率为96%。Kurman等对218例OGCT患者进行了评估，发现在182例肿瘤严格局限在一侧卵巢的患者中，保守手术没有导致预后变差[256]。这些研究表明，保守手术与根治性全切手术相比，患者预后并无差异。

如果年轻患者在初次手术中遇到疑似恶性的单侧肿物，应先进行单侧输卵管卵巢切除术并进行冰冻切片分析。如果冰冻切片提示为生殖细胞肿瘤，那么对侧卵巢和子宫可以保留。应避免对正常卵巢进行常规活检，以避免可能导致的粘连形成、卵巢衰竭和不孕。如果存在双侧卵巢肿块，则应切除最可疑的肿块部分进行冰冻切片分析。如果有恶性成分，则需要进行双侧输卵管卵巢切除术。部分公开资料显示，8例早期未成熟畸胎瘤患者行囊肿切除术后无复发（其中5例接受辅助治疗）[269]。在对MITO-9研究的分析中，研究者对8名接受OGCT双侧囊肿切除术的女性进行了随访，其中6例患者术后接受化疗。中位随访54个月后发现7例患者无复发[270]。化疗由于治愈率很高，因此对希望保持生育能力的患者有吸引力。当OGCT患者考虑保留生育能力的手术时，与更保守的单侧输卵管卵巢切除术和单纯切除可见病变相比，综合手术分期（包括单侧输卵管卵巢切除术、网膜切除术、腹膜后淋巴结切除术以及可能的

阑尾切除术和多次活检），可能只会导致手术时间延长、出血量增大，增加并发症发生率，在改善预后方面并无任何益处[271]。

如果肿瘤局限于单侧或双侧卵巢，必须进行适当的手术分期，从而确定疾病程度、预后并指导术后辅助治疗。如果不进行详细的分期手术，大约25%的ⅠA期生殖细胞瘤患者在保守手术后会复发[272]。腹部和盆腔的所有区域都应仔细检查和触诊。任何可疑部位应尽可能切除或活检。腹腔冲洗应用于细胞学评估。应进行系统的分期活检，包括多个腹膜活检，网膜、双侧盆腔和主动脉旁淋巴结。Kumar等对613例OGCT行手术切除加淋巴结切除术的患者进行了研究，发现淋巴结转移的发生率为18.1%（其中无性细胞瘤28%，恶性畸胎瘤8%）[273]。另一项系统评价表明，临床Ⅰ~Ⅱ期OGCT的淋巴结转移平均发生率为10.9%（范围10.5%~11.8%）[274]。淋巴结受累患者的生存率显著降低（5年率为82.8% vs. 95.7%，$P<0.001$）。多因素分析显示，淋巴结转移是生存率低的独立危险因素。然而，明确的ⅠA期OGCT肿瘤（$n=1083$）未分期患者的5年生存率为96.9%，无淋巴结转移病例为97.7%，淋巴结转移病例为93.4%（10.5%）。在多变量分析中，淋巴结清扫和淋巴结转移都不能作为反映对化疗高度敏感性的生存结果的预测指标[275]。大多数妇科肿瘤学家提倡在初

次手术治疗期间进行系统分期[267, 276-278]。然而,当患者在接受首次不充分手术后是否需要再次手术存在争议。一项针对 26 例 ⅠA 期单纯卵巢生殖细胞肿瘤的多中心研究报告 3 例(11.5%)复发,所有复发患者均接受了不完全分期手术[279],同时所有病例给予化疗后预后良好,因此,作者认为二次手术分期和密切随访是治疗不完全分期患者的可选方案[279]。也有学者认为由于 OGCT 即使在复发时也对化疗有高度反应,并且大多数患者都可以使用敏感的肿瘤标志物,因此无须行二次分期。根治性手术切除是复发性化疗难治性 OGCT 的独立预后因素[280]。

尽管完整的手术分期至关重要,但首次手术时的分期不全仍很常见[267]。Palenzuela 等评估了 60 例恶性 OGCT,发现近一半的 Ⅰ 期病例分期不全[281]。这些病例是由非妇科医生完成的。这给治疗医生选择何种术后治疗方案增加了难题。大多数 OGCT 患者对化疗非常敏感,因此,如果后期给予化疗并且没有证据表明有大块的残留疾病,则不建议手术探查。与上皮性卵巢癌一样,OGCT 首次手术时病变残留的程度是复发风险增加的独立预后因素。回顾性分析 57 例 Ⅰ~Ⅳ 期 OGCT,无残留病变的 5 年无进展生存率为 97.8%,其中残留病变≤1cm 的为 62.5%,残留病变>1cm 的为 0[282]。小儿恶性 OGCT 患者是否需要全面的手术分期在儿科外科医生和妇科肿瘤学家之间存在争议,需要进一步研究。

由于 OGCT 患者接受联合治疗后长期生存率越来越高,因此这种治疗方式对卵巢功能和生殖潜力的影响已大大降低。在一些研究中,与年龄、种族和教育程度相匹配的幸存者推荐的熟人相比,OGCT 幸存者表现出更多的生殖问题,并报告了更差的性功能[283-284]。Gershenson 等对 137 例恶性 OGCT 保守手术联合化疗患者的月经和生殖功能进行了评估[283]。在接受保留生育能力手术的患者中,87.3% 的患者恢复了正常月经,24 名患者分娩了 37 名健康婴儿。当将这组 OGCT 幸存者与健康受试者组(年龄、种族和教育程度相匹配)进行比较时,虽然他们对生育的担忧增加,性满意度较低,但 OGCT 幸存者与伴侣和家人的关系更紧密、更积极[283]。另有作者报道,68.8%~96.0% 的患者接受术后治疗后月经恢复正常[285-286]。Tangir 及其同事评估了 64 例接受保留生育能力手术的 OGCT 患者[287]。38 人尝试受孕,其中 29 人(76%)

至少成功受孕 1 次。在这些患者中,25 例接受了辅助联合化疗。因此,大多数 OGCT 患者可以保持正常的月经功能和生育潜能。最近一项基于人群的研究显示,随着时间的推移,保留生育能力的 OGCT 再次手术的发生率有所增加,但不影响生存结果[288]。

保留生育能力的手术在超过 Ⅰ 期的患者中的研究还不充分。在日本的一项大型回顾性研究中,对 105 例 Ⅰ~Ⅳ 期 OGCT 患者的生殖结局进行了研究,10 例 Ⅱ 期患者中有 3 例(30%)成功分娩,20 例 Ⅲ 期患者中有 5 例(25%)分娩[30 例中共 8 例(26.7%)],中位随访时间为 10.4 年[289]。若妊娠期间诊断为 OGCT,大多数患者妊娠结局仍然较好(活产率 77.5%),对于早期疾病,还可以采用切除肿瘤手术+胎儿保护(伴或不伴化疗)的妊娠管理(活产率,98.3%)[290]。保留生育能力手术后接受化疗可能会增加过早绝经的风险[243]。Ceppi 等随访了 350 名非上皮性卵巢癌患者,其中包括 263 例 OGCT 患者[408]。中位随访时间为 15.9 年,接受化疗的患者的自发绝经年龄比未接受化疗的患者早了近 10 年(中位绝经年龄分别是 37 岁和 47 岁,P=0.014 9)。根据对研究结果的分析,他们在上皮性卵巢癌病例中未观察到这种关联。接受>3 个化疗周期的患者与接受≤3 个化疗周期的患者相比,生育机会较低(53% vs. 20%,P=0.03)[291]。因此,治疗前需给予患者充分的风险告知,对于那些计划接受术后化疗的患者,可以考虑提前冻存卵子[246]。如果育龄期患者行双侧卵巢切除术,则推荐激素替代疗法[246]。

术后处理和抢救

由于 OGCT 的发病率较低,通常难以设计标准的随机对照试验[292]。在联合化疗之前,OGCT 患者的预后很差。然而,从 1970 年左右开始,人们发现联合化疗可以改善 OGCT 患者的预后。目前,唯一考虑单独手术治疗的 OGCT 为具有充分诊断依据的 ⅠA 期、1 级未成熟畸胎瘤或 Ⅰ 期单纯无性细胞瘤。对于其他患者,术后化疗是目前的标准治疗。20 世纪 70 年代和 80 年代使用了包括长春新碱、放线菌素和环磷酰胺(VAC)或顺铂、长春碱和博来霉素(PVB)在内的联合化疗方案,结果有所改善。随后发现博来霉素、依托泊苷和顺铂(BEP)联合治疗更加有效[293-294]。Gershenson 等报道,96% 接受 BEP 治疗的 OGCT 患者效果良好[293]。其中预后较差的 52 例卵黄囊肿瘤术后接受了 BEP 治疗,结果发现 BEP 治疗非常有效(5 年总生存率为 94%)[295]。14 例 OGCT 行保生育手术的患者术后给予 BEP 治疗,所有患者在完成化疗后 1 年内都有正常的月经周期[296]。据报道,接受铂类方案治疗的患者中,只有 3%~6.3% 的患者在化疗后过早绝经[283, 297]。虽然与正常同年龄段的普通人相比,在接受手术和化疗的 OGCT 患者中,有少数后遗症,如高血压(17% vs. 8%, P=0.02)、轻微高胆固醇血症(9.8% vs. 4.4%, P=0.09)和听力损害(5.3% vs. 1.5%, P=0.09),但这些接受手术和化疗 2 年以上的 OGCT 患者的生活质量总体上与前者相当[298]。

由于无性细胞瘤对放射非常敏感,因此无性细胞瘤患者历来接受放射治疗,但这种治疗不能保留生育能力。过去 12~15 年的几项研究表明,BEP 是治疗卵巢无性细胞瘤的一种非常有效的方案[293, 299-300]。基于这些研究,化疗基本上已经取代放疗成为治疗卵巢无性细胞瘤的首选方式,通常选择 3~4 个 BEP 周期。最近,卡铂和依托泊苷联合治疗在完全切除的 I B~III 期无性细胞瘤(GOG-116)中进行了评估[301]。联合方案的基本原理是:①卡铂具有与顺铂相似的抗肿瘤效果,但毒性较低;②博来霉素的预期有效性;③降低依托泊苷的毒性。39 例符合条件的患者中在 7.8 年的中位随访中无一例复发。因此,该方案可用于部分老年、肾功能不全、BEP 方案无法耐受的患者。

I A 期儿童患者通常在首次术后选择随访观察而不补充化疗。Palenzuela 等评估了 38 例 I 期恶性 OGCT 儿童患者(平均年龄 12.8 岁),发现 I A 期患儿在术后观察时均无复发[281]。一般情况下,儿童恶性 OGCT 患者预后良好。Billmire 等评估了 131 例接受手术后化疗的 I~IV 期 OGCT 患者(平均年龄 11.9 岁)。这些患者的 6 年生存率分别为 I 期 95.1%、II 期 93.8%、III 期 98.3% 和 IV 期 93.3%[302]。恶性 OGCT 患儿都具有高度的化疗敏感性,同时也可以选择保守手术治疗[302-304]。儿童肿瘤组(COG)观察了 25 例 I 期 OGCT 患者(中位年龄 12 岁),包括卵黄囊肿瘤、胚胎癌或绒毛膜癌,患儿在初次术后 4 年无进展率为 52%;然而,这些患儿大多数接受了 BEP 治疗(91.7%)以防止复发,4 年总存活率为 96%,这表明近一半组织学较差的 I 期 OGCT 患者可以避免化疗[305]。因此,有研究者建议无论肿瘤分期如何,均应采用保守

治疗方法作为 OGCT 患者的治疗标准[306],不需要进行全面的手术分期。这些研究强调了成人和儿童 OGCT 治疗的差异。在儿科人群中,BEP 治疗对月经功能没有影响,研究队列中的 9 名 OGCT 女孩在初始治疗和术后 BEP 治疗时均处于月经前期,月经初潮正常[297]。根据 2018 年欧洲肿瘤医学会(ESMO)临床实践指南,由于缺乏有效性证据,以下患者可能需要积极密切观察,无须术后化疗:① I A~ I C 期 G2~G3 级未成熟畸胎瘤;② I A 期卵黄囊瘤;③ I B~ I C 期无性细胞瘤[307]。

在术后管理方面,某些 OGCT 需要格外关注[250]。虽然 I A 期无性细胞瘤和 I A 期 G1 级未成熟畸胎瘤患者被认为可以仅给予手术治疗[308],但也有几项研究探讨了在更大的患者群体中进行行术后密切监测的可行性[309-313]。Bonazzi 等对 22 例手术后 I 期或 II 期、G1/2 级卵巢未成熟畸胎瘤患者进行前瞻性随访[309]。中位随访时间为 47 个月,所有患者均存活,只有 2 例(9.1%)患者出现了复发并进行了二次手术。Dark 等随访了 15 例术后 I 期 OGCT 患者,其中 9 例为未成熟畸胎瘤,6 例为卵黄囊瘤,复发率为 20%[310]。3 例复发患者中 2 例(66.7%)给予化疗后得以存活。Mitchell 等报道了 9 例仅行手术的 I 期 OGCT 患者的复发率为 11.1%(6 例未成熟畸胎瘤,其中有 4 例为 G2 级肿瘤;3 例混合 OGCT 伴卵黄囊肿瘤成分)[311]。来自儿科肿瘤组和儿童癌症组的两项大型研究报告了他们在仅给予手术治疗的 OGCT 患者中的经验[312-313]。Cushing 及其同事评估了 44 例卵巢未成熟畸胎瘤患者(分级 G1~G3),其中 70.5% 为单纯未成熟畸胎瘤,29.5% 伴有卵黄囊肿瘤成分[312],只有 1 例(2.3%)复发,4 年无进展生存率和总生存率分别为 97.7% 和 100%。另外两项来自欧洲的研究报告了 39 例 I 期恶性 OGCT 患者单独接受手术治疗,复发率为 33.3%[304, 314],然而,其中多数复发患者(92.3%)通过化疗成功存活,预后良好(所有病例的总生存率 97.4%)。综合这 5 项研究,手术后观察的平均复发率为 15.5%(范围 2.3%~33.3%)[309-313]。虽然仅给予手术治疗 OGCT 患者这一策略看起来很有希望,但需要进一步的研究来确保其安全性和有效性[250]。就像前面描述的手术分期问题一样,儿科和妇科肿瘤学家在术后管理方面有不同的理念。目前有一项正在进行的临床试验,评估对年龄小于 50 岁的患有 I A~ I B 期 G2~G3 级未成熟畸胎瘤、卵黄囊瘤和胚胎癌的

OGCT 女性仅给予手术治疗后积极随访监测的安全性[315]。

对于复发性 OGCT 的化疗方法，可以使用铂敏感性的概念[246]。对于铂敏感疾病，有两种方案：①铂、异环磷酰胺和紫杉醇；②顺铂、异环磷酰胺和长春碱。有铂耐药复发的 OGCT 预后较差，可考虑的方案：①长春新碱、放线菌素、环磷酰胺；②紫杉醇、吉西他滨；③奥沙利铂、吉西他滨进行挽救治疗[246]。铂基化疗仍然是成熟囊性畸胎瘤恶性变最常见的方案；然而，目前还没有对这种疾病有效的标准的化疗方案[316]。对于希望保留生育能力的晚期 OGCT 患者，可以选择新辅助化疗，先进行 4 个周期的 BEP，然后进行单侧输卵管卵巢切除术和网膜切除术，伴或不伴淋巴结切除术[317]。

卵巢性索间质肿瘤

卵巢性索间质肿瘤（ovarian sex cord-stromal tumor, OSCST）是一种多样且相对罕见的肿瘤，其分类基于 WHO 系统（表 5-7）。

表 5-7 世界卫生组织（WHO）性索间质瘤的分类

A. 颗粒基质细胞瘤：
　1. 颗粒细胞瘤
　2. 卵泡膜-纤维瘤
B. 睾丸母细胞瘤；支持-间质细胞瘤
　1. 分化良好（皮克氏腺瘤，支持细胞瘤）
　2. 中度分化
　3. 低分化
　4. 伴异源成分
C. 脂肪细胞瘤
D. 两性母细胞瘤
E. 未分类

在疾病所有阶段，OSCST 的总体预后良好，范围为 75%～90%[318-319]。据报道，在过去几十年的一项基于人群的研究中，OSCST 患者的生存率有所提高（1988 年之前或之后诊断的患者的 5 年总生存率分别为 55.8% 和 89.1%）[320]。流行病学研究表明，有色人种、肥胖和乳腺癌是 OSCST 的高危因素，而妊娠和使用口服避孕药可能具有保护作用[321-322]。它们的生物学行为的重要标志是产生类固醇激素，包括雌激素、雄激素、黄体酮和皮质醇，这些激素的产生会改变临床表现。超过 1/3 的卵巢支持间质细胞瘤患者会由于雄激素过多表

现出男性化特征[323]。同样，在幼年性卵巢颗粒细胞瘤的年轻患者中，也有很大比例会出现假性性早熟，表现为子宫出血、阴道分泌物、乳房或阴唇肿大、阴毛、腋毛旺盛等[324]。卵巢卵泡膜细胞瘤常与子宫内膜病理相关（30%），或在妇科检查中偶然发现（29%）[325]。疑似 OSCST 患者的术前评估应包括评估特定血清肿瘤标志物，如雄烯二酮、睾酮和抑制素水平。但 CA125 联合影像学检查对 OSCST 诊断没有帮助[326]。此外，某些类型的 OSCST，如卵巢支持-间质细胞瘤，还可以产生甲胎蛋白[327]。

近年来，有一些研究开始关注 OSCST 的分子研究。Shah 等在 97% 的成人型颗粒细胞瘤中发现叉头盒 L2（FOXL2）基因存在体细胞错义点突变（402C→G）[328]。FOXL2 突变和表达情况可用于诊断 OSCST 亚型（在 OSCST 中重新分类，21%），并可能影响预后（纯合子 FOXL2 突变的复发风险更高）[329-330]。此外，在 60% 的卵巢支持-间质细胞瘤中 RNase Ⅲ 家族核糖核酸内切酶 DICER1 存在体细胞错义突变[331]。DICER1 突变也在多结节性甲状腺肿、胸膜肺母细胞瘤等常见肿瘤综合征中被发现[332-333]。DICER1 突变分析被认为可以用于卵巢支持-间质细胞瘤诊断[334]。

卵巢颗粒细胞瘤是最常见的 OSCST 类型，占该类肿瘤的 70%[335]。一项流行病学研究发现，有色人种、BMI＞30kg/m²、有乳腺癌或卵巢癌家族史是卵巢颗粒细胞瘤的危险因素[321]。根据不同的临床和组织病理学特征，该肿瘤可分为成年型和幼年型。在青春期前女孩和 30 岁以下的妇女中，幼年型颗粒细胞瘤仅占 5% 左右[336]。幼年型颗粒细胞瘤患者通常诊断在早期，预后良好，但较晚期的患者可能会出现侵袭性病变[337]。Kalfa 等报道了 40 例青春期前和青春期后被诊断为幼年型颗粒细胞瘤的女孩[338]。在青春期前的病例中，58.6% 为假性性早熟，且均为ⅠA 期。其余 41.4% 临床表现为急腹症，其中 50% 表现为肿瘤破裂，33.3% 表现为复发。在青春期后的病例中，诊断延迟与对继发性闭经或男性化的评估不足有关。诊断延迟往往在 3～11 个月不等，此时肿瘤常发生了腹膜扩散[338]。大多数成人型颗粒细胞瘤患者也以早期病变为主，但往往会缓慢复发。手术是疑似 OSCST 患者的首选治疗[318]。OSCST 患者管理方法如图 5-13 所示。妊娠期 OSCST 的发生往往会导致母亲和 / 或胎儿的并发症发生（41.3%），其中母亲

```
                      ┌─────────────────┐
                      │   性索间质瘤      │
                      └────────┬────────┘
               ┌───────────────┴───────────────┐
        ┌──────┴──────┐                  ┌──────┴──────┐
        │  局限于卵巢   │                  │   已发生转移  │
        └──────┬──────┘                  └──────┬──────┘
    ┌──────────┴──────────┐            ┌────────┴────────┐
    │  单侧卵巢输卵管切除，分期 │            │ TAH-BSO或肿瘤减灭术│
    └──────────┬──────────┘            └────────┬────────┘
                                        ┌────────┴────────┐
                                        │  BEP或其他铂类化疗 │
                                        └─────────────────┘
  ┌─────────────┐      ┌─────────────┐
  │ⅠA期（颗粒细胞化│      │Ⅰ期，2~3级支持间│
  │疗肿瘤）或1级支持│      │质细胞瘤或≥Ⅱ期  │
  │间质细胞瘤     │      └──────┬──────┘
  └──────┬──────┘      ┌──────┴──────┐
  ┌──────┴──────┐      │ BEP或其他铂类化疗│
  │    观察      │      │   或辅助放疗    │
  └─────────────┘      └─────────────┘
```

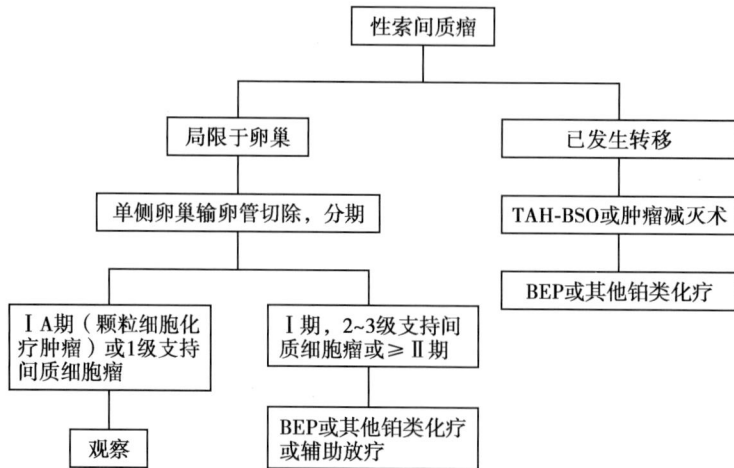

图 5-13   卵巢性索间质肿瘤的治疗方法

休克或腹膜出血是最常见的并发症（13.0%）[339]。

根据对颗粒细胞瘤、卵泡膜细胞瘤和卵巢支持-间质细胞瘤患者的多项研究，约 95% 的此类肿瘤为单侧肿瘤，且大多数局限于一侧卵巢[323,340-348]。卵巢支持-间质细胞瘤通常为中分化或低分化（分别为 35% 和 50%）[347]。因此，行保留生育能力的单侧输卵管-卵巢切除术是这类年轻患者的首选治疗方法[318,349]。Zhan 等回顾性比较了早期 OSCST 患者保留生育能力手术与标准手术治疗的生存率，两组生存率无差异（94.8% vs. 94.9%，P=0.38）[349]。然而，对于老年患者或双侧卵巢受累的患者，行子宫切除术和双侧输卵管卵巢切除术是首选治疗方式。手术标准类似于其他卵巢恶性肿瘤。肿瘤应行术中冰冻分析。如果结果提示为性索间质瘤，则应仔细检查和触诊整个盆腹腔所有可疑区域并切除。如果未发现明显的卵巢外病变，则应进行系统分期活检，包括从腹部和盆腔、大网膜、盆腔及主动脉旁淋巴结活检。超过 95% 的复发患者在初次手术时没有进行标准的手术分期[350]。然而，OSCST 患者淋巴结转移罕见，尤其是临床Ⅰ～Ⅱ期患者[274,335,350-351]。Brown 等报道，对 58 例 OSCST 患者进行手术分期时连同淋巴结也切除时，均未发现淋巴结转移病例[335]。Trall 等报道了 47 例行淋巴结切除术或取样的 OSCST 患者同样未发现淋巴结转移[352]。在一项包含 3 223 例 OSCST 患者的系统综述中，初始手术时的淋巴结切除术并没有提高总生存率（HR 0.87，95%CI 0.57~1.31）[353]。因此，早期 OSCST 的手术治疗不用常规行淋巴结切除术[351]。复发性 OSCST 会发生明显的肿瘤转移，腹部和盆腔有多发性腹膜内转移，与原发

性 OSCST 的手术治疗相比，此类患者需要进行广泛的细胞减灭术[354]，手术治疗仍然是治疗复发性 OSCST 的主要方法[355]。在 117 例复发的 OSCST 中，淋巴结转移同样不常见（5.1%）[335]。育龄期卵巢颗粒细胞瘤患者如果需要保留生育能力而选择不切除子宫，则应行诊断性刮宫以评估是否并发子宫内膜癌[356]。由于颗粒细胞瘤可分泌雌激素，因此患者可能继发子宫内膜增生和子宫内膜癌[340-341,357-359]。据报道，卵巢颗粒细胞瘤患者伴发子宫内膜癌比例约为 2%～27%[340-341,359-360]。在一项系统综述中，抑制素和抗米勒管激素都是诊断和术后随访的重要标志物[361-362]。在抑制素 A 和抑制素 B 亚型中，抑制素 B 对颗粒细胞瘤的复发预测更敏感，升高的中位时间为 11 个月[363]。抑制素在原发肿瘤中高表达是复发的重要风险标志[364]。

虽然普遍认为晚期、复发或转移性 OSCST 患者应接受术后治疗，但术后治疗的其他标准尚未明确。在Ⅰ～Ⅱ期或完全切除的Ⅲ期疾病中，辅助化疗或放疗的作用尚未明确。对于颗粒细胞瘤，预后因素可能包括分期、根治手术、肿瘤破裂、诊断时年龄、肿瘤大小、有丝分裂指数、细胞异型性和 DNA 非整倍体[340-342,360,365-375]。这些因素的分析主要基于样本量较少的单变量回顾性评价。由于结果的随机性[376-377]，个体因素的重要性尚不清楚。最近，Chan 等报道了 83 例 OSCST 患者的预后因素，通过多变量分析评估临床病理变量[378]。结果发现年龄>50 岁、肿瘤大小>10cm、糖尿病和肿瘤残留与预后较差相关[319,352,379-380]。在 OSCST 患者中，需要术后治疗的类型包括Ⅰ期低分化的

卵巢支持间质细胞瘤、伴有异源成分的支持间质细胞瘤、G2~3级肿瘤或任何组织学的转移性肿瘤[381-382]。

关于OSCST患者的化疗的研究较少[318]。一项基于人群的研究表明，近期生存率的提高主要依赖于早期诊断和根治手术，术后辅助治疗无显著影响[320]。相比于非铂类化疗方案，含铂方案对OSCST的治疗效果更佳[266]。据报道，转移性OSCST患者使用顺铂、阿霉素和环磷酰胺（PAC）联合化疗的总有效率接近63%[383]。据报道，顺铂、长春碱和博来霉素（PVB）联合化疗方案的有效率为57%~92%；然而，只有约50%的OSCST患者无复发[384-386]。目前，由于BEP方案疗效更佳已取代PVB方案。Gershenson及其同事报道了首次使用BEP方案治疗OSCST的总有效率为83%，但只有14%的患者无复发[387]。Homesley及其同事报道了一项针对75例OSCST患者的Ⅱ期GOG研究[388]。55名患者可随访观察，其中38名患者接受了二次手术。这38例患者中有14例（37%）在二次手术时达到病理完全缓解。其余17名患者没有接受二次手术，但在研究结束时无临床复发。研究者报告在中位随访时间为3年的随访中，69%的晚期肿瘤患者和51%的复发性肿瘤患者无进展。Brown等在221例OSCST患者中比较了给予BEP治疗与紫杉醇化疗的疗效。复发性疾病患者接受BEP治疗的化疗反应高于紫杉醇治疗，但无统计学意义（71% vs.37%）[389]。Pautier等报道了20例转移性和复发性颗粒细胞瘤患者使用BEP治疗的有效率为90%[390]。其他治疗方式，如放疗和孕激素、芳香酶抑制剂或促性腺激素释放激素激动剂类似物的激素治疗，在小型研究中显示出一定的活性，但它们在治疗OSCST中的总体作用尚不清楚，需要进一步研究[391-393]。

靶向治疗在OSCST复发患者的治疗中尤为重要，有研究提出通过内皮生长因子（epidermal growth factor，EGF）、胰岛素样生长因子-1和转化生长因子α途径抑制ER-β信号具有治疗复发OSCST的潜在作用[391]。研究发现EGF受体在复发性OSCST中的表达水平高于原发性肿瘤[394]。同样，血管内皮生长因子（vascular endothelial growth factor，VEGF）通路也被提出与OSOCT的潜在治疗相关[395-396]。贝伐珠单抗（抗血管生成治疗）用于复发性卵巢颗粒细胞瘤，有效率为38%，临床获益率为63%[397]。GOG对36例复发性

OSCST患者进行了贝伐珠单抗单药治疗的Ⅱ期试验，部分缓解率为16.7%，病情稳定率为77.8%[398]。由于FOXL2下调可将17-氢孕酮转化为雄烯二酮的细胞色素p17（CYP17），因此CYP17抑制剂酮康唑被认为在伴有FOXL2突变的复发性OSCST的治疗中发挥作用[399]。Hauspy等回顾性研究了103例OSCST的辅助放疗效果。在多因素分析中，盆腔辅助放疗仍然是复发重要预防手段（中位复发时间251个月 vs.112个月，HR 0.3），盆腔复发率显著降低（10%vs.32%，P=0.032）[400]。然而，需要进一步的研究来确定辅助放疗在OSCST中的作用。以奥沙利铂为基础的腹腔热化疗对复发性OSCST并不是特别有效[401]。有人对激素治疗在成人型颗粒细胞瘤中的有效性也进行了研究[402]。回顾性分析22例接受孕激素、选择性雌激素受体调节剂、芳香酶抑制剂或促性腺激素释放激素激动剂激素治疗的病例，有缓解的有4例（18%）（完全缓解n=1，部分缓解n=3）。病情稳定的有14例（64%），总体临床获益率为82%。因此，有必要进行前瞻性试验来证实这些靶向治疗的有效性[409]。

OSCST患者需要长期随访，因为诊断后中位复发时间可超过4年，40%的复发发生在初始治疗后5年以上[319,336,403]。这些患者的临床随访应包括盆腔检查和最初诊断时升高的肿瘤标志物研究。

结　论

对于怀疑患有卵巢癌的妇女，手术仍然是初步诊断和治疗的基石。在确定预后和指导后续治疗方面，彻底的手术分期对大多数患者有益。保守手术治疗在局限于卵巢的育龄期患者中的作用正在不断发展；目前的研究数据表明，在严格筛选的患者中选择保守手术治疗是安全的。对于外科医生来说，熟悉前面所述的手术分期技术及其临床应用是安全和成功地治疗早期卵巢癌患者的先决条件。

致　谢

本研究的部分工作得到了卵巢癌研究基金公司（项目发展资助）、安德森癌症中心SPORE（P50CA217685）、布兰顿-戴维斯卵巢癌研究计划、弗兰克·麦格劳癌症研究纪念主席、美国癌症协会

研究教授奖（A.K.S.）和妇科癌症研究少尉基金会
（K.M.）的支持。

（刘畅 译）

参 考 文 献

1. Young RC, Pecorelli S. Management of early ovarian cancer. *Semin Oncol* 1998;25:335–9.

2. Jemal A, et al. Cancer statistics, 2004. *CA Cancer J Clin* 2004;54:8–29.

3. Goff BA, Mandel L, Muntz HG, Melancon CH. Ovarian carcinoma diagnosis. *Cancer* 2000;89:2068–75.

4. Eltabbakh GH, Yadav PR, Morgan A, Yadev PR. Clinical picture of women with early stage ovarian cancer. *Gynecol Oncol* 1999;75:476–9.

5. Prat J. Staging classification for cancer of the ovary, fallopian tube, and peritoneum. *Int J Gynaecol Obstet* 2014;124:1–5.

6. NIH consensus conference. Ovarian cancer. Screening, treatment, and follow-up. NIH Consensus Development Panel on Ovarian Cancer. *JAMA* 1995;273:491–7.

7. Chan JK, Cheung MK, Husain A, et al. Patterns and progress in ovarian cancer over 14 years. *Obstet gynecol* 2006;108:521–8.

8. Chi DS, Eisenhauer EL, Zivanovic O, et al. Improved progression-free and overall survival in advanced ovarian cancer as a result of a change in surgical paradigm. *Gynecol Oncol* 2009;114:26–31.

9. Young RC, Decker DG, Wharton JT, et al. Staging laparotomy in early ovarian cancer. *JAMA* 1983;250:3072–6.

10. Ovarian cancer, Version 1. 2016. Clinical practice guidelines in oncology. National comprehensive cancer network. http://www.jnccn.org/content/14/9/1134.full.pdf.

11. Bagley CM, Jr., Young RC, Schein PS, Chabner BA, DeVita VT. Ovarian carcinoma metastatic to the diaphragm--frequently undiagnosed at laparotomy. A preliminary report. *Am J Obstet Gynecol* 1973;116:397–400.

12. Piver SM, Barlow J, Lele SB. Incidence of subclinical metastasis in stage I and II ovarian carcinoma. *Obstet Gynecol* 1978;52:100–4.

13. Piver SM. Optimal surgical therapy in stage I and II ovarian malignancies. *Int J Radiat Oncol Biol Phys* 1982;8.

14. Mayer AR, Chambers SK, Graves E, et al. Ovarian cancer staging: Does it require a gynecologic oncologist? *Gynecol Oncol* 1992;47:223–7.

15. McGowan L, Lesher LP, Norris HJ, Barnett M. Misstaging of ovarian cancer. *Obstet Gynecol* 1985;65:568–72.

16. Le T, Krepart GV, Lotocki RJ, Heywood MS. Clinically apparent early stage invasive epithelial ovarian carcinoma: Should all be treated similarly? *Gynecol Oncol* 1999;74:252–4.

17. Garcia-Soto AE, Boren T, Wingo SN, Heffernen T, Miller DS. Is comprehensive surgical staging needed for thorough evaluation of early-stage ovarian carcinoma? *Am J Obstet Gynecol* 2012;206:242 e1–5.

18. Le T, Adolph A, Krepart GV, Lotocki R, Heywood MS. The benefits of comprehensive surgical staging in the management of early-stage epithelial ovarian carcinoma. *Gynecol Oncol* 2002;85:351–5.

19. Cress RD, Bauer K, O'Malley CD, et al. Surgical staging of early stage epithelial ovarian cancer: Results from the CDC-NPCR ovarian patterns of care study. *Gynecol Oncol* 2011;121:94–9.

20. Chan JK, Tian C, Teoh D, et al. Survival after recurrence in early-stage high-risk epithelial ovarian cancer: A gynecologic oncology group study. *Gynecol Oncol* 2010;116:307–11.

21. Timmers PJ, Zwinderman AH, Coens C, Vergote I, Trimbos JB. Understanding the problem of inadequately staging early ovarian cancer. *Eur J Cancer* 2010;46:880–4.

22. Signorelli M, Fruscio R, Ceppi L, et al. The role of pelvic and aortic lymphadenectomy at second look surgery in apparent early stage ovarian cancer after inadequate surgical staging followed by adjuvant chemotherapy. *Gynecol Oncol* 2014;132:312–5.

23. van't Riet M, Steyerberg EW, Nellensteyn J, Bonjer HJ, Jeekel J. Meta-analysis of techniques for closure of midline abdominal incisions. *Br J Surg* 2002;89:1350–6.

24. Colombo M, Maggioni A, Parma G, Scalambrino S, Milani R. A randomized comparison of continuous versus interrupted mass closure of midline incisions in patients with gynecologic cancer. *Obstet Gynecol* 1997;89:684–9.

25. Gallup DG, Talledo OE, King LA. Primary mass closure of midline incisions with a continuous running monofilament suture in gynecologic patients. *Obstet Gynecol* 1989;73:675–7.

26. Soisson AP, Olt G, Soper JT, Berchuck A, Rodriguez G, Clarke-Pearson DL. Prevention of superficial wound separation with subcutaneous retention sutures. *Gynecol Oncol* 1993;51:330–4.

27. Buchsbaum HJ, Brady MF, Delgado G, et al. Surgical staging of carcinoma of the ovaries. *Surg Gynecol Obstet* 1989;169:226–32.

28. Cross PA, Naik R, Patel A, et al. Intra-operative frozen section analysis for suspected early-stage ovarian cancer: 11 years of Gateshead Cancer Centre experience. *BJOG* 2012;119:194–201.

29. Milam MR, Sood AK, King S, et al. Supracervical hysterectomy in patients with advanced epithelial ovarian cancer. *Obstet gynecol* 2007;109:641–6.

30. Sainz de la Cuesta R, Goff BA, Fuller AF, Jr., Nikrui N, Eichhorn JH, Rice LW. Prognostic importance of intraoperative rupture of malignant ovarian epithelial neoplasms. *Obstet Gynecol* 1994;84:1–7.

31. Hart WR, Norris HJ. Borderline and malignant mucinous tumors of the ovary. Histologic criteria and clinical behavior. *Cancer* 1973;31:1031–45.

32. Smith JP, Day TG, Jr. Review of ovarian cancer at the University of Texas systems cancer center, M.D. Anderson Hospital and Tumor Institute. *Am J Obstet Gynecol* 1979;135:984–93.

33. Sigurdsson K, Alm P, Gullberg B. Prognostic factors in malignant epithelial ovarian tumors. *Gynecol Oncol* 1983;15:370–80.

34. Higashi M, Kajiyama H, Shibata K, et al. Survival impact of capsule rupture in stage I clear cell carcinoma of the ovary in comparison with other histologic types. *Gynecol Oncol* 2011;123:474–8.

35. Paulsen T, Kaern J, Trope C. Improved 5-year disease-free survival for FIGO stage I epithelial ovarian cancer patients without tumor rupture during surgery. *Gynecol Oncol* 2011;122:83–8.

36. Matsuo K, Machida H, Yamagami W, Ebina Y, Kobayashi Y, Tabata T, Kanauchi M, Nagase S, Mikami M. Intraoperative capsule rupture, postoperative chemotherapy, and survival of women with stage I epithelial ovarian cancer. *Obstet Gynecol* 2019;134:1017–1026.

37. Jadhon ME, Morgan MA, Kelsten ML, Carlson JA, Jr., Mikuta JJ. Cytologic smears of peritoneal surfaces as a sampling technique in epithelial ovarian carcinoma. *Obstet Gynecol* 1990;75:102–5.

38. Timmers PJ, Zwinderman K, Coens C, Vergote I, Trimbos JB. Lymph node sampling and taking of blind biopsies are important elements of the surgical staging of early ovarian cancer. *Int J Gynecol Cancer* 2010;20:1142–7.

39. Powless CA, Bakkum-Gamez JN, Aletti GD, Cliby WA. Random peritoneal biopsies have limited value in staging of apparent early stage epithelial ovarian cancer after thorough exploration. *Gynecol Oncol* 2009;115:86–9.

40. Lee JY, Kim HS, Chung HH, Kim JW, Park NH, Song YS. The role of omentectomy and random peritoneal biopsies as part of comprehensive surgical staging in apparent early-stage epithelial ovarian cancer. *Ann Surg Oncol* 2014;21:2762–6.

41. Shroff R, Brooks RA, Zighelboim I, et al. The utility of peritoneal biopsy and omentectomy in the upstaging of apparent early ovarian cancer. *Int J Gynecol Cancer* 2011;21:1208–12.

42. Ben Arie A, McNally L, Kapp DS, Teng NN. The omentum and omentectomy in epithelial ovarian cancer: A reappraisal. Part I--Omental function and history of omentectomy. *Gynecol Oncol* 2013;131:780–3.

43. Arie AB, McNally L, Kapp DS, Teng NN. The omentum and omentectomy in epithelial ovarian cancer: A reappraisal: Part II--The role of omentectomy in the staging and treatment of apparent early stage epithelial ovarian cancer. *Gynecol Oncol* 2013;131:784–90.

44. Benedetti-Panici P, Greggi S, Maneschi F, et al. Anatomical and pathological study of retroperitoneal nodes in epithelial ovarian

cancer. *Gynecol Oncol* 1993;51:150−4.

45. Chen SS, Lee L. Incidence of para-aortic and pelvic lymph node metastases in epithelial carcinoma of the ovary. *Gynecol Oncol* 1983;16:95−100.

46. Knapp RC, Friedman EA. Aortic lymph node metastases in early ovarian cancer. *Am J Obstet Gynecol* 1974;119:1013−7.

47. Lanza A, D'Addato F, Valli M, et al. Pelvic and para-aortic lymph nodal positivity in the ovarian carcinoma: Its prognostic significance. *Eur J Gynaecol Oncol* 1988;9:36−9.

48. Walter AJ, Magrina JF. Contralateral pelvic and aortic lymph node metastasis in clinical stage I epithelial ovarian cancer. *Gynecol Oncol* 1999;74:128−9.

49. Burghardt E, Pickel H, Lahousen M, Stettner H. Pelvic lymphadenectomy in operative treatment of ovarian cancer. *Am J Obstet Gynecol* 1986;155:315−9.

50. Burghardt E, Girardi F, Lahousen M, Tamussino K, Stettner H. Patterns of pelvic and paraaortic lymph node involvement in ovarian cancer. *Gynecol Oncol* 1991;40:103−6.

51. Cass I, Li AJ, Runowicz CD, et al. Pattern of lymph node metastases in clinically unilateral stage I invasive epithelial ovarian carcinomas. *Gynecol Oncol* 2001;80:56−61.

52. Burghardt E, Girardi F, Lahousen M, Tamussino K, Stettner H. Patterns of pelvic and paraaortic lymph node involvement in ovarian cancer. *Gynecol Oncol* 1991;40:103−6.

53. Petru E, Lahousen M, Tamussino K, et al. Lymphadenectomy in stage I ovarian cancer. *Am J Obstet Gynecol* 1994;170:656−62.

54. Nomura H, Tsuda H, Susumu N, et al. Lymph node metastasis in grossly apparent stages I and II epithelial ovarian cancer. *Int J Gynecol Cancer* 2010;20:341−5.

55. Oshita T, Itamochi H, Nishimura R, et al. Clinical impact of systematic pelvic and para-aortic lymphadenectomy for pT1 and pT2 ovarian cancer: A retrospective survey by the Sankai gynecology study group. *Int J Clin Oncol* 2013;18:1107−13.

56. Chang SJ, Bristow RE, Ryu HS. Analysis of para-aortic lymphadenectomy up to the level of the renal vessels in apparent early-stage ovarian cancer. *J Gynecol Oncol* 2013;24:29−36.

57. Ditto A, Martinelli F, Reato C, et al. Systematic para-aortic and pelvic lymphadenectomy in early stage epithelial ovarian cancer: A prospective study. *Ann Surg Oncol* 2012;19:3849−55.

58. Chan JK, Munro EG, Cheung MK, et al. Association of lymphadenectomy and survival in stage I ovarian cancer patients. *Obstet Gynecol* 2007;109:12−9.

59. Warwick J, Vardaki E, Fattizzi N, et al. Defining the surgical management of suspected early-stage ovarian cancer by estimating patient numbers through alternative management strategies. *BJOG* 2009;116:1225−41.

60. Chan J, Fuh K, Shin J, et al. The treatment and outcomes of early-stage epithelial ovarian cancer: Have we made any progress? *Br J Cancer* 2008;98:1191−6.

61. Svolgaard O, Lidegaard O, Nielsen ML, et al. Lymphadenectomy in surgical stage I epithelial ovarian cancer. *Acta Obstet Gynecol Scand* 2014;93:256−60.

62. Whitney CW, Spirtos N. *Gynecologic Oncology Group Surgical Procedures Manual*. Philadelphia, PA: Gynecologic Oncology Group; 2009.

63. Matsuo K, Machida H, Mariani A, et al. Adequate pelvic lymphadenectomy and survival of women with early-stage epithelial ovarian cancer. *J Gynecol Oncol* 2018;29:e69.

64. Morice P, Gouy S, Leary A. Mucinous ovarian carcinoma. *N Engl J Med* 2019;380:1256−66.

65. Westermann C, Mann WJ, Chumas J, Rochelson B, Stone ML. Routine appendectomy in extensive gynecologic operations. *Surg Gynecol Obstet* 1986;162:307−12.

66. Ayhan A, Gultekin M, Taskiran C, et al. Routine appendectomy in epithelial ovarian carcinoma: Is it necessary? *Obstet Gynecol* 2005;105:719−24.

67. Goff BA, Matthews BJ, Wynn M, Muntz HG, Lishner DM, Baldwin LM. Ovarian cancer: Patterns of surgical care across the United States. *Gynecol Oncol* 2006;103:383−90.

68. Malfetano JH. The appendix and its metastatic potential in epithelial ovarian cancer. *Obstet Gynecol* 1987;69:396−8.

69. Sonnendecker EW. Is appendicectomy mandatory in patients with ovarian carcinoma? *S Afr Med J* 1982;62:978−80.

70. Bese T, Kosebay D, Kaleli S, Oz AU, Demirkiran F, Gezer A. Appendectomy in the surgical staging of ovarian carcinoma. *Int J Gynaecol Obstet* 1996;53:249−52.

71. Rose PG, Reale FR, Fisher A, Hunter RE. Appendectomy in primary and secondary staging operations for ovarian malignancy. *Obstet Gynecol* 1991;77:116−8.

72. Ramirez PT, Slomovitz BM, McQuinn L, Levenback C, Coleman RL. Role of appendectomy at the time of primary surgery in patients with early-stage ovarian cancer. *Gynecol Oncol* 2006;103:888−90.

73. Feigenberg T, Covens A, Ghorab Z, et al. Is routine appendectomy at the time of primary surgery for mucinous ovarian neoplasms beneficial? *Int J Gynecol Cancer* 2013;23:1205−9.

74. Kleppe M, Bruls J, Van Gorp T, et al. Mucinous borderline tumours of the ovary and the appendix: A retrospective study and overview of the literature. *Gynecol Oncol* 2014;133:155−8.

75. Prat J. Pathology of borderline and invasive cancers. *Best Pract Res Clin Obstet Gynaecol* 2017;41:15−30.

76. Sitzmann JV, Wiebke EA. Risk-reducing appendectomy and the elimination of BRCA1-associated intraperitoneal cancer. *JAMA Surg* 2013;148:285−91; discussion 91.

77. Young RC, Walton LA, Ellenberg SS, et al. Adjuvant therapy in stage I and stage II epithelial ovarian cancer. Results of two prospective randomized trials. *N Engl J Med* 1990;322:1021−7.

78. Bolis G, Colombo N, Pecorelli S, et al. Adjuvant treatment for early epithelial ovarian cancer: Results of two randomised clinical trials comparing cisplatin to no further treatment or chromic phosphate (32P). G.I.C.O.G.: Gruppo Interregionale Collaborativo in Ginecologia Oncologica. *Ann Oncol* 1995; 6:887−93.

79. Trope C, Kaern J, Hogberg T, et al. Randomized study on adjuvant chemotherapy in stage I high-risk ovarian cancer with evaluation of DNA-ploidy as prognostic instrument. *Ann Oncol* 2000;11:281−8.

80. Colombo N, Guthrie D, Chiari S, et al. International collaborative ovarian neoplasm trial 1: A randomized trial of adjuvant chemotherapy in women with early-stage ovarian cancer. *J Natl Cancer Inst* 2003;95:125−32.

81. Collinson F, Qian W, Fossati R, et al. Optimal treatment of early-stage ovarian cancer. *Ann Oncol* 2014;25:1165−71.

82. Trimbos JB, Vergote I, Bolis G, et al. Impact of adjuvant chemotherapy and surgical staging in early-stage ovarian carcinoma: European organisation for research and treatment of cancer-adjuvant chemotherapy in ovarian neoplasm trial. *J Natl Cancer Inst* 2003;95:113−25.

83. Trimbos B, Timmers P, Pecorelli S, et al. Surgical staging and treatment of early ovarian cancer: Long-term analysis from a randomized trial. *J Natl Cancer Inst* 2010;102:982−7.

84. Young RC, Brady MF, Nierberg RM, et al. Randomized clinical trial of adjuvant treatment of women with early (FIGO I-IIA high risk) ovarian cancer - GOG n.95. *Int J Gynecol Oncol* 1997;7:17(Abstr).

85. Bell J, Brady MF, Young RC, et al. Randomized phase III trial of three versus six cycles of adjuvant carboplatin and paclitaxel in early stage epithelial ovarian carcinoma: A Gynecologic Oncology Group study. *Gynecol Oncol* 2006;102:432−9.

86. Engelen MJ, Snel BJ, Schaapveld M, et al. Long-term morbidity of adjuvant whole abdominal radiotherapy (WART) or chemotherapy for early stage ovarian cancer. *Eur J Cancer* 2009;45:1193−200.

87. Chan JK, Tian C, Fleming GF, et al. The potential benefit of 6 vs. 3 cycles of chemotherapy in subsets of women with early-stage high-risk epithelial ovarian cancer: An exploratory analysis of a gynecologic oncology group study. *Gynecol Oncol* 2010;116:301−6.

88. Bamias A, Karadimou A, Soupos N, et al. Prognostic factors for early-stage epithelial ovarian cancer, treated with adjuvant carboplatin/paclitaxel chemotherapy: A single institution experience. *Gynecol Oncol* 2011;123:37−42.

89. Malpica A, Deavers MT, Lu K, et al. Grading ovarian serous carcinoma using a two-tier system. *Am J Surg Pathol* 2004; 28:496−504.

90. Bodurka DC, Deavers MT, Tian C, et al. Reclassification of

serous ovarian carcinoma by a 2-tier system: A gynecologic oncology group study. *Cancer* 2012;118:3087–94.

91. Bakkum-Gamez JN, Richardson DL, Seamon LG, et al. Is there a high-risk subgroup of stage I epithelial ovarian cancer that is most likely to benefit from 6 versus 3 cycles of adjuvant chemotherapy? *Int J Gynecol Cancer* 2010;20:1125–31.

92. Bamias A, Bamia C, Karadimou A, et al. A risk-adapted strategy of adjuvant paclitaxel/carboplatin in early-stage ovarian cancer: Time-dependent effect of 4 versus 6 cycles on outcome. *Oncology* 2011;81:365–71.

93. Trimbos JB, Parmar M, Vergote I, et al. International collaborative ovarian neoplasm trial 1 and adjuvant chemotherapy in ovarian neoplasm trial: Two parallel randomized phase III trials of adjuvant chemotherapy in patients with early-stage ovarian carcinoma. *J Natl Cancer Inst* 2003;95:105–12.

94. Winter-Roach BA, Kitchener HC, Lawrie TA. Adjuvant (post-surgery) chemotherapy for early stage epithelial ovarian cancer. *Cochrane Database Syst Rev* 2012;3:CD004706.

95. Morgan RJ, Jr., Alvarez RD, Armstrong DK, et al. Ovarian cancer, version 2.2013. *J Natl Compr Canc Netw* 2013;11: 1199–209.

96. Takada T, Iwase H, Iitsuka C, et al. Adjuvant chemotherapy for stage I clear cell carcinoma of the ovary: An analysis of fully staged patients. *Int J Gynecol Cancer* 2012;22:573–8.

97. Matsuo K, Huang Y, Zivanovic O, et al. Effectiveness of postoperative chemotherapy for stage IC mucinous ovarian cancer. *Gynecol Oncol* 2019.

98. Winter-Roach BA, Kitchener HC, Dickinson HO. Adjuvant (post-surgery) chemotherapy for early stage epithelial ovarian cancer. *Cochrane Database Syst Rev* 2009:CD004706.

99. Trope C, Kaern J. Adjuvant chemotherapy for early-stage ovarian cancer: Review of the literature. *J Clin Oncol* 2007;25: 2909–20.

100. Adams G, Zekri J, Wong H, Walking J, Green JA. Platinum-based adjuvant chemotherapy for early-stage epithelial ovarian cancer: Single or combination chemotherapy? *BJOG* 2010;117: 1459–67.

101. Garcia-Saenz JA, Custodio A, Casado A, et al. Platinum-based adjuvant chemotherapy on moderate- and high-risk stage I and II epithelian ovarian cancer patients. Long-term single institution experience and literature review. *Clin Transl Oncol* 2011;13:121–32.

102. Kang WD, Choi HS, Kim SM. Value of serum CA125 levels in patients with high-risk, early stage epithelial ovarian cancer. *Gynecol Oncol* 2010;116:57–60.

103. Matsuo K, Yoshino K, Hiramatsu K, et al. Effect of lymphovascular space invasion on survival of stage I epithelial ovarian cancer. *Obstet Gynecol* 2014;123:957–65.

104. Matsuo K, Sheridan TB, Yoshino K, et al. Significance of lymphovascular space invasion in epithelial ovarian cancer. *Cancer Med* 2012;1:156–64.

105. Matsuo K, Sheridan TB, Mabuchi S, et al. Estrogen receptor expression and increased risk of lymphovascular space invasion in high-grade serous ovarian carcinoma. *Gynecol Oncol* 2014;133:473–9.

106. Taylor HC. Malignant and semi-malignant tumors of the ovary. *Surg Gynecol Obstet* 1929;48:701–12.

107. International Federation of Gynecology and Obstetrics. Classification and staging of malignant tumors in the female pelvis. *Acta Obstet Gynecol Scand* 1971;50:1–12.

108. Kurman RJ, Carcangiu ML, Herrington CS, Young RHE, editors. *WHO Classification of Tumours of Female Reproductive Organs.* Lyon: IARC; 2014.

109. Hauptmann S, Friedrich K, Redline R, Avril S. Ovarian borderline tumors in the 2014 WHO classification: Evolving concepts and diagnostic criteria. *Virchows Arch* 2017;470:125–42.

110. Trope CG, Kaern J, Davidson B. Borderline ovarian tumours. *Best Pract Res Clin Obstet Gynaecol* 2012;26:325–36.

111. Skirnisdottir I, Garmo H, Wilander E, Holmberg L. Borderline ovarian tumors in Sweden 1960–2005: Trends in incidence and age at diagnosis compared to ovarian cancer. *Int J Cancer* 2008;123:1897–901.

112. Hannibal CG, Huusom LD, Kjaerbye-Thygesen A, Tabor A, Kjaer SK. Trends in incidence of borderline ovarian tumors in Denmark 1978–2006. *Acta Obstet Gynecol Scand* 2011;90:305–12.

113. Beral V, Gaitskell K, Hermon C, Moser K, Reeves G, Peto R. Ovarian cancer and smoking: Individual participant meta-analysis including 28,114 women with ovarian cancer from 51 epidemiological studies. *Lancet Oncol* 2012;13:946–56.

114. Tran B, Jordan SJ, Lucas R, Webb PM, Neale R. Association between ambient ultraviolet radiation and risk of epithelial ovarian cancer. *Cancer Prev Res (Phila)* 2012;5:1330–6.

115. Olsen CM, Nagle CM, Whiteman DC, et al. Obesity and risk of ovarian cancer subtypes: Evidence from the ovarian cancer association consortium. *Endocr Relat Cancer* 2013;20:251–62.

116. Faber MT, Kjaer SK, Dehlendorff C, et al. Cigarette smoking and risk of ovarian cancer: A pooled analysis of 21 case-control studies. *Cancer Causes Control* 2013;24:989–1004.

117. Rasmussen CB, Faber MT, Jensen A, et al. Pelvic inflammatory disease and risk of invasive ovarian cancer and ovarian borderline tumors. *Cancer Causes Control* 2013;24:1459–64.

118. Terry KL, Karageorgi S, Shvetsov YB, et al. Genital powder use and risk of ovarian cancer: A pooled analysis of 8,525 cases and 9,859 controls. *Cancer Prev Res (Phila)* 2013;6:811–21.

119. Luan NN, Wu QJ, Gong TT, Vogtmann E, Wang YL, Lin B. Breastfeeding and ovarian cancer risk: A meta-analysis of epidemiologic studies. *Am J Clin Nutr* 2013;98:1020–31.

120. Rizzuto I, Behrens RF, Smith LA. Risk of ovarian cancer in women treated with ovarian stimulating drugs for infertility. *Cochrane Database Syst Rev* 2013;8:CD008215.

121. Pearce CL, Templeman C, Rossing MA, et al. Association between endometriosis and risk of histological subtypes of ovarian cancer: A pooled analysis of case-control studies. *Lancet Oncol* 2012;13:385–94.

122. Rota M, Pasquali E, Scotti L, et al. Alcohol drinking and epithelial ovarian cancer risk. A systematic review and meta-analysis. *Gynecol Oncol* 2012;125:758–63.

123. Gong TT, Wu QJ, Vogtmann E, Lin B, Wang YL. Age at menarche and risk of ovarian cancer: A meta-analysis of epidemiological studies. *Int J Cancer* 2013;132:2894–900.

124. Kelemen LE, Bandera EV, Terry KL, et al. Recent alcohol consumption and risk of incident ovarian carcinoma: A pooled analysis of 5,342 cases and 10,358 controls from the ovarian cancer association consortium. *BMC Cancer* 2013;13:28.

125. Asante A, Leonard PH, Weaver AL, et al. Fertility drug use and the risk of ovarian tumors in infertile women: A case-control study. *Fertil Steril* 2013;99:2031–6.

126. Sieh W, Salvador S, McGuire V, et al. Tubal ligation and risk of ovarian cancer subtypes: A pooled analysis of case-control studies. *Int J Epidemiol* 2013;42:579–89.

127. Elias KM, Labidi-Galy SI, Vitonis AF, et al. Prior appendectomy does not protect against subsequent development of malignant or borderline mucinous ovarian neoplasms. *Gynecol Oncol* 2014;132:328–33.

128. Kaern J, Trope CG, Abeler VM. A retrospective study of 370 borderline tumors of the ovary treated at the Norwegian Radium Hospital from 1970 to 1982. A review of clinicopathologic features and treatment modalities. *Cancer* 1993;71:1810–20.

129. Bendifallah S, Ballester M, Uzan C, Fauvet R, Morice P, Darai E. Nomogram to predict recurrence in patients with early- and advanced-stage mucinous and serous borderline ovarian tumors. *Am J Obstet Gynecol* 2014.

130. du Bois A, Ewald-Riegler N, de Gregorio N, et al. Borderline tumours of the ovary: A cohort study of the Arbeitsgmeinschaft Gynakologische Onkologie (AGO) Study Group. *Eur J Cancer* 2013;49:1905–14.

131. Barnhill DR, Kurman RJ, Brady MF, et al. Preliminary analysis of the behavior of stage I ovarian serous tumors of low malignant potential: A gynecologic oncology group study. *J Clin Oncol* 1995;13:2752–6.

132. Wong HF, Low JJ, Chua Y, Busmanis I, Tay EH, Ho TH. Ovarian tumors of borderline malignancy: A review of 247 patients from 1991 to 2004. *Int J Gynecol Cancer* 2007;17:342–9.

133. Ayhan A, Guvendag Guven ES, Guven S, Kucukali T. Recurrence and prognostic factors in borderline ovarian tumors. *Gynecol Oncol* 2005;98:439–45.

134. Bouchardy C, Fernandez S, Merglen A, et al. Increased risk of second cancer among patients with ovarian borderline tumors. *Gynecol Oncol* 2008;109:210–4.

135. Levi F, Randimbison L, Blanc-Moya R, La Vecchia C. Second neoplasms after invasive and borderline ovarian cancer. *Eur J Cancer Prev* 2009;18:216–9.

136. Sherman ME, Mink PJ, Curtis R, et al. Survival among women with borderline ovarian tumors and ovarian carcinoma: A population-based analysis. *Cancer* 2004;100:1045–52.

137. Longacre TA, McKenney JK, Tazelaar HD, Kempson RL, Hendrickson MR. Ovarian serous tumors of low malignant potential (borderline tumors): Outcome-based study of 276 patients with long-term (> or =5-year) follow-up. *Am J Surg Pathol* 2005;29:707–23.

138. Gershenson DM. The life and times of low-grade serous carcinoma of the ovary. *Am Soc Clin Oncol Educ Book* 2013.

139. Brown J, Frumovitz M. Mucinous tumors of the ovary: Current thoughts on diagnosis and management. *Curr Oncol Rep* 2014;16:389.

140. Link CJ, Jr., Reed E, Sarosy G, Kohn EC. Borderline ovarian tumors. *Am J Med* 1996;101:217–25.

141. Bostwick DG, Tazelaar HD, Ballon SC, Hendrickson MR, Kempson RL. Ovarian epithelial tumors of borderline malignancy. A clinical and pathologic study of 109 cases. *Cancer* 1986;58:2052–65.

142. Massad LS, Jr., Hunter VJ, Szpak CA, Clarke-Pearson DL, Creasman WT. Epithelial ovarian tumors of low malignant potential. *Obstet Gynecol* 1991;78:1027–32.

143. Trope C, Kaern J. Management of borderline tumors of the ovary: State of the art. *Semin Oncol* 1998;25:372–80.

144. Leake JF, Currie JL, Rosenshein NB, Woodruff JD. Long-term follow-up of serous ovarian tumors of low malignant potential. *Gynecol Oncol* 1992;47:150–8.

145. Leake JF, Rader JS, Woodruff JD, Rosenshein NB. Retroperitoneal lymphatic involvement with epithelial ovarian tumors of low malignant potential. *Gynecol Oncol* 1991;42:124–30.

146. Lin PS, Gershenson DM, Bevers MW, Lucas KR, Burke TW, Silva EG. The current status of surgical staging of ovarian serous borderline tumors. *Cancer* 1999;85:905–11.

147. Medeiros LR, Rosa DD, Edelweiss MI, et al. Accuracy of frozen-section analysis in the diagnosis of ovarian tumors: A systematic quantitative review. *Int J Gynecol Cancer* 2005;15:192–202.

148. Camatte S, Morice P, Thoury A, et al. Impact of surgical staging in patients with macroscopic "stage I" ovarian borderline tumours: Analysis of a continuous series of 101 cases. *Eur J Cancer* 2004;40:1842–9.

149. Zanetta G, Rota S, Chiari S, Bonazzi C, Bratina G, Mangioni C. Behavior of borderline tumors with particular interest to persistence, recurrence, and progression to invasive carcinoma: A prospective study. *J Clin Oncol* 2001;19:2658–64.

150. Lenhard MS, Mitterer S, Kumper C, et al. Long-term follow-up after ovarian borderline tumor: Relapse and survival in a large patient cohort. *Eur J Obstet Gynecol Reprod Biol* 2009;145:189–94.

151. Zang RY, Yang WT, Shi DR, Xing Y, Cai SM. Recurrent ovarian carcinoma of low malignant potential: The role of secondary surgical cytoreduction and the prognosis in Chinese patients. *J Surg Oncol* 2005;91:67–72.

152. Matsuo K, Machida H, Takiuchi T, et al. Role of hysterectomy and lymphadenectomy in the management of early-stage borderline ovarian tumors. *Gynecol Oncol* 2017;144:496–502.

153. Shazly SA, Laughlin-Tommaso SK, Dowdy SC, Famuyide AO. Staging for low malignant potential ovarian tumors: A global perspective. *Am J Obstet Gynecol* 2016;215:153–68 e2.

154. Uzan C, Dufeu-Lefebvre M, Fauvet R, et al. Management and prognosis of clear cell borderline ovarian tumor. *Int J Gynecol Cancer* 2012;22:993–9.

155. Uzan C, Berretta R, Rolla M, et al. Management and prognosis of endometrioid borderline tumors of the ovary. *Surg Oncol* 2012;21:178–84.

156. Nikrui N. Survey of clinical behavior of patients with borderline epithelial tumors of the ovary. *Gynecol Oncol* 1981;12:107–19.

157. Gershenson DM, Silva EG. Serous ovarian tumors of low malignant potential with peritoneal implants. *Cancer* 1990;65:578–85.

158. Manchul LA, Simm J, Levin W, et al. Borderline epithelial ovarian tumors: A review of 81 cases with an assessment of the impact of treatment. *Int J Radiat Oncol Biol Phys* 1992;22:867–74.

159. Crispens MA, Bodurka D, Deavers M, Lu K, Silva EG, Gershenson DM. Response and survival in patients with progressive or recurrent serous ovarian tumors of low malignant potential. *Obstet Gynecol* 2002;99:3–10.

160. Gershenson DM, Silva EG, Levy L, Burke TW, Wolf JK, Tornos C. Ovarian serous borderline tumors with invasive peritoneal implants. *Cancer* 1998;82:1096–103.

161. Hopkins MP, Kumar NB, Morley GW. An assessment of pathologic features and treatment modalities in ovarian tumors of low malignant potential. *Obstet Gynecol* 1987;70:923–9.

162. Buttin BM, Herzog TJ, Powell MA, Rader JS, Mutch DG. Epithelial ovarian tumors of low malignant potential: The role of microinvasion. *Obstet Gynecol* 2002;99:11–7.

163. Bell DA, Weinstock MA, Scully RE. Peritoneal implants of ovarian serous borderline tumors. Histologic features and prognosis. *Cancer* 1988;62:2212–22.

164. Haas JS, Mansfield CM, Hartman GV, Reddy EK, Masterson BJ. Results of radiation therapy in the treatment of epithelial carcinoma of the ovary. *Cancer* 1980;46:1950–6.

165. Houck K, Nikrui N, Duska L, et al. Borderline tumors of the ovary: Correlation of frozen and permanent histopathologic diagnosis. *Obstet Gynecol* 2000;95:839–43.

166. Menzin AW, Rubin SC, Noumoff JS, LiVolsi VA. The accuracy of a frozen section diagnosis of borderline ovarian malignancy. *Gynecol Oncol* 1995;59:183–5.

167. Song T, Choi CH, Kim HJ, et al. Accuracy of frozen section diagnosis of borderline ovarian tumors. *Gynecol Oncol* 2011;122:127–31.

168. Shah JS, Mackelvie M, Gershenson DM, et al. Accuracy of intraoperative frozen section diagnosis of borderline ovarian tumors by hospital type. *J Minim Invasive Gynecol* 2018;26:87–93.

169. Perren TJ. Mucinous epithelial ovarian carcinoma. *Ann Oncol* 2016;27 Suppl 1:i53–i7.

170. Matsuo K, Machida H, Mandelbaum RS, et al. Mucinous borderline ovarian tumor versus invasive well-differentiated mucinous ovarian cancer: Difference in characteristics and outcomes. *Gynecol Oncol* 2019;153:230–7.

171. Lim-Tan SK, Cajigas HE, Scully RE. Ovarian cystectomy for serous borderline tumors: A follow-up study of 35 cases. *Obstet Gynecol* 1988;72:775–81.

172. Rao GG, Skinner EN, Gehrig PA, Duska LR, Miller DS, Schorge JO. Fertility-sparing surgery for ovarian low malignant potential tumors. *Gynecol Oncol* 2005;98:263–6.

173. Gotlieb WH, Flikker S, Davidson B, Korach Y, Kopolovic J, Ben-Baruch G. Borderline tumors of the ovary: Fertility treatment, conservative management, and pregnancy outcome. *Cancer* 1998;82:141–6.

174. Morris RT, Gershenson DM, Silva EG, Follen M, Morris M, Wharton JT. Outcome and reproductive function after conservative surgery for borderline ovarian tumors. *Obstet Gynecol* 2000;95:541–7.

175. Park JY, Kim DY, Kim JH, Kim YM, Kim YT, Nam JH. Surgical management of borderline ovarian tumors: The role of fertility-sparing surgery. *Gynecol Oncol* 2009;113:75–82.

176. Yinon Y, Beiner ME, Gotlieb WH, Korach Y, Perri T, Ben-Baruch G. Clinical outcome of cystectomy compared with unilateral salpingo-oophorectomy as fertility-sparing treatment of borderline ovarian tumors. *Fertil Steril* 2007;88:479–84.

177. Fauvet R, Poncelet C, Boccara J, Descamps P, Fondrinier E, Darai E. Fertility after conservative treatment for borderline ovarian tumors: A French multicenter study. *Fertil Steril* 2005;83:284–90; quiz 525–6.

178. Marcickiewicz J, Brannstrom M. Fertility preserving surgical treatment of borderline ovarian tumour: Long-term consequence for fertility and recurrence. *Acta Obstet Gynecol Scand* 2006;85:1496–500.

179. Donnez J, Munschke A, Berliere M, et al. Safety of conservative management and fertility outcome in women with borderline tumors of the ovary. *Fertil Steril* 2003;79:1216–21.

180. Romagnolo C, Gadducci A, Sartori E, Zola P, Maggino T.

Management of borderline ovarian tumors: Results of an Italian multicenter study. *Gynecol Oncol* 2006;101:255–60.

181. Tinelli FG, Tinelli R, La Grotta F, Tinelli A, Cicinelli E, Schonauer MM. Pregnancy outcome and recurrence after conservative laparoscopic surgery for borderline ovarian tumors. *Acta Obstet Gynecol Scand* 2007;86:81–7.

182. Maltaris T, Boehm D, Dittrich R, Seufert R, Koelbl H. Reproduction beyond cancer: A message of hope for young women. *Gynecol Oncol* 2006;103:1109–21.

183. Darai E, Fauvet R, Uzan C, Gouy S, Duvillard P, Morice P. Fertility and borderline ovarian tumor: A systematic review of conservative management, risk of recurrence and alternative options. *Hum Reprod Update* 2013;19:151–66.

184. Poncelet C, Fauvet R, Boccara J, Darai E. Recurrence after cystectomy for borderline ovarian tumors: Results of a French multicenter study. *Ann Surg Oncol* 2006;13:565–71.

185. Darai E, Tulpin L, Prugnolle H, Cortez A, Dubernard G. Laparoscopic restaging of borderline ovarian tumors. *Surg Endosc* 2007;21:2039–43.

186. Song T, Choi CH, Park HS, et al. Fertility-sparing surgery for borderline ovarian tumors: Oncologic safety and reproductive outcomes. *Int J Gynecol Cancer* 2011;21:640–6.

187. De Iaco P, Ferrero A, Rosati F, et al. Behaviour of ovarian tumors of low malignant potential treated with conservative surgery. *Eur J Surg Oncol* 2009;35:643–8.

188. Song T, Hun Choi C, Lee YY, et al. Oncologic and reproductive outcomes of cystectomy compared with oophorectomy as a treatment for borderline ovarian tumours. *Hum Reprod* 2011;26:2008–14.

189. Palomba S, Falbo A, Del Negro S, et al. Ultra-conservative fertility-sparing strategy for bilateral borderline ovarian tumours: An 11-year follow-up. *Hum Reprod* 2010;25:1966–72.

190. Vigano R, Petrone M, Pella F, Rabaiotti E, De Marzi P, Mangili G. Surgery in advanced borderline tumors. *Fertil Steril* 2010;94:1163–5.

191. Uzan C, Kane A, Rey A, Gouy S, Duvillard P, Morice P. Outcomes after conservative treatment of advanced-stage serous borderline tumors of the ovary. *Ann Oncol* 2010;21:55–60.

192. Morice P, Denschlag D, Rodolakis A, et al. Recommendations of the fertility task force of the European society of gynecologic oncology about the conservative management of ovarian malignant tumors. *Int J Gynecol Cancer* 2011;21:951–63.

193. Hannibal CG, Vang R, Junge J, et al. A nationwide study of serous "borderline" ovarian tumors in Denmark 1978–2002: Centralized pathology review and overall survival compared with the general population. *Gynecol Oncol* 2014;134:267–73.

194. Uzan C, Nikpayam M, Ribassin-Majed L, et al. Influence of histological subtypes on the risk of an invasive recurrence in a large series of stage I borderline ovarian tumor including 191 conservative treatments. *Ann Oncol* 2014;25:1312–9.

195. Ferrero A, Strada I, Di Marcoberardino B, et al. Clinical significance of microinvasion in borderline ovarian tumors and its impact on surgical management. *Int J Gynecol Cancer* 2012;22:1158–62.

196. Leary A, Petrella MC, Pautier P, et al. Adjuvant platinum-based chemotherapy for borderline serous ovarian tumors with invasive implants. *Gynecol Oncol* 2014;132:23–7.

197. Palomba S, Zupi E, Russo T, et al. Comparison of two fertility-sparing approaches for bilateral borderline ovarian tumours: A randomized controlled study. *Hum Reprod* 2007;22:578–85.

198. Denschlag D, von Wolff M, Amant F, et al. Clinical recommendation on fertility preservation in borderline ovarian neoplasm: Ovarian stimulation and oocyte retrieval after conservative surgery. *Gynecol Obstet Invest* 2010;70:160–5.

199. Menczer J, Chetrit A, Sadetzki S. The effect of hysterectomy on survival of patients with borderline ovarian tumors. *Gynecol Oncol* 2012;125:372–5.

200. Arias-Pulido H, Smith HO, Joste NE, et al. Estrogen and progesterone receptor status and outcome in epithelial ovarian cancers and low malignant potential tumors. *Gynecol Oncol* 2009;114:480–5.

201. Lesieur B, Kane A, Duvillard P, et al. Prognostic value of lymph node involvement in ovarian serous borderline tumors. *Am J Obstet Gynecol* 2011;204:438 e1–7.

202. Shiraki M, Otis CN, Donovan JT, Powell JL. Ovarian serous borderline epithelial tumors with multiple retroperitoneal nodal involvement: Metastasis or malignant transformation of epithelial glandular inclusions? *Gynecol Oncol* 1992;46:255–8.

203. Fadare O. Recent developments on the significance and pathogenesis of lymph node involvement in ovarian serous tumors of low malignant potential (borderline tumors). *Int J Gynecol Cancer* 2009;19:103–8.

204. McKenney JK, Balzer BL, Longacre TA. Lymph node involvement in ovarian serous tumors of low malignant potential (borderline tumors): Pathology, prognosis, and proposed classification. *Am J Surg Pathol* 2006;30:614–24.

205. Rao GG, Skinner E, Gehrig PA, Duska LR, Coleman RL, Schorge JO. Surgical staging of ovarian low malignant potential tumors. *Obstet Gynecol* 2004;104:261–6.

206. Duska LR, Chang YC, Flynn CE, et al. Epithelial ovarian carcinoma in the reproductive age group. *Cancer* 1999;85:2623–9.

207. Plaxe SC, Braly PS, Freddo JL, McClay E, Kirmani S, Howell SB. Profiles of women age 30-39 and age less than 30 with epithelial ovarian cancer. *Obstet Gynecol* 1993;81:651–4.

208. Rodriguez M, Nguyen HN, Averette HE, et al. National survey of ovarian carcinoma XII. Epithelial ovarian malignancies in women less than or equal to 25 years of age. *Cancer* 1994;73:1245–50.

209. Swenerton KD, Hislop TG, Spinelli J, LeRiche JC, Yang N, Boyes DA. Ovarian carcinoma: A multivariate analysis of prognostic factors. *Obstet Gynecol* 1985;65:264–70.

210. Smedley H, Sikora K. Age as a prognostic factor in epithelial ovarian carcinoma. *Br J Obstet Gynaecol* 1985;92:839–42.

211. Huber D, Cimorelli V, Usel M, Bouchardy C, Rapiti E, Petignat P. How many ovarian cancer patients are eligible for fertility-sparing surgery? *Eur J Obstet Gynecol Reprod Biol* 2013;170:270–4.

212. Morice P, Leblanc E, Rey A, et al. Conservative treatment in epithelial ovarian cancer: Results of a multicentre study of the GCCLCC (Groupe des Chirurgiens de Centre de Lutte Contre le Cancer) and SFOG (Societe Francaise d'Oncologie Gynecologique). *Hum Reprod* 2005;20:1379–85.

213. Dexeus S, Labastida R, Dexeus D. Conservative management of epithelial ovarian cancer. *Eur J Gynaecol Oncol* 2005;26:473–8.

214. Raspagliesi F, Fontanelli R, Paladini D, di Re EM. Conservative surgery in high-risk epithelial ovarian carcinoma. *J Am Coll Surg* 1997;185:457–60.

215. Miyazaki T, Tomoda Y, Ohta M, Kano T, Mizuno K, Sakakibara K. Preservation of ovarian function and reproductive ability in patients with malignant ovarian tumors. *Gynecol Oncol* 1988;30:329–41.

216. Gonzalez-Lira G, Escudero-De Los Rios P, Salazar-Martinez E, Lazcano-Ponce EC. Conservative surgery for ovarian cancer and effect on fertility. *Int J Gynaecol Obstet* 1997;56:155–62.

217. Schilder JM, Thompson AM, DePriest PD, et al. Outcome of reproductive age women with stage IA or IC invasive epithelial ovarian cancer treated with fertility-sparing therapy. *Gynecol Oncol* 2002;87:1–7.

218. Zanetta G, Chiari S, Rota S, et al. Conservative surgery for stage I ovarian carcinoma in women of childbearing age. *Br J Obstet Gynaecol* 1997;104:1030–5.

219. Park JY, Kim DY, Suh DS, et al. Outcomes of fertility-sparing surgery for invasive epithelial ovarian cancer: Oncologic safety and reproductive outcomes. *Gynecol Oncol* 2008;110:345–53.

220. Schlaerth AC, Chi DS, Poynor EA, Barakat RR, Brown CL. Long-term survival after fertility-sparing surgery for epithelial ovarian cancer. *Int J Gynecol Cancer* 2009;19:1199–204.

221. Anchezar JP, Sardi J, Soderini A. Long-term follow-up results of fertility sparing surgery in patients with epithelial ovarian cancer. *J Surg Oncol* 2009;100:55–8.

222. Kajiyama H, Shibata K, Suzuki S, et al. Is there any possibility of fertility-sparing surgery in patients with clear-cell carcinoma of the ovary? *Gynecol Oncol* 2008;111:523–6.

223. Ditto A, Martinelli F, Bogani G, et al. Long-term safety of fertility sparing surgery in early stage ovarian cancer: Comparison to standard radical surgical procedures. *Gynecol Oncol*

2015;138:78−82.

224. Munnell EW. Is conservative therapy ever justified in stage I (IA) cancer of the ovary? *Am J Obstet Gynecol* 1969;103:641−53.

225. Fruscio R, Ceppi L, Corso S, et al. Long-term results of fertility-sparing treatment compared with standard radical surgery for early-stage epithelial ovarian cancer. *Br J Cancer* 2016;115:641−8.

226. Bentivegna E, Gouy S, Maulard A, et al. Fertility-sparing surgery in epithelial ovarian cancer: A systematic review of oncological issues. *Ann Oncol* 2016;27:1994−2004.

227. Fruscio R, Corso S, Ceppi L, et al. Conservative management of early-stage epithelial ovarian cancer: Results of a large retrospective series. *Ann Oncol* 2013;24:138−44.

228. du Bois A, Heitz F, Harter P. Fertility-sparing surgery in ovarian cancer: A systematic review. *Onkologie* 2013;36:436−43.

229. Satoh T, Hatae M, Watanabe Y, et al. Outcomes of fertility-sparing surgery for stage I epithelial ovarian cancer: A proposal for patient selection. *J Clin Oncol* 2010;28:1727−32.

230. Kajiyama H, Shibata K, Mizuno M, et al. Fertility-sparing surgery in patients with clear-cell carcinoma of the ovary: Is it possible? *Hum Reprod* 2011;26:3297−302.

231. Kajiyama H, Shibata K, Mizuno M, et al. Fertility-sparing surgery in young women with mucinous adenocarcinoma of the ovary. *Gynecol Oncol* 2011;122:334−8.

232. Kajiyama H, Mizuno M, Shibata K, et al. Recurrence-predicting prognostic factors for patients with early-stage epithelial ovarian cancer undergoing fertility-sparing surgery: A multi-institutional study. *Eur J Obstet Gynecol Reprod Biol* 2014;175:97−102.

233. Kajiyama H, Shibata K, Suzuki S, et al. Fertility-sparing surgery in young women with invasive epithelial ovarian cancer. *Eur J Surg Oncol* 2010;36:404−8.

234. Kashima K, Yahata T, Fujita K, Tanaka K. Outcomes of fertility-sparing surgery for women of reproductive age with FIGO stage IC epithelial ovarian cancer. *Int J Gynaecol Obstet* 2013;121:53−5.

235. Kwon YS, Hahn HS, Kim TJ, et al. Fertility preservation in patients with early epithelial ovarian cancer. *J Gynecol Oncol* 2009;20:44−7.

236. Ditto A, Martinelli F, Lorusso D, Haeusler E, Carcangiu M, Raspagliesi F. Fertility Sparing Surgery in early stage epithelial ovarian cancer. *J Gynecol Oncol* 2014.

237. Kajiyama H, Shibata K, Mizuno M, et al. Long-term survival of young women receiving fertility-sparing surgery for ovarian cancer in comparison with those undergoing radical surgery. *Br J Cancer* 2011;105:1288−94.

238. Marpeau O, Schilder J, Zafrani Y, et al. Prognosis of patients who relapse after fertility-sparing surgery in epithelial ovarian cancer. *Ann Surg Oncol* 2008;15:478−83.

239. Wright JD, Shah M, Mathew L, et al. Fertility preservation in young women with epithelial ovarian cancer. *Cancer* 2009;115:4118−26.

240. Cvancarova M, Samuelsen SO, Magelssen H, Fossa SD. Reproduction rates after cancer treatment: Experience from the Norwegian radium hospital. *J Clin Oncol* 2009;27:334−43.

241. Zapardiel I, Cruz M, Diestro MD, Requena A, Garcia-Velasco JA. Assisted reproductive techniques after fertility-sparing treatments in gynaecological cancers. *Hum Reprod Update* 2016;22:281−305.

242. Ceppi L, Galli F, Lamanna M, et al. Ovarian function, fertility, and menopause occurrence after fertility-sparing surgery and chemotherapy for ovarian neoplasms. *Gynecol Oncol* 2019;152:346−52.

243. Zapata LB, Whiteman MK, Marchbanks PA, Curtis KM. Intrauterine device use among women with ovarian cancer: A systematic review. *Contraception* 2010;82:38−40.

244. Smith HO, Berwick M, Verschraegen CF, et al. Incidence and survival rates for female malignant germ cell tumors. *Obstet Gynecol* 2006;107:1075−85.

245. Gershenson DM, Okamoto A, Ray-Coquard I. Management of rare ovarian cancer histologies. *J Clin Oncol* 2019:JCO1802419.

246. Pauniaho SL, Salonen J, Helminen M, Vettenranta K, Heikinheimo M, Heikinheimo O. The incidences of malignant gonadal and extragonadal germ cell tumors in males and females: A population-based study covering over 40 years in Finland. *Cancer Causes Control* 2012;23:1921−7.

247. Arora RS, Alston RD, Eden TO, Geraci M, Birch JM. Comparative incidence patterns and trends of gonadal and extragonadal germ cell tumors in England, 1979 to 2003. *Cancer* 2012;118:4290−7.

248. Rusner C, Trabert B, Katalinic A, Kieschke J, Emrich K, Stang A. Incidence patterns and trends of malignant gonadal and extragonadal germ cell tumors in Germany, 1998-2008. *Cancer Epidemiol* 2013;37:370−3.

249. Gershenson DM. Management of ovarian germ cell tumors. *J Clin Oncol* 2007;25:2938−43.

250. Solheim O, Kaern J, Trope CG, et al. Malignant ovarian germ cell tumors: Presentation, survival and second cancer in a population based Norwegian cohort (1953−2009). *Gynecol Oncol* 2013;131:330−5.

251. Serov SF, Scully RE, Sobin LJ. Histological typing of ovarian tumors in World Health Organization. In: *International Histological Classification of Tumors*. Geneva: The World Health Organization; 1973.

252. Lai CH, Chang TC, Hsueh S, et al. Outcome and prognostic factors in ovarian germ cell malignancies. *Gynecol Oncol* 2005;96:784−91.

253. Chiang AJ, La V, Peng J, Yu KJ, Teng NN. Squamous cell carcinoma arising from mature cystic teratoma of the ovary. *Int J Gynecol Cancer* 2011;21:466−74.

254. Cicin I, Eralp Y, Saip P, et al. Malignant ovarian germ cell tumors: A single-institution experience. *Am J Clin Oncol* 2009;32:191−6.

255. Lin KY, Bryant S, Miller DS, Kehoe SM, Richardson DL, Lea JS. Malignant ovarian germ cell tumor - role of surgical staging and gonadal dysgenesis. *Gynecol Oncol* 2014;134:84−9.

256. Kurman RJ, Norris HJ. Malignant germ cell tumors of the ovary. *Hum Pathol* 1977;8:551−64.

257. Kurman RJ, Norris HJ. Endodermal sinus tumor of the ovary: A clinical and pathologic analysis of 71 cases. *Cancer* 1976;38:2404−19.

258. Gatta G, Ciccolallo L, Kunkler I, et al. Survival from rare cancer in adults: A population-based study. *Lancet Oncol* 2006;7:132−40.

259. Bryant CS, Kumar S, Shah JP, et al. Racial disparities in survival among patients with germ cell tumors of the ovary--United States. *Gynecol Oncol* 2009;114:437−41.

260. Mahdi H, Kumar S, Seward S, et al. Prognostic impact of laterality in malignant ovarian germ cell tumors. *Int J Gynecol Cancer* 2011;21:257−62.

261. Mangili G, Sigismondi C, Gadducci A, et al. Outcome and risk factors for recurrence in malignant ovarian germ cell tumors: A MITO-9 retrospective study. *Int J Gynecol Cancer* 2011;21: 1414−21.

262. Tangjitgamol S, Hanprasertpong J, Manusirivithaya S, Wootipoom V, Thavaramara T, Buhachat R. Malignant ovarian germ cell tumors: Clinico-pathological presentation and survival outcomes. *Acta Obstet Gynecol Scand* 2010;89:182−9.

263. Manuel M, Katayama PK, Jones HW, Jr. The age of occurrence of gonadal tumors in intersex patients with a Y chromosome. *Am J Obstet Gynecol* 1976;124:293−300.

264. Brookfield KF, Cheung MC, Koniaris LG, Sola JE, Fischer AC. A population-based analysis of 1037 malignant ovarian tumors in the pediatric population. *J Surg Res* 2009;156:45−9.

265. Vaysse C, Delsol M, Carfagna L, et al. Ovarian germ cell tumors in children. Management, survival and ovarian prognosis. A report of 75 cases. *J Pediatr Surg* 2010;45:1484−90.

266. Gershenson DM. Management of early ovarian cancer: Germ cell and sex cord-stromal tumors. *Gynecol Oncol* 1994;55:S62−72.

267. Gershenson DM. Update on malignant ovarian germ cell tumors. *Cancer* 1993;71:1581−90.

268. Peccatori F, Bonazzi C, Chiari S, Landoni F, Colombo N, Mangioni C. Surgical management of malignant ovarian germ-cell tumors: 10 years' experience of 129 patients. *Obstet Gynecol* 1995;86:367−72.

269. Beiner ME, Gotlieb WH, Korach Y, et al. Cystectomy for immature teratoma of the ovary. *Gynecol Oncol* 2004;93:381−4.

270. Sigismondi C, Scollo P, Ferrandina G, et al. Management of bilateral malignant ovarian germ cell tumors: A MITO-9 retrospective study. *Int J Gynecol Cancer* 2015;25:203−7.

271. Liu Q, Ding X, Yang J, et al. The significance of comprehensive staging surgery in malignant ovarian germ cell tumors. *Gynecol*

Oncol 2013;131:551-4.

272. Thomas GM, Dembo AJ, Hacker NF, DePetrillo AD. Current therapy for dysgerminoma of the ovary. *Obstet Gynecol* 1987;70:268-75.

273. Kumar S, Shah JP, Bryant CS, et al. The prevalence and prognostic impact of lymph node metastasis in malignant germ cell tumors of the ovary. *Gynecol Oncol* 2008;110:125-32.

274. Kleppe M, Amkreutz LC, Van Gorp T, Slangen BF, Kruse AJ, Kruitwagen RF. Lymph-node metastasis in stage I and II sex cord stromal and malignant germ cell tumours of the ovary: A Systematic review. *Gynecol Oncol* 2014;133:124-7.

275. Mahdi H, Swensen RE, Hanna R, et al. Prognostic impact of lymphadenectomy in clinically early stage malignant germ cell tumour of the ovary. *Br J Cancer* 2011;105:493-7.

276. Creasman WT, Soper JT. Assessment of the contemporary management of germ cell malignancies of the ovary. *Am J Obstet Gynecol* 1985;153:828-34.

277. Schwartz PE, Chambers SK, Chambers JT, Kohorn E, McIntosh S. Ovarian germ cell malignancies: The Yale University experience. *Gynecol Oncol* 1992;45:26-31.

278. Curtin JP, Morrow CP, D'Ablaing G, Schlaerth JB. Malignant germ cell tumors of the ovary: 20-year report of LAC-USC Women's Hospital. *Int J Gynecol Cancer* 1994;4:29-35.

279. Mangili G, Sigismondi C, Lorusso D, et al. Is surgical restaging indicated in apparent stage IA pure ovarian dysgerminoma? The MITO group retrospective experience. *Gynecol Oncol* 2011;121:280-4.

280. Li J, Yang W, Wu X. Prognostic factors and role of salvage surgery in chemorefractory ovarian germ cell malignancies: A study in Chinese patients. *Gynecol Oncol* 2007;105:769-75.

281. Palenzuela G, Martin E, Meunier A, et al. Comprehensive staging allows for excellent outcome in patients with localized malignant germ cell tumor of the ovary. *Ann Surg* 2008;248:836-41.

282. Lee CW, Song MJ, Park ST, et al. Residual tumor after the salvage surgery is the major risk factors for primary treatment failure in malignant ovarian germ cell tumors: A retrospective study of single institution. *World J Surg Oncol* 2011;9:123.

283. Gershenson DM, Miller AM, Champion VL, et al. Reproductive and sexual function after platinum-based chemotherapy in long-term ovarian germ cell tumor survivors: A Gynecologic Oncology Group Study. *J Clin Oncol* 2007;25:2792-7.

284. Monahan PO, Champion VL, Zhao Q, et al. Case-control comparison of quality of life in long-term ovarian germ cell tumor survivors: A gynecologic oncology group study. *J Psychosoc Oncol* 2008;26:19-42.

285. Gershenson DM. Menstrual and reproductive function after treatment with combination chemotherapy for malignant ovarian germ cell tumors. *J Clin Oncol* 1988;6:270-5.

286. Perrin LC, Low J, Nicklin JL, Ward BG, Crandon AJ. Fertility and ovarian function after conservative surgery for germ cell tumours of the ovary. *Aust N Z J Obstet Gynaecol* 1999;39:243-5.

287. Tangir J, Zelterman D, Ma W, Schwartz PE. Reproductive function after conservative surgery and chemotherapy for malignant germ cell tumors of the ovary. *Obstet Gynecol* 2003;101:251-7.

288. Chan JK, Tewari KS, Waller S, et al. The influence of conservative surgical practices for malignant ovarian germ cell tumors. *J Surg Oncol* 2008;98:111-6.

289. Tamauchi S, Kajiyama H, Yoshihara M, et al. Reproductive outcomes of 105 malignant ovarian germ cell tumor survivors: A multicenter study. *Am J Obstet Gynecol* 2018;219:385 e1-e7.

290. Kodama M, Grubbs BH, Blake EA, et al. Feto-maternal outcomes of pregnancy complicated by ovarian malignant germ cell tumor: A systematic review of literature. *Eur J Obstet Gynecol Reprod Biol* 2014;181C:145-56.

291. Solheim O, Trope CG, Rokkones E, et al. Fertility and gonadal function after adjuvant therapy in women diagnosed with a malignant ovarian germ cell tumor (MOGCT) during the "cisplatin era". *Gynecol Oncol* 2015;136:224-9.

292. Abdul Razak AR, Li L, Bryant A, Diaz-Padilla I. Chemotherapy for malignant germ cell ovarian cancer in adult patients with early stage, advanced and recurrent disease. *Cochrane Database Syst Rev* 2011:CD007584.

293. Gershenson DM, Morris M, Cangir A, et al. Treatment of malignant germ cell tumors of the ovary with bleomycin, etoposide, and cisplatin. *J Clin Oncol* 1990;8:715-20.

294. Williams S, Blessing JA, Liao SY, Ball H, Hanjani P. Adjuvant therapy of ovarian germ cell tumors with cisplatin, etoposide, and bleomycin: A trial of the gynecologic oncology group. *J Clin Oncol* 1994;12:701-6.

295. de La Motte Rouge T, Pautier P, Duvillard P, et al. Survival and reproductive function of 52 women treated with surgery and bleomycin, etoposide, cisplatin (BEP) chemotherapy for ovarian yolk sac tumor. *Ann Oncol* 2008;19:1435-41.

296. Weinberg LE, Lurain JR, Singh DK, Schink JC. Survival and reproductive outcomes in women treated for malignant ovarian germ cell tumors. *Gynecol Oncol* 2011;121:285-9.

297. Yoo SC, Kim WY, Yoon JH, Chang SJ, Chang KH, Ryu HS. Young girls with malignant ovarian germ cell tumors can undergo normal menarche and menstruation after fertility-preserving surgery and adjuvant chemotherapy. *Acta Obstet Gynecol Scand* 2010;89:126-30.

298. Matei D, Miller AM, Monahan P, et al. Chronic physical effects and health care utilization in long-term ovarian germ cell tumor survivors: A gynecologic oncology group study. *J Clin Oncol* 2009;27:4142-9.

299. Gershenson DM, Wharton JT, Kline RC, Larson DM, Kavanagh JJ, Rutledge FN. Chemotherapeutic complete remission in patients with metastatic ovarian dysgerminoma. Potential for cure and preservation of reproductive capacity. *Cancer* 1986;58:2594-9.

300. Williams SD, Blessing JA, Hatch KD, Homesley HD. Chemotherapy of advanced dysgerminoma: Trials of the gynecologic oncology group. *J Clin Oncol* 1991;9:1950-5.

301. Williams SD, Kauderer J, Burnett AF, Lentz SS, Aghajanian C, Armstrong DK. Adjuvant therapy of completely resected dysgerminoma with carboplatin and etoposide: A trial of the gynecologic oncology group. *Gynecol Oncol* 2004;95:496-9.

302. Billmire D, Vinocur C, Rescorla F, et al. Outcome and staging evaluation in malignant germ cell tumors of the ovary in children and adolescents: An intergroup study. *J Pediatr Surg* 2004;39:424-9; discussion -9.

303. Terenziani M, Massimino M, Casanova M, et al. Childhood malignant ovarian germ cell tumors: A monoinstitutional experience. *Gynecol Oncol* 2001;81:436-40.

304. Baranzelli MC, Bouffet E, Quintana E, Portas M, Thyss A, Patte C. Non-seminomatous ovarian germ cell tumours in children. *Eur J Cancer* 2000;36:376-83.

305. Billmire DF, Cullen JW, Rescorla FJ, et al. Surveillance after initial surgery for pediatric and adolescent girls with stage I ovarian germ cell tumors: Report from the children's oncology group. *J Clin Oncol* 2014;32:465-70.

306. Gadducci A, Cosio S, Muraca S, Genazzani AR. The management of malignant nondysgerminomatous ovarian germ cell tumors. *Anticancer Res* 2003;23:1827-36.

307. Ray-Coquard I, Morice P, Lorusso D, et al. Non-epithelial ovarian cancer: ESMO Clinical Practice Guidelines for diagnosis, treatment and follow-up. *Ann Oncol* 2018;29:iv1-iv18.

308. Mangili G, Scarfone G, Gadducci A, et al. Is adjuvant chemotherapy indicated in stage I pure immature ovarian teratoma (IT)? A multicentre Italian trial in ovarian cancer (MITO-9). *Gynecol Oncol* 2010;119:48-52.

309. Bonazzi C, Peccatori F, Colombo N, Lucchini V, Cantu MG, Mangioni C. Pure ovarian immature teratoma, a unique and curable disease: 10 years' experience of 32 prospectively treated patients. *Obstet Gynecol* 1994;84:598-604.

310. Dark GG, Bower M, Newlands ES, Paradinas F, Rustin GJ. Surveillance policy for stage I ovarian germ cell tumors. *J Clin Oncol* 1997;15:620-4.

311. Mitchell PL, Al-Nasiri N, A'Hern R, et al. Treatment of nondysgerminomatous ovarian germ cell tumors: An analysis of 69 cases. *Cancer* 1999;85:2232-44.

312. Cushing B, Giller R, Ablin A, et al. Surgical resection alone is effective treatment for ovarian immature teratoma in children and adolescents: A report of the pediatric oncology group and the children's cancer group. *Am J Obstet Gynecol* 1999;181:353-8.

313. Marina NM, Cushing B, Giller R, et al. Complete surgical excision is effective treatment for children with immature teratomas with or without malignant elements: A Pediatric Oncology

Group/Children's Cancer Group Intergroup Study. *J Clin Oncol* 1999;17:2137–43.

314. Gobel U, Schneider DT, Calaminus G, Haas RJ, Schmidt P, Harms D. Germ-cell tumors in childhood and adolescence. GPOH MAKEI and the MAHO study groups. *Ann Oncol* 2000; 11:263–71.

315. AGCT1531: A Phase 3 Study of Active Surveillance for Low Risk and a Randomized Trial of Carboplatin vs. Cisplatin for Standard Risk Pediatric and Adult Patients with Germ Cell Tumors. Clinicaltrials.gov. NCT03067181.

316. Gainford MC, Tinker A, Carter J, et al. Malignant transformation within ovarian dermoid cysts: An audit of treatment received and patient outcomes. An Australia New Zealand gynaecological oncology group (ANZGOG) and gynaecologic cancer intergroup (GCIG) study. *Int J Gynecol Cancer* 2010;20:75–81.

317. Talukdar S, Kumar S, Bhatla N, Mathur S, Thulkar S, Kumar L. Neo-adjuvant chemotherapy in the treatment of advanced malignant germ cell tumors of ovary. *Gynecol Oncol* 2014;132:28–32.

318. Colombo N, Parma G, Zanagnolo V, Insinga A. Management of ovarian stromal cell tumors. *J Clin Oncol* 2007;25:2944–51.

319. Mangili G, Ottolina J, Gadducci A, et al. Long-term follow-up is crucial after treatment for granulosa cell tumours of the ovary. *Br J Cancer* 2013;109:29–34.

320. Holscher G, Anthuber C, Bastert G, et al. Improvement of survival in sex cord stromal tumors - an observational study with more than 25 years follow-up. *Acta Obstet Gynecol Scand* 2009;88:440–8.

321. Boyce EA, Costaggini I, Vitonis A, et al. The epidemiology of ovarian granulosa cell tumors: A case-control study. *Gynecol Oncol* 2009;115:221–5.

322. Hammer A, Lauszus FF, Petersen AC. Ovarian granulosa cell tumor and increased risk of breast cancer. *Acta Obstet Gynecol Scand* 2013;92:1422–5.

323. Young RH, Scully RE. Ovarian Sertoli-Leydig cell tumors. A clinicopathological analysis of 207 cases. *Am J Surg Pathol* 1985;9:543–69.

324. Young RH, Dickersin GR, Scully RE. Juvenile granulosa cell tumor of the ovary. A clinicopathological analysis of 125 cases. *Am J Surg Pathol* 1984;8:575–96.

325. Nocito AL, Sarancone S, Bacchi C, Tellez T. Ovarian thecoma: Clinicopathological analysis of 50 cases. *Ann Diagn Pathol* 2008;12:12–6.

326. Stine JE, Suri A, Gehrig PA, et al. Pre-operative imaging with CA125 is a poor predictor for granulosa cell tumors. *Gynecol Oncol* 2013;131:59–62.

327. El-Bahrawy M. Alpha-fetoprotein-producing non-germ cell tumours of the female genital tract. *Eur J Cancer* 2010;46: 1317–22.

328. Shah SP, Kobel M, Senz J, et al. Mutation of FOXL2 in granulosa-cell tumors of the ovary. *N Engl J Med* 2009;360:2719–29.

329. Maillet D, Goulvent T, Rimokh R, et al. Impact of a second opinion using expression and molecular analysis of FOXL2 for sex cord-stromal tumors. A study of the GINECO group & the TMRO network. *Gynecol Oncol* 2014;132:181–7.

330. Rosario R, Wilson M, Cheng WT, et al. Adult granulosa cell tumours (GCT): Clinicopathological outcomes including FOXL2 mutational status and expression. *Gynecol Oncol* 2013;131:325–9.

331. Heravi-Moussavi A, Anglesio MS, Cheng SW, et al. Recurrent somatic DICER1 mutations in nonepithelial ovarian cancers. *N Engl J Med* 2012;366:234–42.

332. Rio Frio T, Bahubeshi A, Kanellopoulou C, et al. DICER1 mutations in familial multinodular goiter with and without ovarian Sertoli-Leydig cell tumors. *JAMA* 2011;305:68–77.

333. Schultz KA, Pacheco MC, Yang J, et al. Ovarian sex cord-stromal tumors, pleuropulmonary blastoma and DICER1 mutations: A report from the international pleuropulmonary blastoma registry. *Gynecol Oncol* 2011;122:246–50.

334. Alexiadis M, Rowley SM, Chu S, et al. Mutational landscape of ovarian adult granulosa cell tumors from whole exome and targeted TERT promoter sequencing. *Mol Cancer Res* 2018;17: 177–85.

335. Brown J, Sood AK, Deavers MT, Milojevic L, Gershenson DM. Patterns of metastasis in sex cord-stromal tumors of the ovary: Can routine staging lymphadenectomy be omitted? *Gynecol Oncol* 2009;113:86–90.

336. Schumer ST, Cannistra SA. Granulosa cell tumor of the ovary. *J Clin Oncol* 2003;21:1180–9.

337. Frausto SD, Geisler JP, Fletcher MS, Sood AK. Late recurrence of juvenile granulosa cell tumor of the ovary. *Am J Obstet Gynecol* 2004;190.

338. Kalfa N, Patte C, Orbach D, et al. A nationwide study of granulosa cell tumors in pre- and postpubertal girls: Missed diagnosis of endocrine manifestations worsens prognosis. *J Pediatr Endocrinol Metab* 2005;18:25–31.

339. Blake EA, Carter CM, Kashani BN, et al. Feto-maternal outcomes of pregnancy complicated by ovarian sex-cord stromal tumor: A systematic review of literature. *Eur J Obstet Gynecol Reprod Biol* 2014;175:1–7.

340. Fox H, Agrawal K, Langley FA. A clinicopathologic study of 92 cases of granulosa cell tumor of the ovary with special reference to the factors influencing prognosis. *Cancer* 1975;35:231–41.

341. Stenwig JT, Hazekamp JT, Beecham JB. Granulosa cell tumors of the ovary. A clinicopathological study of 118 cases with long-term follow-up. *Gynecol Oncol* 1979;7:136–52.

342. Dinnerstein AJ, O'Leary JA. Granulosa-theca cell tumors. A clinical review of 102 patients. *Obstet Gynecol* 1968;31:654–8.

343. Evans AT, 3rd, Gaffey TA, Malkasian GD, Jr., Annegers JF. Clinicopathologic review of 118 granulosa and 82 theca cell tumors. *Obstet Gynecol* 1980;55:231–8.

344. Roth LM, Anderson MC, Govan AD, Langley FA, Gowing NF, Woodcock AS. Sertoli-Leydig cell tumors: A clinicopathologic study of 34 cases. *Cancer* 1981;48:187–97.

345. Zaloudek C, Norris HJ. Sertoli-Leydig tumors of the ovary. A clinicopathologic study of 64 intermediate and poorly differentiated neoplasms. *Am J Surg Pathol* 1984;8:405–18.

346. Young RH, Scully RE. Well-differentiated ovarian Sertoli-Leydig cell tumors: A clinicopathological analysis of 23 cases. *Int J Gynecol Pathol* 1984;3:277–90.

347. Gui T, Cao D, Shen K, et al. A clinicopathological analysis of 40 cases of ovarian Sertoli-Leydig cell tumors. *Gynecol Oncol* 2012;127:384–9.

348. Burandt E, Young RH. Thecoma of the ovary: A report of 70 cases emphasizing aspects of its histopathology different from those often portrayed and its differential diagnosis. *Am J Surg Pathol* 2014;38:1023–32.

349. Zhang M, Cheung MK, Shin JY, et al. Prognostic factors responsible for survival in sex cord stromal tumors of the ovary--an analysis of 376 women. *Gynecol Oncol* 2007;104:396–400.

350. Abu-Rustum NR, Restivo A, Ivy J, et al. Retroperitoneal nodal metastasis in primary and recurrent granulosa cell tumors of the ovary. *Gynecol Oncol* 2006;103:31–4.

351. Park JY, Jin KL, Kim DY, et al. Surgical staging and adjuvant chemotherapy in the management of patients with adult granulosa cell tumors of the ovary. *Gynecol Oncol* 2012;125:80–6.

352. Thrall MM, Paley P, Pizer E, Garcia R, Goff BA. Patterns of spread and recurrence of sex cord-stromal tumors of the ovary. *Gynecol Oncol* 2011;122:242–5.

353. Cheng H, Peng J, Yang Z, Zhang G. Prognostic significance of lymphadenectomyin malignant ovarian sex cord stromal tumor: A retrospective cohort study and meta-analysis. *Gynecol Oncol* 2018;148:91–6.

354. Fotopoulou C, Savvatis K, Braicu EI, et al. Adult granulosa cell tumors of the ovary: Tumor dissemination pattern at primary and recurrent situation, surgical outcome. *Gynecol Oncol* 2010;119:285–90.

355. Mangili G, Sigismondi C, Frigerio L, et al. Recurrent granulosa cell tumors (GCTs) of the ovary: A MITO-9 retrospective study. *Gynecol Oncol* 2013;130:38–42.

356. Segal R, DePetrillo AD, Thomas G. Clinical review of adult granulosa cell tumors of the ovary. *Gynecol Oncol* 1995;56:338–44.

357. Salerno LJ. Feminizing mesenchymomas of the ovary. An analysis of 28 granulosa-theca cell tumors and their relationship to coexistent carcinoma. *Am J Obstet Gynecol* 1962;84:731–8.

358. Dockerty MB, Mussey E. Malignant lesions of the uterus associated with estrogen-producing ovarian tumors. *Am J Obstet Gynecol* 1951;61:147–53.

359. Gusberg SB, Kardon P. Proliferative endometrial response to theca-granulosa cell tumors. *Am J Obstet Gynecol* 1971;111:633–43.

360. Ohel G, Kaneti H, Schenker JG. Granulosa cell tumors in Israel: A study of 172 cases. *Gynecol Oncol* 1983;15:278–86.

361. Geerts I, Vergote I, Neven P, Billen J. The role of inhibins B and antimullerian hormone for diagnosis and follow-up of granulosa cell tumors. *Int J Gynecol Cancer* 2009;19:847–55.

362. Chang HL, Pahlavan N, Halpern EF, MacLaughlin DT. Serum Mullerian inhibiting substance/anti-Mullerian hormone levels in patients with adult granulosa cell tumors directly correlate with aggregate tumor mass as determined by pathology or radiology. *Gynecol Oncol* 2009;114:57–60.

363. Mom CH, Engelen MJ, Willemse PH, et al. Granulosa cell tumors of the ovary: The clinical value of serum inhibin A and B levels in a large single center cohort. *Gynecol Oncol* 2007;105:365–72.

364. Nosov V, Silva I, Tavassoli F, Adamyan L, Farias-Eisner R, Schwartz PE. Predictors of recurrence of ovarian granulosa cell tumors. *Int J Gynecol Cancer* 2009;19:628–33.

365. Pankratz E, Boyes DA, White GW, Galliford BW, Fairey RN, Benedet JL. Granulosa cell tumors. A clinical review of 61 cases. *Obstet Gynecol* 1978;52:718–23.

366. Bjorkholm E, Silfversward C. Granulosa- and theca-cell tumors. Incidence and occurrence of second primary tumors. *Acta Radiol Oncol* 1980;19:161–7.

367. Bjorkholm E, Silfversward C. Prognostic factors in granulosa-cell tumors. *Gynecol Oncol* 1981;11:261–74.

368. Schwartz PE, Smith JP. Treatment of ovarian stromal tumors. *Am J Obstet Gynecol* 1976;125:402–11.

369. Norris HJ, Taylor HB. Prognosis of granulosa-theca tumors of the ovary. *Cancer* 1968;21:255–63.

370. Malmstrom H, Hogberg T, Risberg B, Simonsen E. Granulosa cell tumors of the ovary: Prognostic factors and outcome. *Gynecol Oncol* 1994;52:50–5.

371. Klemi PJ, Joensuu H, Salmi T. Prognostic value of flow cytometric DNA content analysis in granulosa cell tumor of the ovary. *Cancer* 1990;65:1189–93.

372. Chadha S, Cornelisse CJ, Schaberg A. Flow cytometric DNA ploidy analysis of ovarian granulosa cell tumors. *Gynecol Oncol* 1990;36:240–5.

373. Hitchcock CL, Norris HJ, Khalifa MA, Wargotz ES. Flow cytometric analysis of granulosa tumors. *Cancer* 1989;64:2127–32.

374. Swanson SA, Norris HJ, Kelsten ML, Wheeler JE. DNA content of juvenile granulosa tumors determined by flow cytometry. *Int J Gynecol Pathol* 1990;9:101–9.

375. Ranganath R, Sridevi V, Shirley SS, Shantha V. Clinical and pathologic prognostic factors in adult granulosa cell tumors of the ovary. *Int J Gynecol Cancer* 2008;18:929–33.

376. Auranen A, Sundstrom J, Ijas J, Grenman S. Prognostic factors of ovarian granulosa cell tumor: A study of 35 patients and review of the literature. *Int J Gynecol Cancer* 2007;17:1011–8.

377. Villella J, Herrmann FR, Kaul S, et al. Clinical and pathological predictive factors in women with adult-type granulosa cell tumor of the ovary. *Int J Gynecol Pathol* 2007;26:154–9.

378. Chan JK, Zhang M, Kaleb V, et al. Prognostic factors responsible for survival in sex cord stromal tumors of the ovary--a multivariate analysis. *Gynecol Oncol* 2005;96:204–9.

379. Suri A, Carter EB, Horowitz N, Denslow S, Gehrig PA. Factors associated with an increased risk of recurrence in women with ovarian granulosa cell tumors. *Gynecol Oncol* 2013;131:321–4.

380. Sun HD, Lin H, Jao MS, et al. A long-term follow-up study of 176 cases with adult-type ovarian granulosa cell tumors. *Gynecol Oncol* 2012;124:244–9.

381. Colombo N, Peiretti M, Garbi A, Carinelli S, Marini C, Sessa C. Non-epithelial ovarian cancer: ESMO Clinical Practice Guidelines for diagnosis, treatment and follow-up. *Ann Oncol* 2012;23 Suppl 7:vii20–6.

382. Sigismondi C, Gadducci A, Lorusso D, et al. Ovarian Sertoli-Leydig cell tumors. A retrospective MITO study. *Gynecol Oncol* 2012;125:673–6.

383. Gershenson DM, Copeland LJ, Kavanagh JJ, Stringer CA, Saul PB, Wharton JT. Treatment of metastatic stromal tumors of the ovary with cisplatin, doxorubicin, and cyclophosphamide. *Obstet Gynecol* 1987;70:765–9.

384. Colombo N, Sessa C, Landoni F, Sartori E, Pecorelli S, Mangioni C. Cisplatin, vinblastine, and bleomycin combination chemotherapy in metastatic granulosa cell tumor of the ovary. *Obstet Gynecol* 1986;67:265–8.

385. Pecorelli S, Wagener P, Bonazzi C, et al. Cisplatin (P), vinblastine (V), and bleomycin (B) combination chemotherapy in recurrent or advanced granulosa cell tumor of the ovary (GCTO): An EORTC gynecologic cancer cooperative group study. *Proc Am Soc Clin Oncol* 1988;17:147.

386. Zambetti M, Escobedo A, Pilotti S, De Palo G. cis-platinum/vinblastine/bleomycin combination chemotherapy in advanced or recurrent granulosa cell tumors of the ovary. *Gynecol Oncol* 1990;36:317–20.

387. Gershenson DM, Morris M, Burke TW, Levenback C, Matthews CM, Wharton JT. Treatment of poor-prognosis sex cord-stromal tumors of the ovary with the combination of bleomycin, etoposide, and cisplatin. *Obstet Gynecol* 1996;87:527–31.

388. Homesley HD, Bundy BN, Hurteau JA, Roth LM. Bleomycin, etoposide, and cisplatin combination therapy of ovarian granulosa cell tumors and other stromal malignancies: A gynecologic oncology group study. *Gynecol Oncol* 1999;72:131–7.

389. Brown J, Shvartsman HS, Deavers MT, et al. The activity of taxanes compared with bleomycin, etoposide, and cisplatin in the treatment of sex cord-stromal ovarian tumors. *Gynecol Oncol* 2005;97:489–96.

390. Pautier P, Gutierrez-Bonnaire M, Rey A, et al. Combination of bleomycin, etoposide, and cisplatin for the treatment of advanced ovarian granulosa cell tumors. *Int J Gynecol Cancer* 2008;18:446–52.

391. Manchana T, Ittiwut C, Mutirangura A, Kavanagh JJ. Targeted therapies for rare gynaecological cancers. *Lancet Oncol* 2010;11:685–93.

392. Gershenson DM. Current advances in the management of malignant germ cell and sex cord-stromal tumors of the ovary. *Gynecol Oncol* 2012;125:515–7.

393. Korach J, Perri T, Beiner M, Davidzon T, Fridman E, Ben-Baruch G. Promising effect of aromatase inhibitors on recurrent granulosa cell tumors. *Int J Gynecol Cancer* 2009;19:830–3.

394. Nofech-Mozes S, Ismiil N, Dube V, et al. Immunohistochemical characterization of primary and recurrent adult granulosa cell tumors. *Int J Gynecol Pathol* 2012;31:80–90.

395. Farkkila A, Anttonen M, Pociuviene J, et al. Vascular endothelial growth factor (VEGF) and its receptor VEGFR-2 are highly expressed in ovarian granulosa cell tumors. *Eur J Endocrinol* 2011;164:115–22.

396. Farkkila A, Pihlajoki M, Tauriala H, et al. Serum vascular endothelial growth factor A (VEGF) is elevated in patients with ovarian granulosa cell tumor (GCT), and VEGF inhibition by bevacizumab induces apoptosis in GCT in vitro. *J Clin Endocrinol Metab* 2011;96:E1973–81.

397. Tao X, Sood AK, Deavers MT, et al. Anti-angiogenesis therapy with bevacizumab for patients with ovarian granulosa cell tumors. *Gynecol Oncol* 2009;114:431–6.

398. Brown J, Brady WE, Schink J, et al. Efficacy and safety of bevacizumab in recurrent sex cord-stromal ovarian tumors: Results of a phase 2 trial of the gynecologic oncology group. *Cancer* 2014;120:344–51.

399. Garcia-Donas J, Hurtado A, Garcia-Casado Z, et al. Cytochrome P17 inhibition with ketoconazole as treatment for advanced granulosa cell ovarian tumor. *J Clin Oncol* 2013;31:e165–6.

400. Hauspy J, Beiner ME, Harley I, et al. Role of adjuvant radiotherapy in granulosa cell tumors of the ovary. *Int J Radiat Oncol Biol Phys* 2011;79:770–4.

401. Gouy S, Uzan C, Pautier P, Lhomme C, Duvillard P, Morice P. Results of oxaliplatin-based hyperthermic intraperitoneal chemotherapy in recurrent ovarian granulosa cell tumors. *Eur J Obstet Gynecol Reprod Biol* 2013;170:464–7.

402. van Meurs HS, van der Velden J, Buist MR, van Driel WJ, Kenter GG, van Lonkhuijzen LR. Evaluation of response to hormone

therapy in patients with measurable adult granulosa cell tumors of the ovary. *Acta Obstet Gynecol Scand* 2015;94:1269–75.

403. Koukourakis GV, Kouloulias VE, Koukourakis MJ, et al. Granulosa cell tumor of the ovary: Tumor review. *Integr Cancer Ther* 2008;7:204–15.

404. Dioun S, Wu J, Chen L, Kaplan S, Huang Y, Melamed A, Gockley A, St Clair CM, Hou JY, Tergas AI, Khoury-Collado F, Machida H, Mikami M, Matsuo K, Hershman DL, Wright JD. Intraoperative Rupture of the Ovarian Capsule in Early-Stage Ovarian Cancer: A Meta-analysis. *Obstet Gynecol* 2021;138:261–271.

405. Matsuo K, Klar M, Barakzai SK, Jooya ND, Nusbaum DJ, Shimada M, Roman LD, Wright JD. Utilization of sentinel lymph node biopsy in the early ovarian cancer surgery. Arch *Gynecol Obstet* 2022;in-press.

406. Matsuo K, Yoshino K, Hasegawa K, Murakami R, Ikeda Y, Adachi S, Hiramatsu K, Yokoyama T, Nishimura M, Sheridan TB, Enomoto T, Fujiwara K, Matsumura N, Konishi I, Fotopoulou C, Roman LD, Sood AK. Survival outcome of stage I ovarian clear cell carcinoma with lympho-vascular space invasion. *Gynecol Oncol* 2015;136:198–204.

407. Matsuo K, Machida H, Grubbs BH, Matsuzaki S, Klar M, Roman LD, Sood AK, Gershenson DM. Diagnosis-shift between low-grade serous ovarian cancer and serous border-line ovarian tumor: A population-based study. *Gynecol Oncol* 2020;157:21–28.

408. Ceppi L, Galli F, Lamanna M, Magni S, Dell'Orto F, Verri D, Delle Marchette M, Lissoni AA, Sina F, Giuliani D, Grassi T, Landoni F, Bonazzi CM, Fruscio R. Ovarian function, fertility, and menopause occurrence after fertility-sparing surgery and chemotherapy for ovarian neoplasms. *Gynecol Oncol* 2019 Feb;152(2):346–352.

409. Maoz A, Matsuo K, Ciccone MA, Matsuzaki S, Klar M, Roman LD, Sood AK, Gershenson DM. Molecular Pathways and Targeted Therapies for Malignant Ovarian Germ Cell Tumors and Sex Cord-Stromal Tumors: A Contemporary Review. *Cancers (Basel)* 2020;12:1398.

6. 肿瘤细胞减灭术：基本原则和基本原理

Alexander B. Olawaiye and Ritu Salani

肿瘤细胞减灭术

历史和起源

对卵巢肿瘤进行手术治疗的历史可以追溯到18世纪。在此之前，卵巢囊肿都被认为是无法治愈的。1701年，苏格兰的 Robert Houstoun 通过剖腹手术成功切除了一个巨大囊性肿瘤，并且原位保留了卵巢[1]。1775年，William Hunter 提议可以进行卵巢囊肿抽吸术，但该手术并没有实施[1-2]。Johannes Theden 和 Samuel Hartman d'Escher 分别在1771年和1807年进行了卵巢囊肿切除术[2]。第一篇对卵巢癌患者进行卵巢切除术的文章是由肯塔基州的 Ephraim McDowell 在1809年发表的，此后，他在1817年又报道了另外两个病例[3]。尽管起初欧洲与美国的医生对卵巢肿瘤的外科手术切除持有保留意见，然而，通过卵巢切除术来治疗卵巢肿瘤的方法逐渐获得了认可。截至1856年，已有212例卵巢切除术的案例被记录在案，而八年之后，这一数字增长至787例[1]。

现代卵巢癌手术方法始于20世纪。Meigs 于1934年首次提出卵巢癌肿瘤细胞减灭术[4]。Pemberton 在1940年认识到大网膜是卵巢肿瘤扩散的主要部位，应予以切除[5]。20世纪60年代开始认识到尽可能切除肿瘤可以提高生存率。1968年，Christopher Hudson 描述了一种针对盆腔肿瘤的手术方法——根治性卵巢肿瘤切除术[6]。同年，Munnell 提出了"尽最大努力切除肿瘤"的概念，并报道"切除大部分肿瘤"与"部分切除"或"仅活检"的患者相比，患者的存活率有所提高[7]。1975年，Griffiths 发表了一项里程碑式的研究，他量化了残余疾病，并证明了残余肿瘤直径和患者存活率之间的反比关系[8]。此后，众多回顾性与前瞻性研究均表明，对于Ⅲ/Ⅳ期卵巢癌患者而言，除应用基于铂的辅助化疗外，至关重要的治疗手段为尽可能彻底的肿瘤细胞减灭术，旨在最大限度上减少残余病灶[9-23]。现代手术技术已进步至不仅限于切除盆腔及网膜肿瘤，亦积极致力于肠道及上腹部病灶的切除[24]。在卵巢癌中进行肿瘤细胞减灭术的理论基础和主要原理依赖于肿瘤生长动力学、卵巢癌的扩散模式以及上皮性卵巢癌（epithelial ovarian carcinoma，EOC）对化疗的敏感性。关于分级，请参见表6-1。

表6-1　2014年国际妇产科联盟卵巢癌、输卵管癌和原发性腹膜癌分期

分期	
Ⅰ	肿瘤局限于卵巢
ⅠA	肿瘤仅局限于一侧卵巢或输卵管；外表面无肿瘤；包膜完整；无恶性腹水；腹腔冲洗液阴性
ⅠB	肿瘤累及双侧卵巢或输卵管；其他情况同ⅠA
ⅠC	肿瘤仅限于一侧或双侧卵巢，并伴有以下任何一种情况：
ⅠC1	术中手术导致肿瘤破裂
ⅠC2	术前肿瘤破裂或卵巢、输卵管表面有肿瘤
ⅠC3	腹水或腹腔冲洗液中有恶性细胞
Ⅱ	肿瘤累及一侧或双侧卵巢并伴有盆腔扩散或原发性腹膜癌
ⅡA	子宫和/或输卵管上有扩散和/或种植
ⅡB	肿瘤扩散到其他盆腔腹膜内组织
Ⅲ	肿瘤累及一侧或双侧卵巢或输卵管，或原发性腹膜癌，经组织学证实有盆腔外腹膜种植，和/或腹膜后淋巴结阳性，肝表面转移为Ⅲ期
ⅢA1	仅腹膜后淋巴结阳性
ⅢA1（ⅰ）	转移瘤最大直径≤10mm
ⅢA1（ⅱ）	转移瘤最大直径>10mm
ⅢA2	累及盆腔外腹膜的微小转移，伴或不伴腹膜后淋巴结阳性
ⅢB	累及盆腔外的大块转移，最大直径小于等于2cm；伴或不伴腹膜后淋巴结阳性

续表

分期	
ⅢC	累及盆腔外的大块转移，最大直径小于等于2cm；伴或不伴腹膜后淋巴结阳性
Ⅳ	远处转移，不包括腹膜转移
ⅣA	胸腔积液细胞学阳性
ⅣB	转移至腹腔外器官，包括肝实质或脾脏转移；腹股沟淋巴结；腹膜腔外淋巴结

摘自参考文献25。

对可疑卵巢癌患者进行手术的理由

肿瘤细胞减灭术是为了最大限度切除肿瘤，而不是治愈肿瘤，其主要作用是增强后续全身抗癌治疗的效果。

肿瘤细胞减灭术的理论基础

从生物学理论的角度审视，肿瘤细胞减灭术具有显著的重要性，能够提升全身抗癌化疗的疗效。

1. 去除肿瘤细胞的耐药克隆：耐药表型的发生是肿瘤大小和肿瘤突变频率的函数[26]。因此，在化疗前，肿瘤越大，发展为耐药表型的机会就越高（自发肿瘤细胞突变的 Goldie 和 Coldman 模型）。最大限度地减少肿瘤细胞，尤其是当所有肉眼可见的病灶均被清除时，有可能消除肿瘤细胞的耐药克隆，进而降低早期耐药性的发生概率[27]。

2. 生长分数增加：根据 Gompertzian 生长模型（图 6-1），肿瘤的生长分数（细胞活跃倍增的比例）随着肿瘤体积的增加而降低。最初的增长接近指数模式，随着肿瘤变大，肿瘤细胞增长变慢（图 6-1），不分裂且对化疗耐药的细胞比例增加[29-31]。手术减瘤或某些化疗药物可以刺激在 G0 期中生长迟缓的细胞重新进入细胞周期[30]。最大限度的肿瘤细胞减灭可以尽量减少残余肿瘤，并增加增殖活跃细胞的比例，使化疗药物发挥最大效果。

3. 降低耐药风险：基于 Skipper 的细胞杀伤分数假说[32]，化疗通过一级动力学破坏肿瘤细胞。因此，原则上，肿瘤越小需要的化疗周期越少，从而降低获得性耐药发生的可能性[28]。

4. 改善肿瘤血流灌注：对于实体瘤而言，确保化疗药物能够充分扩散至肿瘤的每一个角落，对于其有效发挥细胞毒性作用至关重要[33]。切除那些血管化异常、化疗药物难以渗透的肿瘤部分，可

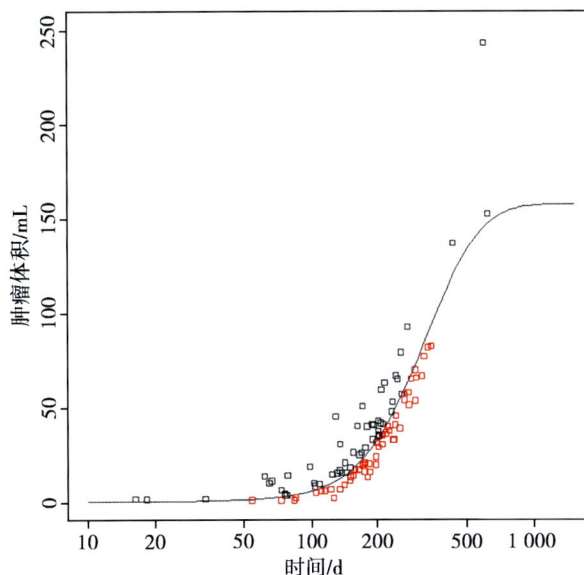

图 6-1　从 106 名患者术前两次 MRI 扫描和它们之间的时间间隔计算出预期 Gompertz 增长曲线以对梯度分割后的肿瘤体积建模，时间以对数方式呈现。方块表示第二次 MRI 扫描时的肿瘤体积：黑色方块表示比预期增长得更快（快速增长的肿瘤）的肿瘤体积，而红色方块表示从预期曲线上增长得更慢（慢速增长的肿瘤）的肿瘤体积。该曲线是根据在第 0d 肿瘤体积为 0.135mL 的肿瘤来绘制的（摘自参考文献 28，获得引用许可）

以消除治疗盲区，从而提高药物清除残余肿瘤细胞的可能性。

5. 增强患者免疫力：较大的肿瘤似乎展现出比小型肿瘤更强的免疫抑制特性，并且更难以被宿主的防御机制所控制。过量的抗原可能会干扰细胞毒性淋巴细胞的功能，因此当癌细胞数量庞大时，对异常抗原的识别机制可能会受到抑制，甚至被完全消除。此外，大型肿瘤还可能促进免疫抑制物质的产生，并诱导抑制性淋巴细胞的活性[34]。Napoletano 和他的团队最近证明卵巢癌的肿瘤细胞减灭术与循环 T（reg）细胞减少和 CD8 T 细胞功能增加有关。因此，最大限度的肿瘤细胞减灭可能通过逆转免疫抑制和恢复免疫适应性而有助于产生有益的全身效应[35]。

残留病灶的影响

1. 最佳肿瘤细胞减灭术的理论基础：以下示例能够形象地阐释肿瘤减灭术对一位 Ⅲ 期卵巢癌患者可能产生的影响。假设一个重达 1kg 的盆腔肿瘤包含约 10^{12} 个细胞，这样的体积意味着肿瘤细胞需要经过大约 40 次倍增才能达到（图 6-2）。若手术仅能切除一半的肿瘤，那么肿瘤细胞的减

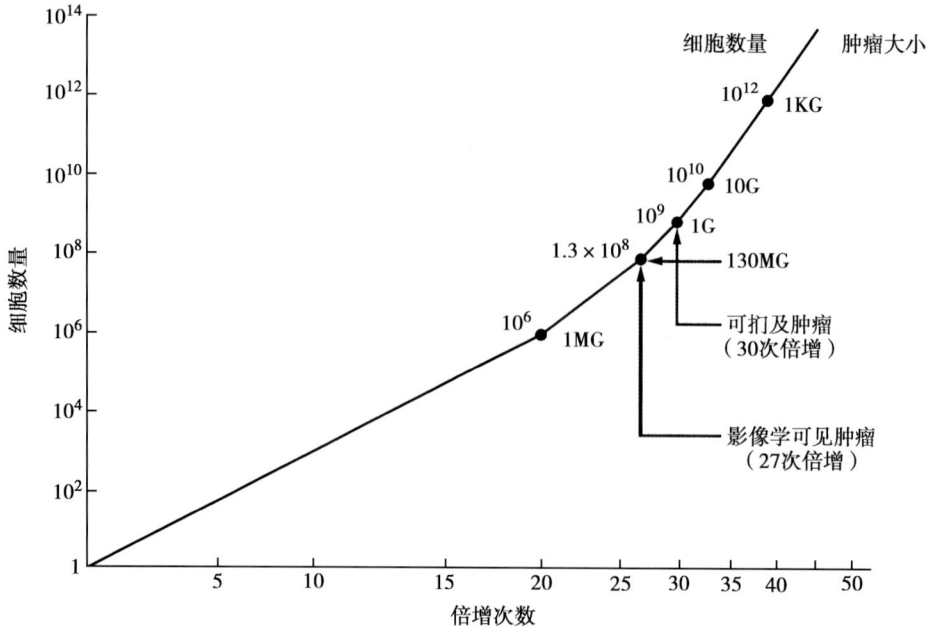

图 6-2　假设肿瘤呈指数增长得出的理论肿瘤倍增曲线。X 轴为肿瘤倍增次数；Y 轴为细胞
数量（摘自参考文献 31，经许可）

少效果将小于 1 个对数级别，肿瘤仅需一次倍增便能恢复到原先的大小，对患者的生存期几乎没有正面影响。然而，若肿瘤残留病灶缩减至 1cm（10^9 个细胞），则可实现 3 个对数级别的细胞减灭，肿瘤需要经过 10 次倍增才能恢复到原来的体积。结合 Skipper 的细胞杀伤分数假说[32]，每个化疗疗程可消灭 90% 的肿瘤细胞，从而实现肿瘤细胞群的对数级别减少。因此，将肿瘤缩减至 1~2cm 的残留病灶后，再进行 6 个周期的化疗，这种治疗组合可使癌细胞群减少至 10~10^4 个细胞之间，显著延长患者的生存期[29]。这一理论与临床观察一致，即肿瘤细胞减灭术后残留病灶小于等于 1g（1cm）对患者有益，而仅残留微小病灶（microscopic residual disease，MRD）的患者受益最为显著。

2. 用于描述残留病灶的术语：有观点认为，从理论上来讲，肿瘤学结局与初始肿瘤质量、初次手术后残留肿瘤的总质量以及每个残留肿瘤结节的大小有关。从预后来看，残留肿瘤的量比切除肿瘤的量更重要[18,20]。许多研究已经描述了将肿瘤负荷降低到"最佳状态"的益处。在 1978 年，Griffiths 最初提出肿瘤和转移结节的直径应减少到 1.5cm，并证实这类患者的存活率更高（中位存活时间为 27 个月 vs.11 个月）[36]。几十年来，对于最佳细胞减灭后残余肿瘤的量没有一致意见。大多数研究将最佳残留病灶定义为直径不大于 1cm 或 2cm，而将残留病灶直径超过 1cm 或 2cm 认为是不

满意减瘤[37]。基于妇科肿瘤学组（GOG）的数据，Hoskins 等在 1994 年证明了残留病灶的大小（镜下残留，1cm、2cm 或 >2cm）与患者存活率呈负相关（图 6-3a）。这项研究还表明，残留病变 2cm 和大于 2cm 的患者存活率没有显著差异（图 6-3b）[12]。其他研究人员也证明了 MRD 对预后的重要作用。Eisenkop 等的研究表明，使用激光、空腔超声外科吸引器（cavitron ultrasonic surgical aspirator，CUSA）、氩束凝固器或锐性切除所有小转移性肿瘤结节，可以显著提高那些满意肿瘤细胞减灭（残留病灶在 1cm 之内）后小病灶未切除的患者的存活率[38]。Bristow 等在随后的一项研究中证实，将肉眼可见的小残留灶（1cm）进一步去除从而达到 MRD，可对生存产生有益影响；若为镜下残留，则中位无进展生存期（progression-free survival，PFS）为 22.2 个月，若残留病灶为 0.1~1.0cm，PFS 为 12.3 个月[39]。Eisenkop 等对 408 名患者进行的一项前瞻性研究也证实了初次细胞减灭后无肉眼可见残留病灶的重要性，其中与 MRD 相关的中位生存期为 76 个月；相比之下，肉眼可见小于 1cm 残留病灶者为 32 个月，大于 1cm 残留病灶为 19 个月[18]。纪念斯隆-凯特琳癌症中心的 Chi 及同事的研究强调了肿瘤细胞减灭术中 MRD 的重要作用，该研究纳入了 465 名ⅢC 期卵巢癌（巨块型）患者，研究人群较均质；切除所有肉眼可见的病灶与生存获益显著相关；无肉眼残留病灶者中位总生

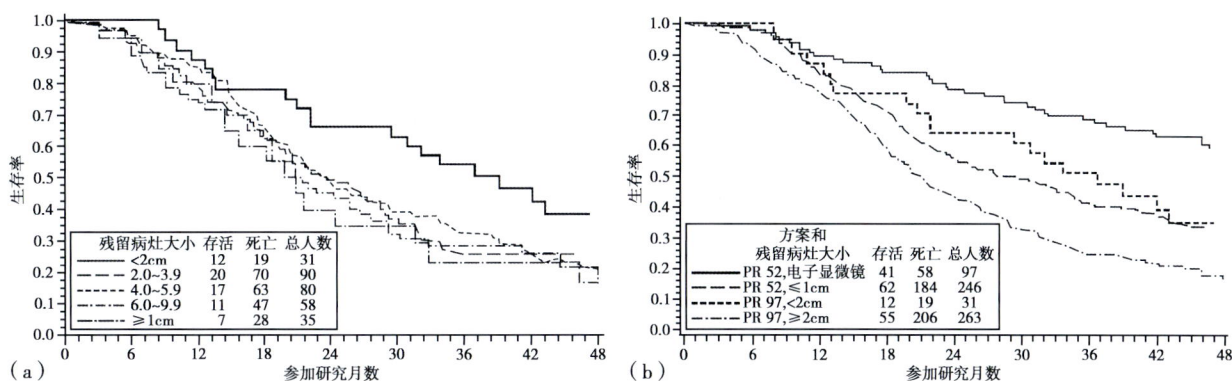

图 6-3　GOG 方案（PR）52 和 97 中不同残留病灶患者的生存率。（a）任何程度的残留病灶。（b）显微镜下残留病灶＜2cm（摘自参考文献 12，经许可）

存期（overall survival, OS）为 106 个月；残留病灶为 0.5cm 者 OS 为 66 个月；残留病灶为 0.6～1.0cm 者 OS 为 48 个月；残留病灶 1～2cm 者 OS 为 33 个月；＞2cm 残留病灶者 OS 为 34 个月[19]。一项荟萃分析基于德国 AGO 和法国国家卵巢癌研究小组（GINECO）进行的 3 项多中心前瞻性 Ⅲ 期试验（AGO-OVAR3、5 和 7），纳入 3 126 名患者[40]。在这项研究中，大约各 1/3 的患者分别契合完全切除、1～10mm 微小残留病灶或直径超过 1cm 的肉眼可见残留病灶的标准。多变量分析显示，与有残留的患者相比，完全切除患者的 PFS 和 OS 均显著改善（P＜0.000 1）。最近的 GOG-182/ICON5 纳入了 4 312 名 Ⅲ/Ⅳ 期卵巢癌患者，数据表明 MRD 患者比总残留病变 1cm 或＞1cm 的患者有更好的生存结局[23]，并且与所用的辅助化疗无关（标准紫杉醇/卡铂 vs. 添加第 3 种细胞毒性药物）。对于显微镜下残留、满意减瘤（残留病灶≤1cm）和不满意减瘤（残留病灶＞1cm）的患者，中位 PFS 分别为 29、16 和 13 个月，中位 OS 分别为 68、40 和 33 个月（图 6-4）。

对于临床研究来说，明确定义肿瘤细胞减灭术以及给残留病灶定标准是至关重要的。1986 年后，GOG 将 1cm 内的残留病灶定义为满意肿瘤细胞减灭[41]。但这个标准是不断发展的，因为以任何数值作为"最佳"残留病灶的临界值都有些武断，目前还是认为细胞减灭术后无肉眼可见残留病灶对生存结局最有利，所以手术的目标应该是尽最大努力减少肿瘤细胞，以达到无肉眼可见残留病灶。尽管肿瘤细胞减灭术后生存结局在没有肿瘤残留的患者中最好，但研究表明，残留病灶小于等于 1cm 的生存结局要好于大于 1cm 的患者[42]。另外，即使在三级医院，仍然有超过 30% 的患者不能做到切除所有肉眼可见的肿瘤。根据 GOG-182/ICON-5[19, 22-23] 和 AGO-OVAR3/5/7[40]，目前还是认为将残留病灶分为不可见、可见但＜1cm 和＞1cm 3 个等级比较具有临床意义，也有人建议用完全切除、最小残留和总残留[43] 来进行分组。一些专家认为，在肿瘤细胞减灭术中，若能实现无肉眼可见的残留病灶，则应执行系统性淋巴结切除术。然而，大多数妇科肿瘤医生仅在减瘤手术中切除肿

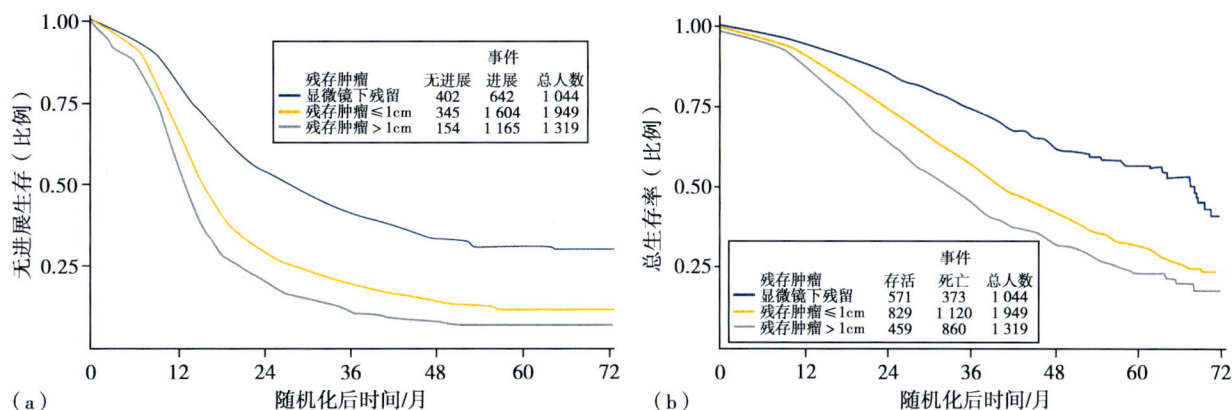

图 6-4　在 GOG-182/ICON-5 研究中治疗患者的无进展生存时间（a）和总生存时间（b）[23]

大的淋巴结,而在早期卵巢癌的全面分期手术中,才会进行盆腔和腹主动脉旁的系统性淋巴结切除。两项随机对照试验在研究切除正常大小淋巴结的意义[44-45]。

2005 年,Benedetti Panici 等发表了一项国际多中心随机对照研究,纳入了 427 例ⅢB～ⅣA 期卵巢癌患者,比较系统淋巴结切除术与针对满意细胞减灭(病灶<1cm)的患者进行肿大淋巴结切除对中位 PFS 改善是否有影响,结果表明系统性淋巴结切除术与中位 PFS 改善相关(29 个月 vs. 22 个月),但中位 OS 没有改善(59 个月 vs. 56 个月)[45]。2019 年,Harter 等报道了一项关于晚期卵巢癌淋巴结切除的前瞻性、多中心、随机试验(LION),纳入了 647 例晚期卵巢癌患者,这些患者在细胞减灭术后没有肉眼可见的残留病灶,也没有残留腹膜后肿大淋巴结[46]。患者在术中被随机分配到系统性盆腔和主动脉旁淋巴结切除组和非系统性淋巴结切除组。系统性淋巴结切除组中中位淋巴结切除率为 57%,其中 55.7% 的患者有镜下淋巴结阳性。多变量分析发现,两组在 PFS 或 OS 方面没有显著差异,而淋巴结切除术组感染率、再次手术率和术后死亡率都有增高。所以,作者认为术中应该只切除肉眼可见的病变。

总之,系统性盆腔和主动脉旁淋巴结切除术仅适用于临床诊断为早期的卵巢癌患者,从而帮助分期以及制订后续治疗策略,特别是针对Ⅰ期和Ⅱ期卵巢癌。

3. 手术与肿瘤生物学:长期存在的争论的是:初次肿瘤细胞减灭手术疗效是否与肿瘤本身的生物学特性或外科医生的技能和理念有关。换句话说,那些外科医生能够实现最佳细胞减灭的肿瘤是否与那些无法实现最佳切除的肿瘤具有不同的内在生物学特性?它们是否更少浸润,因此更容易手术切除?它们是否更不具侵袭性,从而与更好的预后相关?目前,大多数专家认为手术和生物学对生存率都有影响,但每个因素的相对影响尚不明确。临床数据无法解决这个问题,而进行随机临床研究来解决这个问题的前景也不佳。事实上,GOG 曾试图启动一项随机试验,比较Ⅲ期卵巢癌的初次肿瘤细胞减灭术(primary debulking surgery, PDS)和 6 个疗程化疗的效果,但由于患者招募数量较少而被关闭。一些研究小组应用基因表达谱技术对卵巢癌进行分析,以进一步阐明肿瘤生物学对于实现最佳细胞减灭和生存的作用,

但结果却存在分歧[47-48]。迄今为止,还没有能可靠且可复制地预测实现最佳细胞减灭能力的基因标志物。

根据回顾性临床数据,预后预测因子和最佳细胞减灭预测因子往往是相同的[49]。尽管剩余肿瘤的数量对于生存的预后更为重要,而非切除肿瘤的数量[18],但实现最大限度的肿瘤细胞减灭并从而影响生存仍然受到术前转移灶的范围和性质的影响。回顾性研究在次佳细胞减灭与腹膜播散、膈肌侵犯、肠系膜侵犯或腹水之间发现了显著的相关性[20]。这在对随机对照的 OVAR3 试验中的 761 名患者的手术和生存数据进行探索性分析中得到了证实。Wimberger 和同事发现,实现无可见残余疾病的完全减灭手术的机会及其相关的更好生存率随着国际妇产科学联盟(International Federation of Gynecology and Obstetrics, FIGO)分期的提高、术前肿瘤负荷的增加、腹膜播散的存在、年龄的增长和病情恶化而减少[22]。

为了间接回答手术与肿瘤生物学之争的问题,Hoskins 和他的同事重新分析了在 GOG52 方案中接受顺铂和环磷酰胺联合阿霉素治疗的 348 名患者的数据。该研究发现,两组中初次手术后残余病灶<1cm 但患者生存结局并无显著差异。若将发生大块腹腔转移的患者和仅有少量腹腔转移(≤1cm)的患者进行生存结局的比较,理论上因其减灭都达到了≤1cm,两组患者的生存率应该相似,但实际上,少量腹腔转移患者的中位生存期(50 个月)明显优于有大块转移并通过减瘤手术降低到≤1cm 者(30 个月)。因此,作者得出结论:即使做到了满意的初始肿瘤细胞减灭手术,也并不能使大块转移病灶的卵巢癌患者和小转移灶患者具有相同的生存机会[50]。但有人不认可这项研究,他们指出,这项研究包括了ⅢA 期和ⅢB 期的患者,并且还忽略了两组中手术后最小残余病灶的差异[19]。最近,妙佑医疗国际的 Aletti 和同事在一项包含 194 名ⅢC 期卵巢癌患者的研究中证明,通过根治性手术进行肿瘤细胞减灭的确可改善生存率[20]。这项研究有两个重要的发现:无论是常规手术还是根治性手术,手术结束时的残余病灶是生存预后的唯一独立预测因子(图 6-5)。另外,在所有患者中,包括腹膜播散的患者亚组,肿瘤细胞减灭至肉眼无残留可显著改善生存率(图 6-6)。

最近有一项研究评估初始病灶位置对患者生存预后的影响,其纳入人群为 GOG 研究中 417 名

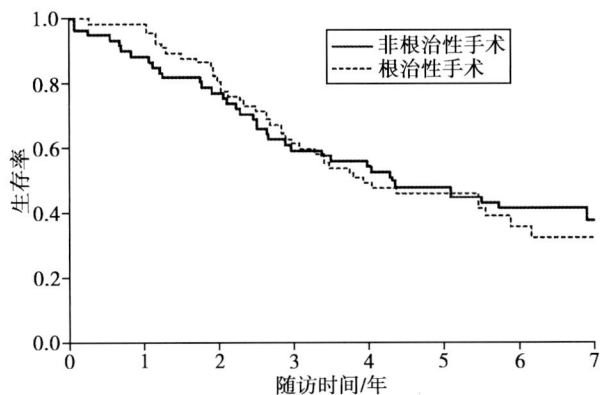

图 6-5　手术效果（非根治性与根治性）对残留病灶＜1cm 的ⅢC 期卵巢癌患者生存的影响（摘自参考文献 20，经许可）

肿瘤细胞减灭术达满意减瘤的Ⅲ期卵巢癌患者[51]。尽管都是进行的满意肿瘤细胞减灭术，上腹部受累患者的预后比仅有下腹部受累的患者差。然而，与不满意减瘤的患者相比，上腹部手术达到完全肿瘤细胞减灭术的患者复发风险仍然降低 28%，死亡风险降低 33%。在包含 AGO-OVAR3、5 和 7[40]的荟萃分析中，患者的组织学亚型是一个独立的预后因素。虽然与浆液性卵巢癌患者相比，黏液性癌患者的生存结果较差，但组织学分层分析显示，两种组织学亚型的 PFS 和 OS 都可获益于完全减瘤，风险降低了近 70%，说明了卵巢癌 R0 手术的重要性。

尽管肿瘤生物学行为会影响患者的预后，但并不能否定细胞减灭术的有效性。最大限度的肿瘤细胞减灭术是晚期卵巢癌患者生存的最重要决定因素之一。毫无疑问，手术后没有肉眼可见病灶的患者比有肉眼可见病灶（1cm）的患者预后更好，而有小肉眼可见病灶（1cm）的患者又比＞1cm

残余肿瘤的患者预后好。多项回顾性和非随机前瞻性研究证明，最大限度的肿瘤细胞减灭可提高患者化疗疗效、延长 PFS 和 OS。因此，虽然手术可能无法改变肿瘤的生物学行为，但在既定的肿瘤生物学特征中对预后有显著影响。

4. 化疗反应：大量报道证实满意肿瘤细胞减灭术可提高化疗反应性。表 6-2 总结了初次肿瘤细胞减灭术加含铂化疗后患者在二探中所见的肿瘤的情况，包括镜下残留、微小肉眼可见（≤1cm）和肉眼可见（GRD）（＞1cm）3 种情况的比例。GOG111 和 GOG158 两项研究均进一步证实了满意肿瘤细胞减灭术（残留病灶 1cm）后铂类加紫杉醇化疗的反应率较高。在 GOG111 中，不满意减瘤（残留病灶＞1cm）的患者的临床缓解率为 73%（51% 完全临床缓解和 22% 部分临床缓解）[52]；但二探评估的完全病理反应率仅为 26%。而满意减瘤的患者二探评估的完全病理反应率为 49%，远远高于不满意减瘤者[17]。两者的生存差异更是显著，差别达 15 个月，满意减瘤者中位生存时间为 53 个月，而不满意减瘤者仅为 38 个月[17, 52-54]。以上事实进一步证实了肿瘤细胞减灭手术的重要性，如果手术后残留病灶多，即使在二探中认为是完全病理反应，肿瘤复发的风险也会增加[50-51]。

5. 存活率：有人对肿瘤细胞减灭术改善卵巢癌总体生存结局的重要性有所质疑，认为手术过于残酷，而现有化疗药物可能就足以杀灭肿瘤细胞[53-54]。虽然没有随机研究对比晚期卵巢癌行和不行肿瘤细胞减灭术的生存预后，但已有大量的回顾性、非随机的前瞻性数据和 3 个大型荟萃分析，它们一致表明生存率与术后残留病灶大小呈负相关[37, 55-56]。涉及 9 893 名患者（表 6-3）的 15

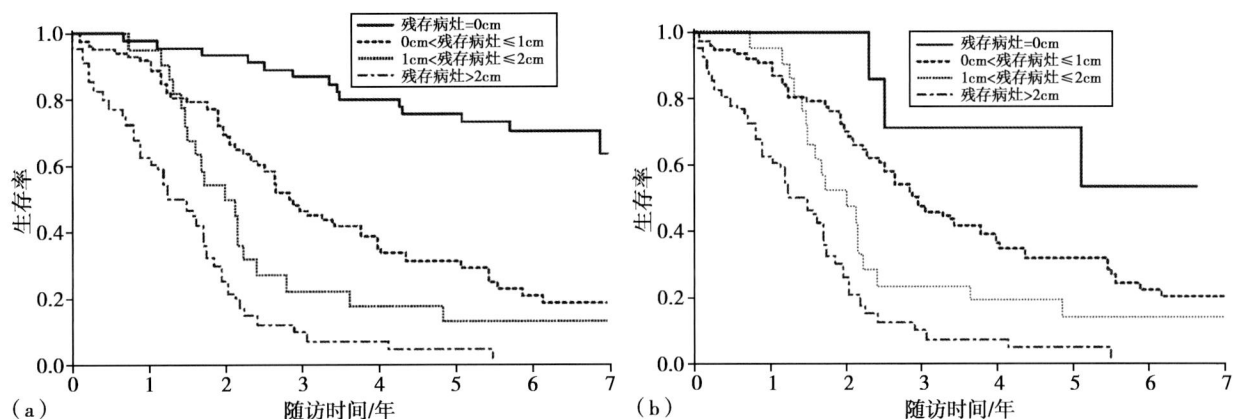

图 6-6　残留病灶对ⅢC 期卵巢癌患者生存的影响：（a）所有患者（n=194）。（b）有癌转移的患者（n=144）（摘自参考文献 20，经许可）

表6-2   在镜下残留、微小肉眼可见(≤1cm)和肉眼可见(＞1cm)铂类化疗患者的二次探查完全病理反应率

作者	病例数	细胞减灭术后化疗肿瘤应答率/%		
		镜下残留病灶	微小肉眼可见≤1cm	肉眼可见≥1cm
Cohen 等[284]	67	73	35	34
Podratz 等[285]	118	82	44	39
Dauplat 等[286]	51	85	73	19
Free 和 Webb[287]	89	75	36	9
Carmichael 等[288]	146	62	30	25
Bertelsen 等[289]	150	67	56	29
Sonnendecker[290]	24	—	69	38
Ayhan 等[291]	49	92	61	15
Katsoulis 等[292]	115	—	76	45
总计	809	70	52	31

表6-3   在接受以铂为基础化疗的晚期卵巢癌/原发性腹膜癌患者中，初次肿瘤细胞减灭术后残留病灶
（肉眼无病灶、肉眼病灶＜1cm 和肉眼病灶＞1cm）对总生存期的影响

作者	例数（分期）	队列研究/最初研究设计	残存病灶/cm	不同残存病灶的中位总生存时间/月			
				满意减瘤（残存病灶肉眼未见，肉眼可见微小病灶≤1cm）		不满意减瘤（肉眼可见病灶＞1cm）	
				例数/%	总生存时间	例数/%	总生存时间
Neijt 等[9]	91（≥ⅡB）	基于铂的辅助化疗试验（CHOP-5 vs. CP）	0	21(11%)	＞42a		
			＜1	41(21%)	41		23
			1～2			31(16%)	21
			2～5			32(17%)	19
			＞5			66(35%)	
Bertelsen[10]	349（Ⅲ/Ⅳ）	DACOVA，随机对照研究 CP vs. CAP	0	30(9%)	52		
			≤1	59(17%)	46		
			＞1			260(74%)	20
Eisenkop 等[11]	250（ⅢC，Ⅳ）	回顾性，肿瘤减灭手术	0	28(11%)	＞60		
			≤1	109(44%)	32		
			＞1			(45%)	16
Hoskins 等[12]	637	GOG 52 和 97，随机对照研究 CP vs. CAP	0	97(15%)	＞47a		
			≤1	246(39%)	37		
			1～2			31(5%)	28
			＞2			263(41%)	21
Del Campo 等[13]	91（Ⅲ/Ⅳ）	回顾性，肿瘤减灭手术	0	7(77%)	＞100a		
			＜2	18(20%)	38		
			＞2			66(73%)	22
Alberts 等[14]	546（Ⅲ）	GOG 104，随机对照研究，Ⅳ CP vs. Ⅳ C plus IP P	0	139(25%)	76		
			≤0.5	254(47%)	42		
			0.6～2	153(28%)	32		

续表

作者	例数（分期）	队列研究/最初研究设计	残存病灶/cm	不同残存病灶的中位总生存时间/月			
				满意减瘤（残存病灶肉眼未见，肉眼可见微小病灶≤1cm）		不满意减瘤（肉眼可见病灶>1cm）	
				例数/%	总生存时间	例数/%	总生存时间
Le 等[15]	330	回顾性，肿瘤减灭手术	0	51（15%）	48a		
			≤2	89（27%）	22		
			>2			190（58%）	16
Michel 等[16]	152（Ⅲ/Ⅳ）	回顾性，肿瘤减灭手术	0	46（30%）	>36a		
			<2		24		
			≥2	92（61%）		14（9%）	14
Ozols 等[17]	792（Ⅲ）	GOG 158，随机对照研究，卡铂/紫杉醇 vs. 顺铂/紫杉醇	0	281（36%）	>60a		
			≤1	511（64%）	44		
Eisenkop 等[18]	408（ⅢC）	回顾性，肿瘤减灭手术	0	351（86%）	76		
			≤1	41（10%）	32		
			>1			16（4%）	19
Chi 等[19]	465（ⅢC）	回顾性，肿瘤减灭手术	0	67（15%）	106		
			<0.5	70（15%）	66		
			0.6~1	99（21%）	48		
			1~2			53（11%）	33
			>2			176（38%）	34
Aletti 等[20]	194（ⅢC）	回顾性，肿瘤减灭手术	0	46（24%）	>84a		
			<1	85（44%）	34a		
			1~2			22（11%）	25a
			>2			41（21%）	16a
Armstrong 等[21]	415（Ⅲ）	GOG 172，随机对照研究顺铂/紫杉醇 vs. 紫杉醇＋IP 顺铂和紫杉醇	Ⅳ0	75（18%）	78		
			≤1	135（33%）	39		
			IP0	78（19%）	n/a		
			<1	127（30%）	53		
Wimberger 等[22]	761（≥ⅡB）	AGO-OVAR 3，随机对照研究紫杉醇/卡铂 vs. 卡铂/紫杉醇	0	227（30%）	>90		
			≤1	244（32%）	37		
			>1			290（38%）	31
Bookman 等[23]	4 312（Ⅲ/Ⅳ）	GOG 182/ICON-5，随机对照研究紫杉醇/卡铂 vs. 紫杉醇/卡铂＋第三种药物	0	1 044（24%）	68		
			≤1	1 949（45%）	40		
			>1			1 319（31%）	33
Total	9 893（Ⅲ/Ⅳ）		0b	2 345（27%）	>71		
			≤1	3 716（42%）	40		
			>1			2 713（31%）	28

a 根据公布的生存曲线进行视觉估计。
b 汇总的数据不包括未按 1cm 总残留病界限对病例进行分层的研究。
注：CHAP-5，环磷酰胺＋阿霉素＋长春新碱；CP，顺铂；CAP，卡培他滨。

续表

项回顾性和前瞻性研究的累积数据表明无肉眼可见残留病灶患者生存获益最佳，且中位生存期可达 71 个月以上。残留病灶 1cm 的患者中位生存期（40 个月）比残留病灶＞1cm 的患者的中位生存期长（28 个月）。GOG158 的结果可显示满意减瘤的重要性，可以看出 MRD 与 GRD 患者 PFS 的差异（图 6-7）[17]。已有其他大规模铂加紫杉醇临床研究已经证实了镜下残留比微小残留（1cm）预后更好（GOG172、AGO-OVAR3/4/7、GOG182/ICON-5）[21-23,40]。

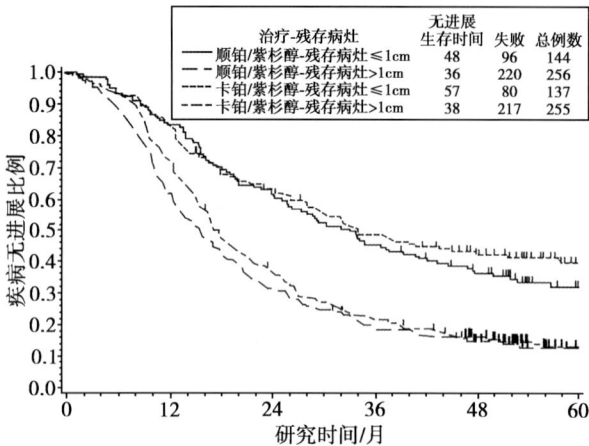

图 6-7　镜下残留、肉眼病灶≤1cm 和肉眼病灶＞1cm（GOG158）Ⅲ期卵巢癌患者使用紫杉醇和顺铂或紫杉醇和卡铂治疗的无进展生存期（摘自参考文献 17，经允许）

Bristow 及其同事对 53 项研究进行了荟萃分析，纳入了 6 885 名患者，讨论在有了铂类化疗后努力进行肿瘤细胞减灭术对生存预后的价值[37]。在平衡了铂类的药物剂量、Ⅳ期患者比例、中位患者年龄和发表年份后，发现最大限度进行肿瘤细胞减灭比例和中位生存时间之间具有显著相关性。最大肿瘤细胞减灭比例每增加 10%，中位生存时间就增加 5.5%。与最大肿瘤细胞减灭率为 25% 的队列研究相比，最大肿瘤细胞减灭率较高（＞75%）的队列具有更好的中位生存期（33.9 个月 vs.22.7 个月）。因此可以认为，在Ⅲ或Ⅳ期卵巢癌患者中，最大限度的肿瘤细胞减灭是生存预后的决定性因素之一。在最近的一项荟萃分析中，Chang 及其团队对完全性肿瘤细胞减灭对生存的影响进行分析，发现完全细胞减灭的患者比例每增加 10%，中位生存时间比 GRD 增加 2.3 个月（95%CI 0.6～4.0）；相比之下，具有肉眼可见残留病灶（1cm）的队列中位生存期仅增加 1.8 个月（95%CI 0.6～3.0）[57]。

肿瘤细胞减灭术和化疗之间的时间间隔对预后的影响

肿瘤细胞减灭术和化疗之间的最佳时间间隔尚未确定。基于现有的临床证据和之前提到的肿瘤细胞减灭术以及肿瘤生长动力学的理论基础，通常我们的目标是手术后 2～4 周内尽快开始化疗。体内实验观察表明，延迟开始化疗将导致患者的存活率下降[58]。

基于回顾性、前瞻性和数据库研究，与初次肿瘤细胞减灭术后化疗开始时间相关的因素通常包括年龄、身体状况、合并症、手术范围和围手术期并发症[59-61]。手术到化疗的时间间隔与患者预后的关系还没有定论。有研究认为两者之间没有必然联系[59,62-65]，而有研究认为化疗时间的延迟可能与较差的预后相关[60-61]。Wright 等对 SEER 数据库的一项研究纳入了 2 558 名 65 岁Ⅲ～Ⅳ期 EOC 患者，探讨从减瘤手术到开始化疗的时间与生存之间关系，发现在手术后 6 周内开始化疗，生存率可显著提高[61]。最近 Hofstetter 等有一项前瞻性多中心卵巢癌诊断（OVCAD）研究，纳入了 191 名Ⅲ～Ⅳ期卵巢癌患者，多变量分析发现，细胞毒性治疗的时机（28d vs. 大于 28d；HR 1.73，95%CI 1.08～2.78，P=0.022）、残留病灶（HR 2.95，95%CI 1.87～4.67，P<0.001）和 FIGO 分期（HR 2.26，95%CI 1.41～3.64，P=0.001）是影响生存预后的重要因素，尤其是对术后有残留病灶的患者[60]。在对来自 3 项前瞻性随机 AGO-OVAR/GINECO3 期试验的 3 326 名患者的个体患者数据进行的荟萃分析中，Mahner 及其同事[66]对手术后残留病灶和化疗开始时间之间的相互作用进行了分析，假设手术结果对化疗开始时间有影响。启动化疗的中位时间为 19d（1～56d）。作者发现尽早启动化疗可能会略微提高完全减瘤患者的生存期。无肉眼残留病灶的患者，延迟化疗者总生存期显著降低（HR 1.087，95%CI 1.005～1.176，P=0.038）。

相反，手术后存在残留病灶的患者并没有从早期化疗中获益。实际上，有残留病灶的患者，延迟化疗者反而 PFS 长（HR 0.931，95%CI 0.895～0.969，P<0.001），对 OS 也没有影响（HR 0.983，95%CI 0.940～1.028，P=0.452）。还有几项其他研究也得到了类似结果[67]，但这也可能与选择偏差有关，即"非常早"开始化疗的往往都是剖腹探查后发现病灶大、不可切除的患者或活检的患者。

只有将患者随机分配到不同时间间隔的前瞻性研究才能阐明手术和化疗开始时间之间的确切相关性，但有一点是肯定的，即早开始化疗无法弥补不满意减瘤的手术结果。Paulsen 及其同事研究就证实，减瘤不满意的患者即使尽早开始化疗，其生存率也明显低于那些术后无残留病灶的患者[62]，所以应强调的是满意减瘤才是手术的目的，而非术后尽早开始化疗。

肿瘤细胞减灭术的手术方式

晚期卵巢癌患者行肿瘤细胞减灭术的终极目的是切除所有肉眼可见的肿瘤。卵巢癌初次肿瘤细胞减灭术通常包括筋膜外子宫全切除术、双侧输卵管卵巢切除术、大网膜切除术和所有转移病灶切除术。在过去的 10 年里，通过腹腔镜探查先评估疾病情况，再决定是否开腹手术的做法已不少见。这种方法将在本章后面讨论，它可以让无法满意减瘤的患者避免剖腹手术。此外，与剖腹手术相比，腹腔镜评估后有助于决定是否进行新辅助化疗（neoadjuvant chemotherapy，NACT）。最后，在腹腔镜探查中可以获得大量的肿瘤组织进行分子检测，指导治疗决策。

大多数接受卵巢癌细胞减灭手术的患者可采用仰卧位。然而，对于广泛盆腔转移的患者，低位结肠切除需直肠乙状结肠吻合的患者需要膀胱截石位。为了充分暴露盆腔和上腹部，应采用腹部正中切口。根据需要，手术切口可从耻骨联合延伸到剑突。

进入腹腔后，如果有腹水应先吸净，如果没有发现明显的转移病灶，应送腹水进行细胞学检查。如果没有腹水，也没有转移病灶的证据，则取腹盆腔冲洗液做细胞学检测，并向病理科医生提供详细病史。

对整个盆腹腔和腹膜后进行全面的检查和触诊，以评估原发和转移性病变的大小。应记录原发肿瘤的位置和直径及其向周围器官的扩散情况，以及病灶转移形式和单个转移灶的直径。还应注意大网膜是否成饼状。检查和触诊肠道、肠系膜和所有其他腹部脏器，以评估疾病累及的范围，排除卵巢病灶为转移肿瘤的可能性，特别是胃、结肠或胰腺肿瘤转移。应注意膈肌和腹膜肿瘤转移的情况，应打开和检查小网膜囊。覆盖在肾脏和 Gerot 筋膜上的腹膜也经常受累需检查。一般情况下，如果器官（例如肝脏）和器官结构（例如左结肠

和右结肠）能移动，则腹腔检查会更加容易。经腹膜外途径进行手术探查也有帮助。

盆腔和腹主动脉旁淋巴结也需触诊，但这种方法有一定局限性，因为大多数转移淋巴结的直径小于 10mm（FIGO 分期ⅢA1 期），且与软组织结节不易鉴别。因此建议打开腹膜后间隙，直接评估淋巴结。

如果该肿瘤来源于米勒管，就需要仔细评估是否可以达到最大限度的肿瘤细胞减灭，以及如何才能做到最佳肿瘤减灭。每一台手术的首要目标都是减瘤到肉眼不可见。即便如此，与不满意减瘤的患者相比，肉眼残留病灶小于 1cm 的患者仍然具有更好的生存结局。所以，减瘤至残留病灶小于 1cm 是唯一可接受的手术结局。如果无法做到满意肿瘤细胞减灭，则不建议行盲目扩大手术范围而去行肠切除术、泌尿道切除术、脾切除术或膈肌切除术，但预防肠梗阻的姑息性手术可以仍然进行。即使不能做到满意减瘤，切除原发性肿瘤和大网膜饼也是可行和可取的。

在过去的几十年中，卵巢癌的外科手术方法已经发展为一系列根治性手术以实现最大限度的肿瘤细胞减灭，包括广泛的盆腔手术，如直肠乙状结肠切除术和盆腔腹膜切除术、膈腹膜切除术或膈肌切除术、脾切除术、胰尾切除术、胆囊切除术、肝实质或肝门病灶切除术、肾上腺周围转移淋巴结切除术。手术技术的进步使得许多传统上认为不可切除的病灶变得可以切除，如肿瘤种植受累的腹膜、膈肌、肝脏或脾脏。甚至肝门病灶和肾上腺病灶也可以减灭到残留 1cm 以内[68]。尽管如此，仍然有的情况难以实现满意肿瘤细胞减灭，比如弥漫性小肠受累延伸至肠系膜根部、右半膈肌受累延伸至肝上血管伴肝脏浸润[69]。因此，为了确定是否可以做到满意减瘤，应首先评估最具挑战性的肿瘤受累区域，如果该区域无法达到满意减瘤，则应放弃该减瘤手术。如果可行，就要积极进行手术准备。

无论是影像学检查、肿瘤标志物检测还是腹腔镜评估，目前都尚未有充分证据表明它们能够准确判断患者是否能从初次肿瘤细胞减灭术中受益，这一点我们稍后会进一步探讨。

晚期卵巢癌的大网膜常呈饼状，并可能与前腹壁、肝、脾、肠和盆腔其他肿瘤致密粘连。大网膜饼通常一进腹就可以看到，并且其组织容易取到，在需要术中快速冰冻病理检查时可满足送检

需求。在分离大网膜与其他部位的粘连后,应从横结肠下将之切除。若转移病灶局限于大网膜的患者,将其切除就可以实现满意肿瘤细胞减灭。若大网膜转移累及胃结肠韧带,也应一并切除。由于卵巢上皮性癌易沿着胃结肠韧带扩散到脾门,所以须特别探查此区域。在某些情况下,建议对网膜(结肠段)和脾脏进行"整块切除",可避免出血并缩短手术时间。

几乎所有的晚期卵巢癌患者都要切除盆腔内的原发肿瘤以及子宫附件。如果原发肿瘤局限于卵巢、没有扩展到其他器官,且盆腔腹膜的转移病变局限,可以采用常规方式行子宫和双侧输卵管卵巢切除术。然而,晚期卵巢癌病灶常累及附件、子宫、直肠乙状结肠、盲肠、回肠和部分膀胱。转移到盆腔腹膜的病灶通常会完全破坏前、后腹膜反折。尽管如此,盆腔内的肿瘤及其转移灶通常都可以完全切除。广泛盆腔肿瘤切除的基本原则是从腹膜后/外途径进行盆腔肿瘤切除[70]。这种手术的出发点是认为再大的卵巢肿瘤也不会浸润进入盆侧壁的腹膜或直肠以及膀胱壁。通过腹膜后途径以腹膜作为肿瘤的包膜在切除肿瘤,同时还可以分离出腹膜后重要的结构,比如髂血管和输尿管。在手术过程中应尽早结扎卵巢和子宫血管,以减少不必要的失血。根据子宫直肠陷窝中的肿瘤可切除与否,子宫切除术可采用顺行或逆行方法完成。

卵巢癌肿瘤细胞减灭术中通常不涉及泌尿系统器官的切除。但偶尔为达到最大限度的肿瘤细胞减灭也有必要进行下尿路部分切除术,如膀胱部分切除术,输尿管膀胱造口术,或输尿管吻合术[71-73]。如果疾病直接累及肠道及肠系膜则可能需要切除受累肠段以达到满意减瘤,最常切除的是直肠、乙状结肠、盲肠、末端回肠和横结肠[74-83]。约25%的晚期卵巢癌患者需要进行直肠乙状结肠切除术以达到满意减瘤[84]。多数情况下,可行低位结肠与肿瘤、子宫、附件以及盆腔腹膜的整块切除。吻合器的使用,尤其是端-端吻合(end-to-end anastomosis,EEA)器的使用,使得绝大多数病例实现了一期肠吻合术。

任何部位的肿瘤累及腹膜都应予以切除。如有可能,应完全切除所有肉眼可见的病灶。对于部分肿瘤累及的腹膜,如横膈膜、Gerota筋膜、小网膜囊、结肠旁沟、腹壁、穹隆、盆腔侧壁或膀胱腹膜等也可以进行选择性腹膜切除术[85]。使用超声吸引装置(ultrasonic surgical aspirator)和氩气刀

可能有助于切除腹膜脏层表面和肠系膜上的小肿瘤结节[39,86-87]。横膈膜是转移的常见部位,膈肌肿瘤通常是浅表种植,可以通过膈肌腹膜剥离或消融去除。然而,Kapnick等的研究表明大于5cm的膈下肿瘤有穿透膈肌的可能[88]。对于这些病例,他们成功进行了全层膈肌切除术以达到满意减瘤[89-92]。残余膈肌的闭合可以通过缝合或者Gore-tex补片来实现[93-94]。

脾门周围的肿瘤需要小心切除。高达13%的初次肿瘤细胞减灭术中需行脾切除术以达到最大限度的减瘤[95-101]。为实现最大限度减瘤,还可能需要进行其他上腹部手术,如肝实质或肝门病灶切除、胆囊切除术、胃部分切除术或胰尾切除术[85,102-103]。盆腔和主动脉旁淋巴结切除术一般在早期患者中实施,其目的是分期。

包括GOG172研究在内的多个大型随机对照试验证明满意肿瘤细胞减灭至1cm残留病灶后接受腹腔化疗能改善患者的OS[14,21,104]。腹腔化疗置管可在初次肿瘤细胞减灭时进行,也可在后续化疗时进行。在GOG172研究中,Walker等对119名随机接受腹腔化疗但未完成6个周期的患者进行分析,发现34%的患者是因导管并发症(包括导管感染、堵塞、渗漏或进入困难)而停止IP治疗。虽然该研究没有发现置管时长对腹腔化疗成功与否有影响,但发现直肠乙状结肠切除术影响了腹腔化疗的实施[105]。有研究认为肠切除同时放置腹腔化疗管并不影响患者的腹腔化疗[106]。然而,仍有许多医生担心污染问题倾向于延迟放置腹腔化疗管。这方面的文献也尚无定论[107-108]。IP导管的选择是另一个需要考虑的因素。Davidson等报告了使用polyurethane管的并发症发生率达17.6%[109]。最近的文献认为,单腔硅胶导管(9.6F Bardport静脉通道装置)、以钛为尖端的带孔硅橡胶导管以及8F聚氨酯单腔中心静脉通道系统的导管相关并发症尚可接受[106-108]。

晚期卵巢癌患者伤口裂开的风险较大。建议使用Smead-Jones技术或其他改进技术进行缝合。

手术记录应详细描述手术开始时的病灶范围;FIGO分期;手术步骤;最重要的是在肿瘤细胞减灭术完成时残留病灶的情况,包括其体积、数量和分布。

肿瘤细胞减灭术的彻底程度

肿瘤细胞减灭手术要兼顾患者存活率、手术

风险、并发症、对生活质量的影响以及医疗成本，因此它也是妇科肿瘤医生最困难的决定之一。一般来说，因为存活率与残留病灶的程度成反比，应尽一切可能切净肿瘤。为了实现最大限度的肿瘤细胞减灭，14%～33% 的患者需肠切除，7%～13% 患者需脾切除，3% 患者需泌尿系器官切除[18, 74-83, 95-98, 101]。

晚期卵巢癌的重要外科治疗原则之一是没有肉眼可见残留病灶。1981 年，Wharton 就试图阐明外科手术应该达到的程度，将手术分为简单的肿瘤切除（全子宫切除术，双侧输卵管卵巢切除术，腹膜种植病灶和大网膜切除）和彻底的肿瘤细胞减灭术，包括部分胃肠（GI）或泌尿道或所有转移淋巴结的切除[110]。Morrow 进一步拓展了这些定义，见表 6-4[111]。

根治性手术包括膈肌切除术、部分肝切除术、部分结肠切除术或小肠的多节段切除术，如果手术达到无肉眼可见残留病灶或残留病灶≤1cm，那么患者存活率会显著提高[85, 102-103, 112]。虽然研究很少，但一般认为由于肿瘤细胞减灭术中残留病灶超过 2cm，这个手术做还是不做对生存几乎没有显著影响（图 6-3a），因此为了达到肿瘤彻底减灭，往往需要扩大手术。但是，由于缺乏可靠的术前评估，在开始手术以后，往往很难决定手术能够完成到何种程度，因此外科医生面临的挑战是根治性肿瘤细胞减灭不能完成反而导致手术所致的其他问题以及较高的并发症率。

Ⅳ期患者的肿瘤细胞减灭术

FIGO Ⅳ期卵巢癌患者的涉及多脏器受累，手术治疗需个体化。如胸腔积液、皮下肿块或肝脏实质表面受累的Ⅳ期患者很有可能在初始肿瘤细胞减灭中获益。一些研究证实初始治疗满意的Ⅳ期患者较有残留病灶患者有更好存活率。在这些研究中，肿瘤残存病灶 1cm 的Ⅳ期卵巢癌患者的中位生存期为 35 个月，而肿瘤残存病灶＞1cm 的患者中位生存期仅为 20 个月（表 6-5）。在一项回顾性分析中，在 360 名 FIGO Ⅳ期卵巢癌患者来自4 项随机对照试验（GOG 试验方案 111、132、152和 162），均接受了铂 - 紫杉醇为基础的化疗，研究结果与ⅢC 期患者相似，即残留病灶的数量与存活率成反比。MRD 患者的中位生存期为 64 个月，而残余病变＞5cm 的患者的中位生存期为 20 个月[113]。

几个系列研究发现，仅有胸腔积液的患者与因有其他转移而诊断Ⅳ期的患者具有相近的肿瘤细胞减灭率[114-115]。减灭手术给患者带来的生存获益似乎与转移部位无关[113-114, 116]。例如，Munkarah 等将仅有胸腔积液的Ⅳ期卵巢癌患者与其他转移部位的患者比较，发现满意减瘤患者的中位生存时间没有差异（25 个月 vs. 23 个月）[116]。

肝脏有局部可切除病灶或多发不可切除小转移灶（＜1～2cm）的患者，也适合接受初始细胞减灭手术。相比之下，肺和肝实质如果有大块转移性肿瘤的患者，往往不能通过手术满意切除，此时，可先行新辅助化疗，如果肿瘤对化疗有反应，则可再行间歇肿瘤细胞减灭手术（interval cytoreduction surgery，ICS）。肝转移并非初次肿瘤细胞减灭术的绝对禁忌证。Bristow 等的研究表明即便存在实质肝转移，肝脏的减瘤手术对Ⅳ期卵巢癌患者的总生存期仍有好处：在 84 例Ⅳ期患者中，满意肝脏肿减瘤患者的中位生存期为 50 个月，

表 6-4　"常规"肿瘤减灭术与"根治性"肿瘤减灭术的手术范围

	"常规"肿瘤减灭术	"根治性"肿瘤减灭术
盆腔	子宫全切除术或次全子宫切除术	直肠肿瘤切除术
	双侧输卵管卵巢切除术	盆腔转移淋巴结切除
腹部	腹膜结节切除术	输尿管 / 膀胱切除术
	腹膜剥离	卵巢切除术
	盆腔淋巴结切除术	横膈剥离术 / 切除
	大网膜切除术	腹主动脉旁转移淋巴结切除术
	部分肠切除术	多节段肠切除术
	腹膜结节切除术	脾脏、肝脏、胰腺、肾脏、胃切除术
	主动脉旁淋巴结切除术	

表6-5　初次肿瘤细胞减灭术和残留病灶（未见、最佳、次优）对Ⅳ期卵巢癌患者总生存期的影响

作者	n	研究设计	残留病灶	最佳（镜下，最小可见残留病灶）		次优（总残留病灶）	
				n	OS	N	OS
Munkarah 等[116]	92	单机构,回顾性	≤2	31（34%）	25		
			>2			61（66%）	15
Curtin 等[114]	92	单机构,回顾性	≤2	41（45%）	40		
			>2			51（55%）	18
Liu 等[118]	47	单机构,回顾性	≤2	14（30%）	37		
			>2			33（70%）	17
Bristow 等[117]	84	多机构,回顾性	≤1	25（30%）	30		
			>1			59（70%）	10
Naik 等[115]	37	单机构,回顾性	≤2	16（43%）	25		
			>2			21（57%）	8
Winter 等[113]	352	GOG111、132、152、162	0	29（8%）	64		
			0.1~1	78（22%）	29		
			1.1~5			164（46%）	30
			>5	89（24%）	20		
Wimberger 等[119]	573	OVAR3/5/7	0	70（12%）	55		
			0.1~1	168（29%）	26		
			>1			335（58%）	24
总计	1 285			472（37%）	35	813（63%）	20

不满意肝脏减瘤患者的中位生存期为 27 个月，而未行肝脏减瘤的患者中位生存期仅为 8 个月[117]。此外，对于Ⅳ期卵巢癌患者，没有肉眼可残留病灶可以获得最好的生存结局已无争议，但有残留时，残留肿瘤的多少和大小对生存的影响还不清楚。我们通常设定的残留病灶上限为 1~2cm[114-118]，Winter 等发现肉眼可见病灶分别为 0.1~1cm 和 1.1~5cm 的Ⅳ期卵巢癌患者的中位生存期分别是 29 个月和 30 个月，而残留病灶>5cm 的患者中位生存期明显减少，为 20 个月[113]。

近期一个在 573 例Ⅳ期卵巢癌患者中进行的探索性研究通过 OS 的多变量 COX 回归分析显示，残留肿瘤病灶、黏液组织学类型、多处转移和功能状态是具有统计学意义的预后变量，这些患者参加了 3 项前瞻性随机 AGO-OVAR3 期试验（OVAR3/5/7）中的一项实验，只有完全切除至 MRD 的患者具有与初次肿瘤细胞减灭术相似的

预后结果且具有统计学意义，中位 OS 为 54.6 个月（95%CI 35.7~73.6 个月），而残留病变为 0.1~1cm 的患者和残留肿瘤>1cm 的患者中位 OS 相似，分别为 25.8 个月（95%CI 21.1~30.4 个月）和 23.9 个月（95%CI 20.7~27.2 个月）。这些数据表明，FIGO Ⅳ期的卵巢癌患者行满意的减瘤术是一个重要的预后因素，与肿瘤远处扩散的部位无关[119]。

手术并发症率和死亡率

尽管上述所有的证据都支持肿瘤细胞减灭术，但晚期卵巢癌患者在手术之前可能全身状态欠佳，甚至极度衰弱。因此对晚期卵巢癌患者是否行肿瘤细胞减灭术仍存在争议，争议主要围绕两个问题：一是手术带来的高并发症率，二是残留病灶是否能完全切除干净或缩瘤至病灶<1cm。

总的来说，卵巢癌患者行初次肿瘤细胞减灭术的并发症不仅取决于手术的范围，还取决于患

者的基本医疗条件、体能状态、手术医生的经验和技巧以及护理质量，还有麻醉和重症监护。在多家机构评估卵巢癌短期围手术期结局的研究中，Aletti 及其同事发现患者的白蛋白水平、美国麻醉医师协会评分以及手术的复杂性是术后 30d 并发症发生的最重要预测因素[112]。Gerestein 等的研究使用美国国家手术质量改进计划（NSQIP）来定义晚期卵巢癌初次肿瘤细胞减灭术后 30d 的并发症率，分析 Rotterdam 癌症登记数据库中确定的 293 名患者数据，发病年龄、WHO 状况以及手术程度来预测手术病率[120,121]。此外，术前生活质量与术后并发症率和再入院率之间存在强相关性[122]。

术后并发症发生率的差异很大，在行肿瘤细胞减灭术的患者中，并发症发生率并没有系统性增加。据报道，2/3 以上的患者至少出现一种并发症，1/3 的患者出现一种以上的并发症。1 125 例患者实施了肿瘤细胞减灭术，82%（31%～100%）的患者达到残留病灶 1cm，这些系列报告患者并发症率为 20%（范围 6%～39%），30d 死亡率为 2.2%（范围 0～8.8%）（表 6-6）[74-83,94,99-103,112,123-127]。

随着肿瘤细胞减灭术范围的不断扩大，涉及肠道和上腹部手术，术后并发症也随之增加，常常为特定手术相关的并发症。以肠道切除为重点的研究报告显示，约 50% 的晚期卵巢癌患者需要切除部分肠道以达到最大限度减瘤，与肠道相关的并发症发生率为 0～9.5%[74-83]，但其中不包括长期的肠梗阻。膈肌腹膜切除或全膈肌切除也与一系列的并发症相关[94,112-124]。据报道，30%～59% 的患者会出现术后胸腔积液，但只有一小部分的患者需要行胸腔穿刺或胸腔置管引流。一项卵巢癌肿瘤细胞减瘤术中行部分脾切除的研究中表明总体术后病率并没有增加。然而这些患者更容易出现某些特定术后并发症如左侧胸腔积液、短暂性的白细胞增多和血小板增多，以及胰腺炎、胰尾损伤和形成假性囊肿等[95,97,99]。为了降低脾切除术后出现包膜细菌感染（一种罕见但致命的并发症）的风险，建议在脾切除术前或术后的两周接种肺炎链球菌、流感嗜血杆菌和脑膜炎奈瑟菌疫苗。

据报道，晚期卵巢癌患者手术后 30d 内再入院率为 12%～19.5%，具有良好出院后管理的医疗机构患者再入院率最低（12% 前往康复机构，38% 的患者有随访护士）[128]，而医疗保险人群的再入院率最高[129]。与再入院相关的危险因素为围手术期并发症，特别是再次手术需求和心肺相关的疾病。

在多变量分析中，年龄、合并症和手术彻底性这些因素不能预测 30d 内是否再入院，住院时间与 30d 再入院率成反比关系。值得注意的是，那些出院后获得辅助服务的患者，其再次入院的比率较低；相反，在医疗保险覆盖的患者中，出院后转至专业护理机构治疗的患者，其再次入院率则相对较高。

Gerestein 及其同事对晚期 EOC 初次肿瘤细胞减灭术后 30d 的死亡率进行了系统回顾，发现死亡率在可接受范围内，平均为 2.8%。最常见的死亡原因是败血症、肺栓塞和心肌梗死[130]。这一比率远低于在医疗保险人群研究中报道的死亡率（5.1%～8.2%）[129,131]，死亡率与急诊入院、年龄大、分期进展和合并症多有关[131]。有研究报告晚期 EOC 初次肿瘤细胞减灭术后患者的 3 个月全因死亡率为 3.7%～5.7%[120]。尽管根治性外科手术的实施较以往显著增加，但卵巢癌肿瘤细胞减灭术的围手术期死亡率在过去 30 年中保持相对稳定。

对于晚期 EOC 患者，采用初次肿瘤细胞减灭术后行铂类联合紫杉醇化疗的治疗策略，其手术复发率和死亡风险很大程度上取决于的肿瘤细胞减灭的程度，并且许多研究已经开始探索优化治疗方法（本章稍后讨论）。

可行性/可实现性

在过去的几十年里，许多中心卵巢癌手术的目标是最大限度的肿瘤细胞减灭，GOG-182/ICON-5 和 AGO-OVAR3/5/7 的多中心试验将残留病灶分为 3 类：MRD（24%～34%），最小可见（1cm）残留病灶（32%～45%），以及肉眼残留病灶（>1cm）31%～35%[21,38]。为实现最大限度的肿瘤细胞减灭，卵巢癌专家常规行一系列根治性手术，包括广泛的盆腔手术、直肠乙状结肠切除术和盆腔腹膜切除术、膈腹膜切除术、脾切除术、远端胰腺切除术或实质性肝脏切除术。这些外科手术大大增加了满意肿瘤细胞减灭的可能性。Chi 等在纪念斯隆-凯特琳癌症中心的研究中对此进行了很好的阐述，该中心对晚期卵巢癌的手术方法进行了程序性的改变，加上根治性的外科手术，将最佳肿瘤细胞减灭率从原来的 25% 提高到了 50%[132]。一旦手术范围涉及上腹部，通常需要普外科或者肝胆外科医生的协助，75% 患者可达到最佳肿瘤细胞减灭[24]。如图 6-8 所示，最佳肿瘤细胞减灭率的增加伴随着存活率的显著提高。

表6-6　发病率与初始减瘤术（包括根治性减瘤术）相关性

作者	数量	手术	残留病灶≤1cm 患者百分比/%	发病率/%整体数据	再手术率/%手术相关	发病率/%术后15d,各种原因	发病率/%术后30d,各种原因
多脏器根治术/上腹部							
Eisenhauer 等[102]	57	初次	100	12	12	NR	NR
Scholz 等[103]	55	初次	100	22	22	9	0
Lim 等[293]	77	初次	94	23	18	NR	NR
Chi 等[294]	141	初次	90	22	NR	4	1.4
肠管切除							
Scarabelli 等[74]	66	直肠乙状结肠	79	20	1.5	0	0
Gilette-Cloven 等[77]	105	任何手术	31	28	9.5	4.8	5.7
Obermair 等[75]	65	直肠乙状结肠	74	29	4.6	1.5	1.5
Bristow 等[76]	31	直肠乙状结肠	87	13	3.2	3.2	0
Hofman 等[78]	144	任何手术	100	6	2.8	0	0
Mourton[79]	70	直肠乙状结肠	79	31	9	7	1.4
Estes 等[80]	48	任何手术	52	10	8	2	4
Salani 等, 2007[81]	34	多种手术	74	18	6	0	6
Song 等[82]	22	结肠切除术	91	18	0	0	0
Silver and Zgheib[83]	19	多种的	100	20	4	0	5
Peiretti 等[295]	238	直肠乙状结肠	85	NR	8.8	5.5	NR
膈肌手术							
Silver[94]	7	外科切除术	100	29	0	0	0
Devolder 等[123]	69	任何手术	94	17	13	9	0
Dowdy 等[124]	56	腹膜切除术	95	20	13	0	0
Chereau[296]	18	腹膜切除术	89	28	17	17	0
Pathiraja 等[297]	42	任何手术	100	26	7	5	2.4
脾切除术							
Chen 等[99]	35	初次/二次	91	27	9	NR	3
Eisenkop 等[101]	49	初次	100	39	NR	2	2
Ayhan 等[125]	34	初次	100	24	NR	0	8.8
Magtibay 等[100]	112	初次/二次	76	18	0.9	1.8	5
McCann 等[298]	44	初次	82	32	5	5	2
肝门病灶切除术							
Martinez 等[299]	28	任何手术	100	36	4	14	4
Song 等[300]	11	任何手术	100	27	0	0	0
胰腺远端切除术							
Kehoe 等[126]	17	+脾	94	NR	24	0	0
胸腔镜辅助手术							
Lim 等[127]	12	初次/二次	83	25	16	0	0

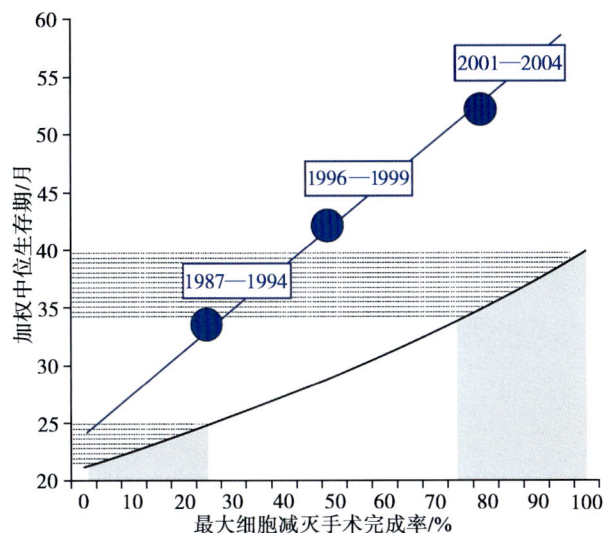

图 6-8　将 1987—2004 年间在纪念斯隆 - 凯特琳癌症中心接受治疗的患者的中位生存期叠加在 Bristow 等的 81 例患者队列的荟萃分析模型上，患者队列中的中位生存期与最大肿瘤细胞减灭百分比：灰色区域，最大细胞减灭手术完成率<25% 和>75%，交叉阴影区域，对应的中位存活时间范围更适合手术（摘自参考文献 132，经许可）

如果检查发现盆腔或附件包块，尤其是伴有饼状网膜或腹水时，应怀疑为卵巢癌，应及时转诊至妇科肿瘤专病门诊，对患者的术前评估应主要关注疾病的严重程度，排除非米勒管肿瘤的转移，如胃肠道、胰腺或乳腺，然后评估患者是否适合手术。如果影像学检查发现广泛的肝实质或肺转移等情况，最大限度肿瘤细胞减灭术往往不可行。所有适合接受手术的患者，如果有肿瘤细胞减灭术的可能，应由妇科肿瘤专家进行手术，目标是达到最大限度的肿瘤细胞减灭术，最理想情况是无残留病灶。

然而，即使在最专业的医生手中，仍有一部分患者无法进行最佳的肿瘤细胞减灭术。如果有临床证据表明肿瘤病灶对化疗有反应，这些患者可能更适合接受 NAC 和间歇肿瘤细胞减灭手术。目前最大的挑战在于预测哪些患者可行或不可行最佳肿瘤细胞减灭术。

专业护理和当代卵巢癌团队

盆腔包块是妇科手术最常见的指征之一，不可能所有盆腔包块的患者都被转诊到妇科肿瘤专病门诊。一般转诊的患者都是怀疑有卵巢癌，而专业的肿瘤医生能更好地评估卵巢癌风险和实施更好的手术治疗。参考 1995 年美国国立卫生研究院共识小组的意见，建议所有怀疑患有卵巢恶性

肿瘤的妇女都应到妇科肿瘤专家那里进行术前评估，而积极行肿瘤细胞减灭术作为卵巢癌的主要治疗方法将增加患者的长期生存机会[133]。

为了协助患者转诊至妇科肿瘤专家，美国妇科肿瘤学会（the Society of Gynecologic Oncology，SGO）发布了盆腔肿块或疑似卵巢癌患者的转诊指南，已经得到了美国妇产科学会（the American College of Obstetricians and Gynecologists，ACOG）的认可[134-135]。在最近更新的一份委员会意见中，ACOG 与 SGO 联合定义了妇科肿瘤专家在 EOC 早期检测中的作用[136]。该指南旨在为患者转诊至妇科肿瘤专家提供参考，综合考虑了患者的年龄、家族病史、医生的临床检查结果、CA125 指标水平以及影像学检查结果。例如，不论患者是否已经绝经，直径达到 10 厘米的单一、透声且壁薄的囊肿，其恶变的可能性均低于 1%。而在绝经后的患者群体中，若出现多房性包块，恶变的概率可上升至 8%，若包块内含有实性成分，则恶变概率进一步增加至 70%。在围绝经期或绝经后女性中，盆腔包块和 CA125 水平升高至 35～65U/mL 与 50%～60% 的癌症风险相关。50 岁以上女性的发现盆腔包块若 CA125 水平高于 65U/mL，诊断恶性肿瘤的特异度为 98%。表 6-7 总结了恶性肿瘤风险较高的具体临床特征，SGO 和 ACOG 建议在治疗前转诊或咨询妇科肿瘤专家[137]。虽然转诊指南在诊断绝经后患者和晚期疾病患者的卵巢癌方面有效[138]，有一项纳入 1 035 名患者的回顾性多中心研究和一项纳入 837 名在 Mayo 诊所接受治疗患者的前瞻性研究都表明，阴性预测值大于 90%[137-138]。这些数据支持 SGO-ACOG 指南的整体有效性，可

表 6-7　妇科肿瘤学会和美国妇产科医师学会新诊断盆腔肿块的转诊指南

绝经前（<50 岁）
CA125>200U/mL
腹水
腹部或远处转移的证据（通过检查或影像学研究）
乳腺癌或卵巢癌家族史（一级亲属）
绝经后（≥50 岁）
CA125>35U/mL
腹水
结节状或固定的盆腔肿块
腹部或远处转移的证据（通过检查或影像学研究）
乳腺癌或卵巢癌家族史（一级亲属）

以确定哪些妇女转诊至妇科肿瘤专家可能受益。

为了提高盆腔包块中卵巢癌的术前识别率，人们开发了一系列基于超声的诊断流程，大多数流程还结合 EOC 生物标志物进行判断。二十多年前，Jacobs 等结合超声检查结果、绝经状态和 CA125 水平制订了恶性肿瘤风险指数（risk of malignancy index，RMI）[139]。RMI 已在英国广泛使用，多项研究结果显示其预测恶性肿瘤的敏感度为 71%～88%，特异度为 74%～97%[140]。2009 年 FDA 批准 OVA-1 作为辅助测试，它使用 5 种生物标志物（CA125、载脂蛋白 A、甲状腺素转运蛋白、转铁蛋白和 B2 微球蛋白）与其他临床和影像数据结合进行盆腔包块癌症风险评估。在一项旨在证明 OVA1 是否会提高社区医生和妇科肿瘤专家的临床判断力的多机构试验中，524 名计划接受手术的绝经前妇女在检测 OVA1 后，卵巢恶性肿瘤诊断的敏感度从 60% 提高到 89%[141]。卵巢恶性肿瘤风险算法（risk of ovarian malignancy algorithm，ROMA）于 2011 年获得 FDA 批准，该算法利用人附睾蛋白 4（HE4）和 CA125 值的组合来评估计划进行手术的盆腔肿块女性的 EOC 风险，多项多中心研究表明其敏感度高达 94%，特异度接近 75%[142-143]。国际卵巢肿瘤分析（the International Ovarian Tumor Analysis，IOTA）小组开发的 LR2 是一种基于超声的预测模型，在 360 名患者的试验中将其与 ROMA 进行比较，LR2 具有 94% 的敏感度和 82% 的特异度［曲线下面积（area under the curve，AUC）0.95］，ROMA 敏感度为 84%、特异度为 80%，AUC 为 0.89[144]。相比之下，LR2 表现出优越的整体测试性能。这项研究表明，对于绝经前女性来说，LR2 比 ROMA 具有明显的优势，在可比的特异度水平下，对恶性肿瘤的敏感度远高于 ROMA（66%）。有人对 195 项识别盆腔包块是否为恶性肿瘤的研究进行了系统回顾和荟萃分析，纳入了共 26 438 个盆腔包块（73% 良性，27% 恶性），结果发现 IOTA 的简单规则和风险降低的 LR2 模型与具有相似敏感度的其他模型相比，表现出最佳特异度，分别为 92% 和 83%[145]。最近，IOTA 小组提出了 ADNEX 模型，使用 3 个临床预测因子和 6 个超声预测因子来区分良性、交界性、早期和晚期卵巢肿瘤。ADNEX 模型在 5 909 名患者中进行了研究，结果显示区分良性肿瘤和恶性肿瘤的 AUC 为 0.94，在恶性肿瘤概率阈值为 10% 时，敏感度为 96%，特异度

为 73%[146]。重要的是，所有这些测试和算法并不是为了筛查，而是为了术前盆腔包块的分类。虽然这些研究表明，如果有高质量的超声检查，生物标志物可能不会在卵巢癌的术前识别中发挥重要作用，与超声检查和判读的技能要求相比，生物标记物检测的客观性和相对简便性是其主要优势。

众所周知，准确的手术分期、初次肿瘤细胞减灭术后残留病灶的大小以及铂类化疗的使用是最重要的临床医生可掌握的预后因素，这是最有可能由妇科肿瘤专家领导的护理团队实现。然而，循证指南在人群中的实施情况仍然很不乐观。目前一个最大的卵巢癌治疗模式研究使用了美国国家癌症数据库，分析了 96 802 个连续病例，涵盖了美国 80% 的卵巢癌病例，其中仅有 44% 的病例接受了美国国立癌症综合网络（NCCN）指南建议的治疗模式[147]。一直以来，这种对指南的低依从率没有明显改善[148]。

在过去的 30 年里，研究一致表明由非妇科肿瘤专家进行手术治疗会导致次优的手术结果和较差的生存率[10-11, 13, 16, 18, 38, 149-159]。因此，卵巢癌患者治疗的成功率取决于其初治医生或普通妇科医生是否将她转诊给妇科肿瘤专家进行手术。然而，这种转诊率并不高。2006 年一项来自 SEER 数据库对医疗保险患者人群的研究说明了这一点，在 3 067 名预手术的卵巢癌患者中，33% 由妇科肿瘤专家治疗，45% 由普通妇科医生治疗，22% 由普通外科医生治疗[157]。与普通妇科医生或普通外科医生相比，由妇科肿瘤专家治疗的患者更有可能接受全面分期手术（60% vs. 36% vs. 16%）和减瘤手术（58% vs. 51% vs. 40%），更有可能接受术后化疗（79% vs. 76% vs. 62%）。由妇科肿瘤专家治疗的患者 60d 死亡率最低（5.4% vs. 6.4% vs. 12.3%），这表明妇科肿瘤专家对卵巢癌的初次治疗与更好的围手术期及生存结局相关。普通外科医生是最不可能进行完全减瘤的，但在 23% 的病例进行了结肠造瘘术，相比之下，妇科肿瘤专家的这一比例为 3%[160]。大量研究表明，妇科肿瘤专家的治疗可以获得更优质的手术，他们更加遵循指南，患者的生存率更高（表 6-8，图 6-9a）[9, 150, 161-169]。

在一项关于机构基础设施、医生专业化和经验差异的系统综述中，du Bois 及其同事发现主治医生的规范治疗和亚专业能力是影响卵巢癌预后的重要变量，而医院卵巢癌患者的多少并不影响

表6-8　外科医生专业性对卵巢癌患者生存结局的影响

参考	手术者	分期	生存结局	
			风险比（95%CI）	中位数/月
Engelen 等[162]	妇科医生	Ⅲ	1.00	
	妇科肿瘤专家		0.71（0.54～0.94）[a]	
Paulsen 等[163]	妇科肿瘤专家	Ⅲ	1.00	
	妇科医生		2.11（1.13～3.95）	
	普通外科医生		3.08（1.26～7.52）[a]	
Carney 等[164]	其他	Ⅰ～Ⅳ	—	16
	妇科肿瘤专家		—	26（P=0.001 2）
Junor 等[150]	妇科医生	Ⅲ	1.00	
	普通外科医生		1.32（1.07～1.63）	
	妇科肿瘤专家		0.75（0.62～0.99）[a]	
Woodman 等[165]	妇科医生	Ⅲ	1.00	
	普通外科医生		1.58（1.19～2.10）	
Junor 等[166]	妇科医生	Ⅲ	1.00	
	普通外科医生		1.34（1.05～1.77）[a]	
Kehoe 等[167]	妇科医生	Ⅰ～Ⅳ	1.00	
	普通外科医生		1.34（1.05～1.71）[a]	
Eisenkop 等[11]	妇科医生	Ⅲ～Ⅳ	—	21
	普通外科医生		—	15
	妇科肿瘤专家		—	35

[a] 多元分析。

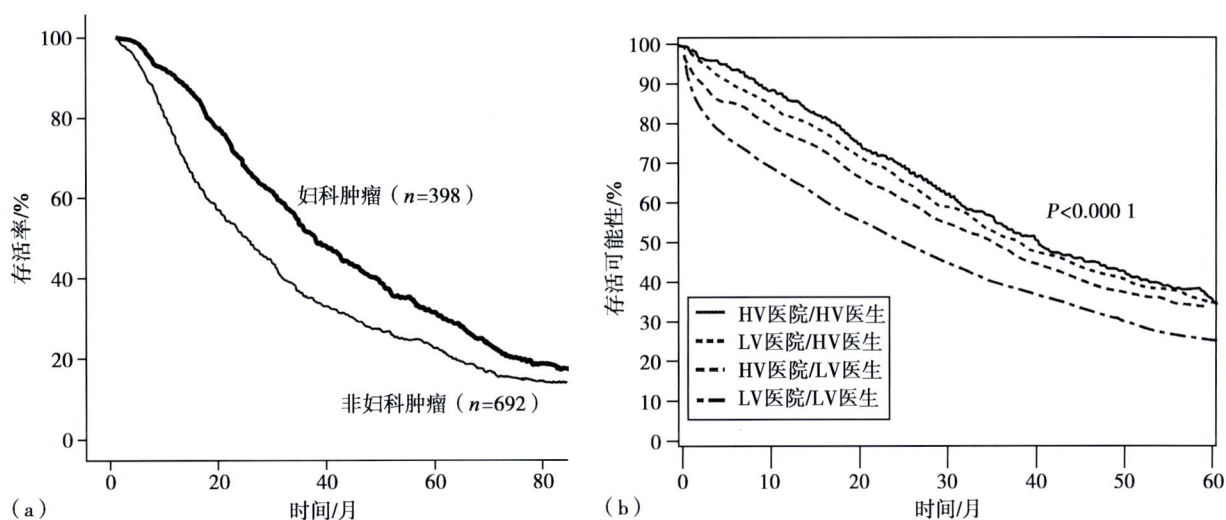

图6-9 （a）基于加利福尼亚癌症登记数据库，对卵巢癌Ⅲ/Ⅳ期患者进行了5年存活率的专科护理比较（P<0.001）。（b）基于加利福尼亚癌症登记数据库，对卵巢癌ⅢC/Ⅳ期患者进行了卵巢癌特异性存活率的分层分析，按医院和医生的收治量分为：HV 医院/HV 医生 n=515，HV 医院/LV 医生 n=1 038，LV 医院/HV 医生 n=1 276，LV 医院/LV 医生 n=6 303（P<0.000 1）。HV，高收治量；LV，低收治量

治疗结局[169]。这些数据更加说明卵巢癌患者应该由妇科肿瘤专家进行手术治疗。

最近研究的焦点还集中在外科医生培训、执业环境和医院卵巢癌患者的数量是否会影响肿瘤的治疗效果。研究结果表明教学医院的治疗效果更好[148,163,170]，并且他们的病例通常由妇科肿瘤医生负责。斯堪的纳维亚国家和日本有很好的肿瘤登记，他们的数据表明在高病例数医院接受卵巢癌手术的患者术后死亡率较低，生存率较高[171-173]。2006年对美国医疗保险患者进行的两项研究发现，60d死亡率与是否接受专业手术相关，而2年死亡率与医院的规模相关。对于卵巢癌的治疗，许多研究都得到了相同的量-效关系[147,174]，最近Bristow及其同事对加利福尼亚癌症登记中心的11 865例ⅢC/Ⅳ期卵巢癌患者进行了一项研究，证实与低病例数医生、低病例数医疗机构相比，高病例数医生（10例/年）和高病例数医疗机构（20例/年）的卵巢癌肿瘤特异性生存率更高（图6-9b）[175]。

癌症中心治疗卵巢癌患者的优势在于拥有一个多学科的专家团队，围手术期治疗的进展使减瘤术更安全，而化疗使生存时间进一步延长。大力发展这种专业治疗是必需的，可以使更多患者得到专家团队的帮助，根据现有的最佳证据来进行治疗方案的选择。专家团队应由妇科肿瘤医生主导，他是手术医生，还负责指导化疗方案制订以及在医院和以患者为中心的医疗之家或医疗社区之间进行协调；团队还包括专门从事妇科肿瘤学的病理学家、放射科医生、肿瘤科医师和放射肿瘤学家；包括一名临床护士，他可以为患者提供随访信息，并充当癌症中心和其他支持服务之间的联络人；还包括提供的其他服务的人员，如疼痛管理、营养师、社会工作者、心理学家、造瘘和伤口护理专家、物理治疗师、保守治疗团队等，有时还有肝胆外科医生或肿瘤外科医师的参与。这些人应该定期召开多学科肿瘤委员会并共同制订跨学科治疗方案。在癌症中心，多学科团队可以更有效地履行其研究职能，可以准确收集前瞻性数据和管理研究方案。除了有效和高效的治疗外，心理咨询、保守治疗和家庭护理、营养支持和缓解疼痛是改善卵巢癌患者生活质量的重要领域。

过去10年对卵巢癌患者接受护理的美国医疗保健系统进行的几项研究表明，到目前为止，至少

1/3到1/2的卵巢癌患者是在非专门进行卵巢肿瘤治疗的医院进行治疗的，60%的卵巢癌手术并非由卵巢肿瘤专家实施，而这些手术医生每年卵巢癌手术量不足10台。尤其是高龄、农村人口、少数民族和社会经济地位较低等因素，更使得他们得不到综合治疗[159,175]。为了使卵巢癌患者最大限度地获得专家治疗，需要建立全面的医疗系统，其区域密度和分布应与相应的人口适应。这种集中式服务方式不仅能提供高质量的医疗服务，也是一种节约成本的医疗保健策略。Bristow等在一项成本效益分析中证明了这一点，其中专科中心治疗的有效性为5.12质量调整生命年（quality-adjusted life-years，QALY），而经验较少的医疗机构的治疗为2.78QALY。虽然专家中心治疗的绝对成本高出10 695美元，但它更具成本效益，专家中心的成本效益比为9 893美元/QALY，相比之下，经验较少的医疗机构的成本效益比为17 149美元/QALY[176]。

卵巢癌手术的质量改进和质量指标

自20世纪90年代中期以来，欧洲和美国针对卵巢癌的治疗提出了共识声明[133,177]。美国国立癌症综合网络（NCCN）和美国妇科肿瘤学会（SGO）已经发布了关于卵巢癌治疗的指南[178-179]。

然而，从上述讨论中不难看出，很少有晚期卵巢癌患者真正按照这些循证指南进行治疗。1999年美国国家医学院（IOM）的出版物《确保优质癌症护理》指出，许多美国癌症患者并没有接受标准的治疗护理[180]。IOM对癌症患者的治疗质量和缺乏标准化评估体系表示担忧。为了满足标准化和改善癌症患者治疗质量的需求，美国临床肿瘤学会（the American Society of Clinical Oncology，ASCO）开展了"优质肿瘤学实践倡议"（QOPI）项目。QOPI是一个由肿瘤专家带头的基于实践的质量评估和改进计划，旨在通过帮助医疗机构建立自我审查和改进的标准制度，从而提高癌症治疗的效果。该计划通过客观衡量治疗质量和遵循实践指南的程度，对不同机构进行比较，并对随着时间推移对趋势进行分析。截至2013年，ASCO的QOPI稳步发展，其中还包括1 200多个个体诊所，成为一个强有力的提高患者治疗质量和价值绩效的评估标准体系[181-183]。在外科手术方面，NSQIP允许使用风险调整模型对多个机构的手术结果进行比较评估，包括手术并发症和死亡率。自1991

年美国退伍军人事务部启动该计划以来，大型手术后30d内的发病率和死亡率分别下降了45%和31%[184-185]。2002年，医疗保险和医疗补助服务中心与美国国家组织和联合委员会合作推出了外科治疗改进项目（SCIP），旨在通过一系列措施减少手术部位感染（surgical-site infection, SSI）、静脉血栓栓塞和心脏相关等事件。对纳入50多万名患者的12项研究进行了系统综述和综合分析，结果发现，在采用前3个外科治疗改进项目（即手术切皮前1h内开始使用抗生素、选择适用于手术的抗生素药物，并在术后24h内停止预防性抗生素使用）的患者中，依从性中位数为95%，手术部位感染的累积减少率为4%[186]。这是一个积极的进步，但仍未达到SCIP目标，即在2010年前将手术部位感染率降低25%，另外也暴露出一些质量报告的问题，比如从这些预防手术感染的数据中就看不出来哪些医院是患者更愿意选择去就诊的[187]。妙佑医疗国际的Aletti等发表了一项研究，介绍他们单位进行卵巢癌肿瘤细胞质量改进工作。他们采用了一套反馈系统，对每个妇科肿瘤手术医生的表现秘密进行指标比较，并进行持续的结果评估及教育。他们发现这是一个强大的质量改进工具，结果观察到最大限度减瘤（仅存在镜下残留病灶和肉眼残留病灶小于1cm）的增加，然而并发症没有增加[188]。2012年，Gogoi和他的同事首次报道了SGO卵巢癌手术的首要两项质量指标，它们可以确保减瘤术后残留病灶得到准确描述以及提高手术分期的准确性[189]。此外，Bristow等在对加利福尼亚州癌症登记处的13 231名卵巢癌患者的分析中证实，遵守NCCN卵巢癌治疗指南与提高生存率相关，并提出应将其作为卵巢癌是否获得优质治疗的衡量标准[190]。此外，遵循NCCN指南作为一种质量过程指标很有吸引力，因为它可能对改善生存结局产生显著影响。目前，只有大约1/3的卵巢癌患者实际按指南进行了治疗。

美国医疗保健系统面临着提高患者疗效和降低医疗成本的压力。这种对高质量医疗的要求在医疗保健系统的各个领域中都得到了回应。政府的拨款加上私立医院的合作，可以进一步完善以医疗质量或者成本效益来决定的医疗付费体系。临床医生和医院因其特殊身份，既能作出质量测量报告，又能根据其结果采取措施让患者真正从治疗中获益。对于卵巢癌手术有意义的质量指标的开发过程是复杂的，因为它们受到新辅助化疗、微创手术（minimal invasive surgery, MIS）和生物制剂的影响[191]。在2013年的白皮书中，SGO提出"创造新模式"的战略建议。SGO目前正在领导一项全国性工作，旨在建立针对患者治疗中关键质量要素的风险调整实践基准[192]：

1. 浸润性卵巢癌、输卵管癌或腹膜癌的患者进行细胞减灭术后48h内完成手术记录，并记录残留病灶。

2. 对接受细胞减灭术的浸润性Ⅰ～ⅢB期卵巢癌、输卵管癌或腹膜癌妇女的进行分期。

3. 对患有浸润性Ⅲ期卵巢癌、输卵管癌或腹膜癌的妇女，在肿瘤细胞减灭术后42d内进行腹腔化疗。

4. 对患有浸润性Ⅰ期（3级）、ⅠC～Ⅳ期卵巢癌、输卵管癌或腹膜癌的女性，在肿瘤细胞减灭术后42d内给予铂或紫杉醇治疗。

5. 浸润性卵巢癌、输卵管癌或腹膜癌患者在肿瘤细胞减灭后24h内进行静脉血栓栓塞预防治疗。

6. 对患有浸润性卵巢癌、输卵管癌或腹膜癌的患者，在肿瘤细胞减灭术前1～2h内，预防性使用静脉抗生素。

间歇肿瘤细胞减灭手术

成功的PDS仍然是预后最强有力的预测因素之一，根据FIGO的统计，不满意减瘤患者的预后仍然较差，残余病变＞2cm的ⅢC期患者的5年生存率为24.8%[25]。然而，并非每个患者都能成功地进行最佳的初次肿瘤细胞减灭术，因此可选择在短期化疗后进行间歇肿瘤细胞减灭手术等替代方案。其理论依据是，它可以作为一种补救方法，让患者的肿瘤可以减灭到满意状态，并提高对后续化疗的反应及改善生存结局。

这种方案主要适用于两种临床情况下的晚期卵巢癌患者：①手术探查发现原发肿瘤无法切除的患者；②因身体状况不佳、存在并发症或疾病远处转移等不适合进行初次肿瘤细胞减灭术的患者。在后一种情况中，这些患者往往不能达到满意减瘤，也不太可能从初次肿瘤细胞减灭术中得到生存获益，所以，采用新辅助化疗可以最大限度地降低这些患者的手术并发症。新辅助化疗的决策和患者选择都是非常重要的，现在和将来都是研究和争论的焦点。

不满意初次减瘤后再次手术

为了评估不满意初次肿瘤细胞减灭术后再次手术对生存率的影响，欧洲癌症研究和治疗组织（EORTC）和 GOG 开展了两项大型前瞻性随机对照试验（表 6-9）。1995 年，欧洲癌症研究与治疗组织妇科癌症组（EORTC/GCG-55865）进行了一项Ⅲ期试验，将前期进行不满意的初次肿瘤细胞减灭术后接受 3 个化疗周期且没有临床证据显示疾

表 6-9 EORTC-GCG 55865 和 GOG 152 两个大型随机对照试验结果

	EORTC-GCG 55865	GOG 152
纳入数量	425	550
随机数量 /%	319（75%）	424（77%）
化疗	顺铂、环磷酰胺	顺铂、紫杉醇
Ⅳ期	22%	6%
WHO 身体状况 2 级	17%	7%
妇科肿瘤医生进行初次肿瘤细胞减灭术	未提示	95%
初次肿瘤细胞减灭术后的残余病灶		
<2cm	2%	12%
2.1～5cm	23%	43%
>5cm	72%	44%
化疗方案	顺铂+环磷酰胺	顺铂+紫杉醇
3 次 NAC 后		
疾病进展	10%	5%
死亡	3%	3%
因健康状况不适合接受手术	6%	3%
满意 ICR 率	64%	n/a
中位 PFS		
ICR	18 个月	12.5 个月
未进行 ICR	13 个月	12.7 个月
中位 OS		
ICR	26.4 个月	36.2 个月
满意减瘤	31.2 个月	35.7 个月
不满意减瘤	18.6 个月	19.2 个月

ICR：间歇肿瘤细胞减灭手术；PFS：无进展生存期；OS：总生存期。数据来源于参考文献 193、194、301。

病进展的患者随机分组，一组进行间歇肿瘤细胞减灭手术（interval cytoreduction surgery, ICS），另一组不进行间歇肿瘤细胞减灭手术[193]。随机分组后，患者接受了至少 3 个周期的新辅助化疗。在进行间歇肿瘤细胞减灭手术的患者中，有 64% 的患者成功实现减瘤至残余病灶小于 1cm。对于那些进行间歇肿瘤细胞减灭手术但未能达到最佳减瘤效果的患者，其 PFS 与仅接受化疗的患者相当。然而，在进行间歇肿瘤细胞减灭手术时达到最佳减瘤效果的患者中观察到了更好的生存结局（PFS 为 18 个月 vs.13 个月，OS 为 26.4 个月 vs.19.2 个月）。在 ICS 之前若化疗后肿瘤就缩小至小于 1cm 的患者也表现出更好的生存结局（OS 为 41.6 个月 vs. 19.4 个月），这强调了肿瘤对化疗的敏感性的重要性。值得注意的是，随机分配到 ICS 组的患者中有 24.9% 没有进行手术，其中 9.2% 缘于疾病进展。因此，作者得出结论，在初次不满意减瘤术后达到最佳 ICS 的患者中，ICS 降低了 33% 的死亡风险，且不增加死亡或严重并发症的风险。

相比之下，GOG 的后续研究表明，ICS 并未改善患者的生存率[196]。在该研究中，随机分配了 550 名妇女接受二次减灭术或仅化疗治疗。ICS 组中，有 30% 的患者达到满意减瘤；然而，两组患者的 PFS 相当（ICS 组为 10.5 个月，仅化疗组为 10.7 个月）。此外，OS 也没有差异（ICS 组为 33.9 个月，仅化疗组为 33.7 个月），研究结果认为，在 ICS 之前化疗使肿瘤缩小的程度与生存结局改善直接相关。

值得注意的是，ICS 的适应证通常认为是肿瘤对化疗有反应。在这两项试验中，化疗后疾病进展是均为排除标准[193-194]。对于化疗耐药的肿瘤患者，即在化疗中疾病进展的患者（约占 5%～15%），进一步进行手术几乎不可能带来任何生存获益。此外，EORTC-GCG55865 研究中有 9% 的患者以及 GOG152 研究中有 6% 的患者在化疗后由于早期死亡或整体身体状况不佳而没有接受 ICS，如果考虑疾病进展的情况，分别有 19% 和 11% 的患者不适合进行间歇肿瘤细胞减灭手术[193-194]。

尽管这两项研究具有相似的研究目的和研究设计，但 EORTC 研究和 GOG152 之间存在一些显著差异，可能就是这些差异导致了结果迥异。EORTC 研究中使用的化疗药物是顺铂和环磷酰胺；而在 GOG152 中，患者接受顺铂和紫杉醇治疗。EORTC 研究中的许多患者仅仅做了一个"开关"手术，而在 GOG152 中，95% 的初次肿瘤细胞

减灭术由妇科肿瘤学专家实施的。妇科肿瘤专家一般会尽可能减灭肿瘤，所以 68% 的病例最大病灶直径小于 5cm，而在 EORTC 研究中，64% 的患者病灶直径大于 5cm。因此，在 EORTC 研究中，许多肿瘤可切而未切，而在 GOG152 中，残余的肿瘤确实是无法切除，这就意味着 GOG152 相比 EORTC 研究纳入了更多具有内在不良预后肿瘤特征的患者。这些数据表明，有着不良预后因素的患者即使在新辅助化疗后由妇科肿瘤专家实施广泛减瘤，再进行铂类 - 紫杉醇化疗，其预后也不比那些初次减瘤不满意的患者好。

新辅助化疗后的延迟性细胞减灭术

如前所述，细胞减灭手术后没有残留病灶的患者生存获益最显著；而肉眼可见残留病灶小（1cm）的患者获益其次，但又优于残留病灶 >1cm 的患者。正如 Hoskin 在 GOG52 和 GOG97 中分析的那样，初次减瘤后残留病灶大于 2cm 的患者不但不能从减瘤术中获益，而且随后进行间期手术的效果也十分有限，特别是初次手术已经进行了最大限度减瘤的患者。这意味着，如果在初次手术时不能达到满意减瘤，患者将无法从手术中得到生存获益[12]。从这些数据结合 ICS 的总体数据可以得出结论，即初次手术无法进行最大限度的减瘤的患者可能会受益于短期的术前新辅助化疗，随后再进行第一次肿瘤细胞减灭手术。

新辅助化疗的目标是使肿瘤减小到一定程度，以便在后续的减瘤手术中能够达到满意减瘤，从而降低手术并发症并改善患者预后。对于有大量腹水或胸腔积液，身体状况较差的患者，新辅助化疗可能会减少或消退腹水和胸腔积液，进而改善患者的全身状况，尤其是对于有其他严重合并症的患者，可增加减瘤手术实施的可能性。对个别同时合并其他急性病的患者，如急性血栓栓塞事件或急性心肌梗死等，新辅助化疗在治疗癌症的同时给予其急性病治疗的时间，可降低围手术期风险。经过 2～3 个周期的化疗后，这些患者中的大部分人能够得到身体状况的改善和病情的控制，随后可接受减瘤手术。此外，在进行新辅助化疗后，手术范围较前缩小，更容易达到最佳减瘤，手术并发症也相应地减少[195-196]。在 Bristow 和 Chi 对新辅助化疗和 ICS 进行了荟萃分析，他们发现

ICS 中满意减瘤率每增加 10%，患者中位生存期将延长 1.9 个月[197]。因此，就新辅助化疗和 ICS 的问题出现了大量临床研究。

回顾性研究

最初的回顾性数据显示，新辅助化疗加 ICS 的中位生存期为 26～31 个月，与进行不满意减瘤的 PDS 患者的中位生存期相当[196, 198-218]。这些结果远远不及在 PDS 手术时进行满意减瘤的患者，并引发了人们对这种方法的担忧[19-23]。然而，这些研究未考虑到选择偏倚和肿瘤生物学因素。

因此，最近进行一些前瞻性随机对照试验，进一步比较新辅助化疗后 ICS 与 PDS 对生存预后的影响，详情如下。尽管进行了这些试验（详见下文），但在这类患者中，很难做到满意肿瘤细胞减灭，所以两组患者的生存率均低于历史报告。另一项回顾性研究指出，尽管接受新辅助化疗的患者更有可能在间期手术时达到满意减瘤，但其 7 年生存率明显低于接受 PDS 的患者（8.6% vs. 41%）[220]。对于那些达到满意减瘤的个体，观察到的生存差异最为显著（图 6-10）。这些数据强调了"化疗减瘤"并不能替代初始手术减瘤，并强调新辅助化疗可能影响术中对肿瘤范围的评估，另外还可能引起铂耐药[219-221]。

虽然积极手术可获得更高满意减瘤率，但高肿瘤荷负患者的存活率尚不明确。

GOG182 的辅助数据分析了在经过初次肿瘤细胞减灭术后残留病灶小于 1cm 的晚期卵巢癌患者中，肿瘤负荷、手术复杂性和残余病灶状态（满意或不满意减瘤）对生存结局的影响[222]。正如预期的那样，与本身无大块病灶的患者相比，满意减瘤的患者生存预后更差（PFS 为 15 个月 vs. 29 个月，OS 为 41 个月 vs. 77 个月）。有趣的是，即使不考虑大块病灶残留，初始肿瘤负荷较重的患者的 PFS 和 OS 分别为 15 个月和 40 个月，相比之下，中等肿瘤负荷的患者的 PFS 和 OS 分别为 23 个月和 71 个月，低肿瘤负荷的患者的 PFS 和 OS 分别为 34 个月和 86 个月。因此，需要进一步探索初始肿瘤负荷及其对生存结果的影响，以获得更深入的理解。

前瞻性研究

有 4 项随机对照试验进一步评估了新辅助化疗后减瘤与初次减瘤手术后再辅助化疗在晚期卵巢癌治疗中的作用（表 6-10）。

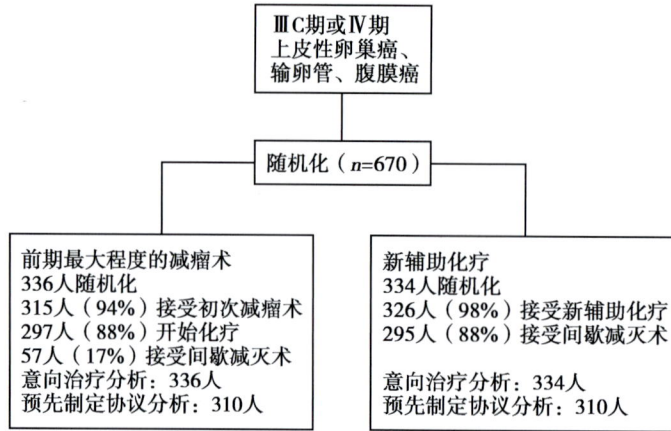

图 6-10   晚期卵巢癌新辅助化疗和初次肿瘤细胞减灭术的Ⅲ期随机试验（EORTC-55971）（改编自参考文献 223）

表 6-10   4 项随机对照试验中 PDS 与 NAC 的作用比较

	EORTC		CHORUS		JCOG		SCORPION	
	PDS	NAC	PDS	NAC	PDS	NAC	PDS	NAC
数量	336	334	276	274	149	152	84	87
满意减瘤百分比	22.2%	29.5%	xx%	xx%	32%	16%	45.2%	21.6%
完全减瘤百分比	19.4%	51.2%	15%	36%	31%	55%	47.6%	77%
术后死亡率	2.5%	0.7%	6%	<1%	0.7%	0	8.3%	0
未接受手术百分比	5.37%	12%	9.1%	20%	1.3%	13.3%	0	14.9
PFS/月	12	12	12.0	10.7	15.1	16.4	15	14
OS/月	29	30	22.6	24.1	49.0	44.3	41	43

由欧洲癌症研究与治疗组织（EORTC）和加拿大国家癌症研究所（NCIC）进行的一项大型随机对照试验评估了 670 例Ⅲ C 期或Ⅳ期卵巢癌患者的初次肿瘤细胞减灭术后化疗与新辅助化疗后行间歇肿瘤细胞减灭手术治疗的效果（EORTC-NCIC55971；图 6-11）[223]。PDS 组和 NAC 组的中位 OS 分别为 29 个月和 30 个月，两组之间没有显著差异。在 PDS 组中，达到满意减瘤和完全减瘤的比例分别为 41.6% 和 20%，而在新辅助化疗组中分别为 80.6% 和 50%。研究人员表示，在新辅助化疗组中观察到的并发症发生率显著较低。作者得出结论，NAC 后接受间期手术的治疗效果不亚于初次减瘤手术后接受化疗，前者可能为Ⅲ C～Ⅳ期卵巢癌患者的提供一种治疗选择。在亚组分析中，对于Ⅲ C 期卵巢癌且转移瘤直径≤4.5cm 的患者，PDS 组的 5 年生存率更高（45% vs. 7%），而对于Ⅳ期卵巢癌且肿瘤直径大于 4.5cm 的女性

患者，接受 NAC 组的 5 年生存率更高（23% vs. 2%）[223]。这些发现提示我们在选择 PDS 或 NAC/ICS 的时候应对患者进行评估。

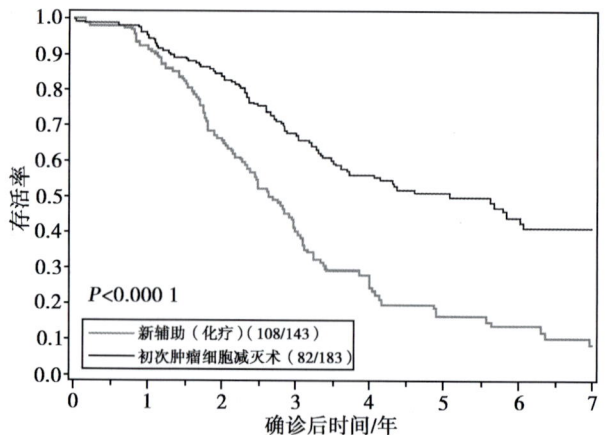

图 6-11   在没有明显残留病变的Ⅲ C/Ⅳ期卵巢癌患者中，根据手术和化疗的时间来比较患者的生存情况（摘自参考文献 219，经许可）

第二个随机对照试验是 550 名患者参与的 CHORUS 试验（化疗或前期手术），这是一项非劣效试验，旨在比较新辅助化疗与初次手术对总生存期的影响。这项研究发现，新辅助化疗可以提高满意减瘤率（73% vs. 41%）。作者还提到新辅助化疗组患者的早期死亡率较低，中位总生存期与初次手术患者相似，分别为 24.1 个月和 22.6 个月[224]。值得注意的是，研究中约 20% 的患者体能状态为 2 或 3 级，这对结果可能产生一定影响。

随后对这两项试验（EORTC55751 和 CHORUS）进行了汇总数据分析，纳入了 1 220 名患者，最后结果和单项研究结果一致，两组患者的总生存期相当[225]，并发现，Ⅳ期卵巢癌患者接受新辅助化疗效果更好（24.3 个月 vs. 21.2 个月），而肿瘤直径小于 5cm 的患者 PDS 效果更好（12.2 个月 vs. 11.7 个月）。这些都有助于晚期卵巢癌患者的最佳治疗策略的选择。

日本临床肿瘤学组（JCOG0602）研究是一项非劣效试验，该试验评估了 301 名Ⅲ期和Ⅳ期卵巢癌患者接受 PDS 和 4 个周期卡铂＋紫杉醇新辅助化疗的治疗效果[226-227]。在 PDS 组中，除了 2 名患者外，所有患者都接受了手术，满意减瘤率和完全减瘤率分别为 37% 和 12%。另外还有 49 名患者接受了第二次减瘤手术，完全减瘤率为 31%，满意减瘤率为 63%[227]。在 NAC 组中，满意减瘤率和完全减瘤率分别为 82% 和 31%，有 20 名患者由于疾病进展、死亡或化疗毒副作用而未接受 ICS[227]。NAC 组与 PDS 组的总生存期无明显差异，分别为 44.3 个月和 49 个月。此外，PDS 组的无进展生存期为 15.1 个月，NAC 组为 16.4 个月[227]。因此，该研究无法证明 NAC 不劣于 PDS。

然而，作者根据肿瘤减灭情况对生存结果进行了分析。在 PDS 组中，完全减瘤患者尚未达到中位生存期，满意减瘤和不满意减瘤患者的中位生存期分别为 54.9 个月和 43 个月；而在 NAC 组中，完全减瘤、满意减瘤和不满意减瘤患者的中位生存期分别为 67 个月、34 个月和 32 个月[227]，这再次证明了在进行初次手术或间期手术时，完全切除肿瘤的重要性。

就围手术期结果而言，新辅助化疗后患者的手术时间更短、出血量更少、腹腔内脏器转移灶（23.7% vs. 37.6%）和远处转移灶（3.9% vs. 10.7%）手术率更低，3 级和 4 级不良事件发生率也更低（26.2% 对比 56.5%）[226]。

最后的Ⅲ期随机临床试验 SCORPION（与卵巢肿瘤的初次或间歇肿瘤细胞减灭手术相关的手术并发症）旨在证实 NAC 在晚期卵巢癌治疗方面的优势[228-229]。所有患者都经腹腔镜证实具有高肿瘤负荷。共有 171 名患者被随机分组，PDS 组的满意减瘤率为 92.8%，完全减瘤率为 47.6%，而 NAC 组中满意减瘤率为 98.6%，完全减瘤率为 77%[228]。PDS 组中 3 级或 4 级并发症发生率为 52.7%，而 NAC 组为 5.7%。PDS 组的 PFS 和 OS 分别为 15 个月和 41 个月，而 NAC 组分别为 14 个月和 43 个月[229]。PDS 组中重大术后并发症发生率为 25.9%，而 NAC 组为 7.6%。PDS 组中有 7 例（8.3%）患者死亡，而 NAC 组无一例死亡[229]。与其他试验结果一致，NAC 组的手术时间和住院时间较短。

作者还根据减瘤状态进行了评估，无论在哪个组中，完全减瘤患者的中位生存期为 51 个月，满意减瘤组为 40 个月，而不满意减瘤组为 18 个月。在初次减瘤或间期减瘤术之间，减瘤状态和生存期之间没有显著统计学意义[228]。因此，SCORPION 试验未能证明 NAC 在高肿瘤负荷患者中比 PDS 有更优的生存结果；但其围手术期并发症发生率和死亡率明显更低，因此在选择治疗方案时应个体化考虑。

尽管都采用了前瞻性设计，但这些试验的结果存在明显差异并引发了争议。首先，EORTC-NCIC55971 和 CHORUS 试验均为非劣效性试验，其结果因其满意减瘤率低导致总生存率差而具有争议。为了解决这个问题，Chi 和他的同事在进行 EORTC-NCIC55971 试验期间，对在他们医院接受治疗的晚期卵巢癌患者（ⅢC 和Ⅳ期）进行了回顾性分析[220]。在符合 EORTC-NCIC 试验纳入标准的 316 名患者中，有 90% 的患者进行了初次减瘤手术（24% 为肉眼无残余病灶，47% 为残余病灶小于 1cm，29% 为残余病灶＞1cm）。接受初次减瘤手术的所有患者的中位 OS 为 50 个月；10% 的患者接受 NAC 和 ICS，她们的中位生存期为 37 个月。这些研究结果提示"化疗减瘤"并不能完全取代初始手术减瘤，并强调新辅助化疗可能带来术中对肿瘤范围评估困难和导致铂耐药等问题[219-221, 230]。尽管已经证明 NAC 后的减瘤手术可以达到更高的满意减瘤率和完全减瘤率，但其对生存率的影响还不太清楚。GOG182 的附加数据分析评估了在初始减瘤术后残余病灶小于 1cm 的晚期卵巢癌患者中，肿瘤负荷、手术复杂性和残余病灶状态（完全减瘤或满意减瘤）对生存结果的影响[222]。结果与预期相符，与没有残余病灶的患者相比，满意减瘤的患者的预后较差（无进展生存期 15 个月 vs. 29 个月，总生存期 41 个月 vs.77 个月）。有趣的是，在无残余病灶的患者中，初始肿瘤负荷较高的患者的 PFS 和 OS 也较短，分别为 15 个月和 40 个月，而中等肿瘤负荷的患者的 PFS 和 OS 分别为 23 个月和 71 个月，低肿瘤负荷的患者的 PFS 和 OS 分别为 34 个月和 86 个月。因此，需要对初始肿瘤负荷和肿瘤生物学进行进一步探索和深入理解。

此外，这些前瞻性试验很可能由预后较差的群体组成，包括在入组时状况较差和肿瘤负荷较重的患者[221, 224]，这可能导致手术不能达到最佳效果，与回顾性研究相比，满意减瘤率较低，生存结局也较差。

最近发表的 JCOG 和 SCORPION 试验中满意减瘤率有所提高，但都未得出 NAC 不劣于或优于 PDS 的结论[227-228]。然而，综合分析这些随机对照试验中发现 NAC 和 PDS 两种不同治疗方案在 PFS 和 OS 方面没有差异[231]。这项荟萃分析证实 NAC 降低了严重不良事件的发生率（6% vs. 29%），肠道切除率（13% vs. 26.6%）和造口术率（5.9% vs. 20.4%）较低。值得注意的是，NAC 组的术后死亡率（6 个月内）较 PDS 组更低（0.6% vs. 3.6%）[231]。

目前正在进行第 5 项随机临床试验 TRUST（根治性手术前期试验），计划对 772 名患有ⅢB～ⅣB 期卵巢癌的女性进行随机分组，以确定 PDS 是否在 OS 方面优于 NAC[232]。该试验的观察重点是完全减瘤率，预计将在 2024 年公布结果。因此，这些研究结果还有待更合理的解释，而晚期卵巢癌患者的治疗方案应根据个体情况来选择，综合考虑患者因素（如一般状况）和疾病因素（肿瘤大小和位置）。无论选择哪种方法，最大限度减瘤以达到没有明显残余病灶这一点是一直是影响晚期卵巢癌患者生存率的最重要的临床因素。

选 择 标 准

选择 NAC 最关键的一个问题是如何在不进行大手术探查的情况下，确定患者无法在初次减瘤手术时达到满意减瘤。临床医生在术前评估时明确不建议 PDS 的情况如下：肺实质内较大转移瘤、

肝实质内较大转移瘤以及盆腔肠系膜根部的较大转移瘤等。然而，这些情况并不多见。大多数卵巢癌患者的病灶还是在腹腔内，而腹腔内的病灶是否能切除才是术前评估的难点。

CA125 水平

过去 20 多年来，人们一直试图在术前预测是否可以进行满意减瘤术。然而，迄今为止尚无准确方法可以预测。一些研究表明术前 CA125 水平与能否达到满意减瘤之间存在关联，然而预测手术结果（无可见残余病灶或残余病灶小于 1cm 与不满意减瘤即残余病变＞1cm 相比）的总体准确率仅为 62%～85%，敏感度和特异度分别为 69%～79% 和 57%～90%[233-235]。

一项包括 14 项研究的荟萃分析，涉及 2 192 名患者，总体满意减瘤率为 53.7%，当 CA125 临界值为 500U/mL 时，预测满意减瘤率的总体敏感度为 68.9%，特异度为 63.2%[236]。两个满意减瘤率＞70% 的系列研究发现术前 CA125 水平完全不能作为手术结果的预测指标[237-238]。纪念斯隆-凯特琳癌症中心的一项后续研究进一步说明了在满意减瘤率较高的中心，CA125 失去了对不满意减瘤的预测价值。通过努力实施手术减瘤，能够在大多数病例（80%）中实现满意减瘤，这些结果与术前 CA125 水平无关[239]。此外，在 EORTC55971 和 CHORUS 试验的汇总分析中，入组时的 CA125 水平无论在哪个治疗分组中都对 5 年生存率没有影响[240-241]。然而，需要认识到，CA125 水平高（＞500U/mL）可能预示肿瘤负荷较重，可能需要进行上腹部手术以实现满意减瘤。

影像学

有人研究了计算机断层扫描（CT）对预测卵巢癌患者手术结果的价值，并指出 CT 预测不满意减瘤的总体灵敏度为 74%，特异度为 89%[238, 242-247]。Nelson 对不满意减瘤与满意减瘤进行预测，准确率达 79%，他的标准如下：大网膜与脾脏有肿瘤病灶相连，肠系膜、肝脏、膈肌、胸膜、肝门区域有病灶，或肾上腺旁腹主动脉淋巴结出现直径大于 2cm 的肿瘤[242]。Bristow 等创建了一个模型，包括 13 个影像学特征和性能状态，通过计算预测指数得分对满意减瘤与不满意减瘤进行预测，其准确率达 93%[244]。Dowdy 与同事发现，通过多因素分析，发现只有弥漫性腹膜增厚是预测不满意减瘤

的独立影响因素[238]。在一项多中心交互验证研究中，Axtell 等证实了原始队列中的高敏感度和特异度不能在交叉验证中得到验证。事实上，用于预测不满减瘤的验证模型中的准确度至少比原始队列低了 20%。换句话说，Axtell 等发现，根据先前发表的模型预测为不满意减瘤的患者中，实际上有 64%～86% 能够达到满意减瘤[246]。Gemer 等进行的第二项多中心验证研究，证实了目前缺乏普遍适用的模型可以预测肿瘤减灭效果[247]。一项针对 54 名晚期卵巢癌患者的 PET/CT 前瞻性研究，未发现具有统计学意义的不满意减瘤的独立预测因素[248]。Suidan 和同事发表了一项多中心前瞻性试验，评估术前 CT 扫描和血清 CA125 对晚期卵巢癌初始肿瘤细胞减灭达到不满意减瘤的预测能力[249]。在 350 名符合条件的患者中，有 75% 的患者接受了最大限度减瘤，无肉眼残留病灶或残留病灶小于 1cm。作者确定了 3 个临床指标和 6 个影像学指标，多变量分析结果显示这些指标与不满意减瘤显著相关，用这些指标构建成了一个具有 76% 准确率的预测模型。因此，尽管存在一些差异，影像学将有助于确定病灶的分布，并应与其他临床因素（包括 CA125 水平和临床状态）共同确定晚期卵巢癌的最佳治疗方案。

腹腔镜评估

许多研究者建议将腹腔镜作为一种确定晚期卵巢癌患者的疾病负担微创技术，评估病灶的完全可切除性或不可切除性[250-255]。为了更准确地识别那些不太可能成功进行满意减瘤的患者，相比于并发症发生率较高的经腹手术，腹腔镜检查分期已经成为许多中心的标准方案。然而，一篇包括 7 项研究的系统综述强调了面临的问题，现有研究具有异质性，而且对完全 / 不完全减瘤预测的差异很大导致腹腔镜检测的阴性预测值差异也很大[256]。

为了标准化腹腔镜评估和确定减灭手术的准确性，Fagotti 及其同事进行了 Olympia-MITO13 试验[257]。在这项研究中建立了一个评分系统，对以下发现评为 2 分（阳性或病灶广泛存在）或 0 分（无或病灶局限）：肌疾病、腹膜癌、肠系膜疾病、网膜疾病、肠浸润、胃浸润和肝转移。减瘤的准确性从肠道浸润的 82.4% 到网膜增厚的 94% 不等。在一项前瞻性验证研究中，当评分为 8 分或更高时无法达到满意减瘤[257]。这种情况下，建议进行新辅助化疗。尽管该评分系统是有效的，但仍存在手术风险，有专家认为可基于影像学检查评估是否行病灶切除或进行新辅助化疗。

由于临床实践千差万别，SGO 和 ASCO 发布了新诊断的晚期卵巢癌管理的临床实践指南[258]。指南建议：对于手术风险高、存在合并症或身体状况欠佳、基于影像或腹腔镜评估预计难以实现满意减瘤的患者，应选择新辅助化疗。由合格的妇科肿瘤学家进行手术评估至关重要。

新辅助化疗的先决条件

在实施新辅助化疗之前，必须进行病理学诊断。可以通过图像引导活检、细针抽吸活检或切除组织活检（通过腹腔镜或开腹部手术）3 种方法获取标本。在谨慎挑选的患者中，可以用腹水或胸腔积液细胞学检查进行病理学诊断。这种诊断还需要参考患者肿瘤标志物情况、临床和影像学检查病灶分布情况，以及排除乳腺或胃肠道等其他来源恶性肿瘤。联合使用肿瘤标志物时，CA125/CEA 比值应大于 25∶1[258]。

必须意识到，尽管进行了上述评估，仍可能误诊，尤其是未能识别胃肠道恶性肿瘤或低级别浆液性卵巢癌。这可能导致化疗的选择不当、外科手术的选择错误或延迟。在前瞻性试验中，因诊断错误而被排除的患者高达 3%。在随机对照试验中，初次肿瘤细胞减灭术组也有类似的误诊率[223-224, 226-227]。

对化疗的反应不仅与生存结局相关，还是能否进行间歇肿瘤细胞减灭手术的最重要选择标准。在新辅助化疗之后，使用化疗反应评分对残留疾病进行分类：3 为完全缓解或接近完全缓解，2 为部分缓解，1 为无缓解或最低缓解。在一项系统综述中，化疗反应评分 3 与生存期改善相关（PFS 和 OS）[259]。

但要注意，在前瞻性试验中接受新辅助化疗的患者，疾病进展或诊疗相关并发症的发生率高达 14%，对这些患者就不能进行间歇肿瘤细胞减灭手术了[223-224, 226-228]。

当患者在新辅助化疗期间出现进展时，他们可能患有化疗难治性疾病，并且可能预后不良。一般来说，这些患者的治疗类似于铂类耐药病例，手术干预虽然尚不清楚，但可能益处有限。因此，延迟初期肿瘤细胞减灭术的选择标准与之前讨论的间歇肿瘤细胞减灭手术的选择标准基本相同，包括允许手术的总体医疗状况和最佳可切除病灶的预期。最重要的是，需要有化疗治疗反应的证据。

化疗方案

现有的证据表明，用于新辅助化疗的药物与用于卵巢癌术后一线化疗药物相同，即铂类化合物与紫杉烷联合使用，通常是卡铂和紫杉醇。在随机临床试验中，新辅助化疗的方案与间歇肿瘤细胞减灭手术后应用的方案相同。卡帕和紫杉醇在老年人群中也有着良好的耐受性，尽管有着较高的早期停药率[260]。近期，有一项前瞻性试验，纳入 120 名年龄大于等于 70 岁的晚期卵巢癌患者，接受 NAC 或 PDS 后，随机分为卡铂单药组和卡铂和紫杉醇联合治疗组，每 3 周或每周接受一次治疗。作者指出，毒性反应少见于 3 周联合治疗组，而接受卡铂单药治疗的患者生存结局较差[261]。因此，铂类双药可以安全地用于老年人群，而单药卡铂不应用于这种特殊情况。

关于进行间歇性细胞减灭术前应有多少个化疗周期的研究数据有限，目前尚无定论。在荷兰的一项合作性、非随机研究中，间歇手术是根据患者至少 2 个周期后的化疗反应来计划的，化疗周期的中位数为 3（范围 2~6）[198]。基于本章开头讨论

的细胞减灭术的基本原理，细胞减灭术的手术时机很重要，一方面，细胞减灭术不应太早，应在给予足够的化疗周期，以确保患者对治疗的敏感性，并允许患者的身体状况和整体医疗状况得到改善。另一方面又不能太晚，以避免产生化疗耐药，同时应最大限度地缩小肿瘤。一项关于新辅助化疗的荟萃分析表明，在肿瘤切除手术前，患者每多经历 1 个化疗周期，生存期就减少 4.1 个月，这表明手术干预越早越好[197]。新辅助化疗与初次肿瘤细胞减灭术的随机对照试验评估了 3~4 个周期的铂类化疗，结果差异不大[223, 226-228]。根据二次数据推断，在 6~8 个化疗周期或更长时间后进行细胞减灭术并不会带来更好的效果。如图 6-12 所示。

间歇性细胞减灭术后应有多少个化疗周期也尚无定论。3 项评估晚期卵巢癌铂类化疗持续时间的随机试验未能证明化疗周期数越多，中位生存期越长，但证明了化疗持续时间越长，毒性越大[180-182]。这些研究支持了目前在初始细胞减灭术后进行 6 个周期的铂类化疗的标准。III 期临床试验规定在间歇性细胞减灭术前应有 3~4 个化疗周期，术后再进行至少 3 个周期的额外化疗[193-194, 226-228]。尽管如此，也需具体情况具体分析，因为对于那些病情较严重的患者，如果预期进行间歇肿瘤细胞减灭手术时能够达到最佳切除效果，3 个周期以上

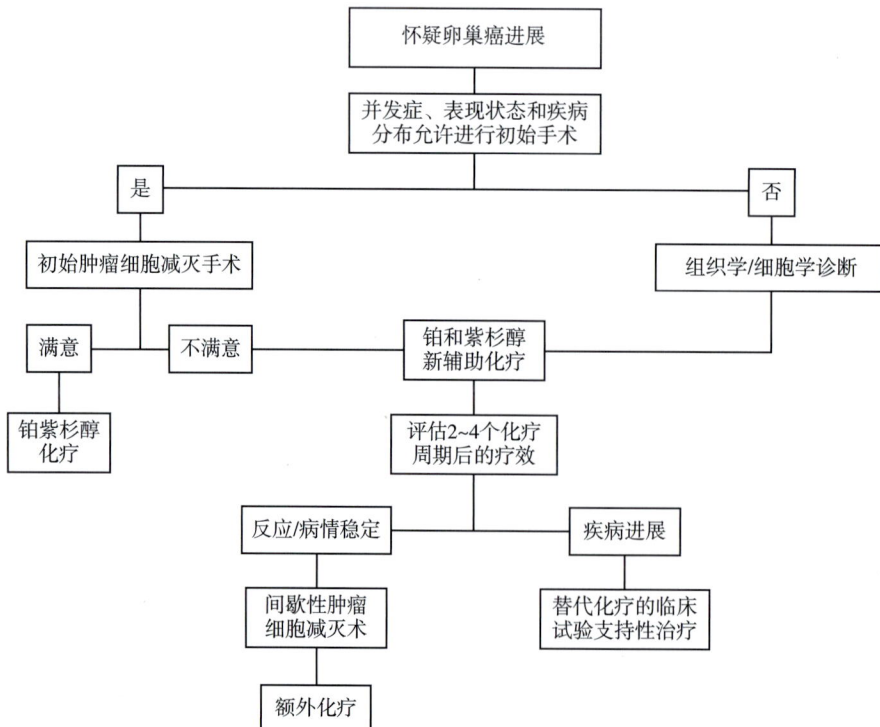

图 6-12 晚期卵巢癌患者的治疗方案

的额外化疗或维持治疗也是能够获益的。

间歇肿瘤细胞减灭手术的时机

理想条件下，间歇肿瘤细胞减灭手术应在上一个化疗疗程后的 2～4 周内进行。在手术前，需对患者进行临床评估，同时通过实验室和影像学检查评估患者对治疗的反应。病情稳定或对治疗有反应的患者可以实施间歇肿瘤细胞减灭手术，在白细胞计数允许的情况下，应该尽快进行手术，并尽可能切除所有可见病灶。二次肿瘤细胞减灭术后应尽快进行后续化疗，通常可在患者术后出院前完成。

特 殊 情 况

身体虚弱患者

全身情况差、不适合接受初次肿瘤细胞减灭术的衰弱患者很适合接受新辅助化疗。通常，2～3 个周期的化疗可控制胸腔积液和腹水问题，并改善患者身体状况从而达到手术要求。目前还没有足够的数据来确定患者情况要达到何种程度时，采用新辅助化疗优于初次肿瘤细胞减灭术。如果患者的身体机能严重受损，或者患有危及生命且可能无法通过手术纠正的严重的系统性疾病，例如患有失代偿性充血性心力衰竭、不稳定型心绞痛，或急性肺栓塞，最好采用新辅助化疗治疗，等身体状况改善后再进行手术。然而，对于控制良好的中度全身性疾病患者，例如慢性阻塞性肺疾病（chronic obstructive pulmonary disease，COPD）或慢性稳定型心绞痛，或因肿瘤而导致身体或营养状况有所下降的患者来说，治疗方案就不那么明确了。一些专家建议存在以下情况的患者采用新辅助化疗：有大量腹水；严重营养不良（血清白蛋白<2.8g/dL，体重下降>总体重的 10%～15%）；并发慢性阻塞性肺疾病、心肌缺血等重大疾病；年龄超过 75 岁[196]。虽然营养状况与最佳细胞减灭术之间没有明确关联，但严重的营养不良可能导致更高的术后并发症发生率和死亡率。Geisler 等报道，前白蛋白水平降低（<18mg/dL）的患者，特别是前白蛋白水平严重异常（<10mg/dL）的患者，术后并发症发生率明显更高。他们的研究发现，前白蛋白水平低于 10mg/dL 的患者仍有 90% 以上的概率实施最佳肿瘤细胞减灭术，但并发症发生

率为 62%，死亡率为 23%[262]。术前腹水量并不能很好地预测不满意的肿瘤细胞减灭术[238,244]。在进行手术过程中，如果医生在输液管理方面采取适当的措施，并且患者本身没有严重的心血管或肾脏疾病，那么患者通常能够处理手术期间液体移位而不会出现明显的后遗症。

年老体弱的患者

虽然国家护理模式数据显示，老年患者不太可能接受最大限度的细胞减灭术[263]，但年龄本身不应成为实施肿瘤细胞减灭术的阻碍。SEER 和单中心数据显示，约 48% 的卵巢癌患者年龄超过 65 岁，7% 的患者年龄超过 80 岁[264-265]。以 70 岁和 65 岁为分层临界值的当代系列研究表明，通过选择恰当的患者，老年患者可以像年轻患者一样成功地进行最佳肿瘤细胞减灭术，且没有更高的发病率或死亡率[266-267]。然而，老年晚期卵巢癌患者可能会面临复杂的治疗困境。虽然没有明确的生物学年龄界限来定义"老年"或"体弱"，但合并症增加、身体机能下降、经济困难、社会支持不足和可能无法耐受治疗都限制了老年患者的治疗方案，这也充分说明了老年卵巢癌患者，特别是 80 岁以上的卵巢癌患者往往得不到充分治疗，且临床试验中的代表性严重不足[268]。OVCAD 联盟的一项前瞻性分析显示了当代老年晚期卵巢癌患者的治疗现状[269]。一项对年龄<70 岁和≥70 岁患者的比较研究显示，老年患者术后 60d 死亡率为 2.1%，年轻患者为 0.4%。尽管在多因素分析中，年龄本身并不是预后因素，但相较于年龄<70 岁的患者，年龄≥70 岁患者接受最佳治疗（手术和铂类联合化疗后无残留病灶）的可能性较小（40.4% vs. 70.1%），他们的总生存期也较短（30 个月 vs. 64 个月）。在另一项分析中，年龄≥65 岁且因晚期卵巢癌而接受手术的女性的总死亡率为 8.2%。在年龄≥75 岁的女性亚组中，合并症评分至少为 1 分的 IV 期或 III 期疾病患者的死亡率为 12.7%[270]。另一项在老年人群中进行的评估证实，45% 的老年患者可以通过根治性手术将肿瘤完全切除，并且总生存期延长至 47 个月，但术后死亡率为 6%[271]。与之相反，Worley 和 Glasgow 的独立报告发现，接受新辅助化疗/间歇肿瘤细胞减灭手术的老年患者与接受初次肿瘤细胞减灭术的患者有着相似的肿瘤预后，但接受新辅助化疗/间歇肿瘤细胞减灭手术的老年患者手术并发症发生率更低，30d 内再

入院的风险也更低[272-273]。Wright 等最近的研究证实了这些发现，他们研究了来自 SEER 医疗保险数据库的 9 587 名 65 岁老年女性前期治疗策略的有效性，发现实施新辅助化疗患者的生存率与实施初次肿瘤细胞减灭术患者的生存率没有显著差异[274]。值得注意的是，在超过 15 年的时间里，未接受治疗的患者数量相对稳定地保持在 18% 左右，而接受初次肿瘤细胞减灭术的患者从 1991 年的 63% 下降到 2007 年的 50%，而同期实施新辅助化疗的患者比例从 20% 上升到 32%。作者发现，大量患者没有同时接受化疗和实施手术：19% 的患者在手术后没有接受化疗，不到 1/3 的老年患者在新辅助化疗后接受了间歇肿瘤细胞减灭手术。Alphs 及其同事经研究发现营养状况不良（白蛋白 <3.7g/dL）和年龄 >80 岁是围手术期老年患者死亡风险增加的相关因素[275]。Moore 等发现 80 岁以上患者围手术期死亡率增加，对联合手术和化疗的耐受能力降低[276]。据文献报告，年龄 ≥80 岁的患者术后死亡率为 5.4%～20%[130,276]。Janda 等构建了一种指导老年人治疗决策的工具，这种风险预测工具基于年龄、FIGO 分期、共病状态和医院类型，将患者在诊断后 12 个月内死亡的风险分为低风险、中风险或高风险组[277]。根据该模型，年龄 ≥80 岁的患者在低风险、中风险或高风险组的术后死亡率分别为 0、9% 和 21%[130]。综上所述，临床医生应致力于治疗健康且无主要合并症的老年患者，采用相同的标准方法进行初次减瘤手术和辅助化疗。新辅助化疗可能更适合身体或营养状况不佳和 IV 期疾病患者，如果那些最初采用新辅助化疗的患者表现出身体状况改善和医疗并发症的优化，则应考虑行间歇肿瘤细胞减灭手术治疗。基于这些数据，ASCO/SGO 指南建议，患有 IV 期疾病、肿瘤分布范围较大、身体状况不佳、营养状况下降以及年龄 ≥75 岁的女性应考虑使用新辅助化疗[274]。

新 兴 话 题

微创手术的作用

微创手术在卵巢癌治疗中发挥的作用包括：①早期卵巢癌的腹腔镜评估、诊断和分期；②如前所述，通过腹腔镜技术进行评估，确定是否可以进行手术切除所有肉眼可见的肿瘤；③腹腔镜下晚期卵巢癌减灭术；④复发性疾病的腹腔镜评估和肿瘤细胞减灭术。关于新辅助化疗后的间歇肿瘤细胞减灭手术应采用微创手术还是开腹手术，正在进行的研究已经评估了微创手术的可行性，研究结果进一步支持了微创手术的使用[278-279]。在一项对 127 例新辅助化疗后接受微创肿瘤细胞减灭术治疗的患者研究中，96.1% 的患者无肿瘤残留，且严重并发症的发生率较低（术中 4.7%，术后 4.7%）。该系列患者的中转率为 3.9%，无进展生存期为 23 个月[279]。在一项多中心研究中，415 名患者接受了间歇肿瘤细胞减灭手术，其中 122 名患者接受了微创手术（64% 机器人入路），293 名患者接受了开腹手术，31% 的病例需要转为开腹手术。开腹手术组的完全切除率和最佳切除率分别为 46% 和 84%，而微创手术组分别为 66% 和 93%。需要注意的是，微创手术组患者疾病复杂度较低，复杂手术较少（19% vs. 36%）。开腹组和微创手术组的中位无进展生存期分别为 15.1 个月和 18.1 个月，总生存期分别为 36.7 个月和 40.9 个月，两者无显著差异。微创手术组术后并发症发生率较低（20% 比 43%），住院时间较短。因此，微创手术可行且结果（手术和生存率）是有利的，但这个结果可能受到选择偏倚的影响。理想情况下，作为一项前瞻性随机试验，新辅助化疗后腹腔镜细胞减灭术（laparoscopic cytoreduction after neoadjuvant chemotherapy，LANCE）试验将证明微创手术在晚期卵巢癌患者中行间歇性减瘤术的作用。

新辅助化疗的新疗法和新方法

随着新辅助化疗得到更加广泛的应用，最近，晚期卵巢癌的临床试验也包括了此类患者，这进一步加深了我们对行新辅助化疗患者和行初次肿瘤细胞减灭术患者预后的认识。在 GOG 方案 262 中，卵巢癌 III/IV 期患者被随机分配到常规剂量卡铂和紫杉醇组或密集剂量的卡铂和每周紫杉醇治疗，每隔 3 周进行一次治疗，并可选择使用贝伐珠单抗[280]。研究对 88 名接受新辅助化疗的女性进行了评估，结果表明，在整个研究人群中，与常规剂量治疗相比，每周给药的方法并未改善患者的无进展生存期[280]。虽然没有对新辅助化疗亚组的生存结果进行专门评估，但结果表明，贝伐珠单抗以及剂量密集疗法可以安全地用于该人群。随着新辅助化疗的持续大量使用，目前对晚期卵巢癌的研究已经纳入了接受新辅助化疗的患者，这将有助于确定其他治疗策略。腹腔化疗在接受新辅助化疗患者中的作用也得到了评估，在一项Ⅱ期研究（OV/PETROC）中，275名患者在新辅助化疗和最佳间歇肿瘤细胞减灭手术后随机接受了静脉化疗或腹腔化疗[281]，9个月时疾病进展改善了18%，但不足以确定患者的无进展生存期和总生存期[281]。遗憾的是，原计划进入Ⅲ期测试的试验由于缺乏资金而终止，但试验证明了腹腔化疗在该人群中的可行性。

2018年，研究人员对245名晚期卵巢癌患者进行了一项新辅助化疗后间歇减瘤术联合或不联合腹腔热灌注化疗（hyperthermic intraperitoneal chemotherapy，HIPEC）的Ⅲ期试验[282]。要求患者在经过3个周期的卡铂和紫杉醇治疗后病情稳定，然后随机分为间期肿瘤减灭术组±顺铂腹腔热灌注化疗组。间歇肿瘤细胞减灭手术组的无进展生存期和总生存期分别为10.7个月和33.9个月，而腹腔热灌注化疗组的无进展生存期和总生存期分别为14.2和45.7个月[282]。虽然腹腔热灌注化疗组的手术时间比预期要长，但作者指出到两组之间的不良事件/围手术期结局相似。需要注意的是，两组肠切除率相近，但腹腔热灌注化疗组的造口率更高（72% vs. 43%）。

近期一项Ⅱ期试验（NEOPEMBROV）中，91名患者被随机分为新辅助化疗组和新辅助化疗联合帕博利珠单抗组，随后接受间歇肿瘤细胞减灭手术。对照组的完全细胞减灭率为72.4%，而帕博利珠单抗组为77.5%，两组的无进展生存期和不良事件同样具有可比性[283]。虽然这项试验不能证明对患者生存产生影响，但改善该人群的预后仍是优先考虑的问题，包括分子表达谱和纳入新策略（例如PARP抑制剂和替代性免疫疗法）在内的其他试验也正在进行中。

（王延洲 译）

参 考 文 献

1. Speert H. Ephraim McDowell and ovariotomy. In: Speert H (ed.), *Obstetric & Gynecologic Milestones Illustrated*. New York: The Parthenon Publishing Group;1996, pp. 552–553.
2. O'Dowd MJ, Philipp EE. Cancer of the ovary. In: O'Dowd MJ, Philipp EE (eds.), *The History of Obstetrics and Gynecology*. New York: The Parthenon Publishing Group;1994, pp. 581–592.
3. McDowell E. Three cases of extirpation of diseased ovarii. *Eclectic Repertory Anal Rev* 1817;7:242–244.
4. Meigs JV. *Tumors of the Female Pelvic Organs*. New York: MacMillan;1934.
5. Pemberton FA. Carcinoma of the ovary. *Am J Obstet Gynecol* 1940;40:751–763.
6. Hudson CN. A radical operation for fixed ovarian tumours. *J Obstet Gynaecol Br Commonw* 1968;75:1155–1160.
7. Munnell EW. The changing prognosis and treatment in cancer of the ovary: A report of 235 patients with primary ovarian carcinoma 1952–61. *Am J Obstet Gynecol* 1968;100:790–805.
8. Griffiths CT. Surgical resection of tumor bulk in the primary treatment of ovarian carcinoma. *Natl Cancer Inst Monogr* 1975;42:101–104.
9. Neijt JP, ten Bokkel Huinink WW, van der Burg ME et al. Randomized trial comparing two combination chemotherapy regimens (CHAP-5 v CP) in advanced ovarian carcinoma. *J Clin Oncol* 1987;5:1157–1168.
10. Bertelsen K. Tumor reduction surgery and long-term survival in advanced ovarian cancer: A DACOVA study. *Gynecol Oncol* 1990;38:203–209.
11. Eisenkop SM, Spirtos NM, Montag TW et al. The impact of subspecialty training on the management of advanced ovarian cancer. *Gynecol Oncol* 1992;47:203–209.
12. Hoskins WJ, McGuire WP, Brady MF et al. The effect of diameter of largest residual disease on survival after primary cytoreductive surgery in patients with suboptimal residual epithelial ovarian carcinoma. *Am J Obstet Gynecol* 1994;170:974–979.
13. Del Campo JM, Felip E, Rubio D et al. Long-term survival in advanced ovarian cancer after cytoreduction and chemotherapy treatment. *Gynecol Oncol* 1994;53:27–32.
14. Alberts DS, Liu PY, Hannigan EV et al. Intraperitoneal cisplatin plus intravenous cyclophosphamide versus intravenous cisplatin plus intravenous cyclophosphamide for stage III ovarian cancer. *N Engl J Med* 1996;335:1950–1955.
15. Le T, Krepart GV, Lotocki RJ et al. Does debulking surgery improve survival in biologically aggressive ovarian carcinoma? *Gynecol Oncol* 1997;67:208–214.
16. Michel G, De Iaco P, Castaigne D et al. Extensive cytoreductive surgery in advanced ovarian carcinoma. *Eur J Gynecol Oncol* 1997;18:9–15.
17. Ozols RF, Bundy BN, Greer BE et al. Phase III trial of carboplatin and paclitaxel compared with cisplatin and paclitaxel in patients with optimally resected stage III ovarian cancer: A gynecologic oncology group study. *J Clin Oncol* 2003;21:3194–3200.
18. Eisenkop SM, Spirtos NM, Friedman RL et al. Relative influences of tumor volume before surgery and the cytoreductive outcome on survival for patients with advanced ovarian cancer: A prospective study. *Gynecol Oncol* 2003;90:390–396.
19. Chi DS, Eisenhauer EL, Lang J et al. What is the optimal goal of primary cytoreductive surgery for bulky stage IIIC epithelial ovarian carcinoma (EOC)? *Gynecol Oncol* 2006;103:559–564.
20. Aletti GD, Dowdy SC, Gostout BS et al. Aggressive surgical effort and improved survival in advanced-stage ovarian cancer. *Obstet Gynecol* 2006;107:77–85.
21. Armstrong DK, Bundy B, Wenzel L et al.; Gynecologic oncology group. Intraperitoneal cisplatin and paclitaxel in ovarian cancer. *N Engl J Med* 2006;354:34–43.
22. Wimberger P, Lehmann N, Kimmig R et al. Prognostic factors for complete debulking in advanced ovarian cancer and its impact on survival. An exploratory analysis of a prospectively randomized phase III study of the Arbeitsgemeinschaft Gynaekologische Onkologie Ovarian Cancer Study Group (AGO-OVAR). *Gynecol Oncol* 2007;106:69–74.
23. Bookman MA, Brady MF, McGuire WP et al. Evaluation of new platinum-based treatment regimens in advanced-stage ovarian cancer: A Phase III Trial of the gynecologic cancer intergroup. *J Clin Oncol* 2009;27:1419–1425.
24. Zivanovic O, Aldini A, Carlson JW et al. Advanced cytoreductive surgery: American perspective. *Gynecol Oncol* 2009;114:S3–S9.
25. Prat J; FIGO Committee on Gynecologic Oncology. Staging classification for cancer of the ovary, fallopian tube, and peritoneum. *Int J Gynaecol Obstet* 2014;124:1–5.
26. Goldie JH, Coldman AJ. A mathematical model for relating the drug sensitivity of tumors to their spontaneous mutation rate. *Cancer Treat Rep* 1979;63:1727–1733.
27. Thigpen T. The if and when of surgical debulking for ovarian

carcinoma. *N Engl J Med* 2004;351:2544–2546.

28. Mikkelsen VE, Stensjøen AL, Granli US et al. Angiogenesis and radiological tumor growth in patients with glioblastoma. *BMC Cancer* 18, 862 (2018).

29. Bookman MA, Young RC. Principles of chemotherapy in gynecologic cancer. In: Hoskins WJ, Perez CA, Young RC (eds.), *Principles and Practice of Gynecologic Oncology*. Philadelphia, PA: Lippincott Williams & Wilkins;2000, pp. 404–407.

30. Gunduz N, Fisher B, Saffer EA. Effect of surgical removal on the growth and kinetics of residual tumor. *Cancer Res* 1979;39:3861–3865.

31. DeVita VT. The relationship between tumor mass and resistance to chemotherapy. Implications for surgical adjuvant treatment of cancer. *Cancer* 1983;51:1209–1220.

32. Skipper HE. Adjuvant chemotherapy. *Cancer* 1978;41:936–940.

33. Skipper HE. Thoughts on cancer chemotherapy and combination modality therapy. *J Am Med Assoc* 1974;230:1033–1035.

34. Bookman MA, Berek JS. Biologic and immunologic therapy of ovarian cancer. *Hematol Oncol Clin North Am* 1992; 6:941–965.

35. Napoletano C, Bellati F, Landi R et al. Ovarian cancer cytoreduction induces changes in T cell population subsets reducing immunosuppression. *J Cell Mol Med* 2010;14:2748–2759.

36. Griffiths CT, Fuller AF. Intensive surgical and chemotherapeutic management of advanced ovarian cancer. *Surg Clin North Am* 1978;58:131–142.

37. Bristow RE, Tomacruz RS, Armstrong DK et al. Survival effect of maximal cytoreductive surgery for advanced ovarian carcinoma during the platinum era: A meta-analysis. *J Clin Oncol* 2002;20:1248–1259.

38. Eisenkop SM, Friedman RL, Wang HJ. Complete cytoreductive surgery is feasible and maximizes survival in patients with advanced epithelial ovarian cancer: A prospective study. *Gynecol Oncol* 1998;69:103–108.

39. Bristow RE, Montz FJ. Complete surgical cytoreduction of advanced ovarian carcinoma using the argon beam coagulator. *Gynecol Oncol* 2001;83:39–48.

40. du Bois A, Reuss A, Pujade-Lauraine E et al. Role of surgical outcome as prognostic factor in advanced epithelial ovarian cancer: A combined exploratory analysis of 3 prospectively randomized phase 3 multicenter trials: By the Arbeitsgemeinschaft Gynaekologische Onkologie Studiengruppe Ovarialkarzinom (AGO-OVAR) and the Groupe d'Investigateurs Nationaux Pour les Etudes des Cancers de l'Ovaire (GINECO). *Cancer* 2009;115:1234–1244.

41. Berman ML. Future directions in the surgical management of ovarian cancer. *Gynecol Oncol* 2003;90:S33–S39.

42. Elattar A, Bryant A, Winter-Roach BA et al. Optimal primary surgical treatment for advanced epithelial ovarian cancer. *Cochrane Database Syst Rev* 2011;(8):CD007565.

43. Zapardiel I, Morrow CP. New terminology for cytoreduction in advanced ovarian cancer. *Lancet Oncol* 2011;12:214.

44. Maggioni A, Benedetti Panici P et al. Randomised study of systematic lymphadenectomy in patients with epithelial ovarian cancer macroscopically confined to the pelvis. *Br J Cancer*. 2006 Sep 18;95(6):699–704.

45. Benedetti Panici P, Maggioni A, Hacker N et al. Systematic aortic and pelvic lymphadenectomy vs resection of bulky nodes only in optimally debulked advanced ovarian cancer: A randomized clinical trial. *J Natl Cancer Inst* 2005;97:560–566.

46. Harter P, Sehouli J, Lorusso D et al. A randomized trial of lymphadenectomy in patients with advanced ovarian neoplasms. *N Eng J Med* 2019;380:822–32.

47. Berchuck A, Iversen ES, Lancaster JM et al. Prediction of optimal versus suboptimal cytoreduction of advanced-stage serous ovarian cancer with the use of microarrays. *Am J Obstet Gynecol* 2004;190:910–925.

48. Bonome T, Levine DA, Shih J et al. A gene signature predicting for survival in suboptimally debulked patients with ovarian cancer. *Cancer Res* 2008;68:5478–5486.

49. Heintz APM, Hacker NF, Berek JS et al. Cytoreductive surgery in ovarian carcinoma: Feasibility and morbidity. *Obstet Gynecol* 1986;67:783–788.

50. Hoskins WJ, Bundy BN, Thigpen JT et al. The influence of cytoreductive surgery on recurrence-free interval and survival in small-volume stage III epithelial ovarian cancer: A gynecologic oncology group study. *Gynecol Oncol* 1992;47:159–166.

51. Hamilton CA, Miller A, Miller C et al. The impact of disease distribution on survival in patients with stage III epithelial ovarian cancer cytoreduced to microscopic residual: A gynecologic oncology group study. *Gynecol Oncol* 2011; 122:521–526.

52. McGuire WP, Hoskins WJ, Brady MF et al. Cyclophosphamide and cisplatin compared with paclitaxel and cisplatin in patients with stage III and stage IV ovarian cancer. *New Engl J Med* 1996;334:1–6.

53. Hunter RW, Alexander NDE, Soutter WP. Meta-analysis of surgery in advanced ovarian carcinoma: Is maximum cytoreductive surgery an independent determinant of prognosis? *Am J Obstet Gynecol* 1992;166:504–511.

54. Covens AL. A critique of surgical cytoreduction in advanced ovarian cancer. *Gynecol Oncol* 2000;78:269–274.

55. Voest EE, van Houwelingen JC, Neijt JP. A meta-analysis of prognostic factors in advanced ovarian cancer with median survival and overall survival (measured with the log (relative risk)) as main objectives. *Eur J Cancer Clin Oncol* 1989; 25:711–720.

56. Allen DG, Heintz AP, Touw FW. A meta-analysis of residual disease and survival in stage III and IV carcinoma of the ovary. *Eur J Gynaecol Oncol* 1995;16:349–356.

57. Chang SJ, Hodeib M, Chang J et al. Survival impact of complete cytoreduction to no gross residual disease for advanced-stage ovarian cancer: A meta-analysis. *Gynecol Oncol* 2013;130(3): 493–498.

58. Fisher B, Gunduz N, Saffer EA. Influence of the interval between primary tumor removal and chemotherapy on kinetics and growth of metastases. *Cancer Res* 1983;43:1488–1492.

59. Aletti GD, Long HJ, Podratz KC, Cliby WA. Is time to chemotherapy a determinant of prognosis in advanced-stage ovarian cancer? *Gynecol Oncol* 2007;104:212–216.

60. Hofstetter G, Concin N, Braicu I et al. The time interval from surgery to start of chemotherapy significantly impacts prognosis in patients with advanced serous ovarian carcinoma—Analysis of patient data in the prospective OVCAD study. *Gynecol Oncol* 2013;131:15–20.

61. Wright J, Doan T, McBride R et al. Variability in chemotherapy delivery for elderly women with advanced stage ovarian cancer and its impact on survival. *Br J Cancer* 2008;98: 1197–1203.

62. Paulsen T, Kaern J, Kjaerheim K et al. Influence of interval between primary surgery and chemotherapy on short-term survival of patients with advanced ovarian, tubal or peritoneal cancer. *Gynecol Oncol* 2006;102:447–452.

63. Flynn PM, Paul J, Cruickshank DJ. Does the interval from primary surgery to chemotherapy influence progression-free survival in ovarian cancer? *Gynecol Oncol* 2002;86:354–357.

64. Gadducci A, Sartori E, Landoni F et al. Relationship between time interval from primary surgery to the start of taxane- plus platinum-based chemotherapy and clinical outcome of patients with advanced epithelial ovarian cancer: Results of a multi-center retrospective Italian study. *J Clin Oncol* 2005;23:751–758.

65. Sorbe B. Prognostic importance of the time interval from surgery to chemotherapy in treatment of ovarian carcinoma. *Int J Gynecol Cancer* 2004;14:788–793.

66. Mahner S, Eulenburg C, Staehle A et al. Prognostic impact of the time interval between surgery and chemotherapy in advanced ovarian cancer: Analysis of prospective randomised phase III trials. *Eur J Cancer* 2013;49:142–149.

67. Rosa DD, Clamp A, Mullamitha S et al. The interval from surgery to chemotherapy in the treatment of advanced epithelial ovarian carcinoma. *Eur J Surg Oncol* 2006;32:588–591.

68. Salani R, Axtell A, Gerardi M et al. Limited utility of conventional criteria for predicting unresectable disease in patients with advanced stage epithelial ovarian cancer. *Gynecol Oncol* 2008;108:271–275.

69. Pomel C, Barton DP, McNeish I et al. A statement for extensive primary cytoreductive surgery in advanced ovarian cancer. *Br J Obstet Gynaecol* 2008;115:808–810.

70. Hudson CN, Chir M. Surgical treatment of ovarian cancer. *Gynecol Oncol* 1973;1:370–378.

71. Berek JS, Hacker NF, Lagasse LD et al. Lower urinary tract resection as part of cytoreductive surgery for ovarian cancer. *Gynecol Oncol* 1982;13:87–92.

72. Malviya VK, Malone JM Jr, Deppe G. Advanced ovarian cancer: Urinary tract resection as a part of cytoreductive surgery. *Eur J Gynaecol Oncol* 1989;10:69–72.

73. Hoffman MS, Tebes SJ. Ureteral surgery performed by a university gynecologic oncology service. *Am J Obstet Gynecol* 2006;195:562–566.

74. Scarabelli C, Gallo A, Franceschi S et al. Primary cytoreductive surgery with rectosigmoid colon resection for patients with advanced epithelial ovarian carcinoma. *Cancer* 2000;88:389–397.

75. Obermair A, Hagenauer S, Tamandl D et al. Safety and efficacy of low anterior en bloc resection as part of cytoreductive surgery for patients with ovarian cancer. *Gynecol Oncol* 2001;83:115–120.

76. Bristow RE, del Carmen MG, Kaufman HS et al. Radical oophorectomy with primary stapled colorectal anastomosis for resection of locally advanced epithelial ovarian cancer. *J Am Coll Surg* 2003;197:565–574.

77. Gillette-Cloven N, Burger RA, Monk BJ et al. Bowel resection at the time of primary cytoreduction for epithelial ovarian cancer. *J Am Coll Surg* 2001;193:626–632.

78. Hoffman MS, Griffin D, Tebes S et al. Sites of bowel resected to achieve optimal ovarian cancer cytoreduction: Implications regarding surgical management. *Am J Obstet Gynecol* 2005;193:582–586.

79. Mourton SM, Temple LK, Abu-Rustum NR et al. Morbidity of rectosigmoid resection and primary anastomosis in patients undergoing primary cytoreductive surgery for advanced epithelial ovarian cancer. *Gynecol Oncol* 2005;99:608–614.

80. Estes JM, Leath CA 3rd, Straughn JM Jr et al. Bowel resection at the time of primary debulking for epithelial ovarian carcinoma: Outcomes in patients treated with platinum and taxane-based chemotherapy. *J Am Coll Surg* 2006;203:527–532.

81. Salani R, Zahurak ML, Santillan A et al. Survival impact of multiple bowel resections in patients undergoing primary cytoreductive surgery for advanced ovarian cancer: A case-control study. *Gynecol Oncol* 2007;107:495–499.

82. Song YJ, Lim MC, Kang S et al. Total colectomy as part of primary cytoreductive surgery in advanced Müllerian cancer. *Gynecol Oncol* 2009;114:183–187.

83. Silver DF, Zgheib NB. Extended left colon resections as part of complete cytoreduction for ovarian cancer: Tips and considerations. *Gynecol Oncol* 2009;114:427–430.

84. Hoffman MS, Zervose E. Colon resection for ovarian cancer: Intraoperative decisions. *Gynecol Oncol* 2008;111:S56–S65.

85. Tentes AA, Mirelis CG, Markakidis SK et al. Long-term survival in advanced ovarian carcinoma following cytoreductive surgery with standard peritonectomy procedures. *Int J Gynecol Cancer* 2006;16:490–495.

86. Eisenkop SM, Nalick RH, Wang HJ et al. Peritoneal implant elimination during cytoreductive surgery for ovarian cancer: Impact on survival. *Gynecol Oncol* 1993;51:224–229.

87. Van Dam PA, Tjalma W, Weyler J et al. Ultraradical debulking of epithelial ovarian cancer with the ultrasonic surgical aspirator: A prospective randomized trial. *Am J Obstet Gynecol* 1996;174:943–950.

88. Kapnick SJ, Griffiths CT, Finkler NJ. Occult pleural involvement in stage III ovarian carcinoma: Role of diaphragm resection. *Gynecol Oncol* 1990;39:135–138.

89. Montz FJ, Schlaerth J, Berek JS. Resection of diaphragmatic peritoneum and muscle: Role in cytoreductive surgery for ovarian carcinoma. *Gynecol Oncol* 1989;35:338–340.

90. Eisenkop SM, Spirtos NM. Procedures required to accomplish complete cytoreduction of ovarian cancer: Is there a correlation with "biological aggressiveness" and survival? *Gynecol Oncol* 2001;82:435–441.

91. Aletti GD, Dowdy SC, Podratz KC et al. Surgical treatment of diaphragm disease correlates with improved survival in optimally debulked advanced stage ovarian cancer. *Gynecol Oncol* 2006;100:283–287.

92. Cliby W, Dowdy S, Feitoza SS et al. Diaphragm resection for ovarian cancer: Technique and short-term complications. *Gynecol Oncol* 2004;94:655–660.

93. Juretzka MM, Horton FR, Abu-Rustum NR et al. Full-thickness diaphragmatic resection for stage IV ovarian carcinoma using the EndoGIA stapling device followed by diaphragmatic reconstruction using a Gore-tex graft: A case report and review of the literature. *Gynecol Oncol* 2006;100:618–620.

94. Silver DF. Full-thickness diaphragmatic resection with simple and secure closure to accomplish complete cytoreductive surgery for patients with ovarian cancer. *Gynecol Oncol* 2004;95: 384–387.

95. Nicklin JL, Copeland LJ, O'Toole RV et al. Splenectomy as part of cytoreductive surgery for ovarian carcinoma. *Gynecol Oncol* 1995;58:244–247.

96. Sonnendecker EWW, Guidozzi F, Margolius KA. Splenectomy during primary maximal cytoreductive surgery for epithelial ovarian cancer. *Gynecol Oncol* 1989;35:301–306.

97. Scarabelli C, Gallo A, Campagnutta E et al. Splenectomy during primary and secondary cytoreductive surgery for epithelial ovarian carcinoma. *Int J Gynecol Cancer* 1998;8:215–221.

98. Bilgin T, Ozerkan K, Ozan H. Splenectomy in cytoreductive surgery for advanced ovarian cancer. *Arch Gynecol Obstet* 2005;271:329–331.

99. Chen LM, Leuchter RS, Lagasse LD et al. Splenectomy and surgical cytoreduction for ovarian cancer. *Gynecol Oncol* 2000;77:362–368.

100. Magtibay PM, Adams PB, Silverman MB et al. Splenectomy as part of cytoreductive surgery in ovarian cancer. *Gynecol Oncol* 2006;102:369–374.

101. Eisenkop SM, Spirtos NM, Lin WC. Splenectomy in the context of primary cytoreductive operations for advanced epithelial ovarian cancer. *Gynecol Oncol* 2006;100:344–348.

102. Eisenhauer EL, Abu-Rustum NR, Sonoda Y et al. The addition of extensive upper abdominal surgery to achieve optimal cytoreduction improves survival in patients with stages IIIC-IV epithelial ovarian cancer. *Gynecol Oncol* 2006;103:1083–1090.

103. Scholz HS, Tasdemir H, Hunlich T et al. Multivisceral cytoreductive surgery in FIGO stages IIIC and IV epithelial ovarian cancer: Results and 5-year follow-up. *Gynecol Oncol* 2007;106: 591–595.

104. Markman M, Bundy BN, Alberts DS et al. Phase III trial of standard-dose intravenous cisplatin plus paclitaxel versus moderately high-dose carboplatin followed by intravenous paclitaxel and intraperitoneal cisplatin in small-volume stage III ovarian carcinoma: An intergroup study of the gynecologic oncology group, southwestern oncology group, and eastern cooperative oncology group. *J Clin Oncol* 2001;19: 1001–1007.

105. Walker JL, Armstrong DK, Huang HQ et al. Intraperitoneal catheter outcomes in a phase III trial of intravenous versus intraperitoneal chemotherapy in optimal stage III ovarian and primary peritoneal cancer: A gynecologic oncology group study. *Gynecol Oncol* 2006;100:27–32.

106. Black D, Levine DA, Nicoll L et al. Low risk of complications associated with the fenestrated peritoneal catheter used for intraperitoneal chemotherapy in ovarian cancer. *Gynecol Oncol* 2008;109:39–42.

107. Landrum LM, Gold MA, Moore KN et al. Intraperitoneal chemotherapy for patients with advanced epithelial ovarian cancer: A review of complications and completion rates. *Gynecol Oncol* 2008;108:342–347.

108. Ivy JJ, Geller M, Pierson SM et al. Outcomes associated with different intraperitoneal chemotherapy delivery systems in advanced ovarian carcinoma: A single institution's experience. *Gynecol Oncol* 2009;114:420–423.

109. Davidson SA, Rubin SC, Markman M et al. Intraperitoneal chemotherapy: Analysis of complications with an implanted subcutaneous port and catheter system. *Gynecol Oncol* 1991;

41:101–106.

110. Wharton JT, Herson J. Surgery for common epithelial tumors of the ovary. *Cancer* 1981;48:582–589.

111. Morrow CP. Surgery for ovarian neoplasia. In: *Morrow's Gynecologic Cancer Surgery*, 2nd edn. Encinitas, CA: South Coast Medical Publishing;2013, pp. 815–965.

112. Chéreau E, Ballester M, Selle F et al. Pulmonary morbidity of diaphragmatic surgery for stage III/IV ovarian cancer. *Br J Obstet Gynaecol* 2009;116:1062–1068.

113. Winter WE 3rd, Maxwell GL, Tian C et al. Tumor residual after surgical cytoreduction in prediction of clinical outcome in stage IV epithelial ovarian cancer: A Gynecologic Oncology Group Study. *J Clin Oncol* 2008;26:83–89.

114. Curtin JP, Malik R, Venkatraman ES et al. Stage IV ovarian cancer: Impact of surgical debulking. *Gynecol Oncol* 1997;64:9–12.

115. Naik R, Nordin A, Cross PA et al. Optimal cytoreductive surgery is an independent prognostic indicator in stage IV epithelial ovarian cancer with hepatic metastases. *Gynecol Oncol* 2000;78:171–175.

116. Munkarah AR, Hallum AV III, Morris M et al. Prognostic significance of residual disease in patients with stage IV epithelial ovarian cancer. *Gynecol Oncol* 1997;64:13–17.

117. Bristow RE, Montz FJ, Lagasse LD et al. Survival impact of surgical cytoreduction in stage IV epithelial ovarian cancer. *Gynecol Oncol* 1999;72:278–287.

118. Lui PC, Benjamin I, Morgan MA et al. Effect of surgical debulking on survival in stage IV ovarian cancer. *Gynecol Oncol* 1997;64:4–8.

119. Wimberger P, Wehling M, Lehmann N et al. Influence of residual tumor on outcome in ovarian cancer patients with FIGO stage IV disease: An exploratory analysis of the AGO-OVAR (Arbeitsgemeinschaft Gynaekologische Onkologie Ovarian Cancer Study Group). *Ann Surg Oncol* 2010;17:1642–1648.

120. Aletti GD, Santillan A, Eisenhauer EL et al. A new frontier for quality of care in gynecologic oncology surgery: Multi-institutional assessment of short-term outcomes for ovarian cancer using a risk-adjusted model. *Gynecol Oncol* 2007;107:99–106.

121. Gerestein CGI, Nieuwenhuyzen-de Boer GM, Eijkemans MJ et al. Prediction of 30-day morbidity after primary cytoreductive surgery for advanced stage ovarian cancer. *Eur J Cancer* 2010;46:102–109.

122. Doll KM, Snavely AC, Kalinowski A et al. Preoperative quality of life and surgical outcomes in gynecologic oncology patients: A new predictor of operative risk? *Gynecol Oncol* 2014;133:546–551.

123. Devolder K, Amant F, Neven P et al. Role of diaphragmatic surgery in 69 patients with ovarian carcinoma. *Int J Gynecol Cancer* 2008;18:363–368.

124. Dowdy SC, Loewen RT, Aletti G et al. Assessment of outcomes and morbidity following diaphragmatic peritonectomy for women with ovarian carcinoma. *Gynecol Oncol* 2008;109:303–307.

125. Ayhan A, Al RA, Baykal C et al. The influence of splenic metastases on survival in FIGO stage IIIC epithelial ovarian cancer. *Int J Gynecol Cancer* 2004;14:51–56.

126. Kehoe SM, Eisenhauer EL, Abu-Rustum NR et al. Incidence and management of pancreatic leaks after splenectomy with distal pancreatectomy performed during primary cytoreductive surgery for advanced ovarian, peritoneal and fallopian tube cancer. *Gynecol Oncol* 2009;112:496–500.

127. Lim MC, Lee HS, Jung DC et al. Pathological diagnosis and cytoreduction of cardiophrenic lymph node and pleural metastasis in ovarian cancer patients using video-assisted thoracic surgery. *Ann Surg Oncol* 2009;16:1990–1996.

128. Clark RM, Growdon WB, Wiechert A et al. Patient, treatment and discharge factors associated with hospital readmission within 30 days after surgical cytoreduction for epithelial ovarian carcinoma. *Gynecol Oncol* 2013;130:407–410.

129. Eskander RN, Chang J, Ziogas A et al. Evaluation of 30-day hospital readmission after surgery for advanced-stage ovarian cancer in a medicare population. *J Clin Oncol* 2014, December 20;32(36):4113–4119.

130. Gerestein CG, Damhuis RA, Burger CW et al. Postoperative mortality after primary cytoreductive surgery for advanced stage epithelial ovarian cancer: A systematic review. *Gynecol Oncol* 2009;114:523–527.

131. Thrall MM, Goff BA, Symons RG et al. Thirty-day mortality after primary cytoreductive surgery for advanced ovarian cancer in the elderly. *Obstet Gynecol* 2011;118:537–547.

132. Chi DS, Eisenhauer EL, Zivanovic O et al. Improved progression-free and overall survival in advanced ovarian cancer as a result of a change in surgical paradigm. *Gynecol Oncol* 2009;114:26–31.

133. NIH Consensus Development Panel on Ovarian Cancer. Ovarian cancer: Screening, treatment, and follow-up. *J Am Med Assoc* 1995;273:491–497.

134. Guidelines for referral to a gynecologic oncologist: Rationale and benefits. A special issue by the society of gynecologic oncologists. *Gynecol Oncol* 2000;78:S5–S8.

135. ACOG Practice Bulletin. Management of adnexal masses. *Obstet Gynecol* 2007;110:201–214.

136. American College of Obstetricians and Gynecologists Committee on Gynecologic Practice. Committee Opinion No. 477: The role of the obstetrician-gynecologist in the early detection of epithelial ovarian cancer. *Obstet Gynecol*. 2011 Mar;117(3):742–746.

137. Im SS, Gordon AN, Buttin BM et al. Validation of referral guidelines for women with pelvic masses. *Obstet Gynecol* 2005;105:35–41.

138. Dearking AC, Aletti GD, McGree ME et al. How relevant are ACOG and SGO guidelines for referral of adnexal mass? *Obstet Gynecol* 2007;110:841–848.

139. Jacobs I, Oram D, Fairbanks J et al. A risk of malignancy index incorporating CA 125, ultrasound and menopausal status for the accurate preoperative diagnosis of ovarian cancer. *Br J Obstet Gynaecol* 1990;97:922–929.

140. Bast RC Jr, Skates S, Lokshin A et al. Differential diagnosis of a pelvic mass: Improved algorithms and novel biomarkers. *Int J Gynecol Cancer* 2012;22 (Suppl. 1):S5–S8.

141. Ueland FR, Desimone CP, Seamon LG et al. Effectiveness of a multivariate index assay in the preoperative assessment of ovarian tumors. *Obstet Gynecol* 2011;117:1289–1297.

142. Moore RG, McMeekin DS, Brown AK et al. A novel multiple marker bioassay utilizing HE4 and CA125 for the prediction of ovarian cancer in patients with a pelvic mass. *Gynecol Oncol* 2009;112:40–46.

143. Moore RG, Miller MC, Disilvestro P et al. Evaluation of the diagnostic accuracy of the risk of ovarian malignancy algorithm in women with a pelvic mass. *Obstet Gynecol* 2011;118:280–288.

144. Kaijser J, Van Gorp T, Van Hoorde K et al. A comparison between an ultrasound based prediction model (LR2) and the risk of ovarian malignancy algorithm (ROMA) to assess the risk of malignancy in women with an adnexal mass. *Gynecol Oncol* 2013;129:377–383.

145. Kaijser J, Sayasneh A, Van Hoorde K et al. Presurgical diagnosis of adnexal tumours using mathematical models and scoring systems: A systematic review and meta-analysis. *Hum Reprod Update* 2014;20:449–462.

146. Van Calster B, Van Hoorde K, Valentin L et al; International ovarian tumour analysis group. Evaluating the risk of ovarian cancer before surgery using the ADNEX model to differentiate between benign, borderline, early and advanced stage invasive, and secondary metastatic tumours: Prospective multicentre diagnostic study. *BMJ* 2014;349:g5920.

147. Cliby WA, Powell MA, Al-Hammadi N et al. Ovarian cancer in the United States: Contemporary patterns of care associated with improved survival. *Gynecol Oncol* 2014;pii: S0090–8258(14):01407–3.

148. Harlan LC, Clegg LX, Trimble EL. Trends in surgery and chemotherapy for women diagnosed with ovarian cancer in the United States. *J Clin Oncol* 2003;21:3488–3494.

149. Olaitan A, Weeks J, Mocroft A et al. The surgical management of women with ovarian cancer in the south west of England. *Br J Cancer* 2001;85:1824–1830.

150. Junor EJ, Hole DJ, McNulty L et al. Specialist gynecologists and survival outcome in ovarian cancer: A Scottish national study of 1866 patients. *Br J Obstet Gynecol* 1999;106:1130–1136.

151. Marsoni S, Torri V, Valsecchi MG et al. Prognostic factors in advanced epithelial ovarian cancer. *Br J Cancer* 1990;62:444–450.

152. Potter ME, Partridge EE, Hatch KD et al. Primary surgical therapy of ovarian cancer: How much and when. *Gynecol Oncol* 1991;40:195–200.

153. Venesmaa P, Ylikorkala O. Morbidity and mortality associated with primary and repeat operations for ovarian cancer. *Obstet Gynecol* 1992;79:168–172.

154. Baker TR, Piver MS, Hempling RE. Long term survival by cytoreductive surgery to less than 1 cm, induction weekly cisplatin and monthly cisplatin, doxorubicin, and cyclophosphamide therapy in advanced ovarian adenocarcinoma. *Cancer* 1994;74:656–663.

155. Makar AP, Baekelandt M, Trope CG et al. The prognostic significance of residual disease, FIGO substage, tumor histology, and grade in patients with FIGO stage III ovarian cancer. *Gynecol Oncol* 1995;56:175–180.

156. Vergote I, De Wever T, Decloedt J et al. Neoadjuvant chemotherapy versus primary debulking surgery in advanced ovarian cancer. *Semin Oncol* 2000;27:31–36.

157. Earle CC, Schrag D, Neville BA et al. Effect of surgeon specialty on processes of care and outcomes for ovarian cancer patients. *J Natl Cancer Inst* 2006;98:172–180.

158. Schrag D, Earle C, Xu F et al. Associations between hospital and surgeon procedure volumes and patient outcomes after ovarian cancer resection. *J Natl Cancer Inst* 2006;98:163–171.

159. Goff BA, Matthews BJ, Larson EH et al. Predictors of comprehensive surgical treatment in patients with ovarian cancer. *Cancer* 2007;109:2031–2042.

160. Goff BA, Matthews BJ, Wynn M et al. Ovarian cancer: Patterns of surgical care across the United States. *Gynecol Oncol* 2006;103:383–390.

161. Bristow RE, Berek JS. Surgery for ovarian cancer: How to improve survival. *Lancet* 2006;367:1558–1560.

162. Engelen MJ, Kos HE, Willemse PH et al. Surgery by consultant gynecologic oncologists improves survival in patients with ovarian carcinoma. *Cancer* 2006;106:589–598.

163. Paulsen T, Kjaerheim K, Kaern J et al. Improved short-term survival for advanced ovarian, tubal, and peritoneal cancer patients operated at teaching hospitals. *Int J Gynecol Cancer* 2006;16:S11–S17.

164. Carney ME, Lancaster JM, Ford C et al. A population-based study of patterns of care for ovarian cancer: Who is seen by a gynecologic oncologist and who is not? *Gynecol Oncol* 2002;84:36–42.

165. Woodman C, Baghdady A, Collins S et al. What changes in the organization of cancer services will improve the outcome for women with ovarian cancer? *Br J Obstet Gynaecol* 1997;104:135–139.

166. Junor EJ, Hole DJ, Gillis CR. Management of ovarian cancer: Referral to a multidisciplinary team matters. *Br J Cancer* 1994;70:363–370.

167. Kehoe S, Powell J, Wilson S et al. The influence of the operating surgeon's specialization on patient survival in ovarian carcinoma. *Br J Cancer* 1994;70:1014–1017.

168. Chan JK, Kapp DS, Shin JY et al. Influence of the gynecologic oncologist on the survival of ovarian cancer patients. *Obstet Gynecol* 2007;109:1342–1350.

169. du Bois A, Rochon J, Pfisterer J et al. Variations in institutional infrastructure, physician specialization and experience, and outcome in ovarian cancer: A systematic review. *Gynecol Oncol* 2009;112:422–436.

170. Kumpulainen S, Kuoppala T, Leminen A et al. Surgical treatment of ovarian cancer in different hospital categories— A prospective nation-wide study in Finland. *Eur J Cancer* 2006;42:388–395.

171. Tingulstad S, Skjeldestad FE, Hagen B. The effect of centralization of primary surgery on survival in ovarian cancer patients. *Obstet Gynecol* 2003;102:499–505.

172. Kumpulainen S, Grénman S, Kyyrönen P et al. Evidence of benefit from centralized treatment of ovarian cancer: A nationwide population-based survival analysis in Finland. *Int J Cancer* 2002;102:541–544.

173. Ioka A, Tsukuma H, Ajiki W et al. Influence of hospital procedure volume on ovarian cancer survival in Japan, a country with low incidence of ovarian cancer. *Cancer Sci* 2004;95:233–237.

174. Woo YL, Kyrgiou M, Bryant A et al. Centralisation of services for gynaecological cancers—A Cochrane systematic review. *Gynecol Oncol* 2012;126:286–290.

175. Bristow RE, Chang J, Ziogas A et al. High-volume ovarian cancer care: Survival impact and disparities in access for advanced-stage disease. *Gynecol Oncol* 2014;132:403–410.

176. Bristow RE, Santillan A, Diaz-Montes TP et al. Centralization of care for patients with advanced-stage ovarian cancer: A cost-effectiveness analysis. *Cancer* 2007;109:1513–1522.

177. Allen DG, Baak J, Belpomme D et al. Advanced epithelial ovarian cancer: 1993 consensus statements. *Ann Oncol* 1993;4(Suppl. 4):83–88.

178. National Comprehensive Cancer Network (NCCN). Clinical practice guidelines in oncology: Ovarian cancer—v.3. 2014. http://www.nccn.org/professionals/physician_gls/pdf/ovarian. pdf. Accessed on March 5, 2015.

179. Society of Gynecologic Oncology. Guidelines: Ovarian cancer. https://www.sgo.org/clinical-practice/guidelines/. Accessed on March 5, 2015.

180. Hewitt M, Simone JV. *Ensuring Quality Cancer Care*. Washington, DC: National Academy Press;1999.

181. Neuss MN, Desch CE, McNiff KK et al. A process for measuring the quality of cancer care: The Quality Oncology Practice Initiative. *J Clin Oncol* 2005;23:6233–6239.

182. American Society of Clinical Oncology. The quality oncology practice initiative. http://qopi.asco.org/program.html. Accessed on March 5, 2015.

183. Campion FX, Larson LR, Kadlubek PJ et al. Advancing performance measurement in oncology: Quality oncology practice initiative participation and quality outcomes. *J Oncol Pract* 2011;7(3 Suppl.):31s–35s.

184. Khuri SF, Daley J, Henderson W et al. The Department of Veterans Affairs' NSQIP: The first national, validated, outcome-based, risk adjusted, and peer-controlled program for the measurement and enhancement of the quality of surgical care. National VA surgical quality improvement program. *Ann Surg* 1998;228:491–507.

185. Khuri SF. The NSQIP: A new frontier in surgery. *Surgery* 2005;138:837–843.

186. Cataife G, Weinberg DA, Wong HH et al. The effect of Surgical Care Improvement Project (SCIP) compliance on surgical site infections (SSI). *Med Care* 2014;52(2 Suppl. 1):S66–S73.

187. Safavi KC, Dai F, Gilbertsen TA et al. Variation in surgical quality measure adherence within hospital referral regions: Do publicly reported surgical quality measures distinguish among hospitals that patients are likely to compare? *Health Serv Res* 2014;49:1108–1120.

188. Aletti GD, Dowdy SC, Gostout BS et al. Quality improvement in the surgical approach to advanced ovarian cancer: The Mayo Clinic experience. *J Am Coll Surg* 2009;208:614–620.

189. Gogoi RP, Urban R, Sun H et al. Evaluation of Society of Gynecologic Oncologists (SGO) ovarian cancer quality surgical measures. *Gynecol Oncol* 2012;126:217–219.

190. Bristow RE, Chang J, Ziogas A et al. Adherence to treatment guidelines for ovarian cancer as a measure of quality care. *Obstet Gynecol* 2013;121:1226–1234.

191. Society of Gynecologic Oncology White Paper. Creating a new paradigm in gynecologic cancer care: Policy proposals for delivery, quality and reimbursement. https://www.sgo.org/wp-content/uploads/2012/09/Practice_Summit_Report_FINAL.pdf. February 2013.

192. Society of Gynecologic Oncology. Quality indicators. https://www.sgo.org/quality-outcomes-and-research/quality-indicators/. Accessed on March 5, 2015.

193. van der Burg MEL, van Lent M, Buyse M et al. The effect of debulking surgery after induction chemotherapy on prognosis in advanced epithelial ovarian cancer. *New Engl J Med*

1995;332:629–634.

194. Rose PG, Nerenstone S, Brady MF et al.; Gynecologic Oncology Group. Secondary surgical cytoreduction for advanced ovarian carcinoma. *N Engl J Med* 2004;351:2489–2497.

195. Schwartz PE, Rutherford TJ, Chambers JT et al. Neoadjuvant chemotherapy for advanced ovarian cancer: Long-term survival. *Gynecol Oncol* 1999;72:93–99.

196. Morrow CP, Curtin JP. Tumors of the ovary: Neoplasms derived from the coelomic epithelium. In: Morrow CP, Curtin JP (eds.), *Synopsis of Gynecologic Oncology*. New York: Churchill Livingstone, 1998, pp. 233–280.

197. Bristow RE, Chi DS. Platinum-based neoadjuvant chemotherapy and interval surgical cytoreduction for advanced ovarian cancer: A meta-analysis. *Gynecol Oncol* 2006;103:1070–1076.

198. Wils J, Blijham G, Naus A et al. Primary or delayed debulking surgery and chemotherapy consisting of cisplatin, doxorubicin, and cyclophosphamide in stage III-IV epithelial ovarian carcinoma. *J Clin Oncol* 1986;4:1068–1073.

199. Lawton FG, Redman CW, Luesley DM et al. Neoadjuvant (cytoreductive) chemotherapy combined with intervention debulking surgery in advanced, unresected epithelial ovarian cancer. *Gynecol Oncol* 1989;73:61–65.

200. Ng LW, Rubin SC, Hoskins WJ et al. Aggressive chemosurgical debulking in patients with advanced ovarian cancer. *Gynecol Oncol* 1990;38:358–363.

201. Jacob JH, Gershenson DM, Morris M et al. Neoadjuvant chemotherapy and interval debulking for advanced epithelial ovarian cancer. *Gynecol Oncol* 1991;42:146–150.

202. Lim JT, Green JA. Neoadjuvant carboplatin and ifosfamide chemotherapy for inoperable FIGO stage III and IV ovarian carcinoma. *Clin Oncol (R Coll Radiol)* 1993;5:198–202.

203. Vergote I, De Wever I, Tjalma W et al. Neoadjuvant chemotherapy or primary debulking surgery in advanced ovarian carcinoma: A retrospective analysis of 285 patients. *Gynecol Oncol* 1998;71:431–436.

204. Kuhn W, Rutke S, Spathe K et al. Neoadjuvant chemotherapy followed by tumor debulking prolongs survival for patients with poor prognosis in International Federation of Gynecology and Obstetrics stage IIIC ovarian carcinoma. *Cancer* 2001;92:2585–2591.

205. Ansquer Y, Leblanc E, Clough K et al. Neoadjuvant chemotherapy for unresectable ovarian carcinoma: A French multicenter study. *Cancer* 2001;91:2329–2334.

206. Shibata K, Kikkawa F, Mika M et al. Neoadjuvant chemotherapy for FIGO stage III or IV ovarian cancer: Survival benefit and prognostic factors. *Int J Gynecol Cancer* 2003;13:587–592.

207. Morice P, Brehier-Ollive D, Rey A et al. Results of interval debulking surgery in advanced stage ovarian cancer: An exposed-non-exposed study. *Ann Oncol* 2003;14:74–77.

208. Mazzeo F, Berlière M, Kerger J et al. Neoadjuvant chemotherapy followed by surgery and adjuvant chemotherapy in patients with primarily unresectable, advanced-stage ovarian cancer. *Gynecol Oncol* 2003;90:163–169.

209. Fanfani F, Ferrandina G, Corrado G et al. Impact of interval debulking surgery on clinical outcome in primary unresectable FIGO stage IIIC ovarian cancer patients. *Oncology* 2003;65:316–322.

210. Hegazy MAF, Hegazi RAF, Elshafei MA et al. Neoadjuvant chemotherapy versus primary surgery in advanced ovarian carcinoma. *World J Surg Oncol* 2005;3:57–60.

211. Surwit E, Childers J, Atlas I et al. Neoadjuvant chemotherapy for advanced ovarian cancer. *Int J Gynecol Cancer* 1996;6:356–361.

212. Kayikciog Lu F, Kose MF, Boran N et al. Neoadjuvant chemotherapy or surgery in advanced epithelial ovarian carcinoma. *Int J Gynecol Cancer* 2001;11:466–470.

213. Chan YM, Ng TY, Ngan HY et al. Quality of life in women treated with neoadjuvant chemotherapy for advanced ovarian cancer: A prospective longitudinal study. *Gynecol Oncol* 2003;88:9–16.

214. Loizzi V, Cormio G, Resta L et al. Neoadjuvant chemotherapy in advanced ovarian cancer: A case-control study. *Int J Gynecol Cancer* 2005;15:217–223.

215. Le T, Faught W, Hopkins L et al. Primary chemotherapy and adjuvant tumor debulking in the management of advanced-stage epithelial ovarian cancer. *Int J Gynecol Cancer* 2005;15:770–775.

216. Avril N, Sassen S, Schmalfeldt B et al. Prediction of response to neoadjuvant chemotherapy by sequential F-18-fluorodeoxyglucose positron emission tomography in patients with advanced-stage ovarian cancer. *J Clin Oncol* 2005;23:7445–7453.

217. Inciura A, Simavicius A, Juozaityte E et al. Comparison of adjuvant and neoadjuvant chemotherapy in the management of advanced ovarian cancer: A retrospective study of 574 patients. *BMC Cancer* 2006;8:153–159.

218. Steed H, Oza AM, Murphy J et al. A retrospective analysis of neoadjuvant platinum-based chemotherapy versus up-front surgery in advanced ovarian cancer. *Int J Gynecol Cancer* 2006;16:S47–S53.

219. Rosen B, Laframboise S, Ferguson S et al. The impacts of neoadjuvant chemotherapy and of debulking surgery on survival from advanced ovarian cancer. *Gynecol Oncol* 2014;134:462–467.

220. Chi DS, Musa F, Dao F et al. An analysis of patients with bulky advanced stage ovarian, tubal, and peritoneal carcinoma treated with primary debulking surgery (PDS) during an identical time period as the randomized EORTC-NCIC trial of PDS vs neoadjuvant chemotherapy (NACT). *Gynecol Oncol* 2012;124:10–14.

221. Hynninen J, Lavonius M, Oksa S et al. Is perioperative visual estimation of intra-abdominal tumor spread reliable in ovarian cancer surgery after neoadjuvant chemotherapy? *Gynecol Oncol* 2013;128:229–232.

222. Horowitz NS, Miller A, Bungruang B et al. Does aggressive surgery improve outcomes? Interaction between preoperative disease burden and complex surgery in patients with advanced-stage ovarian cancer: An analysis of GOG 182. *J Clin Oncol* 2015;33(8):937–43.

223. Vergote I, Tropé CG, Amant F et al. Neoadjuvant chemotherapy or primary surgery in stage IIIC or IV ovarian cancer. *N Engl J Med* 2010;363:943–953.

224. Kehoe S, Hook J, Nankivell M et al. Primary chemotherapy versus primary surgery for newly diagnosed advanced ovarian cancer (CHORUS): An open-label, randomised, controlled, non-inferiority trial. *Lancet* 2015;386:249–57.

225. Vergote I, Coens C, Nankivell M et al. Neoadjuvant chemotherapy versus debulking surgery in advanced tubo-ovarian cancers: Pooled analysis of individual patient data from the EORTC 55971 and CHORUS trials. *The Lancet Oncology* 2018;19(12):1680–87.

226. Onda T, Satoh T, Saito T et al. Comparison of treatment invasiveness between upfront debulking surgery versus interval debulking surgery following neoadjuvant chemotherapy for stage III/IV ovarian, tubal, and peritoneal cancers in a phase III randomised trial: Japan Clinical Oncology Group Study JCOG0602. *Eur J Cancer* 2016;64:22–31.

227. Onda T, Satoh T, Ogawa G et al. Comparison of survival between primary surgery and neoadjuvant chemotherapy for stage III/IV ovarian, tubal and peritoneal cancers in phase III randomised trial. *Eur J Cancer* 2020;130:114–25.

228. Fagotti A, Ferrandina MG, Vizzielli G et al. Randomized trial of primary debulking surgery versus neoadjuvant chemotherapy for advanced epithelial ovarian cancer (SCORPION-NCT01461850). *Int J Gynecol Cancer* 2020;30(11):1657–1664.

229. Fagotti A, Ferrandina G, Vizzielli G et al. Phase III randomised clinical trial comparing primary surgery versus neoadjuvant chemotherapy in advanced epithelial ovarian cancer with high tumour load (SCORPION trial): Final analysis of peri-operative outcome. *Eur J Cancer* 2016;59:22–33.

230. Rauh-Hain JA, Nitschmann CC, Worley MJ Jr et al. Platinum resistance after neoadjuvant chemotherapy compared to primary surgery in patients with advanced epithelial ovarian carcinoma. *Gynecol Oncol* 2013;129:63–68.

231. Coleridge SL, Bryant A, Kehoe S, Morrison J. Neoadjuvant chemotherapy before surgery versus surgery followed by chemotherapy for initial treatment in advanced ovarian epithelial cancer (Review). *Cochran Database System Rev* 2021;7:1–85.

232. Reuss A, du Bois A, Harter P et al. TRUST: Trial of radical upfront surgical therapy in advanced ovarian cancer (ENGOT ov33/AGO-OVAR OP7). *Int J Gynecol Cancer* 2019; doi: 10.1136/ijgc-2019-000682.

233. Chi DS, Venkatraman ES, Masson V et al. The ability of preoperative CA-125 to predict optimal primary tumor cytoreduction in stage III epithelial ovarian carcinoma. *Gynecol Oncol* 2000;77:227–231.

234. Gemer O, Lurian M, Gdalevich M et al. A multicenter study of CA 125 level as a predictor of non-optimal primary cytoreduction of advanced epithelial ovarian cancer. *Eur J Surg Oncol* 2005;31:1006–1010.

235. Vorgias G, Iavazzo C, Savvopoulos P et al. Can the preoperative Ca-125 level predict optimal cytoreduction in patients with advanced ovarian carcinoma? A single institution cohort study. *Gynecol Oncol* 2009;112:11–15.

236. Kang S, Kim TJ, Nam BH et al. Preoperative serum CA-125 levels and risk of suboptimal cytoreduction in ovarian cancer: A meta-analysis. *J Surg Oncol* 2010;101:13–17.

237. Memarzadeh S, Lee SB, Berek JS et al. CA-125 levels are a weak predictor of optimal cytoreduction surgery in patients with advanced epithelial ovarian cancer. *Int J Gynecol Cancer* 2003;13:120–124.

238. Dowdy SC, Mullany SA, Brandt KR et al. The utility of computed tomography scans in predicting suboptimal cytoreductive surgery in women with advanced ovarian carcinoma. *Cancer* 2004;101:346–352.

239. Chi DS, Zivanovic O, Palayekar MJ et al. A contemporary analysis of the ability of preoperative serum CA-125 to predict primary cytoreductive outcome in patients with advanced ovarian, tubal and peritoneal carcinoma. *Gynecol Oncol* 2009; 112:6–10.

240. Vergote I, Coens C, Nankivell M. Neoadjuvant chemotherapy versus debulking surgery in advanced tubo-ovarian cancers: Pooled analysis of individual patient data from EORTC 55971 and CHORUS trials. *Lancet Oncol* 2018;19(2):1680–7.

241. Van Meurs HS, Tajik P, Hof MHP et al. Which patients benefit most from primary surgery or neoadjuvant chemotherapy in stage IIIC or IV ovarian cancer: An exploratory analysis of the European organisation for research and treatment of cancer 55971 randomised trial. *Eur J Cancer* 2013;49:3191–201.

242. Nelson BE, Rosenfield AT, Schwartz PE. Preoperative abdominopelvic computed tomographic prediction of optimal cytoreduction in epithelial ovarian carcinoma. *J Clin Oncol* 1993;11:166–172.

243. Meyer JI, Kennedy AW, Friedman R et al. Ovarian carcinoma: Value of CT in predicting success of debulking surgery. *Am J Roentgenol* 1995;165:875–878.

244. Bristow RE, Duska LR, Lambrou NC et al. A model for predicting surgical outcome in patients with advanced ovarian carcinoma using computed tomography. *Cancer* 2000;89:1532–1540.

245. Qayyuma A, Coakleya FV, Westphalena AC et al. Role of CT and MR imaging in predicting optimal cytoreduction of newly diagnosed primary epithelial ovarian cancer. *Gynecol Oncol* 2005;96:301–306.

246. Axtell AE, Lee MH, Bristow RE et al. Multi-institutional reciprocal validation study of computed tomography predictors of suboptimal primary cytoreduction in patients with advanced ovarian cancer. *J Clin Oncol* 2007;25:384–389.

247. Gemer O, Gdalevich M, Ravid M et al. A multicenter validation of computerized tomography models as predictors of non-optimal primary cytoreduction of advanced epithelial ovarian cancer. *Eur J Surg Oncol* 2009;35:1109–1112.

248. Risum S, Høgdall C, Loft A et al. Prediction of suboptimal primary cytoreduction in primary ovarian cancer with combined positron emission tomography/computed tomography—A prospective study. *Gynecol Oncol* 2008;108:265–270.

249. Suidan RS, Ramirez PT, Sarasohn DM et al. A multicenter prospective trial evaluating the ability of preoperative computed tomography scan and serum CA-125 to predict suboptimal cytoreduction at primary debulking surgery for advanced ovarian, fallopian tube, and peritoneal cancer. *Gynecol Oncol* 2014;134:455–461.

250. Vergote I, Marquette S, Amant F et al. Port-site metastases after open laparoscopy: A study in 173 patients with advanced ovarian carcinoma. *Int J Gynecol Cancer* 2005;15:776–779.

251. Fagotti A, Ferrandina G, Fanfani F et al. A laparoscopy-based score to predict surgical outcome in patients with advanced ovarian carcinoma: A pilot study. *Ann Surg Oncol* 2006;13:1156–1161.

252. Angioli R, Palaia I, Zullo MA et al. Diagnostic open laparoscopy in the management of advanced ovarian cancer. *Gynecol Oncol* 2006;100:455–461.

253. Fotopoulou C, Richter R, Braicu EI et al. Can complete tumor resection be predicted in advanced primary epithelial ovarian cancer? A systematic evaluation of 360 consecutive patients. *Eur J Surg Oncol* 2010;36:1202–1210.

254. Vergote I, Amant F, Kristensen G et al. Primary surgery or neoadjuvant chemotherapy followed by interval debulking surgery in advanced ovarian cancer. *Eur J Cancer* 2011;47(Suppl. 3):S88–S92.

255. De Iaco P, Musto A, Orazi L et al. FDG-PET/CT in advanced ovarian cancer staging: Value and pitfalls in detecting lesions in different abdominal and pelvic quadrants compared with laparoscopy. *Eur J Radiol* 2011;80:e98–e103.

256. Rutten MJ, Leeflang MM, Kenter GG et al. Laparoscopy for diagnosing resectability of disease in patients with advanced ovarian cancer. *Cochrane Database Syst Rev* 2014; 2:CD009786.

257. Fagotti A, Ferrandina G, Fanfari F et al. Prospective validation of a laparoscopic predictive model for optimal cytoreduction in advanced ovarian cancer. *Am J Obstet Gynecol* 2008;199(6):642.e1–6.

258. Wright AA, Bohlke K, Armstrong DK et al. Neoadjuvant chemotherapy for newly diagnosed, advanced ovarian cancer: Society of gynecologic oncology and American society of clinical oncology clinical practice guideline. *J Clin Oncol* 2016;34(28):3460–3473.

259. Cohen PA, Powell A, Bohm S et al. Pathological chemotherapy response score is prognostic in tubo-ovarian high-grade serous carcinoma: A systematic review and meta-analysis of individual patient data. *Gynecol Oncol* 2019;154(2):441–448.

260. Hilpert F, du Bois A, Greimel ER et al. Feasibility, toxicity and quality of life of first-line chemotherapy with platinum/paclitaxel in elderly patients aged >or=70 years with advanced ovarian cancer--a study by the AGO OVAR Germany. *Ann Oncol* 2007;18(2):282–287.

261. Falandry C, Rousseau F, Mouret-Reynier M-A et al. Efficacy and safety of first-line single-agent carboplatin vs carboplatin plus paclitaxel for vulnerable older adult women with ovarian cancer: A GINECO/GCIG randomized clinical trial. *JAMA Oncol* 2021;7(6):853–61.

262. Geisler JP, Linnemeier GC, Thomas AJ et al. Nutritional assessment using prealbumin as an objective criterion to determine who should not undergo primary radical cytoreductive surgery for ovarian cancer. *Gynecol Oncol* 2007;106:128–131.

263. Hightower RD, Nguyen HN, Averette HE et al. National survey of ovarian carcinoma IV: Patterns of care and related survival for older patients. *Cancer* 1994;73:377–383.

264. Yancik R, Ries LG, Yates JW. Ovarian cancer in the elderly: An analysis of surveillance, epidemiology, and end results program data. *Am J Obstet Gynecol* 1986;154:639–647.

265. Diaz-Montes TP, Zahurak M, Giuntoli RG II et al. Surgical care of elderly women with ovarian cancer: A population-based perspective. *Gynecol Oncol* 2005;99:352–357.

266. Wright JD, Herzog TJ, Powell MA. Morbidity of cytoreductive surgery in the elderly. *Am J Obstet Gynecol* 2004;190:1398–400.

267. Sharma S, Driscoll D, Odunsi K et al. Safety and efficacy of cytoreductive surgery for epithelial ovarian cancer in elderly and high-risk surgical patients. *Am J Obstet Gynecol* 2005;193:2077–2082.

268. Uyar D, Frasure HE, Markman M et al. Treatment patterns by decade of life in elderly women (≥70 years of age) with ovarian cancer. *Gynecol Oncol* 2005;98:403–408.

269. Trillsch F, Woelber L, Eulenburg C et al. Treatment reality in elderly patients with advanced ovarian cancer: A prospective analysis of the OVCAD consortium. *J Ovarian Res* 2013;

6:42.

270. Thrall MM, Goff BA, Symons RG et al. Thirty-day mortality after primary cytoreductive surgery for advanced ovarian cancer in the elderly. *Obstet Gynecol* 2011;118:537.

271. Fotopoulou C, Savvatis K, Steinhagen-Thiessen E et al. Primary radical surgery in elderly patients with epithelial ovarian cancer: Analysis of surgical outcome and long-term survival. *Int J Gynecol Cancer* 2010;20:34–40.

272. Worley MJ Jr, Guseh SH, Rauh-Hain JA et al. Does neoadjuvant chemotherapy decrease the risk of hospital readmission following debulking surgery? *Gynecol Oncol* 2013;129:69–73.

273. Glasgow MA, Yu H, Rutherford TJ et al. Neoadjuvant chemotherapy (NACT) is an effective way of managing elderly women with advanced stage ovarian cancer (FIGO Stage IIIC and IV). *J Surg Oncol* 2013;107:195–200.

274. Wright JD, Ananth CV, Tsui J et al. Comparative effectiveness of upfront treatment strategies in elderly women with ovarian cancer. *Cancer* 2014;120:1246–1254.

275. Alphs HH, Zahurak ML, Bristow RE et al. Predictors of surgical outcome and survival among elderly women diagnosed with ovarian and primary peritoneal cancer. *Gynecol Oncol* 2006;103:1048–1053.

276. Moore KN, Reid MS, Fong DN et al. Ovarian cancer in the octogenarian: Does the paradigm of aggressive cytoreductive surgery and chemotherapy still apply? *Gynecol Oncol* 2008;110:133–139.

277. Janda M, Youlden DR, Baade PD et al. Elderly patients with stage III or IV ovarian cancer: Should they receive standard care? *Int J Gynecol Cancer* 2008;18:896–907.

278. Brown J, Barr A, Zhang Y et al. A multi-institutional study of minimally invasive surgery compared to laparotomy for interval debulking after neoadjuvant chemotherapy in women with advanced ovarian cancer. *Gynecol Oncol* 2021;162(1):S20.

279. Fagotti A, Alletti SG, Corrado G et al. The international mission study: Minimally invasive surgery in ovarian neoplasms after neoadjuvant chemotherapy. *Int J Gynecol Cancer* 2019;29:5–9.

280. Chan JK, Brady MF, Penson RP et al. Weekly vs. every 3-week paclitaxel and carboplatin for ovarian cancer. *N Engl J Med* 2016;374:738–48.

281. Provencher DM, Gallagher CJ, Parulekar WR et al. OV21/PETROC: A randomized Gynecologic Cancer Intergroup phase II study of intraperitoneal versus intravenous chemotherapy following neoadjuvant chemotherapy and optimal debulking surgery in epithelial ovarian cancer. *Ann Oncol* 2018;29(2):431–8.

282. Van Driel WJ, Koole SN, Sikorska K et al. Hyperthermic intraperitoneal chemotherapy in ovarian cancer. *N Engl J Med* 2018;378(3):230–240.

283. Ray-Coquard IL, Savoye AM, Mouret-Reynier M-A et al. Efficacy and safety from neopembrov study, a randomized phase II trial of neoadjuvant chemotherapy (CT) with or without pembrolizumab (P) followed by interval debulking surgery and standard systemic therapy±P for advanced high-grade serous carcinoma (HGSC): A GINECO study. *J Clin Oncol* 2021;39(15):5500.

284. Cohen CJ, Goldberg JD, Holland JF et al. Improved therapy with cisplatin regimens for patients with ovarian carcinoma (FIGO stages III and IV) as measured by surgical end-staging (second-look operation). *Am J Obstet Gynecol* 1983;145:955–967.

285. Podratz K, Malkasian GD Jr, Hilton JF et al. Second-look laparotomy in ovarian cancer: Evaluation of pathologic variables. *Am J Obstet Gynecol* 1985;152:230–238.

286. Dauplat J, Ferriere JP, Gorbinet M et al. Second-look laparotomy in managing epithelial ovarian carcinoma. *Cancer* 1986;57:1627–1631.

287. Free KE, Webb MJ. Second-look laparotomy: Clinical correlations. *Gynecol Oncol* 1987;26:290–297.

288. Carmichael JA, Shelley WE, Brown LB et al. A predictive index of cure versus no cure in advanced ovarian carcinoma patients—Replacement of second-look laparotomy as a diagnostic test. *Gynecol Oncol* 1987;27:269–278.

289. Bertelsen K, Hansen MK, Pedersen PH et al. The prognostic and therapeutic value of second-look laparotomy in advanced ovarian cancer. *Br J Obstet Gynaecol* 1988;95:1231–1236.

290. Sonnendecker EWW. Is routine second-look laparotomy for ovarian cancer justified? *Gynecol Oncol* 1988;31:249–255.

291. Ayhan A, Yarali H, Develioglu O et al. Prognosticators of second-look laparotomy findings in patients with epithelial ovarian cancer. *J Surg Oncol* 1991;46:222–225.

292. Katsoulis M, Vorgias G, Panagiotides J et al. The prognostic significance of second-look laparotomy in advanced ovarian cancer. *Eur J Gynaecol Oncol* 1997;18:200–202.

293. Lim MC, Kang S, Song YY et al. Feasibility and safety of extensive upper abdominal surgery in elderly patients with advanced epithelial ovarian cancer. *J Korean Med Sci* 2010;25:1034–1040.

294. Chi DS, Zivanovic O, Levinson KL et al. The incidence of major complications after the performance of extensive upper abdominal surgical procedures during primary cytoreduction of advanced ovarian, tubal, and peritoneal carcinomas. *Gynecol Oncol* 2010;119:38–42.

295. Peiretti M, Bristow RE, Zapardiel I et al. Rectosigmoid resection at the time of primary cytoreduction for advanced ovarian cancer. A multi-center analysis of surgical and oncological outcomes. *Gynecol Oncol* 2012;126:220–223.

296. Chéreau E, Ballester M, Selle F et al. Pulmonary morbidity of diaphragmatic surgery for stage III/IV ovarian cancer. *Br J Obstet Gynaecol* 2009;116:1062–1068.

297. Pathiraja PN, Garruto-Campanile R, Tozzi R. Diaphragmatic peritonectomy versus full thickness diaphragmatic resection and pleurectomy during cytoreduction in patients with ovarian cancer. *Int J Surg Oncol* 2013;2013:876150.

298. McCann CK, Growdon WB, Munro EG et al. Prognostic significance of splenectomy as part of initial cytoreductive surgery in ovarian cancer. *Ann Surg Oncol* 2011;18:2912–2918.

299. Martinez A, Pomel C, Mery E et al. Celiac lymph node resection and porta hepatis disease resection in advanced or recurrent epithelial ovarian, fallopian tube, and primary peritoneal cancer. *Gynecol Oncol* 2011;121:258–263.

300. Song YJ, Lim MC, Kang S et al. Extended cytoreduction of tumor at the porta hepatis by an interdisciplinary team approach in patients with epithelial ovarian cancer. *Gynecol Oncol* 2011;121:253–257.

301. Van der Burg MEL, Vergote I. The role of interval debulking surgery in ovarian cancer. *Curr Oncol Rep* 2003;5:473–481.

7. 预测手术效果：患者初始手术或化疗的选择

Anna Fagotti and Giacomo Avesani

前　言

对于确诊或疑似晚期卵巢癌的患者，初始治疗的选择［即初次肿瘤细胞减灭术（primary debulking surgery，PDS）或新辅助化疗（neoadjuvant chemotherapy，NACT）］是一项挑战。事实上，从现有文献中获得的数据来看，每种方法对于长期生存率、短期发病率及死亡率的影响效果仍不清楚。一般来说，在等待正在进行的前瞻性随机对照试验（TRUST 试验，NCT02828618）[1]结果时，我们确实认为，当手术完全切除可实现且发病率可接受时，应采用 PDS。因此，手术医师对这一选择负有主要责任，应尽可能减小出错的风险。充足的医院设备及手术技能肯定有助于做出正确决策。然而，采用全面和标准化的方法进行患者评估可能有助于信息共享，促进困难临床决策的完成。

临　床　变　量

决策过程从第一次临床就诊时开始。尽管晚期卵巢癌的临床表现可能不明确而且差异很大，但疼痛、乏力、呼吸困难和呕吐等症状有助于预测患者在大范围手术后的生存能力，这不可避免地与术后高发病率和死亡率相关。年龄、东部肿瘤合作小组（Eastern Cooperative Oncology Group）表现状态（也称为 WHO 评分）和美国麻醉医师协会（American Society of Anesthesiologists）身体状况分类系统评分是临床实践中常用的简易评估数据。它们主要与初次手术后的早期（＜30d）发病率和死亡率相关[2-4]。为了做出最合适的治疗决策，使减瘤手术的潜在风险与获益之间达到足够的平衡，肿瘤负担的评估应始终与患者的临床特征相关联。

营　养　评　估

欧洲临床营养与代谢学会（European Society for Clinical Nutrition and Metabolism）将疾病相关营养不良（disease-related malnutrition，DRM）定义为一种由癌症激活全身炎症引起的疾病[5]。炎症反应导致厌食和组织破坏，进而造成体重显著减轻、机体组分改变和机能下降。此外，由于恶性卵巢上皮性肿瘤通常在已发生腹腔内广泛扩散时才被发现，因此腹腔内胃肠道器官受累十分常见。事实上，胃肠道器官受累的不利影响之一是热量摄入的逐渐减少[6]，导致营养状况和机体组分受损。因此，卵巢癌患者在诊断时营养不良的发生率往往较高[7]，在部分报道中达到 70%[8-9]。许多临床工具已被用于判断这些患者的营养不良，如血清前白蛋白或血清白蛋白水平[8,10-11]、营养风险评分-2002[9]、主观整体评估（subjective global assessment，SGA）[12]和生物电阻抗分析（bioelectrical impedance analysis，BIA）得出的相角[13]。参考表 7-1。这些评分表明，营养不良是高手术发生率和较长住院时间的一项预测因素[8,10-11,13]，但其中只有少数与手术效果相关（即肿瘤残留）。过去 10 年中，少肌症已成为一项日益重要的营养不良的预后因素。欧洲老年人少肌症工作组 2018 年修订的共识将少肌症定义为一种以低肌肉力量、低肌肉量或质量[14]为特征的疾病。原发性少肌症通常与衰老有关，继发性少肌症则多由致病性的疾病相关机制引起，如炎症、无脂肪物质分解、胰岛素抵抗、合成代谢抵抗和厌食等。这些情况在癌症患者中很常见，是所谓"疾病相关营养不良"（DRM）的基础[15]。横断面计算机断层扫描可以准确地显示骨骼肌的量及质量。在 Ataseven 等[16]对 323 例晚期卵巢癌患者的研究中，少肌症与 PDS 完全切除的可能性之间具有相关性，且有统计学意义（表 7-1）。

表 7-1　卵巢癌中的营养变量

变量	
血清白蛋白水平[8, 10-11]	
SGA[12]	主观整体评估
相角[13]	由 BIA 推断
少肌症[14-16]	SMI=骨骼肌指数
	SMA=骨骼肌面积
	MA=肌肉衰减
握力[17]	通过肌力检查
CONUT（营养控制状态）评分[18]	通过血清白蛋白浓度，总外周淋巴细胞计数和总胆固醇浓度计算

血清标志物

虽然血清分子标志物水平评估通常被用来获得更明确的诊断和治疗监测，但它们在预测肿瘤进展或可切除性方面的作用尚未得到证实。CA125 是卵巢表面上皮细胞表达的一种膜相关糖蛋白。女性生殖系统良性和炎症性疾病、腹部疾病（即子宫内膜异位症）以及卵巢癌中均可发现血清 CA125 水平升高。这证实了 CA125 水平在卵巢癌诊断中的特异度有限。此外，并非所有卵巢癌患者的血清 CA125 均升高，不同的 CA125 水平与不同的组织学类型相关，浆液性肿瘤的 CA125 水平最高，黏液上皮性癌生物 CA125 水平最低。透明细胞癌和子宫内膜样癌也与较低的 CA125 水平相关[19]。早期的研究表明，术前 CA125 水平高于 500U/mL 的 Ⅲ 期卵巢癌患者有 20% 的概率实现最佳瘤细胞减灭术[20]。随着妇科肿瘤学专家（GYO）将广泛的上腹部手术引入到卵巢癌外科治疗中，术前 CA125 水平对于预测晚期上皮性卵巢癌（advanced epithelial ovarian cancer, AEOC）患者接受初次肿瘤细胞减灭术的结局不具有一致性[21]，但仍然可以评估患者是否需要进行广泛的手术。CA125 的预测价值在其他预测评分中与临床表现和影像学表现相关[22]。最近，一项欧洲多中心项目 OVCAD 表明，人附睾蛋白 4（HE4）与 CA125 相结合可以预测上皮性卵巢癌（epithelial ovarian carcinoma, EOC）患者的手术结局[23]。HE4 是一种蛋白酶抑制剂的糖蛋白，被大多数上皮性卵巢癌细胞所表达。在最近的一项观察性研究的荟萃分析（META 分析）中，HE4 被证实有预测术后

残余肿瘤细胞的能力：在接受了初次肿瘤细胞减灭术的晚期患者中，HE4 的集合灵敏度达到 0.81（95%CI 0.72～0.88），集合特异度达到 0.70（95%CI 0.62～0.78），AUC（曲线下面积）0.88±0.04[24]。

分 子 谱

尽管做了很多努力，但在探索与卵巢癌患者最佳的肿瘤细胞减灭术直接相关的分子谱方面进展仍有限，主要原因在于完全细胞减灭率不同的患者中缺乏可重复性[25]。另一个问题是，卵巢癌患者的肿瘤组织的异质性，这个问题也引起了对肿瘤组织活检是否足以代表整个肿瘤突变负荷的关注。

与肿瘤微环境相关的基因和 / 或蛋白，似乎是与最佳 / 次最佳肿瘤细胞减灭术相关的、前景最佳的因素。转化生长因子 -β（TGF-β）是一个被广泛研究的蛋白超家族，涉及多种细胞过程，包括正常的生理发育和恶性细胞的生长。TGF-β 通路的高信号传导与多种途径中肿瘤扩散的增加相关。2014 年，对 1 525 名卵巢癌患者进行了第一个"减瘤特征"测试，发现 POSTN、CXCL14 和磷酸化 Smad2/3 蛋白与减瘤的程度密切相关[26]。同时，MD Anderson 团队证实了有另外两种蛋白的高表达与肿瘤的增殖和转移进程相关[27]。FABP4 和 ADH1B，与高级别浆液性卵巢癌患者接受减灭术后残留病灶的高发生率相关[28]。最近，妙佑医疗国际（Mayo Clinic）开发的高级别浆液性卵巢癌（high-grade serous ovarian cancer, HGSOC）分子亚型分类得到了普及[29]。本文基于对 2 000 多例 HGSOC 的 mRNA 表达数据的一致性聚类分析，确定了 5 种亚型（间充质亚型和非间充质亚型，包括免疫反应型、增生型、分化型和抗间充质亚型）。通过一些 TGF-β 通路基因（如 POSTN 和 p-SMAD2）鉴定的间充质分子亚型，在汇总数据集以及妙佑医疗国际 Ⅲ-C 期或 Ⅳ 期患者中，与较短的总生存期（overall survival, OS）和较低的最佳手术减体积率显著相关[30]。

影 像 学

影像学对于选择合适的治疗方案是至关重要的。卵巢癌术前分期的目标是确认恶性 / 交界性 / 良性附件肿块，排除与原发性卵巢癌转移扩散

相似的其他原发肿瘤，准确分期并评估肿瘤扩散，给妇科肿瘤医生足够的信息，以优化患者的选择，确保达到 R0 的手术结局。

超声

女性可疑性附件包块的一线影像学检查方式是经阴道超声（transvaginal ultrasound, TVUS），通常用于评估恶性肿瘤及其局部扩散的可能性。它可以与腹部超声联合评估腹水、网膜饼和腹膜癌的存在。虽然不推荐使用超声作为卵巢癌的分期方式，但有两项研究专门评估了超声在评估卵巢癌腹内肿瘤扩展中的作用[31-32]。这一点值得关注，特别是在部分缺乏资源的地区，因为超声是一项更广泛应用并且比 CT 更便宜的影像学检查手段。而且，超声是一项实时检查，并且不会传递电离辐射，也不需要口服或静脉注射增强剂或显影剂，可用于幽闭恐惧症患者。图 7-1 和图 7-2 展现了上腹部晚期卵巢癌癌变的超声图像。现目前仅有一项

研究比较了超声与 CT 对卵巢癌术前分期的影响，发现两种检查手段有相似的诊断水平[33]。最近一项前瞻性研究表明，CT 扫描和超声在 11 个解剖区域的疾病诊断中有相似的性能：①盆腔腹膜；②直肠及乙状结肠；③盆腔淋巴结；④小肠；⑤大网膜；⑥上腹部腹膜癌例如：结肠旁沟、膈腹膜和肝表面；⑦肠系膜，即小网膜、大网膜囊和胃；⑧肝门；⑨肝脾实质；⑩肠系膜根；⑪主动脉旁和下腔静脉（inferior vena cava, IVC）淋巴结[34]。缺乏经验的检查者是否可以重复这些检查结果评估仍然需要进一步确认。他们的学习曲线评估也有待考量。

计算机断层扫描

由于软组织对比度较低可能影响其鉴别卵巢良 / 恶性疾病和原发性 / 转移性肿瘤的可靠性，CT 在卵巢癌的初始检测和确诊中的作用有限。相对地，增强 CT 是卵巢癌分期和术前评估的标准成像方法。CT 的主要优势是可用性广、成像速度快和

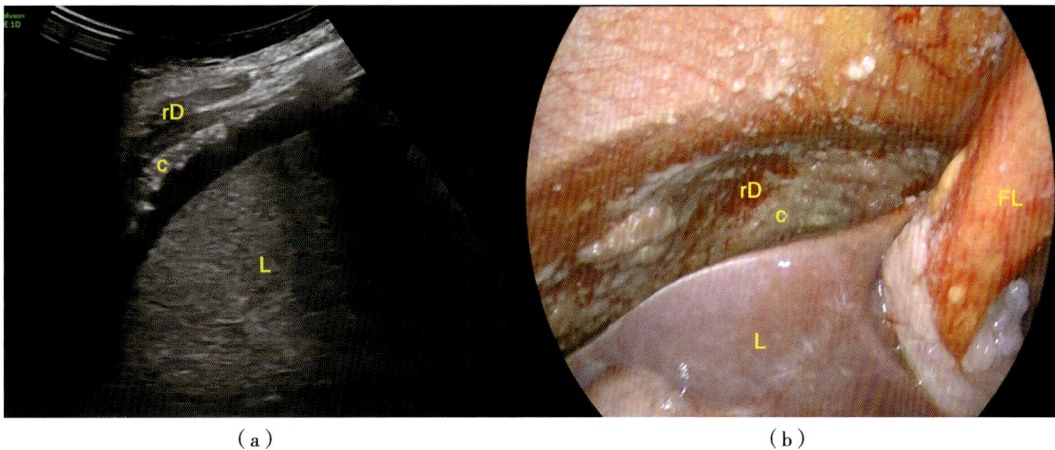

（a）　　　　　　　　　　　（b）

图 7-1　右侧横膈膜（rD）癌（c）。（a）来自 US。（b）来自 s-LPS。L, 肝脏

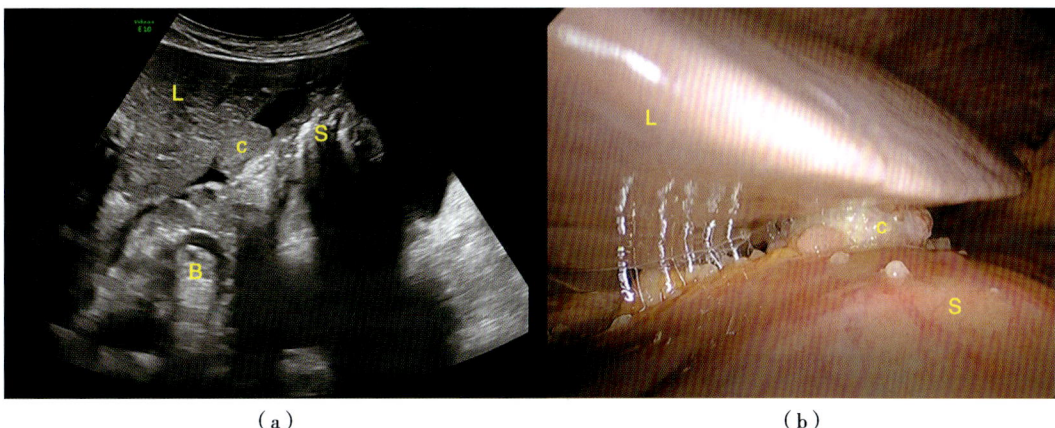

（a）　　　　　　　　　　　（b）

图 7-2　小囊癌（c）。（a）来自 US。（b）来自 s-LPS。S, 胃；L, 肝

分辨率高。卵巢癌的 CT 分期包括从横膈膜到腹股沟区域的影像，通常扩展到胸腔。通常需要在轴面、冠状面和矢状面按 3mm 的切片厚度顺序进行无间隙的多平面重建。

CT 能够有效地发现实质器官转移（肝深部或脾深部转移）、远处转移和腹膜定位，有助于患者的术前管理。CT 在检测减瘤术的关键受累部位方面具有很高的特异性，如膈肌、脾受累（图 7-3）、肠直肠受累（图 7-4）、肝门受累（图 7-5）、肠系膜和淋巴结受累；然而，CT 的敏感性还不够高，不能单独用于评估患者是否适合手术[35]。CT 对指导卵巢癌分期作用有限，因为其不能可靠地检测腹膜、浆膜和肠系膜的小病灶，特别是在没有腹水的情况下。其对 5mm 以下病变的检测灵敏度仅为 50%～70%[36-37]。

目前已经形成了基于 CT 的评分系统，以选择适合行满意减瘤术的患者，如基于 CT 的腹膜癌指数（peritoneal cancer index，PCI）[36]，是一种量化由胃肠道癌症引起的腹膜负荷的系统，以及联合 CT 和 CA125 水平评估 11 个解剖部位的情况[22]。最近一项研究也提出了一个类似的评分系统来预测 NACT 后的手术可行性[38]。然而，现有的外部验证研究报告的阳性预测值较低[39-40]。这表明大多数预测需要接受次优减瘤手术的女性，实际上可以得到最佳减瘤效果。因此，应谨慎使用 CT 预测。

^{18}F-氟代脱氧葡萄糖正电子发射断层扫描/计算机断层扫描

PET-CT 在首次评估卵巢癌患者中的作用有限。由于恶性肿瘤对 ^{18}F-氟代脱氧葡萄糖有很高

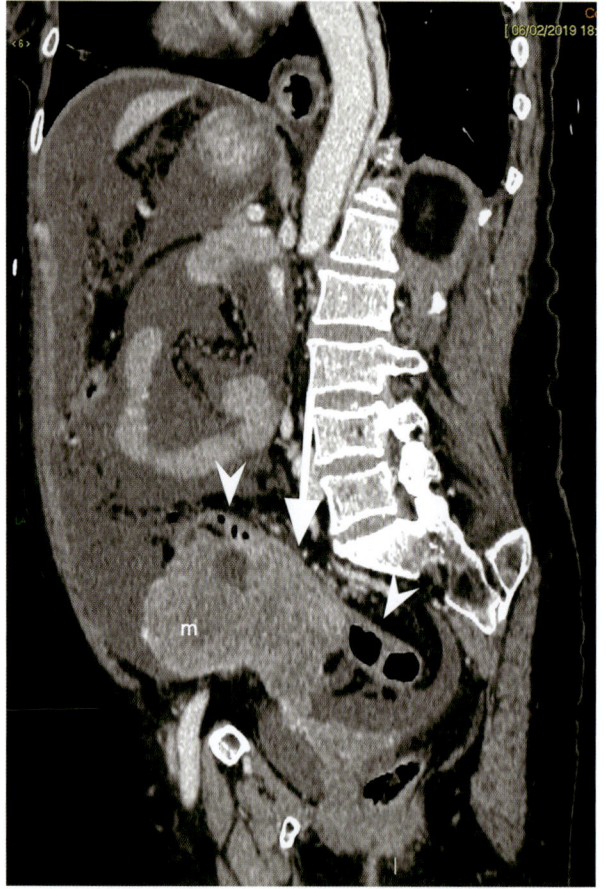

图 7-4 增强 CT 静脉期矢状旁重建：卵巢肿块（m）达乙状结肠（箭头处），在箭头水平处浸润结肠壁

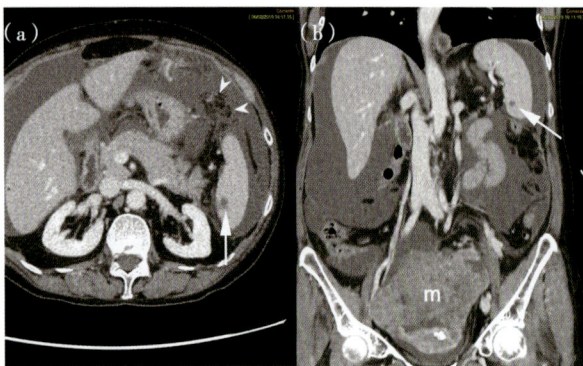

图 7-3 静脉期 CT 的轴位（a）和冠状位（b）重建：可见脾实质内转移灶（箭头）；骨盆内可见大的卵巢肿块（m），网膜可见小的腹膜种植病灶（箭头）

的亲和力，因此它可能有助于原发卵巢肿块的定性，但高成本和低特异性限制了它的作用。当腹膜种植灶以 5mm 作为截断值时，PET-CT 在检测腹膜种植的敏感度为 78%，特异度为 68%[41]。其在预测可切除性方面的作用与 CT 相比，并不一致：一些人指出，它能更好地检测肠系膜和上腹部受累，而另一些人表示没有发现差异[42]，因此，在临床实践中，PET-CT 使用应限于特定病例。

常规 MRI 和弥散加权 MRI

常规 MRI 具有出色的对比度分辨率和多参数采集，在原发附件肿块的定性中具有一定作用，因为增强 MRI 在区分良恶性肿块方面的准确度为 97%[43]。MRI 对于检测卵巢肿块中的实性成分（如乳头状突起、壁结节和不规则间隔）非常出色。在注射造影剂时对肿块的灌注显像能够区分良性、交界性和恶性病变，然而，MRI 的高成本和低可用性限制了其作用，仅限于那些超声无法确定的肿块。

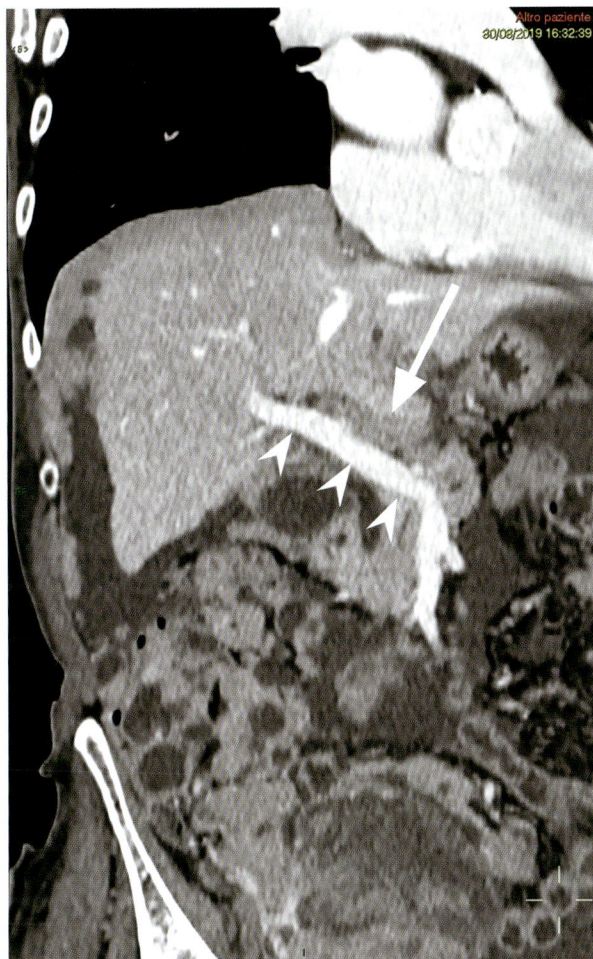

图 7-5　门静脉（箭）增强 CT 静脉期的冠状旁重建：转移灶累及肝门（箭头）清晰可见；右膈肌存在腹膜种植（星形标记处）

弥散加权（DW）MRI 在检测腹膜种植方面的准确性高于其他成像方式[44]，分期准确度为 91%[45]；DW-MRI 依赖于水在组织中的弥散，这与细胞结构相关。由于腹膜种植组织比正常组织具有更高的细胞密度，因此该技术凸显了病灶，使其更容易被检测到。特别需要指出的是，据报道，全身 DW-MRI 更可靠地预测晚期卵巢癌的手术可切除性，灵敏度为 94%，特异度为 98%，准确度为 95%[42]。最近，已经提出了基于 MRI 的 PCI，可排除一些原拟行初始肿瘤减灭术的患者并将转为先行新辅助化疗[46]。但是，由于这些研究中包括的人群较小且缺乏外部验证，因此需要进一步研究证实 DW-MRI 在临床中评估患者进行初始肿瘤减灭术的作用。此外，MRI 需要患者具备较好的依从性和较长的采集时间，并且具有高成本和低可用性，所有因素都限制了其在临床实践中的常规使用。

影像组学

"影像组学"通过定义肿瘤的空间复杂性，从解剖或功能图像中量化肿瘤表型，从而产生肉眼无法识别的疾病特征。将这些特征与肿瘤的基因组、转录组和蛋白质组特征以及患者的实验室检查结果、临床特征相关联，以建立预后和预测模型，可以推动更个性化的临床治疗。这种新的实验方法已经在多种不同肿瘤中被证实可以获取额外的信息。在卵巢癌中，已经发现有某些影像组学的特征与 BRCA 基因突变状态[47]、生存时间[48-49]以及手术结局[50]相关。在一项研究中，影像组学的特征被发现与病变的较小尺寸以及高同质性（含大量基质成分的典型肿块）相关，这可能有助于预测病灶的可切除程度。这种新方法具有广阔的前景，但还需要进一步的调查和可靠的数据来测试这项研究的临床效能。

结论

影像学有助于已知或怀疑晚期卵巢癌症患者的术前管理，因为它可以为个体化手术规划提供重要信息。最常用和广泛适用的检查是 CT 扫描，它提供了肿瘤负荷的全景分析，有助于正确预估手术的复杂性。超声、DW-MRI 和影像组学的作用逐渐增大，但仍需进一步研究。然而，单独通过影像学无法可靠地预测手术结果，其需要与临床和手术数据相结合，以期为每位患者正确选择最合适的治疗方法。

手术评分系统

当患者完成术前评估后，实现完全或满意的肿瘤细胞减灭术的机会就留给了术中探查。肿瘤是否累及特定解剖部位以及患者的肿瘤负荷被认为是明确晚期卵巢癌症患者能否达到完全的肿瘤细胞减灭的两个可靠工具。晚期卵巢癌症患者无法切除的特定解剖部位[51]见表 7-2。

目前已经有许多种基于术中肿瘤情况的数字评分系统被用于量化卵巢癌的腹腔内病变程度，这些评分系统与完全或满意切除病灶的概率密切相关。PCI 评分[52]首先被用于描述几种恶性肿瘤尤其是胃肠道恶性肿瘤的腹膜扩散程度。为此，腹膜腔被划分为 13 个明确的区域。对这 13 个区域，测量每一个区域中最大结节的大小，并分别给

表 7-2 术前新辅助化疗的特定部位

1. 小肠系膜根部弥漫性、深部浸润
2. 需要大面积切除并导致短肠综合征的小肠弥漫性转移瘤（剩余肠道<1.5m）
3. 胃十二指肠和/或胰头部或中段胰腺的弥漫性受累或深度浸润
4. 腹腔肝动脉干和胃左动脉受累
5. 中央区或多个节段肝实质转移
6. 多发肺实质转移
7. 无法切除的淋巴结
8. 脑转移

出 0～3 之间的评分。PCI 评分是将所有 13 个区域的分数相加得到的，最高 39 分。

后来，又有其他的评分系统被提出。Eisenkop[53] 开发了一个排名系统（0～3）来量化涉及腹部 5 个区域的疾病程度：①右上腹（膈肌/肝脏和邻近腹膜表面），②左上腹（网膜/胃结肠韧带、脾、胃、横结肠和结肠的脾曲），③骨盆（生殖器官、乙状结肠和盆腔腹膜），④腹膜后（盆腔/主动脉淋巴结），⑤中央腹部（小肠、升结肠/降结肠、肠系膜、前腹壁和结肠旁沟）。Aletti 等在 2007 年制订的描述手术程度的手术复杂性评分系统被一些作者不恰当地用于量化肿瘤负担。

通过术中评估肿瘤负荷可以将患者分为 3 类，从 0 级（既无肿瘤扩散也没有上腹部巨大肿块）到 2 级（既存在肿瘤扩散又有上腹部巨大肿块），无残留肿瘤的比例随着得分的增加而显著降低[54]。卵巢癌转移在术中的分布情况（盆腔、下腹部、上腹部、粟粒样）也与不同的完全切除率有关[55]。

腹 腔 镜

20 世纪 80 年代初，首次有研究探究了腹腔镜在卵巢癌分期中的作用，并将结果与常规 CT 扫描进行了比较。腹膜镜探查发现的膈肌病灶使 21% 被 CT 认定为是 I 期和 II 期的患者上升到 III 期。腹膜镜检查被认为是一种安全可行的手术，即使是在既往曾有腹式手术史的患者中也是如此。仅有 6% 的患者由于技术原因无法实施手术。腹腔镜手术很少有严重并发症，只有 2.5% 的病例需要药物治疗来处理并发症。术后没有出现患者死亡或消化道穿孔，也没有患者因腹腔镜的并发症而需要再次手术探查[56]。

自此以来，许多学者对腹腔镜在卵巢癌分期和治疗中的应用进行了探索。

使用腹腔镜为疑似晚期卵巢癌症患者初次治疗方式的根本原因在于该病独特的解剖扩散形式。事实上，卵巢癌主要倾向于在腹腔内扩散，覆盖内脏和腹膜壁层表面，而实质器官和/或淋巴结转移较少见。当发生较小的但弥漫性的肿瘤种植时，在常规的术前影像学中通常无法检测到，但可以通过肉眼直接观察轻松识别。这些小的种植病灶可能是肿瘤细胞减灭术的主要障碍，尤其是在小肠浆膜水平广泛扩散的情况下。

利用腹腔镜来决定哪些患者适合初次肿瘤细胞减灭术的优点是手术成本低、操作简单以及恢复快速。此外，这种方法允许进行多次直视下活检来获得肿瘤的组织学和分子特征。

使用腹腔镜判断患者进行初步减瘤术还是化疗的做法因为以下几个原因而受到质疑：①由于腔镜的放大，容易过高估计肿瘤扩散的风险；②无法评估关键部位的不可切除性；③一氧化碳腹内高压会增加肿瘤扩散的风险（端口转移和癌变）。这些问题在很大程度上已经通过手术的标准化得到了解决，允许经验丰富的妇科肿瘤医生在恰当的时候使用这种方法。

技术

腹腔镜下评估完全减瘤术的标准方法包括一个用于置入腔镜的经脐穿刺套管针和至少两个用于置入器械的辅助套管针。一般建议通过开放技术插入主套管针，以避免损伤底层结构。考虑到体积巨大的肿瘤或癌变组织可能使肠道或其他结构紧密地附着于前腹壁，这一点尤为重要。如果在上腹部有庞大瘤体，可考虑使用经腹部超声指导选择套管针的安全置入。另一个合适的入口选择是在前乳腺水平的左肋下缘。辅助套管可根据腹部的可用空间进行定位，以避免血管或髂臼损伤。其中一个穿刺孔需使用 10～12mm 套管针以获取大组织标本。如果有腹水，必须在腔镜置入前将腹水排出，以便对腹腔镜检查的病灶进行简单可靠的评估。在可能的情况下，应进行粘连松解术，以使腹腔镜检查尽可能完整（图 7-6）。

如果无法完成完整的初始减瘤术，则必须收集肿瘤组织标本。且获取的组织标本必须足够大，有代表性及有足够的存活能力，以便进行组织学诊断和分子表征。样本可以通过标本袋取出，以

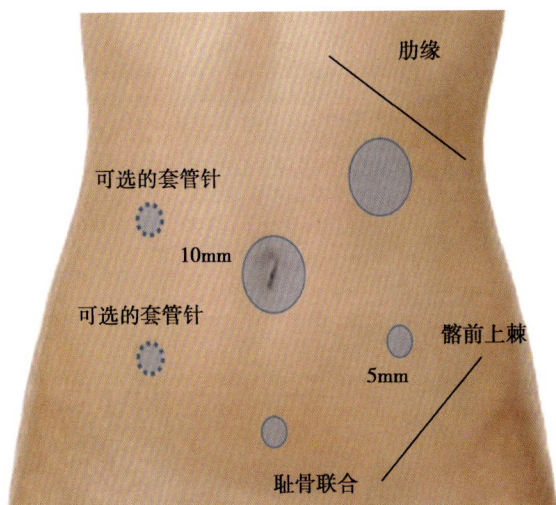

图 7-6　腹部腔镜套管针和辅助套管针的置入位置

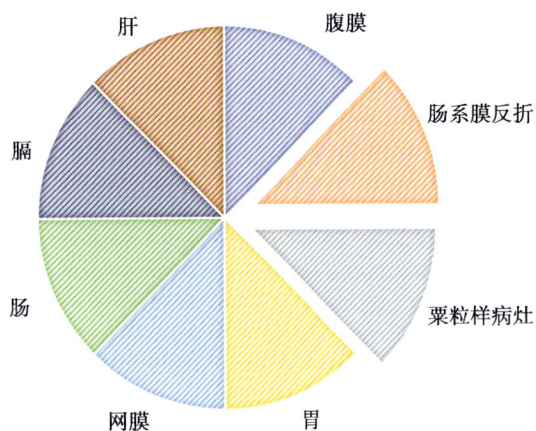

图 7-7　腹腔镜下评估初次肿瘤细胞减灭术的解剖部位

避免腹壁污染和减少穿刺孔转移的风险。

在妇科癌症中，穿刺孔转移的风险已经被证明是一个小问题。其并不影响肿瘤的总体生存率，且容易通过手术切除。

为了预防或减少穿刺孔转移的可能性，可以在移除所有套管针之前排空腹腔气体，然后用 5% 聚维酮碘溶液冲洗。此外，所有置入 12mm 套管的穿刺孔在手术结束时均应关闭腹膜和筋膜层。NACT 的快速启动是另一个防止穿刺孔转移的保护因素（表 7-3）。

表 7-3　AEOC 腹腔镜评估要点

1. 只有具备足够技术和设备的妇科肿瘤手术医生才能通过开腹或腹腔镜对晚期卵巢癌的初次肿瘤细胞减灭术进行评估
2. 必须至少使用两个不同部位的辅助套管针
3. 通过调整手术台变换不同体位以评估腹部所有区域（头低脚高位探查盆腔；头高脚低位探查上腹部；右侧旋转探查脾左绞痛曲）
4. 外科医生可以围绕手术台移动来评估腹部所有区域
5. 接受某些探查区域不具有病变的事实
6. 一个完整／可靠的评估至少需要 20min
7. 任何决定都必须向手术室的同事传达

腹腔镜评分系统

该系统是基于对典型晚期卵巢癌特征的认知，通过腹腔镜探查腹部和盆腔来进行评估（图 7-7）。包括对肠粟粒性病变和肠系膜挛缩的评估。通常，这些病变的存在排除了肿瘤完全切除的可能。随

后，对其他 6 个病变进行评估：腹膜壁病变、膈肌疾病、大网膜饼状突起至胃大弯、需要切除的大肠或小肠浸润（不包括直肠前切除术）、胃 - 脾 - 小网膜和浅表肝转移。腹腔镜评估这些病灶的可靠性已被评估且与开腹手术进行比对。在不同的系列研究中，两者一致率在 75%～97%[57-58]。

腹腔镜下发现该部位病灶时，评分为 2 分。如果在该部位未发现病灶，评分为 0 分。经过充分的探查，所有参数的总和即为最终得分，其取值范围为 0～12[57]。该评分与初次手术中无肉眼残留病灶的比率相关。

结　　论

新近研究探索了应用腹腔镜预测晚期卵巢癌的肿瘤残留情况。特别值得指出的是，在荷兰的 8 个妇科癌症中心进行了一项多中心、随机对照试验（randomized controlled trial，RCT）。有资格进行 PDS 的疑似晚期卵巢癌患者符合入组条件。患者被随机分配到腹腔镜或 PDS 组。腹腔镜用来指导首选治疗方案的选择：初始手术或 NACT 后手术。主要结局是"徒劳手术"，定义为残余病变＞1cm 的 PDS。221 名参与者被纳入研究，其中 102 人被分配到腹腔镜诊断组，99 人被分配到初始手术组。在腹腔镜组中，102 例患者中有 63 例（62%）接受了 PDS，而在初始手术组中，99 例患者中有 93 例（94%）接受了 PDS。腹腔镜组 102 例患者中有 10 例（10%）发生"徒劳手术"，而初始手术组 99 例患者中有 39 例（39%）发生"徒劳手术"（HR 0.25，95%CI 0.13～0.47，P＜0.001）。腹腔镜组 102 例患者中有 3 例（3%）同时接受了初次手术和间歇性手

术，而初始手术组 99 例患者中有 28 例（28%）接受了间歇性手术（$P<0.001$）。总之，诊断性腹腔镜检查减少了疑似晚期卵巢癌患者徒劳手术的概率。在生存分析中，两组在无进展生存期和 OS 方面无差异[59]。

此随机对照试验执行的同时进行了经济分析。从医疗保健角度分析了 6 个月期间的直接医疗费用。健康结果以质量调整生命年（quality-adjusted life-years，QALY）表示，效用基于患者对 EQ-5D 问卷的回答。结果显示 QALY 无显著差异（效用=0.01，95%CI 0.006～0.02）。各种敏感度分析结果一致的[60]。

关于这一主题的 Cochrane 分析发表于 2019 年，包括 18 项研究（报告了 1 563 名参与者），其中一项是随机对照试验[61]。作者得出结论，腹腔镜检查是有益的，可以作为临床实践的标准程序。腹腔镜检查可能是一个有用的工具，以明确哪些患者存在不可切除的疾病，因为所有患者均需恰当的探查。然而，尽管腹腔镜可预测最佳的肿瘤减灭，一些患者 PDS 欠满意。并且数据具有很高的验证偏倚风险，因为只有两项研究在腹腔镜探查阳性妇女中执行了标准术式（腹式减灭手术）。预测模型的应用不会增加敏感性，而且由于特异性较低，会导致更多不必要的探查。

（刘军秀　译）

参 考 文 献

1. Reuss A, du Bois A, Harter P, Fotopoulou C, Sehouli J, Aletti G, et al. TRUST: Trial of radical upfront surgical therapy in advanced ovarian cancer (ENGOT ov33/AGO-OVAR OP7). *Int J Gynecol Cancer Off J Int Gynecol Cancer Soc.* 2019 Oct;29(8):1327–1331.

2. Aletti GD, Dowdy SC, Podratz KC, Cliby WA. Relationship among surgical complexity, short-term morbidity, and overall survival in primary surgery for advanced ovarian cancer. *Am J Obstet Gynecol.* 2007 Dec;197(6):676.e1–676.e7.

3. Barlin JN, Yu C, Hill EK, Zivanovic O, Kolev V, Levine DA, et al. Nomogram for predicting 5-year disease-specific mortality after primary surgery for epithelial ovarian cancer. *Gynecol Oncol.* 2012 Apr;125(1):25–30.

4. Hall M, Savvatis K, Nixon K, Kyrgiou M, Hariharan K, Padwick M, et al. Maximal-effort cytoreductive surgery for ovarian cancer patients with a high tumor burden: Variations in practice and impact on outcome. *Ann Surg Oncol.* 2019 Sep;26(9):2943–51.

5. Arends J, Baracos V, Bertz H, Bozzetti F, Calder PC, Deutz NEP, et al. ESPEN expert group recommendations for action against cancer-related malnutrition. *Clin Nutr Edinb Scotl.* 2017;36(5):1187–96.

6. Laky B, Janda M, Bauer J, Vavra C, Cleghorn G, Obermair A. Malnutrition among gynaecological cancer patients. *Eur J Clin Nutr.* 2007 May;61(5):642–6.

7. Yim GW, Eoh KJ, Kim SW, Nam EJ, Kim YT. Malnutrition identified by the nutritional risk index and poor prognosis in advanced epithelial ovarian carcinoma. *Nutr Cancer.* 2016;68(5):772–9.

8. Laky B, Janda M, Cleghorn G, Obermair A. Comparison of different nutritional assessments and body-composition measurements in detecting malnutrition among gynecologic cancer patients. *Am J Clin Nutr.* 2008 Jun;87(6):1678–85.

9. Hertlein L, Kirschenhofer A, Fürst S, Beer D, Göß C, Lenhard M, et al. Malnutrition and clinical outcome in gynecologic patients. *Eur J Obstet Gynecol Reprod Biol.* 2014 Mar;174:137–40.

10. Geisler JP, Linnemeier GC, Thomas AJ, Manahan KJ. Nutritional assessment using prealbumin as an objective criterion to determine whom should not undergo primary radical cytoreductive surgery for ovarian cancer. *Gynecol Oncol.* 2007 Jul;106(1):128–31.

11. Kathiresan ASQ, Brookfield KF, Schuman SI, Lucci JA. Malnutrition as a predictor of poor postoperative outcomes in gynecologic cancer patients. *Arch Gynecol Obstet.* 2011 Aug;284(2):445–51.

12. Gupta B, Kant S, Mishra R. Subjective global assessment of nutritional status of chronic obstructive pulmonary disease patients on admission. *Int J Tuberc Lung Dis Off J Int Union Tuberc Lung Dis.* 2010 Apr;14(4):500–5.

13. Uccella S, Mele MC, Quagliozzi L, Rinninella E, Nero C, Cappuccio S, et al. Assessment of preoperative nutritional status using BIA-derived phase angle (PhA) in patients with advanced ovarian cancer: Correlation with the extent of cytoreduction and complications. *Gynecol Oncol.* 2018;149(2):263–9.

14. Cruz-Jentoft AJ, Sayer AA. Sarcopenia. *Lancet Lond Engl.* 2019 Jun 29;393(10191):2636–46.

15. Cederholm T, Barazzoni R, Austin P, Ballmer P, Biolo G, Bischoff SC, et al. ESPEN guidelines on definitions and terminology of clinical nutrition. *Clin Nutr Edinb Scotl.* 2017;36(1):49–64.

16. Ataseven B, Luengo TG, du Bois A, Waltering K-U, Traut A, Heitz F, et al. Skeletal muscle attenuation (sarcopenia) predicts reduced overall survival in patients with advanced epithelial ovarian cancer undergoing primary debulking surgery. *Ann Surg Oncol.* 2018 Oct;25(11):3372–9.

17. Ozorio GA, Barão K, Forones NM. Cachexia stage, patient-generated subjective global assessment, phase angle, and handgrip strength in patients with gastrointestinal cancer. *Nutr Cancer.* 2017 Jul;69(5):772–9.

18. Ryo S, Kanda M, Ito S, Mochizuki Y, Teramoto H, Ishigure K, et al. The controlling nutritional status score serves as a predictor of short- and long-term outcomes for patients with stage 2 or 3 gastric cancer: Analysis of a multi-institutional data set. *Ann Surg Oncol.* 2019 Feb;26(2):456–64.

19. Rosen DG, Wang L, Atkinson JN, Yu Y, Lu KH, Diamandis EP, et al. Potential markers that complement expression of CA125 in epithelial ovarian cancer. *Gynecol Oncol.* 2005 Nov;99(2):267–77.

20. Chi DS, Venkatraman ES, Masson V, Hoskins WJ. The ability of preoperative serum CA-125 to predict optimal primary tumor cytoreduction in stage III epithelial ovarian carcinoma. *Gynecol Oncol.* 2000 May;77(2):227–31.

21. Chi DS, Zivanovic O, Palayekar MJ, Eisenhauer EL, Abu-Rustum NR, Sonoda Y, et al. A contemporary analysis of the ability of preoperative serum CA-125 to predict primary cytoreductive outcome in patients with advanced ovarian, tubal and peritoneal carcinoma. *Gynecol Oncol.* 2009 Jan;112(1):6–10.

22. Suidan RS, Ramirez PT, Sarasohn DM, Teitcher JB, Iyer RB, Zhou Q, et al. A multicenter assessment of the ability of preoperative computed tomography scan and CA-125 to predict gross residual disease at primary debulking for advanced epithelial ovarian cancer. *Gynecol Oncol.* 2017 Apr;145(1):27–31.

23. Braicu EI, Fotopoulou C, Van Gorp T, Richter R, Chekerov R, Hall C, et al. Preoperative HE4 expression in plasma predicts surgical outcome in primary ovarian cancer patients: Results from the OVCAD study. *Gynecol Oncol.* 2013 Feb;128(2):245–51.

24. Pergialiotis V, Karampetsou N, Bellos I, Thomakos N, Daskalakis G. The diagnostic accuracy of human epididymis factor 4 for the prediction of optimal debulking in patients with ovarian cancer: A meta-analysis of observational studies. *Int J Gynecol Cancer Off J Int Gynecol Cancer Soc.* 2018;28(8):1471–7.

25. Heitz F, Kommoss S, Tourani R, Grandelis A, Uppendahl L, Aliferis C, et al. Dilution of molecular-pathologic gene signatures by medically associated factors might prevent prediction of resection status after debulking surgery in patients with advanced ovarian cancer. *Clin Cancer Res Off J Am Assoc Cancer Res*. 2020 Jan 1;26(1):213–219.

26. Riester M, Wei W, Waldron L, Culhane AC, Trippa L, Oliva E, et al. Risk prediction for late-stage ovarian cancer by meta-analysis of 1525 patient samples. *J Natl Cancer Inst*. 2014 Apr 3;106(5).

27. Nieman KM, Kenny HA, Penicka CV, Ladanyi A, Buell-Gutbrod R, Zillhardt MR, et al. Adipocytes promote ovarian cancer metastasis and provide energy for rapid tumor growth. *Nat Med*. 2011 Oct 30;17(11):1498–503.

28. Tucker SL, Gharpure K, Herbrich SM, Unruh AK, Nick AM, Crane EK, et al. Molecular biomarkers of residual disease after surgical debulking of high-grade serous ovarian cancer. *Clin Cancer Res Off J Am Assoc Cancer Res*. 2014 Jun 15;20(12):3280–8.

29. Wang C, Armasu SM, Kalli KR, Maurer MJ, Heinzen EP, Keeney GL, et al. Pooled clustering of high-grade serous ovarian cancer gene expression leads to novel consensus subtypes associated with survival and surgical outcomes. *Clin Cancer Res Off J Am Assoc Cancer Res*. 2017 Aug 1;23(15):4077–85.

30. Torres D, Wang C, Kumar A, Bakkum-Gamez JN, Weaver AL, McGree ME, et al. Factors that influence survival in high-grade serous ovarian cancer: A complex relationship between molecular subtype, disease dissemination, and operability. *Gynecol Oncol*. 2018;150(2):227–32.

31. Testa AC, Ludovisi M, Mascilini F, Di Legge A, Malaggese M, Fagotti A, et al. Ultrasound evaluation of intra-abdominal sites of disease to predict likelihood of suboptimal cytoreduction in advanced ovarian cancer: A prospective study. *J Int Soc Ultrasound Obstet Gynecol*. 2012 Jan;39(1):99–105.

32. Fischerova D, Zikan M, Semeradova I, Slama J, Kocian R, Dundr P, et al. Ultrasound in preoperative assessment of pelvic and abdominal spread in patients with ovarian cancer: A prospective study. *J Int Soc Ultrasound Obstet Gynecol*. 2017 Feb;49(2):263–74.

33. Kurtz AB, Tsimikas JV, Tempany CM, Hamper UM, Arger PH, Bree RL, et al. Diagnosis and staging of ovarian cancer: Comparative values of Doppler and conventional US, CT, and MR imaging correlated with surgery and histopathologic analysis--report of the radiology diagnostic oncology group. *Radiology*. 1999 Jul;212(1):19–27.

34. Alcázar JL, Caparros M, Arraiza M, Mínguez JÁ, Guerriero S, Chiva L, et al. Pre-operative assessment of intra-abdominal disease spread in epithelial ovarian cancer: A comparative study between ultrasound and computed tomography. *J Int Gynecol Cancer Soc*. 2019 Jan 10;

35. Nasser S, Lazaridis A, Evangelou M, Jones B, Nixon K, Kyrgiou M, et al. Correlation of pre-operative CT findings with surgical & histological tumor dissemination patterns at cytoreduction for primary advanced and relapsed epithelial ovarian cancer: A retrospective evaluation. *Gynecol Oncol*. 2016 Nov;143(2):264–9.

36. Mazzei MA, Khader L, Cirigliano A, Cioffi Squitieri N, Guerrini S, Forzoni B, et al. Accuracy of MDCT in the preoperative definition of Peritoneal Cancer Index (PCI) in patients with advanced ovarian cancer who underwent peritonectomy and hyperthermic intraperitoneal chemotherapy (HIPEC). *Abdom Imaging*. 2013 Dec;38(6):1422–30.

37. Koh J-L, Yan TD, Glenn D, Morris DL. Evaluation of preoperative computed tomography in estimating peritoneal cancer index in colorectal peritoneal carcinomatosis. *Ann Surg Oncol*. 2009 Feb;16(2):327–33.

38. Bregar A, Mojtahed A, Kilcoyne A, Kurra V, Melamed A, Growdon W, et al. CT prediction of surgical outcome in patients with advanced epithelial ovarian carcinoma undergoing neoadjuvant chemotherapy. *Gynecol Oncol*. 2019;152(3):568–73.

39. Rutten IJG, van de Laar R, Kruitwagen RFPM, Bakers FCH, Ploegmakers MJM, Pappot TWF, et al. Prediction of incomplete primary debulking surgery in patients with advanced ovarian cancer: An external validation study of three models using computed tomography. *Gynecol Oncol*. 2016 Jan;140(1):22–8.

40. Hu TWY, Nie D, Gou JH, Li ZY. Predictive significance of preoperative CT findings for suboptimal cytoreduction in advanced ovarian cancer: A meta-analysis. *Cancer Manag Res*. 2018;10:2019–30.

41. Khiewvan B, Torigian DA, Emamzadehfard S, Paydary K, Salavati A, Houshmand S, et al. An update on the role of PET/CT and PET/MRI in ovarian cancer. *Eur J Nucl Med Mol Imaging*. 2017 Jun;44(6):1079–91.

42. Michielsen K, Dresen R, Vanslembrouck R, De Keyzer F, Amant F, Mussen E, et al. Diagnostic value of whole body diffusion-weighted MRI compared to computed tomography for preoperative assessment of patients suspected for ovarian cancer. *Eur J Cancer Oxf Engl* 1990. 2017;83:88–98.

43. Thomassin-Naggara I, Aubert E, Rockall A, Jalaguier-Coudray A, Rouzier R, Daraï E, et al. Adnexal masses: Development and preliminary validation of an MR imaging scoring system. *Radiology*. 2013 May;267(2):432–43.

44. Espada M, Garcia-Flores JR, Jimenez M, Alvarez-Moreno E, De Haro M, Gonzalez-Cortijo L, et al. Diffusion-weighted magnetic resonance imaging evaluation of intra-abdominal sites of implants to predict likelihood of suboptimal cytoreductive surgery in patients with ovarian carcinoma. *Eur Radiol*. 2013 Sep;23(9):2636–42.

45. Michielsen K, Vergote I, Op de Beeck K, Amant F, Leunen K, Moerman P, et al. Whole-body MRI with diffusion-weighted sequence for staging of patients with suspected ovarian cancer: A clinical feasibility study in comparison to CT and FDG-PET/CT. *Eur Radiol*. 2014 Apr;24(4):889–901.

46. Engbersen MP, Van' T Sant I, Lok C, Lambregts DMJ, Sonke GS, Beets-Tan RGH, et al. MRI with diffusion-weighted imaging to predict feasibility of complete cytoreduction with the peritoneal cancer index (PCI) in advanced stage ovarian cancer patients. *Eur J Radiol*. 2019 May;114:146–51.

47. Nougaret S, Lakhman Y, Gönen M, Goldman DA, Miccò M, D'Anastasi M, et al. High-grade serous ovarian cancer: Associations between BRCA mutation status, CT imaging phenotypes, and clinical outcomes. Radiology. 2017;285(2):472–81.

48. Lu H, Arshad M, Thornton A, Avesani G, Cunnea P, Curry E, et al. A mathematical-descriptor of tumor-mesoscopic-structure from computed-tomography images annotates prognostic- and molecular-phenotypes of epithelial ovarian cancer. *Nat Commun*. 2019 15;10(1):764.

49. Zhang H, Mao Y, Chen X, Wu G, Liu X, Zhang P, et al. Magnetic resonance imaging radiomics in categorizing ovarian masses and predicting clinical outcome: A preliminary study. *Eur Radiol*. 2019 Jul;29(7):3358–71.

50. Rizzo S, Botta F, Raimondi S, Origgi D, Buscarino V, Colarieti A, et al. Radiomics of high-grade serous ovarian cancer: Association between quantitative CT features, residual tumour and disease progression within 12 months. *Eur Radiol*. 2018 Nov;28(11):4849–59.

51. Colombo N, Sessa C, du Bois A, Ledermann J, McCluggage WG, McNeish I, et al. ESMO-ESGO consensus conference recommendations on ovarian cancer: Pathology and molecular biology, early and advanced stages, borderline tumours and recurrent disease. *Ann Oncol Off J Eur Soc Med Oncol*. 2019 May 1;30(5):672–705.

52. Sugarbaker PH. Peritonectomy procedures. *Ann Surg*. 1995 Jan;221(1):29–42.

53. Eisenkop SM, Spirtos NM, Friedman RL, Lin W-CM, Pisani AL, Perticucci S. Relative influences of tumor volume before surgery and the cytoreductive outcome on survival for patients with advanced ovarian cancer: A prospective study. *Gynecol Oncol*. 2003 Aug;90(2):390–6.

54. Sioulas VD, Schiavone MB, Kadouri D, Zivanovic O, Roche KL, O'Cearbhaill R, et al. Optimal primary management of bulky stage IIIC ovarian, fallopian tube and peritoneal carcinoma: Are the only options complete gross resection at primary debulking surgery or neoadjuvant chemotherapy? *Gynecol Oncol*. 2017;145(1):15–20.

55. Torres D, Kumar A, Wallace SK, Bakkum-Gamez JN, Konecny

GE, Weaver AL, et al. Intraperitoneal disease dissemination patterns are associated with residual disease, extent of surgery, and molecular subtypes in advanced ovarian cancer. *Gynecol Oncol.* 2017;147(3):503–8.

56. Ozols RF, Fisher RI, Anderson T, Makuch R, Young RC. Peritoneoscopy in the management of ovarian cancer. *Am J Obstet Gynecol.* 1981 Jul 15;140(6):611–9.

57. Petrillo M, Vizzielli G, Fanfani F, Gallotta V, Cosentino F, Chiantera V, et al. Definition of a dynamic laparoscopic model for the prediction of incomplete cytoreduction in advanced epithelial ovarian cancer: Proof of a concept. *Gynecol Oncol.* 2015 Oct;139(1):5–9.

58. Hansen JM, Sood AK, Coleman RL, Westin SN, Soliman PT, Ramirez PT, et al. Concordance of a laparoscopic scoring algorithm with primary surgery findings in advanced stage ovarian cancer. *Gynecol Oncol.* 2018;151(3):428–32.

59. Rutten MJ, van Meurs HS, van de Vrie R, Gaarenstroom KN, Naaktgeboren CA, van Gorp T, et al. Laparoscopy to predict the result of primary cytoreductive surgery in patients with advanced ovarian cancer: A randomized controlled trial. *J Am Soc Clin Oncol.* 2017 Feb 20;35(6):613–21.

60. van de Vrie R, van Meurs HS, Rutten MJ, Naaktgeboren CA, Opmeer BC, Gaarenstroom KN, et al. Cost-effectiveness of laparoscopy as diagnostic tool before primary cytoreductive surgery in ovarian cancer. *Gynecol Oncol.* 2017;146(3):449–56.

61. van de Vrie R, Rutten MJ, Asseler JD, Leeflang MM, Kenter GG, Mol BWJ, et al. Laparoscopy for diagnosing resectability of disease in women with advanced ovarian cancer. *Cochrane Database Syst Rev.* 2019 23(3):CD009786.

8. 肿瘤细胞减灭术：卵巢癌根治性切除术

Robert E. Bristow and Jill H. Tseng

引　言

卵巢癌是所有妇科恶性肿瘤中最致命的。美国癌症协会估计，2021 年美国有 21 410 例新病例被诊断，其中 13 770 例死亡直接归因于该疾病[1]。卵巢癌转移扩散到局部盆腔结构是一种常见的情况，国际妇产科学联盟（International Federation of Gynecology and Obstetrics，FIGO）分期为ⅡB～Ⅳ期的卵巢癌占所有新诊断的上皮性卵巢癌患者的大多数（70%）[2]。对于晚期疾病患者，决定生存状态是多因素的，然而，临床预后最重要的预测因素之一是初始手术后残留肿瘤的数量[3-6]。当前的诊疗评估包括盆腔外肿瘤的范围、疾病扩散模式和整体健康状况，对晚期疾病患者进行初次手术或新辅助化疗后的间歇性手术[7]。无论哪种情况，鉴于晚期卵巢癌有破坏盆腔正常解剖结构的趋势，切除原发肿瘤块是细胞减灭手术的关键组成部分。因此，对患有卵巢癌的妇女进行手术的外科医生有责任熟悉相关的盆腔解剖并熟练掌握肿瘤细胞减灭术。

局部解剖学

盆腔脏器

与卵巢癌相关的盆腔内脏解剖包括卵巢和输卵管、子宫、膀胱、输尿管和直肠乙状结肠（图 8-1）。根据患者的身体状况，腹部脏器（小肠、网膜和横结肠）也可能位于盆腔内。卵巢通过漏斗韧带和其中包含的卵巢动脉和静脉附着在骨盆后壁和侧壁上。在内侧，卵巢通过子宫卵巢韧带与子宫相连，子宫卵巢韧带包含子宫和卵巢之间的血管吻合。输卵管起自子宫底，位于子宫卵巢韧带之前。子宫在盆腔的中心，位于直肠乙状结肠的腹侧和膀胱的背侧，由两部分组成：上部宫体和下部宫颈。宫颈前方被膀胱覆盖，此没有浆膜。子宫

颈后方确实有腹膜浆膜层，并与阴道近端，形成陷凹（直肠子宫陷凹）的前壁。在前方和外侧，阴道近端分别被膀胱、输尿管和主韧带包围。膀胱前靠腹壁和耻骨，在其外侧和下表面毗邻闭孔内肌和肛提肌。膀胱后部由近端阴道和宫颈界定。输尿管在髂总动脉分叉处穿过骨盆边缘，走行于卵巢血管的内侧，然后进入盆腔。在盆腔内，输尿管位于结缔组织鞘内，并附着在骨盆外侧壁腹膜的内侧表面。乙状结肠从左侧骨盆边缘和髂翼开始呈"S"形弯曲。降结肠位于腹膜后，乙状结肠有明确的肠系膜，尤其是在其中部。从乙状结肠到直肠的过渡以肠脂垂的缺失和纵行肌带（结肠带）的变薄为标志。

韧带和潜在间隙

盆腔的韧带结构不是纯粹意义上的真正韧带（例如骨骼关节韧带），而是内脏韧带，包含不同数量的平滑肌、血管、神经和其他结缔组织。成对的米勒管和卵巢来源于骨盆外侧壁。在胚胎发育过程中，这些结构向中线迁移，并在这个过程中将腹膜的肠系膜从盆腔壁拉出。这层腹膜，即阔韧带，覆盖了除宫颈前部和外侧外的盆腔中央结构。鉴于卵巢癌倾向于以腹膜为分界线，整个腹膜下代表一个潜在的空间，可以作为手术操作平面。圆形韧带是子宫肌肉组织的延伸，代表睾丸引带的女性同源物。从子宫底部延伸到盆腔腹膜后，位于腹壁下血管的外侧，进入腹股沟管。主韧带和子宫骶骨韧带位于阔韧带的下边界。主韧带位于子宫动脉的背侧，附着在宫颈峡部，呈扇形连接于骨盆侧壁。主韧带包含子宫、阴道、膀胱、直肠中动脉和静脉，以及相关的淋巴管和淋巴结组织，并将膀胱侧间隙与直肠侧间隙分隔开（见下文）。输尿管穿过子宫峡部外侧 1～2cm 的主韧带，在子宫动脉下方延伸。主韧带的索状部包含膀胱和直肠的自主神经。子宫骶骨韧带起源于宫颈的后外侧表面，横跨直肠子宫陷凹。在直肠侧壁，子骶韧带的下部与直肠柱相连。

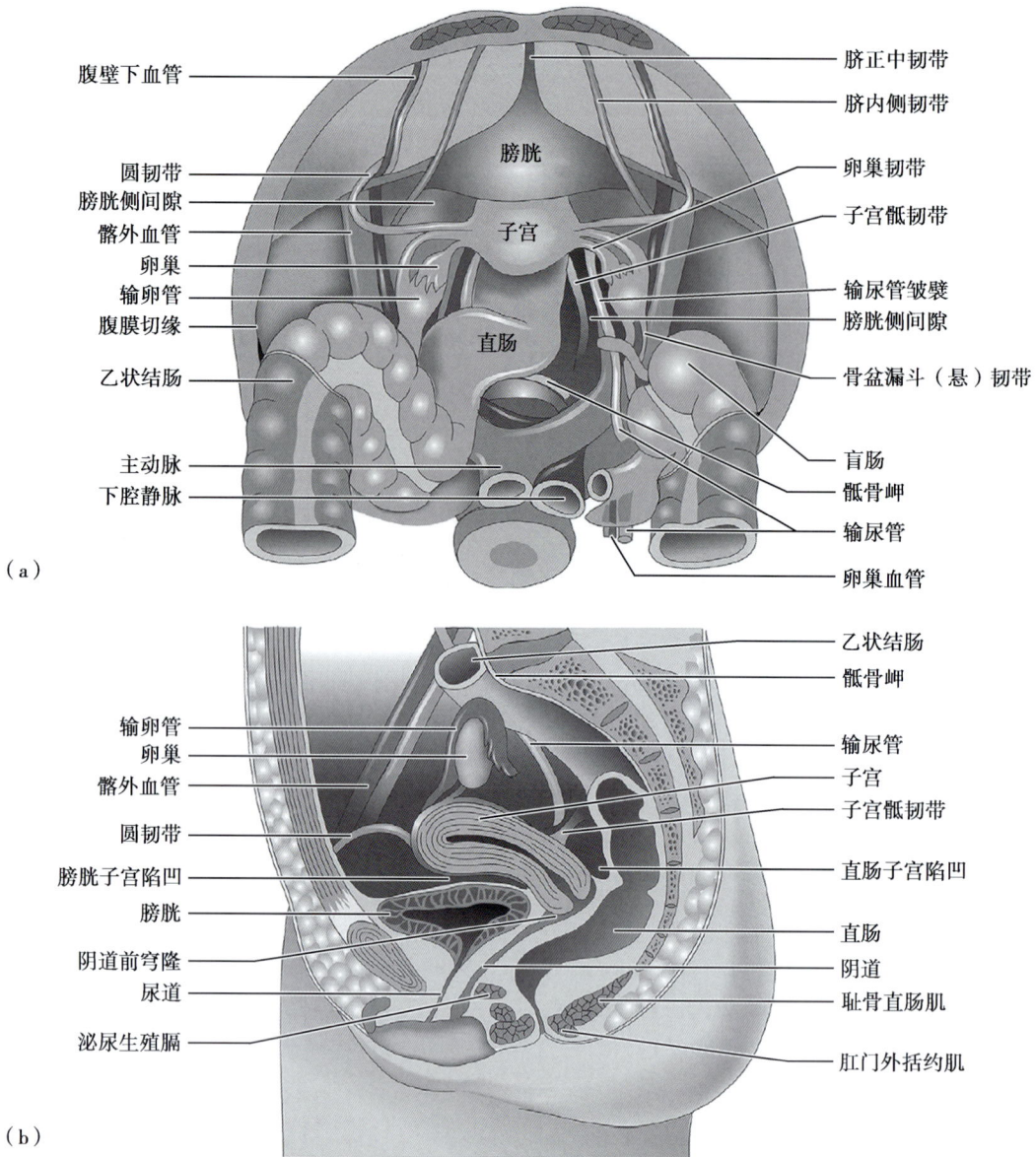

图 8-1   骨盆的正常内脏解剖结构。(a)操作观点。(b)矢状切面

盆腔脏器与骨盆壁之间被 8 个潜在腔隙隔开（图 8-2）。这些潜在的间隙充满脂肪或结缔组织，在手术前作为自然的切割面，允许相对无血地分离病变组织或脏器。耻骨后间隙前部由耻骨联合和耻骨上支连接，后部由膀胱连接。在侧面，耻骨后间隙与两侧的膀胱旁间隙连续，分界点为闭塞的脐动脉。成对的膀胱旁间隙前部与耻骨上支和闭孔内筋膜相连，内侧与膀胱和阴道相连，外侧与髂外血管和闭孔窝相连，后方与主韧带相连。膀胱阴道间隙在侧面由膀胱外韧带（膀胱柱）界定，膀胱在前，阴道和子宫颈在后面。成对的直肠侧间隙在前面由主韧带界定，在外侧骶骨的后方，并分别由腹下血管和直肠在侧面和内侧界定。直

肠侧间隙的前内侧是输尿管和子宫骶骨韧带之间的凹陷（morrow 间隙），在切除直肠子宫陷凹肿瘤的过程中，该凹陷可用于外科手术。阴道直肠间隙由阴道后方、直肠前方和直肠柱界定，直肠柱与子宫骶骨韧带横向相连。骶前或直肠后间隙在前方由乙状结肠远端系膜和直肠后筋膜界定，在后方由骶骨前筋膜界定，并在侧面由直肠旁间隙界定。

血管解剖

卵巢动脉起源于第 2 腰椎区域的主动脉前表面（图 8-3）。右卵巢静脉在大约这个水平处直接回流入腔静脉中，而左卵巢静脉回流入左肾静脉。

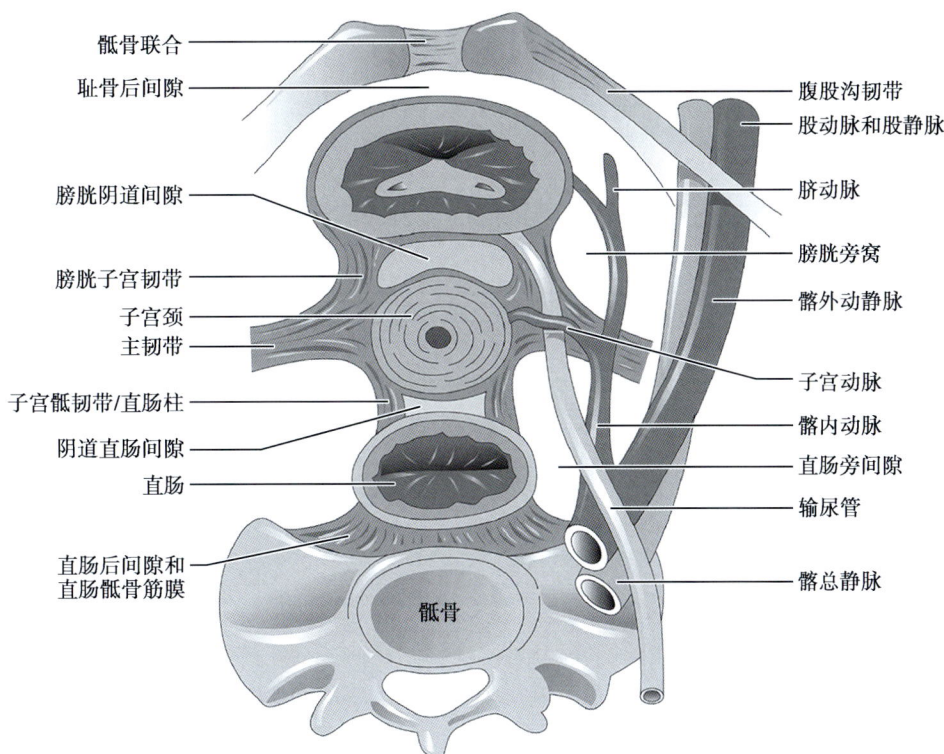

图 8-2　骨盆的 8 个潜在间隙：耻骨后雷丘斯间隙、左右膀胱侧间隙、膀胱阴道间隙、左右直肠侧间隙、阴道直肠间隙和骶前间隙

肠系膜下动脉（inferior mesenteric artery, IMA）起源于第 3 腰椎（L_3）水平处的主动脉前表面，肾血管下方几厘米（位于 L_2），并且正好位于十二指肠水平部。肠系膜下动脉发出左结肠动脉的上行和下行分支，并向尾部延伸，在成为供应近端直肠上动脉之前，向乙状结肠发出 3～4 条乙状结肠动脉。骶正中动脉和静脉分别起源于终末主动脉和下腔静脉（inferior vena cava, IVC）的背侧，骶前间隙内，直接位于骶骨上。当直肠乙状结肠切除术中在骶前间隙走行时，可能会遇到这些血管。

　　主动脉在 L_4 水平分叉为成对的髂总动脉，在分成髂外动脉和髂内动脉之前，髂总动脉延伸约 5cm 的距离。髂外动脉在穿过腹股沟韧带下之前发出腹壁下动脉，延伸为股动脉并供应下肢。髂内动脉为骨盆的内脏以及骨盆壁和臀大肌组织提供主要的血液供应。髂内动脉在髂总分叉后 3～4cm 处分为前干和后干，分支存在变异。后干通常发出髂腰动脉、骶外侧动脉和臀上动脉。成对的膀胱侧间隙前部与耻骨上支和闭孔内筋膜相连，内侧与膀胱和阴道相连，外侧与髂外血管和闭孔窝相连，后方与主韧带相连。尽管个体解剖结构不同，但髂内动脉的前干有 4 个内脏动脉分支（子

宫动脉、膀胱上动脉、阴道或膀胱下动脉、痔中或直肠中动脉）和 3 个不同的壁动脉（闭孔动脉、阴部内动脉和臀下动脉）。膀胱阴道间隙在侧面由膀胱外韧带（膀胱柱）界定，膀胱在前面，阴道和子宫颈在后面。成对的直肠侧间隙在前面由主韧带界定，痔中动脉供应直肠近端，位于直肠子宫陷凹的腹膜反射下方。输尿管盆段接收来自髂总动脉、腹下动脉、子宫动脉和膀胱动脉的血供。髂外的静脉系统回流与动脉伴行。然而，腹下静脉的属支变异更多，在骨盆深外侧形成一个大而复杂的神经丛。25% 的患者存在副闭孔静脉，回流至髂外静脉，这是一种临床相关的解剖变异，因为该静脉可能在切除闭孔淋巴结时受损。

淋巴引流

　　淋巴引流有 3 条主要途径[8-10]（图 8-4）。第一条路线伴随着卵巢血管到达腹主动脉旁淋巴结，随着卵巢血管到达肾的下极。卵巢淋巴引流的第 2 条通路由卵巢经阔韧带淋巴管至闭孔淋巴结[11]。在闭孔淋巴结与髂外、腹下、髂总和腹主动脉旁淋巴结之间存在丰富的淋巴吻合网[8,12]。虽然临床上意义不大，但卵巢淋巴引流的第 3 条途径通过

肾动脉

右卵巢动脉

肠系膜下动脉

左卵巢动脉

左结肠动脉

乙状结肠动脉

直肠上动脉

髂内动脉

髂外动脉

膀胱上动脉

膀胱下动脉

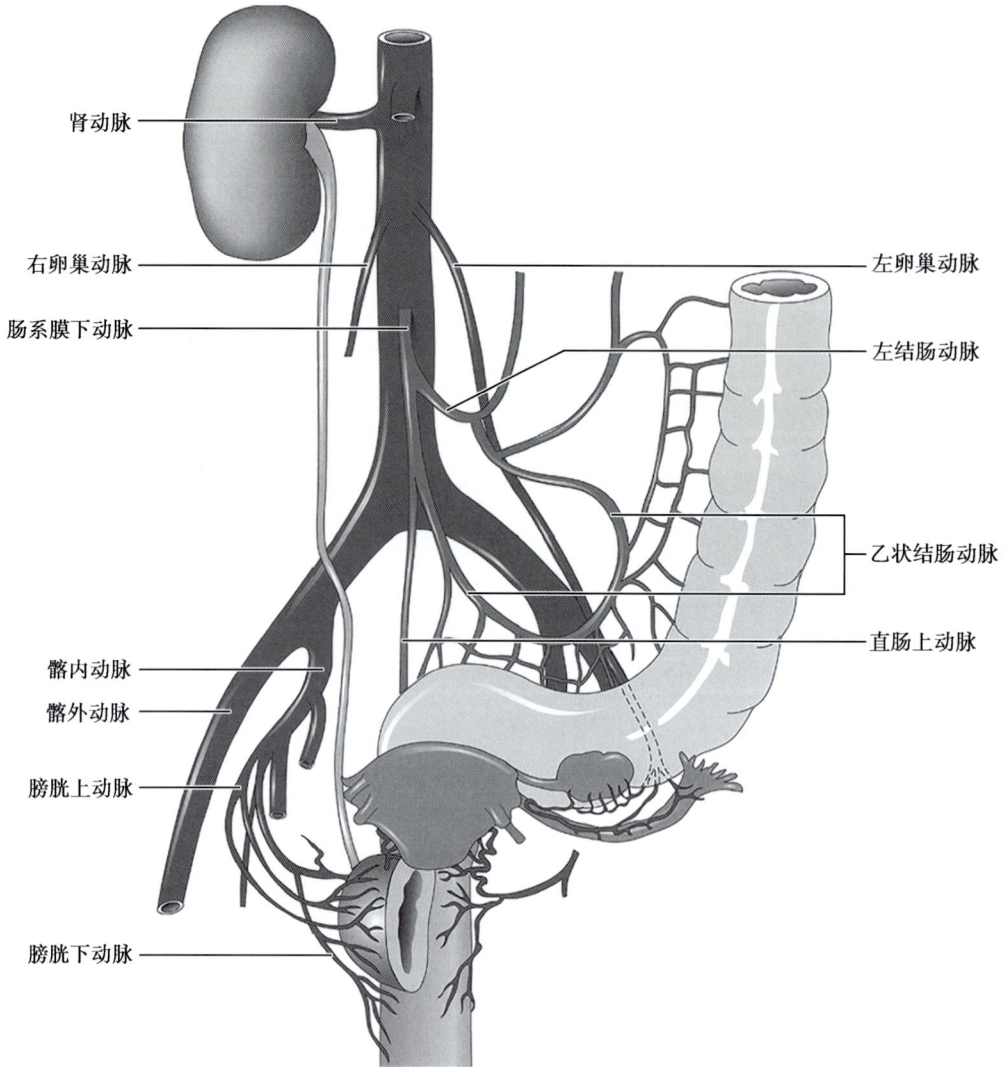

图 8-3　与盆腔手术相关的血管解剖。静脉回流遵循相应的动脉系统, 但肠系膜下静脉和左卵巢静脉除外, 肠系膜下静脉与脾静脉汇合形成门静脉, 左卵巢静脉流入左肾静脉

圆形韧带到达髂外和腹股沟淋巴结[9,12]。当髂外淋巴结受累时, 也可能出现继发于近端引流受阻的腹股沟淋巴结的逆行转移。由于局部晚期卵巢癌继发累及其他盆腔脏器(子宫、直肠乙状结肠和腹膜), 可能累及腹膜后淋巴结。遵循这些结构的主要引流途径。特别需要关注的是结肠旁淋巴结, 它引流腹膜反折上方的直肠乙状结肠淋巴, 与痔上动脉并行。

神经解剖

　　腰神经丛是盆腔肿瘤减灭术中最常见的神经结构(图 8-5)。股外侧皮神经(L_2-L_3)起自腰大肌外侧缘, 在髂前上棘内侧的腹股沟韧带下穿过。生殖股神经(L_1-L_2)更多地向内侧穿出腰大肌筋膜, 并分成两个分支; 股支沿髂外动脉走行, 并向

股前提供皮肤感觉, 而生殖支沿圆韧带走行, 当它通过腹壁下血管的外侧并穿过腹股沟管时, 再向腹股沟和外生殖器提供感觉。闭孔神经(L_2-L_4)位于骨盆外侧深处, 起自腰大肌的内侧缘, 穿过闭孔动脉和静脉腹侧的闭孔窝, 并通过闭孔内肌中的闭孔管离开骨盆。闭孔神经支配大腿内收肌(股薄肌、长收肌、短收肌、大收肌和闭孔内肌), 提供内收、屈曲和侧向旋转。5%~25% 的患者会出现副闭孔神经, 它沿着腰大肌的内侧表面通过耻骨上支离开骨盆。股神经(L_2-L_4)起自腰大肌的外侧缘, 继续延伸至腰肌和髂肌之间, 深入腰肌筋膜, 然后穿过腹股沟韧带。股神经除了供应髂腰肌和缝匠肌外, 还供应股四头肌的 4 个组成部分(股直肌、股外侧肌、股内侧肌和股中间肌), 提供大腿弯曲和腿部伸展。

输尿管

主动脉淋巴结

主动脉（骶前）淋巴结

髂总淋巴结

肿瘤

臀上淋巴结

髂外淋巴结

闭孔神经

下腹淋巴结

闭孔神经

腹壁下动脉

旋髂深动脉

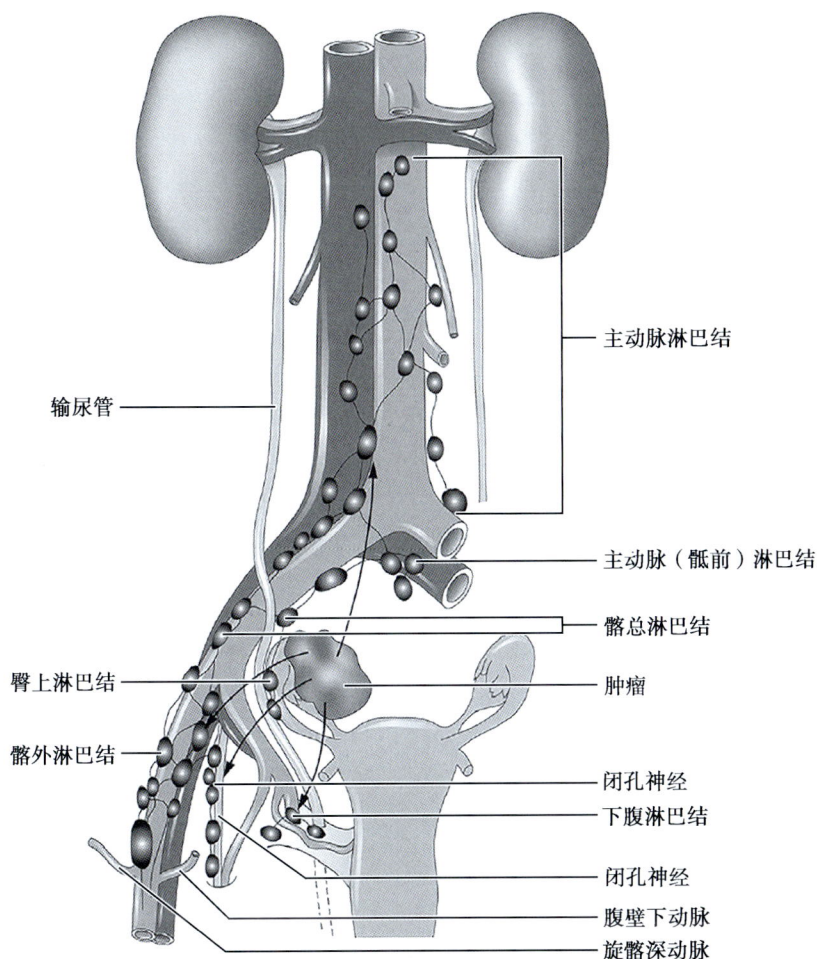

图 8-4　卵巢淋巴引流。3 条主要路线是：(a)伴随卵巢血管的主动脉旁淋巴结；(b)通过阔韧带的闭孔淋巴结和髂淋巴结；(c)通过圆韧带的髂外淋巴结和腹股沟淋巴结

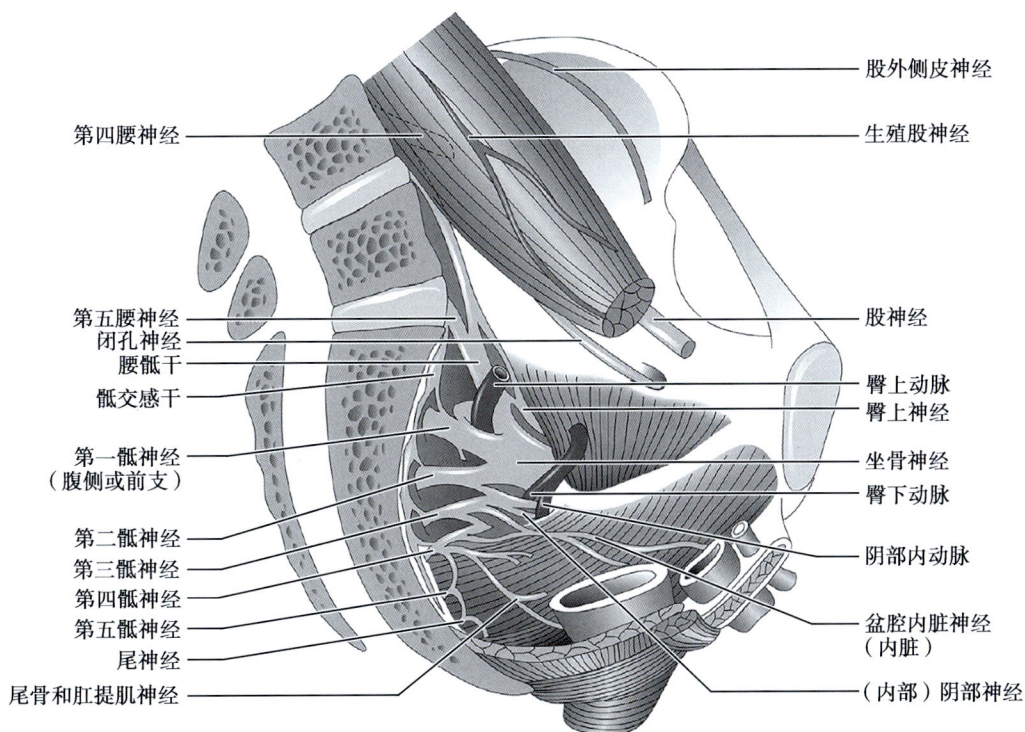

第四腰神经

股外侧皮神经

生殖股神经

第五腰神经
闭孔神经
腰骶干
骶交感干

第一骶神经
（腹侧或前支）

第二骶神经
第三骶神经
第四骶神经
第五骶神经
尾神经
尾骨和肛提肌神经

股神经

臀上动脉
臀上神经

坐骨神经
臀下动脉

阴部内动脉

盆腔内脏神经
（内脏）

（内部）阴部神经

图 8-5　骨盆相关神经解剖：腰丛和骶丛

骶神经丛位于骨盆侧壁深处，由腰骶干（L_4-L_5）和前三骶神经腹支（S_1-S_3）组成，在卵巢癌盆腔手术中很少见到（图 8-5）。坐骨神经（L_4-S_3）通过坐骨大孔离开骨盆，形成胫骨支和腓骨总支，供应大腿后部和腿部的肌肉。阴部神经（S_2-S_4）通过坐骨大孔离开骨盆，绕过坐骨棘，并通过坐骨小孔重新进入骨盆，然后伴随阴部血管进入阴部管。阴部神经供应会阴的肌肉，包括肛门外括约肌。自主神经系统为盆腔提供交感神经和副交感神经支配。交感神经部分由下腹上丛组成，该丛位于主动脉分叉的正下方，并产生左右腹下神经。腹下神经下行到骶骨前方的骨盆和侧壁上，与副交感节内脏神经（S_2-S_4）连接，形成右侧和左侧腹下丛（图 8-6）。这些神经供应降结肠、盆腔结肠、直肠和肛门。此外，下腹丛围绕相应的下腹动脉，将包含交感神经和副交感神经纤维的分支分布到盆腔内脏（例如膀胱丛、子宫阴道丛）。

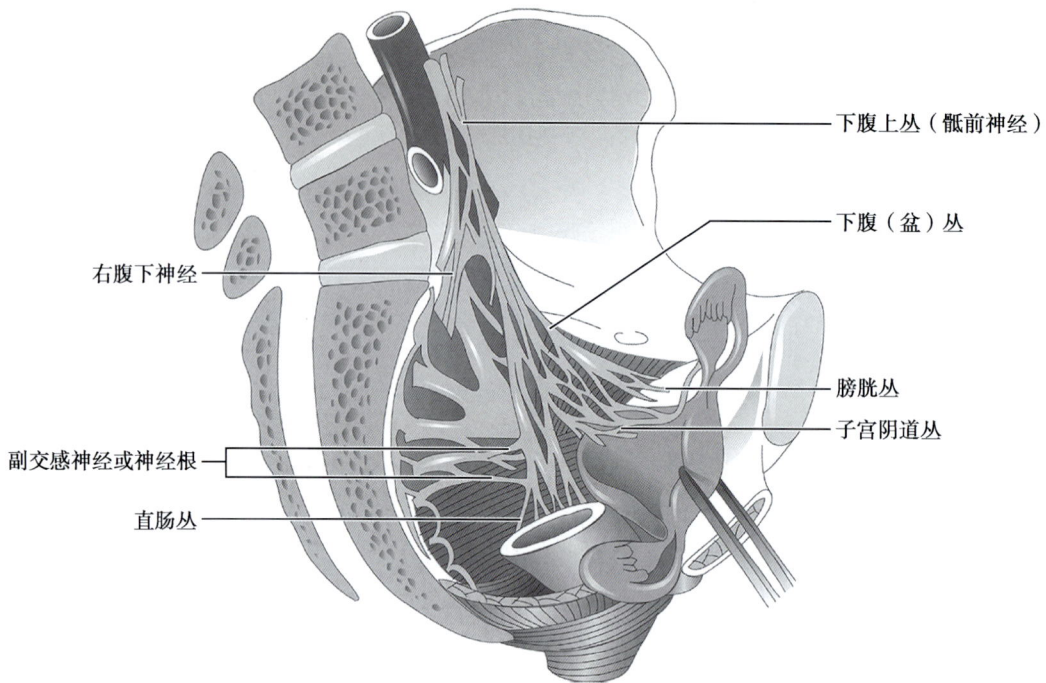

图 8-6　骨盆自主神经系统

盆腔肿瘤细胞减灭术

卵巢癌通过 4 种主要途径扩散：直接扩散、腹膜扩散、腹膜后淋巴管和血行扩散。前 3 种扩散模式可能是孤立的，也可能同时发生在盆腔内。原发性肿瘤可能通过局部扩散侵及相邻结构，伴有盆腔脏器（直肠乙状结肠和泌尿生殖道）的压迫或侵袭。肿瘤种植扩散几乎覆盖了所有的内脏和盆腔腹膜表面，或者进展为肿瘤结节融合包裹盆腔内脏的程度。超过 75% 的晚期患者会出现腹膜后淋巴结转移，有时也会出现大部分卵巢外受累[13]。在大多数情况下，即使是广泛的盆腔受累，也可以使用以下章节中描述的技术成功地减瘤。

卵巢癌手术术前准备的细节，在第 3 章中介绍，对于接受根治性盆腔肿瘤细胞减灭术的患者尤为重要。在手术台上使用 Allen Medical Systems 将患者以会阴截石位置于手术台上。当卵巢癌行广泛盆腔手术时，截石位比仰卧位更好，因为截石位允许术中双手检查以准确确定肿瘤累及的范围，并允许在需要直肠乙状结肠切除和再吻合时进入会阴。仔细复查术前影像和/或腹腔镜检查可用于初步评估疾病的程度，尤其要注意切除上腹部病灶的可行性。腹部入路和暴露的最佳方法是通过耻骨正中切口，并放置一个自动拉钩。对体积较大的上腹部疾病进行初步的细胞减灭术，并探查腹部腹膜后，将有助于暴露盆腔，并确保在手术前完成完全（无肉眼残留）或接近完全（残留疾病最大直径≤0.5cm）的根治性切除术。这种方法允许外科医生通过确定主要手术（如肠切除术）的数量，并为整个手术制订一个合理的策略和顺序，从而更有效地计划手术过程。

卵巢癌根治性切除术

自 1965 年 Barber 和 Brunschwig 首次报道 22 例全盆腔切除患者以来，晚期卵巢癌根治性切除术不断发展[14]。这些患者中，术后死亡率为 23%，只有 2 例长期生存。1968 年和 1973 年，Hudson 和 Chir 发表了两篇报告，描述了一种他们称之为"卵巢癌根治性切除术"的技术，这种技术专门用于完整切除附着腹膜和周围结构的固定卵巢肿瘤[15-16]。

Hudson 和 Chir 提倡腹膜后入路，利用直肠子宫陷凹内卵巢肿瘤的"假包膜"进行整体切除。在过去的 50 年里，各种各样的术语被用来描述该手术的改进，包括直肠乙状结肠整体切除术、反向子宫颈乙状结肠摘除术、完全内脏腹膜切除术、整体盆腔腹膜内内脏切除术、改良后入路切除术、低位前入路切除术[17-23]。

抛开术语不讲，卵巢癌根治性切除术的主要特点是通过腹膜后入路治疗包裹盆腔脏器的卵巢肿瘤，利用上皮性卵巢癌的转移特点，遵循腹膜分界平面的外科优势，特别是当盆腔器官融合时（图 8-7）。在这种方法中，利用未被广泛受累的腹膜后间隙，以向心的方式对周围重要结构进行剥离，最大限度地保证周围重要脏器的安全。

Eisenkop 等 30 年前总结了卵巢癌根治性切除术的适应证或标准，仍适用于当前临床实践（表 8-1）[23]。该手术的相对禁忌证包括妇科肿瘤患者状态评分≥3（Karnofsky 评分≤30～40）和/或排除可完全切除肿瘤受累部位：小肠肠系膜根部广泛肿瘤浸润，腹腔干淋巴结累及，肝门不可切除，或不可切除的大病灶（≥1cm）转移（如肝或肺）。

分类系统

为了用统一的术语来定义手术切除范围，我们将一个描述性的分类系统应用于卵巢癌根治性切除术[24]。Ⅰ型卵巢癌根治性切除术包括逆行改良根治性子宫切除术（包括切除内侧子宫旁和阴道近端），同时整体切除附件、盆腔直肠子宫陷凹肿瘤和累及的盆腔腹膜。该手术还可以包括切除乙状结肠的腹膜和/或浆膜，或对乙状结肠前壁进行部分楔形切除。Ⅱ型卵巢癌根治性切除术的范围扩大到包括腹膜反折下直肠乙状结肠的整体切除，以及完全的盆腔脏器腹膜切除术。最后，Ⅲ型卵巢癌根治性切除术是Ⅰ型或Ⅱ型手术的延伸，包括部分膀胱和/或输尿管。在接受盆腔腹膜后入路治疗局部晚期卵巢癌的患者中，Ⅱ型手术是最常用的（75% 的病例），而Ⅲ型手术很少用到（6%～8% 的病例）[24]。

手术技术

卵巢癌根治性切除术首先切开两侧的结肠旁沟，并移动盲肠、回肠末端和乙状结肠。旁沟切口沿腰大肌向骨盆尾部延伸，沿耻骨联合后缘向腹内侧移动。所有盆腔病灶都被限定在此腹膜切口内（图 8-8）[24]。盆腔解剖以向心的方式进行。广泛的肿瘤浸润可使圆韧带模糊不清，此时于腹膜后结扎并尽可能向外侧分离。通过锐性和钝性分离可使直肠侧和膀胱侧间隙形成，暴露出主韧带。输尿管在直肠侧间隙内走行，向阔韧带内侧叶移

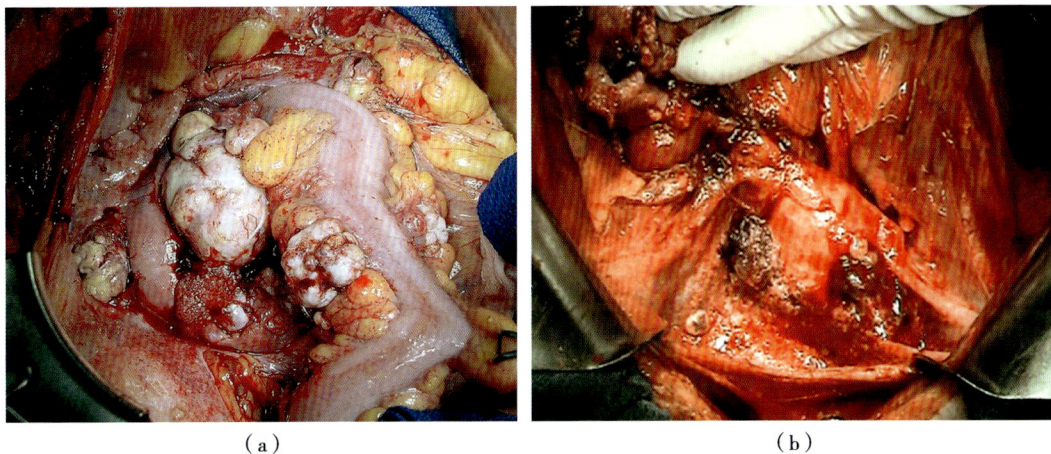

(a)　　　　　　　　　　　　　　　(b)

图 8-7　晚期上皮性卵巢癌伴：（a）向生殖器官融合延伸，遮挡正常组织平面；（b）骨盆前壁和侧壁的盆腔腹膜癌，腹膜切口已延伸至骨盆

表 8-1　卵巢癌根治性切除术的标准

1	冷冻切片支持卵巢癌的诊断
2	广泛的转移肿瘤累及一侧或两侧附件及其邻近的腹膜、直肠子宫陷凹、子宫后壁浆膜和乙状结肠
3	外科医生主观判断，单纯的子宫切除和输卵管卵巢切除术以及对浆膜和腹膜转移灶的切除/消融不能彻底清除病灶
4	成功的肿瘤整体切除（无明显或微小的残留病灶）是可以实现的
5	该流程在医学上没有禁忌

动，从骨盆边缘下行到 Wertheim 隧道，用血管袢牵引暴露。对于盆腔中央型肿块，应在术中早期行血流阻断术，将骨盆漏斗韧带（含卵巢血管）固定，并在盆腔边缘或上方进行分离。

用 Allis 钳钳住盆腔前腹膜并进行牵引，形成耻骨后雷丘斯间隙。使用高频电刀装置（electrosurgical unit，ESU）或氩气刀在前盆腔腹膜和膀胱顶部之间建立一个解剖平面。然后将前盆腔去腹膜化，从子宫的腹侧至背侧、外侧至内侧移动，直至到达耻骨-膀胱-宫颈筋膜（图 8-9）。子宫血管被骨骼化，双重结扎，并在输尿管水平分离，使输尿管向侧方外展（图 8-10a）。利用直角钳分离

输尿管隧道，将输尿管隧道前后叶分别结扎，将输尿管从膀胱柱内游离出来，使其外侧方完整暴露（图 8-10b）。下推膀胱，暴露阴道近端 2～3cm。

如果前盆腔腹膜肿瘤种植于子宫颈，则利用膀胱侧间隙从外侧向内侧方向操作，到达膀胱阴道间隙。膀胱阴道间隙几乎没有病灶和/或粘连，可以用来确定粘连的肿瘤和膀胱壁之间的剥离平面。很少情况下，需要在膀胱顶进行膀胱切开术以确定正确的平面。

子宫切除术以逆行方式完成，首先进行阴道切开。术中双手检查或将海绵棒置入阴道前穹隆将有助于选择合适的位置，子宫颈交界处下方 1～2cm 处，暴露阴道（图 811a）。使用 Heaney 夹环绕阴道前壁和侧壁，依次用缝线结扎固定（图 8-11b）在阴道内放置牵开器将有助于解剖过程中向前外侧游离膀胱和远端输尿管。使用 ESU 切开阴道后壁，向尾侧打开阴道直肠间隙，达到直肠子宫陷凹肿瘤的最低点，保证 2～3cm 的无瘤切缘（图 8-11c 和 d）。经肛门放置直肠测量仪器有助于确定适当的解剖平面，也可以通过 Morrow 间隙侧向进入。

继续逆行入路，将直肠子宫陷凹肿瘤迅速向上牵开，暴露剩余的输尿管内侧主韧带、子宫骶韧带和直肠柱，分离后用缝线结扎固定。将腹膜

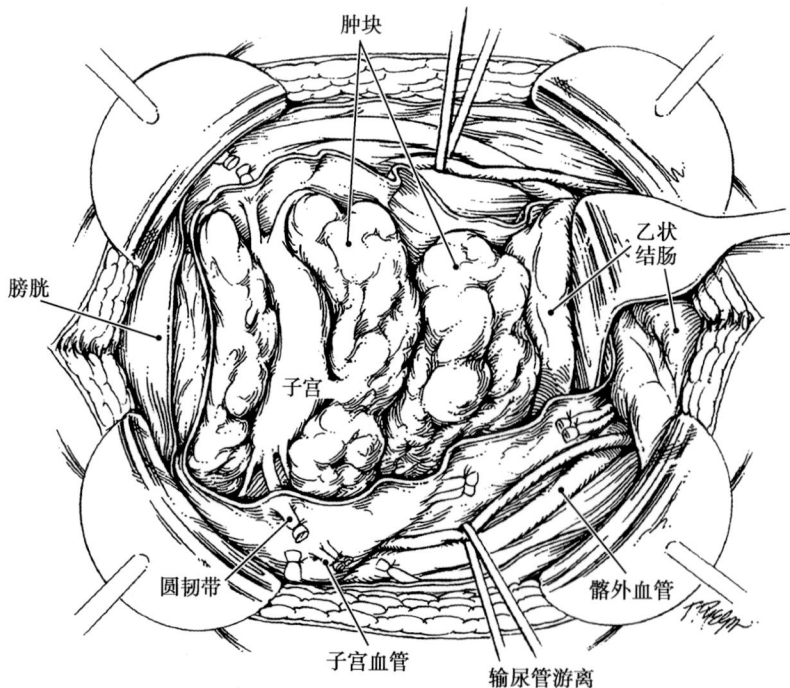

图 8-8　卵巢癌根治性切除术：包围性腹膜切口从结肠旁沟延伸至骨盆，囊括盆腔广泛病灶；圆韧带尽可能向外侧分开；前盆腔腹膜及种植灶从膀胱肌层剥离；卵巢血管在盆腔边缘或上方游离；输尿管充分游离。来源：参考文献 36，经许可

陷窝和种植灶从直肠前壁上移至直肠乙状结肠交界处，使腹膜陷窝和种植灶充分向腹侧游离（图8-12），根据直肠前壁和乙状结肠受累的程度，采用Ⅰ型或Ⅱ型手术方式完成卵巢癌根治性切除术。

Ⅰ型改良手术

Ⅰ型手术适用于直肠乙状结肠未受累或仅轻度受累的情况，将后阔韧带腹膜完整切除，并将中央肿物整块切除至盆腔肿瘤的最低点。输尿管外展，从骨盆漏斗韧带残端沿着盆腔外侧结肠旁沟做双侧切口，将腹膜后阔韧带和卵巢旁组织合围。仅累及浅表，可从直肠前表面和乙状结肠远端锐性剥离病灶腹膜，无须行肠切除术。如果肿瘤侵入结肠肌层，但局限于直肠前壁纵向延伸且全层受累（≤2cm），可行"楔形"切除，并使用单股线缝合修复缺损，间断内翻全层缝合，垂直于肠管长轴

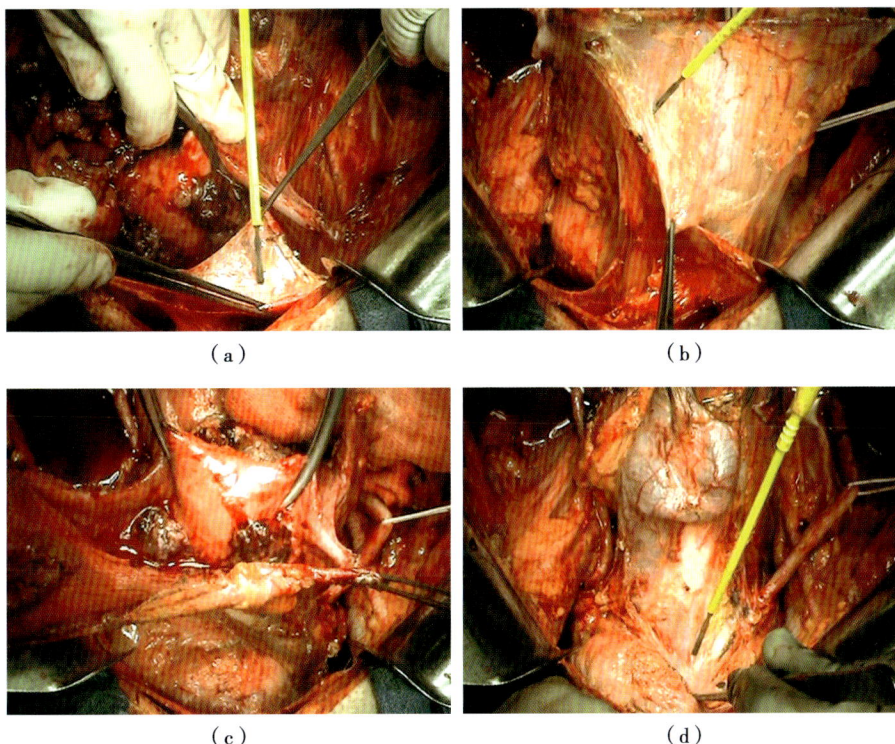

图8-9　卵巢癌根治性切除术：前盆腔腹膜切除术。（a）牵引膀胱，使用从耻骨联合后缘开始的ESU在腹膜下平面剥离前盆腔腹膜。（b）前盆腔腹膜向腹侧缩回，便于从膀胱表面剥离。（c）前盆腔完全去腹膜化，暴露膀胱。（d）盆腔腹膜向上牵引膀胱，从子宫前段，宫颈和阴道近端分离

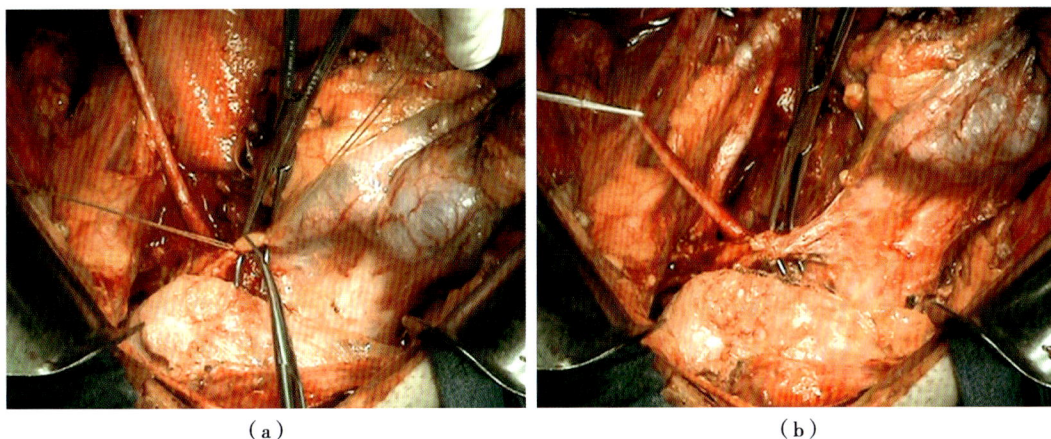

图8-10　卵巢癌根治性切除术：改良根治性子宫切除术输尿管游离。（a）用直角钳分离子宫血管，双重缝合结扎，并在输尿管水平分开。（b）通过打开输尿管隧道，分离并结扎膀胱宫颈韧带前后叶，外展输尿管；剖面图两侧可见裸化的子宫血管

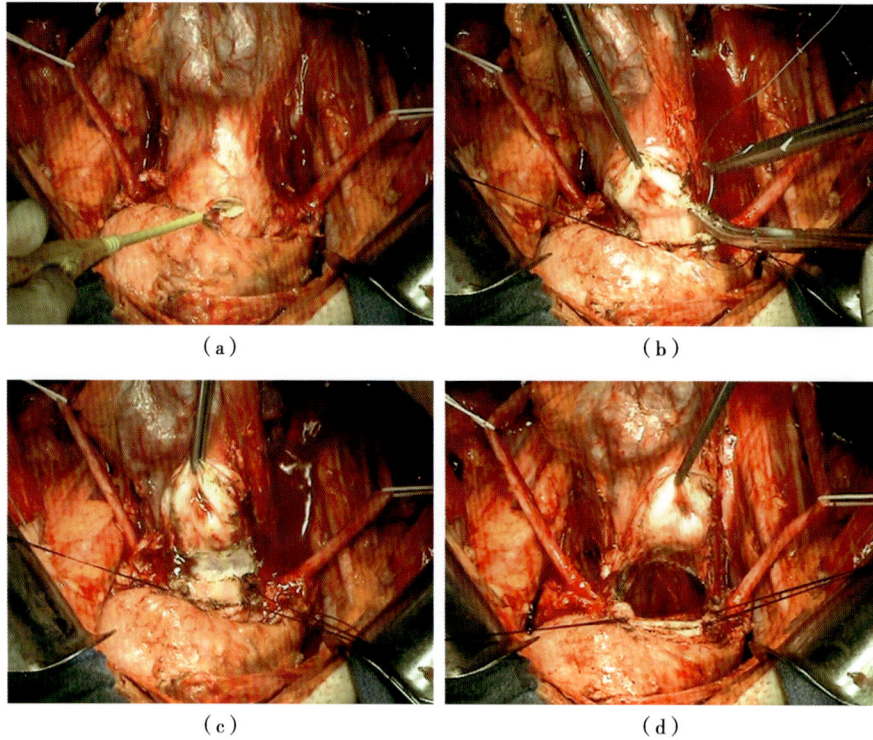

(a)   (b)

(c)   (d)

图 8-11   卵巢癌根治性切除术：逆行子宫切除术。(a)使用 ESU 在阴道前穹窿内的海绵棒上进行前穹窿切开术，暴露阴道内的情况。(b)用 Heaney 钳夹固定阴道壁。(c)阴道后壁被切开。(d)打开阴道直肠间隙，暴露子宫骶骨韧带/直肠侧韧带

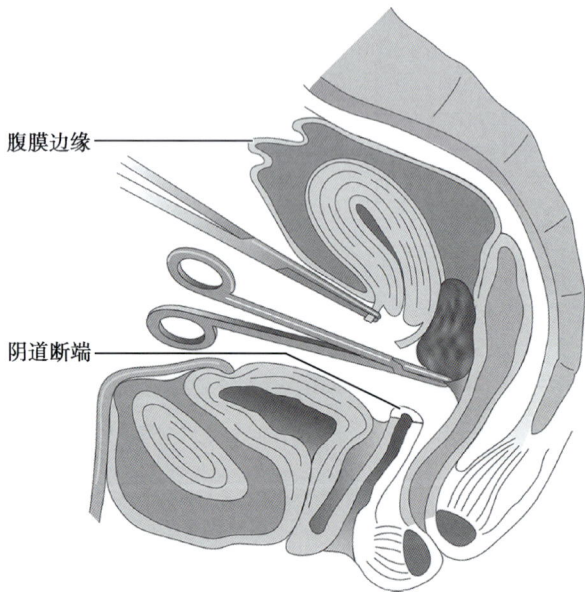

腹膜边缘

阴道断端

图 8-12   卵巢癌根治性切除术：逆行子宫切除术。从直肠前壁锐性切开直肠子宫陷凹肿瘤，使盆腔肿块最大限度地上移

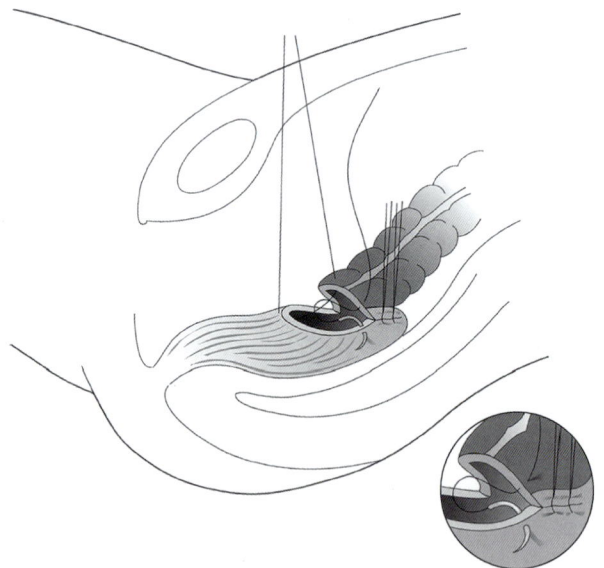

图 8-13   卵巢癌根治性切除术：Ⅰ型改良切除术包括直肠前壁的全层"楔形"切除，并采用间断内翻全层缝合关闭肠管

方向缝合（图 8-13）。所产生的缺损也可以通过改进的三角吻合技术（见下文），使用吻合器两次击发，彼此成 60° 角放置。一般而言，Ⅱ型改良优于楔形切除技术。

Ⅱ型改良手术

Ⅱ型改良适用于全盆腔病灶，伴后盆腔组织平面封闭、直肠子宫陷凹和直肠乙状结肠广泛受累

（即"冰冻骨盆"）。它是Ⅰ型手术的延伸，整块切除直肠乙状结肠，通常根据切除远端边缘在直肠内的位置和到肛门的距离进行分类：高位大于 11cm，中位为 7～11cm，低位小于 7cm。Ⅱ型改良是卵巢癌根治性切除术最常进行的术式[24]。在大多数有经验的肿瘤中心，25%～60% 的晚期卵巢癌初次手术病例包括直肠乙状结肠整块切除[18, 25-28]。

在处理后盆腔时，一旦确定有必要进行肠切除以获得满意的减瘤效果，则可以在手术过程中实施。结肠旁沟切口向上延伸，广泛游离盲肠、升结肠、降结肠和近端乙状结肠。在典型病例中，乙状结肠或远端降结肠要保证无瘤切缘 2～3cm。扩大结肠切除术将在本章后面讨论。根据计划进行吻合术，可以使用多种方法来进行，GIA 吻合装置（4.8mm）是最方便的。具有将两排吻合器分别放置的优点，从而控制近端和远端粪便污染。或者也可以采用肠钳和荷包缝合装置（自动缝合器或手动缝合）的组合。

两根输尿管充分外展暴露解剖区域，乙状结肠与其左侧髂窝的附着分离。为了确保充分切除结肠系膜，腹膜切口沿着乙状结肠系膜从近端向右侧骶髂关节延伸，与右侧盆腔腹膜切口汇合，从而将结肠系膜"楔形"与盆腔中央肿瘤合围。现有数据表明，在卵巢癌局部侵犯乙状结肠的病例中，38%～82% 发生结肠系膜淋巴结的继发性扩散，类似于结肠和直肠原发性恶性肿瘤的转移性扩散[25, 29-30]。因此，如果有助于总体肉眼无病灶残留的手术结果，则可能需要对乙状结肠系膜进行局部切除，包括结肠旁淋巴结和中间淋巴结（与结直肠癌手术相似）（图 8-14）。

深部分离从直肠旁间隙向后内侧，乙状结肠血管和肠系膜下动脉（延续为痔上动脉）后面，向骶岬尾侧的骶前间隙入口走行，形成腹膜后（成对的直肠旁和骶前间隙）的"层面统一"。当遇到乙状结肠系膜内的单个血管时，将其游离、夹闭、缝合或用血管封闭切割装置。如果需要牺牲肠系膜下动脉和静脉，则必须注意保留左结肠动脉及其降结肠的血液供应。从功能的角度来看，直肠旁和骶前间隙统一为一个大的腹膜后间隙（图 8-15a 和 b）。

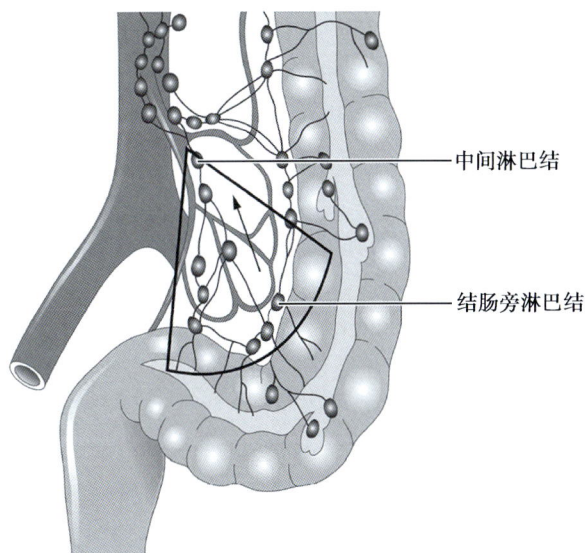

图 8-14　直肠乙状结肠的淋巴引流，显示结肠旁淋巴结和中间淋巴结，这些淋巴结可能被纳入亚临床肠系膜淋巴结的切除范围，以实现完全的肿瘤细胞减灭

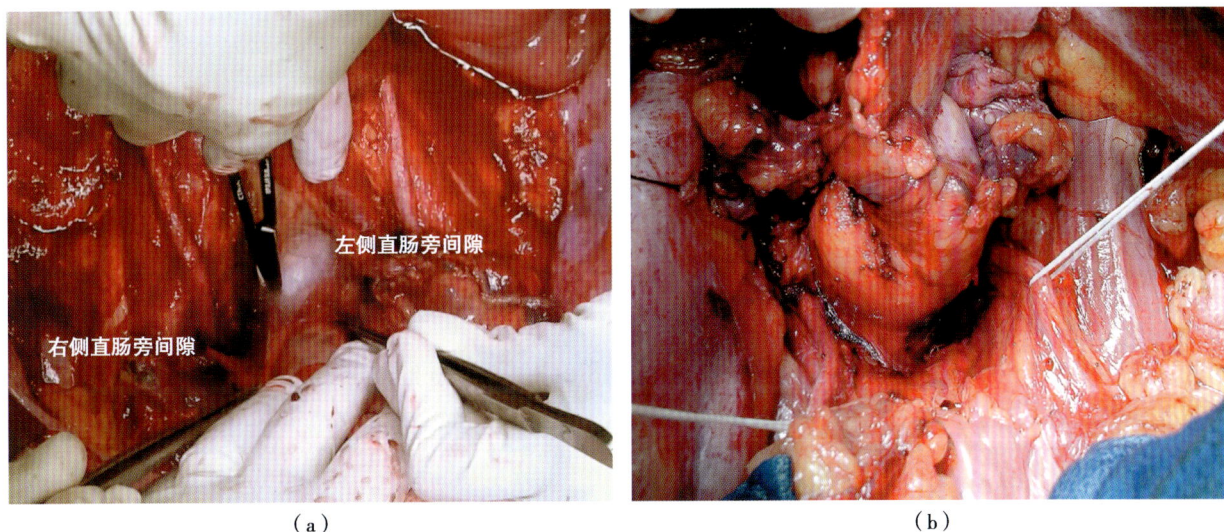

（a）

（b）

图 8-15　卵巢癌根治性切除术：Ⅱ型改良手术。（a）分离近端乙状结肠和肠系膜下血管，并将乙状结肠肠系膜向前移动，以暴露骶前的空间（Dr. Christina Fotopoulou）。（b）直肠旁间隙与骶前间隙连续为一个层面，向下延伸至盆底

通过向尾侧打开骶前间隙至盆底肌肉组织水平，进一步游离后盆腔。此处使用高频电刀、氩气刀或血管闭合切割装置，在骶弯正下方的中线处将骶前韧带断离。分离面应保持在骶前筋膜的前方，因为骶前静脉就位于下方，如果受伤，可能会产生难以控制的出血。一旦骶前间隙充分显露，直肠外侧韧带（含痔中血管）用高频电刀或用血管封闭装置离断，将直肠乙状结肠与盆腔侧壁游离来增加活动度。任何残留的直肠系膜病灶都可以用电刀或血管夹去除。在这个水平上，保留下腹部神经丛，被视为靠近直肠部和肛提肌水平的密集神经组织，对肛门失禁至关重要。暴露阴道直肠间隙，首先在阴道直肠间隙的假包膜下方剥离，然后以逆行（近端）方式进行切除。

通常可以通过将肿块提至切口并拉直直肠来获得远端肠管的长度（图 8-16）。肠壁应充分清除周围脂肪和任何残留的直肠系膜附着物（放置直肠测量仪可用于描述正确的手术平面）。在肿瘤最下部远端 2～3cm 处，使用 TA（4.8mm）吻合器和近端肠夹（图 8-17）或 ContourTA 吻合器将近端直肠离断，后者的优点是具有交错的四排钉，将肠管离断并闭合断端，以控制粪便溢出。GIA（4.8mm）也可用于此目的，但在深处操作时可能会困难。如果计划手工吻合，则可在切除水平的近端和远端放置肠夹。

盆腔中央肿瘤与直肠乙状结肠一起被整体切除（图 8-18），可使手术区域宏观上无肿瘤（图 8-19），Ⅱ型根治性切除术是完全切除广泛性侵犯病灶的首选术式，利用肿瘤的"假包膜"，包括盆腔

壁层和腹膜脏层，由后阔韧带和盆腔侧腹膜在子宫侧面和阴道近端前方游离，以及游离直肠乙状结肠后方（图 8-20a 和 b）。Ⅱ型卵巢癌根治性切除术可作为单独的手术进行，或当疾病程度需要时与其他减瘤术手术（如回盲切除术）整体进行。

Ⅱ型卵巢癌根治性切除术，可以单独手术，也可以与其他减瘤术（如回盲切除术）联合进行。切除盆腔中央肿瘤后，应考虑进行周围的盆腔减瘤术、盆腔淋巴结清扫术，如有必要，在重建肠道连续性之前进行尿路重建术，以降低损伤肠道吻合的风险。

肠道连续性可以通过各种方法重建，使用自

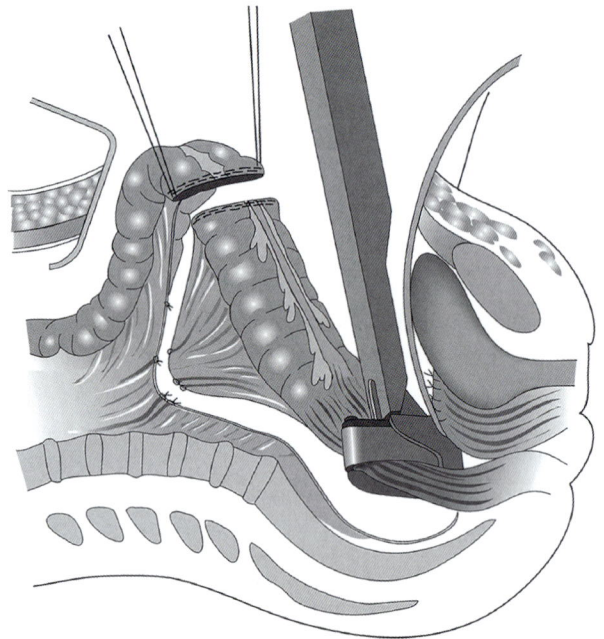

图 8-17　卵巢癌根治性切除术Ⅱ型改良。用 TA 吻合器分开直肠以完成切除

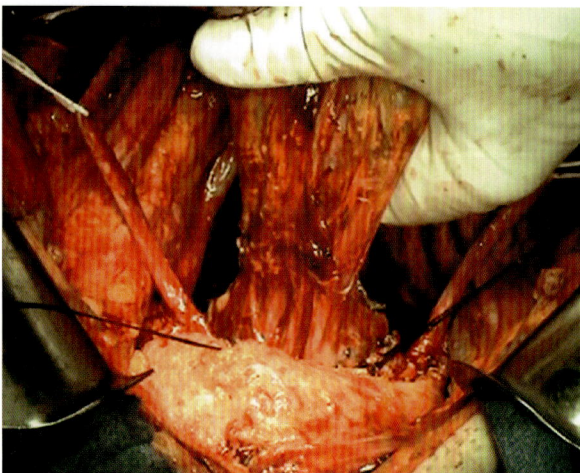

图 8-16　卵巢癌根治性切除术：Ⅱ型改良直肠和直肠系膜的侧韧带被离断，标本被迅速向上提起，在切除前拉直直肠以保持最大长度

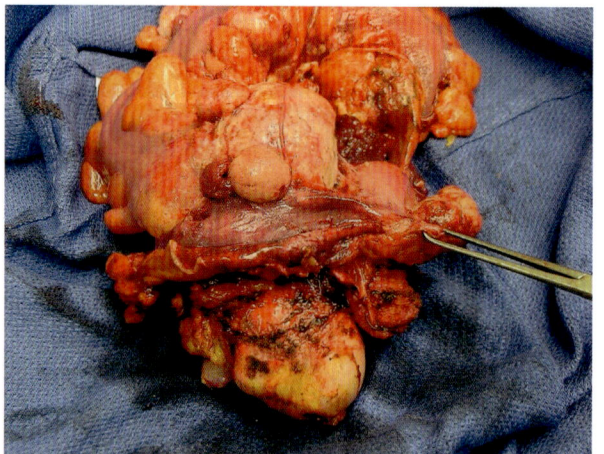

图 8-18　卵巢癌根治性切除术：Ⅱ型改造。整块标本包括子宫、附件、前盆腔腹膜肿瘤、盲肠肿瘤和直肠乙状结肠

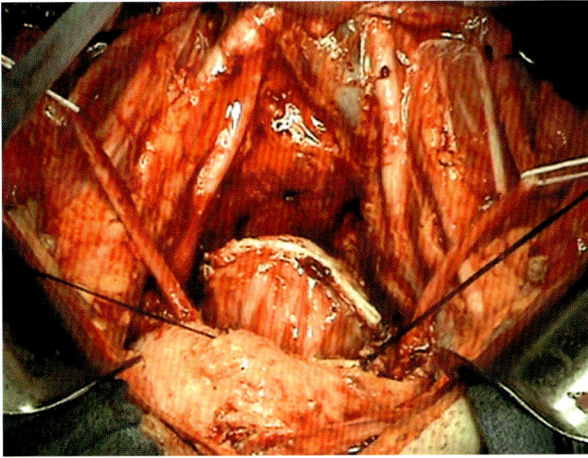

图 8-19　卵巢癌根治性切除术：Ⅱ型改造。整体切除后，肉眼可见盆腔无肿瘤残留

动吻合器或人工缝合技术，自动吻合器的使用与传统的人工吻合术一样安全（取决于操作者的技术和经验），并且在许多情况下具有明显优势。总的来说，吻合器低位直肠吻合速度更快，并发症发生率和人工缝合术相当。在切除内生殖器和直肠、乙状结肠后，盆腔深部的缝合空间有限的情况下，使用自动吻合器更方便。虽然端与端吻合术是最常见的，但在某些情况下，端 - 侧或侧 - 侧吻合可能更可取。术中所选择的吻合方法主要取决于解剖结构的适合性和医生的选择。

　　无论手术类型如何，成功的结直肠吻合术都需要足够的血液供应。直肠中下部可由痔下血管支持，降结肠可由肠系膜下动脉的左结肠支或Drummond 边缘动脉的中结肠动脉支持。吻合口应宽敞、不漏，并做好止血。应尽量减少粪便污染，并确保吻合钉或缝合线上无张力。近端结肠的断端向下至直肠残端，应确保吻合口无张力。一般来说，如果近端结肠可轻松地到达需要吻合的部位，医生可以确信吻合口是无张力的。如果需要额外游离乙状结肠或降结肠，可采用以下几种策略[21]：

　　1. 将结肠下网膜与横结肠和脾曲的所有残留腹膜韧带分开，包括脾结肠韧带。

　　2. 分离降结肠的外侧，打开左侧 Toldt 筋膜间隙，抬高整个左结肠系膜并向内侧游离。

　　3. 打开小网膜囊，将胃结肠韧带从胃大弯分离，使脾曲"下降"。

　　4. 降结肠肠系膜沿平行于 Drummond 边缘动脉的方向切开，结扎并分离单个动脉，包括左结肠动脉，直至脾曲并向内侧延伸，再次平行于边缘动脉，直至中结肠动脉，使降结肠系膜扩张或呈扇形展开。这种方法假设有一条完整的边缘动脉，必须保留边缘动脉，避免损伤。

　　5. 在胰腺下缘下方结扎并切断肠系膜下静脉，通常在此操作后可以观察到左半结肠短暂的静脉淤血。

　　一旦上述条件得到满足，则通过下列技术可以完成吻合。

端 - 端吻合技术
环形端 - 端吻合器（circular end-to-end anasto-

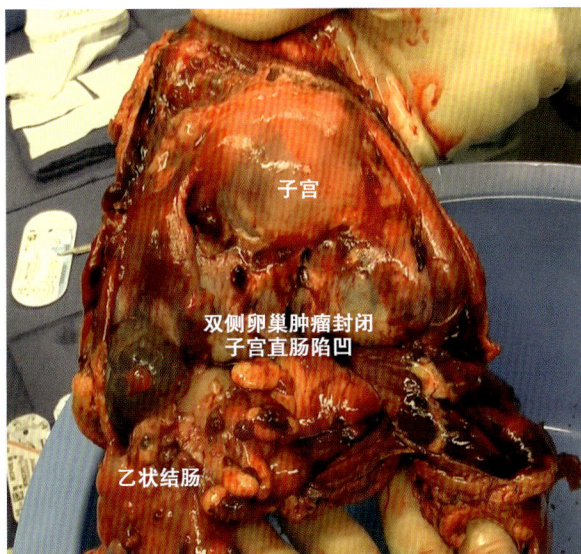

（a）

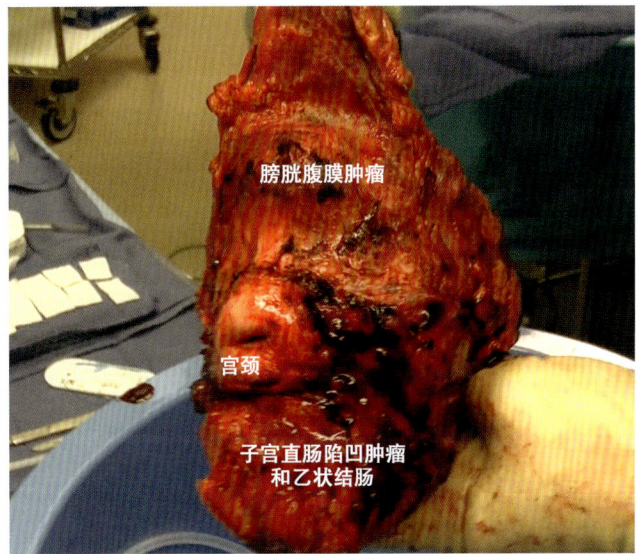

（b）

图 8-20　卵巢癌根治性切除标本。（a）双侧卵巢肿瘤使直肠子宫陷凹封闭；（b）腹膜外视野，显示膀胱腹膜肿瘤和乙状结肠肿瘤

mosis，CEEA），经肛门双吻合技术是一种安全、有效的重建肠道连续性的方法。该技术在卵巢癌行直肠乙状结肠切除术的患者中取得了良好的效果，吻合口瘘发生率为 2.9%～9%[31-33]。通过这种技术，直肠通过线性缝合器被切割闭合，且不需要远端荷包线缝合。因吻合口有发生狭窄的可能，所以应使用较大的，可以容纳两个肠段的圆形吻合器。一般来说，至少应该使用 28～33mm 的吻合器。如有必要，可以将钝性直肠定径器械轻轻插入近端和远端肠段。乙状结肠近端是最常见的吻合部位，其口径可能明显小于直肠残端。可以使用以下几种操作来调整管腔直径的差异：①直肠尺寸测量仪器或福莱导管球囊可用于轻度扩张；②用 GIA 可将近端肠段斜分，从而增加吻合口的功能表面积；③局部应用 1% 利多卡因或静脉注射胰高血糖素（2mg）或罂粟碱（30～65mg）以缓解肠痉挛；④可切除额外的近端结肠，以便与降结肠进行吻合。

近端结肠通过使用自动荷包缝合器、手动缝合荷包钳或手工放置 2-0 聚丙烯荷包缝合线进行制备。如果使用手动缝合荷包钳，则使用 Keith 针将缝线穿过钳两端的开口以形成荷包缝合。如果荷包线是人工放置的，最好在离肠边缘 2～3mm 的地方进行贯穿式缝合，绕肠管边缘一周，以确保肠边缘与砧轴的紧密。插入 CEEA 砧座，荷包缝合线系在砧座轴上的切口内（图 8-21）。在计划吻合部位近端 2～3cm 处切除肠壁上的脂肪，裸化肠管，避免将脂肪组织钉入吻合口。

通过向翼形螺母逆时针方向旋转穿刺轴退回

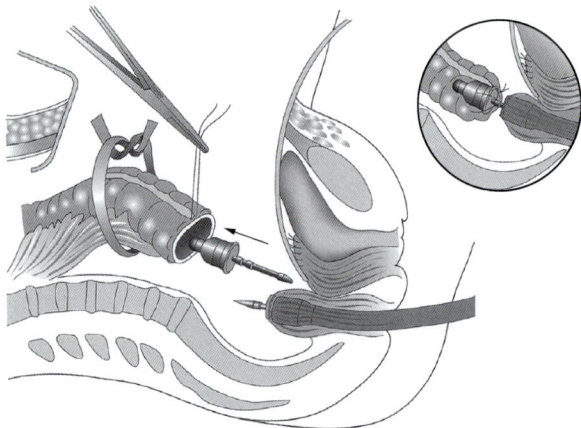

图 8-21 使用 CEEA 自动吻合器进行环形端-端吻合。将 CEEA 砧座插入近端结肠，在砧轴切口内打结，经肛门将 CEEA 穿过直肠残端，将套管针取出，将砧座上的定位轴插入吻合器穿刺轴

吻切组件内。将 CEEA 头端润滑后经肛门插入直肠，将手柄向下压，使钉头越过尾骨，并接近直肠残端的缝合线。顺时针旋转蝶形螺母，直到穿刺轴穿过缝合线附近的直肠残端。

这样当吻合完成时，缝合线将被部分切除。刀会在线性缝钉和圆形缝钉交叉处弯曲缝钉，而不是切断，交叉处的缝钉通常被转移到切除的环形缝钉上[34]。如果担心环形排和直线排钉之间的结肠组织出现缺血，穿刺轴可以置于线性缝钉线的前方或后方 2cm 处，从而避免吻合环中缝钉对缝钉的交叉。取下定位轴上的一次性套管针，将定位轴插入 CEEA 穿刺轴，直到它接合并发出咔嗒声（图 8-21）。顺时针旋转翼形螺母，保持肠管伸展，注意不要将多余的组织纳入吻合口，直到手柄上的色条指示器处于正确的位置。说明肠壁受到了足够的压迫。翼形螺母不应过度旋转。将吻合口向腹侧和头侧移位至盆腔有助于使直肠壁变薄，并防止多余的组织皱褶并入缝合线（图 8-22）。通过左右旋转 CEEA 来检查钉线，如果钉线不符合要求，应释放螺母，必要时修改荷包缝合线。

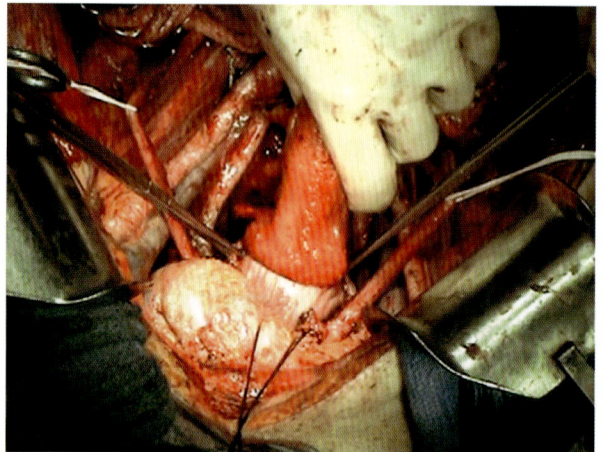

图 8-22 使用自动 CEEA 进行环形端-端吻合术。远端直肠钉线的角用 Allis 钳稳定，完成吻合

为了完成吻合，释放 CEEA 的保险装置，通过挤压手柄使吻合器击发，直到听到接合的吻合器发出嘎吱声，完成肠管端-端吻合。松开手柄，将翼形螺母逆时针旋转不超过 360°。制造商的说明书提示，使用 CEEA 时应小心操作，以避免在移除过程中破坏缝合线，然后将 CEEA 的手柄旋转90°，并轻轻向腹侧、背侧、右侧和左侧移动，从吻合口的软组织上释放吻合器并取出。

吻合的安全性通过几种方法得到证实。首先，应检查穿刺轴周围的切除环，以确保结肠组织有两个完整的圆环。应保持切除环内翻的方向，以便任何缺损的位置都能与吻合相关联。其次，"水试验"或"气泡试验"是用无菌水或生理盐水灌满盆腔，用手阻塞近端结肠，然后用硬性乙状结肠镜或 Toomey 注射器向直肠注入 200～300mL 的空气（图 8-23）。若出现气泡则表明存在吻合口瘘，应采用 3-0 延迟可吸收缝线或丝线间断缝合修补缺损。如果漏口无法修复，则必须拆除吻合口并重新吻合。如果吻合情况可疑，需要进行结肠造口术或回肠造口术。最后，一些外科医生还推荐使用乙状结肠镜直接检查吻合口缝钉线有无缺损。

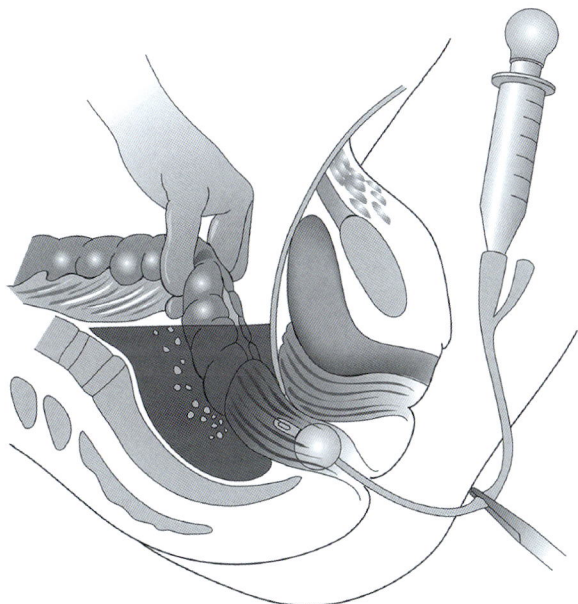

图 8-23　通过"水试验"或"气泡试验"来确认肠吻合术的安全性；近端结肠阻断后，盆腔充满生理盐水，经肛门向直肠注入空气

使用 CEEA 进行端 - 端吻合的另一种技术是将砧座用荷包缝合放置在直肠残端，将近端结肠沿结肠带纵向切开，并从开口置入 CEEA（图 8-24）。如果经肛门进入直肠的途径受限（如仰卧位、肛门狭窄），此手术方式特别有效。使用标准技术进行肠管吻合后，用垂直于肠管长轴放置 TA（4.8mm）切割闭合器闭合近端结肠切开口。将纵切口转为横切口，保证了吻合的安全性。

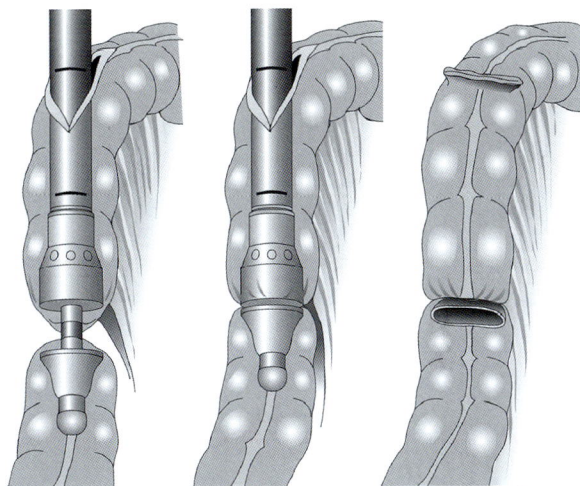

图 8-24　环形端 - 端吻合器的替代技术，CEEA 通过纵向近端结肠开口放置，砧座放置在直肠残端

虽然这种方法只适用于直肠乙状结肠高位前切除术或乙状结肠次全切除术，但也可以使用三角吻合技术建立端到端吻合（图 8-25）。将肠管共同开口的起点，中点和终点各缝一针固定，将肠段的周长分成 3 个大致相等的长度。TA 线性缝合器（长度 30 或 60mm，直径 4.8mm）应用 3 次，每次吻合缝线需重叠，以保证完全闭合。注意后排缝钉是黏膜内翻缝合，而前两排缝钉是外翻缝合。虽

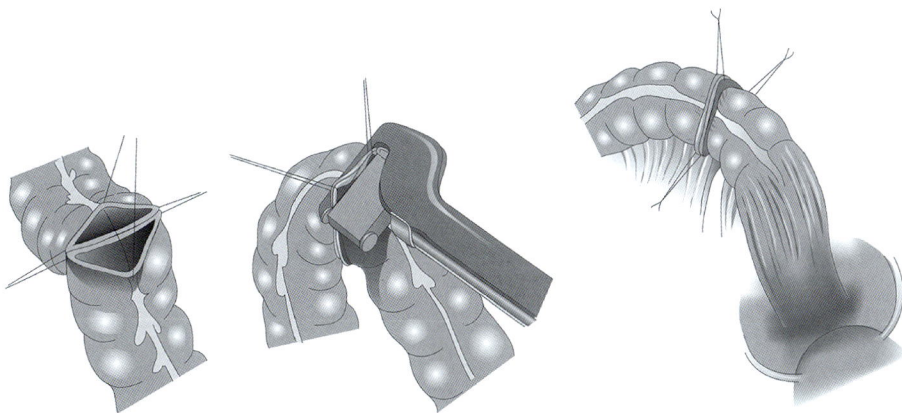

图 8-25　结直肠三角吻合技术（端到端吻合），需要 3 次应用 TA 吻合器（30 或 60mm）彼此呈 60° 角放置

然在传统手工缝合时不提倡外翻吻合, 但使用吻合器技术并不会增加并症发生率[35]。

端到端吻合——手缝技术

端到端吻合的手缝技术可以使用单层或双层缝合。标准的两层缝合包括一个浆肌层间断的永久性丝线缝合和黏膜层连续的可吸收线缝合。在肠管充分游离后, 在肠段远端和近端肠钳夹闭肠管, 肠管断端两侧各全层缝合一针牵引线, 使断端对合。浆膜层 3-0 丝线间断垂直褥式缝合, 打结处位于肠壁外侧(图 8-26a)。后部黏膜采用连续缝合。该区域用纱布围起来, 并在近端放置肠钳, 以避免粪便污染。取下肠夹, 切除被压碎的肠缘(图 8-26b)。通过在后壁中线放置两条 3-0 延迟可吸收缝线(或双臂单线)进行内后黏膜层缝合,

每条缝线以连续的锁边缝合方式向外侧前进, 直到达到角(图 8-26c)。用黏膜层使用 Connell 缝合方式缝合两角, 一直到中线关闭前内侧黏膜层(图 8-26d～f)。最后, 3-0 丝线垂直褥式间断缝合前壁浆肌层(图 8-26g)。检查吻合口是否通畅, 确认缝合线无张力。

端到端吻合的单层缝合技术, 使用永久性单股丝线缝合, 是安全有效的, 具有产生更宽的管腔的优点(因为转入的组织较少)。将张力更均匀地分布在缝合线上, 并且比双层缝合技术更快[36]。在单层缝合技术中, 外侧牵引缝线采用由内而外的方式进行, 以促进肠后缘的翻转。将 4-0 聚丙烯的双臂缝合线固定在远离主刀一侧, 后壁缝合从一侧肠壁黏膜层进针, 穿过全层肠壁后, 从另一侧

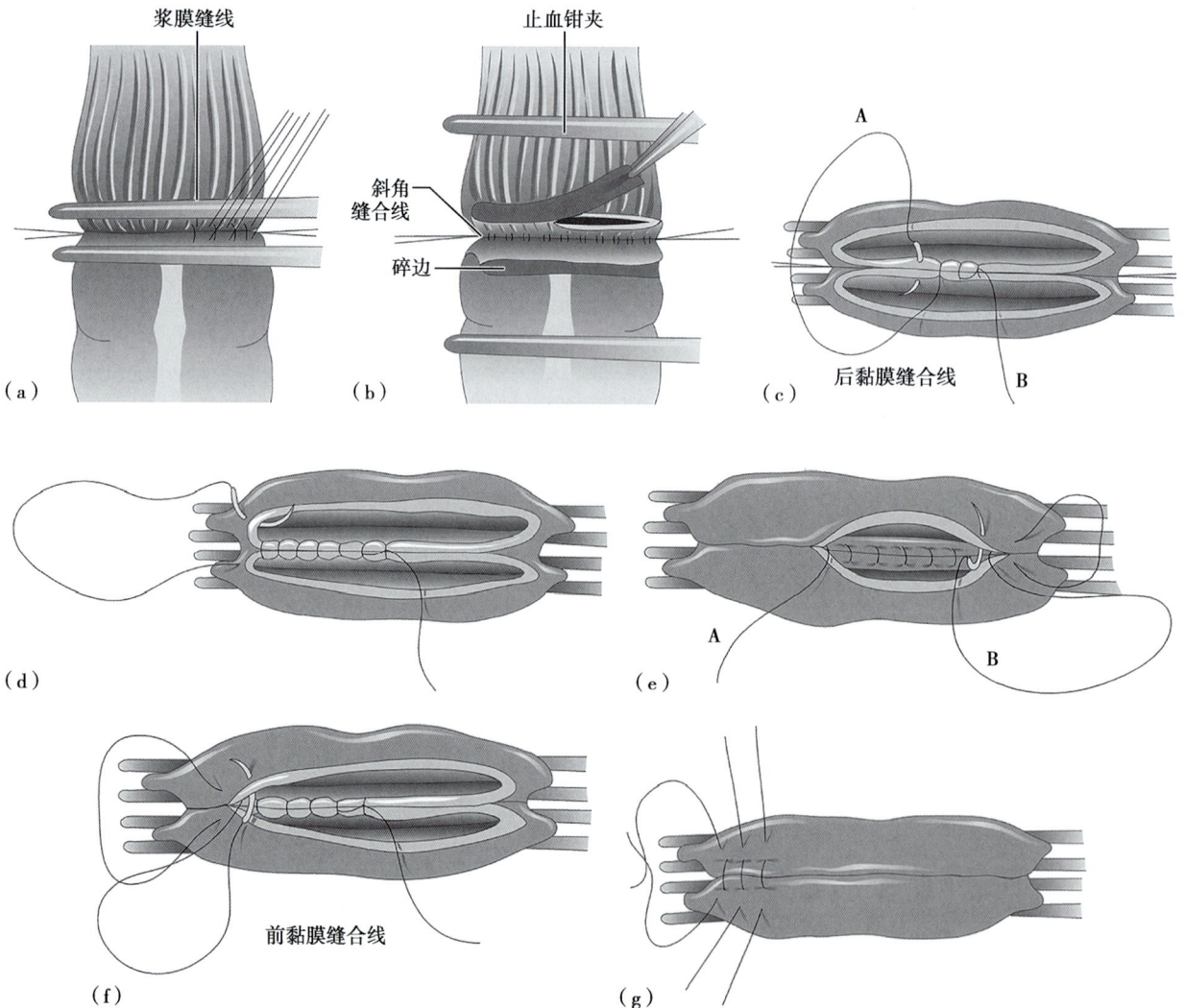

图 8-26　手工缝制双层端-端结直肠吻合术:(a)后浆膜层间断 3-0 丝线缝合;(b)切除肠壁压碎边缘(或缝合线);(c)使用延迟可吸收 3-0 缝合线闭合内后黏膜层;(d)康奈尔缝合后黏膜层至前后壁黏膜交界处(e 和 f), 反转康奈尔缝合以闭合前黏膜层;(g)使用反向 Lembet 缝合(垂直褥式内翻缝合法), 通过间断 3-0 丝线缝合的浅浆肌层闭合完成吻合

肠壁浆膜层进针，黏膜层出针。每次缝合应间隔2～3mm，当缝合针穿过浆肌层及黏膜下层后，应紧贴黏膜边缘出针。缝合线的另一头用于从浆膜侧关闭前层，再次从黏膜层边缘进针，缝线穿过黏膜下层和浆肌层（图 8-27）。当前一层推进到停留缝线时，将缝合线牢牢地扎紧，但不要太紧，以避免荷包效应，导致吻合口狭窄。

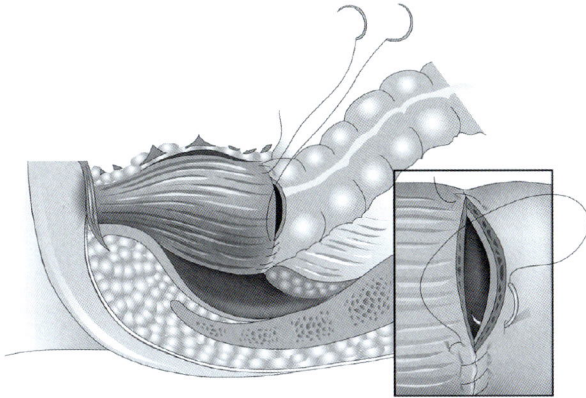

图 8-27　手工缝合的单层端-端结直肠吻合术：用 4-0 聚丙烯缝线连续缝合，穿过距离肠边缘 3mm 的浆肌层并切向穿过黏膜

端-侧吻合——缝合技术

当近端切除的结肠和直肠残端之间的管腔直径有显著差异时或预计过多的肠系膜脂肪压迫端-端吻合管腔时，建议使用端-侧吻合（end-to-side anastomosis，ESA）技术。另外，在不牺牲肠长度以确保无张力吻合，近端结肠不能充分伸直时，建议使用端-侧吻合技术，因为端-侧吻合更符合近端乙状结肠的自然弯曲。ESA 的另一个优点是与 EEA 方法相比，保证更大和更安全地吻合，并具有更好的血供。在 ESA 结直肠吻合的双重缝合技术中，直肠用线性缝合器闭合，CEEA 经肛门通过，穿刺轴穿过直肠缝合线，如前所述。通过部分切除线性缝合线并将 CEEA 砧座引入管腔来准备近端结肠段。低剖面的砧座通常更容易操作到正确的位置。使用电灼法，在缝合线近端的结肠带处做一个开口，将砧座定位轴穿过并用 2-0 单股荷包线缝合固定。

使用 TA（4.8mm）吻合器切除包括最初的线性吻合线在内的肠道，以便在计划的吻合之外留下不超过 2～3cm 的肠道。然后将砧轴与 CEEA 接合，确保组织紧密接近，而没有多余的肠壁（图 8-28a）。吻合器被激发、释放并经肛门取出。

如果经肛门入路受到解剖结构或患者体位的限制，可以通过颠倒砧座和 CEEA 的放置来进行 ESA。在这种情况下，将 2-0 单股荷包缝线（聚

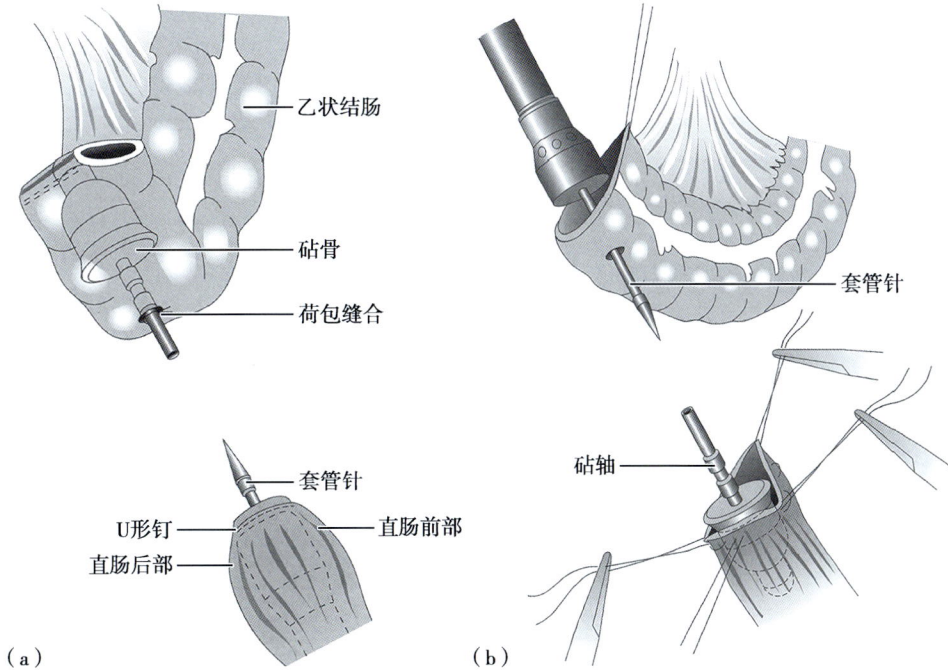

（a）　　　　　　　　　　　　　　　（b）

图 8-28　吻合器端-侧结直肠吻合术：（a）CEEA（一次性吻合器）通过直肠残端引入，定位轴向前推进，穿过近端结肠段的末端，并前进穿过距切线远端 3～4cm 的结肠带处；（b）端-侧吻合术的替代方法，即用荷包缝合将砧座放置在直肠残端中，并通过近端结肠段的切割端使用CEEA

丙烯）插入直肠残端，将砧座放入直肠管腔中，并固定荷包缝合线。通过部分切除线性钉线并将CEEA头端置入远端管腔中，将一次性套管针穿过距钉线近端3～4cm的结肠带，来准备近端结肠（图8-28b）移除套管针，砧座轴与CEEA接合，吻合完成。然后用TA（4.8mm）吻合器在吻合口远端2～3cm处闭合近端结肠段的远端，并切除任何多余的结肠组织。

J-袋是ESA的变体，它使用加长长度（80mm）GIA来创建结肠储袋，并使用CEEA完成吻合。主要适应证是当大部分直肠被切除（极低位吻合）并且在近端乙状结肠上进行吻合时，为粪便提供储存库。如果整个乙状结肠已被切除，因为降结肠具有足够的腔容量用于存储功能，需要游离降结肠及结肠脾曲，对抗肠系膜牵拉，使近端结肠断端在盆腔内形成J形，缝合两针牵引线，固定肠管。使用ESU在"J"顶点的结肠带处1cm的结肠切开。通过开口将加长的GIA（4.8mm）吻合器的尖头放置在每个肠环中，结合并发射吻合器，沿着两侧肠管行肠壁侧-侧吻合，来构建结肠储库（图8-29）。将荷包缝合线放置在小型袋顶点处的结肠切开处周围，将砧座置入J-袋腔内，收紧荷包线。CEEA头端经肛门穿过直肠残端钉线；吻合器接合和激发。在接受极低位结直肠吻合术的直肠癌患者中，J-袋与每日排便次数和大便失禁发生率的减少有关，但排便的完整性可能是不可预测的[37]。

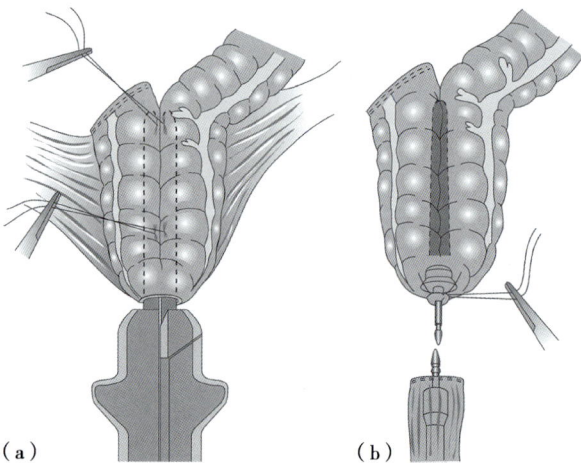

图8-29 结肠储存库（J-袋）：将GIA的一个尖头放置在乙状结肠的每个环中，将其自身向后折叠，与肠后边界相对，将CEEA贴放置在结肠造口中，并将主要CEEA仪器插入直肠残端和CEEA使用标准技术完成吻合。（a）连续缝合，（b）留置缝合

端-侧吻合——手缝技术

手工进行ESA需要在直肠切除边缘使用肠钳。将乙状结肠断端移动到盆腔内，计划吻合口位于距离乙状结肠断端2cm的结肠带处，在预定吻合口两端留置牵引线，固定结肠和直肠残端。首先将后浆膜层行间断的2-0或3-0丝线缝合，间隔2～3mm。从直肠取出肠钳，在预留结肠吻合口处切开肠壁，进行吻合。将两根2-0或3-0延迟可吸收缝合线系在后壁中线，每根缝合线以全层、连续、锁边缝合方式横向进行（图8-30）。每个角均通过反转康奈尔缝合进行，并且使用反转黏膜下康奈尔缝合完成前内层闭合最后，沿吻合口的外前壁采用2-0或3-0丝线间断垂直褥式内翻缝合。

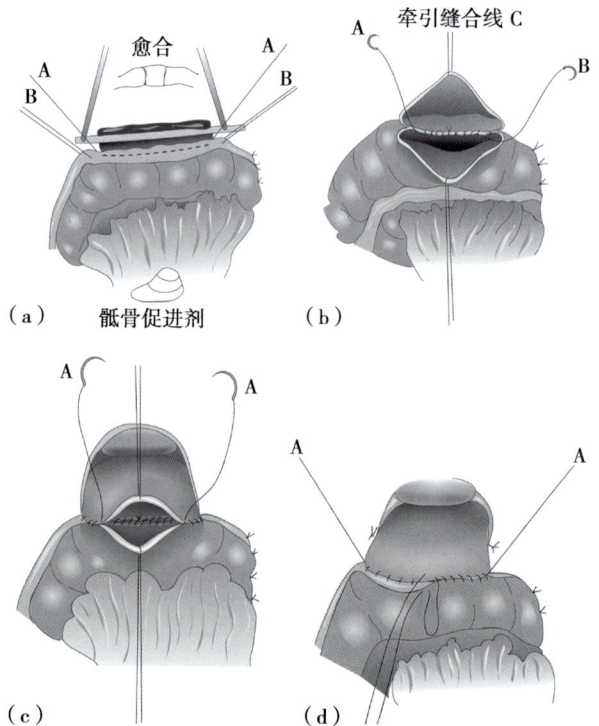

图8-30 手缝端-侧吻合。（a）近端结肠与直肠残端对齐，以一定角度留置缝合线以确定计划的吻合口，并用2-0或3-0丝线行后浆膜层（虚线）的间断缝合，（b）肠夹去除后壁，并用3-0延迟可吸收缝合线的全层连续锁边缝合完成后壁的全层闭合，（c）使用反向康奈尔缝合两角，（d）外部前壁用2-0或3-0丝线间断垂直褥式内翻缝合关闭

Ⅲ型改良手术

对于首次进行细胞减灭术而言，涉及下尿路组织器官切除的问题并非常见。然而，经Hudson和Chir两位教授关于卵巢癌根治术的早期报道中总结，需要同时进行部分膀胱或部分输尿管切除

的病例比率分别为 20% 和 12%[16]。最新的系列研究结果显示,涉及尿路组织切除的病例比率则分别为 6%～33%[24,38]。总之,是否切除下尿路组织取决于卵巢手术计划残留病灶的体积大小。

膀胱部分切除术

是否需要膀胱部分切除,取决于肿瘤在膀胱子宫的腹膜返折处的粘连程度或膀胱黏膜的浸润情况。需要通过腹膜外的层面并遵循由外向内的次序。将膀胱子宫被覆的腹膜和毗邻的瘤体从膀胱底部进行游离,直到瘤体被腹膜粘连包裹处的边缘为止。用 ESU 打开膀胱顶部,向上方延长切口至肿瘤边缘。保留输尿管开口,建议留置输尿管支架管,确保在切除和重建过程中,能够直视确认输尿管完好通畅。Allis 钳夹持膀胱切缘用来牵引膀胱,在 ESU 电切模式下,将膀胱切口延伸至膀胱顶部的两侧,环形切除膀胱顶部,切缘至少 1cm(图 8-31),切除 25%～35% 的膀胱壁,并不会对膀胱容量和排尿产生明显影响。将需要切除的膀胱壁连同与其粘连的膀胱子宫被覆腹膜及肿瘤标本整体向上牵拉,与此同时,向下方游离膀胱底部,锐性分离膀胱阴道间隙,暴露阴道前壁,为阴道切开最好准备。在修补缝合膀胱之前,先要切除肿瘤标本。2-0 或 3-0 可吸收线连续

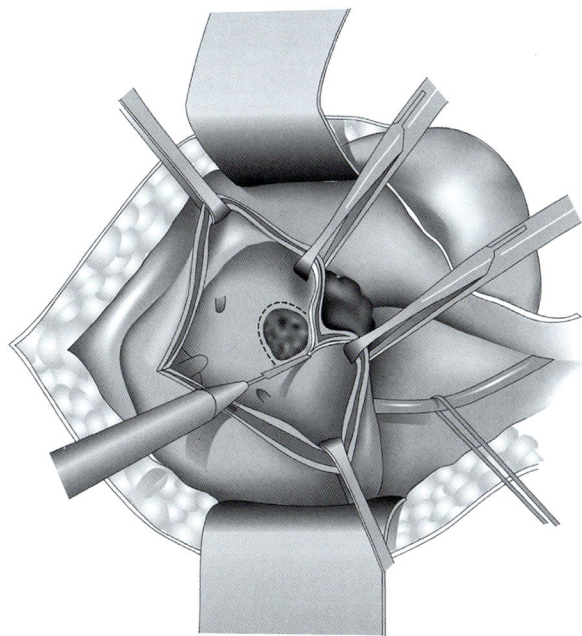

图 8-31　卵巢癌根治性切除术：Ⅲ型改良术式联合膀胱部分切除术：矢状位切开膀胱,向上方延长切口至接近肿瘤侵犯膀胱处。用 ESU 环形切除膀胱子宫返折处的瘤体,切缘距离瘤体 1cm 左右

非锁边缝合膀胱切口(两层叠瓦状缝合),经尿道留置尿管,术后 7～10d 拔除。拔除前 CT 膀胱造影检查确认膀胱修补缝合是否牢靠。如果术中明确膀胱切除边缘远离膀胱三角区,输尿管支架管可即刻拔除,不必保留,否则需要在术后 4～6 周拔除。

输尿管部分切除术

卵巢癌瘤体将输尿管压迫至同侧盆壁而造成的盆段输尿管梗阻很常见。肿瘤直接侵犯输尿管或者无法将输尿管从被覆的腹膜剥离出来,必须采用输尿管部分切除术将该段输尿管完整切除。用环形血管钳夹持牵引输尿管、将输尿管从盆腹膜覆盖处游离至瘤体边缘(子宫动脉根部需要牢固地双重缝扎处理,如果在此之前还未做此处理的话),同时确保输尿管远端游离至梗阻部位。与肿瘤粘连而需要切除的输尿管段近端和远端分别牢固缝扎,之后步骤与前述的根治性卵巢切除术相同。

盆段输尿管重建术,取决于残留正常输尿管的长度和周围局部组织的条件。如果切除的输尿管部分很短、两侧残端血供良好且无可疑病变,可采用输尿管端-端吻合术重建。较输尿管再植术而言,该术式引起输尿管狭窄的风险较高,操作需要特别谨慎仔细。充分游离输尿管残端两侧非常关键,同时需要特别留意保护沿输尿管外膜鞘纵行分布的血供。端-端吻合之前,先将输尿管两侧残端裁剪成 45° 角(保证吻合口至少 1.5cm 直径)。或者将残端各自纵行剪开 1cm,同样可达到扩大吻合口直径、避免狭窄的目的。3-0 或 4-0 可吸收线 5～6 针、间断浆肌层,并留置 F6 或 F7 输尿管双 J 管(图 8-32)。术后 8～12 周,膀胱镜下拔除双 J 管。

盆段输尿管切除后,如果行输尿管膀胱再植术,多数学者建议同时行膀胱腰肌悬吊(图 8-33),使得吻合后的下段输尿管更接近盆腔边缘位置。

应充分游离骨盆缘以上的近侧输尿管,切除所有失活组织。盆腔内的耻骨后间隙比较宽阔,用电灼的办法分离切断脐侧韧带,使得腹腔与膀胱侧方间隙形成一体空间。经过尿管注水充盈膀胱,便于之后弧形切开膀胱顶部,弧形切口基底部应朝向同侧缝合固定到腰肌的方向。将膀胱牵引到同侧腰肌位置(高于髂外血管平面),以 0 号可吸收线间断缝合数针固定悬吊于同侧腰肌(图 8-34a)。在膀胱悬吊侧黏膜下建立 2cm 左右的

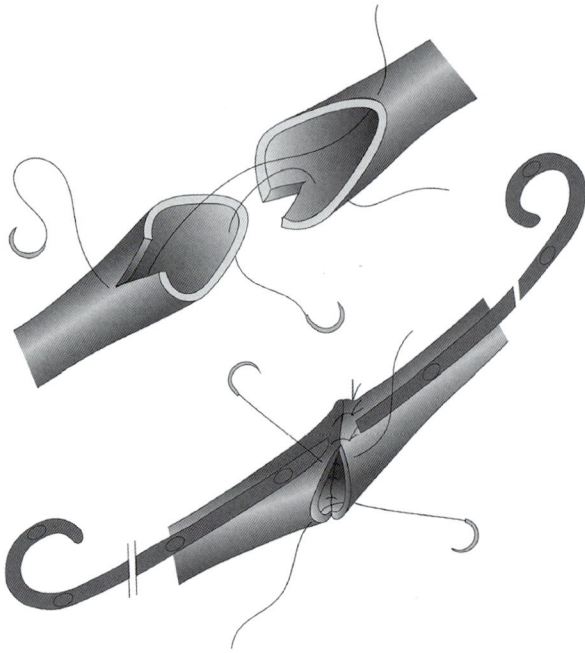

图 8-32   输尿管端 - 端吻合术：远近两侧输尿管断端裁剪呈反向对称的斜面，可吸收线间断吻合并留置输尿管双J管。

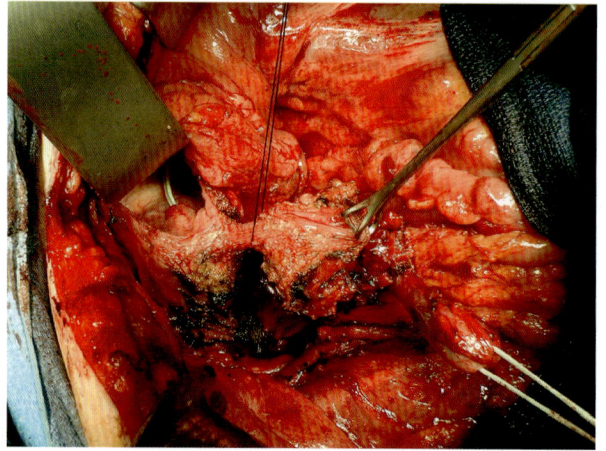

图 8-33   切除盆段输尿管：图中为一例子宫切除术后复发性卵巢癌，并侵犯左侧盆壁，同时包裹左侧输尿管下段。环形血管抓钳控制输尿管近端，远端丝线悬吊牵引。术前留置输尿管支架管，方便确认输尿管

膀胱黏膜下隧道，预先在该处黏膜下注射含有肾上腺素（1：20 000）的生理盐水，便于分离与建立隧道间隙。横向切开隧道尾侧末端膀胱黏膜，黏膜下层平面作为隧道部位的膀胱后壁，4-0 的可吸收线悬吊输尿管末端，并用可吸收线牵引输尿管末端，引导输尿管通过隧道，在确保输尿管未扭转弯曲的前提下，将输尿管末端通过隧道尾端的膀胱黏膜切口植入膀胱（图 8-34b）。直视下将输尿管支架管（6F 或 7F，双 J 管）置入输尿管。4-0 可吸收线黏膜对黏膜呈匙状间断吻合，针间

距约 2～3mm，（图 8-34c）。膀胱顶部创口应沿纵轴从腰肌固定缝合点朝膀胱弧形切口基底部方向缝合，可采用 2-0 或 3-0 可吸收线膀胱全层单层连续缝合或双层叠瓦状缝合（图 8-35）。术后 8～12 周膀胱镜下拔除双 J 管。一般不会影响正常排尿。

当输尿管远端与膀胱之间的距离过大，单纯腰肌悬吊固定无法满足需要时，可选择 Boari 式膀胱瓣吻合术：生理盐水充盈膀胱后，于膀胱顶部行 U 形切开，形成 3cm 宽、4cm 长膀胱瓣（U 形膀胱瓣的基底部应朝向同侧腰肌方向）（图 8-36）。Boari 式膀胱瓣可提供最多约 8cm 的长度，但前提是膀胱容量是否足够供裁剪使用。内卷膀胱瓣并用 0 号可吸收线将其牢固缝合于同侧腰肌，黏膜下

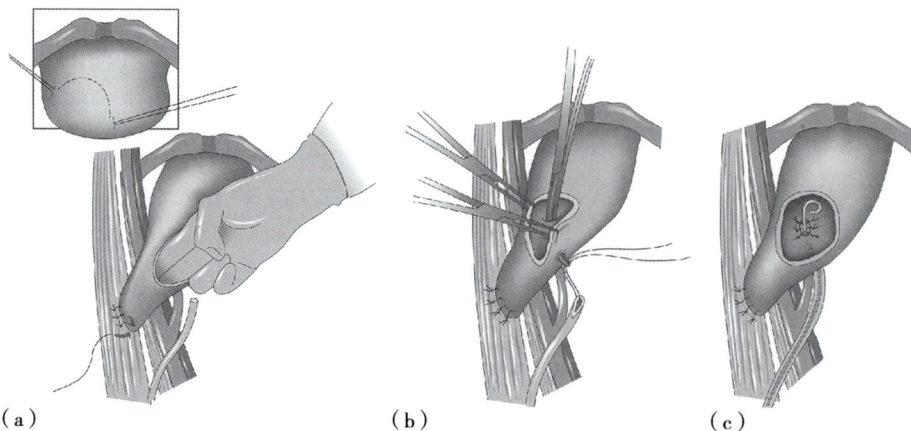

（a）   （b）   （c）

图 8-34   输尿管 - 新膀胱吻合术：（a）盐水充盈膀胱后，用 ESU 弧形切开膀胱（如小图所示），迁移膀胱并固定于单侧腰肌。（b）采用隧道法或直接植入法将输尿管牵拉至膀胱后壁。（c）劈开输尿管远端，黏膜 - 黏膜间断缝合输尿管 - 膀胱

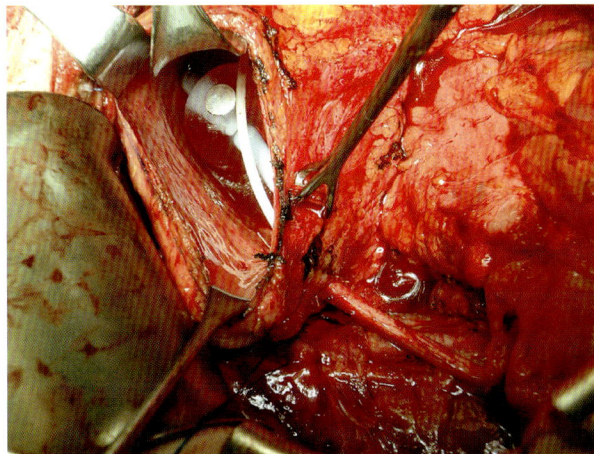

图 8-35　输尿管 - 新膀胱吻合术：输尿管吻合已经完成，从膀胱固定于腰肌的位置向膀胱基底的方向，顺长轴缝合关闭膀胱

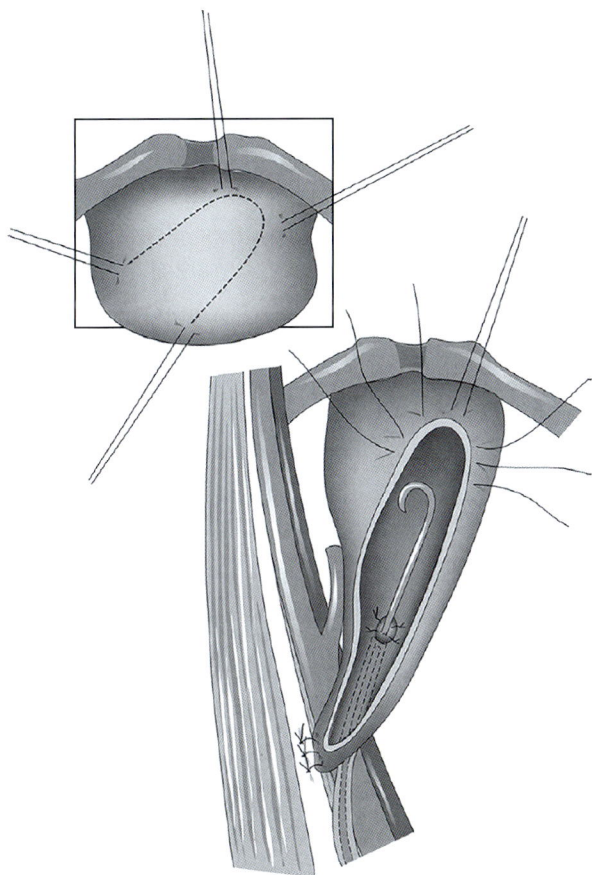

图 8-36　输尿管 - 新膀胱吻合联合 Boari 膀胱瓣技术：盐水充盈膀胱，用 ESU 裁剪膀胱瓣（如小图所示）；将膀胱瓣缝合固定至同侧腰肌，输尿管牵引至膀胱瓣背侧，采用隧道法或直接移植法，黏膜 - 黏膜间断吻合；最后将膀胱瓣缝合呈管形

隧道始于膀胱瓣的切缘，其余步骤同上。也可以考虑舍弃隧道，将输尿管末端 1～2cm 直接沿膀胱瓣切缘植入，行黏膜 - 黏膜吻合术。采用可吸收线

单层或双层缝合膀胱瓣呈管形，并与膀胱切口缝合修补同步完成。

　　输尿管与膀胱之间的距离特别远时，建议采用输尿管 - 回肠 - 膀胱吻合术（又称回肠插入术），该方法需要选择一段未被肿瘤侵犯回肠，作为输尿管腔道[39]。用 3.8mm GIA 截取长度合适的一段回肠，注意保留独立供应该段回肠的肠系膜血供，如果有游离的必要，近侧和远侧肠系膜可反复切割直到主动脉分叉处通过吻合器在离体回肠前侧进行功能性端 - 端吻合术（见第 10 章）重建肠道连续性，并间断缝合肠系膜缺损。间断缝合关闭肠系膜间隙。灌洗游离旷置的回肠段后，确保蠕动波方向与尿流方向一致。裁剪输尿管远端呈 45°斜面，或纵向切开 1cm，行输尿管回肠黏膜 - 黏膜端 - 侧吻合，3-0 可吸收线间断缝合 5～6 针，同时留置 6F 或 7F 输尿管双 J 管。膀胱顶侧后壁全层切开直径约 1cm 的圆孔，剪开回肠段的远端，输尿管双 J 管置入膀胱，3-0 可吸收线黏膜 - 黏膜并全层间断吻合膀胱与回肠末端开口，留置负压引流管，7～10d 后拔除。术后 6 周造影检查尿路通常情况，确认吻合处是否完整可靠，如无异常，同时拔除双 J 管。

　　如果发现回肠存在广泛粟粒样结节病变，则需放弃输尿管 - 回肠 - 膀胱吻合术。改用输尿管 - 输尿管吻合术，输尿管 - 输尿管吻合术的主要弊端是存在融合两侧集合系统后的逆行尿路感染。对于输尿管 - 输尿管吻合术而言，需要开放后腹膜，供侧输尿管近端需要游离 9～12cm 长度。根据供侧输尿管游离后的有效长度，将该段输尿管置于肠系膜下动脉的前方或后方，但要避免形成锐角弯曲。供侧输尿管末端裁剪呈 45°斜面，受侧输尿管中点边缘纵向切开 1.5cm，6F 或 7F 双 J 管经受侧输尿管远端留置并插入供侧输尿管近端，3-0 或 4-0 可吸收线，行端 - 侧黏膜 - 黏膜吻合，共 6～8 针。术后 6 周经影像学检查确认吻合口是否完整愈合，随后即可在膀胱镜下拔除双 J 管。

　　较为罕见的情况：由于技术因素或在围手术期间患者机能存在特殊问题等原因，无法在术中即刻恢复上尿路排尿功能。必要时，可临时结扎患侧输尿管的近侧端，8～12h 后，结扎部位以上的输尿管和集合系统可充分扩张，此时行超声引导下经皮肾造瘘术。当局部条件允许时，择期行再次尿路重建手术。

既往子宫切除术后进行卵巢癌根治性切除术

子宫颈和子宫可作为物理解剖屏障，防止肿瘤累及膀胱子宫反折腹膜下，并有正常的膀胱阴道间隙、阴道直肠间隙。在没有子宫颈的情况下，这些解剖关系可能会改变，膀胱向后移位或直肠乙状结肠向前覆盖阴道残端。在这种情况下，前盆腔如前所述去腹膜化，从耻骨后雷丘斯间隙和膀胱旁间隙向中心走行。将直肠测定器或海绵棒置入阴道，抬高阴道顶点，将有助于确定进入膀胱阴道间隙的正确解剖平面。经尿道福莱导尿管向膀胱内灌注 200mL 生理盐水，有助于划定膀胱基底与阴道前壁之间的剥离平面，以便找到膀胱和阴道残端的起第一刀位置。在切除范围内包括阴道近端切除术（2～3cm），可通过阴道后壁进入阴道直肠间隙，并完成后盆腔清扫，通常需要切除直肠乙状结肠（Ⅱ型改良）以完全清除广泛的直肠子宫陷凹肿瘤。

卵巢癌根治性切除术合并多处肠切除术或扩大结肠切除术

盆腔结肠是卵巢癌细胞减灭术中最常切除的肠段（Ⅱ型改良术式），在多达 50% 的晚期卵巢癌手术中可能需要切除盆腔结肠[40]。由于回肠末端和盲肠位于盆腔，因此回肠盲肠是发生卵巢癌转移的第二常见肠道部分[40]。在这种情况下，回盲切除与Ⅱ型卵巢癌根治性切除术一起完成，回肠 - 升结肠吻合（第 10 章）和结肠吻合如前所述完成。

在初次卵巢癌细胞减灭术同时进行肠切除术的患者中，多达 24% 的大网膜转移灶可能需要切除横结肠[41-42]。当全部或部分横结肠切除术必须与Ⅱ型卵巢癌根治性切除术同时进行时，肠道连续性的最终手术决策应考虑疾病的程度、剩余肠管的长度和活力，以及任何其他需要细胞减灭手术的情况。横结肠和直肠乙状结肠不连续受累者的手术处理有两种手术选择：通过两个结肠吻合器分别切除受累者或整体切除（横结肠切除术、左半结肠切除术和Ⅱ型卵巢癌根治性切除术），将剩余结肠与直肠单独吻合（图 8-37）。

Bristow 等报道了 19 例初次或复发性卵巢癌患者接受部分或全部横结肠切除术和直肠乙状结肠切除术后，通过两个单独的结肠吻合术（横结肠吻合术和结肠直结肠下行吻合术）重建肠道连续性[43]。在本研究中，1 例患者（5.3%）术后出现直肠阴道瘘，这表明选择合适的患者，两

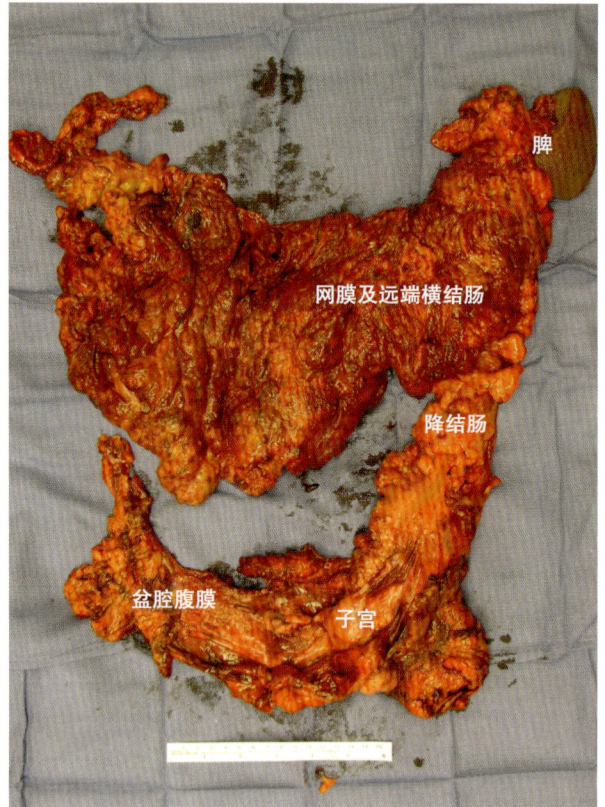

图 8-37　卵巢癌根治性切除术，Ⅱ型改良，包括整体左结肠切除术、部分横结肠切除术、网膜切除术和脾切除术

次单独结肠吻合术后吻合口瘘的风险并不高于整体切除术。相比之下，妙佑医疗国际 Kalogera 及其同事报道了 42 例在卵巢癌行初次或间歇性肿瘤细胞减灭手术时进行大肠切除术的患者吻合口瘘[44]。与对照组相比，接受直肠乙状结肠切除术并附加大肠切除术的患者吻合口瘘的风险增加 2.7 倍。因此，应根据可用肠段血管供应的完整性、患者的营养状况和手术的整体范围来决定是否进行单次或多次大肠吻合术。当卵巢癌根治性切除术包括左结肠切除术和部分或完全横结肠切除术时，通过直接吻合近端横结肠或升结，基本可以重建肠道连续性。如果计划的直接吻合张力过大，可以将结肠逆时针旋转（右旋）进入盆腔，而不影响肠系膜血液供应，以获得满意的减张效果。

很少情况下，广泛累及腹部结肠可能需要全结肠切除术和回肠直结肠造口术，这已被证明是可行的，并且至少在 3 种情况下是可以接受的[45-47]。具体来说，当由于升 / 横 / 降结肠广泛受累，需要进行 3 次或更多次结肠 / 肠切除术以重建肠道连续性时，应考虑进行全结肠切除术和回肠吻合术（回肠

直结肠吻合术），伴或不伴转路回肠造口术。Song和同事报告了22例晚期卵巢癌患者的经验，他们接受了全结肠切除术，作为肿瘤细胞减灭手术的一部分，总体严重发病率为31.8%，但没有出现漏，平均恢复正常肠功能（定义为每天<5次排便）的时间为12个月[45]。

卵巢癌根治性切除术的发病率

局部晚期卵巢癌整体切除与围手术期发病率高风险相关，但可以接受。卵巢癌根治性切除术后的手术死亡率从0～10%不等，但更多的系列报道的死亡率低于3%[17-19,22-23,26,28,48-50]。总体显著发病率为12%～49%[20,23,25,50]。最常见的并发症是延长的肠梗阻（8%～40%）、伤口感染（6%～21%）、非特异性发热（19%～28%）、肺栓塞（2%～17%）和肺炎（3%～18%）[17,19-20,23,25,38,48]。

结直肠吻合口破裂伴肠内容物渗漏可造成严重后果，包括脓肿、瘘管形成、败血症和紧急返回手术室重新探查。一般情况下，吻合位置越低，吻合口瘘率越高[51-52]。如Vignali等报道，在直肠癌患者中，吻合口非常低的吻合口瘘发生率为7.7%，距肛缘大于7cm的吻合口瘘发生率仅为1%[51]。既往经验来看，人们一直担心卵巢癌根治性去结肠术后患者重建肠道连续性的问题。这类患者通常有大量腹水，可能因广泛肿瘤负荷代谢异常而营养受损，或有早期肠梗阻的情况。现代研究报告了卵巢癌直肠乙状结肠切除一期吻合术的吻合口瘘发生率为0～8%[17-20,24,32,48-49,53-54]。此外，在大量腹水（≥500mL）患者中，吻合口裂开的发生率仅为2.1%～3.1%[19,21,23]。Richardson等报告177例在卵巢癌减灭术中行直肠乙状结肠切除术的患者[53]。总体而言，吻合口瘘发生率为6.8%，诊断吻合口瘘的平均时间为19d（范围4～32d）。在这项研究中，唯一具有统计学意义的预测吻合口瘘的指标是术前血清白蛋白水平<3.0g/dL（漏率21%）和≥3.0g/dL（漏率3.4%）。血清白蛋白水平<3.0g/dL的患者发生吻合口破裂的可能性是高于3.0g/dL的患者的7倍（HR 7.3，95%CI 1.37～38.87）。妙佑医疗国际（Mayo Clinic）的研究人员评估了妇科肿瘤直肠乙状结肠切除术患者临时肠道分流的标准化方案[32]。术前血清白蛋白<3.0g/dL、有盆腔放疗史、两次或两次以上大肠切除、距肛缘<6cm、漏检未通过或盆腔粪便污染。这些标准导致35.1%的患者接受了保护性临时肠转流术，并将客观吻合口瘘率降低至1.3%，而对照组的漏

率为7.8%。最近，纪念斯隆-凯特琳癌症中心的Moukarzel及其同事报道了133例接受直肠乙状结肠切除术的妇科肿瘤患者，通过直肠镜近红外血管造影评估吻合口灌注的经验[55]。在本研究中，根据灌注评估，6.8%的患者进行了保护性临时肠道改道，吻合口瘘率仅为1.5%。这些数据表明，保护性肠道改道有助于精心选择有吻合口瘘危险因素的患者，而大多数接受卵巢癌根治性切除术的患者可以保留肛门排泄功能[56]。

在结肠或直肠癌患者行肠切除术和吻合时，在盆腔和骶前间隙内放置封闭吸引引流系统与吻合口瘘、伤口感染或主要并发症发生率的显著降低无关[57-58]。在卵巢癌患者中，几乎没有专门针对这一问题的数据，与接受手术切除的局限性结肠癌患者相比，这些患者预计会有更严重的情况，术后体液变化也更大。术后短期内大量腹水的再积聚可导致腹膜间室综合征，术中放置封闭吸引引流系统作为减压的"出口"阀可预防腹膜间室综合征。术后盆腔引流也被推荐用于所有涉及泌尿道切除术的病例，以便于早期识别手术修复中的问题。

卵巢癌根治性切除术后的临床转归

卵巢癌根治性切除术的临床应用是基于其完全清除广泛盆腔病灶的疗效及其对残留病灶评估[17,19-24,25-26,38,49-50]。来自妙佑医疗国际的Aletti及其同事报道的数据表明，在晚期上皮性卵巢癌患者进行初次肿瘤细胞减灭术（primary debulking surgery，PDS）时，整体进行妇科器官和直肠乙状结肠切除术具有治疗益处[59]。这些研究人员研究了209例ⅢC期和Ⅳ期广泛累及直肠子宫陷凹的患者，发现与未接受这两种手术的患者相比，盆腔腹膜剥离或直肠乙状结肠切除术均与更好的生存结果相关。在多个预后因素的多变量分析中，只有残留病灶的数量和盆腔腹膜剥离或直肠乙状结肠切除术是总生存率的独立预测因素。在没有大体残留病灶的患者亚组中，接受直肠乙状结肠切除术的患者与盆腔腹膜剥离的患者（50%，$P=0.04$）相比，5年总生存率有显著优势（89%）。作者推测，与腹膜剥离相比，直肠乙状结肠整体切除可以更有效地去除涉及直肠乙状结肠浆膜表面或肌层黏膜层的微小病灶。这一假设得到了研究的支持，研究表明卵巢癌根治性切除术后衰竭的发生率较低，因为局部晚期病灶需要进行整体切除[60]。Pieretti等报道，238例患者初次肿瘤细胞减灭术

直肠乙状结肠切除术后孤立性盆腔复发的发生率仅为 5.0%，其中 25% 为 IV 期[54]。卵巢癌根治性切除术联合以铂类为基础的联合化疗通常与中位生存时间相关，反映了总体残留病灶状态。例如，Pieretti 等的系列研究中，所有患者的中位生存时间为 55 个月，而完全肿瘤细胞减灭至 R0 的中位生存时间为 72 个月[54]。

盆腔腹膜转移病灶

病灶转移到盆腔壁层和腹膜脏层在 II 期或更高分期的卵巢癌患者中普遍存在，然而，并不是所有的病例都需要被整体切除。有几种技术可以处理大结节（≥5mm）分布的单个种植病灶，多个微结节（<5mm）种植病灶累及更大面积的腹膜，或已发展为肿瘤病灶纵深侵袭。

手术技术

局部切除及腹膜切除术

对于盆腔侧壁、腹膜脏层、直肠子宫陷凹前壁，甚至直肠和乙状结肠前表面的大结节病灶，局部锐性剥离最适用。可以用细小的解剖剪刀或 ESU 进行切除。ESU 的优点是在解剖过程中烧灼小的出血点，并兼有冷器械解剖的作用，目前没有应用于腹膜下平面病灶。ESU 用于将腹膜边缘抬高到单个种植病灶一侧 0.5～1.0cm，并放置牵引。使用 ESU 将受累腹膜完全切除，并使用锐性钝性解剖将其与腹膜下组织分离（图 8-38）。位于直肠子宫陷凹深处或直肠和乙状结肠前表面的病灶，可通过将靶区病灶提升到手术视野中来充分暴露。从直肠和乙状结肠切除浆膜肿瘤种植灶更安全地采用组织剪，以防止对肠壁的潜在热损伤。

在腹膜脏层（浆膜）下的结肠浅肌层平面进行解剖。如果肿瘤侵入肠壁，乙状结肠次全切除或结肠前壁楔形切除加一期缝合（I 型或 II 型手术）更为合适。

腹膜切除术或腹膜"剥离"可用于大结节、小结节或累及壁层或腹膜脏层的融合性病灶。腹膜切除术中使用了与种植病灶切除术相同的手术原理，不同之处在于，维持在腹膜下疏松层面，包绕腹膜的受累区域。这项技术适用于大多数情况，包括乙状结肠系膜的腹膜。在切除侧壁腹膜时，外科医生必须注意腹膜下面的输尿管和血管系统，以避免损伤这些结构。有时，多个肿瘤种植病灶会取代后腹膜，并停留在肠管肌层表面，因此不需要正式切除直肠和乙状结肠。彻底的腹膜切除术是通过用 ESU 包围病灶周围的腹膜来进行。然后，腹膜下解剖平面以向心的方式展开（农村包围城市），从直肠旁深间隙向内侧进行，从直肠阴道近端下行。通过这种方式，可以安全地从阴道后壁、直肠前表面和盆腔深侧壁切除封闭区域肿物。经肛门放置的直肠探头可用于将直肠子宫陷凹提升到手术野中，并改善暴露。

腹膜植入物消融和抽吸

使用氩气束凝固器（argon beam coagulator, ABC）或空腔超声外科吸引器（cavitron ultrasonic surgical aspirator, CUSA）的腹膜肿瘤种植灶消融术适用于盆腔顶部腹膜表面的局限性小结节或小体积病灶[61]。然而，考虑到上述临床结果数据，手术切除是根除病灶的首选方法。ABC 可用于点凝方式，或使用 80～100W 的功率设置在受累腹膜上进行"涂抹"技术，用湿润的开腹海绵间断地去除由此产生的碳化焦痂。

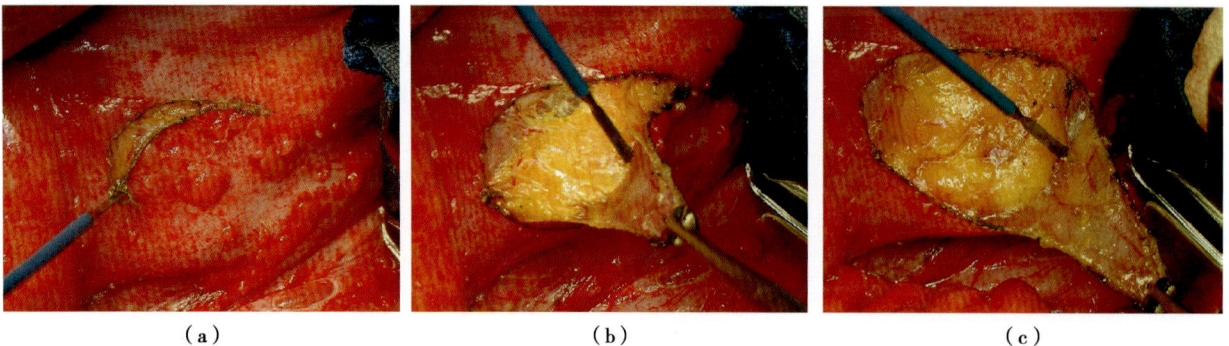

(a)　　　　　　　　　(b)　　　　　　　　　(c)

图 8-38　腹膜肿瘤种植灶切除术使用 ESU 提起腹膜边缘，并在腹膜下平面进行剥离，将整个腹膜面切除

盆腔肿大淋巴结

上皮性卵巢癌通过腹膜后淋巴结扩散是一种重要的扩散途径，经系统性淋巴清扫证实，高达79%的晚期（FIGO Ⅲ～Ⅳ期）患者有淋巴结转移[13, 62-64]。广泛的淋巴结受侵有时可能是卵巢外扩散的主要部位。在盆腔，髂外动脉和闭孔是最常受累的淋巴结[13, 64]。尽管淋巴结受累率很高，但治疗性淋巴清扫术在最大限度减瘤的外科手术中的作用直到最近才得到准确的定义。几项回顾和探索性研究表明，盆腔和腹主动脉旁淋巴清扫可能为Ⅲ期疾病患者带来生存获益[63, 65-67]。相比之下，一项早期的随机前瞻性试验未能显示在满意的原发性肿瘤细胞减灭术时，系统性淋巴清扫具有显著的总体生存优势，尽管淋巴清扫与改善无进展生存率相关[68-69]。最近，卵巢肿瘤的系统淋巴清扫研究是2019年报道的一项前瞻性试验，其中323名新诊断的晚期卵巢癌患者接受了完全系统切除，随机接受了系统性盆腔和腹主动脉旁淋巴清扫，并与324名类似患者进行了比较[70]。这是一项精心设计的对照研究，未发现系统性淋巴结切除术在总体或无进展生存期方面有统计学意义的益处；然而，与非淋巴结切除术组的患者相比，淋巴结切除术组的患者更有可能出现严重的术后并发症（12.4% vs. 6.5%）和60d死亡率（3.1% vs. 0.9%）。

尽管目前的数据并不支持常规的系统性淋巴结清扫，但所有支持积极减少腹膜内卵巢癌细胞转移的论据也同样适用于切除累及腹膜后的大量淋巴结。Eisenkop和Spirtos报道，在100名接受腹膜后淋巴结清扫术的晚期卵巢癌患者中，61%的患者淋巴结呈阳性[71]。在肉眼可见阳性结节的患者中，80.3%的患者最大结节直径为≥11mm，这表明切除此类淋巴结对总体残留病灶状态有显著影响。这些数据表明，在彻底的腹膜后探查时，应常规尝试切除临床受累的淋巴结，这取决于能否实现R0。

手术技术

肿瘤细胞减灭术中应坚持的手术原则包括：充分暴露，确定切除结节的组织边界，保护重要结构（血管和输尿管）在清扫过程中不受损伤。具体的手术入路取决于病灶的位置和与周围结构相关的生长模式。完整切除肿大淋巴结及其包膜是最直接和首选的技术，通过这种技术可以彻底切除淋巴结。解剖开始时，先将外观正常的结节组织边缘隆起，或抓住结节囊本身，在包膜下形成一平面，位于血管壁的外膜表面。保持包膜的完整性，同时在外侧和内侧移动结节肿块，将有助于维持正确的平面（图8-39）。这项技术适用于沿着髂外血管或闭孔窝内的肿大淋巴结，这些病灶通常会使神经向外或向内移位。当闭孔神经在髂总静脉分叉的外侧进入骨盆时，应始终在近端识别；当闭孔神经穿过闭孔离开时，应始终在远端识别，然后在闭孔窝内进行广泛的锐性解剖。

当多个淋巴结融合固定在血管上或围绕闭孔神经时，应首先从腰大肌和/或闭孔内肌在筋膜层面最大限度地松动它，达到更好的暴露。不能完整切除的肿大淋巴结团块通常可以通过以下方法之一成功切除。

使用电灼术勾勒出一个或多个主要淋巴结表面凹陷切开纤维性假囊。以这种方式切除单个结节，直到识别出下面的血管壁或神经，并形成适当的解剖外科平面。或者，可以使用电灼术纵向切开或分割结节肿块，直到确定潜在的髂外血管或闭孔神经。然后将被一分为二的淋巴肿块的每一半轻轻地向外侧和内侧滚动，在这一过程中建立正确的手术解剖平面（图8-40）。作为最终选择，CUSA可以用来切除增大的盆腔淋巴结，这些淋巴结紧密地固定于血管壁上。

逆行淋巴扩散可沿髂外淋巴或伴随圆韧带发生，在腹股沟韧带下方，进入股三角。尸检研究表明，在大约3%的病例中，卵巢癌可以转移到腹股沟淋巴结[72]。巨大腹股沟淋巴结的切除可以通过经腹切口进行。在此入路中，用夹子夹住肌筋膜内侧缘的尾侧10cm并向内侧回缩，同时单极电灼术向腹股沟韧带侧方和尾部进行剥离，形成腹直肌与上覆筋膜之间的平面，形成组织推进皮瓣。解剖穿过腹股沟韧带进入股三角。腹股沟肿大的淋巴结仔细地用锐性清扫方法选择性切除（图8-41）。

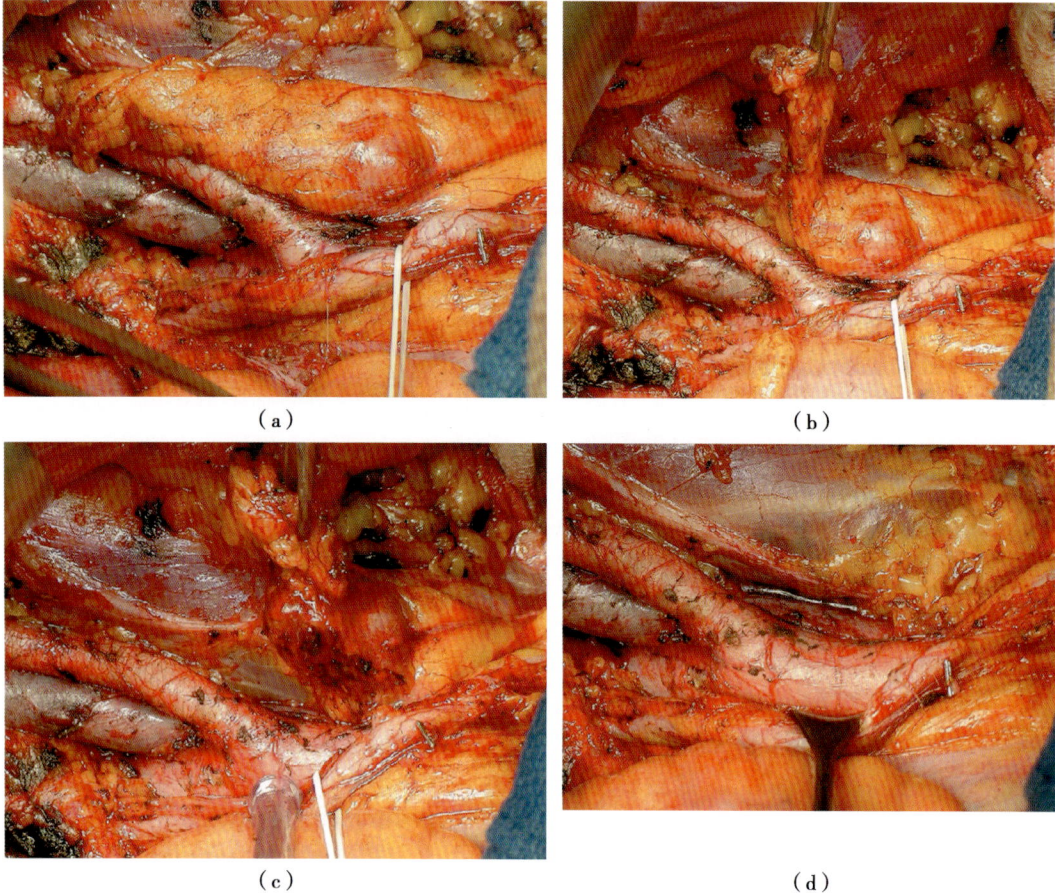

（a）　　　　　　　　　　　　　　　（b）

（c）　　　　　　　　　　　　　　　（d）

图 8-39　完整包膜切除术。（a）右侧髂外肿大淋巴结（用标记带托住输尿管）。（b）抓住淋巴结远端边缘并用于反向牵引。（c）在淋巴结和血管鞘之间走行。（d）完整切除淋巴结

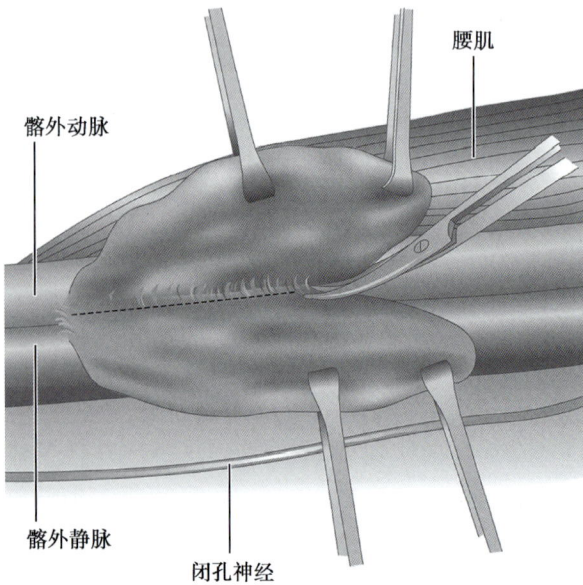

腰肌

髂外动脉

髂外静脉

闭孔神经

图 8-40　劈开滚切术切除固定于髂外血管的肿大淋巴结：使用电刀、电外科手术器械纵向切开淋巴结，深至打开血管鞘，将切开的两半向外侧翻滚，便于在血管鞘内平面上切除

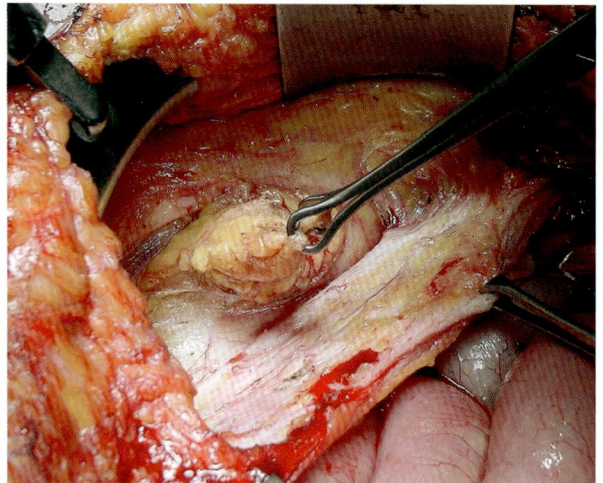

图 8-41　经腹入路切除左腹股沟淋巴结：将腹直肌筋膜置于内侧牵引下，将下腹壁推进皮瓣提起至腹股沟韧带下方及外侧，形成股三角，从周围组织中抓住并剥离肿大的淋巴结；肿物外侧为旋髂浅血管，内侧为腹股沟外环

盆腔出血的控制

晚期卵巢癌根治术可并发血管损伤和大出血。由于小血管损伤引起的盆腔中央或弥漫性出血可以通过双侧髂内动脉结扎有效地缓解。用直角钳从下面的髂内静脉中轻轻剥离动脉，将 1 条 0 号丝线置于髂总动脉分叉远端 5cm 处。控制局部的血管损伤需要对周围结构进行广泛的游离，以充分地观察和控制损伤部位的近端和远端血流。盆腔主要动脉(髂总动脉和髂外动脉)的小穿刺损伤可通过手指压迫或应用血管夹来控制，并使用血管针上的单股缝合线(5-0 或 6-0 聚丙烯)进行多次间断缝合。操作髂外动脉或髂总动脉可能导致动脉粥样硬化斑块剥离或内膜血肿，从而导致下肢缺血。这些并发症，以及严重的透壁动脉损伤，最好由血管外科医生处理。

盆腔肿瘤细胞减灭术中最常见的静脉损伤包括髂外静脉、髂内静脉、闭孔静脉和骶前静脉丛。髂外静脉腹侧或内侧表面的损伤可以暂时用指压、止血海绵、一个或多个 Allis 钳或外周血管钳(如 Satinsky)来控制，同时建立足够的吸引和暴露。然后用 4-0 或 5-0 血管针单股线缝合，以 "8" 字形缝合为宜，缝合线垂直于血管的长轴。髂外静脉下表面损伤可发生在靠近耻骨上支的副闭孔静脉入口处，需要将静脉外侧旋转后再进行缝合修复或使用 1~2 个血管夹阻断。

考虑到盆腔深部复杂的静脉引流，髂内静脉的损伤可能特别麻烦，应避免使用夹子等。相反，精确的出血部位或多个部位应进行识别，随后进行细单丝线 "8" 字形缝合。由于髂内静脉位于髂外静脉和髂总静脉的交接处，容易受伤，因此，成功的修复依赖于髂内静脉和髂外静脉的远端阻断和髂总静脉的近端阻断。在缝合血管损伤之前，应识别闭孔神经，因为它从髂总静脉分叉后进入骨盆。闭孔静脉损伤最常发生在其进入闭孔管的入口处，静脉远端可缩回到闭孔管内。通过 4-0 或 5-0 单股缝线来控制出血，再次注意避免闭孔神经损伤。

骶前间隙静脉丛出血可通过填塞有效控制出血[73]。骶前间隙内单个静脉损伤应采用 "8" 字形缝合技术或应用无菌图钉进行修复。血管止血钳和电灼通常无效，并可能使最终缝合修复更加困难。局部促凝剂可能有一定的益处。Floseal 止血基质结合胶原衍生颗粒和局部凝血酶，符合骶骨孔等不规则出血表面形状。

结　　论

晚期卵巢癌是妇外科医生面临的最具挑战性的临床问题之一。切除原发肿瘤、盆腔腹膜种植灶和淋巴结是细胞减灭术的组成部分，有效控制病灶残留。本文概述的卵巢癌根治性切除术，将有助于大多数卵巢癌患者广泛病灶切除。最终，良好的手术判断、技术技巧和对细节的细致关注是安全、成功完成卵巢癌根治术的基本原则。

（李翡 译）

参 考 文 献

1. Siegel R, Miller KD, Fuchs HE, Jemal A. Cancer statistics 2021. *CA Cancer J Clin* 2021; 71: 7–33.
2. Pecorelli S, Odicino F, Maisonneuve P, et al. FIGO annual report on the results of treatment in gyneacologic cancer: Carcinoma of the ovary. *J Epidemiol Biostat* 1998; 3: 75–102.
3. Eisenkop SM, Friedman RL, Wang HJ. Complete cytoreductive surgery is feasible and maximizes survival in patients with advanced epithelial ovarian cancer: A prospective study. *Gynecol Oncol* 1998; 69: 103–108.
4. Chi DS, Liao JB, Leon LF, et al. Identification of prognostic factors in advanced epithelial ovarian carcinoma. *Gynecol Oncol* 2001; 82: 532–537.
5. Bristow RE, Tomacruz RS, Armstrong DK, et al. Survival effect of maximal cytoreductive surgery for advanced ovarian carcinoma during the platinum era: A meta-analysis. *J Clin Oncol* 2002; 20: 1248–1259.
6. duBois A, Reuss A, Pujade-Lauraine E, et al. Role of surgical outcome as prognostic factor in advanced epithelial ovarian cancer: A combined exploratory analysis of 3 prospectively randomized phase 3 multicenter trials. *Cancer* 2009; 115: 1234–1244.
7. Makar AP, Trope CG, Tummers P, et al. Advanced ovarian cancer: Primary or interval debulking? Five categories of patients in view of the results of randomized trials and tumor biology: Primary debulking surgery and interval debulking surgery for advanced ovarian cancer. *The Oncologist* 2016; 21: 745–754.
8. Barber HRK. Spread and treatment of advanced ovarian cancer. *Bailliére's Clin Obstet Gynaecol* 1989: 3: 23–29.
9. Fuks Z. Patterns of spread of ovarian carcinoma: Relation to therapeutic strategies. In Newman CE, Ford C, Jordan H, eds. *Ovarian Cancer*. Oxford: Pergamon, 1989: 39–51.
10. Plentl AA, Friedman EA. Lymphatic system of the female genitalia. In: Friedman EA, ed. *Major Problems in Obstetrics and Gynecology*. Philadelphia, PA: Saunders, 1973: 173.
11. Pickel H. Epithelial ovarian cancer: Spread. In: Burghardt E, ed. *Surgical Gynecologic Oncology*. New York: Thieme, 1993.
12. Plentl AA, Friedman EA. Lymphatic system of the female genitalia. The morphologic basis of oncologic diagnosis and therapy. *Major Probl Obstet Gynecol* 1971; 2: 1–223.
13. Burghardt E, Pickel H, Lahousen M, Stettner H. Pelvic lymphadenectomy in the operative treatment of ovarian cancer. *Am J Obstet Gynecol* 1986; 155: 315–319.
14. Barber HRK, Brunschwig A. Pelvic exenteration for locally advanced and recurrent ovarian cancer. *Surgery* 1965; 58: 935–937.
15. Hudson CN. A radical operation for fixed ovarian tumors. *J Obstet Gynaec Brit Cwlth* 1968; 75: 1155–1160.
16. Hudson CN, Chir M. Surgical treatment of ovarian cancer.

Gynecol Oncol 1973; 1: 370–378.

17. Clayton RD, Obemair A, Hammond IG, et al. The western Australian experience of the use of en bloc resection of ovarian cancer with concomitant rectosigmoid colectomy. Gynecol Oncol 2002; 84: 53–57.

18. Sonnendecker EWW, Beale PG. Rectosigmoid resection without colostomy during primary cytoreductive surgery for ovarian carcinoma. Int Surg 1989; 74: 10–12.

19. Obermair A, Hagenauer S, Tamandl D, et al. Safety and efficacy of low anterior en bloc resection as part of cytoreductive surgery for patients with ovarian cancer. Gynecol Oncol 2001; 83: 115–120.

20. Barnes W, Johnson J, Waggoner S, et al. Reverse hysterocolposigmoidectomy (RHCS) for resection of panpelvic tumors. Gynecol Oncol 1991; 42: 151–155.

21. Sugarbaker PH. Complete parietal and visceral peritonectomy of the pelvis for advanced primary and recurrent ovarian cancer. Cancer Treat Res 1996; 81: 75–87.

22. Sainz de la Cuesta R, Goodman A, Halverson SS, Fuller AF. En bloc pelvic peritoneal resection of the intraperitoneal pelvic viscera in patients with advanced epithelial ovarian cancer. Cancer J Sci Am 1996; 2: 152–157.

23. Eisenkop SM, Nalick RH, Teng NNH. Modified posterior exenteration for ovarian cancer. Obstet Gynecol 1991; 78: 879–885.

24. Bristow RE, del Carmen MG, Kaufman HS, Montz FJ. Radical oophorectomy with primary stapled colorectal anastomosis for resection of locally advanced epithelial ovarian cancer. J Am Coll Surg 2003; 197: 565–574.

25. Scarabelli C, Gallo A, Franceschi S, et al. Primary cytoreductive surgery with rectosigmoid colon resection for patients with advanced epithelial ovarian carcinoma. Cancer 2000; 88: 389–397.

26. Hertel H, Diebolder H, Herrmann J, et al. Is the decision for colorectal resection justified by histopathologic findings: A prospective study of 100 patients with advanced ovarian cancer. Gynecol Oncol 2001; 83: 481–484.

27. Eisenkop SM, Spirtos NM. Procedures required to accomplish complete cytoreduction of ovarian cancer: Is there a correlation with "biological aggressiveness" and survival? Gynecol Oncol 2001; 82: 435–441.

28. Plotti F, Montera R, Aloisi A, et al. Total rectosigmoidectomy versus partial rectal resection in primary debulking surgery for advanced ovarian cancer. Eur J Surg Oncol 2016; 42: 383–390.

29. O'Hanlan KA, Kargas S, Schreiber M, et al. Ovarian carcinoma metastases to gastrointestinal tract appear to spread like colon carcinoma: Implications for surgical resection. Gynecol Oncol 1995; 59: 200–206.

30. Salani R, Diaz-Montes T, Giuntoli RL, Bristow RE. Surgical management of mesenteric lymph node metastasis in patients undergoing rectosigmoid colectomy for locally advanced ovarian carcinoma. Ann Surg Oncol 2007; 14: 3552–3557.

31. Fournier M, Huchon C, Ngo C, et al. Morbidity of rectosigmoid resection in cytoreductive surgery for ovarian cancer. Risk factor analysis. Eur J Surg Oncolo 2018; 44: 750–753.

32. Kalogera E, Nitschmann CC, Dowdy SC, et al. A prospective algorithm to reduce anastomotic leaks after rectosigmoid resection for gynecologic malignancies. Gynecol Oncol 2017; 144: 343–347.

33. Grimm C, Harter P, Alesina PF, et al. The impact of type and number of bowel resections on anastomotic leakage risk in advanced ovarian cancer surgery. Gynecol Oncol 2017; 146: 498–503.

34. Ravich MM. Intersecting staple lines in intestinal anastomosis. Surgery 1985; 97: 8–15.

35. Venkatesh KS, Morrison N, Larson DM, Ramanujam P. Triangulation stapling technique: An alternative approach to colorectal anastomosis. Dis Colon Rectum 1993; 36: 73–76.

36. Max E, Sweeney WB, Bailey HR, et al. Results of 1,000 single-layer continuous polypropylene intestinal anastomosis. Am J Surg 1991; 162: 461–467.

37. Leo E, Belli F, Baldino MT, et al. New perspective in the treatment of low rectal cancer: Total rectal resection and coloendoanal anastomosis. Dis Colon Rectum 1994; 37: S62–S68.

38. Guidozzi F, Ball JH. Extensive primary cytoreductive surgery for advanced epithelial ovarian cancer. Gynecol Oncol 1994; 53: 326–330.

39. Manolitsas TP, Copeland LJ, Cohn DE, et al. Ureteroileoneocystotomy: The use of an ileal segment for ureteral substitution in gynecologic oncology. Gynecol Oncol 2002; 84: 110–114.

40. Hoffman MS, Zervose E. Colon resection for ovarian cancer: Intraoperative decisions. Gynecol Oncol 2008; 111: S56–S65.

41. Gillette-Cloven N, Burger RA, Monk BJ, et al. Bowel resection at the time of primary cytoreduction for epithelial ovarian cancer. J Am Coll Surg 2001; 193: 626–632.

42. Estes JM, Leath CA, Straughn JM, et al. Bowel resection at the time of primary debulking for epithelial ovarian carcinoma: Outcomes in patients treated with platinum and taxane-based chemotherapy. J Am Coll Surg 2006; 203: 527–532.

43. Bristow RE, Peiretti M, Zanagnolo V, et al. Transverse colectomy in ovarian cancer surgical cytoreduction: Operative technique and clinical outcome. Gynecol Oncol 2008; 109: 364–369.

44. Kalogera E, Dowdy SC, Mariani A, et al. Multiple large bowel resections: Potential risk factor for anastomotic leak. Gynecol Oncol 2013; 130: 213–218.

45. Song HJ, Lim MC, Kang S, et al. Total colectomy as part of primary cytoreductive surgery in advanced Müllerian cancer. Gynecol Oncol 2009; 114: 183–187.

46. Silver DF, Zgheib NB. Extended left colon resections as part of complete cytoreduction for ovarian cancer: Tips and considerations. Gynecol Oncol 2009; 114: 427–430.

47. Walter AC, Manahan KJ, Geisler JP. Total colectomy in primary ovarian cytoreduction. Eur J Gynaecol Oncol 2011; 32: 487–490.

48. Tamussino KF, Lim PC, Webb MJ, et al. Gastrointestinal surgery in patients with ovarian cancer. Gynecol Oncol 2001; 80: 79–84.

49. Mourton SM, Temple LK, Abu-Rustum NR, et al. Morbidity of rectosigmoid resection and primary anastomosis in patients undergoing primary cytoreductive surgery for advanced epithelial ovarian cancer. Gynecol Oncol 2005; 99: 608–614.

50. Park JY, Seo SS, Kang S, et al. The benefits of low anterior en bloc resection as part of cytoreductive surgery for advanced primary and recurrent epithelial ovarian cancer patients outweigh morbidity concerns. Gynecol Oncol 2006; 103: 977–984.

51. Vignali A, Fazio VW, Lavery IC, et al. Factors associated with the occurrence of leaks in stapled rectal anastomosis: A review of 1,014 patients. J Am Coll Surg 1997; 185: 105–113.

52. Schmidt O, Merkel S, Hohenberger W. Anastomotic leakage after low rectal stapler anastomosis: Significance of intraoperative anastomotic testing. Eur J Surg Oncol 2003; 29: 239–243.

53. Richardson DL, Mariani A, Cliby WA. Risk factors for anastomotic leak after recto-sigmoid resection for ovarian cancer. Gynecol Oncol 2006; 103: 667–672.

54. Peiretti M, Bristow RE, Zapardiel I, et al. Rectosigmoid resection at the time of primary cytoreduction for advanced ovarian cancer. A multicenter analysis of surgical and oncological outcomes. Gynecol Oncol 2012; 126: 220–223.

55. Moukarzel LA, Byrne ME, Leiva S, et al. The impact of near-infrared angiography and proctoscopy after rectosigmoid resection and anastomosis performed during surgeries for gynecologic malignancies. Gynecol Oncol 2020; 158(2): 397–401.

56. Tseng JH, Suidan RS, Zivanovic O, et al. Diverting ileostomy during primary debulking surgery for ovarian cancer: Associated factors and postoperative outcomes. Gynecol Oncol 2016; 142: 217–224.

57. Merad F, Hay JM, Fingerhut A, et al. Is prophylactic pelvic drainage useful after elective rectal or anal anastomosis? A multicenter controlled randomized trial. French association for surgical research. Surgery 1999; 125: 529–535.

58. Urbach D, Kennedy ED, Cohen MM. Colon and rectal anastomoses do not require routine drainage. Ann Surg 1999; 229: 174–180.

59. Aletti GD, Podratz KC, Jones MB, Cliby WA. Role of rectosig-moidectomy and stripping of pelvic peritoneum in outcomes of patients with advanced ovarian cancer. *J Am Coll Surg* 2006; 203: 521–526.

60. Spirtos NM, Eisenkop SM, Schlaerth JB, Ballon SC. Second-look laparotomy after modified posterior exenteration: Patterns of persistence and recurrence in patients with Stage III and Stage IV ovarian cancer. *Am J Obstet Gynecol* 2000; 182:1321–1327.

61. van Damm PA, Tjalma W, Weyler J, et al. Ultraradical debulk-ing of epithelial ovarian cancer with the ultrasonic surgical aspirator: A prospective trial. *Am J Obstet Gynecol* 1996; 174: 943–950.

62. Scarabelli C, Gallo A, Visentin MC, et al. Systematic pelvic and para-aortic lymphadenectomy in advanced ovarian cancer patients with no residual intraperitoneal disease. *Int J Gynecol Cancer* 1997; 7: 18–26.

63. Burghardt E, Girardi F, Lahousen M, et al. Patterns of pelvic and paraaortic lymph node involvement in ovarian cancer. *Gynecol Oncol* 1991; 40: 103–106.

64. Morice P, Joulie F, Camatte S, et al. Lymph node involvement in epithelial ovarian cancer: Analysis of 276 pelvic and para-aortic lymphadeneectomies and surgical implications. *J Am Coll Surg* 2003; 197: 198–205.

65. Scarabelli C, Gallo A, Zarrelli A, et al. Systematic pelvic and para-aortic lymphadenectomy during cytoreductive surgery in advanced ovarian cancer: Potential benefit on survival. *Gynecol Oncol* 1995; 56: 328–337.

66. Chang SJ, Bristow RE, Ryu HS. Prognostic significance of sys-tematic lymphadenectomy as part of primary debulking surgery in patients with advanced ovarian cancer. *Gynecol Oncol* 2012; 126: 381–386.

67. duBois A, Reuss A, Harter P, et al. Potential role of lymphad-enectomy in advanced ovarian cancer: A combined exploratory analysis of three prospectively randomized phase III multicen-tre trials. *J Clin Oncol* 2010; 28: 1733–1739.

68. Panici PB, Maggioni A, Hacker N, et al. Systematic aortic and pelvic lymphadenectomy versus resection of bulky nodes only in optimally debulked advanced ovarian cancer: A randomized clinical trial. *J Natl Cancer Inst* 2005; 97: 560–566.

69. Maggioni A, Benedetti Panici P, et al. Randomised study of sys-tematic lymphadenectomy in patients with epithelial ovarian cancer macroscopically confined to the pelvis. *Br J Cancer* 2006; 95: 699–704.

70. Harter P, Sehouli J, Lorusso D, et al. A randomized trial of lymphadenectomy in patients with advanced ovarian neo-plasms. *N Eng J Med* 2019; 380: 822–832.

71. Eisenkop SM, Spirtos NM. The clinical significance of occult macroscopically positive retroperitoneal nodes in patients with epithelial ovarian cancer. *Gynecol Oncol* 2001; 82: 143–149.

72. Abrams HR, Spiro R, Goldstein N. Metastases in carcinoma: Analysis of 1000 autopsied cases. *Cancer* 1950; 3: 74–85.

73. Metzger PP. Modified packing technique for control of pre-sacral pelvic bleeding. *Dis Colon Rectum* 1988; 31: 981–982.

9. 肿瘤细胞减灭术：腹部腹膜后淋巴结转移

Christina Fotopoulou

淋巴结切除术的价值和淋巴转移模式

卵巢癌通常表现为腹腔内转移，然而腹膜后淋巴结(lymph node, LN)是原发和复发疾病中常见的转移受累部位。因此，对于有淋巴结肿大需行肿瘤细胞减灭术的女性患者，腹膜后的评估是全面分期的一个重要部分。每个卵巢有 3 条主要的淋巴管网回流：第一，来自卵巢的主要淋巴引流网络沿着卵巢血管的走向，通过腹股沟韧带，向头侧延伸，到达肾脏下极的水平，汇入主动脉和腔静脉旁的淋巴结。第二条主要的淋巴通路从卵巢通过阔韧带到盆腔(髂内、髂外和闭孔)淋巴结[1-3]。第三条不太常见的淋巴引流路线可沿圆韧带的走向到达腹股沟淋巴结。文献中关于上皮性卵巢癌的淋巴受累率的报道差异很大，取决于疾病的临床分期和手术切除程度。淋巴受累往往在腹腔内的晚期患者或腹腔外转移患者中更为常见，13%~74% 的 III 期患者和 33%~88% 的 IV 期患者有淋巴结转移[4-8]。

在淋巴结阳性的情况下，有 53%~73% 的患者会发生盆腔和腹主动脉旁淋巴结转移，这也是肿瘤转移的最常见模式[4-5,9]。虽然不常见，但孤立地扩散到盆腔或主动脉旁淋巴结的情况也时有发生。在淋巴结阳性的患者中，15%~33% 的患者可能存在孤立的主动脉旁转移。同样，8%~28% 的这类患者的腹膜后转移病灶可能局限于盆腔淋巴结[2,4-5,8-10]。最常见的转移部位是肠系膜下动脉和肾动脉之间的主动脉旁淋巴结[4,11]。Onda 等详细评估了 110 名接受淋巴结采样检查患者的淋巴结转移部位，发现 79% 的阳性病例淋巴结转移到了肠系膜下动脉(inferior mesenteric artery, IMA)和肾动脉之间的主动脉旁[4]。在没有任何腹膜外疾病的情况下，不足 10% 的卵巢癌患者会发生腹膜后淋巴结受累而转移到盆腔以外。文献证据表明，这些患者的预后可能比腹膜肿瘤扩散的患者更好[12-17]。

2013 年，国际妇产科学联盟(International Federation of Gynecology and Obstetrics, FIGO)推出了新的卵巢癌分期系统[18]。在修订后的系统中，腹膜后淋巴结有转移的患者不再像 1985 年 FIGO 分期分类中那样被归类为 IIIC 期疾病，而是如下所示：

IIIA1：仅腹膜后淋巴结阳性(细胞学或组织学证实)。

IIIA1(i)：最大尺寸不超过 10mm 的转移肿瘤。

IIIA1(ii)：最大尺寸超过 10mm 的转移肿瘤。

IIIA2：显微镜下盆腔外(盆腔边缘以上)腹膜受累，伴或不伴腹膜后淋巴结阳性 T3a2-N0/N1-M0(新文献)。

虽然这一变更突出了淋巴结评估在诊断和预后中的重要性，特别是未来还能指导后续辅助治疗，但我们现在仍然有足够的证据证明，在没有肿大淋巴结的情况下，系统性盆腔和主动脉旁淋巴结清扫(lymph node dissection, LND)没有治疗价值[19]。多中心 III 期前瞻性随机卵巢肿瘤淋巴结切除(lymphadenectomy in ovarian neoplasms, LION)研究表明：与不进行淋巴结清扫患者相比，接受了盆腔和腹主动脉旁系统性淋巴结清扫且淋巴结正常的晚期卵巢癌患者总生存期或无进展生存期并不延长，反而手术并发症发生率和死亡率相应明显升高(参考文献同上)。特别值得注意的是，尽管系统性淋巴结清扫组中 56% 的患者有显微镜下受累的淋巴结，但它们的切除并没有转化为任何生存优势，这清楚地显示，在腹膜播散性疾病中，显微镜下淋巴结转移的识别和切除并没有临床意义，不应据此决定患者治疗过程和手术方案——例如一枚小的亚临床的腋窝或纵隔淋巴结。

尽管如此，对于早期卵巢癌患者进行充分的淋巴结分期仍有重要意义。在新型靶向药物作为Ⅲ期和Ⅳ期卵巢癌维持治疗手段的时代，对所有卵巢癌患者进行充分的评估分期至关重要，从而明确那部分隐匿的Ⅲ期患者，使其获得维持治疗方案的资格，例如进入针对晚期卵巢癌患者 PARP 抑制剂使用的临床试验等。在早期卵巢癌的女性患者中，临床Ⅰ期患者 3%～23% 会出现淋巴结受累，临床Ⅱ期患者中会有 10%～50% 发生淋巴结受累[4-8,20]。

对于预估为早期低级别卵巢癌的患者需要给予特别关注，一项大型多中心研究表明，这些患者淋巴结阳性的总发生率只有 4.3%，淋巴结受累的发生率按组织学亚型分列如下：低级别浆液性癌 10.7%，低级别子宫内膜样癌 1.5%，黏液性癌 0。仅有 2.4% 的患者因淋巴结受累而导致分期上升，这表明在低级别子宫内膜样癌和黏液性癌患者中进行系统性淋巴结分期没有意义，或者说价值有限[21]。

对于交界性卵巢肿瘤（borderline ovarian tumor，BOT），即使已经发生腹膜肿瘤种植的情况下，通过系统性淋巴结清扫进行全面手术分期的患者不会比没有进行淋巴结评估的患者有任何生存优势[22]。有观点认为，BOT 所涉及的淋巴结并不代表真正的转移，而是被视为没有任何预后或治疗意义的淋巴结转移。因此，在世界范围内，各种国家的 BOT 管理指南都不推荐进行包括淋巴取样在内的淋巴结切除。

在本章中，我们将介绍淋巴结转移的模式以及进入腹膜后间隙和切除巨大转移淋巴结的手术技术。

腹膜后间隙的解剖结构

腹膜后手术的成功需要对区域解剖学有全面了解以及充分的手术暴露。腹膜后的解剖变异是比较常见的。在 309 名接受腹膜后探查的患者中，15% 的患者出现了解剖学变异，这分别包括 1.6% 的泌尿系统变异和 14% 的血管结构异常[23]。如今，所有的晚期卵巢癌患者术前都要接受全面的影像评估，影像科医生需要指出任何从影像学上检测到的解剖学变化，以便为外科医生做好更充分的准备。不过，即使术前没有任何解剖学变异

的报告，妇科医生也应该警惕并在术中识别任何可能偏离预期解剖结构的情况，以避免不必要的器官损伤。

脉 管 系 统

腹主动脉

主动脉通过横膈膜的主动脉裂孔从胸腔进入腹腔。进入腹腔后，主动脉沿中线位置下降，在 L_4-L_5 间隙的水平上分叉为左、右髂总动脉（图 9-1）。在其行进过程中，主动脉会发出几个分支。胃肠道（GI）的主要血管供应由 3 条不成对的血管组成，它们来自主动脉的腹面。腹腔干是第一个分支，在 T_{12} 水平发出。肠系膜上动脉（superior mesenteric artery，SMA）产生于肾动脉之上，是十二指肠下部、空肠、回肠和横结肠近 2/3 区域以及胰腺的主要血供动脉。IMA 产生于主动脉分叉的近端 3～4cm 处，为横结肠、降结肠和乙状结肠的左 1/3 段提供血液供应。还有一条不常见的动脉，即 Riolan 弓（AOR），它将来自 SMA 的中结肠动脉与来自 IMA 的左结肠动脉（或其主要分支之一）连接起来。

在靠近肠系膜的根部，通常在横结肠远端 1/3 的水平，形成一个短环状的动脉环（AOR）。一般来说，肠系膜上动脉和肠系膜下动脉之间的动脉连接可以为消化道远端提供足够的血液供应，即使在需要切除肠系膜下动脉的情况下仍然如此（例如在切除肠系膜下动脉周围的巨大转移淋巴结时）。除了这些不成对的血管外，还有 5 条成对的血管分支来自腹主动脉。膈下动脉在腹腔干的头侧产生，或直接从腹腔干产生，供应食管、肝脏和肾上腺。肾上腺中动脉位于肾血管上方，为肾上腺提供部分血液供应。肾动脉起始于肾上腺动脉的下方，大约在 L_2 的水平。右肾动脉在通往右肾的过程中通常在腔静脉的后方（背侧）。成对的卵巢血管出现在肾动脉水平下 2～3cm 处。卵巢动脉在向盆腔下降时跨过输尿管。卵巢动脉的变异是比较常见的，这些血管可能来自肾脏血管、单一主干或主动脉上的异常位置。有几对腰动脉来自主动脉的后外侧表面（图 9-2）。这些血管各自发出几个分支，供应脊柱和背部肌肉群。最后，骶正中动脉在主动脉分叉之前从主动脉的后侧产生，供应直肠和肛门。

腔静脉裂孔

食管裂孔

膈下动脉

肝动脉

肾上中动脉

第三、第四右腰动脉

髂总动脉

第五腰动脉

骶中动脉

胃左动脉

腹腔干

脾动脉

左肾动脉

肠系膜上动脉

卵巢动脉

肠系膜下动脉

髂腰动脉

髂内动脉

髂外动脉

闭孔动脉

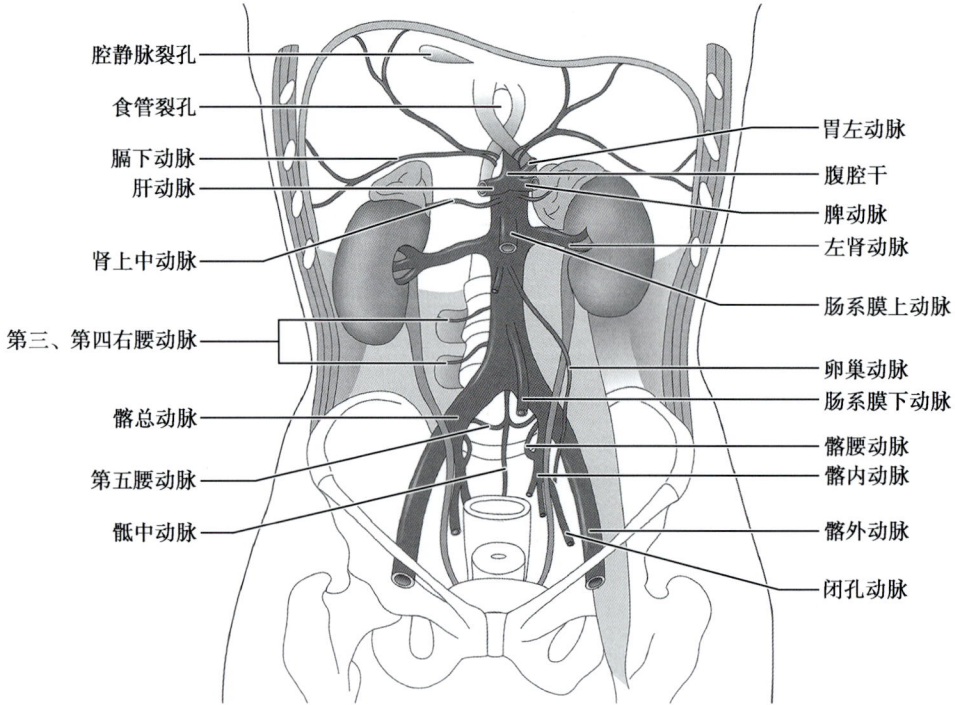

图 9-1　主动脉、髂动脉的解剖结构，以及它们与周围结构的关系

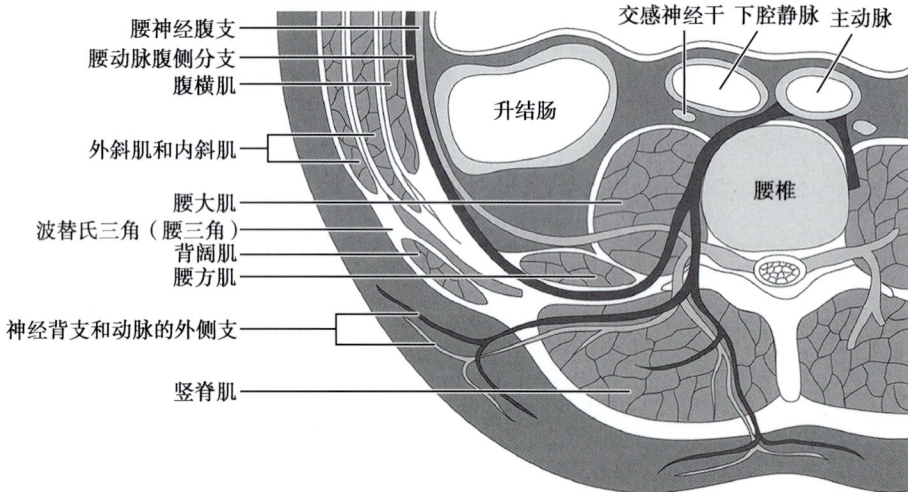

腰神经腹支

腰动脉腹侧分支

腹横肌

外斜肌和内斜肌

腰大肌

波替氏三角（腰三角）

背阔肌

腰方肌

神经背支和动脉的外侧支

竖脊肌

交感神经干　下腔静脉　主动脉

升结肠

腰椎

图 9-2　腰部动脉及其通往脊柱和背部肌肉的分支解剖图

下腔静脉

下腔静脉（inferior vena cava，IVC）通过横膈的中央肌腱进入腹腔。下腔静脉进入腹部后位于主动脉右侧。当 IVC 接近骨盆时，因为右髂总动脉横跨，造成它的位置更加靠后。在上腹部，3 条肝静脉首先汇入 IVC（图 9-3）。在肝静脉下方，右肾上腺静脉通常汇入 IVC，而左肾上腺静脉往往汇入左肾静脉；右肾上腺静脉偶尔也汇入右肾静脉。接下来汇入 IVC 的主要血管是肾静脉，左肾静脉在进入 IVC 前在 SMA 和主动脉之间前进（图 9-4），右卵巢静脉直接汇入 IVC或右肾静脉（3%～22% 的病例），而左卵巢静脉通常汇入左肾静脉[23]。最后，几组腰静脉也汇入 IVC。这些静脉的变异很大而且往往汇入左肾静脉，腰静脉通常由与 IVC 平行的腰升静脉连接（图 9-3）。最后 IVC 在进入盆腔时分叉成髂总静脉。

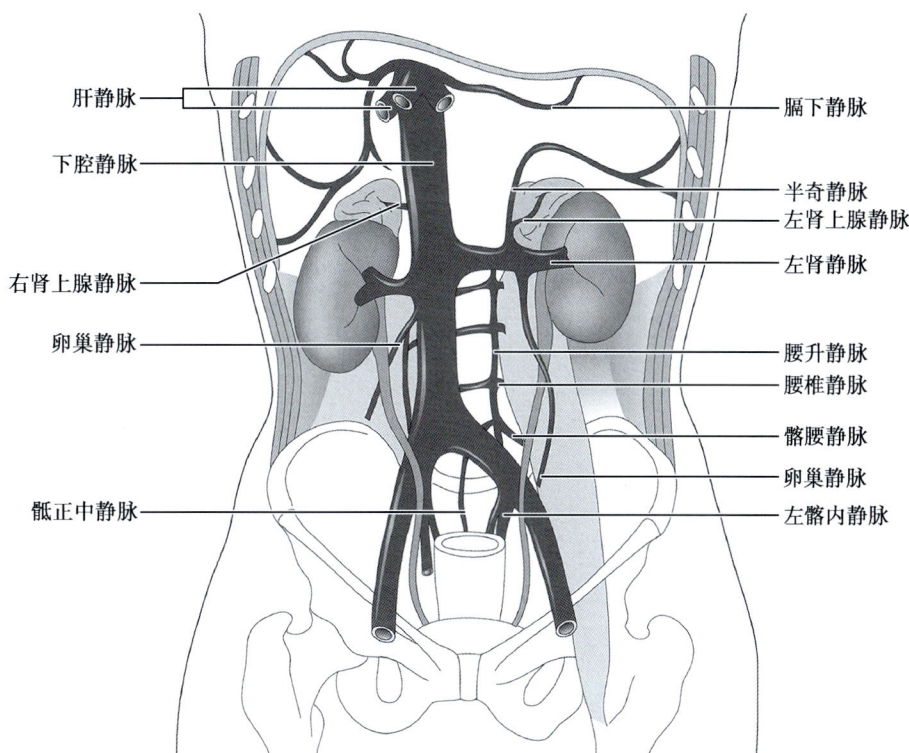

图9-3　下腔静脉、髂总静脉及其与周围结构关系的解剖

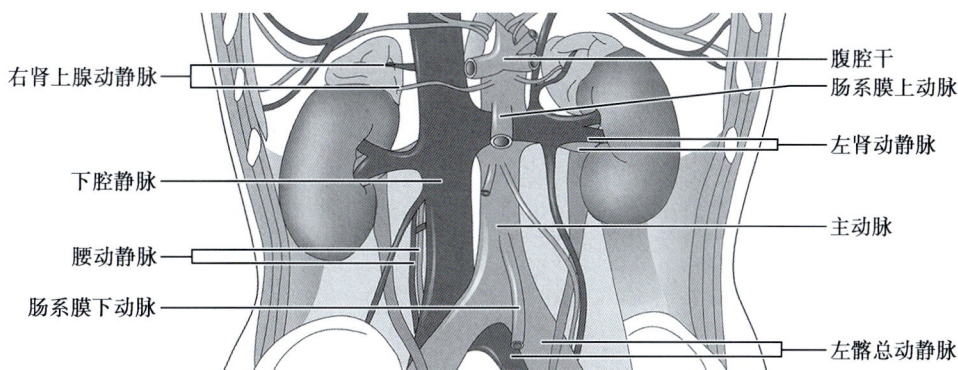

图9-4　左肾静脉与肠系膜上动脉和主动脉的解剖关系

髂 血 管

成对的髂总动脉从主动脉分出，延续约5cm后分叉为髂内动脉和髂外动脉。髂总静脉的分叉通常位于髂总动脉分叉的远端。髂总动脉的两条分支是髂内动脉和髂外动脉。输尿管穿过同侧髂总动脉的分叉处进入骨盆（图9-1）。右髂总静脉位于动脉后方，随着髂总静脉的分叉从动脉的外侧向内侧延伸。左髂总静脉在左髂总动脉的内后方。每条髂总静脉都由一条髂内静脉、一条髂外静脉以及一条髂腰静脉和一条腰部上升静脉汇入。骶

正中静脉是左髂总静脉的属支，是由多条较小的静脉汇聚而成，所有这些静脉都位于骶前结缔组织内。骶前静脉丛的损伤通常可导致难以控制的出血，但精确地使用双极电凝，使用Floseal等局部止血剂和/或使用止血钉通常可有效止血。成对的髂外动脉沿着各自的骨盆侧壁从髂总动脉的分叉处前进到腹股沟韧带，在那里成为股动脉。髂外动脉的分支包括一条通往腰部的小血管、旋髂深动脉和腹壁下动脉。两条髂外静脉均位于相应动脉的后方和内侧。偶尔（25%的病例）有副闭孔静脉汇入髂外静脉。

成对的髂内动脉在其起始处约3～4cm处分

为前、后两支。髂内动脉后分支形成4支侧支：包括髂腰动脉、骶上外侧动脉、骶下外侧动脉和臀上动脉。这些血管供应骨盆壁和臀肌。髂内动脉前分支有多个分支，变异较大。主干产生脐动脉、子宫动脉、阴道动脉和膀胱上动脉。前部的其他直接分支包括膀胱下动脉、直肠中部动脉、阴部内动脉和臀下动脉。一般来说，骨盆的静脉引流和动脉供应一致，并汇聚于髂内静脉。然而，骨盆的静脉回流系统存在高度变异并且包含许多侧支。

肾脏、输尿管和肾上腺

肾脏

肾脏是腹膜后的器官，位于 T_{12}-L_3 水平。每个肾脏的长度约为10cm。被肾周脂肪所包围。肾筋膜（Gerota fascia）包裹着肾脏、肾上腺和肾周脂肪。肾脏通过肾动脉供血。在进入肾门后，每条肾动脉都会分叉并最终分成几支为肾实质提供血供。肾门处的肾脏血管变异是腹膜后最常见的解剖学变异[23]。副肾动脉比较多见，常来自腹主动脉。肾脏的静脉回流一般通过肾静脉完成，偶尔有副肾静脉的存在，并且右侧多见。通常肾动脉位于静脉的背侧和头侧，但经常会有变异情况发生，例如左肾静脉或支流偶尔也会出现在腹主动脉的后方。

输尿管

输尿管是来自肾盂的肌性管状器官，将尿液输送到膀胱。输尿管通过卵巢血管的背侧穿过后腹膜进入盆腔，并在髂总动脉分叉附近跨过动脉。进入盆腔内，输尿管靠近盆壁游走，大约在子宫颈内口外侧1.5cm处，从在子宫动脉方穿过，通过主韧带内的输尿管隧道到达膀胱。输尿管的滋养血管位于外层浆膜内，在腹腔内，输尿管从内侧表面接受纵向血液供应（主动脉、肾脏、卵巢和髂动脉），而盆腔段输尿管从盆侧壁的血管（子宫和上、下膀胱动脉）横向接受血液供应（图9-5）。输尿管最常见的解剖学畸形是重复输尿管，单侧重复输尿管的发生率比双侧重复的发生率高6倍[23]。

肾上腺

肾上腺是一对长约3～5cm长的腺体结构，位

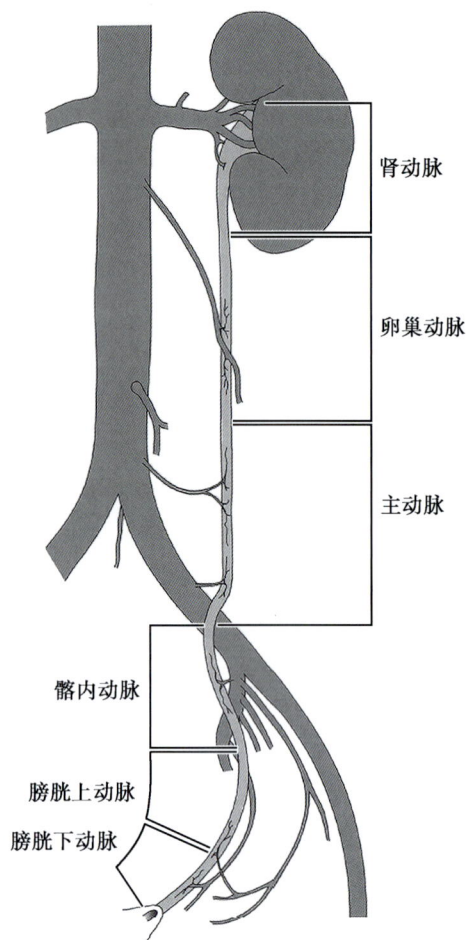

图9-5 输尿管的解剖及其血液供应

于肾脏上方。每个腺体都被包裹在肾脏筋膜内。右肾上腺呈金字塔形，腺体的内侧部分位于下腔静脉的后方，而上侧紧贴着肝脏的裸露区域。左侧肾上腺位于胃和胰腺的后方，并在上方紧贴膈肌。肾上腺由上、中、下肾动脉供应，通过一条肾上腺静脉回流。

淋 巴 管

盆腔和下腹部的淋巴引流可分为几个功能区域，包括髂总、髂外、髂内、闭孔和主动脉旁淋巴结（图9-6）。髂外淋巴结位于动脉外侧，静脉内侧以及两血管之间。髂内淋巴结位于髂内血管分支周围的脂肪组织内。闭孔淋巴结为闭孔窝内的淋巴组织。髂总淋巴结包括髂外和腹主动脉旁淋巴结之间的淋巴结。髂总淋巴结大多位于相应血管的外侧表面。腹主动脉旁淋巴结位于腹主动脉的前方和外侧、主动脉和腔静脉之间以及下腔静脉表面。

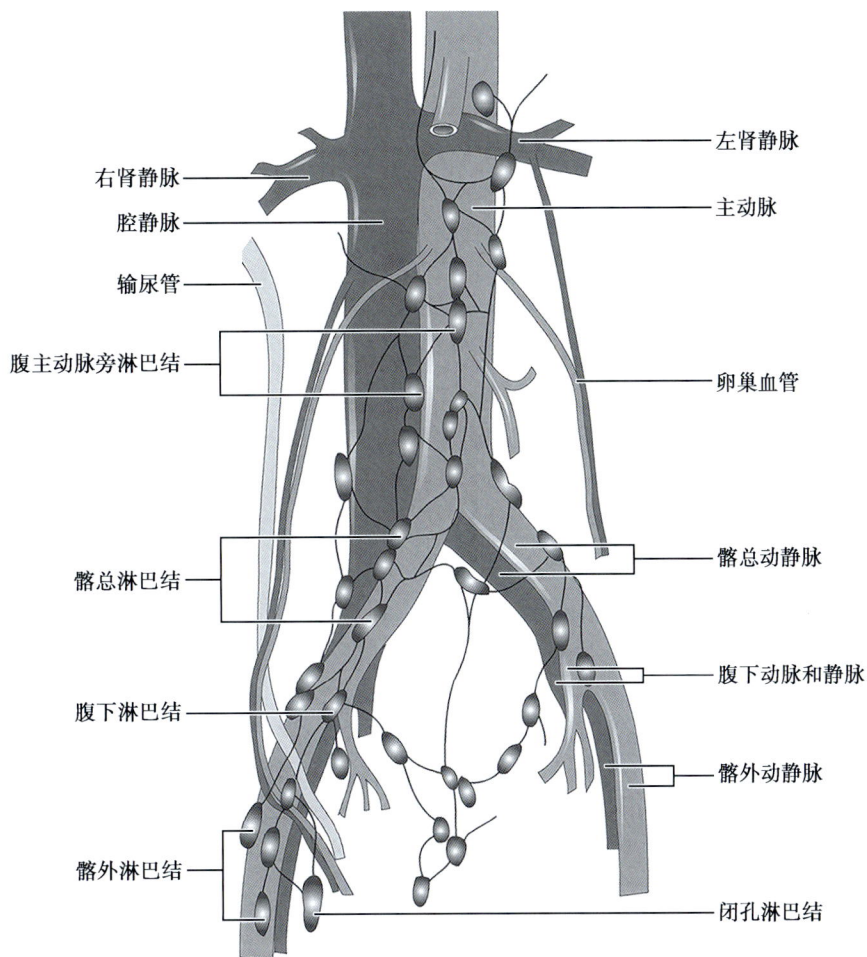

右肾静脉

腔静脉

输尿管

腹主动脉旁淋巴结

髂总淋巴结

腹下淋巴结

髂外淋巴结

左肾静脉

主动脉

卵巢血管

髂总动静脉

腹下动脉和静脉

髂外动静脉

闭孔淋巴结

图 9-6　与卵巢癌相关的淋巴引流路线，包括盆腔和主动脉旁淋巴结

盆腔及腹主动脉旁淋巴结清扫的手术原则及并发症处理

盆腔淋巴结清扫术

系统性盆腔淋巴结清扫的过程如图 9-7[24]所示。开始清扫盆腔淋巴结时，要充分打开后腹膜从而暴露腹膜后方结构。切口应该从圆韧带延伸到骨盆边缘，达到充分暴露的目的。在输尿管穿过髂总动脉分叉进入腹膜后间隙时，应注意识别输尿管。对无血管区的充分解剖以打开盆腔各个间隙是充分暴露和全面清扫淋巴结的关键（图 9-7b）。直肠侧间隙的内侧与直肠交界，外侧与髂内动脉交界，前方与主韧带交界，后方与骶骨交界。直肠侧间隙被打开后，输尿管折向内侧。膀胱侧间隙毗邻膀胱上动脉内侧缘、髂外动脉外侧缘和耻骨支前方缘，术中也会被打开。

盆腔淋巴结切除从髂外淋巴结开始（图 9-7c），沿着骨盆壁，在髂外血管的外侧，沿腰大肌的前表面进行清扫，可以看到生殖股神经，如果可能的话，应尽量保留该神经，然后轻轻地抓住并提起髂外侧的淋巴脂肪组织。可以通过以下方法将淋巴组织和血管进行分离：Metzenbaum 剪刀、双极电刀、手持式电凝设备，甚至是血管闭合切割装置。在向前和向内侧牵引时，小心地切除髂外动脉和静脉周围的淋巴组织。从髂总血管向下到旋髂深静脉的水平进行淋巴结切除，一些情况下，髂外血管的远端附近会出现异常的闭孔血管，这些血管应被仔细识别和结扎。

在完成髂外淋巴结切除后，转向位于侧脐韧带和髂外血管之间的闭孔窝（图 9-8）。在无血管区初步钝性分离后，在两者之间放置两个静脉牵引器，以便无血操作避免损伤。清扫从髂外静脉下缘以下的无血管区开始，分离淋巴脂肪组织，直到暴露闭孔神经，接着清扫闭孔神经和髂外血管之间的淋巴管，逐步清扫闭孔神经和闭孔血管之间的淋巴组织，闭孔动脉和静脉往往位于闭孔神经下方。在整个解剖过程中，血管和神经都应该被

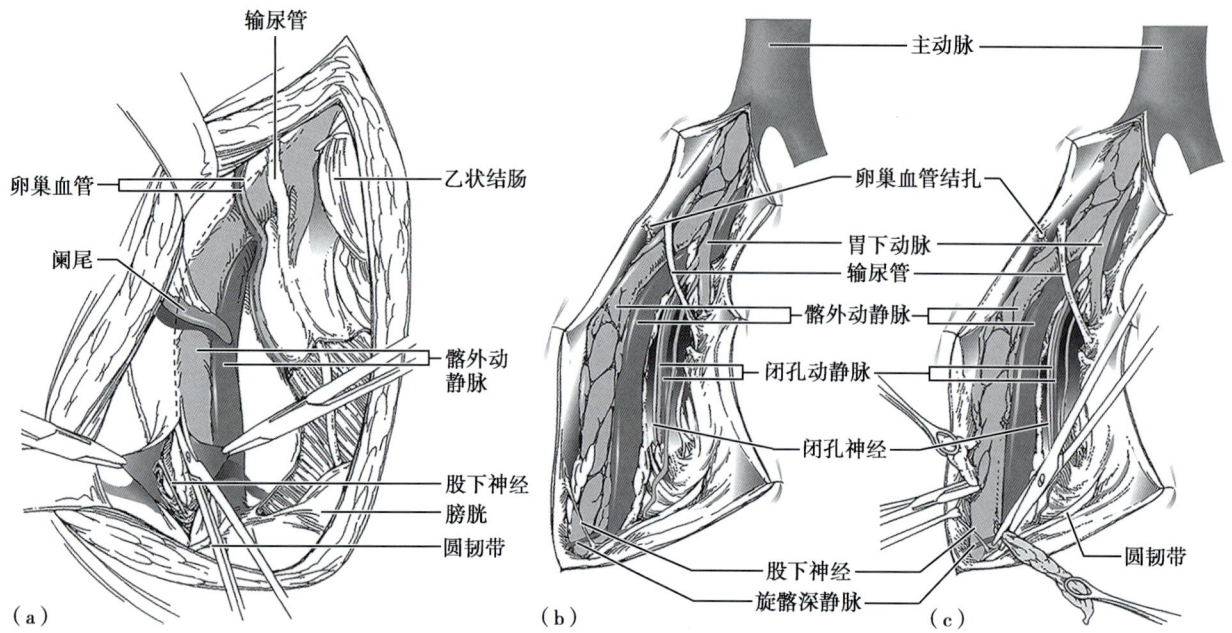

（a）　　　　　　　　　　（b）　　　　　　　　　　（c）

图 9-7　系统性盆腔淋巴结清扫技术。（a）骨盆外侧腹膜沿腰大肌开放并延伸至髂总血管水平。（b）采用锐性和钝性结合的解剖方法打开腹膜后间隙（直肠旁和膀胱旁），并将输尿管反折到内侧。（c）沿髂外血管的淋巴结组织开始清扫

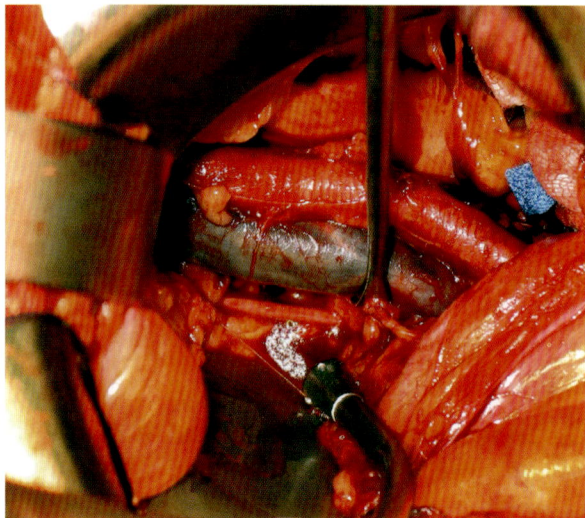

图 9-8　闭孔窝内淋巴结清扫术

清晰暴露。通过直接结扎、剪断或凝固血管，可以有效地控制闭孔静脉的出血。当出血位置不容易暴露时，在闭孔区域加压和填塞往往有效，但如果开始淋巴清扫之前所有解剖结构都清楚暴露，通常很少需要这样做。在仔细观察和暴露的情况下，一旦发生出血，可以很容易地确定出血源，并采取以有针对性的方式进行处理，而不伤害邻近的结构。以钝性分离的方法进入髂外动脉和腰肌之间的骨盆外侧间隙，在识别和保留闭孔神经和腰骶干后切除所有淋巴结。腰骶干深入到腰大肌的内侧边缘，向下穿过盆腔边缘与第一骶神经相连。

腰骶神经干的暴露标志着骨盆侧壁区域淋巴清扫完成。最后，髂总动脉外侧的淋巴结以及主动脉分叉处 V 型的内侧淋巴结也应被切除以完成全面清扫。盆腔淋巴结清扫的上缘是输尿管穿过髂总动脉的位置，远端前界是旋髂深静脉处。

肾静脉水平腹主动脉旁淋巴结清扫

可以根据个人偏好、医生经验和潜在的解剖学变化，从肾脏血管水平开始向下方清扫至髂外淋巴结，或者采用相反方向进行盆腔和腹主动脉旁淋巴结清扫术。作者倾向于从肾脏血管水平开始切除主动脉旁淋巴结，向下延伸至盆腔淋巴结，这种方法可以对盆腔上部和腹主动脉旁淋巴结进行整体切除，使外科医生能够检查肾下区域，这往往是淋巴结转移最常见的区域，并充分评估可切除性和需要切除的范围。腹膜后淋巴结切除术可以分为肾下区域切除和肾上区域切除两部分。解剖以类似的方式开始，牵拉腹腔内容物以使其最大限度地暴露。在盲肠和回肠末端的交界处切开右结肠旁沟处的后腹膜，并沿着右半结肠在肝曲上方到达网膜孔（图 9-9）。同样在回盲部交界处做第二切口，并沿着十二指肠第三部分的下侧穿过小肠系膜到 Treitz 韧带，在这里右半结肠和小肠被牵拉到肾脏筋膜上，此时应仔细识别输尿管和右卵巢血管并游离结肠。右卵巢静脉应在其汇入下腔静脉处被结扎和切除，目的是：①避免撕裂并因

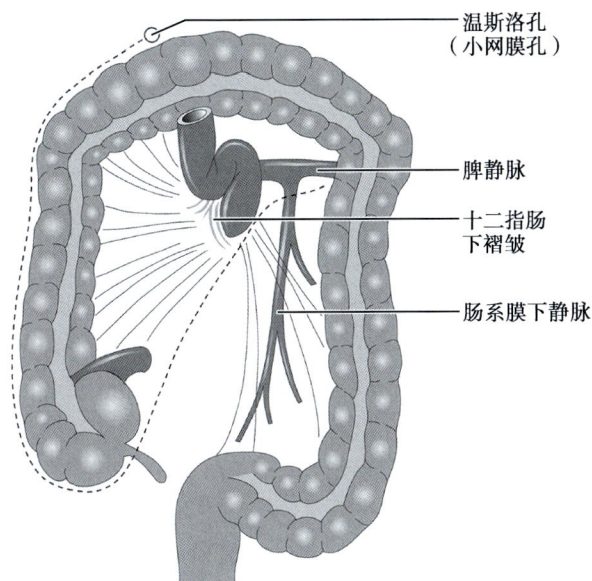

图 9-9　腹膜切口线用于主动脉淋巴结切除术时充分暴露后腹膜区域

此造成腔静脉出血；②切除沿卵巢静脉经常受累的淋巴管和淋巴结。轻轻放置拉钩以暴露手术区域，肾下区域淋巴结清扫术将切除腹主动脉旁和髂总区域之间的淋巴组织，解剖的外侧范围是腔静脉外侧缘的脂肪组织平面（图 9-10）。

　　首先，需识别并牵拉提升覆盖在右髂总动

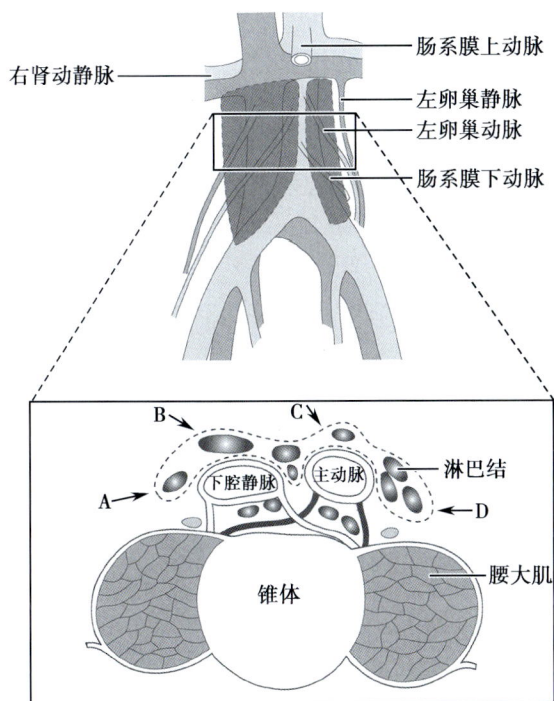

图 9-10　在肾下腹主动脉旁淋巴结清扫术中切除淋巴结。截面图：A. 腔静脉旁淋巴结；B. 腔静脉前淋巴结；C. 主动脉前淋巴结；D. 腹主动脉旁淋巴结

脉上的脂肪，然后轻轻地切开并游离右髂总动脉的外鞘，沿着主动脉的腹侧表面向上延伸切口至 IMA。沿腹主动脉的右侧，沿着腹主动脉右侧锐性分离并向内侧游离血管鞘。沿主动脉的外侧表面继续游离，直到暴露腰动脉。游离过程中应注意避免损伤这些血管，否则可能导致严重出血，通常可以使用血管夹、结扎或双极电凝来控制出血。如果存在大体积的转移病灶，可以结扎和断离腰血管，在卵巢动脉起始处断离卵巢动脉。再回到髂总血管上，髂总动脉表面血管鞘被进一步打开以便充分暴露髂总静脉。和处理动脉的方式类似，牵拉提升脂肪组织，打开血管鞘，并沿血管的前外侧表面向下腔静脉（inferior vena cava，IVC）方向进行切开。在这一过程中可能会遇到腰升静脉和髂腰静脉，必要时可以结扎断离（图 9-10 截面图）。继续以这种方式沿着 IVC 向上进行，直到肾静脉起始段，向侧方卷起并切除髂总静脉和 IVC 上的淋巴结，将小的穿通血管用血管夹或双极电凝凝闭。右侧淋巴结切除的最后步骤是切除位于 IVC 和下腹主动脉之间的主动脉旁淋巴结。前期对下腔静脉和主动脉旁大块淋巴组织的游离有助于更有效地分离动静脉之间的组织。通过使用双极电剪锐性分离或结扎夹闭较小滋养血管，小心牵拉并切除相应组织。在主动脉下腔静脉解剖过程中，仍要小心避免损伤腰血管。尽管存在较大变异，但右肾动脉往往位于下腔静脉的后方，因此在该区域应采用横切解剖方式以避免意外损伤更低位的肾动脉或者副肾动脉。

　　有以下几种方法可用于左侧淋巴结清扫术的暴露：与右侧淋巴结清扫术类似，可以通过脾结肠韧带的水平位置打开左侧腹结膜反折，使左结肠向中心牵拉，从而确定输尿管和脂肪淋巴组织的外侧范围并开始清扫。另一种方法是将肠管向外牵拉，如果选择这种方法，需要确定 IMA 从主动脉起始的部位，随后将血管牵拉开，确认主动脉侧方的淋巴组织。必要时，例如在该区域有大块淋巴结包绕动脉的情况下可以结扎和切断 IMA 以更好暴露，否则应尽量避免结扎 IMA。

　　手术再次从髂总动脉鞘和脂肪组织开始，首先切开前表面的动脉鞘，切口继续沿着主动脉向上延伸至左肾静脉水平。如果已经进行了右侧肾下淋巴结清扫，那么主动脉表面的淋巴结组织已经被部分游离，应仔细识别左肾静脉和卵巢静脉，解剖学变异经常出现在这个相互吻合的引流系统中。卵巢静脉通常在这个部位被切断。轻轻地从侧方切开主动脉鞘，然后钝性解剖主动脉左侧淋巴结组织并将其切除，必要时阻断并结扎腰椎血管。淋巴组织应从髂总动脉到肾静脉水平充分切除。髂腰静脉、腰升静脉和骶正中静脉来自左髂总静脉，术中应予以识别和保护。

较大的淋巴管应被结扎或夹闭，以避免术后出现淋巴渗漏和较大的淋巴囊肿，特别是在解剖肾下区域淋巴结时，因为该区域淋巴管的管壁非常薄，尽管进行电凝，但还是会撕裂并再次开放，所以仅仅电凝淋巴管是不够的。

所有描述的步骤也可使用双极电刀进行，这样较小的血管就不需要结扎，而可以用双极电刀离断，一些作者认为这种操作更快并可以更有效止血。

肾脏上方主动脉旁淋巴结切除术

在妇科肿瘤学中，主动脉旁淋巴结清扫的范围顶端通常限于肾血管水平，因为淋巴结转移通常沿卵巢血液回流到右侧下腔静脉途径和左侧卵巢静脉汇入肾静脉途径。然而，在晚期卵巢癌的病例中，偶尔会有巨大的肾脏上方转移淋巴结，切除这些淋巴结可以实现完全细胞减灭术，在这些情况下，可能需要进行高位主动脉旁淋巴结清扫。

这一区域从第 12 胸椎延伸到第 2 腰椎，主动脉段位于肾动脉和膈肌的食管裂隙之间。以下动脉从上到下逐步发出：成对的膈下动脉、腹腔干，腹腔干在 1cm 后分为胃右动脉、肝总动脉和脾动脉以及肠系膜上动脉和成对的肾上腺中动脉。因

此，这是一个血管密度高但脂肪、结缔组织和淋巴组织密度低的区域。

在大多数情况下，可以通过腹部中线切口进行解剖，但在极少数情况下，如果巨大的淋巴结转移灶影响到膈肌嵴或延伸到纵隔，可能需要做胸腹联合切口。安全地进入高位主动脉旁间隙取决于从何侧进入，在右侧，进行 Kocher 手法游离胰腺和十二指肠，小心地将它们与右肾筋膜分开，将这些结构缓慢地向左侧翻起，可以暴露出下腔静脉和右肾的肾门（图 9-11）。右侧肾脏上方清扫术需要切除右肾门周围淋巴结以及主动脉和下腔静脉之间的淋巴结组织。从右侧肾静脉与下腔静脉交界处切开静脉外鞘并向肾门方向延伸，轻轻地将淋巴组织向血管头侧游离，然后切开肾动脉鞘。牵拉肾静脉，并沿着肾动脉向肾脏方向延伸切口，沿着血管上缘游离淋巴脂肪组织。此时右肾血管上的淋巴结组织在腹腔内完全游离，可以通过锐性断离将其切除，穿通血管应充分夹闭。随后转向切除主动脉和下腔静脉之间的淋巴结，此处淋巴结组织外侧与下腔静脉和主动脉相连，上方与膈肌脚相连，下方与左肾静脉相连。向上延伸左肾静脉外鞘的切口到下腔静脉上方，并向内侧游离淋巴结组织。然后通过侧向牵拉下腔静脉和向下牵拉左肾静脉来暴露淋巴组织，并使其从下腔静脉左侧和腹主动脉右侧进一步游离。锐性剥离附着于横膈膜的淋巴结组织，整体切除淋巴脂肪组织。胸导管的下端即乳糜池，位于主动脉右侧的 T_{12} 水平，该淋巴管应避免损伤，但如果损伤不可避免，应结扎近端和远端。

为了暴露左侧高位腹主动脉旁间隙，必须完

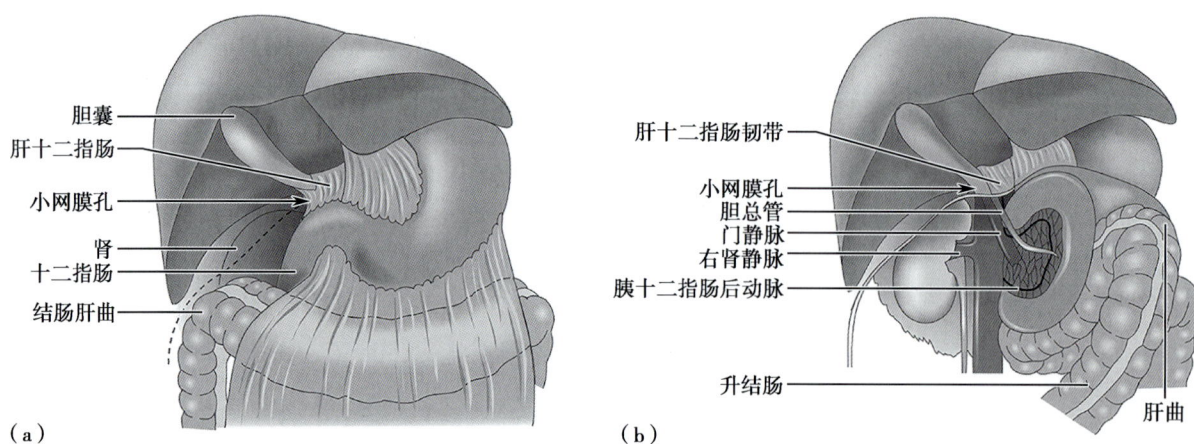

（a）

（b）

图 9-11 肾上淋巴结切除术的腹膜后入路。(a)腹膜切口沿右结肠旁沟延伸，穿过肝曲，直至温斯洛孔（小网膜孔）。(b)将升结肠、胰头和十二指肠与腹膜后附件仔细分离，并向内侧游离

全游离结肠脾曲，有时也要游离胰腺远端和脾脏，向内侧暴露左肾和肾脏上方主动脉。从左肾静脉开始清扫（图 9-12），切除左肾周围淋巴结的过程与前面描述的相似。肾上腺和卵巢的静脉回流分支应仔细识别、结扎和切断，然后仔细检查静脉是否有其他血管属支，例如腰静脉，也将其分离和阻断。在血管与肾脏的交界处切开左肾静脉外鞘，并向肾门方向打开，肾淋巴结组织被轻轻地移到血管的头侧。然后在主动脉和肾脏交界处切开肾动脉鞘，牵拉肾静脉并将切口沿着肾动脉向肾脏延伸，沿着血管上缘充分游离淋巴组织。左肾血管上方的淋巴结组织随之被完全游离并锐性切除，注意夹闭所有穿通血管（图 9-13）。如果发现沿 SMA 或腹腔干的肿大淋巴结则需要继续在肾脏血管上方进行剥离，向近端延伸主动脉前鞘的切口，并将淋巴组织游离到主动脉的侧面，然后切除主动脉和肾上腺之间的淋巴结组织（图 9-14）。

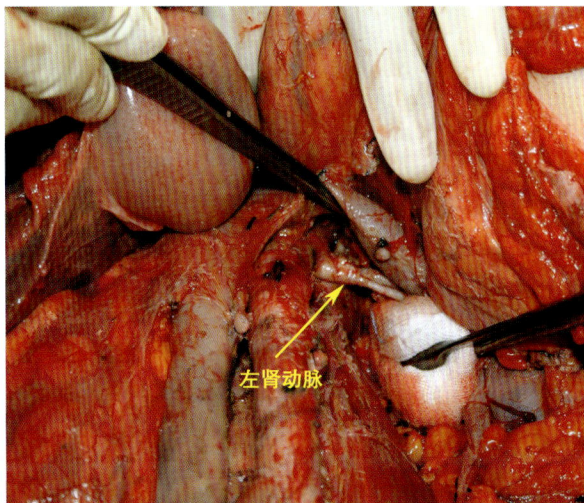

图 9-14　完成左肾上淋巴结切除，显示左肾动脉

主动脉和下腔静脉后方的淋巴结切除术

通过如前所述的方法打开腹膜可以进入切除主动脉和下腔静脉后方淋巴结的手术区域。这部分淋巴管位于大血管后方，并在椎体和腰肌的腹侧。主动脉后淋巴结切除通常需要识别和结扎腰血管和骶正中血管，可以使用经典的分割和卷剥技术（图 9-15）。

采用与肾下区域系统性腹主动脉旁淋巴结清扫相似的方式暴露腹膜后方空间（图 9-9）。右结肠和小肠被充分游离并放置在前胸壁上，然后将两个宽的 Deaver 型叶片连接到 Goligher 牵引器上，并用其轻柔地将由湿棉垫覆盖的小肠和结肠托出腹腔外并固定在胸壁上。然后确定左右输尿管位置并用血管环轻轻圈住向侧方牵拉，但这不是必要的，它取决于外科医生的个人喜好（图 9-16）。在手术过程中，必须注意防止对胰腺和十二指肠的过度牵引，同样防止对肠系膜上动脉的牵拉而造成损伤。此外，避免过于倾斜的头低足高位非常重要，因为它可能导致不必要的血管淤血和肠道水肿。

使用钝性剥离法，可在内侧触及左肾下淋巴结，并在左结肠系膜和左侧高位主动脉旁淋巴组织之间游离间隙。然后在右卵巢静脉进入下腔

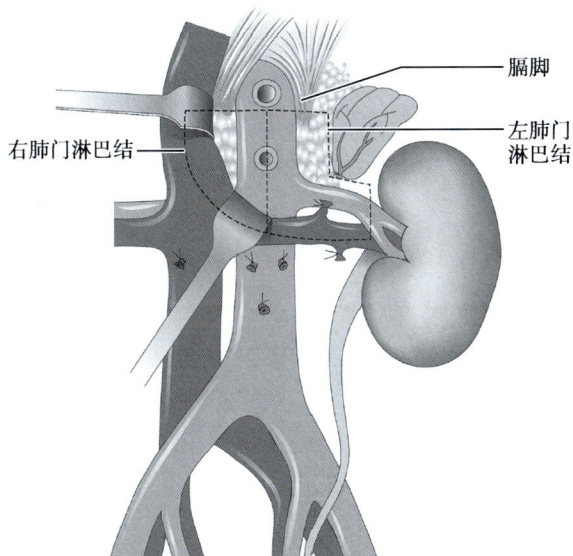

图 9-12　肾上腹主动脉旁淋巴结切除的边界。切除开始于左肾静脉区域（见正文）

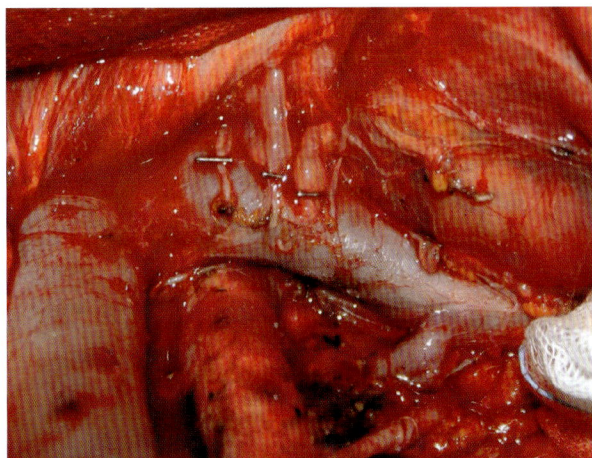

图 9-13　夹住肾上淋巴管预防术后淋巴漏

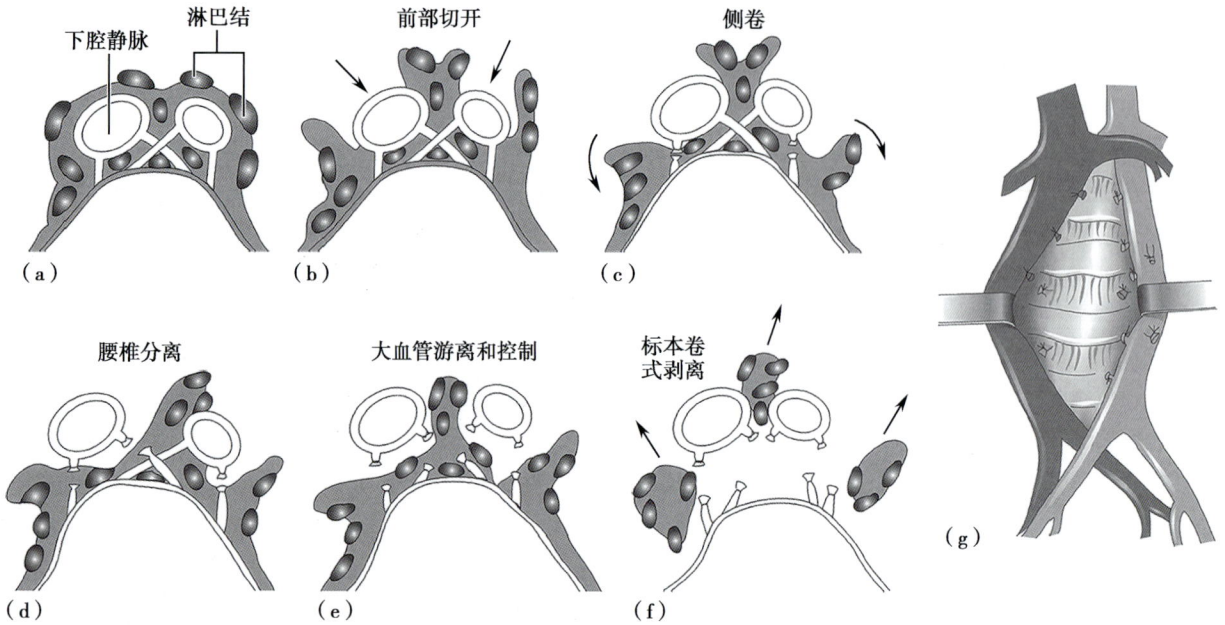

图 9-15   主动脉和下腔静脉的轴位图，展示了经典的主动脉后和下腔静脉后淋巴结的切开和卷式剥离方法。（a）未解剖的淋巴结。（b）切开腔静脉和主动脉的腹侧面的淋巴条束。（c）将每个淋巴束侧向卷起，暴露同侧腰椎血管。（d）将中央淋巴束向内侧卷起，从血管表面剥离，露出内侧表面及其相关的腰椎血管。（e）分离腰椎血管后，主动脉和腔静脉向前游离，露出主动脉后和腔静脉后的淋巴结。（f）从前棘韧带和腰椎孔取出淋巴束。（g）完成解剖

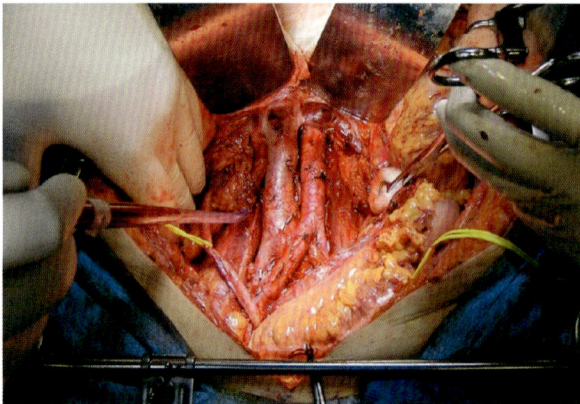

图 9-16   腹膜后、主动脉后和腔静脉后淋巴结清扫术的暴露和牵拉

主动脉-腔静脉淋巴束。大多数右侧主动脉旁淋巴结覆盖在下腔静脉表面并位于主动脉-腔静脉区域。淋巴管内有一条相当恒定的小穿通静脉汇入下腔静脉分叉处的正上方，如果不注意识别和结扎这条所谓的 Fellow 静脉，它很容易被撕裂从而导致出血。结扎下腔静脉后外侧的腰静脉，可以为下腔静脉后方的安全切除提供保障，并完全切除周围和后方淋巴结（图 9-16）。骶正中静脉最常见的是汇入左髂总静脉，如果它在手术解剖范围内，可以将其切断（图 9-18）。

静脉的位置对其进行结扎，同样，在右侧卵巢动脉从主动脉的右前侧起源处结扎动脉。然后使用分割和卷剥技术从尾部到头部开始分割切除覆盖在腔静脉和主动脉上的淋巴组织。简而言之，手术的目的是分离和游离大血管（结扎腰部血管），然后切除腔静脉和腹主动脉之间及周围的淋巴结组织。

手术从切开覆盖在腔静脉和主动脉上的血管鞘开始（图 9-17），所有血管鞘都被锐性切开并游离到血管的侧方，这就有效地将淋巴组织从血管的前表面分离到主动脉和腔静脉的侧方，并形成

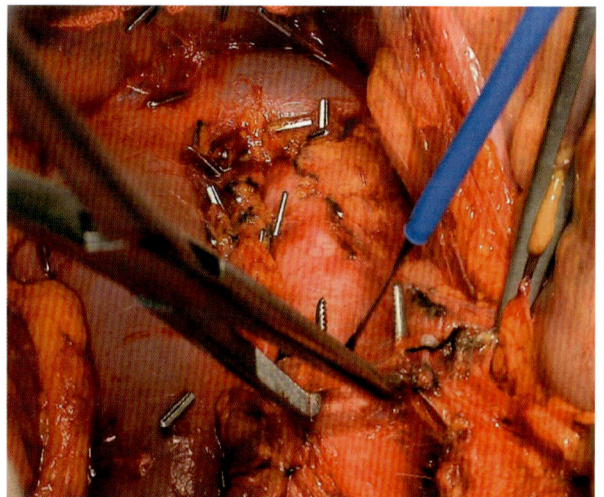

图 9-17   主动脉上筋膜切开是分割-卷切技术的一部分

拉淋巴组织的情况下，从左肾静脉水平到左髂总动脉水平，将自腹主动脉左侧缘发出的所有腰血管进行结扎。此时牵拉标本，确定左卵巢静脉汇入左肾静脉的位置，结扎卵巢静脉（图 9-20）。在保护肾动脉的同时，从左肾静脉和肾动脉的下表面切除淋巴团块。在切除的上界可放置血管夹以减少淋巴引流和腹腔积液的形成，其余的淋巴管根据需要进行结扎和切断。

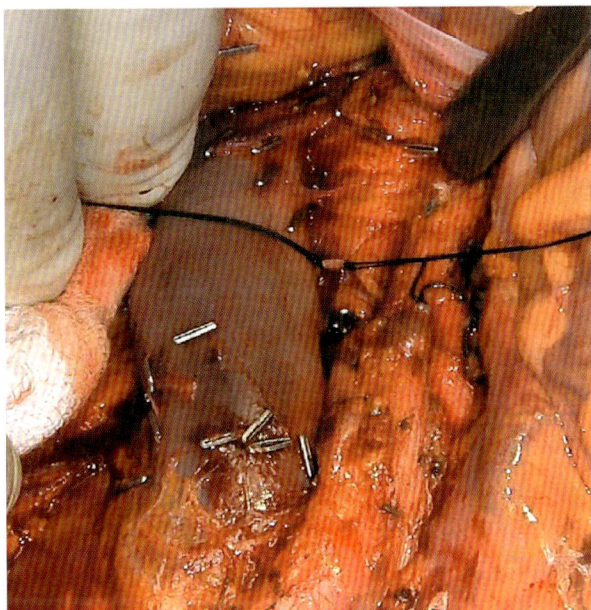

图 9-18　左侧腰静脉的结扎

沿主动脉打开前表面，双重结扎并切断起始于主动脉右后方外侧表面的腰动脉（通常是 3～4根）（图 9-19）。通过结扎腰动脉，可以安全地在主动脉后方进行解剖，并完全切除主动脉周围和主动脉后方淋巴结直至肾门和膈肌脚水平。如果在主动脉分叉附近进行淋巴结清扫，可以对起始于主动脉分叉附近后方的不成对的骶正中动脉进行保留或切断。

在主动脉的左侧确认并结扎卵巢动脉，在牵

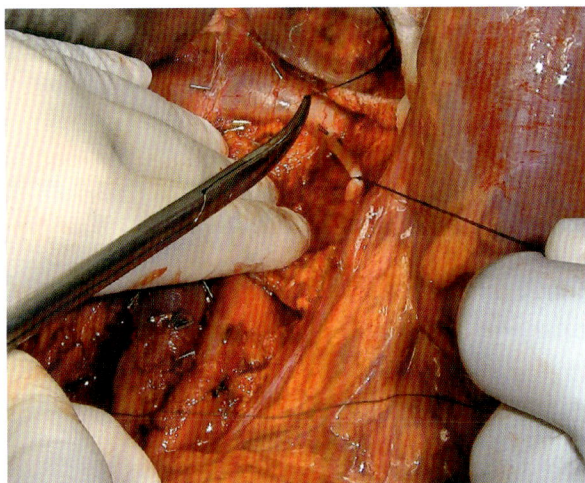

图 9-20　左卵巢静脉结扎，左卵巢静脉汇入左肾静脉

然后开始清扫主动脉和下腔静脉之间的淋巴结，在 IVC 和主动脉的边缘之间完全切除这部分淋巴结，直至左肾静脉。在左肾静脉的下表面切断淋巴束，这就完成了主动脉 - 腔静脉间淋巴结上半部分的切除。清扫的后界是前棘状韧带，可以在棘状韧带的前方向头端进行剥离至肾静脉水平清除所有淋巴组织（图 9-21）。在 IVC 的右侧，以

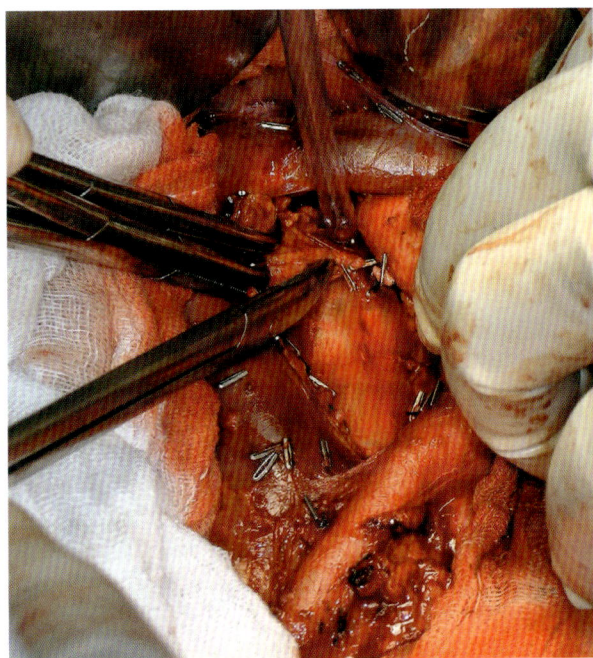

图 9-19　右侧腰动脉的结扎

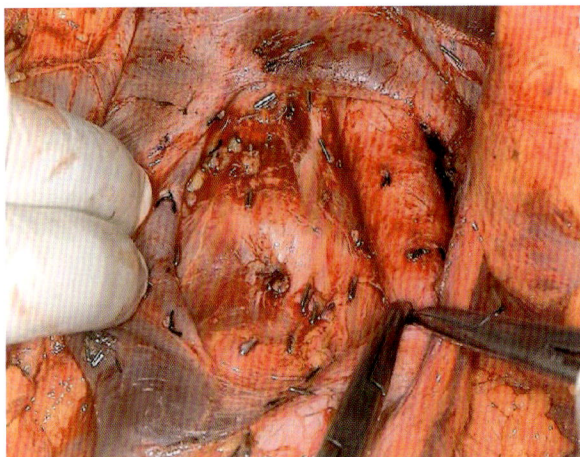

图 9-21　在左肾静脉的前棘韧带区域从主动脉分叉处清理出所有的淋巴结组织

类似的方式切除至右髂总动脉水平的所有残余淋巴结。这就完成了腹膜后、主动脉后方和下腔静脉后方的淋巴结清扫，暴露出左肾静脉、左肾动脉、主动脉和下腔静脉（图9-22）。

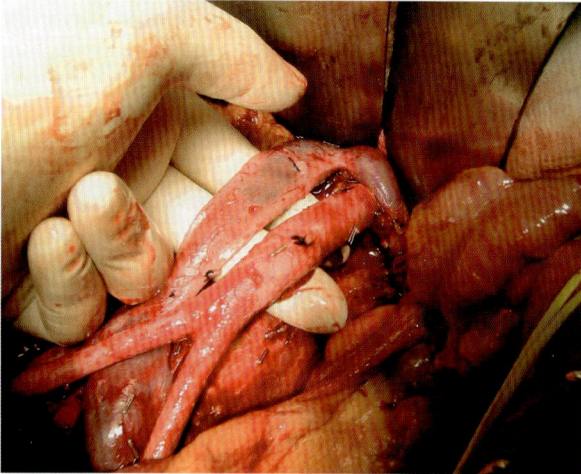

图9-22　完成腹膜后、主动脉后和下腔静脉后淋巴结清扫

腹膜后淋巴结整块切除的肿瘤减灭术

在初次或二次肿瘤细胞减灭术时，偶尔会遇到巨大的腹膜后淋巴结。最常见的肿大淋巴结位于肾静脉水平以下（图9-23a），腹膜后组织的暴露的方法与之前描述的相似。必须辨认双侧输尿管的走行、区域血管和相关的重要结构。如前所述，下腔静脉后方和主动脉后方的解剖通常是手术安全和完整切除病灶的必要条件（图9-23b）。偶尔

会发现巨大的肾下淋巴结引起近端输尿管的扩张，因此在切除淋巴结之前，必须将输尿管从巨大的淋巴结肿块上剥离（图9-24）。

首先在肿块远端辨认并游离髂总血管，在从尾部向头部解剖的过程中应注意识别肾静脉（图9-25）。淋巴肿块应从血管外鞘分离并使用缝合或夹闭较小分支。如果有结肠或小肠祥与肿块粘连，应充分游离并使术野清晰。通常，肿块会包裹大血管的下部（图9-26a），造成巨大淋巴肿块和血管之间界限无法识别，因此，应从肿大淋巴结的移动度最好的部分或较小的部分开始游离，使用双极电刀进行细致、系统和谨慎地解剖，并使用剪刀的尖端（通常闭合）仔细剥离主动脉或腔静脉壁的肿物。

接下来，应从侧面将淋巴结肿块从主动脉和下腔静脉上游离。如前所述，可以进入（分割）这些血管的前鞘，确定一个平面，并从侧面游离（卷剥）淋巴肿块（图9-26b和c）。剥离可以从任何一侧开始，以达到最满意的暴露为准，并继续到对侧。这通常需要分离腰血管，因为它们来自大血管的后外侧表面。解剖的最后阶段包括从主动脉或腔静脉的外侧表面和对应的前棘韧带上切除淋巴结。由于腰血管产生于大血管的后外侧表面，因此常常需要分离腰血管，以充分游离淋巴结肿块并进行切除。如有必要，应将腰部血管双重结扎并横断（图9-26d）。极少数情况下，肿瘤会侵入腔静脉或主动脉壁。在这种情况下，血管外科医生应上台协助切除血管壁，并根据情况和切除程度决定是否使用移植物替代。

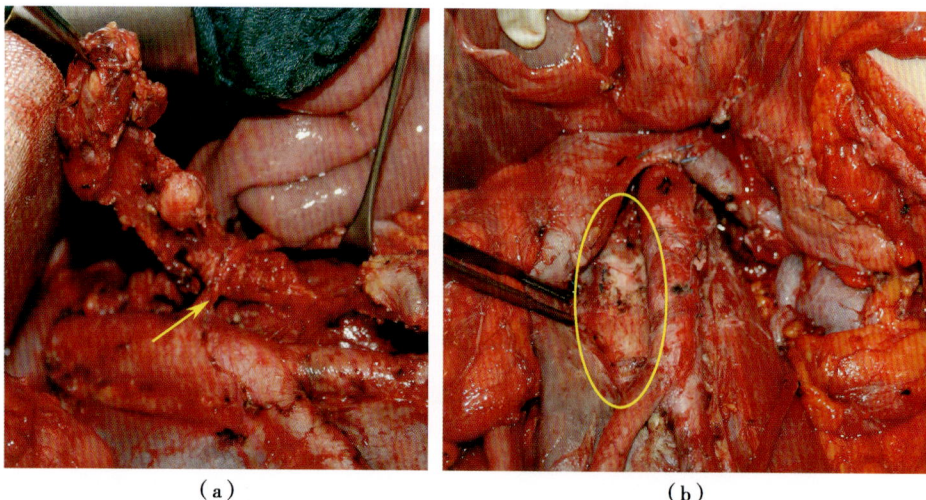

（a）　　　　　　　　　　　　（b）

图9-23　转移性卵巢癌引起的主动脉旁淋巴结巨大肿块。（a）在清扫肾下主动脉旁巨大淋巴结时保留肠系膜下动脉。（b）完成淋巴结肿物切除术；脊椎体上的血管已被夹闭

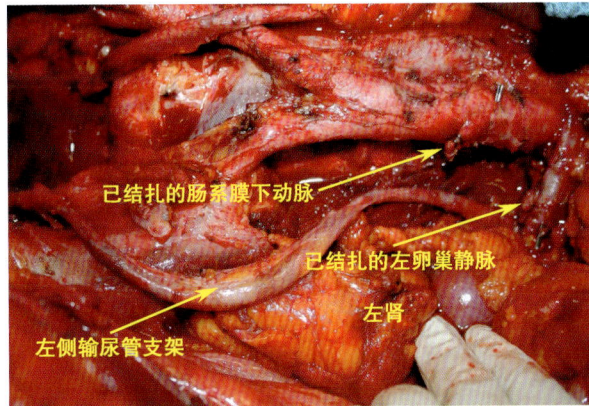

图 9-24　完成对左侧肾内大淋巴结肿块的解剖（该肿块导致了近端输尿管的梗阻和扩张）

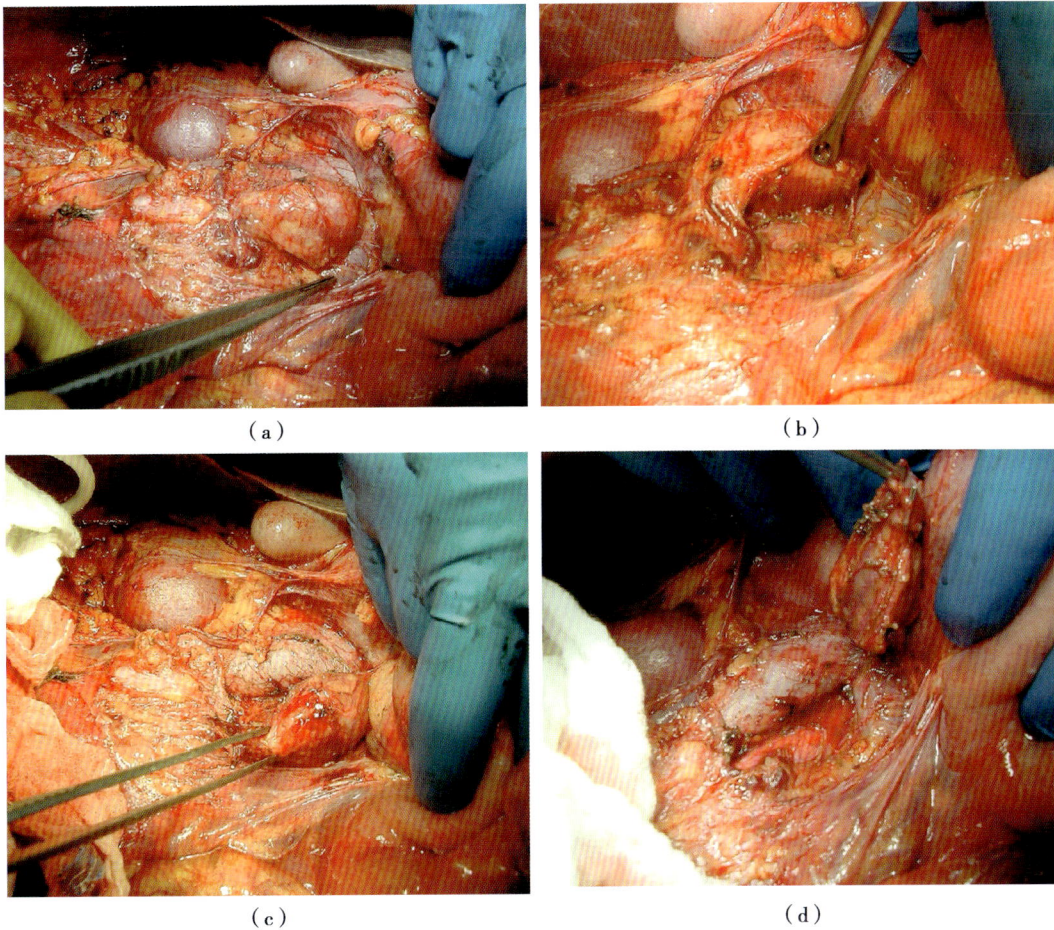

（a）

（b）

（c）

（d）

图 9-25　肾下腹主动脉旁淋巴结肿大的细胞减灭技术。（a）通过反折十二指肠头侧，充分暴露淋巴肿块（图示夹取组织），并识别下腔静脉和左肾静脉。（b）将淋巴结囊向侧面切开，将肿块向内侧卷起。（c）向内侧切开淋巴结囊的内侧表面，将肿块向主动脉外侧卷起。（d）淋巴结肿物从主动脉外鞘剥离，沿左肾静脉方向游离

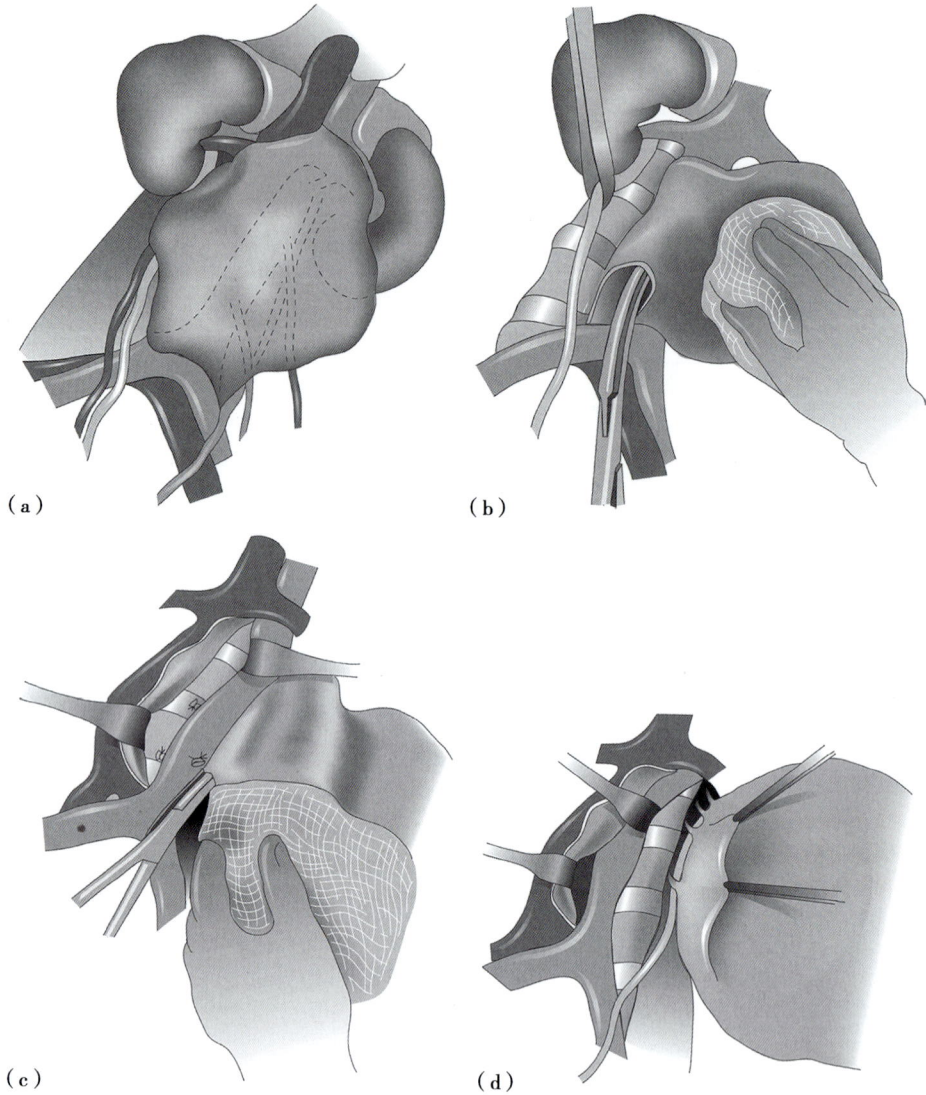

图 9-26   主动脉旁肿大淋巴结细胞减灭。(a)巨大的淋巴结转移病灶可能包围主动脉和下腔静脉。(b)将淋巴结肿块侧向卷起,并将腔静脉周围的外膜间隙置入特殊弧度的血管钳,并用电刀分割。(c)淋巴结肿物同样从主动脉上卷下,由内侧向外侧解剖并游血管外鞘离。(d)由前棘韧带开始剥离肿大淋巴结,必要时结扎并切断腰椎血管

围手术期和术后的并发症发病率

在卵巢癌初次减灭术中进行淋巴结清扫术,特别是以系统形式和/或由于存在巨大的淋巴结时,往往与较长的手术时间(平均 100min)、较高的失血和输血率以及更长的住院时间密切有关。LION 研究(见上文)在前瞻性随机设计中显示,系统性的盆腔和主动脉旁淋巴结清扫的发病率和死亡率均显著升高。接受全面淋巴结清扫的患者出现需要使用抗生素的感染风险、无症状和有症状的淋巴囊肿、再次剖腹手术和 60d 的围手术期死亡率均显著增加。

血管并发症

腹膜后淋巴结清扫治疗卵巢癌需要在靠近多个重要血管结构的部位进行操作,因此术中出血的风险始终存在。在开始淋巴结清扫之前充分地暴露手术区域和邻近结构的解剖,并仔细确定该区域的血管结构,可以最大限度地减少血管损伤的可能性。如前所述,腹膜后的解剖变化非常大,特别是靠近肾门部位变异经常发生。如果没有认识到这些泌尿生殖系统和血管的异常,术中出现并发症的可能性就会大大增加。血管损伤最常发生的位置是髂总静脉、肾静脉和下腔静脉。

如果发生了大的血管损伤，最初的步骤是对该区域加压止血。此操作可以外科医生的手指或纱布来完成。在加压后，应清理手术区域，以实现术野的最大暴露。在继续进行手术之前，外科医生应确认吸引装置准备就绪以保持术野的清晰，并且确认静脉通路通畅以便在需要时输入血制品。如果大动脉或静脉发生小的（＜5mm）损伤，可以在血管缝针上用细的（5-0）单丝（聚丙烯）缝合线对该区域进行间断或"8"字缝合，或者在损伤较小的情况下仔细地使用双极电凝止血。修复缝合的方向应垂直于血管的长轴，以避免挤压管腔直径。除非血管残端清晰可见，否则应避免放置血管夹，因为一旦钳夹失败就很难在失败的夹子上进行缝合。

如果缺损较大，可在近端和远端使用各种血管阻断夹，以保持手术视野清晰，便于修复（图9-27），但这些应由血管外科医生进行修复，必要时可能需要血管移植。

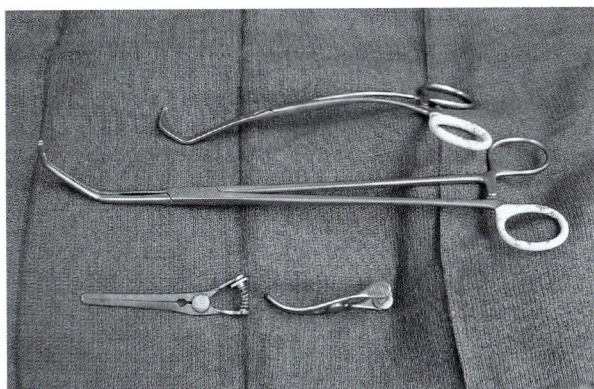

图9-27　血管钳（从上到下）：Cooley钳、Satinsky钳（腔静脉吻合钳）、DeBakey牛头犬钳（直钳和弯钳）

主要出血风险在于下腔静脉的撕裂往往不受控制，特别是在难以进行缝合的区域，如腔静脉后方或其他主要静脉的汇入点。与坚韧的主动脉壁相比，腔静脉壁更薄，更不坚固，此类型的撕裂可以导致大量出血。应在损伤处加压以控制出血并对该区域的充分暴露，然后可以在近端和远端使用血管阻断夹或Vasa-loop，以方便缝合损伤。极少见情况下，腔静脉会被肿瘤包绕或被瘤栓侵袭。在这种情况下，可以考虑切除下腔静脉[25-26]；然而，相对于其他癌症，如睾丸癌，这种情况在高级别浆液性卵巢癌患者中是罕见的[25]。可以游离肾静脉以下的腰血管，在腔静脉上使用血管夹并切除该血管。盆腔血管损伤的处理在第8章讨论。

术后淋巴漏/乳糜性腹水和淋巴囊肿形成

乳糜性腹水通常与腹主动脉旁淋巴结清扫和/或放疗相关。腹水细胞学和生化分析显示甘油三酯、蛋白质、白细胞和淋巴细胞明显升高。治疗原则为低脂饮食（包括中链甘油三酯）联合生长抑素（旨在减少肠道淋巴引流），严重者甚至给予2～3周的全肠外营养。与其他甘油三酯相比，中链甘油三酯具有更好的极性，因此更容易溶于水，在胃肠道中吸收和消化更快，而且由于它们可以自由循环或与血液中的白蛋白结合，因此它们可以直接流入肝门血流而不需要通过淋巴系统运输。极少数情况下，患者需要再次手术来确认漏出的淋巴管，之后可以结扎或夹闭。使用吲哚菁绿的荧光新技术可以进行渗漏位置的可视化检查，用吲哚菁绿引导手术将漏出的淋巴管与回流淋巴管或静脉血管重新吻合，以恢复功能和解剖结构[27]。

据报道，卵巢癌肿瘤减灭术的盆腔和主动脉旁淋巴结清除术后的淋巴囊肿形成率高达49%，通常在术后3～8周达到高峰。然而，90%以上的淋巴囊肿会在手术后6周内自动吸收。在大多数情况下，如果患者无症状，保守治疗就足够了。术中失血量的多少和切除的淋巴结的数量与淋巴囊肿的形成无关[28]。在难治性病例和/或有症状的罕见病例中，例如导致输尿管或肠道梗阻，则需要对淋巴囊肿进行手术开窗引流。由于淋巴囊肿感染和脓肿形成的风险较高，应避免频繁的经皮淋巴囊肿穿刺和引流。

十二指肠损伤

十二指肠损伤可发生在Kocher操作中，但也可发生在从巨大的腹主动脉旁淋巴结上剥离十二指肠时。处理方法取决于损伤程度，一般来说，修复浅层缺损应使用可吸收缝线（4-0或5-0 PDS或3-0或4-0 Vicryl）间断缝合，缝合时平行于肠管，以防止术后管腔狭窄。在缝合之前，应确保伤口边缘有良好的血供，组织肉眼观察红润，以防止缝合处坏死。如果可能的话，建议用周围的脂肪或纤维结缔组织覆盖缝合处，以促进愈合过程并且避免瘘管形成。如果是较大的缺损，建议在十二指肠周围放置引流管。如果有小的十二指肠皮肤瘘管，在大多数情况下引流管可以自行关闭。引流管不应该直接放在缝合处本身，因为这可能造成引流管导致的肠壁损伤，应该放在离十二指肠约 1～2cm 的地方，然后通过皮肤放在距离最近的位置以便必要时更容易形成皮肤瘘管。对于较大的损伤，应放置鼻胃管（nasogastric，NG），以避免缝线张力过大并促进愈合，鼻胃管通常可以在 5～6d 后拔除。在出现大的缺损、感染或坏死的情况下，在拔除引流管 /NG 管之前应进行泛影葡胺（Gastrografin）吞咽检查，以排除任何渗漏、瘘管或狭窄。如果十二指肠损伤面积较大需要广泛切除和修复，或十二指肠被肿瘤浸润的罕见情况下，强烈建议肝胆外科医生协助手术。一般来说，由于十二指肠内容物的酸度高，十二指肠瘘和损伤不容易愈合并容易形成复发性瘘管和感染。出于这个原因，在十二指肠区域的解剖中，应避免使用单极器械，以防止发生热损伤。

主动脉旁淋巴结清扫术后的一个罕见但可能致命的并发症是主动脉十二指肠瘘形成，可能发生在初次手术后数周、数月甚至数年[29]。本章作者曾在一名晚期卵巢癌患者身上经历过这种情况，该患者在接受初始肿瘤减灭和广泛淋巴结清除术后 4 周，由于肾下淋巴结过大而发生这种并发症，最后该患者通过主动脉切除术、十二指肠修复术和腋双股动脉旁路分流术成功治疗[30]。如果瘘管没有在腹腔内破裂，但导致了消化道出血，则可以通过主动脉血管内球囊闭塞和支架移植修复来处理。由于这种罕见并发症的死亡率非常高（>80%），所以如果主动脉和十二指肠发生腹腔内破裂，及时发现至关重要，处理措施包括立即开腹，手术由包括普通外科和血管外科医生在内的多学科团队进行。

腹腔外淋巴结转移

卵巢癌向腹腔外淋巴结的转移扩散通常在腹股沟或锁骨上区。在对 1996—2000 年期间接受初始肿瘤细胞减灭手术的 116 名 ⅢC 到 Ⅳ 期上皮性卵巢癌患者的回顾性研究中，来自妙佑医疗国际的研究者在 11 名（9.5%）患者中发现了远处（腹腔外或肾上）的阳性淋巴转移：肾上 / 颈部（5.2%）、腹股沟（4.3%）和锁骨上（0.9%）[31]。

在术前常规影像学评估的时代，对于偶然发现的增大心包旁或心膈角淋巴结应给予关注，其临床意义和对生存的影响尚不清楚。虽然数据有限，但在其他部位肿瘤完全清除的情况下，该位置的阳性淋巴结应考虑手术切除[32-34]。除了整个纵隔广泛巨大淋巴结转移，锁骨上区域功能障碍，肝

门连续胆汁淤积，腹腔外淋巴转移不应成为卵巢癌患者腹腔肿瘤减灭术的禁忌证。

腹股沟淋巴结转移

原发性卵巢癌转移到腹股沟淋巴结的情况很少，据报道最多有 4% 的病例[31,35]。新的 FIGO 分类法将腹股沟转移的患者定为 ⅣB 期[18]。有较多病例报道晚期卵巢癌患者首发症状为腹股沟淋巴结转移，其中一名出现腹股沟淋巴转移的患者盆腔和主动脉旁淋巴结均为阴性[36-38]。

图 9-28 显示了腹股沟区的解剖结构，解剖的区域被包围在股骨三角区内。股骨三角由腹股沟韧带、腹股沟肌和内侧的内收长肌所组成。腹股沟浅层结节位于筛状筋膜的腹侧，而股淋巴结位于筋膜的深处。股动脉在侧面与股静脉相通。股神经位于动脉的外侧，而大多数淋巴管位于静脉的内侧。

手术暴露可以在腹正中切口通过皮下隧道进入腹股沟管来实现，这样患者就不需要在腹股沟区域做额外切口。除了外观上的原因，这种方法的一个重要优势是将腹股沟区的伤口感染率降到最低，而且术后产生的淋巴液可以排入腹腔并被腹膜吸收。如果患者不是在腹部肿瘤减灭术中进行腹股沟淋巴结清扫，而是由于复发而进行手术，则可以通过髂前上棘和耻骨之间的平行切口进入腹股沟股淋巴结。不需要像外阴癌一样进行全面腹股沟淋巴结清扫，但任何明显增大的淋巴结都应该被切除。大隐静脉起源于股静脉，必要时可切除。腹股沟淋巴结清扫最常见的并发症是下肢淋巴水肿，可放置封闭的负压引流管。

可以通过限制淋巴结切除的范围和保留大隐静脉来减少术后淋巴水肿。术后腹股沟区域放疗在腹股沟淋巴结阳性的原发性卵巢癌患者的辅助治疗中没有任何价值。

锁骨上淋巴结转移

巨大的锁骨上淋巴结转移偶见于卵巢癌患者。Petru 及其同事对 32 例晚期卵巢癌患者进行了治疗前斜角肌活检，斜角肌淋巴结阳性率为 22%，只有 1 例患者有可触及的肿块。在接受腹膜后淋巴结评估[39]的斜角肌淋巴结阳性患者中，75% 的患者腹主动脉旁淋巴结受累[39]。

图 9-29 和图 9-30 显示了锁骨上区的解剖结构。颈部的后三角由胸锁乳突肌、斜方肌和锁骨

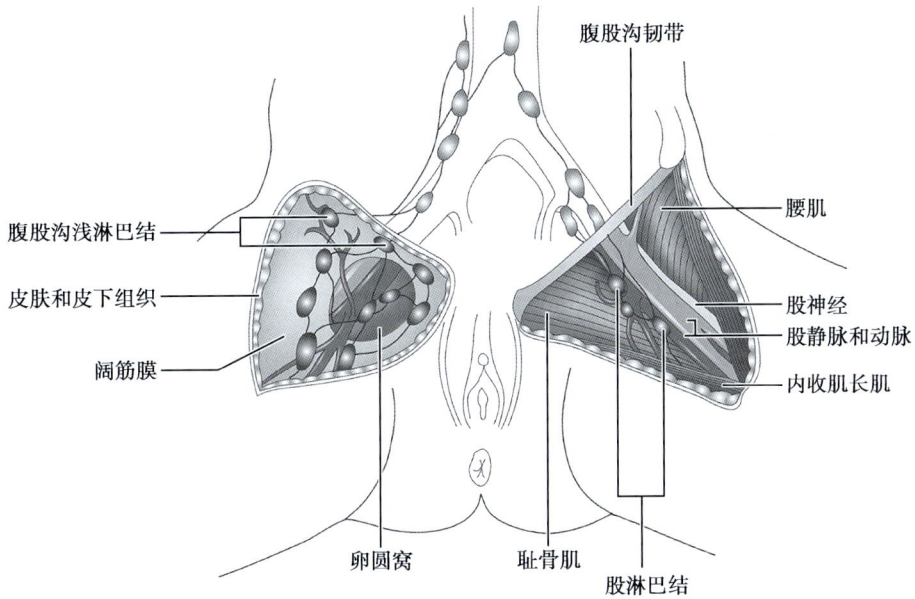

图 9-28　腹股沟淋巴结区的解剖结构

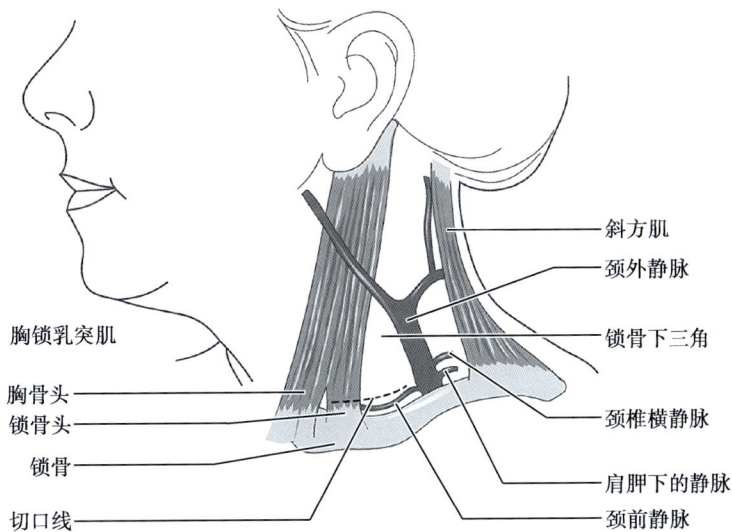

图 9-29　锁骨上淋巴结清扫术的解剖。切口在锁骨上方一指宽处

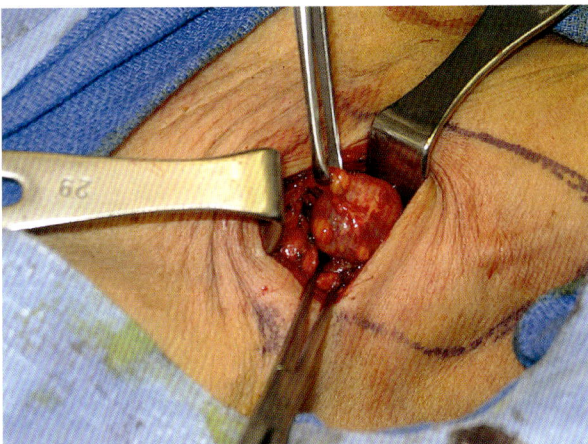

图 9-30　卵巢癌锁骨上转移淋巴结切除

组成。颈外静脉穿过三角区。通过在锁骨上方一指宽的地方做一个 5～6cm 的切口可以进入该三角区。进入间隙后，将胸锁乳突肌向内侧牵拉以暴露颈内静脉。可以看见肩胛舌骨肌跨过颈内静脉，轻柔切除肩胛舌骨下方的淋巴脂肪垫。暴露该区域后，任何巨大的淋巴结都可以被切除。从肩胛舌骨肌上提起这些淋巴结，向锁骨方向进行游离。要注意避开肩胛舌骨肌外侧的臂丛神经和位于斜角肌上的膈神经。胸导管从锁骨上方进入颈内静脉，应注意避免其损伤。可根据需要切除肩胛横血管，随后就可以将这部分淋巴结从该区域的主要静脉上切除。潜在的并发症包括血管和

淋巴损伤，可能导致血肿或乳糜漏，其他并发症包括神经损伤和伤口并发症。

肾切除术-肾上腺切除术

在遵循结构解剖手术原则的前提下，肾切除和肾上腺切除都是相当简单的手术。根据左右侧的不同，有一些特殊的操作和解剖方法。在原发性卵巢癌手术病例中，需要切除肾上腺或肾的病例极为罕见，通常是由于解剖过程中的医源性损伤而不是真正的肿瘤浸润造成的。肿瘤浸润肾脏在卵巢癌中极为罕见，然而，肿瘤引起的慢性输尿管梗阻导致无功能肾脏的情况下，可能需要进行肾脏切除术。在做出这一决定之前，应进行双肾功能的核素检查，以确认患侧肾脏没有功能，同时证明对侧肾脏功能正常。

卵巢癌手术中肾切除术的另一个可能（尽管罕见）是高位腹主动脉旁淋巴结清扫过程中造成的肾动脉广泛损伤。在绝大多数情况下，应该设法保住肾脏，即使在主动脉旁高位淋巴结肿大继发近端输尿管扩张和肾积水的病例中，仔细从肿瘤上解剖游离输尿管和肾血管通常是可行的，不会对肾脏及其相关结构造成不可修复的损伤。

在肿瘤确实浸润肾脏的罕见病例中，可能需要肾脏全切或次全切除以获得肿瘤的完全清除。如果肿瘤位于肾极之一，则应考虑行半肾切除术，而当肿瘤累及肾门时，则应行全肾切除术，这取决于肿瘤浸润的位置和类型。对于淋巴结肿大的患者，应先将淋巴结从腔静脉和主动脉上剥离，结扎一侧肾血管（动静脉）和一侧输尿管后，将淋巴结连同浸润的肾脏一起切除。在解剖困难的情况下，输尿管可作为鉴别肾门和肾动、静脉入路的指引。输尿管应尽可能靠近膀胱结扎，并做全段切除。

右肾位置比左肾稍低（约1~1.5cm），绝大多数病例右肾静脉位于肾动脉前方。右肾静脉的长度通常比左肾静脉短，因为右肾静脉在出肾门后不久直接汇入下腔静脉，而左肾静脉则相反，左肾静脉在汇入腔静脉之前必须先穿过主动脉。由于右肾静脉的长度较短，结扎右肾静脉时必须非常谨慎，因为如果不注意识别和充分游离肾静脉汇入点，可能会发生断面回缩或损伤下腔静脉。右肾动脉起自主动脉，走行于腔静脉后方至右肾门。由于靠近主动脉，左肾动脉较短，通常位于左肾静脉的后上方。然而，在解剖这一区域时不应依赖这些解剖关系，因为它们往往不固定，而且在某些

情况下，左肾动脉可能位于左肾静脉的下方。在超过70%的病例中，有孤立的副肾动脉或多支动脉需要结扎，以便完全游离和分离肾脏。半肾切除术比全肾切除和保留肾功能的肾部分切除术更容易实施，但是应该注意切除区有可能出现漏尿的风险。因此，应与泌尿外科医生联合进行肾脏切除术，并在切除区域放置引流管。

值得注意的是，在某些肾脏或肾盂恶性浸润的病例中，肾静脉中可能存在静脉癌栓，在肾切除术中应将其全部切除，不要将血栓打碎，以免造成栓塞风险。因此，术前影像应明确瘤栓是否存在和确切范围，例如可以通过术前CT成像评估。如果平扫CT不能准确显示下腔静脉确切侵犯和受累情况，则应进行血管造影成像扫描，以便更好地规划手术方案，如果癌栓延伸到下腔静脉，应该有血管外科医生上台，确保可以将栓子、肾脏和肿瘤一并切除。

肾上腺位于肾脏的上极，和肾脏间被一层极薄的脂肪组织层隔开。对于卵巢癌患者来说，基于以下两个原因，这一区域的手术是需要的：肾上方淋巴结肿大或累及肝肾隐窝的浸润性肿瘤病灶。右肾上腺与下腔静脉几乎相连，而左肾上腺离腹主动脉较近。每侧肾上腺可以单独切除或与肾脏一起整块切除，在双侧肾上腺切除术的情况下，患者需要定制终身激素替代方案。然而，在卵巢癌的手术治疗中，几乎不需要切除双侧肾上腺。在卵巢癌手术中更常见的是单侧的肾上腺损伤，这可能导致大量出血，可使用4-0或5-0 PDS缝线间断缝合或双极电凝出血。开腹肾上腺切除术可通过以下3种入路进行：前入路、后入路和胸腹入路。前入路和卵巢肿瘤减灭术最常采用也最为合适，同时也是巨大肾上腺肿瘤最常使用的方案。对于左肾上腺的手术，必须游离脾脏、胰腺和结肠充分暴露术野，右侧肾上腺手术时肝脏、结肠和十二指肠必须向内侧游离。

卵巢癌的前哨淋巴结

随着前哨淋巴结（sentinel lymph node，SLN）在其他类型肿瘤（包括妇科癌症）的成功应用，也有新的研究设计探索前哨淋巴结技术在早期卵巢癌患者中的应用[40]。SELLY研究（sentine lymph node in early ovarian cancer；NCT03563781）就是其中之一，该研究从2018年开始，旨在探索前哨淋

巴结清扫术在早期卵巢癌患者中的作用。初步判断为早期卵巢癌的患者接受卵巢门内示踪剂（2mL 1.25mg/mL 吲哚菁绿溶液）注射，随后打开腹膜后间隙进行标准的淋巴结切除，被示踪剂标记的淋巴结将被识别。前哨淋巴结清扫后，继续按照现行指南完成淋巴结清扫。该研究表明，尽管早期上皮性卵巢癌患者接受分期手术时 SLN 的检出率较低，但该技术仍然有可能提供淋巴结状态的有用信息，并可能使大多数[41]患者避免系统性淋巴结清扫。未来需要进一步的大样本多中心研究结果验证该技术在早期卵巢癌中取代系统性淋巴结清扫术的肿瘤学安全性。

结　论

　　腹膜后间隙是卵巢癌治疗的重要解剖部位。对解剖结构的充分了解，良好地暴露，大血管及其毗邻结构的解剖，对大淋巴管进行结扎或夹闭是降低手术并发症和防止脏器损伤的关键。

　　目前我们认为，即使系统性腹膜后淋巴结清扫术作为手术分期的一部分，对于早期卵巢癌具有价值，可以实现最准确的手术分期，发现隐藏的晚期疾病，从而充分指导辅助治疗，但在没有淋巴结肿大的晚期卵巢癌患者中，系统性淋巴结清扫并没有生存获益。由于与该手术相关的手术并发症发生率和死亡率较高，因此其应作为整体减瘤的一部分仅仅被用于切除肿大淋巴结。

（侯文杰　译）

参 考 文 献

1. Knipscheer RJ. Para-aortal lymph nodes dissection in 20 cases of primary epithelial ovary carcinoma stage I (Figo): Influence on staging. *Eur J Obstet Gynecol Reprod Biol* 1982;13:303–307.
2. Knapp RC, Friedman EA. Aortic lymph node metastases in early ovarian cancer. *Am J Obstet Gynecol* 1974;119:1013–1017.
3. Walter AJ, Magrina JF. Contralateral pelvic and aortic lymph node metastasis in clinical stage I epithelial ovarian cancer. *Gynecol Oncol* 1999;74:128–129.
4. Onda T, Yoshikawa H, Yokota H, et al. Assessment of metastases to aortic and pelvic lymph nodes in epithelial ovarian carcinoma. A proposal for essential sites for lymph node biopsy. *Cancer* 1996;78:803–808.
5. Burghardt E, Girardi F, Lahousen M, et al. Patterns of pelvic and paraaortic lymph node involvement in ovarian cancer. *Gynecol Oncol* 1991;40:103–106.
6. Carnino F, Fuda G, Ciccone G et al. Significance of lymph node sampling in epithelial carcinoma of the ovary. *Gynecol Oncol* 1997;65:467–472.
7. Chen SS, Lee L. Incidence of para-aortic and pelvic lymph node metastases in epithelial carcinoma of the ovary. *Gynecol Oncol* 1983;16:95–100.
8. Morice P, Joulie F, Camatte S, et al. Lymph node involvement in epithelial ovarian cancer: Analysis of 276 pelvic and paraaortic lymphadenectomies and surgical implications. *J Am Coll Surg* 2003;197:198–205.
9. Wu PC, Qu JY, Lang JH, et al. Lymph node metastasis of ovarian cancer: A preliminary survey of 74 cases of lymphadenectomy. *Am J Obstet Gynecol* 1986;155:1103–1108.
10. Tsuruchi N, Kamura T, Tsukamoto N, et al. Relationship between paraaortic lymph node involvement and intraperitoneal spread in patients with ovarian cancer–A multivariate analysis. *Gynecol Oncol* 1993;49:51–55.
11. Tsumura N, Sakuragi N, Hareyama H, et al. Distribution pattern and risk factors of pelvic and para-aortic lymph node metastasis in epithelial ovarian carcinoma. *Int J Cancer* 1998;79:526–530.
12. Onda T, Yoshikawa H, Yasugi T, et al. Patients with ovarian carcinoma upstaged to stage III after systematic lymphadenectomy have similar survival to stage I/II patients and superior survival to other stage III patients. *Cancer* 1998;83(8):1555–1560.
13. Kanazawa K, Suzuki T, Tokashiki M. The validity and significance of substage IIIC by node involvement in epithelial ovarian cancer: Impact of nodal metastasis on patient survival. *Gynecol Oncol* 1999;73(2):237–241.
14. Panici PB, Maggioni A, Hacker N, et al. Systematic aortic and pelvic lymphadenectomy versus resection of bulky nodes only in optimally debulked advanced ovarian cancer: A randomized clinical trial. *J Natl Cancer Inst* 2005;97(8):560–566.
15. Cliby WA, Aletti GD, Wilson TO, Podratz KC. Is it justified to classify patients to stage IIIC epithelial ovarian cancer based on nodal involvement only? *Gynecol Oncol* 2006;103(3):797–801.
16. Ferrandina G, Scambia G, Legge F, et al. Ovarian cancer patients with "node-positive-only" stage IIIC disease have a more favorable outcome than stage IIIA/B. *Gynecol Oncol* 2007;107(1):154–156.
17. Baek SJ, Park JY, Kim DY, et al. Stage IIIC epithelial ovarian cancer classified solely by lymph node metastasis has a more favorable prognosis than other types of stage IIIC epithelial ovarian cancer. *J Gynecol Oncol* 2008;19(4): 223–228.
18. Park, J. Staging classification for cancer of the ovary, fallopian tube, and peritoneum. *Int J Gynaecol Obstet* 2014;124(1):1–5.
19. Harter P, Sehouliet J, Lorusso, D. et al. A randomized trial of lymphadenectomy in patients with advanced ovarian neoplasms. *N Engl J Med* 2019;380(9): 822–832. doi: 10.1056/NEJMoa1808424.
20. Zanetta G, Chiari S, Barigozzi P, et al. Limited invasiveness to assess retroperitoneal spread in stage I–II ovarian carcinoma. *Int J Gynaecol Obstet* 1995;51:133–140.
21. Minig, L, Heitz, F., Cibula, D. et al. Patterns of lymph node metastases in apparent stage I lowgrade epithelial ovarian cancer: A multicenter study. *Ann Surg Oncol* 2017;24(9):2720–2726. doi: 10.1245/s10434-017-5919-y. Epub 2017 Jun 12.
22. Seidman JD, Ronnett BM, Kurman RJ. Pathology of borderline (low malignant potential) ovarian tumours. *Best Pract Res Clin Obstet Gynaecol* 2002;16(4):499–512.
23. Benedetti-Panici P, Maneschi F, Scambia G, et al. Anatomic abnormalities of the retroperitoneum encountered during aortic and pelvic lymphadenectomy. *Am J Obstet Gynecol* 1994;170:111–116.
24. Benedetti-Panici P, Maneschi F, Cutillo G. Pelvic and aortic lymphadenectomy. *Surg Clin North Am* 2001;81:841–858.
25. Donohue J. Surgical management of testicular cancer. In: Ernstoff M, Heaney, JA, Peschel, RE (eds.), *Urologic Cancer*. Cambridge, UK: Blackwell Science; 1997, pp. 554–581.
26. Pantuck AJ, Barone JG, Cummings KB. Vena cava resection during post chemotherapy lymphadenectomy for testis tumor. *Am Surg* 1995;61:424–426.
27. Yamamoto T, Yoshimatsu H, Koshima I. Navigation lymphatic supermicrosurgery for iatrogenic lymphorrhea: Supermicrosurgical lymphaticolymphatic anastomosis and lymphaticovenular anastomosis under indocyanine green lymphography navigation. *J Plast Reconstr Aesthet Surg* 2014;67(11):1573–1579.
28. Tam KF, Lam KW, Chan KK, Ngan HY. Natural history of pelvic lymphocysts as observed by ultrasonography after bilateral pelvic lymphadenectomy. *Ultrasound Obstet Gynecol*

2008;32(1):87–90.

29. Jayarajan S, Napolitano LM, Rectenwald JE, Upchurch GR Jr. Primary aortoenteric fistula and endovascular repair. *Vasc Endovasc Surg* 2009;43(6):592–596.

30. Fotopoulou, C, Jones BP, Savvatis, K, et al. Maximal effort cytoreductive surgery for disseminated ovarian cancer in a UK setting: challenges and possibilities. *Arch Gynecol Obstet* 2016;294(3): 607–14. doi: 10.1007/s00404-016-4080-3. Epub 2016 Apr 4.

31. Pereira A, Pérez-Medina T, Magrina JF, et al. The impact of pelvic retroperitoneal invasion and distant nodal metastases in epithelial ovarian cancer. *Surg Oncol* 2014;23(1):40–44.

32. Lopes, A, Rangel Costa, RL, di Paula, R, et al. Cardiophrenic lymph node resection in cytoreduction for primary advanced or recurrent epithelial ovarian carcinoma: A cohort study. *Int J Gynecol Cancer* 2019;29(1):188–194. doi: 10.1136/ijgc-2018-000073.

33. Cowan, RA, Tseng, J, Murthy, V, et al., Feasibility, safety, and clinical outcomes of cardiophrenic lymph node resection in advanced ovarian cancer. *Gynecol Oncol* 2017;147(2):262–266. doi: 10.1016/j.ygyno.2017.09.001. Epub 2017 Sep 6.

34. Nasser, S, Kyrgiou, M, Krell, J, et al. A review of thoracic and mediastinal cytoreductive techniques in advanced ovarian cancer: Extending the boundaries. *Ann Surg Oncol* 2017;24(12):3700–3705. doi: 10.1245/s10434-017-6051-8. Epub 2017 Aug 31.

35. Abrams HL, Spiro R, Goldstein N. Metastases in carcinoma. Analysis of 1000 autopsied cases. *Cancer* 1950;3:74–85.

36. Scholz HS, Lax S, Tamussino KF, Petru E. Inguinal lymph node metastasis as the only manifestation of lymphatic spread in ovarian cancer: A case report. *Gynecol Oncol* 1999;75: 517–518.

37. Kehoe S, Luesley D, Rollason T. Ovarian carcinoma presenting with inguinal metastatic lymphadenopathy 33 months prior to intraabdominal disease. *Gynecol Oncol* 1993;50:128–130.

38. McGonigle KF, Dudzinski MR. Endometrioid carcinoma of the ovary presenting with an enlarged inguinal lymph node without evidence of abdominal carcinomatosis. *Gynecol Oncol* 1992;45:225–228.

39. Petru E, Pickel H, Tamussino K, et al. Pretherapeutic scalene lymph node biopsy in ovarian cancer. *Gynecol Oncol* 1991;43:262–264.

40. Mach, P., Kimmig, R., Buderath, P. The role of sentinel-node biopsy in ovarian cancer. *Minerva Ginecol* 2020;72(6):399–403. doi: 10.23736/S0026-4784.20.04691-2. Epub 2020 Nov 3.

41. Uccella, S, Nero, C, Vizzia, E, et al., Sentinel-node biopsy in early-stage ovarian cancer: preliminary results of a prospective multicentre study (SELLY). *Am J Obstet Gynecol* 2019;221(4):324.e1–324.e10. doi: 10.1016/j.ajog.2019.05.005. Epub 2019 May 10.

10. 肿瘤细胞减灭术：肠道及大网膜

Ahmed Al-Niami and Janelle Sobecki

前　言

大多数晚期上皮性卵巢癌的患者有腹膜和腹腔内转移。她们中的大部分可以通过肿瘤细胞减灭术和化疗达到临床缓解,并获得长期生存[1]。其中肿瘤细胞减灭术只有达到 R0 或 R1 时才与提高生存率相关[2]。满意的细胞减灭术对于晚期卵巢癌无进展生存时间和总生存时间都至关重要[1,3-6]。因此,近几十年来,规范的肿瘤细胞减灭术范围已经从盆腔手术和大网膜切除术扩展到上腹部手术[1,4-6]。在晚期或复发性卵巢癌的患者中,肠道受累的程度存在不同[7-8]。在一些患者中肿瘤仅浅表累及肠浆膜,无须行肠切除即可轻松切除病灶。而有的患者,肿瘤侵犯肠壁肌层,则需要做肠切除。肠系膜受累也常见,伴或不伴肠壁受累。本章介绍了卵巢癌细胞减灭术中肠切除的适应证、相关的解剖学和肠切除和吻合的手术技术。

大网膜切除术和肠切除术的适应证

大网膜切除术是卵巢癌标准分期手术的一部分,因为在外观正常的大网膜中,亚临床转移的发生率可达 3%[9]。而在晚期卵巢癌的患者中,大网膜通常可见到明显的转移病灶(图 10-1)。这些转移灶常融合为一个大的肿块,被称为大网膜饼。大网膜饼可延伸至累及胃结肠韧带和/或横结肠,以及其他结构(图 10-2)。巨大网膜病灶的切除是晚期卵巢癌患者肿瘤细胞减灭术的一个重要组成部分。

超过 1/3 的卵巢癌患者在初次肿瘤细胞减灭术(primary debulking surgery, PDS)或二次肿瘤细胞减灭术时做了肠切除术[1,10-20]。切除肠道通常是因为转移,但有时为了缓解恶性肠梗阻也可行肠切除,特别是在复发的情况下。直肠和乙状结肠由于易受累及,因此也是卵巢癌手术中最常见的被切除的肠段。具体步骤详见第 7 章。虽然小肠也同样易受累及,但有报道的小肠切除要明显

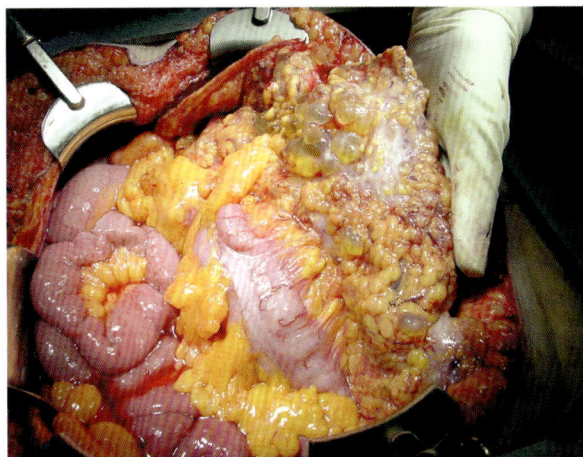

图 10-1　晚期卵巢癌患者的大网膜病灶。肠浆膜相对未受累及

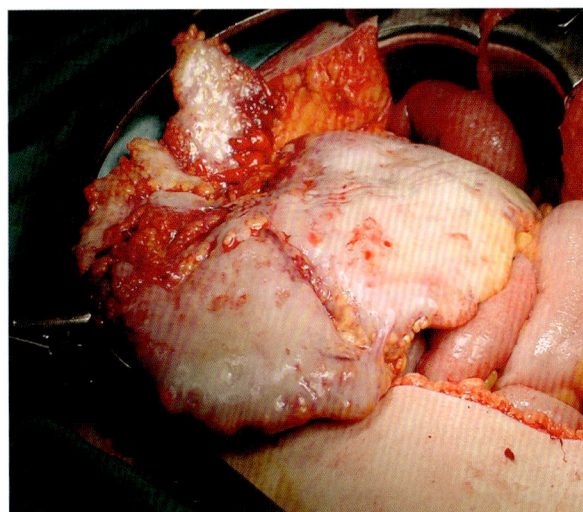

图 10-2　晚期卵巢癌大网膜饼形成并累及胃结肠韧带

少于结肠切除,尤其是乙状结肠和直肠切除。导致这种情况的原因目前尚不清楚,但当面对小肠切除后仍无法达到满意的肿瘤细胞减灭术、预计切除后肠道功能严重丧失、切除后需要多肠吻合术、肿瘤累及小肠肠系膜根部等情况时,小肠切除术可能无法实施。如果小肠切除术后可以达到满意或近乎满意的肿瘤细胞减灭术,并且剩余肠道功能可维持时,其应当被执行。原发性卵巢癌患

者偶尔会出现小肠梗阻，需要行切除、旁路或分流术。这些步骤详见第 16 章。

局部解剖学

小肠

小肠由十二指肠、空肠和回肠组成，平均长度在 3~5m 之间[21]。从胃的幽门开始，十二指肠弯曲进入腹膜后穿行至第二腰椎的左侧 Treitz 韧带处。在左上象限，就在 Treitz 韧带的远端，十二指肠再次进入腹腔内并过渡为空肠，空肠长度约为 2.5 米。空肠和回肠之间没有明显分界，回肠长度约为 3 米，终止于右下象限的回盲部。临床上，空肠管壁稍厚，口径更大，血管供应丰富，颜色比回肠深。空肠肠系膜比回肠的脂肪少，动脉弓比回肠更容易看到。空肠动脉弓为单支或双支，直血管长，而回肠动脉弓分为 4~5 支，直血管短。

空肠和回肠的血供来源于肠系膜上动脉（superior mesenteric artery, SMA）。肠系膜上动脉约在第一腰椎高度起自腹主动脉前壁，位于胰颈后面；然后经过胰腺的钩突，在十二指肠水平部前方进入小肠肠系膜的根部。手术中，通过游离十二指肠降部（Kocher 法）来暴露肠系膜上动脉的起源。由于十二指肠头和腔静脉之间存在着小的血管分支，因此需要小心。另一种暴露肠系膜上动脉的方法是沿主动脉从其分叉处向下延伸到髂总动脉来暴露主动脉。游离十二指肠水平部。然后将胰腺体向前抬起，以暴露肠系膜上动脉的起源。胰十二指肠下动脉是肠系膜上动脉的第一个分支，供应腹膜后十二指肠。第二支是中结肠动脉，它向前行走以供给横结肠。剩余的小肠由空肠 - 回肠动脉形成的动脉弓供应。动脉弓的分支由空肠部的单一分支逐渐增加到回肠部的 4~5 个分支（图 10-3）。小肠的肠系膜呈扇形，附着于后腹壁之上。肠系膜附着处从 Treitz 韧带处开始直到右髂窝。肠系膜上动脉也发出回结肠和右结肠动脉，起源于肠系膜上动脉右侧，供应盲肠和结肠上升部分。肠系膜上动脉所有分支的终末端血管最终均成为小肠和横结肠的供应血管。位于肠系膜上动脉与回结肠动脉之间的 Treves 无血管区可能导致回肠末端的血供不一致。小肠的静脉引流由与肠系膜上动脉的分支对应的直接分支组成，形成肠系膜上静脉（superior mesenteric vein, SMV）。肠系膜上静脉在胰颈部后方与脾静脉汇合而成为肝门静脉。

小肠的淋巴引流开始于黏膜绒毛的中央乳糜管。汇入肠壁并通过与小肠静脉伴行的淋巴管引流。引流路径开始于肠系膜淋巴结，途经肠系膜上淋巴结和左侧腰淋巴干，最后注入乳糜池。

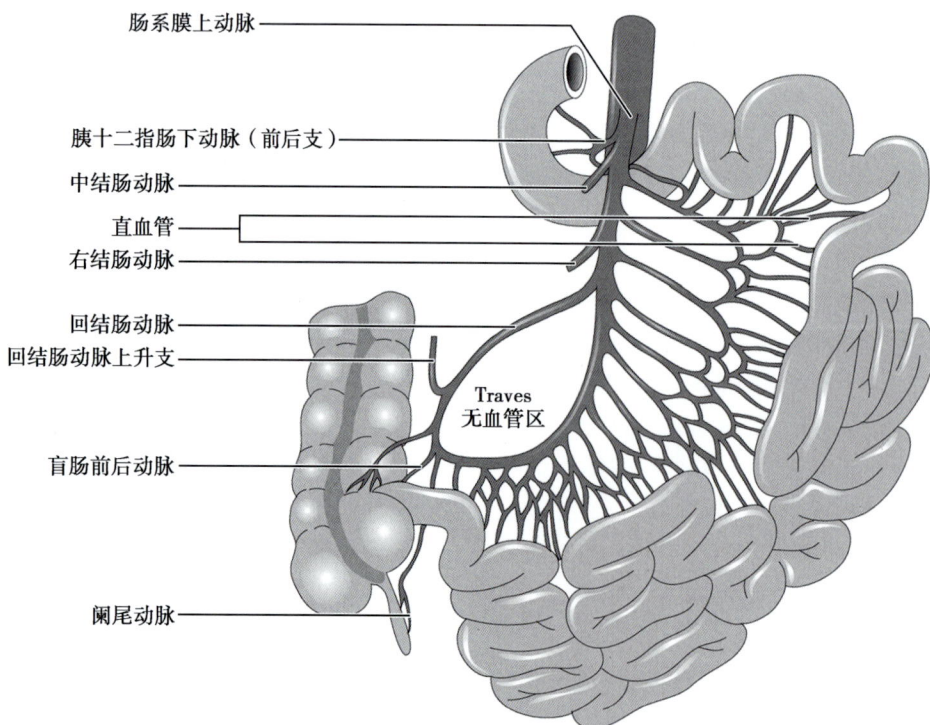

图 10-3　小肠的解剖学和动脉供应。肠系膜上动脉及其分支供应整个空肠、回肠和部分结肠

大肠

　　大肠从盲肠一直延伸到肛门，长约1.5m。这一章将主要关注腹部结肠，包括盲肠和升结肠、横结肠和降结肠。大肠的特征是通过肠壁的全层皱褶形成结肠袋。这种皱褶对应于肠腔内的横向褶皱，称为半月襞。大肠有3条增厚的纵向肌带，从阑尾到直肠，称为结肠带（网膜带、独立带和系膜带）。大肠的环形肌没有命名。结肠纵向和环形肌肉之间的差异提供了结肠袋的经典大体和放射学现象。大肠上可见到小袋状腹膜充满脂肪形成的肠脂垂，在降结肠和乙状结肠处最为明显（图10-4）。

　　结肠的血液供应来源于肠系膜上动脉和肠系膜下动脉（inferior mesenteric artery，IMA）。中结肠动脉供应横结肠，肠系膜下动脉从主动脉作为一个单独的分支发出，通过左结肠和乙状结肠动脉供应降结肠和乙状结肠。在手术中，肠系膜下动脉来自主动脉前壁的下部，常位于主动脉分叉上方约2～3cm。因为没有指定的血液供应，由中结肠和左结肠动脉供应的结肠中间段通常被称为分水岭区域。分水岭区域是通过中结肠动脉和左结肠动脉之间的侧支动脉网络供应的。侧支网络由Riolan弧（位于结肠系膜深处）和更靠近结肠壁的德拉蒙德边缘动脉组成（图10-5）。

　　结肠的静脉与动脉伴行。通常由肠系膜上静脉和肠系膜下静脉组成（图10-6）。肠系膜下静脉汇入脾静脉，脾静脉与肠系膜上静脉汇合形成门静脉。门静脉在网膜囊游离缘经胆管和肝动脉后方上行至肝脏。在肝门处门静脉分为左右两支，最终汇入肝窦。门静脉系统与全身静脉系统有多个吻合，在门静脉高压的情况下可扩张成为静脉曲张。

　　阑尾位于回盲交界处远端盲肠基部附近。盲肠是一种盲端袋，从回盲肠交界处向尾部延伸6～7cm。盲肠是阑尾的起源，其壁是整个胃肠道中最宽最薄的。因此，根据拉普拉斯定律——球体中最大张力等于压力和半径的乘积且与壁厚成反比，预测在发生恶性远端结肠梗阻时，盲肠特别容易发生穿孔。

　　从右下象限的盲肠开始，升（右）结肠成为一个腹膜后器官，向头延伸至结肠右曲。它沿着Toldt白线附着在腹膜后的外侧和前表面。十二指肠降部与结肠右曲关系紧密，因此在游离右结肠和结肠右曲以及切除这部分的结肠时必须小心，以免损伤十二指肠（图10-7）。同样，右输尿管也与阑尾和回盲部紧密相邻，在游离该处时应仔细辨认。完全游离右结肠以暴露腹膜后十二指肠、右肾和下腔静脉（inferior vena cava，IVC），有时被称为Catell-Braasch手法（图10-7）[22]。

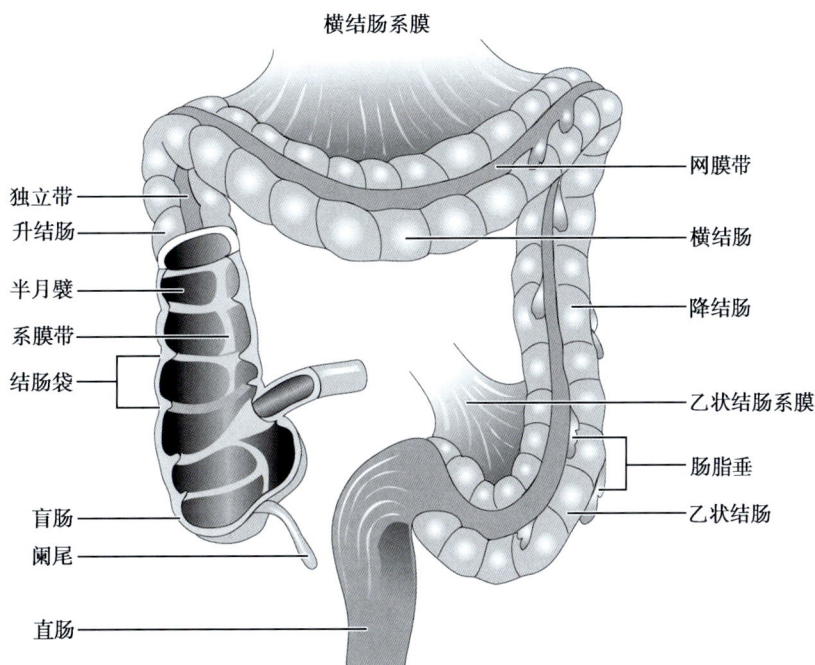

图 10-4　腹部结肠的解剖

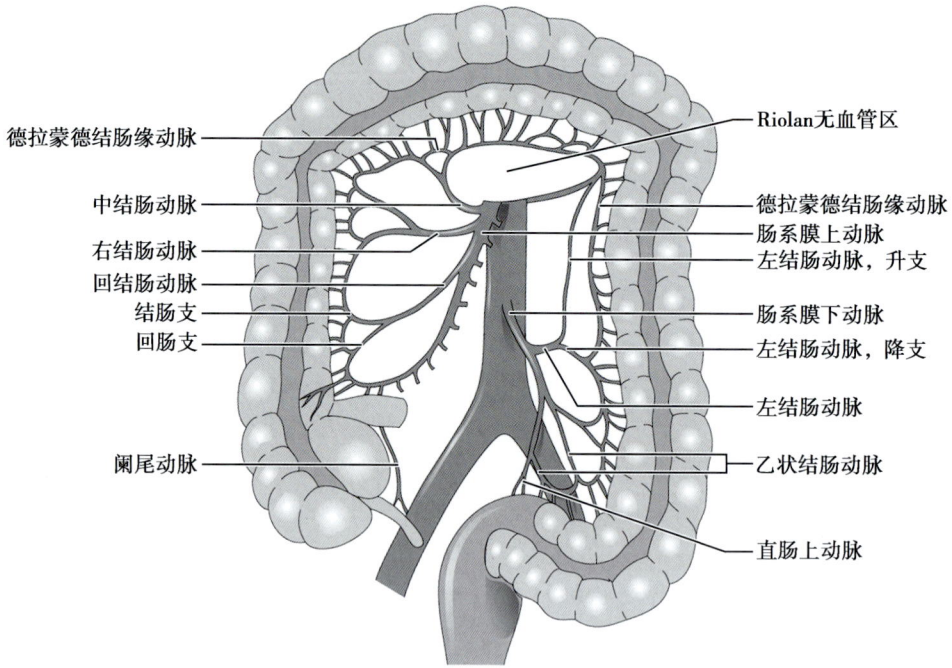

德拉蒙德结肠缘动脉

中结肠动脉
右结肠动脉
回结肠动脉
结肠支
回肠支

阑尾动脉

Riolan无血管区

德拉蒙德结肠缘动脉
肠系膜上动脉
左结肠动脉，升支

肠系膜下动脉
左结肠动脉，降支

左结肠动脉

乙状结肠动脉

直肠上动脉

图 10-5　结肠的动脉供应。SMA 为结肠的右半部分提供血液供应，肠系膜下动脉供应左半部分结肠。右结肠动脉可能直接起源于肠系膜上动脉或中结肠动脉，也可能完全缺失

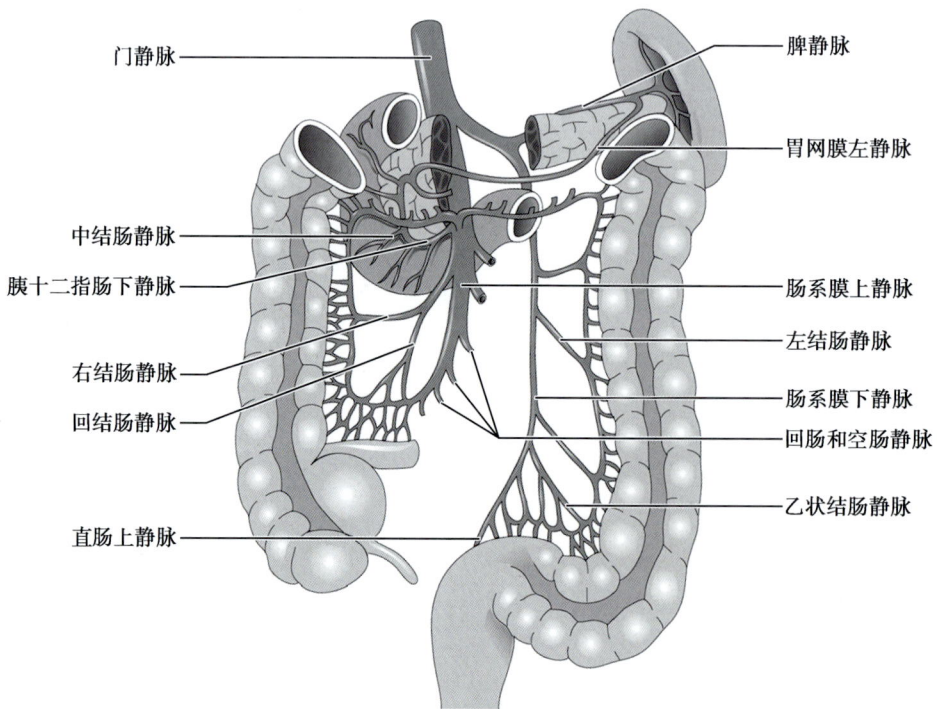

门静脉

中结肠静脉
胰十二指肠下静脉

右结肠静脉
回结肠静脉

直肠上静脉

脾静脉

胃网膜左静脉

肠系膜上静脉
左结肠静脉
肠系膜下静脉
回肠和空肠静脉
乙状结肠静脉

图 10-6　肠道的静脉引流。回肠、空肠和右结肠引流至肠系膜上静脉，随后与脾静脉汇合形成门静脉。左结肠由肠系膜下静脉引流，汇入脾静脉

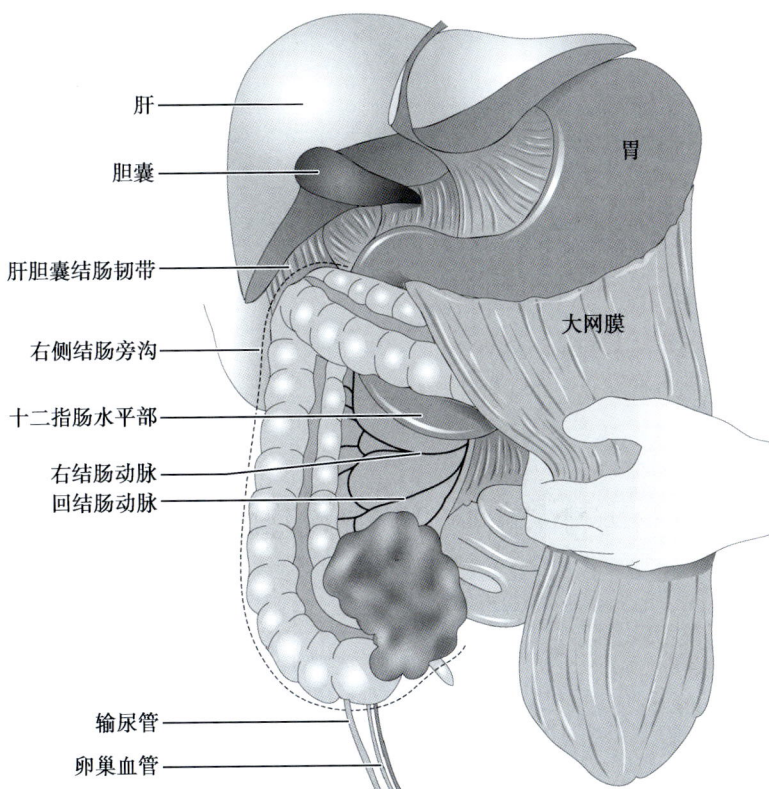

图 10-7　游离右结肠（Catell-Braasch 手法）。右结肠沿着 Toldt 筋膜（虚线）与腹膜分离。切口延伸到盲肠周围。在游离盲肠时，应仔细注意右侧输尿管、卵巢血管、生殖股神经和髂血管。肝结肠韧带和胆囊结肠韧带离断时胆囊和十二指肠位于肝裂附近

横结肠是最长和最可活动的结肠段，因为它是完全在腹腔内，从结肠右曲延伸到脾曲。它通过胃结肠韧带与胃相连，胃结肠韧带通常与横结肠系膜和结肠腹侧表面紧密相连。切除大网膜必须小心地从横结肠上离断胃结肠韧带以进入网膜囊。胃结肠韧带与横结肠系膜的区别在于具有脂肪小叶。结肠系膜脂肪表面光滑，而胃结肠韧带脂肪呈小叶状。当两片叶子（横结肠系膜和胃结肠韧带）中的一片尽可能远地横向向结肠脾曲方向移动时很容易进入网膜囊。对结肠脾曲的过度向下牵引可引起回结肠韧带的张力增加，从而导致脾脏包膜的撕裂。

降结肠（左）结肠变成腹膜后，从结肠脾曲延伸到乙状结肠。降结肠上部与左肾关系紧密，当游离降结肠时左肾紧邻该解剖层面。左侧结肠脾曲与降结肠交接部的没有固定的供应血管，在切除和分离该部分肠道时易发生血管损伤。左侧常用的是类似于 Catell-Braasch 手法的 Mattox 手法，以暴露左肾、肾上腺、输尿管和主动脉。该手法最初被用来暴露上腹部主要血管损伤[23]。它是通过沿着 Toldt 白线将左侧结肠的腹膜后附着物与腹膜后分离，并将左侧结肠旋转到中线来完成的（图10-8）。在第 8 章中详细回顾了左右腹膜后的暴露和手术技巧。

网膜在解剖学上分为小网膜和大网膜（图 10-9）。小网膜连接肝脏、胃小弯和 2cm 的十二指肠起始部。它位于肝左叶的后部，与肝相连，在肝门由静脉韧带固定。小网膜由双层腹膜组成，也可用其附着部位来命名（肝胃韧带和肝十二指肠韧带）。门静脉、肝动脉和胆管在肝胃韧带游离缘附近穿过。门静脉位于肝动脉和胆总管的后方。大网膜是由脂肪和血管组成的双层裙状结构，悬挂在胃和横结肠上。每一层脂肪层有两个腹膜表面，因此，大网膜有 4 个腹膜表面。大网膜连接着胃大弯、横结肠、脾脏和横膈膜，但其长度和脂肪含量因人而异。胃结肠韧带是位于胃和横结肠之间的大网膜的一部分。胃脾韧带位于胃结肠韧带的外侧，连接着胃和脾脏。

网膜囊是位于胰腺前部和十二指肠腹膜后部分的一个解剖空间。大网膜和小网膜与胃、肝尾状叶、横结肠系膜一起构成了网膜囊的腹侧边界。温斯洛孔是一个从肝肾隐窝（Morison 间隙）通向

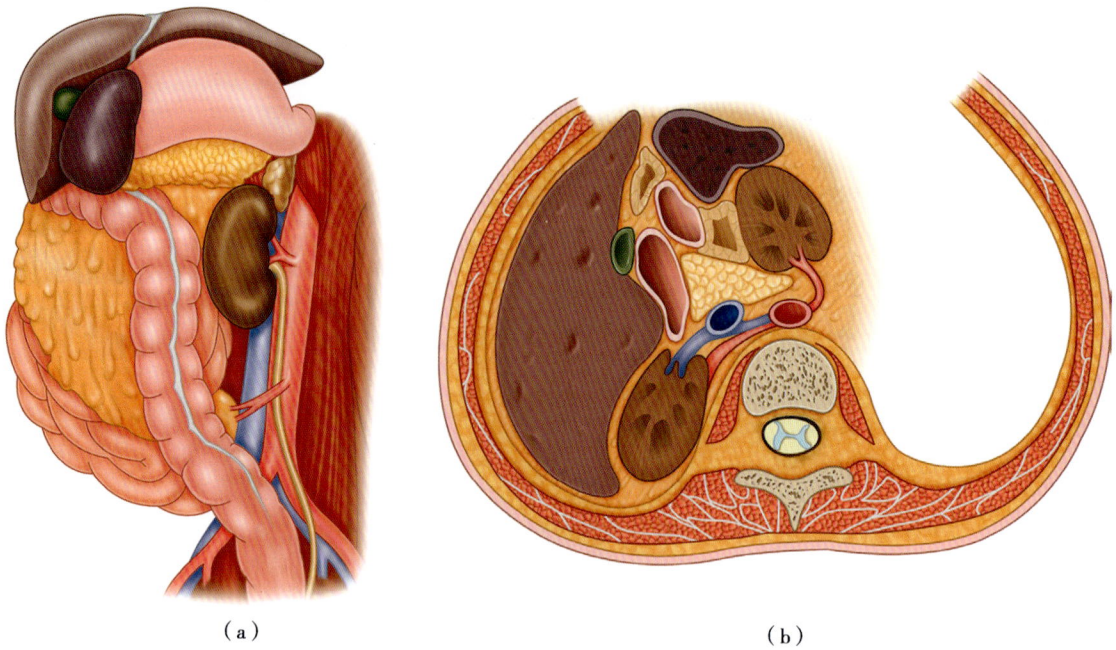

（a）   （b）

图 10-8   左结肠活动（Mattox 手法）

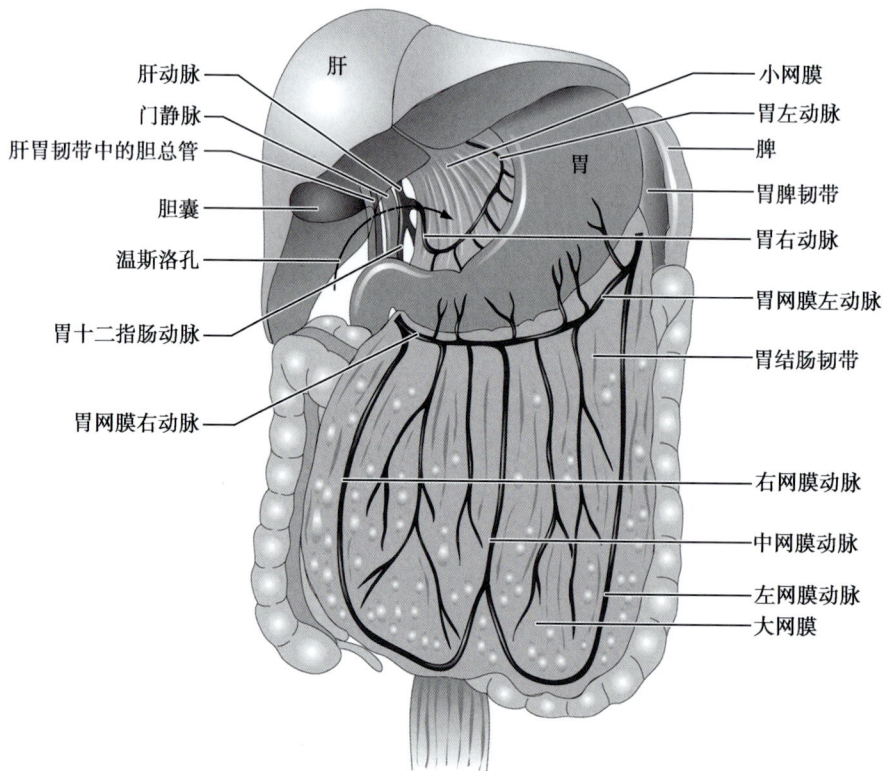

肝动脉

门静脉

肝胃韧带中的胆总管

胆囊

温斯洛孔

胃十二指肠动脉

胃网膜右动脉

肝

胃

小网膜

胃左动脉

脾

胃脾韧带

胃右动脉

胃网膜左动脉

胃结肠韧带

右网膜动脉

中网膜动脉

左网膜动脉

大网膜

图 10-9   大网膜、小网膜和胃。左右胃网膜动脉为大网膜提供动脉供应。左右胃动脉供应小网膜和胃

网膜囊的解剖窗口，其边界由十二指肠韧带的边缘、肝肾韧带、下腔静脉及其前面的壁腹膜和十二指肠构成。通常需要进入网膜囊才能到达胰腺和脾门或进行大网膜切除术。通过离断胃结肠韧带或从横结肠及其系膜上打开大网膜后也很容易进入网膜囊。

　　大网膜的血液供应来自左右胃网膜动脉和胃大弯动脉弓的多个分支，左右胃网膜动脉分别起源于脾动脉和胃十二指肠动脉，左右胃网膜动脉终支吻合形成胃大弯动脉弓（图 10-9）。胃大弯动脉弓向下发出左、中、右大网膜动脉至大网膜的后叶。

胃

　　虽然胃很少直接受到卵巢癌累及，但是它与许多肿瘤易播散的结构位置密切。因此，充分掌握胃的内脏及血管解剖至关重要（图 10-9）。作为前肠的衍生物，胃的动脉血液供应来自腹腔干，胸下主动脉以及肠系膜上动脉的分支。供应胃的动脉包括：①胃左动脉，供应胃小弯附近的胃壁，贲门及胃底；②胃短动脉；③胃网膜左动脉，②和③都属于脾动脉的终末分支，它们供应胃底、胃体和胃大弯近心端；④胃网膜右动脉，供应胃大弯远心端，是胃十二指肠动脉的终末分支；⑤胃右动脉，供应胃小弯远端和胃幽门窦，是肝固有动脉的一个分支。

肠 吻 合

肠吻合术

　　肠吻合术通常采用的方式有两种：手动吻合及器械吻合。虽然器械吻合的引入简化了吻合术过程，但有时传统的手动吻合术可能更实用。手术医生应该同时掌握这两种方式。无论采用何种方式，成功的吻合必然包括血运通畅、充分止血、无张力及管腔无狭窄。

手动吻合术

　　手动吻合术适用于端-端吻合，端-侧吻合或侧-侧吻合。功能上，这些方式在吻合口瘘发生率或狭窄率方面相当；任何手术的具体情况（或外科医生的偏好）通常决定使用哪种手术方式。例

如，在需要肠切除术的肠梗阻中，如果两端的管腔口径不一致，则常常采用端-侧吻合术。若梗阻段和非梗阻段的组织存在厚度差异，则手动吻合术通常比器械吻合术更可取。其次，当采用手动 Roux-en-Y 瓣式吻合时，端-侧吻合是更简单的方式。侧-侧吻合很少采用手动吻合术，但在器械吻合术、肠-肠吻合术或肠-结肠吻合术中较为常见。再者，端-端吻合保留了肠管的最大功能单位，在解剖学和功能学上均获得满意的效果，并且在吻合处产生更小的张力。

　　手动吻合可运用于肠-肠吻合、肠-结肠吻合以及结肠吻合。肠管直径的差异存在于任何肠-结吻合术中，因此，端-端吻合往往更合适，或者可以在小肠上做一 Cheatle 切口，以适应端-端吻合（end-to-end anastomosis，EEA）（图 10-10）。

　　端-端手动吻合术中肠-肠吻合和结肠吻合是较常见且容易实施的。

　　所有肠道吻合术的策略都是一致的，并基于以下原则：

- 消除或最大限度减少污物和污染。
- 360° 可视情况下全层缝合（尽可能地）。
- 保证吻合的两端有充足的血液供应。
- 避免吻合口紧张。
- 避免吻合口狭窄或荷包缠结。
- 黏膜完全对合且内翻。
- 封闭肠系膜缺损，避免肠内疝

　　手动吻合术是通过隔离肠的两端并将其带到手术野，用非挤压性（Glassman）肠夹阻塞近端和远端管腔，以防止肠内容物溢出。应注意用湿润的手术垫或毛巾保护周围伤口边缘和腹腔深处免受污染。当两端被游离并彼此靠近，就可以通过单层或双层的方式进行吻合。

　　单层和双层吻合术在疗效上是获益相当。如果执行得当，泄漏、狭窄和总体并发症发生率无临床差异[24]。单层吻合术的支持者认为其易于操作、方便，外科医生偏好和最大的管腔尺寸是明显的优势，而双层吻合术的支持者则认为外科医生偏好和增加的吻合口安全性是主要优势。目前尚未发现这两种技术在正确执行时的功能差异。

单层吻合术

　　单层吻合术可通过不同方式来完成：间断缝合、连续缝合及 Gambee 垂直褥式缝合。在单层缝合术中，结肠通常使用不可吸收缝线缝合，而小肠

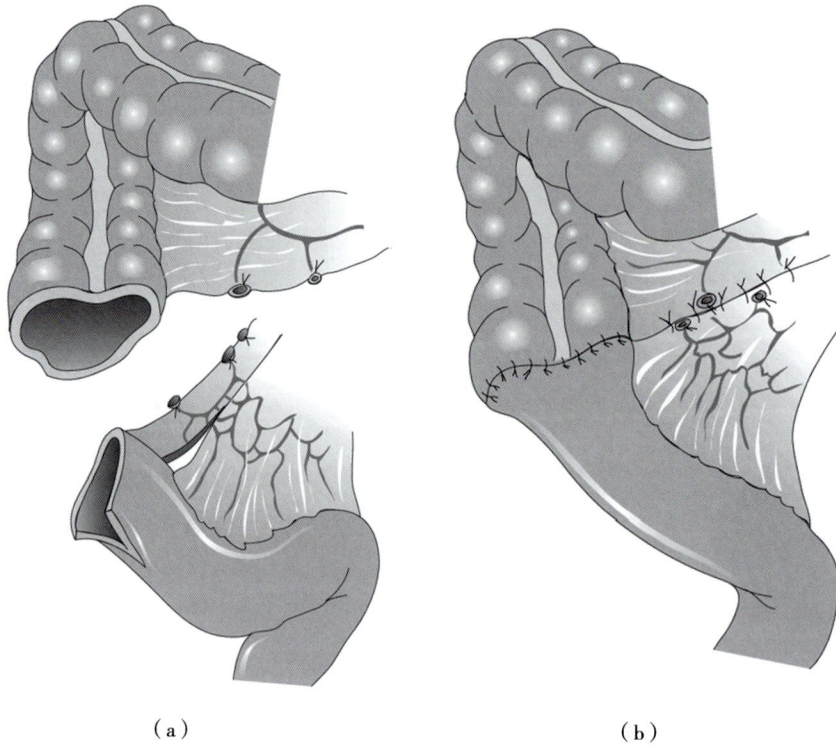

（a）   （b）

图 10-10　Cheatle 切口以适应管腔直径的差异。（a）Cheatle 切口：为了吻合两个大小不同的肠腔，在肠的肠系膜对侧表面做一个较小的肠腔切口。（b）该切口可扩大肠腔，实现无张力吻合

则使用延迟可吸收线缝合（尽管有些过时，但 2-0 或 3-0 丝线缝合被广为使用，目前仍然是一种可接受的选择）。Gambee 缝合法作为一种简单可行的间断单层缝合，可使浆膜-浆膜对齐、黏膜-黏膜对齐并自动内翻（图 10-11）。吻合口周围完全可视是该手术方式成功的关键。初始缝合点应在切缘外侧约 3mm 并行全层缝合。然后将缝针倒置，在距切口 2～3mm 处仅穿过黏膜层，出黏膜下层。再次翻转缝针，在对侧采用相反的缝法：从黏膜下层进针，进针 2～3mm 深后出黏膜层进入管腔，针头反转，从黏膜层出针点下 1～2mm 处从内到外进行全层缝合。间断缝合间距约为 2～3mm，并保持缝线结系在肠壁外侧，以便于每一处缝合完全可视。Gambe 缝合法可将肠浆肌层内翻，使黏膜层自动对齐。

由于难以看到后壁结构，Gambee 缝合法很少用于环切吻合。但 Gambee 缝合法提供了安全的双层缝合，且可容受最小的管径，故仍然是吻合窄腔肠管（如十二指肠、远端小肠）的小肠切除术的绝佳选择。当肠管旋转困难或后壁缝合线不完全可见的时，可使用相对简单的间断缝合术。该缝合术通过水平留置缝线，并用无损伤肠钳或镊子将其拉紧以防止肠管后壁聚集。

吻合口间断缝合以切缘外侧 2～3mm 为宜，在肠管后壁深 2～3mm 处，全层贯穿缝合，并将结系在肠腔内（图 10-12）。一旦到达预留缝合线，可通过腔外打结完成前壁缝合。该缝合术常被运用于端-侧吻合、端-端吻合手术中。

使用双针从后壁中分别向两侧行连续单纯缝合是相对容易的方法。在双针的两端留下等长的缝线，从中点处就沿着整个肠壁进行 360° 缝合，并将线结系在肠腔外。前壁可通过“Connell”式关闭（见“双层缝合术”）。初始的后壁缝线前端可在肠壁外侧正确定位。（图 10-13）。

当吻合完成时，肠系膜缺损可以通过间断缝合、连续缝合以及“8”字形缝合等形式进行无张力缝合。

双层吻合术

双层吻合术与单层吻合术程序基本一致，但有一处例外：双层吻合术必须清除更多的浆膜层脂肪，以便于浆肌层（Lembert）的可视及定位。通常，使用胃肠吻合器（gastrointestinal anastomosis，GIA）去除肠管中间部分从而形成两个末端。吻合处的初始浆肌层应在拆除钉线之前形成。后壁缝合类似于单层缝合术中的单纯间断缝合，但缝

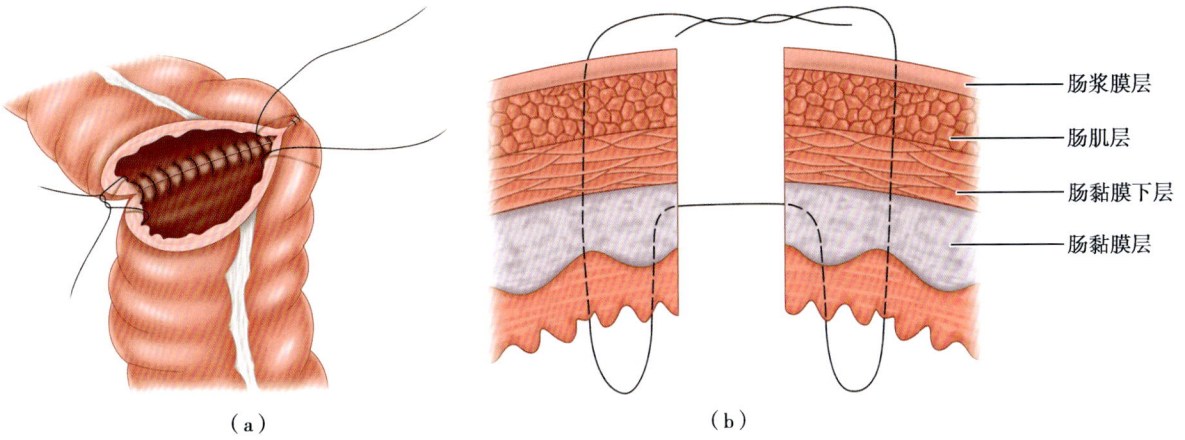

图 10-11　Gambee 缝合术实现肠管单层吻合或非环切肠管闭合。这项技术可使黏膜层正确对合，同时接近浆肌层

肠浆膜层
肠肌层
肠黏膜下层
肠黏膜层

（a）　　　　　　　　　　　　　（b）

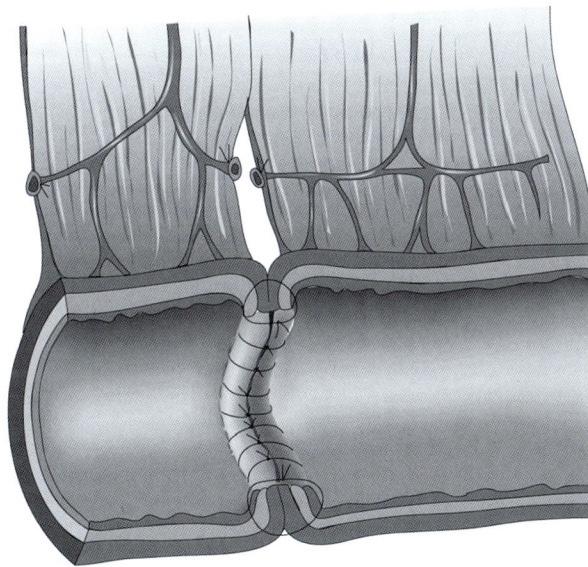

图 10-12　后壁单层缝合，前壁可通过单纯间断缝合完成

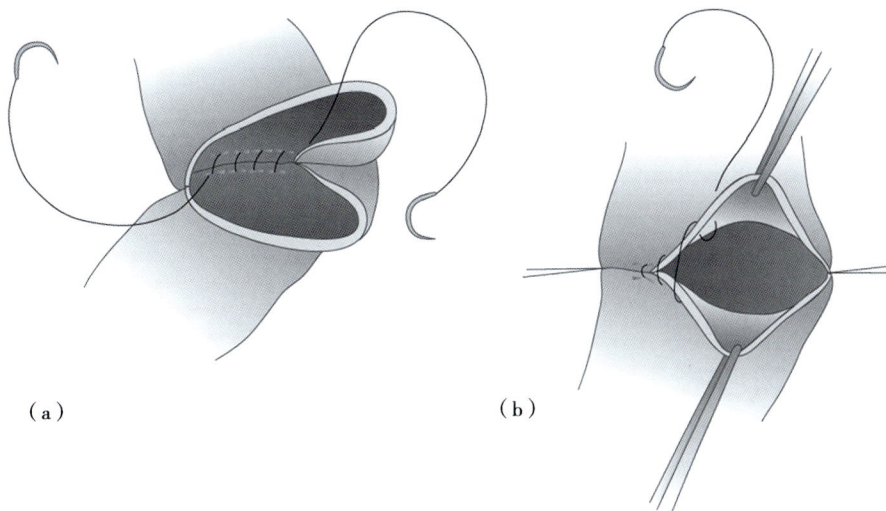

（a）　　　　　　　　　　　　　（b）

图 10-13　单层连续缝合。当肠管不易翻转时，于后壁中点处采用双针等长线缝合可能更易施行。（a）其中的一半采用连续缝合使肠管后壁闭合。（b）另一半采用 Connell 连续缝合使肠管前壁闭合

合深度是浆肌层（Lembert）而不是全层。浆肌层常采用 3-0 丝线缝合。Lembert 缝合应位于钉线下 5～7mm 处以防止后壁撕裂，并在吻合钉线拆除后便于观察肠内壁。放置好后壁缝合线后，将无损伤肠钳（Glassman）应用于每个肠瓣的计划吻合点的近端及远端，但要尽可能靠近钉线，以尽量减少暴露开放肠管的长度。然后拆除 GIA 吻合钉线，并在吻合点上逐一检查以确保后壁浆肌层缝合线未全层穿透或损伤管腔。将两根 3-0 或 4-0 聚乙醇酸可吸收缝合线紧贴后壁中点处全层缝合并将线结置于腔内，即可完成黏膜层对齐闭合。这些结末端彼此无张力连在一起，以关闭缝合线之

间的间隙。通过后壁全层缝合到达前壁吻合口起始端，并过渡到康奈尔（Connell）缝合完成前壁缝合。

Connell 缝合术

Connell 缝合术是肠管从外到内的全层缝合，在一侧管腔距边缘 2mm 处进针，然后从内到外穿过对侧管腔，将黏膜内翻对齐。重复上述动作直到到达前壁中点。随后自起始点缝合一周后将线结置于肠腔外。吻合是通过拉拢肠管浆肌层来完成的，所有的结都在肠管外部进行褥式加强并进一步保护黏膜层（图 10-14）。

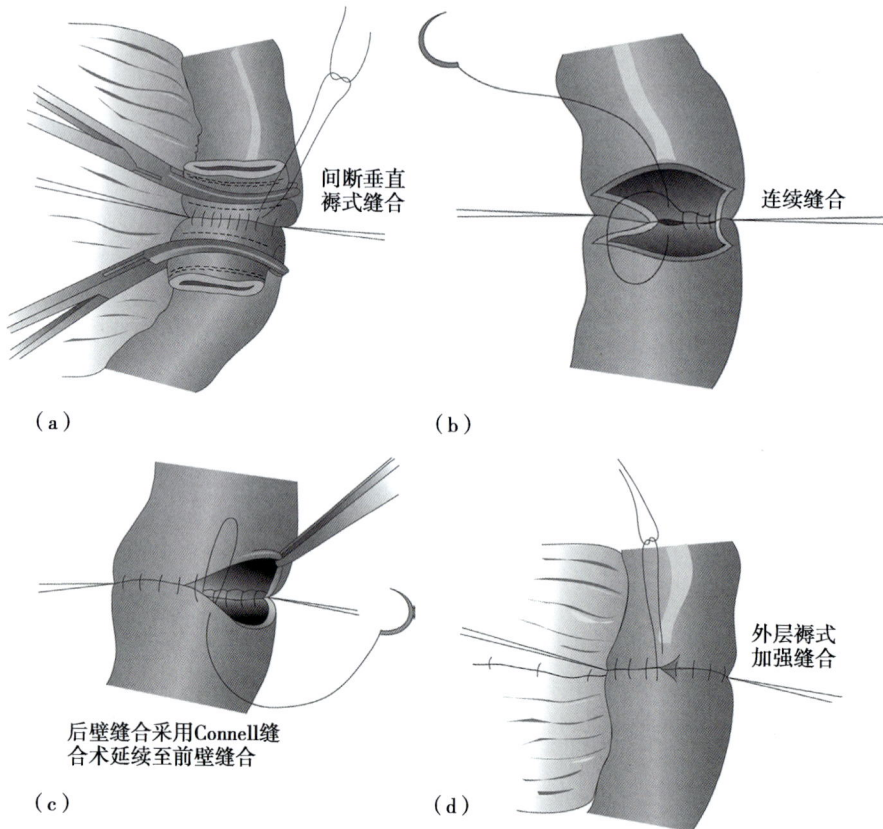

图 10-14 两层端-端吻合

器械吻合术

由于器械吻合术易于实施且外科医生熟练掌握，器械吻合术是目前最常用的手术之一。其中吻合器是胃肠道手术中最常用的器械吻合术。一般来说，吻合术可以通过以下两种方法中的一种来实现：其一是使用 GIA 和胸腹（TA）吻合器的结合进行侧-侧（功能性端-端）吻合，其二使用 EEA 吻合器进行端-端吻合。

侧-侧吻合

侧-侧吻合常用于以下情形：不考虑肠道剩余长度；肠道两端管腔直径不一致；管腔周长可容纳 GIA。吻合器的大小是根据待吻合肠管的壁厚来选择的。通常 3.8mm 吻合器用于吻合小

肠，4.8mm 吻合器用于吻合结肠，而与 60mm 吻合器相比，80mm 吻合器长度可达到更好的吻合效果，但存在较高的管腔狭窄及吻合口狭窄风险。

侧 - 侧吻合开始时在肠系膜侧的肠段留置 2 条浆肌层牵引线开始，以保持方向并接近肠壁，为放置 GIA 做准备。第一条牵引线缝合在待吻合肠管的远端，保留足够长的距离以容纳 GIA 的全长（60mm 或 80mm）。另一根缝合于已切除的肠管断端（图 10-15）。留置缝线位于在 GIA 吻合钉正

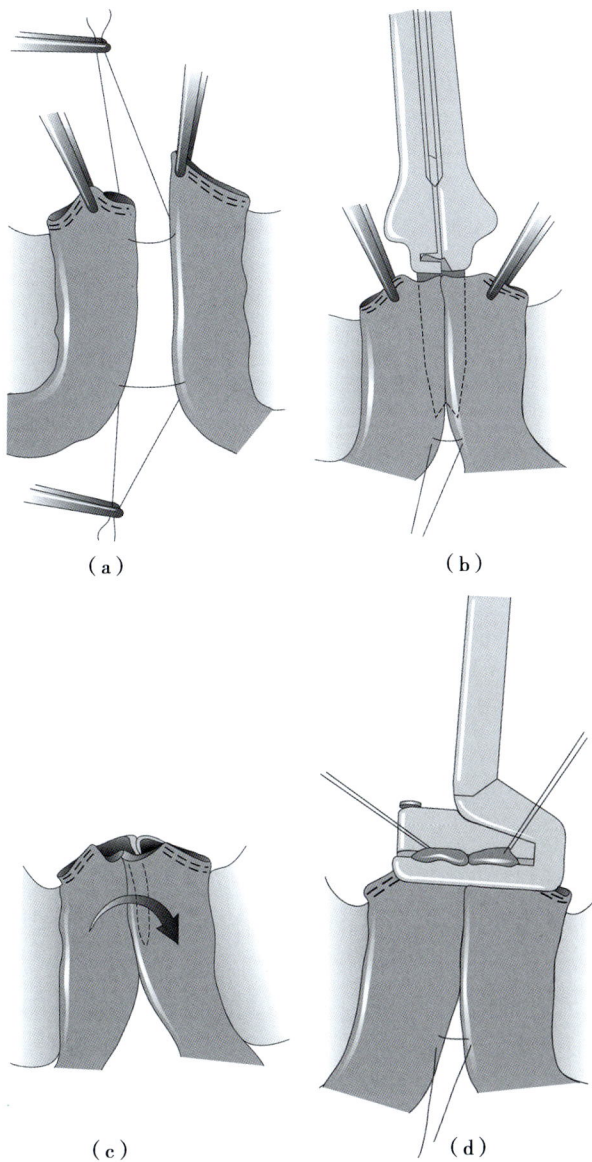

（a）　　　　　　　　（b）

（c）　　　　　　　　（d）

图 10-15　侧 - 侧（功能性端 - 端）吻合术。（a）在反肠系膜处边缘取两段近似长度肠管，近端和远端缝合，并修整反肠系膜角。（b）置入 GIA，并将其锁定以形成共腔。（c）取出 GIA，吻合器钉略微偏离。（d）用 TA 吻合器缝合剩余缺损，完成吻合

下方，牵引线被拉紧时可使肠系膜边界远离钉线。当留置缝线于两端定位到位时，将肠钳分别钳夹于肠管的近端和远端，并用开腹手术纱布或排肠垫遮盖周围的空腔和伤口边缘。斜行切开两断端角落处闭合钉线，以足够容纳吻合器的两叶叉子。在肠 - 结肠吻合术中，GIA 的小叶插入小肠，大叶插入结肠。GIA 两叶叉子插入肠腔后，利用牵引线可轻易地将肠管提拉至两叶分叉处。在确保肠系膜没有误入 GIA 钉线范围后，击发吻合器。在退出 GIA 之前，吻合器叉子两叶原位分离，检查钉线止血情况。出血部位可以通过缝合或电凝止血。同时使用分离的 GIA 两叶作为临时牵开器来提供暴露。然后使用 TA60 或 TA90 吻合器关闭 GIA 钉线的缺口，完成吻合。必须注意勿将内部的 GIA 钉线处于同一位置，以避免增加厚度阻碍 TA 吻合器完全关闭缺口。由于不同手术医生的喜好不同，部分外科医生选择间断缝合浆肌层来加强 TA 缝合钉，另一部分手术医生则选择用可吸收缝线连续缝合浆肌层弥补共腔的缺陷。这种方式可避免由于固有钉线重叠而导致的黏膜不完全附着的发生。

端 - 端吻合术

端 - 端吻合器械吻合术是回肠 - 结肠、直肠吻合术中最常用的方法。由于肛门提供了一个足够大的自然腔道来容纳吻合器，而不必再单独地切开肠管或结肠来置入吻合器。EEA 吻合器叉头的长度是 35cm，可以在腹腔内实现肠管到肛门边缘距 35cm 的吻合。故 EEA 吻合器也可用于腹内吻合，但这需要单独切开肠管来放置吻合器叉头。

EEA 吻合术需首先分离近端肠段并使它准备好以放置吻合器砧。在近端肠段通过多个步骤来完成环形缝合。近端肠壁的浆膜表面必须清除至少 4mm 的脂肪组织，这样做的目的是容纳环形缝合器，并使得在没有脂肪或网膜介入的情况下肠壁全厚度的两端可以对位。然后在缝合线的下方放置环形缝合器，以便留有足够的空间供术者完全切除上部。然后将克氏针带 3-0 单股可吸收缝线穿过环形缝合器，形成环形缝合（图 10-16）。在近端放置肠钳，拆除吻合钉，然后取出环形缝合器。之后 2-0 或 3-0 可吸收单股缝合线从腔内到腔外沿吻合基部间断缝合 6 针，以确保环形缝合的安全性，就像裤子上固定腰带的

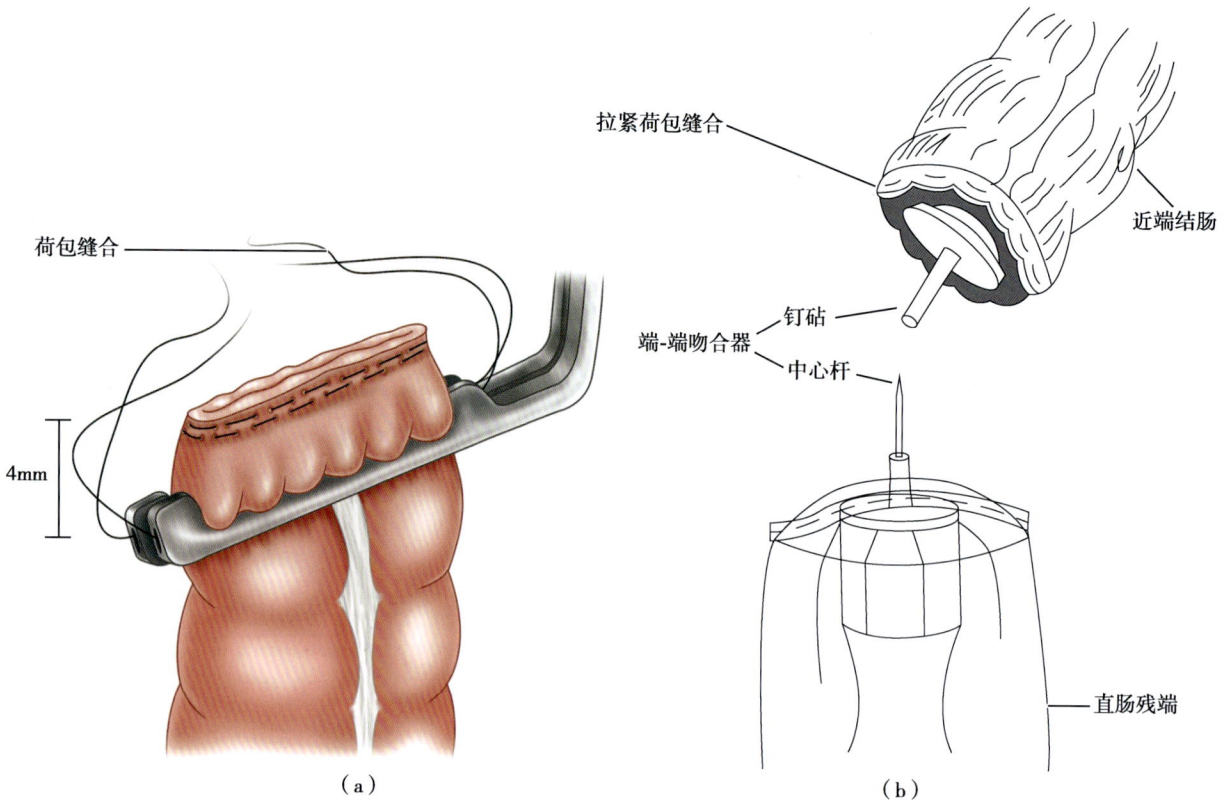

图 10-16 荷包钳及端-端吻合器的放置。荷包缝合器预先留置 3-0 单股可吸收缝线，将 3-0 单丝缝合线穿过荷包缝合器形成一个荷包线，然后预置入要缝合的位置。使用可吸收单股缝合线沿吻合基部全层间断缝合 6 针。将吻合器钉砧头部置于肠腔内，然后将荷包线在钉砧颈部拉紧。请确保肠壁在吻合面有浆肌层作为基部

皮带环一样，这可防止环形缝合被拉紧时发生破裂。

　　然后将吻合砧放入腔内，环形缝线紧紧地绑在吻合砧的尖钉上。一定要确保覆盖砧表面的浆膜没有脂肪、网膜、憩室或其他异常组织，并且吻合砧处于肠管中心的位置。此时，近端已做好吻合准备。若是直肠吻合，首先用手指扩张直肠，然后再用一系列逐次增大的直肠扩张器扩张，一直到适合所选择的 EEA 吻合器的尺寸。该段位的吻合器从直径 28～33mm。扩张器延伸到直肠远端是手术的关键，然后将吻合器头部传递到直肠远端吻合线，使吻合线通过、略高于或略低于吻合钉。然后将吻合器向前推进直至直肠壁紧靠吻合器的圆形部分，以消除成团。然后将两端连接起来，然后将两端连接起来，并通过将撤回吻合器中吻合钉来相互加固。一旦吻合器显示出所需的张力（绿色区域），设备就会展开，通过转动手柄上的杠杆，将内壁按周划分（有效地创造

出腔）。

　　当吻合器发射时，吻合器机头被轻柔而全面地从一边到另一边旋转，装置从肛门取出。从机头中取出吻合砧，在手术室检查肠壁的两个"甜甜圈"，以确保正确的环切。若"甜甜圈"缺损表明肠壁还没有全部厚度都纳入环形钉线。吻合口可以通过在骨盆内注入生理盐水，并通过注射器或直肠镜将空气轻轻注入肛门来进行泄漏测试。在腹腔内的近端结肠放置肠钳，当空气通过肛门注入时，检查盆腔内的盐水池是否有气泡产生。如果没有检测到气泡，则吻合完成。同样的技巧适用于需要进行腹腔内 EEA（例如横结肠造口术）（图 10-17）。沿吻合砧对面纵向行短切肠术（EEA 吻合器直径最大长度）。吻合器通过该缺陷置入。如前所述，吻合器通过环形吻合器形成吻合。然后使用适当长度（30 或 60mm）的 TA 吻合器横向闭合纵向缺陷。

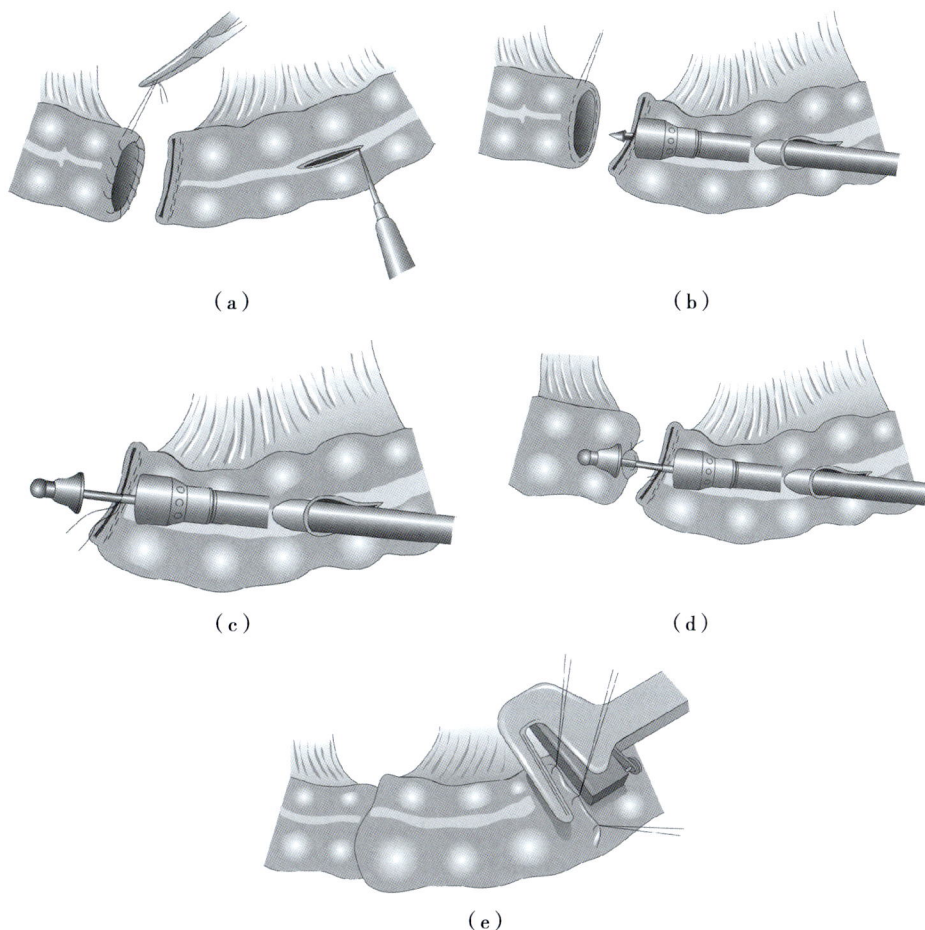

图 10-17　端-端吻合术。(a)一端荷包缝合,另一端用也同样闭合,在有接近吻合近端肠壁做一切口。(b)放入端-端吻合器钉砧基底部。肠系膜对侧或开放的且吻合口周围有荷包缝合收紧。(c)中心杆自切口进入缝合好的消化道,并连接钉砧头部。(d)将钉砧头部置入另一端要吻合的消化道中,并收紧荷包线。(e)端-端吻合器完成吻合后并一处,剩下的切口可用 TA 吻合器钉闭

肠道和大网膜的减瘤术

暴露

　　充分地暴露及合适的体位是卵巢癌细胞减灭术成功进行的必要基础条件。在大多数情况下我们采取腹正中切口,以便于根据患者的病情向头侧或尾侧延伸切口。合理的做法是开始做一定长度的切口,然后根据需要适当延长。虽然腹正中切口可以做到从横膈膜到骨盆的无限制延长,但与横向切口相比,可能更容易导致患者晚期切口疝[25-26]。我们建议卵巢癌瘤体减灭术采用改良截石位,特别是术中需要进行直肠吻合时。这样在手术过程中可以不用重新摆体位就能进行经会阴部的手术。

手术入路

　　任何肿瘤细胞减灭术第一步是评估疾病的程度,评估肿瘤细胞减灭术的可行性。这些对生存获益有指导意义。通常情况下,瘤体减灭术进行病情评估的第一步是完全松解粘连、恢复正常解剖结构。如大网膜有病灶累及,可先行切除大网膜,以便有更多的空间去评估患者的疾病程度。如果确定不能成功实行细胞减灭,特别是已经或将要发生恶性肠梗阻的情况下,可考虑肠旁路术或分流手术。在这种情况下,肠切除术的生存时间最长、使用最多,而分流手术使用最少、生存时间最短。内部分流手术的发病率及生存时间则介于以上两者之间[27]。

小肠和肠系膜部位的手术

晚期卵巢通常会累及小肠的浆膜面,以及相关的肠系膜。局部或局限的浅表性病灶可小肠浆膜或肠系膜腹膜上直接剔除,但在尽力做最大化的细胞减灭时,通常需要进行肠段切除。特别是位于下腹部及骨盆的回肠末端、直肠区域极易受累。在这类情况下,整体切除原发的肿瘤组织是很有必要的。

在小肠切除必须进行时,切除应系统性地进行:

1. 评估需切除肠段区域,避免造成短肠综合征。
2. 切除受累的肠段。
3. 重建肠道。
4. 缝合肠系膜缺损。

一般来说,人体维持正常的肠内营养代谢需要至少 120cm 的小肠和完整的回盲瓣。如果没有回盲瓣,则还需要增加 50～80cm 的长度来保证消化功能的正常运转。我们应该先评估是进行整段肠段切除后单一吻合口更佳,还是为了保持足够的肠道长度而需进行多节段切除之后行多段的肠吻合。在肠道长度得以保证的前提下,瘤体减灭术中应尽量减少肠道的吻合口。同时如果没有办法达到满意的瘤体减灭时,我们应尽量避免短肠综合征的发生。

小肠的切除

在进行小肠切除前,应仔细检查肠道还有其他部位的疾病,或是否存在需要手术处理的或有即将发生梗阻可能日后需手术的情况。这样是确保计划中的切除能达到预期,同时吻合在技术上能实行。切除的小肠肠段范围两端均应包含 5cm 无肿瘤肠段。切除后应透视肠系膜、确认剩余的肠段是否有充足的血液供应。为防止肠内容物外溢至腹腔内或切口边缘,需使用温热的湿棉垫包裹隔离手术标本。

肠系膜缺损通过 Deaver 窗口在相应的近端和远端切除点产生(图 10-1)。小肠切除时可使用线性胃肠吻合装置或两把肠夹固定分离(图 10-18)。不管是使用线性吻合器还是传统的肠夹,为了确保整个肠道切缘有充足的血管灌注,都应斜切肠管,以便从远离肠系膜侧进行切除。然后需注意切除小肠段相关的肠系膜,因为当受累肠壁存在淋巴血管间隙时,卵巢癌扩散到肠系膜区域淋巴结的发生率可高达 70%[28]。因此,如果手术目的是彻底切除病灶,则应考虑肠系膜楔形切除,就像治疗原发性肠癌一样。用手术刀、组织剪或电凝刀来划出楔形的需切除的肠系膜,裸化空肠和/或回肠血管,并使用血管密封/切割装置单独结扎或分开。但是,过程中必须注意避免损伤肠系膜上动脉。然后使用胃肠道吻合器(GIA staplers)和胸腹吻合器(TA staplers)或者手动端-端吻合来完成侧-侧(功能性端-端)吻合术。由于血供范围多变,距回肠末端 8～10cm 的肠段不宜纳入吻合术。相反,回肠远端应包括在切除中,并在盲肠或升结肠上进行吻合。

回盲部切除

当肿瘤广泛累及回盲部时可能需要切除回肠末端和部分升结肠。松解被肿瘤累及的肠道通过需从回肠末端处切开顶部腹膜,环绕盲肠,并沿着 Toldt 白线至肝曲处(图 10-7)。在肝曲处电凝分离

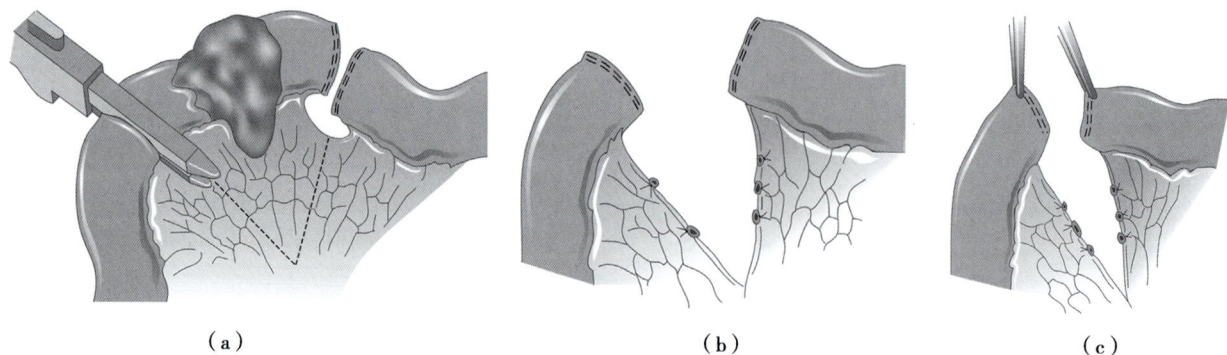

(a)　　　　　　　　(b)　　　　　　　　(c)

图 10-18　使用线性胃肠吻合器进行小肠切除。(a)肠系膜缺损位于肠管下方,使用胃肠吻合器将肠管分开。(b)分开肠系膜,结扎血管。(c)在远离肠系膜侧固定两端小肠,然后使用端-端吻合或功能性端-端吻合设备或手动端-端缝合技术重建肠道连续性

肝囊韧带，钝锐性分离升结肠与后腹膜附着的部分，使升结肠活动范围增大。然后，将回肠沿着小肠肠系膜底部向屈氏韧带方向游离。回肠末端、升结肠、近端横结肠向中间反折，注意避开右侧输尿管、卵巢血管、十二指肠和胰头部（图10-7）。之后划定需要切除的范围，并在近端和远端之间用线性胃肠吻合器分离回肠和升结肠（图10-19）。总的来说，回肠远端8～10cm处的肠段应与盲肠一起切除，因为该区域血液供应不稳定，容易导致吻合口血供不良。楔形切除的肠系膜，包括区域内可能含有亚临床病变的淋巴结，可以通过腹膜计分来描绘（图10-20）。术中应尤其注意保护营养剩余结肠的肠系膜上动脉末端的分支（右结肠动脉和中结肠动脉）。单个的肠系膜血管缝扎并分离，标本就可被整体切除。侧-侧（功能性端-端）回肠-升结肠吻合提供了一个宽敞通畅的管腔，是重建肠道连续性的首选方法。手动缝合和器械吻合都可使用，但器械吻合的速度要快很多。在升结肠不能完全活动的情况下，端-侧吻合可能是技术上重建回肠与盲肠之间连续性更佳的选择。最后，关闭肠系膜的缺损同前述处理即可。

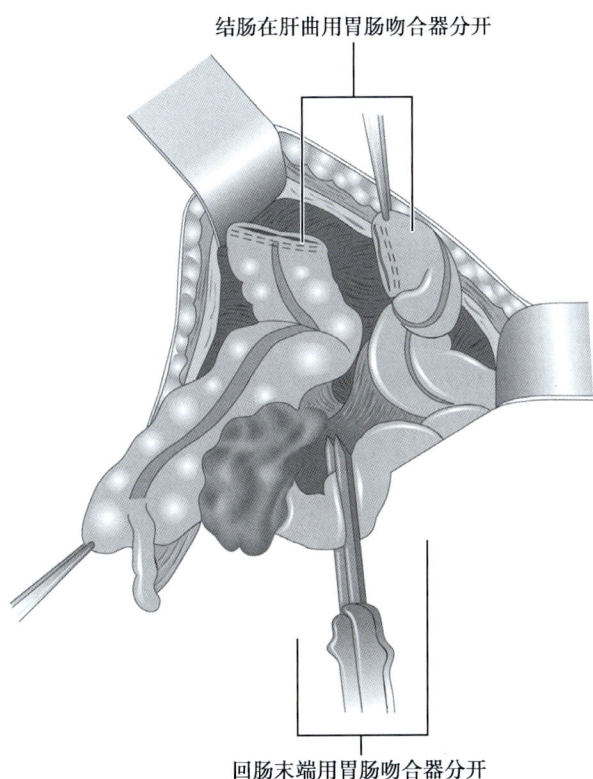

图10-20　回盲部联合网膜切除的手术标本

肠系膜病灶

卵巢癌扩散到肠系膜上可呈粟粒状病灶，覆盖在腹膜表面上形成肿瘤团块，或者是累及区域淋巴结。决定是否进行细胞减灭术主要是基于肿瘤的总体范围和达到理想残余病灶的可能性。切除小肠肠系膜病灶的两种主要技术是切除和消融，具体根据肿瘤的类型和范围来选择。通常需要两种方法结合使用。小体积肿瘤广泛覆盖肠系膜表面是一个手术特别需要考虑的因素，因为这类患者常被归类为最佳瘤体减灭，尽管有残余粟粒状肿瘤病灶。如果是单个腹膜表面的局限病灶，可以单个切除。如果是广泛肠系膜腹膜表面病灶，可以行腹膜切除术。肠系膜的腹膜切除术是通过使用外科电刀装置（electrosurgical unit，ESU）以圈围的方式对受累的腹膜进行评分。术中应沿腹膜的边缘锐性剥离，肠系膜腹膜被小心地从下面的脂肪组织中剥离，在此过程中应注意识别并保留肠系膜血管（图10-21）。

肠系膜表面病灶也可以通过多种消融技术进行治疗，包括超声吸引装置、氩离子凝固、二氧化碳激光、等离子射频消融等[29-32]。

大范围受累的区域肠系膜淋巴结可以通过切开覆盖在上方的腹膜、然后从肠系膜后方表面加压挤出来切除。而切除肠系膜脂肪中的肿大淋巴结，则需避开周围的血管、用剪刀或电刀锐性切除。切除完肠系膜病灶后，应仔细检查相关肠段肠壁，以确保相关血供未受损。当肠系膜病灶靠近肠壁或血管时，对相关肠段进行节段切除可能更加安全。即在进行选择性肠系膜淋巴结切除术时，需要着重注意切除后造成的肠系膜缺损和保证相关肠段的血液供应。

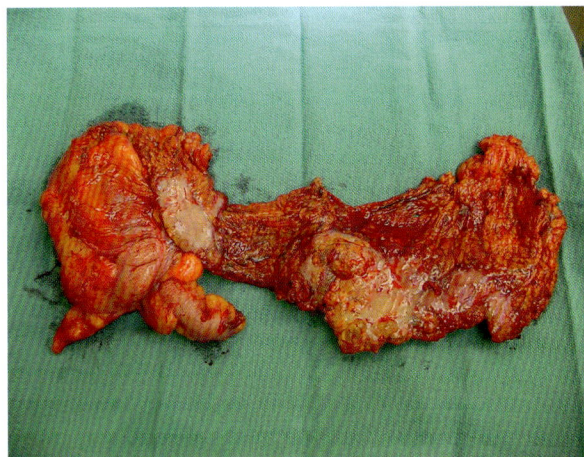

结肠在肝曲用胃肠吻合器分开

回肠末端用胃肠吻合器分开

图10-19　回盲部切除术和右半结肠切除术。升结肠的切除范围取决于肿瘤的大小。若仅累及盲肠，可保留有结肠动脉及相应的肠段。如需要更广泛的升结肠切除术，应识别并保留中结肠动脉

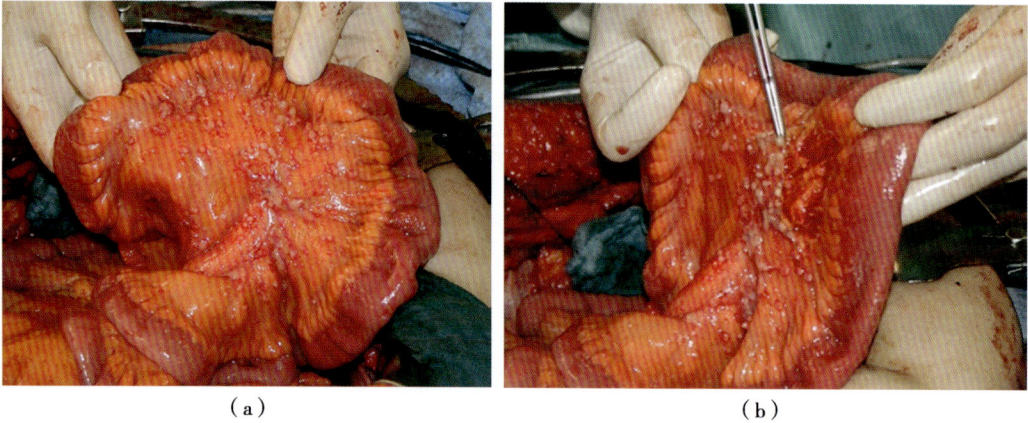

（a）   （b）

图 10-21　（a）累及小肠肠系膜的广泛性癌。（b）保留肠系膜下血管的腹膜切除术

大网膜和结肠部位手术

一般来说，切除部分或全部大网膜是所有初始卵巢癌手术当中的一步。晚期卵巢癌通常累及大网膜、呈饼状增厚。饼状增厚的大网膜常与结肠粘连，并且整块切除时要求达到完全切除。根治性卵巢癌切除所需要行直肠乙状结肠切除术在第 7 章有详细的描述，另外扩展左上腹进行横结肠、降结肠、脾的切除则在第 12 章中有详细的描述。

大网膜切除

大网膜切除在卵巢癌肿瘤细胞减灭术中可单一切除，也可与其他器官结构一并行复杂的整体切除。如果结肠下网膜有病灶，可先在与横结肠交界处沿大网膜背侧做切口，进入网膜囊（图 10-22）。然后将横结肠向尾侧卷起，暴露下方的胃结肠韧带（图 10-23a），结肠下网膜是从肝曲到脾曲逐

步分离大网膜与横结肠。依次结扎两端大网膜的血管蒂部，以此加紧、分离、结扎当中的大网膜中动、静脉，然后完成切除（图 10-23b）。血管蒂部也可以通过血管凝闭/切割装置来处理。如果大网膜与前腹壁粘连，可以在腹直肌后鞘筋膜上用电灼圈出肿瘤受累的区域，然后从腹直肌上剥离，并与

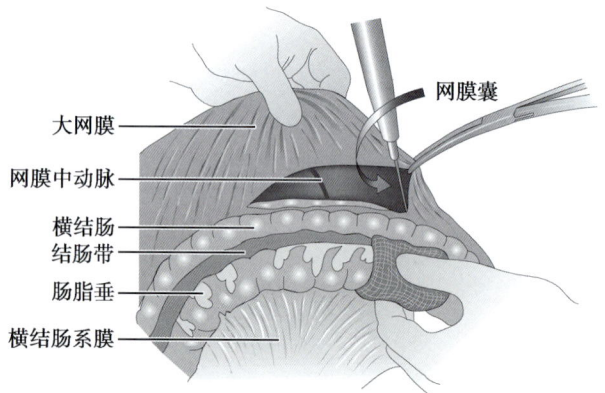

图 10-22　大网膜切除术。于横结肠背侧切开大网膜，进入网膜囊

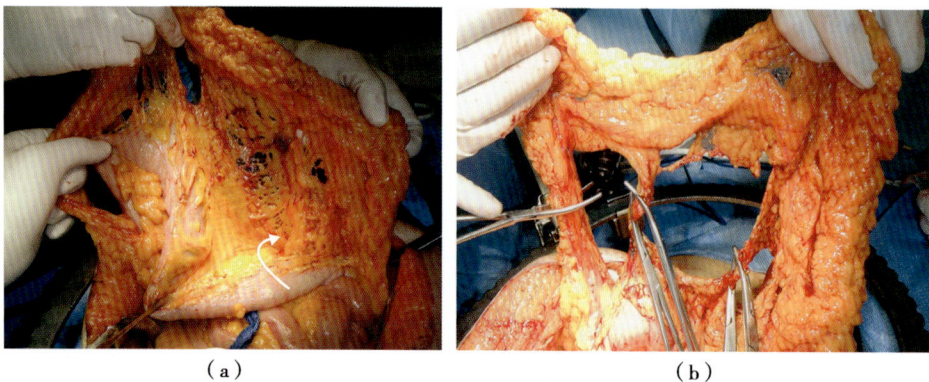

（a）   （b）

图 10-23　（a）大网膜背侧已从横结肠剥离，进入网膜囊。（b）左、右胃大网膜及中间血管分离

大网膜一并切除。

对于卵巢癌大网膜的广泛浸润，应行全网膜切除术，同时切除胃结肠韧带（图 10-24a）。过程开始与结肠下网膜切除相类似，沿着横结肠下缘自背侧切开（图 10-24b），打开网膜囊并扩大。自肝曲到脾曲充分将大网膜与横结肠分离。小心避开横结肠肠系膜中包含的中结肠动脉，切断胃结肠韧带（图 10-24c）。正确的分离平面是自脾曲沿左侧的胃大弯下方，切断膈结肠韧带、脾结肠韧带。一旦胃结肠韧带与横结肠系膜完全断开，网膜囊就充分暴露开了。然后通过裸化、钳夹、分离、缝合结扎胃网膜间的各个血管，也可以用血管闭合/切割系统，将大网膜从胃大弯分离（图 10-24d 和 e）。如果大网膜上的肿瘤组织侵犯到胃大弯，则可以同时切除胃大弯的血管弓，因为胃左动脉将通过胃壁内的血管吻合网为胃大弯提供足够的血供。连接胃壁的结扎线应贯穿缝合固定，但注意不要破坏胃的血供。如果切除大网膜时需要手术缝合胃的浆膜，则需使用垂直褥式缝合。这个方法与之前描述的小肠手术部分相类似。这样术后很少需要胃肠减压，除非同时切除了部分胃。

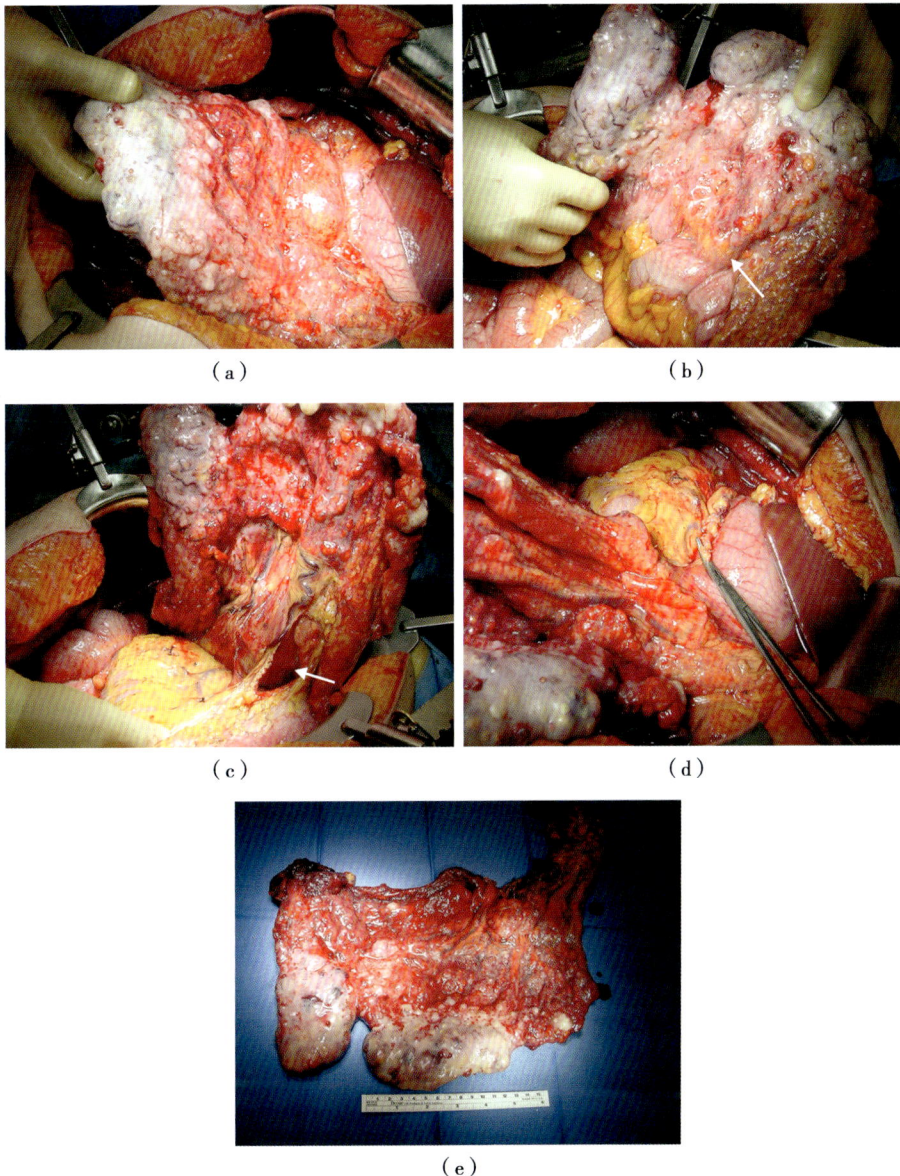

（a）

（b）

（c）

（d）

（e）

图 10-24 （a）结肠下网膜及胃结肠韧带广泛浸润。（b）在大网膜和横结肠背侧选择切口位置。（c）进入网膜囊，将大网膜和胃结肠韧带与下方的横结肠网膜分开来。（d）分离切断来自胃大弯的血管弓的各个血管蒂，在胃大弯处切除胃结肠韧带。（e）完整的大网膜切除手术标本

如果网膜囊部分粘连闭塞，可以通过网膜孔进入。用一根手术插入网膜孔，可帮助打开不清晰的解剖层次。有时尽管从各个可能的地方尝试，都难以将饼状的大网膜与横结肠、升结肠、降结肠分开。在这种情况下，则需整体切除大网膜和受累的结肠。

合并网膜病变的横结肠次全切除术

横结肠及其肠系膜可能被大块的网膜病灶直接浸润，或者相关纤维炎性组织反应可能导致无法分离解剖平面[33]。从横结肠侧面分离网膜，进入小网膜囊并广泛探查。从胃大弯部分离胃结肠韧带，并分别切断肝结肠韧带、膈韧带和脾韧带以游离肝曲、脾曲，从而完全游离横结肠。清楚地暴露拟切除的肿瘤整体范围，并检查横结肠其余近端和远端的血管供应（图 10-25）。外科医生必须确保 Drummond 边缘动脉完整，为拟吻合的断端提供充分的血液供应。通过腹膜覆盖范围识别并行横结肠系膜楔形切除，识别并结扎结肠中动脉，并远端分离其从 SMA 的起始部。

同样，所有相连的动脉弓均需要分别分离、缝扎。如果发现 Drummond 的边缘动脉在脾曲处不

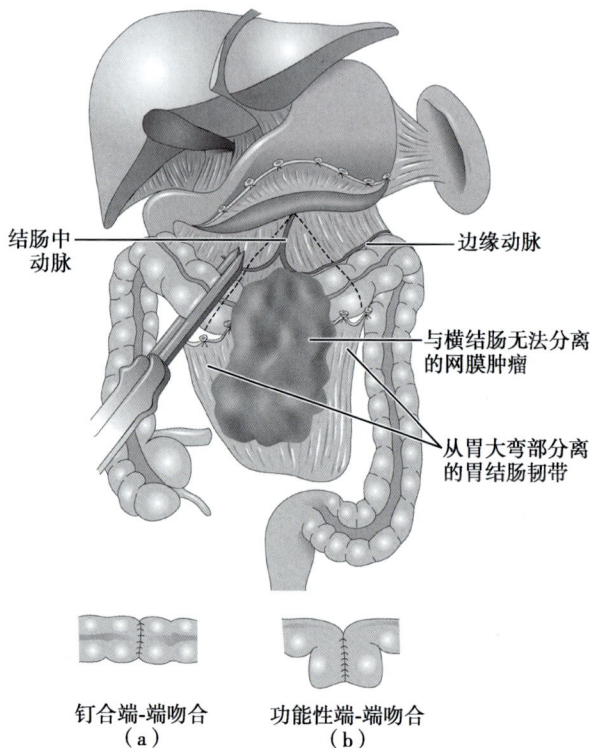

图 10-25 结扎结肠中动脉；但必须确认 Drummond 边缘动脉的完整性，以确保吻合部的近端和远端有足够的血管形成。（a）钉合端 - 端吻合。（b）功能性端 - 端吻合

连续，则将远端横结肠和近端降结肠纳入切除范围。结肠造口术可重建肠道的连续性，通过钉合法或缝合法的端 - 端吻合或功能性端 - 端吻合（图 10-26）。在建立可行的吻合时，避免吻合钉或缝合线上的张力是至关重要的，并且可能需要增加对肝曲和 / 或脾曲进行的游离。闭合肠系膜缺损处；然而，应该仔细检查十二指肠 - 空肠连接处，以确保重新连接的结肠系膜在此处产生功能性的约束。

合并网膜病变的右半结肠切除术

大网膜病灶累及升结肠或肝曲时，需行整体右半结肠切除术。如前所述，完全游离末端回肠、盲肠和升结肠，包括肝曲。所有胆囊的附属组织均应被小心取下。从横结肠处切下网膜，进入小网膜囊，从胃大弯部分离胃结肠韧带。由回肠末端向近端延伸至横结肠远端刚好超出肝区的范围为界，切除结肠段（图 10-27）。

覆盖肠系膜的腹膜应以楔形方式切开，以暴露供应右结肠的血管。因回结肠和右结肠在切除范围内，其血管应仔细分离、结扎、切断。在大多数情况下，也需要离断结肠中动脉的右侧分支，但结肠中动脉本身应该保留。用两个线性 GIA 装置或夹子分割肠道。吻合可以通过使用自动钉合或手动缝合的几种技术中的一种来完成。最常见的是回结肠末端与横结肠近端之间的功能性钉合 EEA。然而，EEA 也适用，通常需要在回肠末端进取 Cheatle 切口。

合并网膜病变的左半结肠切除术

左半结肠切除术和大网膜疾病整体切除术的技术相似之处在于，均需要行横结肠和胃大弯部的大网膜完全游离。沿 Toldt 白线切开后，降结肠向内侧回缩，分离膈韧带和脾韧带后取下脾曲。当分离脾韧带时，必须避免过度向下牵引，以防止可能的脾包膜撕裂。切除结肠的范围为：横结肠中段至降结肠和乙状结肠交界处，以包含未知的脾曲血供（图 10-28）。切开覆盖在肠系膜上的腹膜，露出回结肠动脉，小心地将其 IMA 起始部远端结扎、切断。近端的结肠中动脉应清楚地识别和保存，但其左侧分支可能合并在切除范围内。近端横结肠和乙状结肠之间的 EEA 可选择钉合或手动缝合技术完成。根据横结肠的可用长度，可能需要调节结肠肝曲部，以达到乙状结肠 - 横

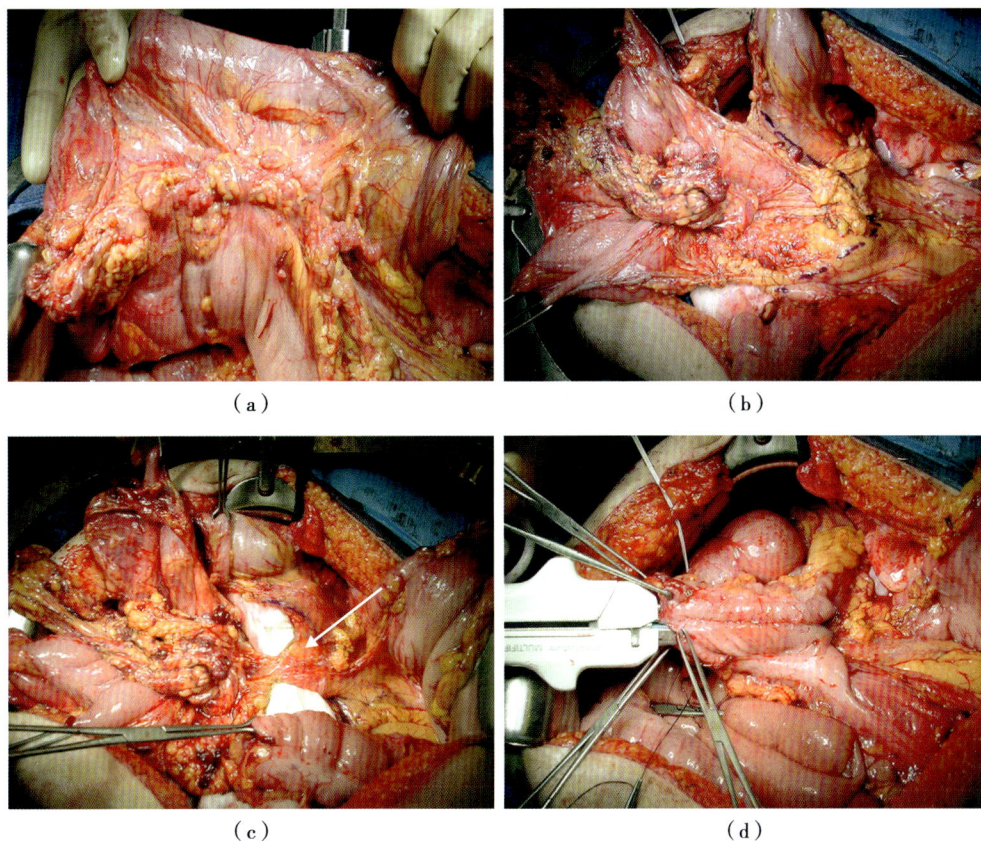

（a）　　　　　　（b）

（c）　　　　　　（d）

图 10-26　横结肠次全切除和大网膜切除术。(a)网膜病灶累及横结肠系膜。(b)将横结肠分为近端和远端，并划定肠系膜切除的范围。(c)横结肠系膜已经切除，仅分离和保留中结肠血管蒂。(d)钉合式功能性端-端吻合横结肠

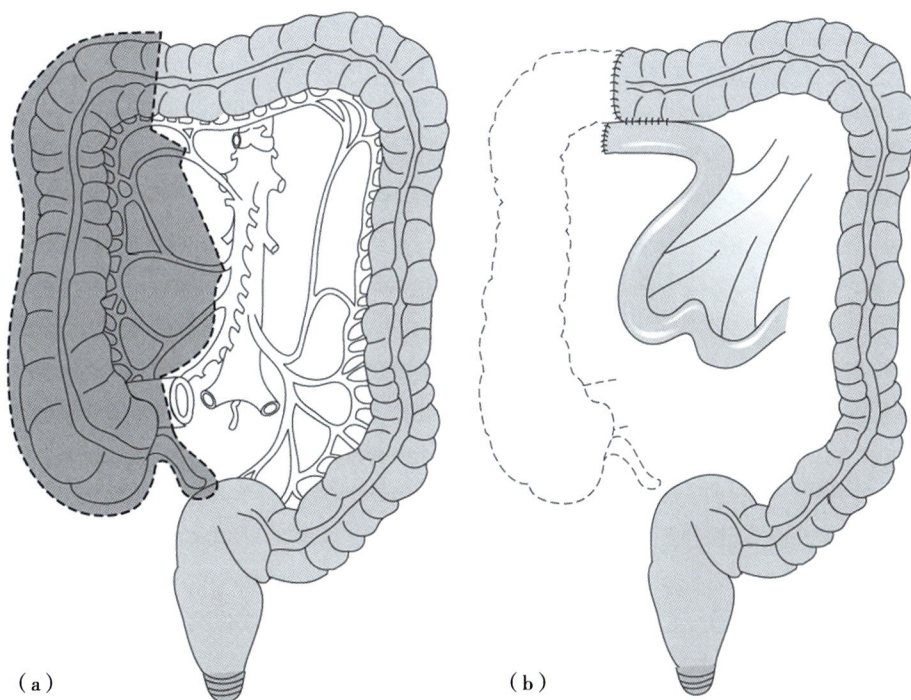

（a）　　　　　　（b）

图 10-27　右半结肠切除术。(a)切除相关的肠系膜范围。(b)钉合式功能性端-端吻合回肠远端和横结肠近端(回肠结肠吻合术)

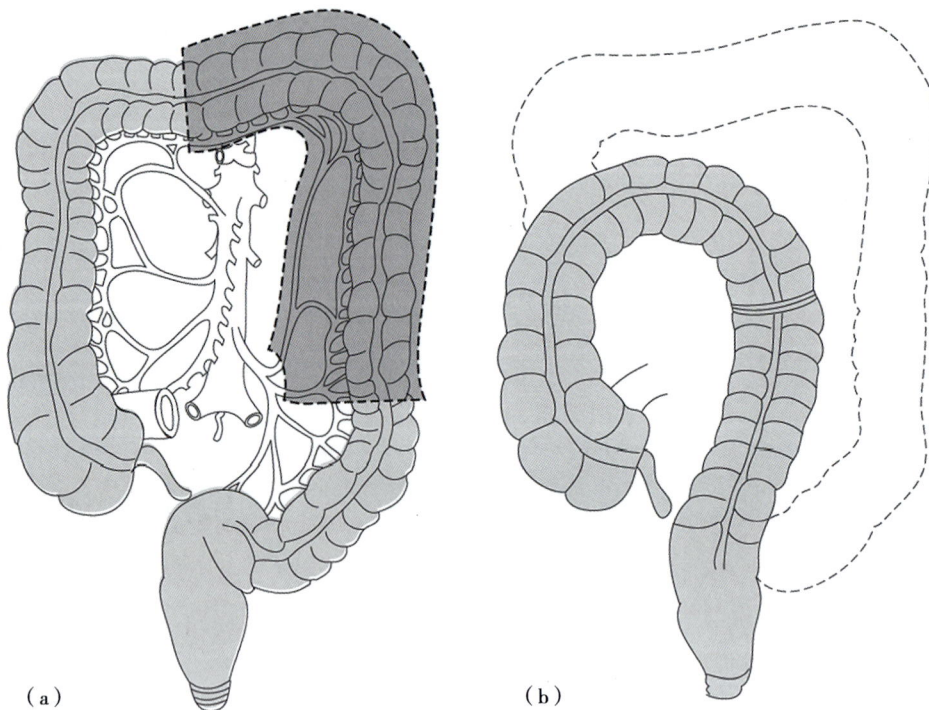

（a）   （b）

图 10-28   左半结肠切除术。（a）沿腹膜切口打开，完全游离左结肠动脉远端至其肠系膜下动脉起始部。（b）钉合或缝合近端横结肠和乙状结肠

结肠无张力吻合。最后，闭合肠系膜缺损。如果乙状结肠也被切除，则近端横结肠直接与直肠吻合。

全结肠切除术

全结肠切除术（又称结肠切除术）是指切除全部腹腔内的结肠，同时保留整个直肠。除了少数极复杂情况外，卵巢癌症患者很少需要全结肠切除术[34-35]，这类病例可能包括弥漫性卵巢癌，累及多节段结肠、与结肠残余肿瘤切除相关问题，或同时合并结肠病变，如结肠腺癌或炎性肠病。任何切除整个结肠的决策都应考虑其潜在顽固性腹泻的长期后果。对于预计会长期术后化疗的患者，尽可能保留一小段结肠作为保守治疗可能更可取。全结肠切除术包括已描述的多个结肠节段切除术，并从游离升结肠开始。

一旦回肠末端离断，如前所述，结肠即沿后腹膜及其附属组织游离，结肠自身的重量促进其暴露和回缩。这种方法在脾曲段尤其有用。游离结肠时，必须注意避免对右输尿管、十二指肠、SMV、脾脏、十二指肠和左输尿管造成损伤。远端结肠通常在距离腹膜反折近端数厘米处离断。因末端回肠的大小限制，该位置的回结肠吻合最容易用小直径 EEA 钉合器（28mm）完成，或者可以在末

端回肠的肠系膜背侧单独切开，以便于使用更大孔径的器械。

肠道手术的并发症

术后肠梗阻

结合卵巢癌肿瘤细胞减灭术的手术范围，术后肠梗阻的发生率较低，仅为 11%～17%[36]。术后胃肠道功能恢复依次为：小肠（6～12h）、胃（24～48h）、结肠（2～4d）。结肠梗阻可能需要长达 1 周的时间才能恢复。加强术后恢复的较新方法包括：术前 2h 摄入免疫调节的肠内营养制剂，对过量液体进行以目标为导向的液体管理，早期活动及早期恢复肠内营养[37-40]。对鼻胃管依赖的患者和腹胀伴肠鸣音减弱的患者，应在术后 5～7d 启动肠外营养。

梗阻

术后的机械性肠梗阻的界定极具挑战。鼻胃减压联合支持性静脉输液和/或胃肠外营养是至关重要的第一步。预计肠梗阻超过 5～7d，则应考虑肠外营养；术前营养缺乏者，可以考虑提前开始。不能轻视术后肠梗阻的手术治疗，且有

绝对的手术适应证。其中一种情况是，尽管行胃肠减压，仍有放射学证实的梗阻过渡点。计算机断层摄影（CT）可见，肠系膜扭转，显示肠径变窄或远端肠道造影剂显影缺失。另一种情况，临床或放射学证据提示肠血管损害（肠壁囊样积气症，伴有或不伴有门静脉气体）。术后机械性肠梗阻最常见的原因是粘连性疾病，其次是疝和肠扭转。有时，进食管或造口固定点附近的梗阻也可能引起肠梗阻。外科缝合极少引起机械性肠梗阻。早期手术干预的一个好处是更快地纠正机械性肠梗阻，从而更快地恢复。早期干预还让外科医生有机会对水肿程度较低的肠道、因长期肠道休息而营养性损伤较少的患者进行手术。

瘘

肠外瘘是从事肠道手术的外科医生遇到的最令人烦恼的临床情况之一。肠外瘘的原因包括初始手术时肠壁的隐性或未被识别的损伤，技术性或解剖性吻合口渗漏、疾病进展导致梗阻或穿孔，引流管或异物（如啮合器）侵蚀入肠壁。术后瘘的管理基于四个原则：①尽早发现和控制腹腔内败血症；②保护皮肤免受溢出粪便或肠液的腐蚀；③营养补充；④保持水电解质平衡。伤口感染或切口蜂窝组织炎通常是肠外瘘的先兆。依次出现典型的体征和症状，包括进行性白细胞增多、不明原因的发热、伤口感染，最后瘘管穿透腹壁或其他阻力最小的出口（如阴道穹窿）。当瘘管明显通过引流管或引流部位时，隔离瘘管更容易，但在新鲜术后伤口则很难。理想情况是，伤口内引流部位的导管插术如果能引流粪便或肠内分流，或可对伤口周围进行真空海绵填塞隔离；否则，只能使用大口径切口保护器等器械隔离和保护周围皮肤。在肠黏膜暴露的情况下，瘘口自发闭合的可能性很小。然而，在多达70%的病例中，术后瘘管可能会自发闭合。其他影响瘘管自发闭合的因素包括：异物的存在，相关肠段的先期外照射、炎症、瘘管上皮化、肿瘤、远端梗阻和瘘管长度短。

结　论

晚期卵巢癌的有效手术治疗需要外科医生熟练处理肿瘤累及肠道的情况。现代钉合装置及其他技术的发展使得肠道的肿瘤减灭术费时更少、更易掌握。然而，解剖学基本知识和外科原理对于这些新技术的安全和正确应用至关重要。技能和手术判断的结合对于提高患者手术治疗效果、降低并发症风险是必要的。

致　谢

感谢 Drs. Emmanuel E. Zervos 和 Mitchel Hoffman，从其撰写的上一版本中选用了部分数据及文本。

（汪俊涛　译）

参 考 文 献

1. Chi DS, Eisenhauer EL, Zivanovic O, Sonoda Y, Abu-Rustum NR, Levine DA, et al. Improved progression-free and overall survival in advanced ovarian cancer as a result of a change in surgical paradigm. *Gynecologic Oncology*. 2009;114(1):26–31.
2. Elattar A, Bryant A, Winter-Roach BA, Hatem M, Naik R. Optimal primary surgical treatment for advanced epithelial ovarian cancer. *Cochrane Database of Systematic Reviews*. 2011;2011(8).
3. Eng KH, Morrell K, Starbuck K, Spring-Robinson C, Khan A, Cleason D, et al. Prognostic value of miliary versus non-miliary sub-staging in advanced ovarian cancer. *Gynecologic Oncology*. 2017;146(1):52–57.
4. Hoskins WJ, McGuire WP, Brady MF, Homesley HD, Creasman WT, Berman M, et al. The effect of diameter of largest residual disease on survival after primary cytoreductive surgery in patients with suboptimal residual epithelial ovarian carcinoma. *American Journal of Obstetrics and Gynecology*. 1994;170(4):974–980.
5. Chi DS, Franklin CC, Levine DA, Akselrod F, Sabbatini P, Jarnagin WR, et al. Improved optimal cytoreduction rates for stages IIIC and IV epithelial ovarian, fallopian tube, and primary peritoneal cancer: a change in surgical approach. *Gynecologic Oncology*. 2004;94(3):650–654.
6. Eisenhauer EL, Abu-Rustum NR, Sonoda Y, Levine DA, Poynor EA, Aghajanian C, et al. The addition of extensive upper abdominal surgery to achieve optimal cytoreduction improves survival in patients with stages IIIC–IV epithelial ovarian cancer. *Gynecologic Oncology*. 2006;103(3):1083–1090.
7. Bijelic L, Sugarbaker PH. Cytoreduction of the small bowel surfaces. *Journal of Surgical Oncology*. 2008;97(2):176–179.
8. Sugarbaker PH. Cytoreductive surgery using peritonectomy and visceral resections for peritoneal surface malignancy. *Translational Gastrointestinal Cancer*. 2013;2(2):54–74.
9. Desteli GA, Gultekin M, Usubutun A, Yuce K, Ayhan A. Lymph node metastasis in grossly apparent clinical stage Ia epithelial ovarian cancer: Hacettepe experience and review of literature. *World Journal of Surgical Oncology*. 2010;8(1):106.
10. Aletti GD, Podratz KC, Jones MB, Cliby WA. Role of rectosigmoidectomy and stripping of pelvic peritoneum in outcomes of patients with advanced ovarian cancer. *Journal of the American College of Surgeons*. 2006;203(4):521–526.
11. Chi DS, McCaughty K, Diaz JP, Huh J, Schwabenbauer S, Hummer AJ, et al. Guidelines and selection criteria for secondary cytoreductive surgery in patients with recurrent, platinum-sensitive epithelial ovarian carcinoma. *Cancer: Interdisciplinary International Journal of the American Cancer Society*. 2006;106(9):1933–1939.

12. Eisenkop SM, Friedman RL, Spirtos NM. The role of secondary cytoreductive surgery in the treatment of patients with recurrent epithelial ovarian carcinoma. *Cancer*. 2000;88(1):144–153.

13. Hoffman MS, Griffin D, Tebes S, Cardosi RJ, Martino MA, Fiorica JV, et al. Sites of bowel resected to achieve optimal ovarian cancer cytoreduction: implications regarding surgical management. *American Journal of Obstetrics and Gynecology*. 2005;193(2):582–586.

14. Hoffman MS, Zervose E. Colon resection for ovarian cancer: intraoperative decisions. *Gynecologic Oncology*. 2008;111(2):S56–S65.

15. Jaeger W, Ackermann S, Kessler H, Katalinic A, Lang N. The effect of bowel resection on survival in advanced epithelial ovarian cancer. *Gynecologic Oncology*. 2001;83(2):286–291.

16. Obermair A, Hagenauer S, Tamandl D, Clayton RD, Nicklin JL, Perrin LC, et al. Safety and efficacy of low anterior en bloc resection as part of cytoreductive surgery for patients with ovarian cancer. *Gynecologic Oncology*. 2001;83(1):115–120.

17. Scarabelli C, Gallo A, Carbone A. Secondary cytoreductive surgery for patients with recurrent epithelial ovarian carcinoma. *Gynecologic Oncology*. 2001;83(3):504–512.

18. Scarabelli C, Gallo A, Franceschi S, Campagnutta E, De Piero G, Giorda G, et al. Primary cytoreductive surgery with rectosigmoid colon resection for patients with advanced epithelial ovarian carcinoma. *Cancer: Interdisciplinary International Journal of the American Cancer Society*. 2000;88(2):389–397.

19. Tay E-H, Grant PT, Gebski V, Hacker NF. Secondary cytoreductive surgery for recurrent epithelial ovarian cancer. *Obstetrics & Gynecology*. 2002;99(6):1008–1013.

20. Tebes SJ, Sayer RA, Palmer JM, Tebes CC, Martino MA, Hoffman MS. Cytoreductive surgery for patients with recurrent epithelial ovarian carcinoma. *Gynecologic Oncology*. 2007;106(3):482–487.

21. Lopez PP, Khorasani-Zadeh A. Anatomy, abdomen and pelvis, duodenum. *StatPearls [Internet]*. StatPearls Publishing, 2019.

22. Cattell RB, Braasch JW. A technique for the exposure of the third and fourth portions of the duodenum. *Surgery, Gynecology & Obstetrics*. 1960;111:378.

23. Mattox KL, Mccollum WB, Jordan Jr GL, Beall Jr AC, DeBakey ME. Management of upper abdominal vascular trauma. *The American Journal of Surgery*. 1974;128(6):823–828.

24. Slieker JC, Daams F, Mulder IM, Jeekel J, Lange JF. Systematic review of the technique of colorectal anastomosis. *JAMA Surgery*. 2013;148(2):190–201.

25. Borie F, Bigourdan J-M, Pissas M-H, Ripoche J, Millat B. The best surgical approach for left colectomy: a comparative study between transverse laparotomy, midline laparotomy and laparoscopy. *Journal of Gastrointestinal Surgery*. 2014;18(5):1010–1016.

26. Seiler CM, Deckert A, Diener MK, Knaebel H-P, Weigand MA, Victor N, et al. Midline versus transverse incision in major abdominal surgery: a randomized, double-blind equivalence trial (POVATI: ISRCTN60734227). *Annals of Surgery*. 2009;249(6):913–920.

27. Englert ZP, White MA, Fitzgerald TL, Vadlamudi A, Zervoudakis G, Zervos EE. Surgical management of malignant bowel obstruction: at what price palliation? *The American Surgeon*. 2012;78(6):647–652.

28. O'Hanlan KA, Kargas S, Schreiber M, et al. Ovarian carcinoma metastases to gastrointestinal tract appear to spread like colon carcinoma: Implications for surgical resection. *Gynecologic Oncology*. 1995;59:200–206.

29. Adelson MD. Cytoreduction of the cavitron ultrasonic surgical aspirator. *Journal of Gynecologic Surgery*. 1995;11:197–200.

30. Bristow RE, Montz FJ. Complete surgical cytoreduction of advanced ovarian carcinoma usinf the argon beam coagulator. *Gynecologic Oncology*. 2001;83:39–48.

31. Fanning J, Hilgers RD, Richards PK, et al. Carbon dioxide laser vaporization ofintestinal metastases of epithelial ovarian cancer. *International Journal of Gynecological Cancer*. 1994;4:324–327.

32. Sonoda Y, Olvera N, Chi DS, et al. Pathologic analysis of ex vivo plasma energy tumor destruction in patients with ovarian or peritoneal cancer. *International Journal of Gynecological Cancer*. 2010;20:1326–1330.

33. Bristow RE, Peiretti M, Zanagnolo V, et al. Transverse colectomy in ovarian cancer surgical cytoreduction: Operative technique and clinical outcomes. *Gynecologic Oncology*. 2008;109:364–369.

34. Silver DF, Zgheib NB. Extended left colon resections as part of complete cytoreduction for ovarian cancer: tips and considerations. *Gynecologic Oncology*. 2009;114(3):427–430.

35. Song YJ, Lim MC, Kang S, Seo S-S, Park JW, Choi HS, et al. Total colectomy as part of primary cytoreductive surgery in advanced Müllerian cancer. *Gynecologic Oncology*. 2009;114(2):183–187.

36. Gillette-Cloven N, Burger RA, Monk BJ, McMeekin DS, Vasilev S, DiSaia PJ, et al. Bowel resection at the time of primary cytoreduction for epithelial ovarian cancer. *Journal of the American College of Surgeons*. 2001;193(6):626–632.

37. Adamina M, Kehlet H, Tomlinson GA, Senagore AJ, Delaney CP. Enhanced recovery pathways optimize health outcomes and resource utilization: a meta-analysis of randomized controlled trials in colorectal surgery. *Surgery*. 2011;149(6):830–840.

38. de Groot JJ, van Es LE, Maessen JM, Dejong CH, Kruitwagen RF, Slangen BF. Diffusion of enhanced recovery principles in gynecologic oncology surgery: is active implementation still necessary? *Gynecologic Oncology*. 2014;134(3):570–575.

39. Miller TE, Thacker JK, White WD, Mantyh C, Migaly J, Jin J, et al. Reduced length of hospital stay in colorectal surgery after implementation of an enhanced recovery protocol. *Anesthesia & Analgesia*. 2014;118(5):1052–1061.

40. Neville A, Lee L, Antonescu I, Mayo N, Vassiliou M, Fried G, et al. Systematic review of outcomes used to evaluate enhanced recovery after surgery. *British Journal of Surgery*. 2014;101(3):159–171.

11. 肿瘤细胞减灭术：右上腹部-横膈

Myong Cheol Lim, Robert E. Bristow, Se Ik Kim, Hyeong In Ha, and Sang-Yoon Park

前　言

仰卧位时腹部最低的区域诸如横膈、肝包膜（Glisson capsule，又称格利森囊）和肝肾隐窝（Morison pouch，又称莫里森囊）都被腹膜覆盖着，腹腔内腹膜液的顺时针循环受到横膈呼吸运动和肠道蠕动的影响，腹水在这些低洼位置积聚，导致肿瘤细胞在部分Ⅲ期和Ⅳ期上皮性卵巢癌患者上腹部形成转移瘤沉积物（图 11-1）。右侧横膈比左侧更常受累，肿瘤细胞可通过直接侵犯横膈肌肉、中央腱膜和胸膜，以及淋巴引流到心膈淋巴结来进行横膈腹膜的二次扩散，卵巢癌复发灶也可能出现在这些部位，尤其是在原发灶切除不完全时。从卵巢癌手术变革历史来看，无论卵巢癌在横膈的转移扩散是少量抑或大块病变，都是初次肿瘤细胞减灭术（primary debulking surgery, PDS）时实现最小残留病灶减瘤效果的常见障碍（图 11-2）[1]。越来越多的妇科肿瘤专家已经认识到完全或接近完全的肿瘤细胞减灭术对预后的重要性，手术技术的进步为妇科肿瘤医生提供了横膈及相关结构的肿瘤细胞减灭术提供了理论依据和手段[2-4]。

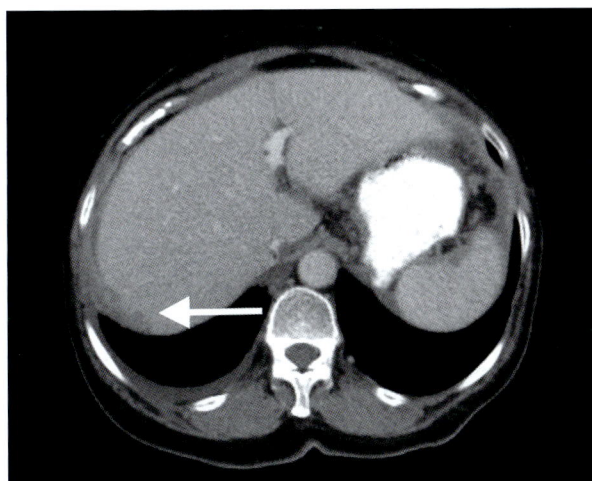

图 11-2　ⅢC 期上皮性卵巢癌转移到右侧横膈的术中表现

区域解剖学

右上腹部概述

右侧横膈位于右上腹部的上界，下方紧邻着肝脏，左侧横膈靠近脾脏和胃底部。横膈腹膜切除或横膈切除虽然是上腹部肿瘤细胞减灭术的重要组成部分，但很少单独进行，往往联合肝脏、胆囊、胃、小网膜、结肠、脾脏和胰腺等部位的手术（图 11-3）。在卵巢癌肿瘤细胞减灭术中，可能遇到的右上腹部后腹膜结构包括十二指肠、升结肠、胰腺、右肾和肾上腺、下腔静脉（inferior vena cava, IVC）和主动脉，其中右肾和肾上腺位于十二指肠第二段的外侧，胰头与其内侧表面相接触，主动脉位于脊柱前方稍微向左，下腔静脉位于主动脉右侧（图 11-4）。

横膈

横膈是一个凹陷的肌腱结构，将胸腔与腹腔分隔开来，横膈的胸侧覆盖着胸腔胸膜，腹腔侧横膈的前外侧覆盖着腹腔腹膜，后内侧位于腹膜后（即无腹膜覆盖的区域）。横膈的后外侧与右肾接触，为肝肾隐窝的头侧。

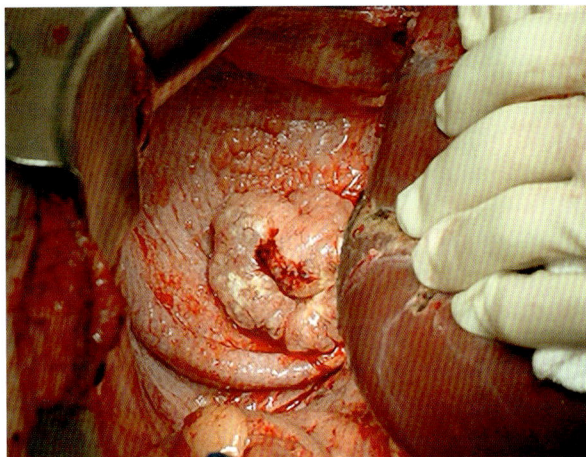

图 11-1　术前 CT 显示ⅢC 期上皮性卵巢癌转移至右侧横膈和肝肾隐窝（莫里森囊—箭头所指）

219

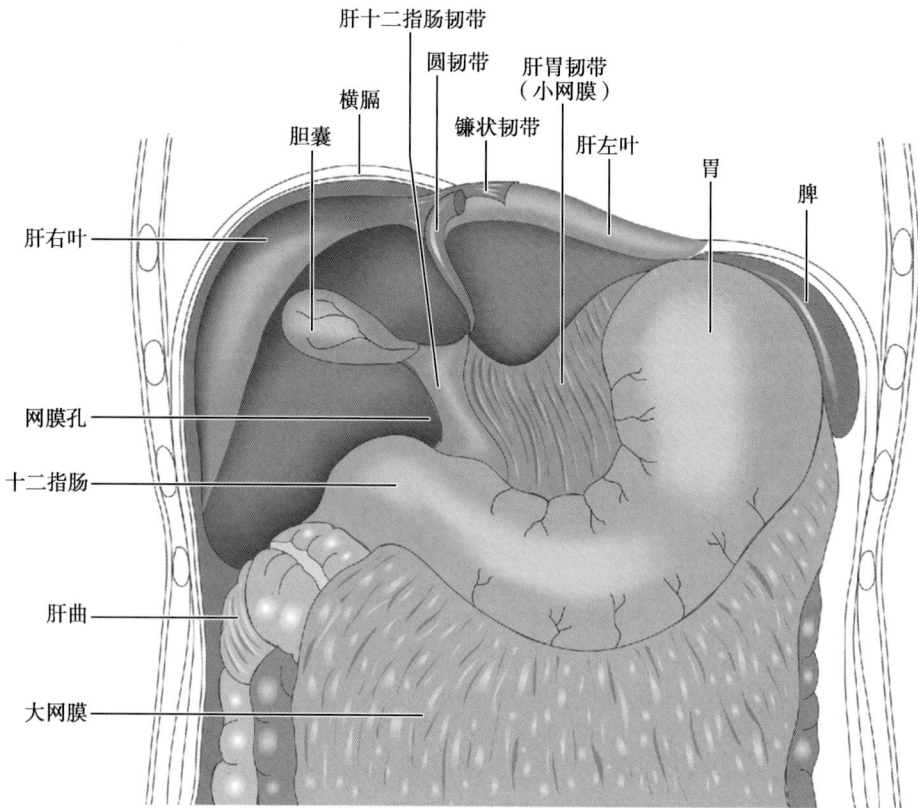

图 11-3　右上象限与肝脏、胆囊的解剖关系

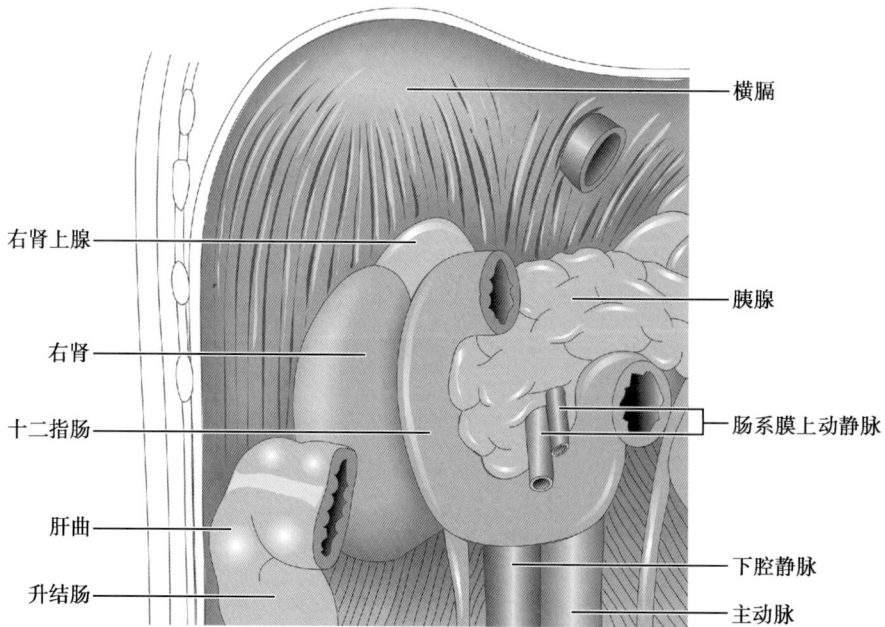

图 11-4　右上象限与肝、胆囊、横结肠、大网膜、胃的解剖关系

肌 肉 成 分

横膈的肌纤维起源于 3 个区域，分别为横膈的胸骨部、肋骨部和腰部。胸骨部起源于剑突，而肋骨部起源于下 6 根肋骨。横膈的两个膈脚与弓状韧带一起形成横膈的腰部，膈脚形成主动脉孔，并在前方汇合成为正中弓状韧带，内侧弓状韧带和外侧弓状韧带分别环绕着腰大肌和腰方肌的上部。横膈的所有肌纤维止于横膈中心，紧邻心包下方的中心腱。

孔径和内脏关系

横膈内有 3 个主要开口（图 11-5）。腔静脉裂孔位于中央腱中线的右侧，对应第 8 和第 9 胸椎之间的椎间盘水平。除下腔静脉外，右膈神经的分支也通过这个开口，右肝静脉在加入下腔静脉之前偶尔会通过腔静脉裂孔。食管裂孔位于中央腱中线左侧，对应第 10 胸椎水平，位于中央腱的后方，其内通过食管、胃左动脉的食管支和迷走神经的前后干。主动脉裂孔的边缘包括膈脚、正中弓

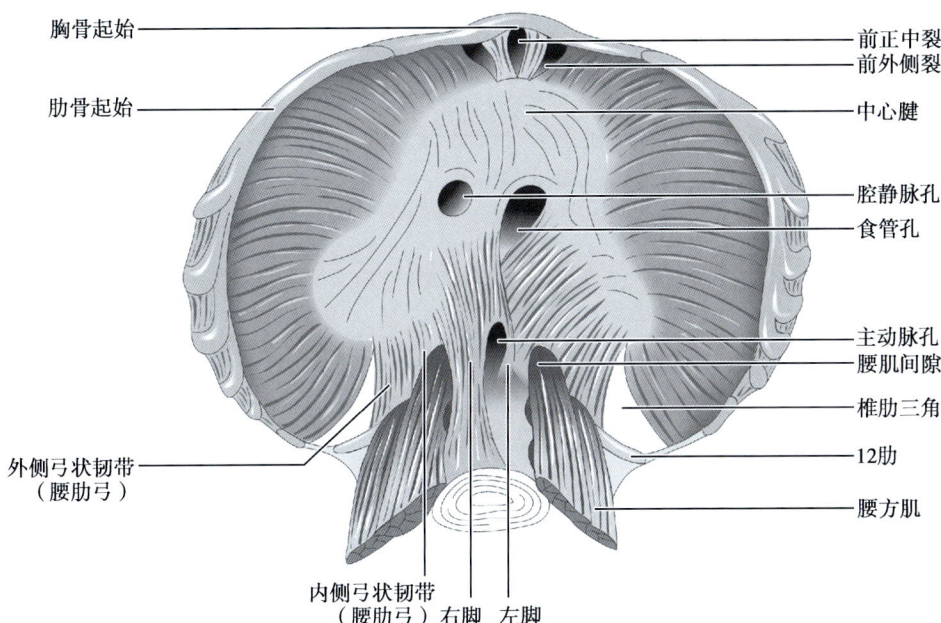

图 11-5　横膈解剖。横膈由胸骨、肋骨和腰椎组成。三个主要的开口是腔静脉裂孔、食管裂孔和主动脉裂孔

状韧带和第 12 胸椎，主动脉实际上位于膈膜后方，进入腹腔时并不穿过横膈，只经过位于第 12 胸椎水平的主动脉裂孔，胸导管、奇静脉和淋巴管也通过主动脉裂孔。

神经支配和血管供应

横膈由膈神经支配，膈神经起源于第 3、第 4 和第 5 颈椎（C_3、C_4 和 C_5）的腹支或整个臂丛和整个颈丛（C_1-T_1），膈神经是支配横膈的唯一运动神经。横膈的血液供应由膈动脉、肌膈动脉和心包膈动脉提供，膈动脉起源于主动脉，肌膈动脉和心包膈动脉是胸廓内动脉的分支。

肝脏和裸露区域的韧带

为了充分暴露横膈和右上腹部，需要了解肝脏相关附着韧带和血管结构，从而完成部分性或完全性肝脏游离。由于肝裸区位于腹膜外，因此如果肝脏在以前的手术中没有被游离过，卵巢癌则很少通过腹膜扩散至该区，因此，肝裸区可用于确定横膈腹膜切除的下缘或作为修复肌肉全层缺损时的下边缘。肝脏在腹腔中的位置通过韧带附着、血管结构和腹腔内压力来维持，肝脏通过镰状韧带、圆韧带（肝圆韧带）、冠状韧带（前后两层向左右两侧延伸）以及左、右三角韧带与前腹壁、腹

腔内脏和横膈相连接（图 11-6）。双层结构的镰状韧带将肝脏连接在前腹壁上，并沿着肝脏上表面从肝裸区的上缘一直延伸到脐部。肝圆韧带由闭锁的脐静脉形成，位于镰状韧带的下端游离部分。镰状韧带的上段向后上方走行并向左右延展为冠状韧带的前层和后层，围绕肝裸区。肝右静脉在

镰状韧带末端的背侧流入腔静脉，在分离冠状韧带前层时应格外小心，避免损伤该区域的血管。镰状韧带的右侧层成为冠状韧带的前层，冠状韧带向右延伸，成为右三角韧带。右三角韧带下表面向内侧延伸，与冠状韧带后层融合，与镰状韧带左侧叶形成的左三角韧带相连续。左三角韧带与

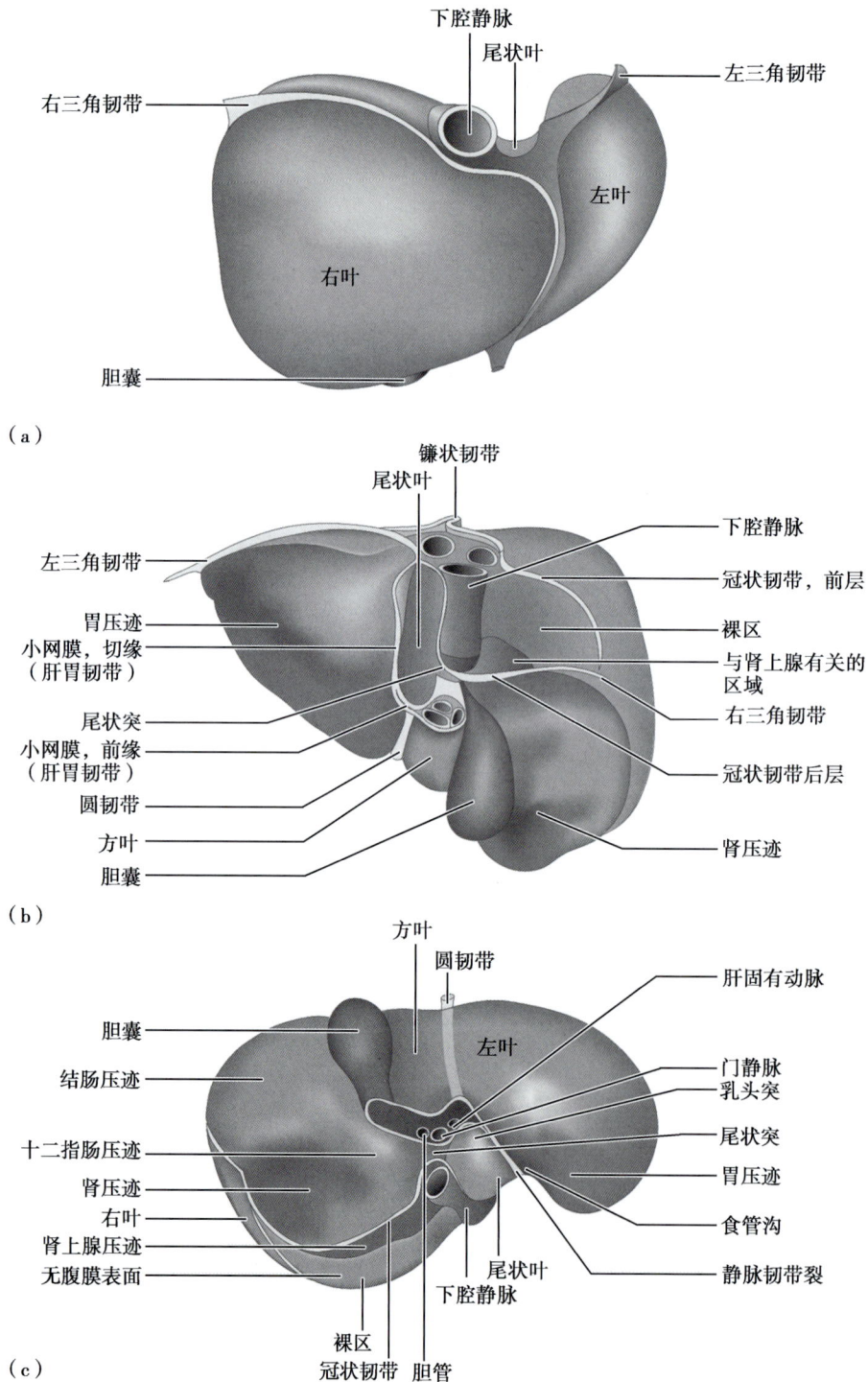

（a）

（b）

（c）

图 11-6　肝脏韧带附着。（a）肝脏表面。镰状韧带将肝脏分为左右叶。（b）肝脏后面。裸露区域直接接触横膈和下腔静脉。（c）肝脏下表面

小网膜相连，小网膜延伸至胃为肝胃韧带，延伸至十二指肠为肝十二指肠韧带。肝胃韧带和肝十二指肠韧带维持了肝脏与胃和十二指肠的相对位置。

通过切断韧带来游离肝脏，可以实现对右侧横膈以及肾肝隐窝的最大暴露，该区域与腹膜后结构的重要解剖关系包括右肾上腺、右肾及其相关的血管结构（图 12-2）。此外，外科医生还需留意可能存在于肝右叶直接注入下腔静脉的肝后小静脉。

横膈细胞减灭手术的理论基础

横膈转移常见于晚期卵巢癌患者中，既往文献报道了横膈病变的发生率为 18%～41%[5-6]。然而，更多的当代研究通过至少部分肝脏游离和对右上腹部的细致探查，已经证明大约 90% 的 ⅢC 期和Ⅳ期上皮性卵巢癌患者侵犯膈肌[7]。与左侧相比，右侧横膈的受累更为常见，通常病变体积更大，这很可能是由于卵巢癌细胞倾向于积聚在肝肾隐窝。20% 的病例仅右侧横膈受累，而 80% 的患者双侧横膈均有一定程度的肿瘤侵犯[7]，单独左侧病变较为罕见。仅通过触诊横膈往往会低估病变的体积，因为它经常出现斑块样病变，与周围正常腹膜融合而不易察觉。

一些早期的研究评估了细胞减灭手术治疗转移性卵巢癌累及横膈的安全性和可行性。1989 年，Montz 等描述了 14 例卵巢癌患者的横膈病变浅表或全层切除术后并发症发生率是可以接受的[8]。妙佑医疗国际的研究人员在一系列的研究中，详细介绍了他们在晚期卵巢癌患者中进行横膈切除和盆腔腹膜切除的经验[2-4]，超过 90% 的患者通过横膈部位手术使肿瘤细胞减灭程度至少达到 R1。此外，切除横膈病灶的并发症风险与其他根治性细胞减灭手术相似。Devolder 等对 69 例卵巢癌患者行横膈膜手术的结果进行了评估，证实了该手术的安全性和有效性[9]。在另一项研究中，Chereau 等对在同一家机构接受肿瘤细胞减灭手术的晚期卵巢癌患者分别进行和不进行膈肌手术[10]，发现横膈手术增加了减瘤术成功率而没有长期的发病率。虽然横膈膜手术的可行性已经广为人知，但横膈切除术能够明确改善Ⅲ期和Ⅳ期卵巢癌患者的生存率直到最近才得到很好的证明[11]。在妙佑医疗国际的研究中，Aletti 及其同事报告了迄今为止最大的系列研究之一，他们对 244 名接受ⅢC

期和Ⅳ期上皮性卵巢癌初级手术的患者进行了评估，存在横膈病灶的患者中残留病灶和是否实施横膈手术都是生存结局的独立预测因素[3]。最近 Bogani 等进行的一项荟萃分析研究发现：晚期或复发性卵巢癌行细胞减灭治疗期间进行横膈手术后肺部并发症（如气胸和膈下脓肿）发生率和胸管置入的发生率并无明显升高[12]。

鉴于横膈手术与成功的肿瘤细胞减灭和改善生存率之间的关联，作者认为应尽可能地通过本章描述的一种或多种技术处理横膈转移病灶。弥漫性小结节受累可以通过横膈腹膜切除（或腹膜剥离）成功去除，孤立的较大病灶可通过腹膜切除术进行单独切除。侵入肌肉或横膈肌腱部分的较厚病变和斑块通常需要全层切除和修复。使用电刀装置（electrosurgical unit，ESU）、空腔超声外科吸引器（cavitron ultrasonic surgical aspirator，CUSA）或氩气束凝固器（argon beam coagulator，ABC）的消融技术是可选的方法，但是很难评估此类治疗后残留病变的体积，并且存在不完全消融的风险[13-17]，因此作者更倾向于切除手术。

肿瘤细胞减灭手术技术

手术路径和暴露

安全有效的卵巢癌横膈转移手术管理始于选择适当的手术路径和优化手术暴露。充分地暴露包括以下要素：切口类型和范围、患者体位、外科医生的位置、照明、牵引和解剖剥离。晚期卵巢癌的初次手术最好采用中线纵行切口，可便于同时进入盆腔和上腹部（图 11-7），为了获得充分暴露，通常需要将切口延伸至剑突部。对于局限于右上腹的卵巢癌孤立复发病例，可以通过肋下切口（Kocher 切口）进行手术，但这种方法可能会影响到其他部位，特别是盆腔的手术探查。肋下切口可以延伸至对侧腹部（倒 "V" 字形切口）或向头侧扩展至剑突一侧（奔驰切口），以增加在右上腹内的操作空间。腹腔镜和机器人辅助手术已被用于卵巢癌分期和局限的上腹部病变切除。然而，作者认为这些方法可能限制肝后探查的范围，并不是特别适合切除体积较大的横膈病变。

患者应采用改良仰卧位或平卧位，改良仰卧位使外科医生或助手可以站在患者双腿之间，以全景视野观察上腹部情况。手术台调整为适度的

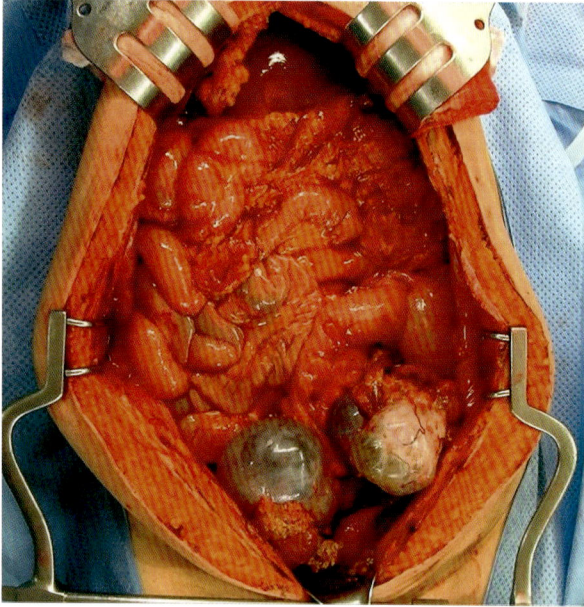

图 11-7　剑突和耻骨联合放置框架拉钩后可暴露右上腹和骨盆

反向特伦德伦堡卧位（Trendelenburg position，头低脚高位）可以借助重力使解剖剥离后的肝脏远离横膈，有利于手术暴露。将手术台向对侧倾斜（例如，右侧横膈手术时向左倾斜）也可以达到类似的效果。在进行横膈手术时，主刀医生站在患者的双腿之间或位于横膈对侧的位置。

自动牵开器，例如 Bookwalter 或 Omni 牵开器，可以使肋缘向上位移最大化，并且大大改善右上腹部的暴露程度。所采用的具体的牵开系统并不重要，重要的是外科医生对它的熟悉程度以及能够获得充分暴露设备的便利性。例如，在加州大学欧文分校，上腹部卵巢癌手术使用 Bookwalter 牵开器，通过两个臂将环固定在手术台上，可起到稳定的收缩肋缘效果。韩国国立癌症中心则使用 Kent 牵开器和 Balfour 牵开器来暴露腹腔内细胞减灭术的手术野。

肝脏游离

大多涉及右侧横膈的卵巢癌病例中，如肿瘤负荷中等或较大，需要完全游离肝脏，以确保全面探查肿瘤转移情况并优化术中暴露视野。术前影像学检查，包括联合使用 18-FDG PET/CT，在检测小体积横膈病变方面能力有限。由于其光学放大能力，诊断性腹腔镜可被用于治疗前探查左右横膈表面是否存在转移病灶，但是腹腔镜无法彻底探查横膈的下部（特别是肝膈交界处）。因此，触

诊和视诊探查整个横膈表面是必需且重要的。体积较小的转移瘤沿着右横膈腹膜和右冠状韧带前层之间的界面聚集非常常见，这些病灶在肝脏被完全游离之前是无法发现的。

因为肝圆韧带偶尔会包含未闭的血管，切断肝圆韧带前需使用缝线结扎或使用血管夹处理。使用电刀紧贴肝实质将镰状韧带向其顶端切开至冠状韧带，如肝圆韧带和镰状韧带受肿瘤侵袭，均应将其切除。小心切开镰状韧带分叉处，沿解剖层次游离冠状韧带的前层，以暴露汇入下腔静脉的右肝静脉和左肝静脉。肝左静脉和肝中静脉在汇入下腔静脉之前通常已汇合成一支，偶尔肝中静脉可以作为下腔静脉的独立支流，充分游离至位于冠状韧带正下方的肝静脉和下腔静脉表面是非常重要的（图 11-8）。此外通常可以看到右横膈主静脉向这些血管的汇合处引流。

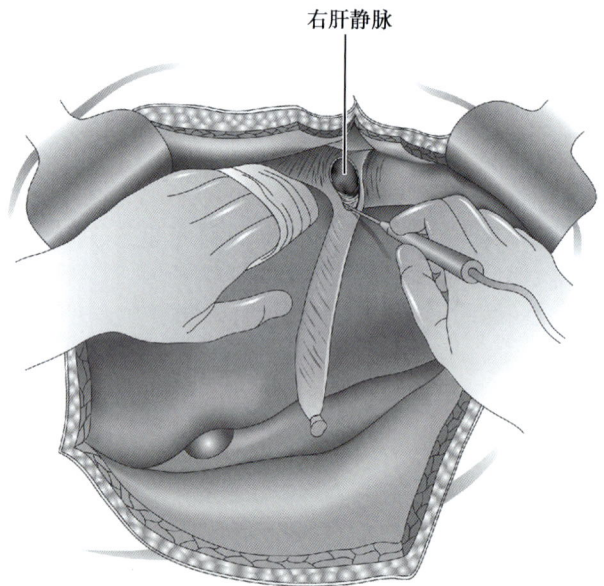

图 11-8　肝脏游离。切开圆形韧带及镰状韧带至其分叉处。切开冠状韧带，露出下方右肝静脉和下腔静脉

为了最大限度地暴露右横膈进行腹膜切除或横膈切除术，需要将肝脏向下内侧牵引。首先离断左叶肝的韧带连接，使肝脏在其血管轴上旋转，避免活动的右叶和固定的左叶之间产生铰链效应。使用电刀切开左三角韧带，暴露左冠状韧带的前后层，可以逐个或同时从外向内分离左冠状韧带的前层和后层，直到先前处理的镰状韧带的分叉处，离断肝胃韧带后可使左半肝完全游离。

游离左叶肝后，使用电凝刀小心地从内向外分离右冠状韧带的前层，将肝脏向内收缩，暴露右

结肠旁沟、肝肾隐窝和右三角韧带后进行游离（图11-9）。通过持续的内侧牵引，肝裸区与横膈、右肾和肾上腺分离，为横膈腹膜切除或全层切除提供最佳术中暴露。肝脏动员有时需要将肝脏从下腔静脉的腹侧表面剥离，随着肝脏持续的内侧牵引，

应锐性分离包围在腔静脉壁周围的松散组织。游离过程中需要特别注意避免损伤直接汇入下腔静脉的肝静脉分支（肝后静脉）（图12-10）。一些外科医生更倾向于从右三角韧带开始解剖，并从外向内解离冠状韧带的前后层[2]。

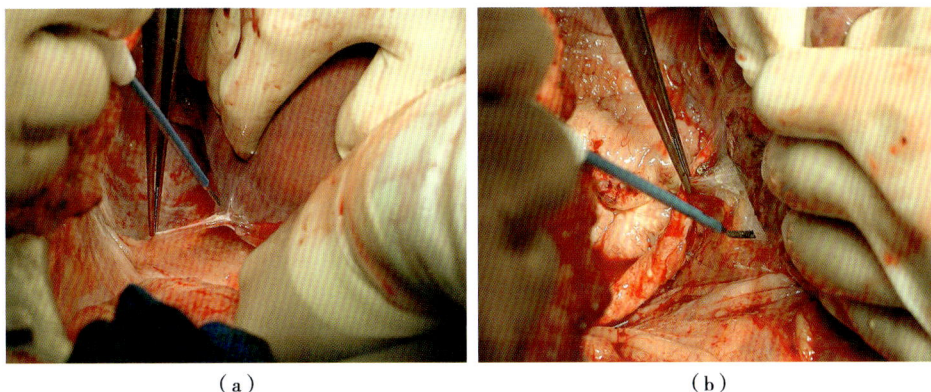

（a）　　　　　　　　　　　　　　（b）

图11-9　肝脏游离。（a）切断右三角韧带，肝脏可向中线抬起。（b）继续解剖进入肝下陷凹（肝肾隐窝），从下方横膈膜处更好地暴露肝脏

广泛大体积的肿瘤或融合性肿瘤斑块会将横膈腹膜和格利森囊粘连在一起，使右冠状韧带的前层无法触及，这种情况下手术的目标仍然是进入肝裸区并最大限度地暴露右侧横膈。最安全的方法通常是使用电刀或氩气刀在浅层肝实质的格利森囊下仔细解剖，将粘连的肿瘤与肝脏分离，使其附着于横膈表面。或者采用腹膜外方式，先进行部分横膈腹膜切除，将肿瘤与横膈分开保留在肝侧，这种技术要求在肿瘤侵犯区域的外方将横膈腹膜切开，并在腹膜后方游离达到肝裸区。离断右冠状韧带的前层和后层的剩余附着物，实现对肝脏的充分解离和最大限度地暴露，通过电刀或氩气刀切除肝表面的肿瘤以及横膈上残余的肿瘤。

横膈腹膜切除术

卵巢癌转移往往遵守腹膜转移原则，这点也体现在横膈转移病灶上，尤其是横膈肥厚区域，因此腹膜切除术是大面积横膈腹膜粟粒样转移灶时首选的肿瘤细胞减灭技术。外科医生对腹膜切除时的器械可能有不同的选择：有些外科医生倾向于使用尖锐剪刀解剖，有些则倾向于使用电刀、氩气刀或超声刀来寻找正确的解剖层面。

通过腹壁牵开器最大限度提高右侧肋缘（图11-10a），沿右肋缘下方弧形切开横膈腹膜（图11-

10b）。为了完全切除横膈腹膜，这个切口将从右结肠旁沟延伸至剑突。腹膜隆起的边缘用钳子（艾丽斯钳、直角钳或镊子）固定并施加一定的牵引力，以拉伸腹膜并在横膈腹膜与底层肌肉之间提供足够的张力（图11-10c），充分暴露腹膜下间隙，达到正确的解剖平面。如果从肋缘暴露腹膜下间隙困难，可以通过从更外侧开始解剖来基本确定正确的平面，即右结肠旁沟与肝肾隐窝融合处。电刀（或剪切）用于横膈腹膜切除时，将电刀保持在与解剖平面成锐角是将膜与潜在肌肉分离的理想姿势，减少腹膜穿孔可能。可以在膈腹膜和格利森囊之间放一个湿润的纱布垫，以保护肝脏。解剖从腹侧向背侧、外侧向内侧进行，直到达到冠状韧带前层分开处，完整切除标本（图11-10d）。右冠状韧带前层分裂边缘的尾侧区域（裸区）很少受累，该解剖标志用于确定腹膜切除术或全层切除术的下界。膈腹膜通常在中央肌腱处粘连严重，易进入胸膜腔，因此建议通过气管内插管确保机械通气。

横膈全层切除

当卵巢肿瘤细胞侵袭较深或中央腱明显受累，可能需要对部分横膈进行全层切除。如前所述，执行肝脏游离和腹膜切除，直到充分暴露需要进行全层切除的横膈区域。需要进行全层切除的标志是腹膜下间隙消失，持续牵引下使用电刀或剪

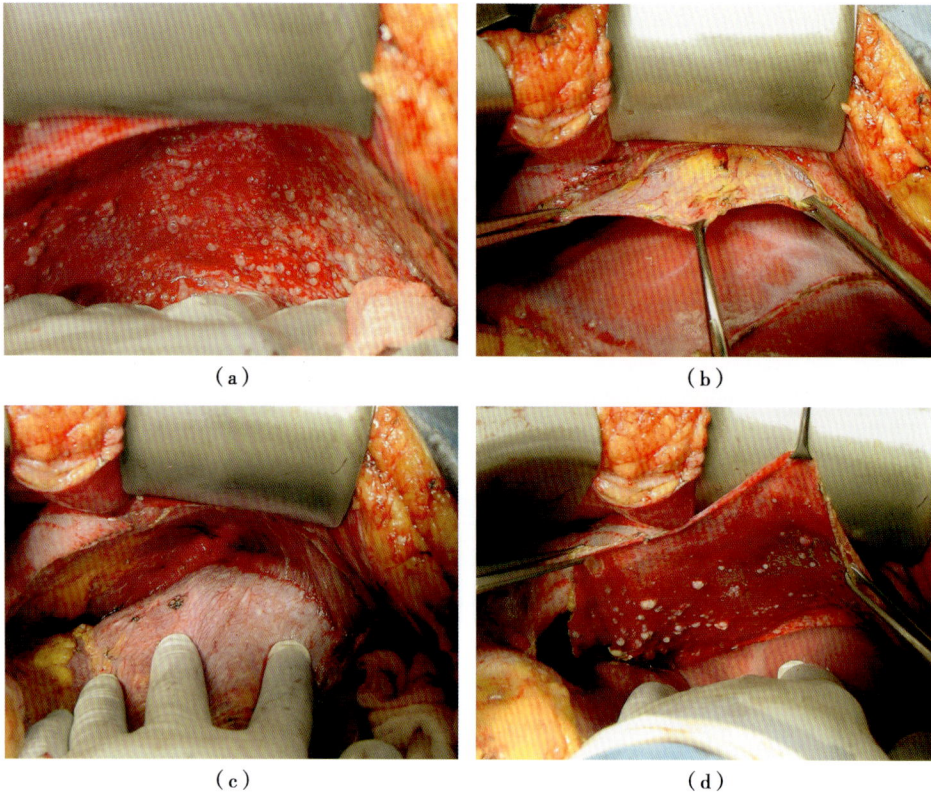

（a）

（b）

（c）

（d）

图 11-10　横膈腹膜切除术。（a）在肋缘放置牵开器充分暴露手术区域。（b）在肋缘下的横膈腹膜上做一个曲线切口，使形成一宽夹层。（c）向下牵引横膈腹膜，露出与肌肉表面交界处的剥离面。（d）向后剥离至右冠状韧带和三角韧带前层的腹膜反折

刀沿着浸润性肿瘤包块或斑块外 0.5～1.0cm 的正常外观肌肉切开横膈（图 11-11）。切口应平行于主要的膈神经分支的走向，避免垂直切割，减少膈神经损伤的风险以及横膈功能障碍。如果切除延伸至中心腱，应保证切除过程中下腔静脉处于直视状态，并确保保留足够的正常横膈组织以允许原位缝合而不压迫下腔静脉。手术标本应正确定位给病理学家明确区分横膈胸膜侧和腹膜侧。通过目视和触诊来探查胸腔，以确定是否存在其他胸膜转移或心膈淋巴结肿大。对于来自膈动脉和静脉的分支血管进行彻底止血，如有需要可以可吸收缝线进行"8"字缝合。

通常直径达 10cm 的横膈缺损可以通过原位缝合来闭合。为了减小缝线的张力，应沿着横膈缺损的长轴闭合，可采用"8"字间断缝合、连续缝合间断加固以及不可吸收线连续锁边缝合。在闭合横膈的最后一针之前，可以选择术中排气来代替常规放置胸管（图 11-12）[18]，即将 14 号罗宾逊导管插入部分闭合的横膈缺损中，最后一针置于导管两侧，紧靠导管拉紧缝线，麻醉师进行几次大潮气量通气，并配合膨肺动作，保持导管低吸引

力，收紧缝线并打结同时将导管迅速拔除。排气结束后，采用倾斜式仰卧位，在右上腹部注入盐水，由麻醉师进行几次大潮气量通气，如果没有气泡产生，则表示闭合是无漏气的。

作为剪刀或电刀进行锐性解剖的替代方法，可以利用切割闭合器装置（例如，用于胃肠道和胸腹部的类型）来切除横膈转移灶，止血的同时可有效地封闭胸腔。这种技术通常只适用于有相对较窄（1～2cm）蒂状基底或浸润到横膈肌肉的大肿瘤。在不进入胸腔的情况下，使用钳子将横膈的相关区域向下牵拉，并将切割闭合器放置在两侧未受影响的肌肉之间。触发切割闭合器，同时切除双层横膈。使用切割闭合器进行此操作的主要优点是它同时实现了横膈深层受累区域的切除和原位闭合。应使用具有较大组织负载（4.8mm）的缝合器进行此操作，通过用 1-0 非吸收性缝线进行连续缝合或者间断加固来增加闭合的安全性[19]。

在横膈切除术后，若出现横膈的较大缺陷，需要使用人工材料（聚四氟乙烯或聚丙烯网片）进行满意的闭合（图 11-13）。如果同时进行肿瘤细胞减灭手术（例如肠道切除并伴有粪便泄漏），由于担

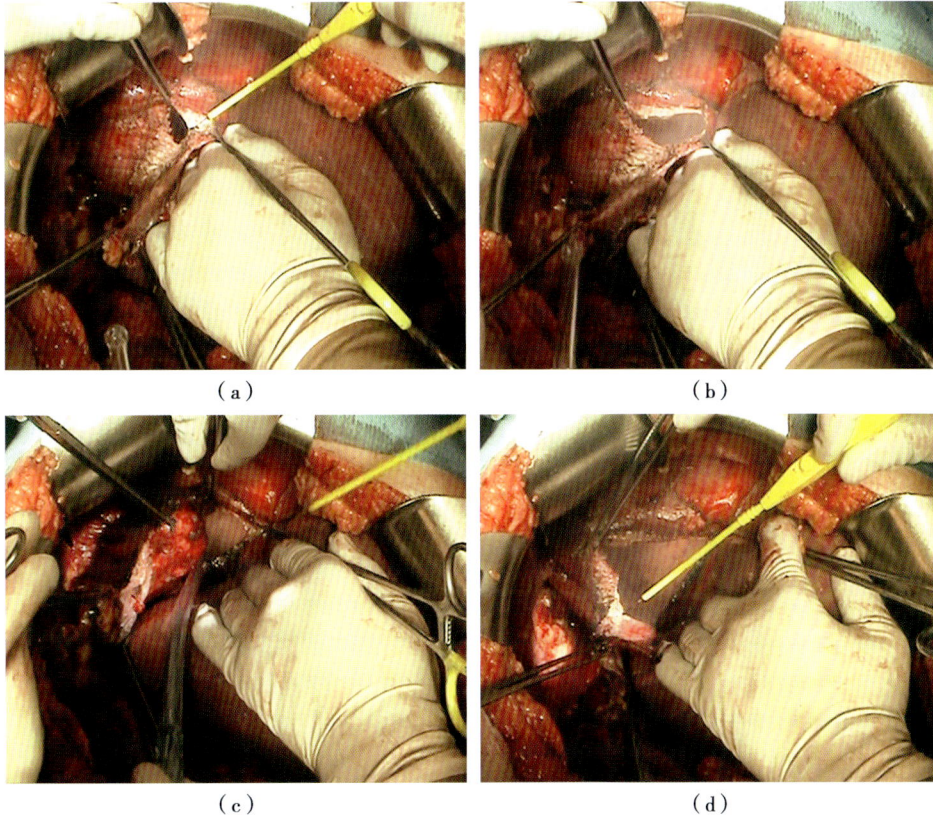

（a）　　　　　　　　　（b）

（c）　　　　　　　　　（d）

图 11-11　横膈全层切除。（a）用电刀切开横膈进入胸腔。（b）探查胸腔以确定切除范围。（c）沿着肝脏裸露区域的上缘后外侧进行切除（分离出右冠状韧带的前层）。（d）标本外翻，将横膈及相连的胸膜整体切除

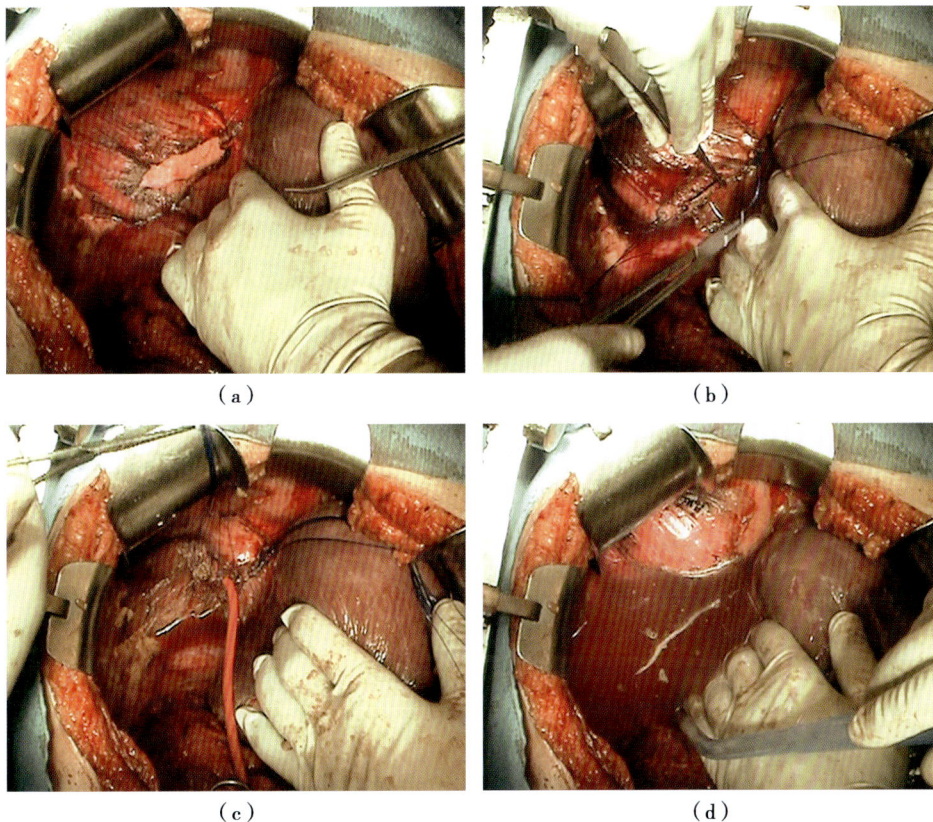

（a）　　　　　　　　　（b）

（c）　　　　　　　　　（d）

图 11-12　关闭横膈及经膈减压治疗气胸。（a）修补横膈缺口，如图 11-13 中使用的生物膜。（b）沿长轴用 2-0 聚丙烯缝线 "8" 字缝合切口。（c）完全关闭胸腔之前，将一个 14 号导管置入胸腔间隙。（d）关闭后进行气泡测试，没有气泡表明是密封被修复了

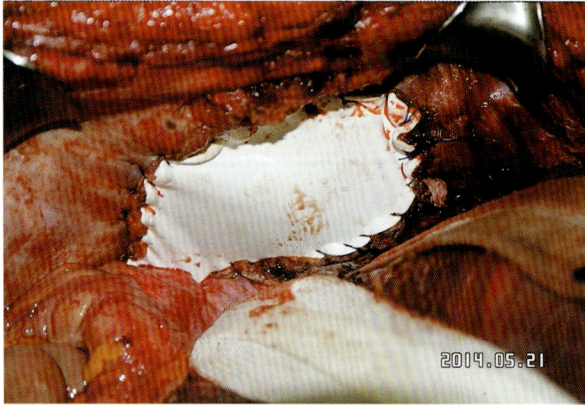

图 11-13   使用聚四氟乙烯贴片重建右横膈

心细菌污染，可以使用生物材料，如尸体筋膜。假体材料或生物材料采用 1-0 不可吸收缝线，以环绕方式缝合于横膈缺损的边缘。

心膈角淋巴结切除

为了提高肿瘤细胞减灭术的彻底程度，心膈角转移淋巴结切除也应得到重视。心膈角淋巴结位于胸骨后的心包脂垫和横膈之间，心膈角淋巴结从横膈、胸膜、胸壁和肝脏的腹侧部分引流。在晚期上皮性卵巢癌中，术前 CT 影像可以显示横膈表面增厚不规则，表明有少量转移性肿瘤扩散，以及心膈淋巴结肿大（图 11-14）。在术前影像评估中识别心膈淋巴结转移是精确规划手术方案的重要一步，如果术前影像提示心膈淋巴结肿大，确定是否真实存在转移至关重要。心膈角淋巴结大小可以作为转移可能性的有效指标。Kim 等发现术前 CT 影像中心膈淋巴结最短轴长度 >7mm 时，晚期卵巢癌患者心膈淋巴结转移的概率大约为 85%[20]。

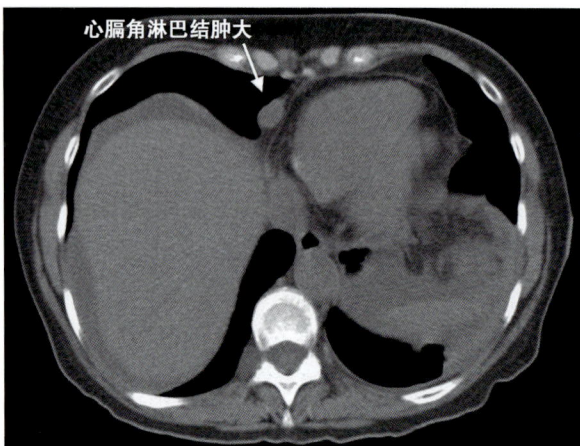

图 11-14   术前 CT 显示：Ⅳ期上皮性卵巢癌可见右心膈角淋巴结肿大

Prader 等比较分析了 196 例晚期上皮性卵巢癌患者的术前影像，15.3% 患者出现心膈淋巴结肿大，其中 90% 的患者经组织学证实存在心膈淋巴结转移[21]。此外，18-FDG PET/CT 检查也有助于确定心膈淋巴结是否存在卵巢癌转移，Hynninen 等发现 FDG PET/CT 心膈角淋巴结转移的发现率高出 CT 检查 2 倍[22]。我们可以通过以下方案提高心膈角淋巴结切除率：①通过视频辅助胸腔镜手术（video-assisted thoracoscopic surgery, VATS）进行心膈角淋巴结探查及切除，可与腹部手术同时或分期进行；②对于需要切除横膈病灶的患者可与腹部手术同时进行[23-24]。

采取 VATS 进行心膈淋巴结切除时需要放置一个双腔气管内导管，并选择性地对患侧肺部进行排气。通常放置 3～4 个内镜通道，使用标准电凝器或血管封闭/剪切装置切除心膈淋巴结。VATS 的方法具有额外的优势，可以全面评估胸腔并切除胸腔上部（头颅部）胸膜的病灶（图 11-15）。VATS 手术后常规放置胸管进行引流。

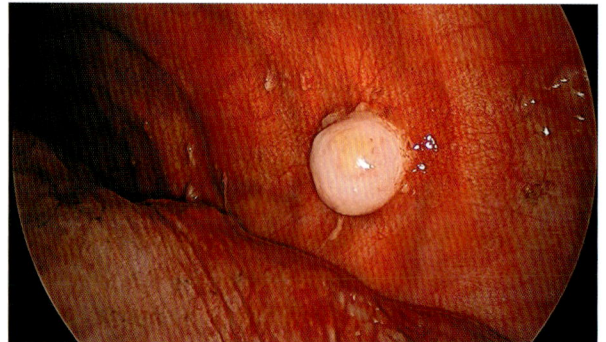

图 11-15   胸腔镜显示上皮性卵巢癌右侧胸膜壁肿瘤结节

横膈途径治疗心膈淋巴结肿大是在进行横膈腹膜切除或全层切除时与腹部肿瘤细胞减少术同时进行的。术前影像的充分评估有助于确定可疑淋巴结和已知解剖标志物（例如肋缘）的位置。打开横膈后将手持牵开器放置在切口边缘，充分暴露胸膜腔，通过视觉和触诊来探索并确定受累淋巴结的位置，确保没有侵犯至肺实质或心包。使用 Babcock 组织钳夹住受累的心膈淋巴结，使用血管封闭/剪切装置切断底部，或使用血管钳和缝线结扎缝合（图 11-16）。如果没有进行横膈全层切除，在预估的心膈角淋巴结位置处打开横膈，将淋巴结取出，并如前所述闭合横膈切口。为了避免横膈损伤，可以在横膈胸骨部通过剑突后方分离并进入心膈区域，完成心膈淋巴结切除后，如前述

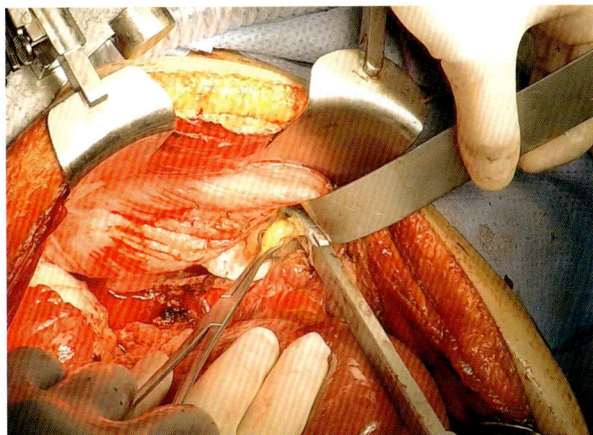

图 11-16　经横膈入路切除右侧心膈角淋巴结，切除的淋巴结通过切口取出

方式闭合切口。极少数情况下（3%），进行横膈切除时会进入心包（伴或不伴有心膈淋巴结切除[7]），可以用细的可吸收线（3-0）对较小的缺损进行缝合，而较大的缺损则需要使用聚四氟乙烯或聚丙烯网片进行重建。

胸膜腔管理

　　为了优化术中氧合情况，术前可能需要放置胸管以排出大量胸腔积液，术后可能需要放置胸管以预防气胸，或者排空持续存在的胸腔积液。部分临床医生在广泛的横膈切除或全层横膈腹膜切除后也常规放置胸管，但是大多数术后胸腔积液可以通过胸腔穿刺安全地抽取，而不需要留置胸管。若需要放置胸管，最好在术中患者全身麻醉时放置。横膈切除或广泛腹膜切除联合术中热灌注时强烈建议术中放置胸管，因为此类患者术后胸腔积液发生率较高，需要胸腔穿刺或放置胸管[25]。

　　应在充分准备和覆盖右侧胸腔的前提下放置右侧胸管，如果患者不是全身麻醉状态，应将局部麻醉药大量注射到计划插入点周围的软组织中。在第 5 或第 6 肋间隙前侧副腋线处切开 2～3cm 的切口，与肋骨轴平行（图 11-17），然后使用长凯利钳创建一个通道进至胸腔，使其位于肋骨上缘，以避开位于肋骨下缘的肋间神经血管束。通过展开弯钳扩张通道，并将一根手指放入通道中进入胸腔，确认位置并轻轻分离与肺的粘连，在弯钳的帮助下，将 9.3mm（28Fr）胸管推入通道，将管尖后置并指向肺尖，确保胸管最近端的引流孔完全位于胸腔内。将胸管连接到标准闭式引流装置，缝合固定贴上闭合性敷料。如果没有气体泄漏的证据并且每日排液量小于 200mL，则几

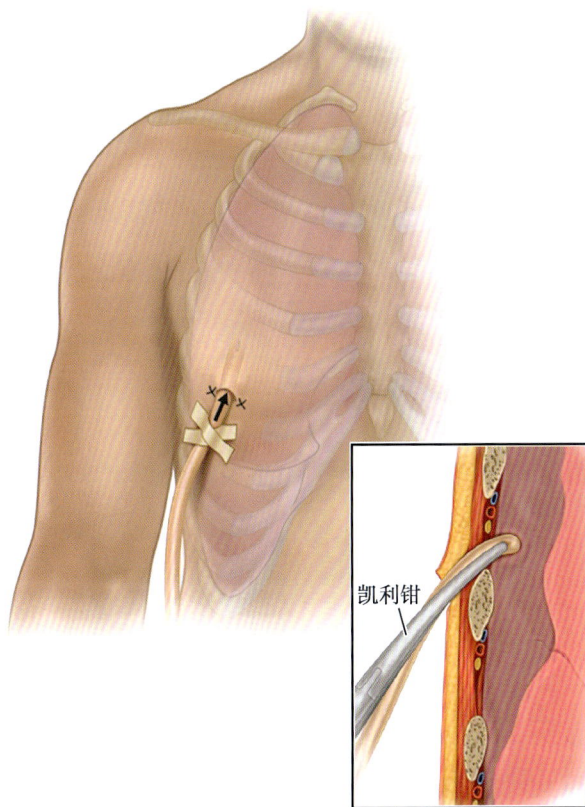

图 11-17　放置右侧胸腔引流管。用长凯利钳引导 28 号胸管通过第 5 或者第 6 肋间隙，将导管尖端朝向肺尖。插图：在肋骨上方插入胸导管，避开肋间神经及血管束

天后可以拔除胸管。

　　作为放置胸管的替代方法，可以在横膈全层次切除后通过缺口将 15 号或 19 号圆形负压引流管置于胸腔内。这种技术有两种路径选择，第一种路径是将引流管的输出端（带有附加穿刺针）从胸腔穿过胸壁，与之前胸管置入相反的顺序（即从内到外），要注意将穿刺针定向在肋骨上缘，避免神经血管束受伤。引流管应缝合固定并连接到球囊引流或其他引流设备上，同时关闭横膈切口和排气。如果使用球囊引流，需要在引流系统中加入一个旋塞，以避免在排空球囊时无意中将空气引入胸腔间隙（气胸）。第二种路径是韩国国家癌症中心报道的方法：负压引流管放置在胸腔内，输出端从横膈切口穿出进入腹腔，并与横膈创面缝合口紧密贴合（图 11-18）。引流管的输出端通过腹壁外露并连接到球囊引流。最后，如果分离横膈胸骨部进入心膜腔，那么就没有负压引流管出口，因此应该使用常规胸管放置技术，根据具体情况选择正确的方法非常重要。

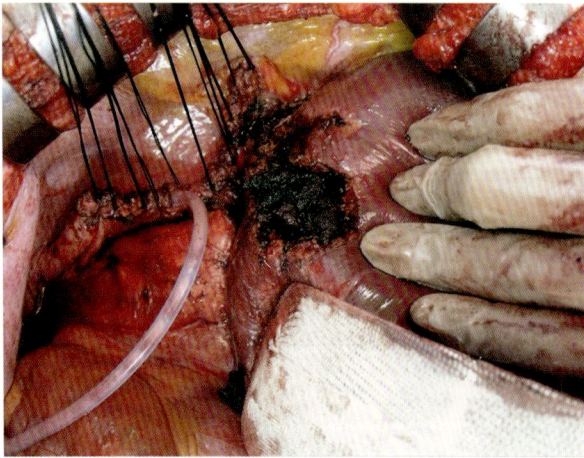

图 11-18　使用 Jackson-Pratt 引流管穿过腹壁留置胸腔引流管

结　　论

在晚期卵巢癌患者中，肿瘤向横膈扩散是常见的。如果没有进行彻底的手术切除，横膈也是复发的常见部位。彻底的手术切除在原发性和复发性疾病的治疗中所带来的生存优势，要求妇科肿瘤医生需掌握右上腹部手术技能。理想情况下，手术技能的进步应发生在一个多学科协作的卵巢癌治疗团队中，并包括对区域解剖的全面理解以及对肝脏游离、横膈腹膜切除和横膈全层切除的熟练掌握。

（张潍　译）

术后管理和并发症

在横膈腹膜剥除或切除手术后，应立即进行胸部 X 线检查，并于 72～96h 后（术后第 3 或第 4d）再次进行检查，以评估残余气胸和胸腔积液情况。在术后的 72h 内，约有 10% 的患者会出现小范围残留气胸，占据的肺容积＜10%[18]。在没有肺实质内气体泄漏的情况下，小范围气胸可自行缓解，通过每日查体和放射性检查进行监测。术后立即给予氧气补充，通过"第二气体效应"加速气胸的消退，第二气体效应利用了气胸中的空气含有约 70% 的氮气，而氮气在肺部具有很高的扩散性，如果通过给予补充氧气使肺泡内的氮气浓度保持较低，则气胸会因为氮气沿浓度梯度的逃逸而更快地减少。

在没有预防性胸腔引流或负压引流的情况下，约 50% 接受横膈切除手术的患者会出现术后胸腔积液[18]。进行横膈手术的患者需要进行术后胸腔穿刺或胸管置入的概率在 4.9%～33.3% 之间[2,7,18]，因此是否引流胸腔应该基于横膈切除的程度和外科医生的判断，而作者通常在大多数情况下倾向于进行预防性引流。

涉及内侧和中央部分的横膈切除存在损伤膈神经主干或分支的风险，可能导致单侧横膈麻痹。呼吸辅助肌肉的补偿作用和对侧横膈的完整，将允许大多数术前通气状态良好的患者不受单侧横膈麻痹的影响。与横膈手术直接相关的罕见并发症包括胰腺损伤或胰腺炎（3%～6%）和肝下脓肿（3%）[7]。

参 考 文 献

1. Eisenkop SM, Spirtos NM, What are the current surgical objectives, strategies, and technical capabilities of gynecologic oncologists treating advanced epithelial ovarian cancer? *Gynecologic Oncology*, 2001. 82(3): 489–497.
2. Cliby W., et al., Diaphragm resection for ovarian cancer: technique and short-term complications. *Gynecologic Oncology*, 2004. 94(3): 655–660.
3. Aletti G.D., et al., Surgical treatment of diaphragm disease correlates with improved survival in optimally debulked advanced stage ovarian cancer. *Gynecologic Oncology*, 2006. 100(2): 283–287.
4. Dowdy S.C., et al., Assessment of outcomes and morbidity following diaphragmatic peritonectomy for women with ovarian carcinoma. *Gynecologic Oncology*, 2008. 109(2): 303–307.
5. Griffiths C, Finkler N, Surgery for carcinoma of ovary: extrapelvic cytoreduction, In *Gynecologic Oncology*. 1992, Churchill Livingstone, Edinburgh. 313–333.
6. Sakai, K., et al., Relationship between pelvic lymph node involvement and other disease sites in patients with ovarian cancer. *Gynecologic Oncology*, 1997. 65(1): 164–168.
7. Einenkel, J., et al., Characteristics and management of diaphragm involvement in patients with primary advanced-stage ovarian, fallopian tube, or peritoneal cancer. *International Journal of Gynecologic Cancer*, 2009. 19(7).
8. Montz F., et al., Resection of diaphragmatic peritoneum and muscle: role in cytoreductive surgery for ovarian cancer. *Gynecologic Oncology*, 1989. 35(3): 338–340.
9. Devolder, K., et al., Role of diaphragmatic surgery in 69 patients with ovarian carcinoma. *International Journal of Gynecologic Cancer*, 2008. 18(2).
10. Chéreau, E., et al., Pulmonary morbidity of diaphragmatic surgery for stage III/IV ovarian cancer. *BJOG: An International Journal of Obstetrics & Gynaecology*, 2009. 116(8): 1062–1068.
11. Kapnick, S.J., et al., Occult pleural involvement in stage III ovarian carcinoma: role of diaphragm resection. *Gynecologic Oncology*, 1990. 39(2): 135–138.
12. Bogani, G., et al., Surgical techniques for diaphragmatic resection during cytoreduction in advanced or recurrent ovarian carcinoma: a systematic review and meta-analysis. *International Journal of Gynecologic Cancer*, 2016. 26(2): 371–380.
13. Tsolakidis, D., et al., Comparison of diaphragmatic surgery at primary or interval debulking in advanced ovarian carcinoma: an analysis of 163 patients. *European Journal of Cancer*, 2011. 47(2): 191–198.
14. Adelson, M.D., Cytoreduction of diaphragmatic metastases using the cavitron ultrasonic surgical aspirator. *Gynecologic Oncology*, 1991. 41(3): 220–222.

15. Rose, P.G., The cavitational ultrasonic surgical aspirator for cytoreduction in advanced ovarian cancer. *American Journal of Obstetrics and Gynecology*, 1992. 166(3): 843–846.
16. Brand, E. et al., Electrosurgical debulking of ovarian cancer: a new technique using the argon beam coagulator. *Gynecologic Oncology*, 1990. 39(2): 115–118.
17. Bristow, R.E. et al., Complete surgical cytoreduction of advanced ovarian carcinoma using the argon beam coagulator. *Gynecologic Oncology*, 2001. 83(1): 39–48.
18. Bashir, S., et al., Surgical technique of diaphragm full-thickness resection and trans-diaphragmatic decompression of pneumothorax during cytoreductive surgery for ovarian cancer. *Gynecologic Oncology*, 2010. 119(2): 255–258.
19. Juretzka, M.M., et al., Full-thickness diaphragmatic resection for stage IV ovarian carcinoma using the EndoGIA stapling device followed by diaphragmatic reconstruction using a Gore-tex® graft: A case report and review of the literature. *Gynecologic Oncology*, 2006. 100(3): 618–620.
20. Kim, T.-H., et al., Preoperative prediction of cardiophrenic lymph node metastasis in advanced ovarian cancer using computed tomography. *Annals of Surgical Oncology*, 2016. 23(4): 1302–1308.
21. Prader, S., et al., Surgical management of cardiophrenic lymph nodes in patients with advanced ovarian cancer. *Gynecologic Oncology*, 2016. 141(2): 271–275.
22. Hynninen, J., et al., FDG PET/CT in staging of advanced epithelial ovarian cancer: frequency of supradiaphragmatic lymph node metastasis challenges the traditional pattern of disease spread. *Gynecologic Oncology*, 2012. 126(1): 64–68.
23. Lim, M.C., et al., Pathological diagnosis and cytoreduction of cardiophrenic lymph node and pleural metastasis in ovarian cancer patients using video-assisted thoracic surgery. *Annals of Surgical Oncology*, 2009. 16(7): 1990–1996.
24. Yoo, H.J., et al., Transabdominal cardiophrenic lymph node dissection (CPLND) via incised diaphragm replace conventional video-assisted thoracic surgery for cytoreductive surgery in advanced ovarian cancer. *Gynecologic Oncology*, 2013. 129(2): 341–345.
25. Lim, M.C., et al., Hyperthermic intraperitoneal chemotherapy after extensive cytoreductive surgery in patients with primary advanced epithelial ovarian cancer: interim analysis of a phase II study. *Annals of Surgical Oncology*, 2009. 16(4): 993–1000.

12. 肿瘤细胞减灭术：右上腹部-肝脏、胆囊和肝门

Renee A. Cowan and Michael I. D'Angelica

前　言

晚期卵巢癌常侵及右上腹部结构，包括肝脏、胆囊、肝十二指肠韧带[1]。考虑到原发性卵巢恶性肿瘤患者中盆腔外病灶的高发生率，以及肿瘤沿右侧旁沟向右上腹部播散的典型腹膜播散模式，这并不令人惊讶。在初次肿瘤细胞减灭手术时，晚期卵巢癌患者的右半膈和肝表面常可发现有转移性病灶[2-5]。术前影像学分期显示肝实质、胆囊和肝十二指肠韧带（肝门）受累。然而，有些转移部位不容易被影像学检查发现。此外，卵巢癌可能在这些部位复发，特别是在不完全的初次肿瘤细胞减灭术（primary debulking surgery，PDS）后，甚至在完全肿瘤细胞减灭术后[6]。已有多项研究具体探讨了右上腹部同期或分期腹膜转移瘤根治性切除的可行性及相关的长期生存率[2, 7-10]。然而，涉及肝胆结构的卵巢癌转移经常被认为是完成理想和/或完全肿瘤细胞减灭手术的主要障碍[11-12]。安全有效的手术及围手术期处理此类疾病要求负责处理右上腹疾病的外科医生必须熟悉该区域的解剖学，并精通根除肿瘤的切除和消融技术。

局部解剖学

概述

横膈是右上象限的上边界，肝脏紧挨其下，胆囊则沿着肝脏下表面位于左右两半肝的交界处。

结肠肝曲靠近右半肝的下表面。十二指肠位于肝脏的下部，横结肠的后部。大网膜起自胃大弯，并从横结肠的肝曲延伸至脾曲。小网膜由肝胃韧带组成，从胃小弯延伸至静脉韧带，走行至肝尾状叶前部和左半肝后部。小网膜囊位于胃和小网膜的后方，通过网膜孔与腹膜腔相通。网膜孔紧邻十二指肠第一部分的上方，下腔静脉前侧，门静脉后侧（也称为门静脉腔隙）。也可通过切开横结肠的大网膜或者在胃大弯下方把大网膜切开进入小网膜囊。肝十二指肠韧带从肝门向十二指肠的第一和第二部分延伸，除肝神经丛和淋巴管外，还包括肝动脉、门静脉和胆总管（统称为肝门三联管），它紧邻网膜孔的内前方（图 12-1）。右肾和肾上腺，被 Gerota 筋膜包绕，在腹膜后，位于十二指肠第二部分的后方。胰头与十二指肠内侧面相接，位于主动脉前方，脊柱稍左侧，下腔静脉在主动脉右侧。右上腹部卵巢癌肿瘤细胞减灭手术过程中可能会遇到的腹膜后结构包括十二指肠第二和第三部分、升结肠、胰腺、右肾及肾上腺、下腔静脉和主动脉（图 12-2）。

肝脏是人体最大的实体器官，占据了右上腹部的大部分[13]。肝脏呈楔形，底部在右边，顶端在左边。上表面大约延伸到右边的第 5 肋，通过横膈与胸腔分开。下缘较锐利，通常位于肋缘下。胸膜腔延伸到第 10 肋，因此，应在第 10 肋以下进行肝穿刺活检，以避免进入胸腔。肝脏有多种功能，包括但不限于分泌胆汁、合成凝血因子和多种蛋白质（包括白蛋白）、调节糖/糖原代谢、血液解毒。血红蛋白分解，并储存铁和铜[14]。

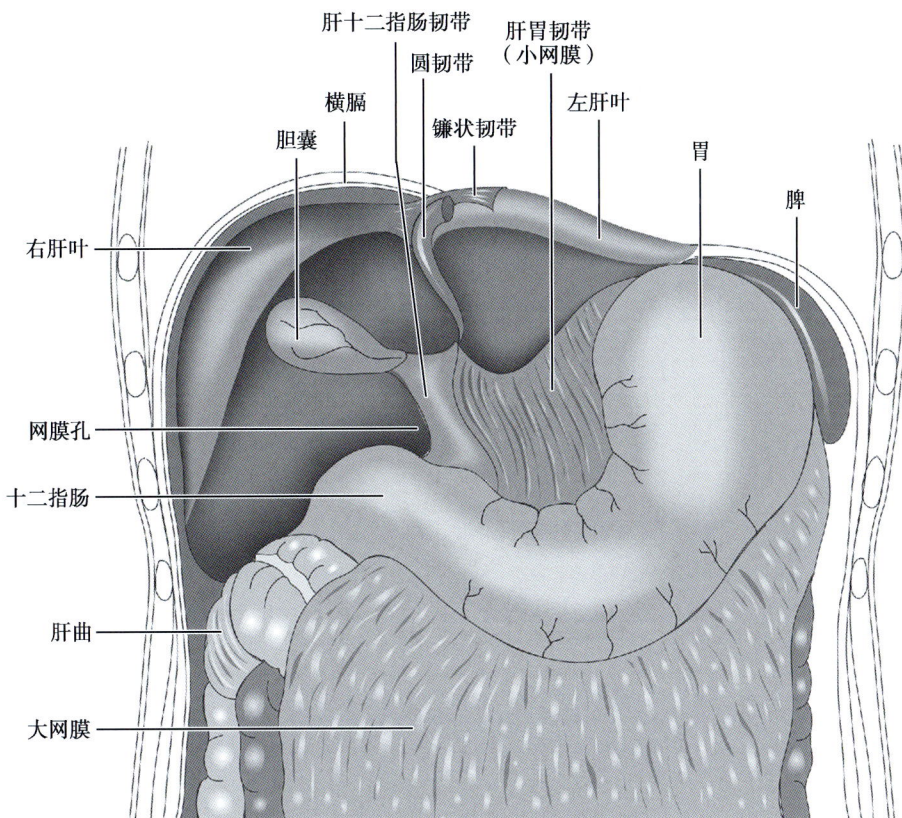

图 12-1　右上腹部外观，肝和胆囊向上牵拉

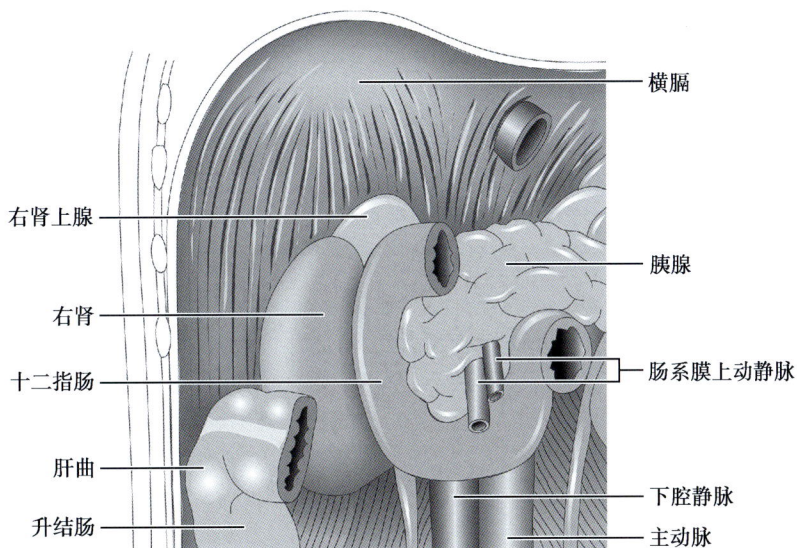

图 12-2　右上腹部外观，肝脏、胆囊、横结肠、大网膜和胃被切除

肝 表 面

　　肝脏的上表面光滑凸出，与横膈膜的形状一致。它被腹膜包裹，而后表面横膈腹膜反折形成左右三角韧带（图 12-3a）。它通过三角韧带和镰状韧带连接到横膈。肝脏的后表面包含了三角韧带边界内的大部分区域。由于缺乏腹膜覆盖，这个区域被称为裸区，与横膈和下腔静脉直接接触（图 12-3b）。肝脏表面的其余部分被腹膜脏层所覆盖，称为格利森囊。肝脏下表面位于胃、十二指肠、结肠右曲、胆囊、右肾和右肾上腺上方（图 12-3c）。

（a）

（b）

（c）

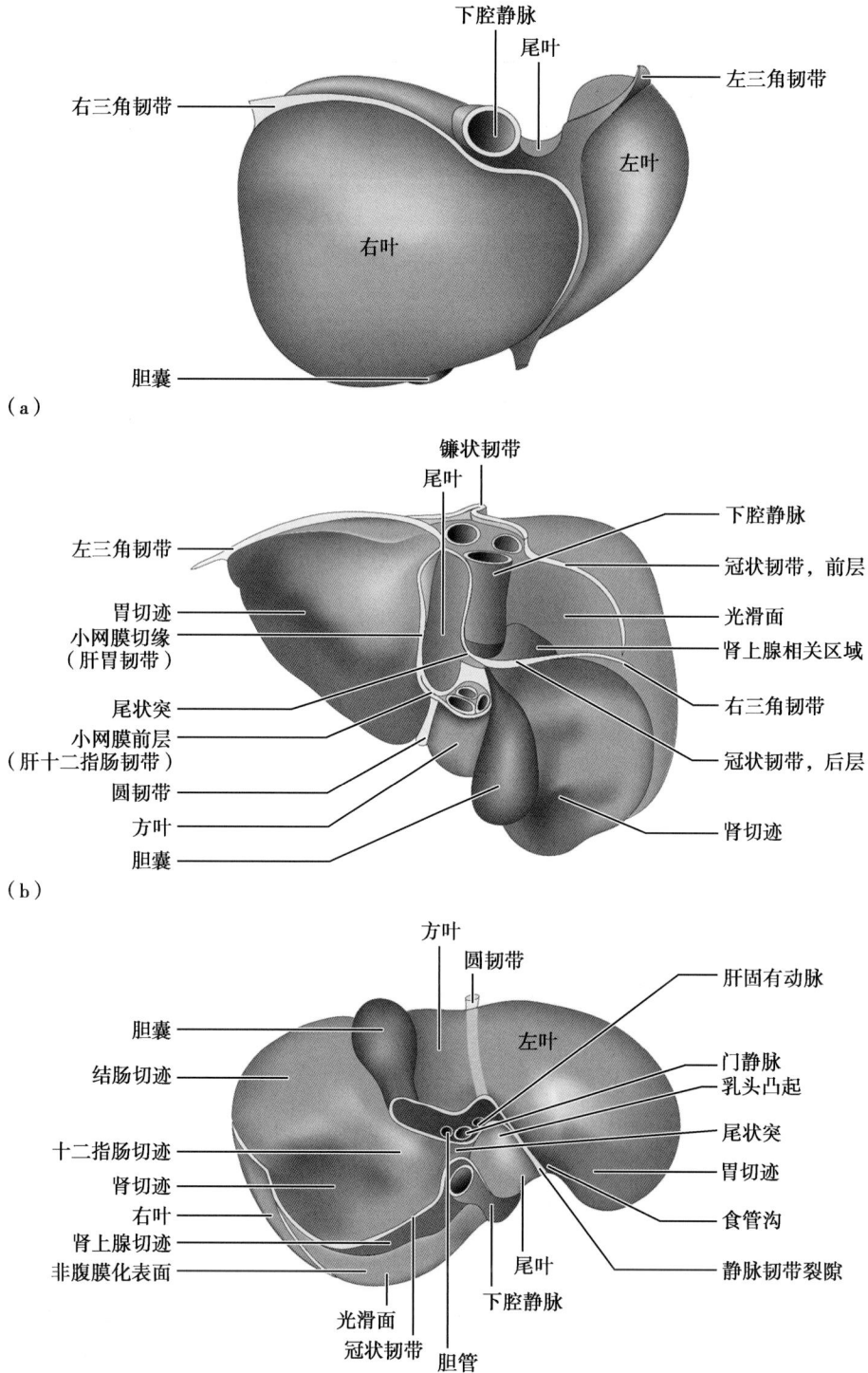

图 12-3 （a）肝脏上表面。注意韧带的位置，镰状韧带将肝分为解剖上的左右叶。（b）肝后表面。请注意韧带的位置，包括小网膜，光滑区域与膈肌和下腔静脉直接接触。（c）肝脏下表面。注意由下腔静脉、胆囊、静脉韧带、圆韧带和肝门形成的 H 形

包括小网膜在内的韧带连接

　　肝脏分别通过镰状韧带、肝胃韧带、肝十二指肠韧带和三角韧带与腹壁、腹腔脏器及膈肌相连。薄的双层镰状韧带将肝脏附着于前腹壁，沿着肝脏的上表面从肝脏裸区前缘到脐部。肝圆韧带位于镰状韧带游离边缘，就是进入肝的脐静脉索部的闭塞脐静脉，与左肝下表面的沟槽相对应。左门静脉及其分支位于脐裂内，是左侧半肝左内侧段（4段）和左外侧段（2和3段）的分界。在镰状韧带的上端，两个反折分离形成冠状韧带，环绕裸区（图12-3a）。镰状韧带的右侧层成为冠状韧带的前层，往右延伸并成为右三角韧带。右三角韧带下表面向内侧延伸，成为冠状韧带后层，与镰状韧带左侧反折形成的左侧三角韧带相连续（图12-3b）。左三角韧带与小网膜相连，以肝胃韧带的形式行于胃，以肝十二指肠韧带的形式行于十二指肠。

肝　　门

　　肝门包括3个重要的结构：门静脉、肝固有动脉和肝/胆总管（图12-4）。这3个结构连同广泛的淋巴系统一起组成了肝门，将血液输送到肝脏，并提供胆汁的引流。

　　肝脏接受来自肝动脉和门静脉两种不同来源的输入血流（图12-5a和b）。肝动脉占肝脏总血流的25%，为肝脏提供约50%的氧气，其余的血流量和含氧血由门静脉输送[15]。肝总动脉是腹腔干的一个分支，它沿着胰体上部走行并在下方发出胃十二指肠动脉，在这里它成为肝固有动脉，动脉在肝门往上走行。肝固有动脉在肝十二指肠韧带内，位于门静脉前方，胆管左侧，然后分为肝左右动脉。肝左动脉走向脐裂，在脐裂处分支至左肝。肝右动脉向右走，进入右半肝实质之前约90%走行于胆管后方。胆囊的胆囊动脉起源于肝右动脉的不同部位。肝动脉解剖有多种变异，约20%～50%的患者报告有动脉解剖异常。最常见的异常包括：起源于肠系膜上动脉并走行于门静脉右侧后方的肝右动脉，以及起源于胃左动脉并穿过肝胃韧带的肝左动脉。副动脉——另外一支起源于肝动脉的进入相应半肝的分支，也可以源自这些部位。在右上腹进行卵巢肿瘤细胞减灭手术的外科医生需要非常熟悉这些动脉变异，以确保手术安全。

　　营养丰富的血液，直接来自肠道，来自门静脉系统，提供了大约60%～70%的肝脏输入血流量。门静脉是肠系膜上静脉和脾静脉的连接点，也通过肠系膜下静脉接收结肠的回流血液，而肠系膜下静脉通常汇入脾静脉。门静脉、肠系膜上静脉和脾静脉的连接称为脾门静脉汇流。门静脉经过胰颈后方和十二指肠第二部分。在肝十二指肠韧带内，门

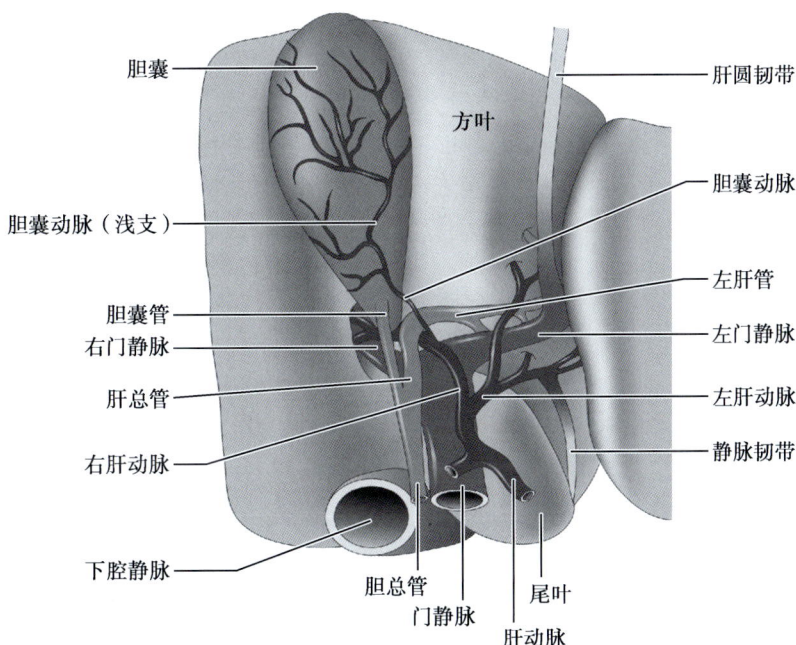

图12-4　胆囊和肝门相关结构

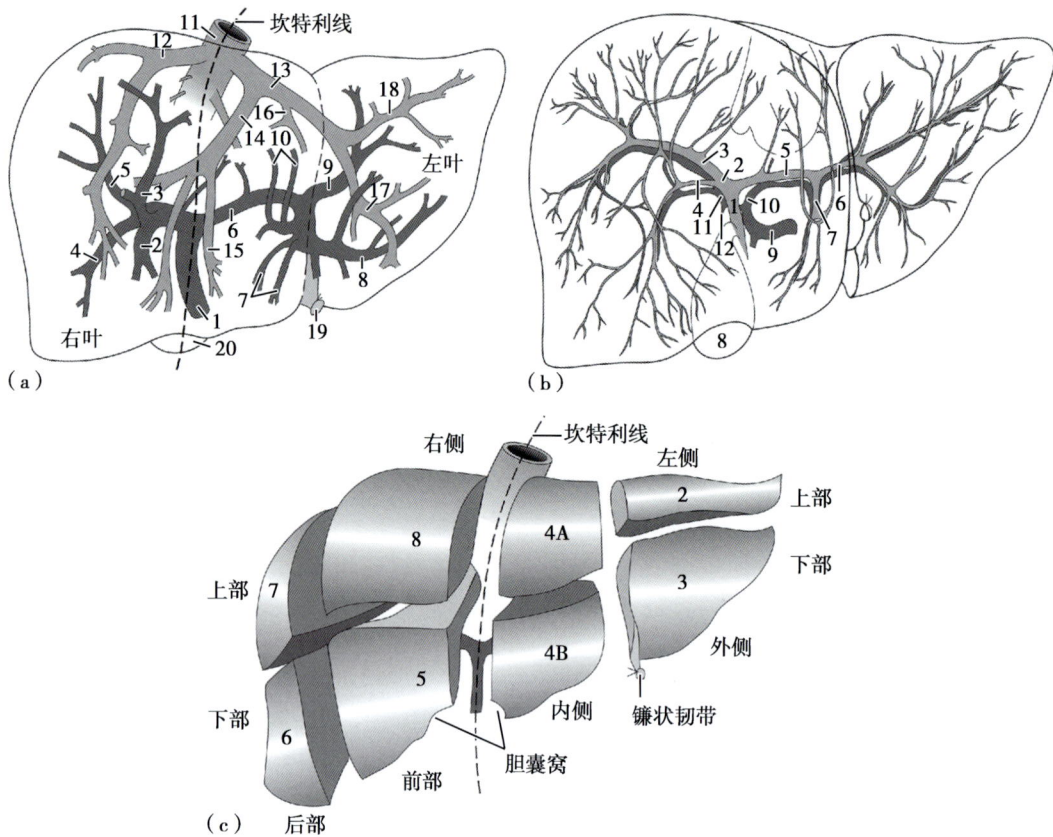

图 12-5　（a）肝脏门静脉和肝静脉循环。（b）肝动脉循环和胆道引流系统。（c）肝脏被分为八个解剖节段，构成外科切除的基础。节段解剖显示肝脏左侧的内侧 - 外侧部分和右侧的前后部分划分。每个部分又分为上下两个节段。Cantlie's 线区分了肝的左右两侧，对应于肝中裂的肝中静脉走行，是左右半肝真正的功能和解剖划分

静脉主体行于胆总管和肝动脉后方，然后分为左右门静脉。右门静脉通常直径较大，在进入右半肝前的肝外部分较短。左门静脉肝外部分较长，向左走行，进入脐裂，在脐裂中分成不同的左半肝肝段分支。在 20% 的人群中，肝内门静脉的正常分支模式存在大量变异[16-17]。最常见的 3 种模式包括：门静脉的三分叉（10%），从门静脉主干起源的右后肝段分支（5%），或起源于左门静脉的右前肝段分支（3%）[17]。类似于肝动脉解剖，门静脉异常对于在该部位进行手术的外科医生来说也是至关重要的。

胆汁流经胆道毛细血管，然后进入小叶间胆管，小叶间胆管继续合并，最终形成肝段胆管和左、右肝管。左右肝管连接形成肝总管，它连接胆囊的胆囊管成为胆总管。胆总管和肝胆管位于前部，沿着肝门右侧走行，向十二指肠第一部分的后下方，经胰头，与胰管汇合，经壶腹进入十二指肠第二部分。

门静脉三联结构包括门静脉分支、胆管和肝动脉分支，当它们进入肝实质时，一起走行在内陷的腹膜格利森鞘中。在肝实质内，分支的门脉三联作为一个单一的结构运行在一起，被称为门脉蒂。

肝 静 脉

从肝脏流出的血液流经肝静脉系统。右、中、左肝静脉起源于肝脏上、后表面，直接汇入下腔静脉（图 11-5a）。肝右静脉通常全程保持独立，而肝中静脉和左静脉通常在汇入下腔静脉前汇合，然后通过一小段共干汇入下腔静脉。肝静脉引起的出血可能是挑战性的，因为肝静脉缺乏足够的肝外部分。特别注意，移动右肝需要识别和保护右肝静脉，因为它可能在解剖过程无意中被损伤。在右半横膈表面，可见右膈静脉走向右肝静脉，这是一个有用的标志。就像在移动肝脏的过程中，当右肝静脉暴露后，随着将肝脏向左侧牵拉，手术医生可以很快到达腔静脉。与右膈静脉相似，左膈静脉位于左半横膈，汇入肝左静脉，在横膈肿瘤切除时可能出血。沿着静脉韧带的肿瘤转移可从脐裂基底部的左门静脉延伸至左肝静脉基底部，通常需要暴露这些静脉结构以避免损伤。

肝 段 解 剖

肝脏的外科解剖是基于 Couinaud 所描述的由 8 个肝段组成的系统（图 12-5c）[16,18]。传统上，以镰状韧带为分界，肝分为左、右叶。如前所述。为了手术目的，肝脏在功能上分为左右半肝，右半肝包含约 60%～65% 的肝实质，左半肝包含剩余的肝实质。肝段解剖以肝裂（右、中、左）为基础，其中包含 3 条肝静脉，作为功能性肝解剖的分区[19]。肝静脉走行在肝段之间，而门脉结构在肝段内（图 12-5a）。右肝静脉位于右侧前、后叶之间的大裂口内。肝左静脉主要回流肝脏的左外侧部分，而肝中静脉则横跨肝脏的左内侧区及肝右侧。在肝实质节段切除过程中，保留这些静脉引流通道至关重要，因为肝静脉阻塞会导致涉及肝段或肝区淤塞和潜在的坏死。左右两半肝的分离主线（Cantlie线）从胆囊窝斜伸至腔静脉下方的肝上区中部，包含肝中静脉的肝裂。在肝实质，肝中静脉是左右半肝的标志性分界。一般来说，门脉三联结构以连续的方式分叉，并直接通向 8 个主要的肝脏节段（图 12-5c）。左肝裂将左半肝分为内侧和外侧两节段，其中包含左肝静脉。每一部分又被进一步分割，形成 4 个解剖节段（2、3、4 段）。左外侧部分包括 2 节段，左内侧部分包括 3、4 节段。更常见的是，根据表面标志，如脐裂和镰状韧带，将左肝分成几段。在另一种解剖图谱中，这些结构将左肝分为外侧部分（节段 2 和 3）和内侧部分（节段 4）。右半肝沿一条右肝静脉肝内走行标记的线分为前后两部分，这条分界线没有可靠的外部标记。右肝的节段也被分为上、下区而分为 4 个解剖节段（5、6、7、8 段），右后区包括 6、7 节段，右前区包括 5、8 节段。

尾状叶（1 段）是肝脏最背侧的部分，包绕肝后下腔静脉，其大部分位于左侧。与其他肝段相比，肝尾状叶的流入和流出是独特的，而且常常有变异。它的前表面与 4 节段的后部毗连并融入右侧的 6 节段和 7 节段。尾状叶的腔静脉旁部分位于肝胃韧带下方的小网膜囊内。紧靠腔静脉，通常在后方自左到右通过腔静脉韧带包绕腔静脉，最终连接到第 7 段。门静脉的流入多为左、右门静脉的分支，而流出则是由肝后多条小静脉直接汇入腔静脉。肿瘤沿着静脉韧带常在尾状核的前表面靠近左门静脉和左肝静脉之间的间隙（图 12-4）。

胆囊

胆囊是一个梨形的器官，作为胆汁的储存器。胆囊位于肝下表面的一个窝内，在解剖学上分为胆囊底、胆囊体及胆囊颈（图 12-4）。胆囊底是胆囊最宽的部分，常延伸至肝脏前缘以外。胆囊从底部向上方、后方和左侧。胆囊部分被腹膜脏层（同格利森鞘相连续）包裹，连接于肝脏。在后方，胆囊与肝脏由纤维结缔组织囊板隔开，囊板与肝门板相连。胆囊颈部逐渐变细，常呈 S 形曲线，成为胆囊管与总肝管连接，共同形成肝总管（图 12-4）。胆囊管插入肝管的解剖变异常见，需要注意以进行安全的解剖和胆囊切除术。最常见的胆囊管变异是在合并前与总肝管平行。

胆囊动脉供应胆囊，通常起源于肝右动脉，穿行于胆囊管和总肝管之间。胆囊动脉变异相对常见，需要认识到，以防胆囊切除术中出血和胆道损伤。胆囊底和体部的静脉回流直接进入肝脏。胆囊颈的静脉回流进入门静脉系统或直接进入肝脏。

主要的邻近结构：胃、十二指肠、右肾和肾上腺

胃通过肝胃韧带与左半肝相连。病例开始时经口或鼻胃管减压可使胃更容易活动和牵拉，以暴露肝脏，特别是位于肝胃韧带后方的肝尾状叶处理。

十二指肠可在移动右肝、移动结肠肝曲、右后膈肌肾周（Gerota 筋膜）病灶切除和接近右肾静脉的高位主动脉旁淋巴结切除的过程中遇到。因此，手术医生应该熟悉它的轮廓。十二指肠长约 25cm，绕胰头呈 C 形，由 4 部分组成（图 12-6）。十二指肠的第 1 部分从幽门向右，到达胆囊颈部，是腹膜内结构。近端一半有较短的肠系膜，并与大网膜和肝十二指肠韧带相连。门静脉、下腔静脉、胃十二指肠动脉和胆管位于十二指肠第 1 部分的后方。十二指肠第 2 部分转角向下进入腹膜后，平行于下腔静脉，右肾、输尿管和肾血管位于后方。在侧方，十二指肠第二部分靠近右肝的下表面。十二指肠的第 3 部分继续作为腹膜后结构，在肠系膜上血管下方从右向左水平延伸。最后，十二指肠的第 4 部分从腹膜后伸出，止于十二指肠空肠交界处，由 Treitz 韧带悬吊。右肾长约 11.5cm，比左肾低约 2cm。整个肾脏位于腹膜后，被肾周脂肪所包绕（图 12-7）。肾周筋膜（Gerota 筋

十二指肠上部
（第一部）

门静脉

胆总管

肝动脉

肝胰管壶腹
（胆总管和胰管开口）

副胰管

胰管

十二指肠降部
（第二部）

十二指肠水平部
（第三部）

肠系膜上动静脉

十二指肠升部
（第四部）

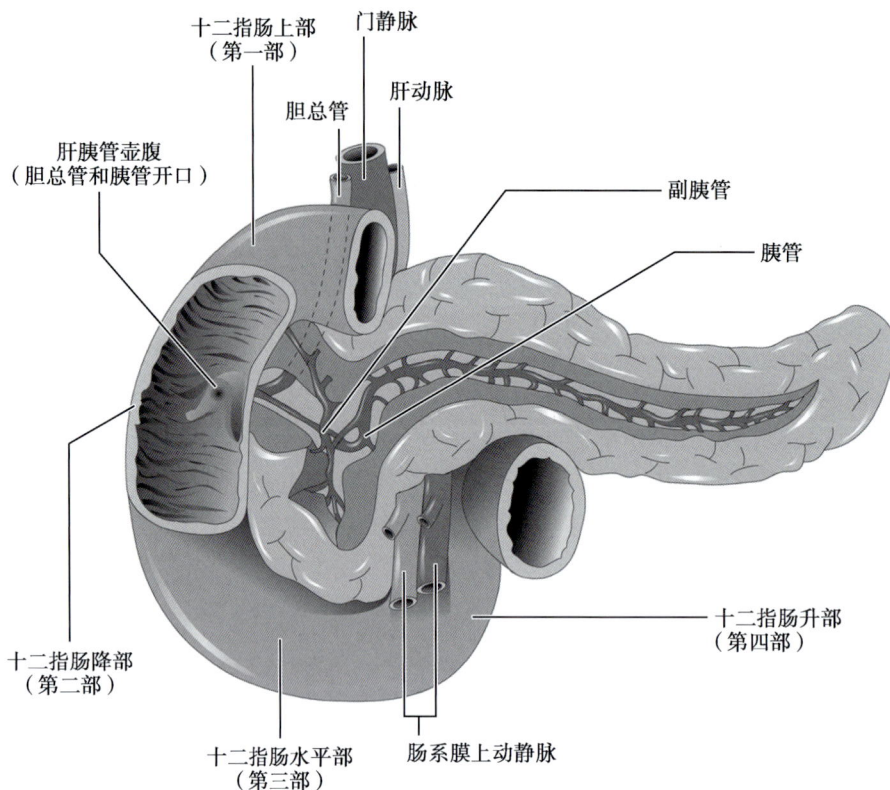

图 12-6   十二指肠解剖。十二指肠可在肝切除肝游离时或切除后方膈肌病灶时遇到

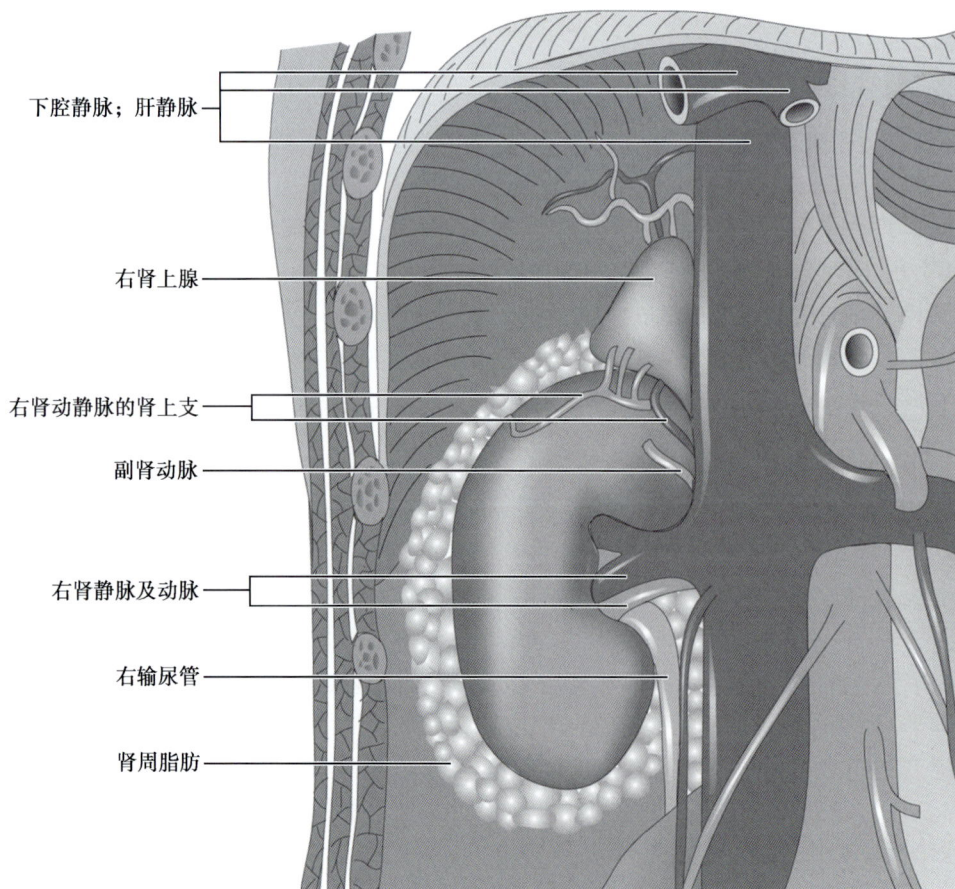

下腔静脉；肝静脉

右肾上腺

右肾动静脉的肾上支

副肾动脉

右肾静脉及动脉

右输尿管

肾周脂肪

图 12-7   右肾和肾上腺解剖图

膜）是一层纤维板性组织，包绕肾脏、肾周脂肪和肾上腺。肾上极被第 12 肋保护，比下极更靠近中线。右肾的前表面与右肾上腺、肝脏、十二指肠降部、结肠肝曲和小肠相接触。将肝与右肾分开的腹膜反折被称为 Morrison's 囊，是卵巢癌转移的常见部位。右肾动脉起于第 1 腰椎和第 2 腰椎之间的主动脉，在左肾静脉、下腔静脉和右肾静脉的后方走行。

右肾上腺为腹膜后结构，金字塔形，在右肾上方，位于 Gerota 筋膜内（图 12-7）。肾上腺有广泛的动脉供应，在腹膜后移动右肝时可能导致意外出血。静脉回流主要通过一条大而短的静脉直接向内汇入腔静脉，这条静脉在移动右肝时也会受到损伤。肾上腺组织可由腺体的深黄色与肾周脂肪相鉴别。在移动右肝过程中，应注意从第 5 和第 6 节段分离出右肾上腺。肾上腺囊的破裂会导致肾上腺出血。

肝和门脉病变的肿瘤细胞减灭手术

理论基础

虽然不同的报道对理想肿瘤细胞减灭的定义不同，但晚期卵巢癌患者在减瘤术后达到的微小残留程度与延长生存时间相关[5, 10, 20-21]。目前，对于原发或者复发肿瘤，有经验的肝胆外科医生都可以安全地进行包括部分肝切除术在内的卵巢癌肝脏肿瘤细胞减灭术。大块肿瘤是卵巢癌患者的常见表现，常常有肝的成分，无论是浅表还是实质。肿瘤细胞减灭术中最大限度的肿瘤切除理论上提高了肿瘤化疗反应。

原发性和复发性卵巢癌都常累及肝表面和肝实质。涵盖许多机构和国家的多项研究已经回顾性证明了肝脏肿瘤细胞减灭手术的安全性及其与提高生存率的关系。Sakai 和同事评估了109 例Ⅰ～Ⅳ期原发性卵巢癌患者，10%（109 例患者中 11 例）肝或脾包膜受累[4]。在他们的调查中，Bristow 和同事的研究报告 44%（84 例患者中的 37 例）的Ⅳ期卵巢癌患者肝实质受累[21]。而另外一个针对类似病人群的研究，Bonnefoi 和同事报道 26%（192 例患者中的 50 例）的Ⅳ期卵巢癌患者肝实质受累[22]。在一项针对日本Ⅳ期卵巢癌患者的大型多中心研究，Akahira 和他的同事发现，15%（n=225）的患者有肝转移性

病灶[23]。

一些研究已经探讨了肝切除术作为转移性卵巢癌最大肿瘤细胞减灭手术努力的一部分的可行性。Chi 和他的同事评估了 12 名接受了妇科恶性肿瘤肝切除术的患者；其中 7 例患者（58%）是卵巢癌[7]。手术包括 4 例扩大肝切除术，4 例半肝切除术，3 例肝段切除术，1 例楔形切除术。在一项随访报告中，Chi 和同事描述了在晚期卵巢癌新辅助化疗后，在中间减灭手术时进行大块肝切除术[20]。Yoon 和他的同事评估了 24 例包括肝转移的复发性卵巢癌或输卵管癌女性患者，这些患者都完成了理想肿瘤细胞减灭手术[9]。肝切除术包括 2 例扩大肝切除术、2 例半肝切除术、17 例肝段切除术和 3 例楔形切除术。这些手术的并发症发生率是可接受的。妙佑医疗国际的研究人员发现 26 例复发性卵巢癌患者需要肝切除术[8]。21 例患者（81%）获得理想肿瘤细胞减灭，术后病率为 21%，其中包括 4 例患者需要输血超过 4 个单位的浓缩红细胞，1 例切口感染，还有一例小肠穿孔。目前，作为卵巢癌减瘤的一部分进行大块肝切除术的情况越来越少，在治疗这种疾病时，非节段楔形切除术已取代了大块肝切除术[9]。

多项报道已经发现，尽管存在肝脏受累，但初次或复发性卵巢癌的理想肿瘤细胞减灭与生存时间延长有关[24]。Naik 和同事评估了 27 例肝受累的Ⅳ期卵巢癌患者[25]。在多变量分析中，理想肿瘤细胞减灭被发现与延长生存有显著的相关性。在 84 例Ⅳ期卵巢癌患者中，Bristow 和同事注意到 37 例患者肝脏受累[2]。16%（6/37）完成肝和肝外病灶的理想肿瘤细胞减灭。这些患者与那些没有完成肝内病灶的理想肿瘤细胞减灭的患者相比，预后有改善。在 Yoon 和同事的研究中，所有 24 例患者均对复发的卵巢癌或输卵管癌进行了理想肿瘤细胞减灭[9]。经涉及肝的肿瘤细胞减灭术后的中位生存期为 62 个月。Merideth 及其同事报道，肝脏受累的复发卵巢癌患者完成理想肿瘤细胞减灭术对比亚理想去瘤手术患者，其生存期明显延长（27.3 个月 vs. 8.6 个月）[8]。妙佑医疗国际的数据集[26]，对 35 例复发性卵巢癌患者行肝切除术的更新队列评估，证实达到理想肿瘤细胞减灭术（<1cm 残留病灶）患者的相关生存优势，且很少有额外并发症。最近，Kolev 及其同事报道了 27 例复发性卵巢癌患者接受转移灶切

除，从肝切除开始，中位生存时间为 12 个月（范围 2~190 个月）[27]。较长的无瘤间隔和残留病变<1cm 的理想肿瘤细胞减灭与长期生存独立相关[27]。此外，来自前期手术治疗的卵巢癌患者数据表明，即使卵巢癌的分期和肿瘤负荷较高，改变手术模式，包括更广泛的上腹部手术，并切除所有可见病灶，独立增加无进展生存率和总生存率[28-29]。所有可见肿瘤的完全大块切除是初次减瘤手术的目标，与最佳生存结果和潜在治愈相关。然而，如果完全的大块切除不可行，减瘤至病变<1cm 比留下更多的残留病变继续产生更好的结果[30]。

术前影像学检查

进展期原发性或复发性卵巢癌累及右上象限结构的患者应行增强横断面成像以协助手术计划。影像检查除了可以确定肿瘤负荷和设计肝切除术外，还可以确定转移病灶与主要血管结构的关系和变异血管解剖，这是确保最大限度地保留肝实质和最低围手术期并发症风险的关键。最常见的是采用三期 CT（无造影、门静脉期和动脉期），对术前评估和手术计划制订特别有价值。除了寻找上述门静脉、肝动脉和肝静脉的解剖变异外，还应密切观察病灶与门静脉和肝静脉的关系（图 12-8，图 12-9）。Ferrandina 和同事报告，以开腹手术发现为参考，195 例晚期卵巢癌患者的 CT 对肝表面转移>2cm 和/或实质内肝转移评估的敏感度为 81%[31]。Fulham 及其同事研究了正电子发射断层扫描-CT（PET-CT）扫描在复发性卵巢癌中的作用[32]。他们报道 PET-CT 的使用改变了近 60% 的患者的处理，其在淋巴结、腹膜和肝包膜下病灶的检测上具有优势。

对于不能进行静脉造影 CT 扫描的患者，可以使用磁共振成像（MRI）来协助制订手术计划。没有研究直接比较这两种检查方法。然而，许多批评人士认为，虽然 MRI 有助于勾画肝脏解剖和疾病程度，但在评估横膈病灶方面不如 CT，在右上腹部播散的卵巢癌患者中，这个部位常被累及[33]。MRI 有助于区分肝良性病变（如肝血管瘤、纤维结节增生）和转移灶，但总体来说，我们推荐有选择地使用 MRI 来评估可能转移至右上象限的卵巢癌患者。

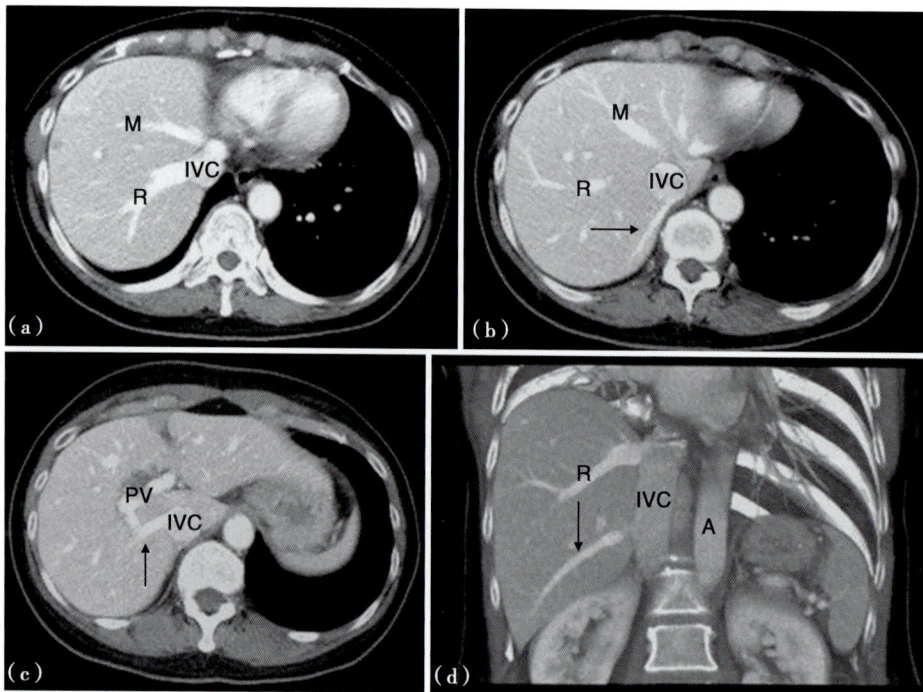

图 12-8   三相肝 CT：（a）肝静脉汇合增强 CT 图像。R，右肝静脉；M，肝中静脉；IVC，下腔静脉。（b）一支小的右下副静脉（箭头）在肝静脉汇合处下方进入下腔静脉。（c）第二支，肝右静脉的更大的右下副静脉（箭头）在较下方可见。PV，门静脉。（d）CT 冠状面重建图像显示肝右静脉（R）和一条右副下静脉（箭头）；A，主动脉（摘自 Blumgart LH, Schwartz LH, DeMatteo RP, 肝、胆道和胰腺的外科和放射解剖学, Jarnagin WR 主编, Blumgart 肝脏、胆道和胰腺手术学, 第 6 版, 爱思唯尔, 费城, 2017, 33-59, 经许可）

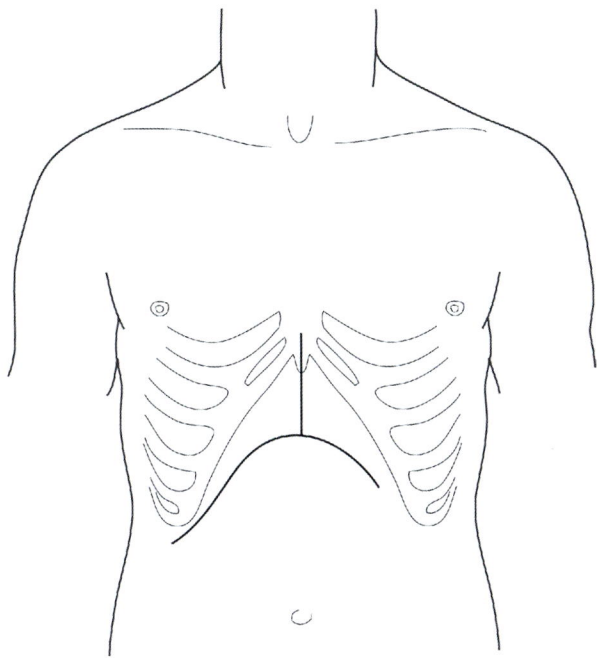

图 12-9　肋下切口。肋下切口可延伸至对侧腹部或剑突一侧上方进行额外暴露。在卵巢癌细胞减灭术情况下，中线切口通常是接近腹腔所有表面的最佳方法

手　术　步　骤

术中麻醉和输液管理

在过去的 30 年里，肝脏外科在围手术期的管理上经历了重大的发展。早期的经验报道大块肝切除术的手术死亡率为 10%～20%[34-36]。在当今时代，许多中心报告了低于 5% 的死亡率，使用国家登记数据进行的基于人口的估计也有类似的结果[37-40]。在高水平的中心，这一比例低于 2%[41-42]。一些围手术期结果的改善与术中液体管理有关，特别是低中心静脉压（central venous pressure，CVP）下实质离断的出现和传播，这无疑有助于减少肝静脉的手术失血，使手术视野更清晰，最终降低围手术期死亡率[43]。

从 1991 年到 1997 年，Melendez 和同事报告了连续 469 例在低 CVP 管理下进行的大块肝脏切除术的结果，无术中死亡，住院死亡率为 3.8%，对术后肾功能未出现有临床意义的影响[43-44]。手术技术、围手术期管理和患者选择的不断提高也有助于观察到的围手术期死亡率的下降。Jarnagin 和他的同事报告称，尽管大块肝切除术的数量有所增加，但手术死亡率从他们 90 年代末研究的前 5 年的 4% 下降到研究最后 2 年的约 1%[42]。在肝切除

术中，麻醉人员和外科医生之间的无缝沟通对于达到最佳的结果和最小的失血是至关重要的。建议在卵巢癌肿瘤细胞减灭手术做其他计划的手术之前先做肝胆部位以能在低 CVP 的情况下进行肝脏切除，这将减少失血。在肝脏部位肿瘤细胞减灭完成并手术野止血后开始液体复苏。此外，进一步针对性的研究表明，在卵巢癌减瘤术中，限制过多的围手术期液体可以减少围手术期并发症，改善术后肠功能恢复，并缩短住院时间[45-46]。

外科切口和肝脏移动

晚期卵巢癌的手术通常通过正中切口进行。这个切口延伸到剑突到胸骨的水平可以方便暴露右上腹部区域。很少的情况下，在重度患者中，从中线向外侧右肋下延伸对于暴露右上腹部区域是必要的。仅限于右上腹孤立复发的卵巢癌手术治疗可以通过肋下切口进入，但这种入路可能会影响到其他部位的进入，特别是盆腔。可将肋下切口延伸至对侧腹部（V 形）或向头侧方向剑突一侧切口，以增加右上腹部内的可操作性（图 12-9）。需要使用一个自动固定牵开器最大限度地向上移动肋缘（根据医生的喜好选择 Bookwalter、Omni、Thompson、upper hand 或者 Goligher 拉钩），以暴露右上腹部。圆韧带和镰状韧带应分开，并从腹壁分离至三角韧带，在接近肝穹顶时要注意膈静脉和肝静脉（图 12-10）。这一步骤允许肝脏往前移

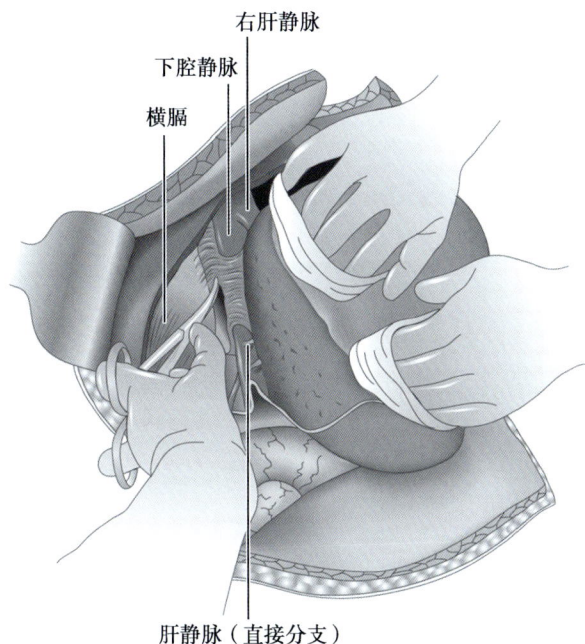

图 12-10　游离肝脏。肝脏的光滑面从下腔静脉的前表面移开，小心分离和结扎直接从肝实质引流到下腔静脉的静脉分支

位,以进行完整的手法触诊和超声检查。

术中成像

在适当的肝游离后,术中超声检查(intraoperative ultrasonography, IOUS)可以帮助明确术中实质病变的部位,识别特定的肝内血管和胆道结构,以实现更精确的肝切除术[14]。手术医生应熟悉其机构超声机的使用,以便最大限度地利用它进行手术规划和确定其他病灶部位。重要的是在进行计划的节段性切除前,术中超声可以检查确认分隔及确定门静脉蒂和肝静脉。

浅表肝脏病变

卵巢癌患者的病变常会累及肝表面。在这些情况下,肝表面病灶的肿瘤细胞减灭可以通过传统的肝切除技术完成,可以用空腔超声外科吸引器(cavitron ultrasonic surgical aspirator, CUSA),氩气束凝固器(argon beam coagulator, ABC)消融,或两者合用。在沿着三角韧带的反折切除表面种植病灶时,重要的是要确定腔静脉和肝静脉的位置,以避免损伤血管壁。切开右三角韧带,完全游离右侧肝脏,便于Morrison凹(右肝下后间隙)后

表面病灶的切除(图11-10)。通常右半肝种植病灶同横膈及Gerota筋膜病灶延续。可以通过游离肝脏来处理这些病灶,通常将肿瘤病灶留在肝脏面。肝脏和主要的血管暴露出来并移开,然后可以切除膈肌病灶。肝病灶可以在最好的暴露和控制下进行局部切除。对于相对直接的部分肝切除术,使用电凝刀环切格利森囊用来划分表面种植灶周围正常组织的一小范围边缘。将种植灶周围的边缘反向牵拉,在肝浅表实质内继续电灼剥离(图12-11a至c)。用ABC或类似设备实现肝切除面的止血(图12-11d)。如果切除需要对肝脏进行更深层次的解剖,则应使用特有的解剖技术,如钳夹破碎法(稍后将在实质分离技术一节中详细描述)来识别、钳夹和分离周围小血管结构。

肝实质病灶

虽然不常见,但卵巢癌可通过肝表面转移的广泛向心生长或血行播散累及肝实质。在这些情况下,病灶根据范围和位置,可能需要更大的肝实质切除。然而,对于实质转移性病灶,手术的目标是完全的大体切除,而不是足够宽的阴性切缘。因此,切除的范围应该是有限的,以减少

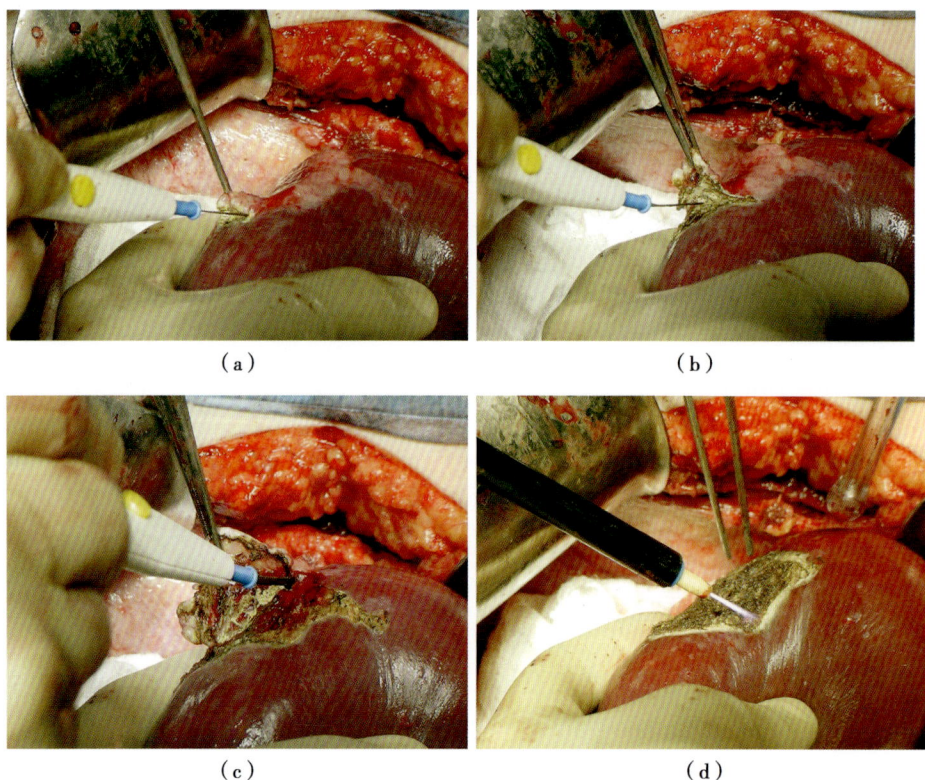

图12-11　切除肝表面浅表肿瘤种植病灶。(a)环行电切肿瘤种植病灶,切除边缘提起。(b,c)肿瘤种植病灶的反牵拉以在肝浅表实质内进行切除。(d)切除创面的止血采用氩气电凝刀

肝特异性的并发症。一般来说，实质转移的切除取决于其位置和主要血管结构的距离，即肝和门静脉。

肝切除术可分为 3 大类：楔形切除（部分肝切除术）、大肝切除和小肝切除[47]。楔状切除术用于切除周围的不邻近任何主要的流入或流出血管的小病灶（目前为止最常见的情况）。大、小切除均遵循节段导向切除原则，稍后将会讨论[48]。大肝切除术包括切除肝脏的 3 个或更多节段，可能显著影响肝脏生理。小切除，也称为解剖切除或节段切除，涉及少于 3 个肝节段，是基于 Couinaud 的解剖描述，包括切除 1 个或 2 个肝段，与大肝切除术相比，保留更多的功能肝实质。

非解剖性楔形切除术

非解剖性楔形肝实质切除适用于外周生长且容易接近的肿瘤，或两侧肝脏分布有多个可切除的病灶。肝部分切除术可切除的病灶直径没有具体的大小限制——是否合适取决于病灶对门静脉和肝静脉结构的影响。不需要分离特异性节段的血管和胆管。除非病变位于靠近主要血管，大量失血不常见，如果有这种情况，应考虑节段切除。然而，小心暴露和控制是必要的，因为可能发生失血。

在进行楔形切除时，应该用手法或使用 IOUS 全面检查肝脏，以确保没有遗漏另外的转移性病灶。正常情况下应该分离镰状、冠状以及右三角韧带，这样肝脏的后表面就能被清晰地看到

及触诊检查。然后在目标病灶周围留窄条正常边缘，以电灼表面划界，保证肿瘤细胞减灭的总体目标（图 12-12a）。在此连接处可放置一系列大针（#1 或 #0）含铬缝线全层褥式缝合，以一根轻度弯曲的长针缝合这个连接处以进行额外止血。这些缝合线平行于环形烧灼切口，每针重叠 0.5～1.0cm（图 12-12b）。拉紧缝线可以压迫肝实质而不会撕裂到组织深处。用钝性器械或类似的肝缝线夹持病灶周围与目标病灶相邻的肝脏游离边缘，并在分离肝实质时反向牵拉，保持至少 1cm 的 3D 切缘（图 12-12c）。当遇到大于 2mm 的血管或胆管时，应使用缝合结扎或血管血夹或使用血管闭合装置（如 LigaSure 或者 Aquamantys）（图 12-12d）。完整的切除面可采用 ABC 辅助止血。如发现胆漏，应寻找受损的胆管并结扎。如果泄漏无法控制，这是一个绝对引流指征，大多数胆瘘会在一定时间的保守治疗后愈合。

全流入阻断

虽然不是所有的病例都需要，但即使是楔形肝切除术，也应做好准备，在切除前对肝十二指肠韧带内的血管进行 Pringle 操作完全阻断血管流入，以防不必要的失血，或在切除过程中协助止住大出血（图 12-13）。进入肝门的方法是将示指插入网膜孔，拇指穿过在肝胃韧带内创造的缺损。对于全流入阻断，可以放置无创伤血管钳或硅橡胶血管环，绕两圈，并用夹子收紧。暂时的全流入阻断可以减少肝残体出血，即使是在选择性地结扎

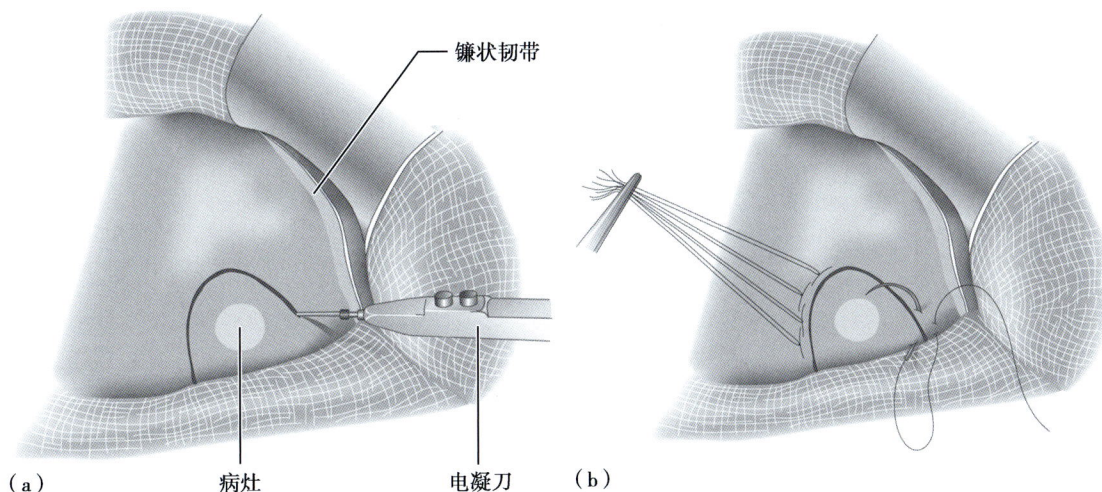

(a)　　病灶　　　　　　电凝刀　　(b)

图 12-12　非解剖楔形切除术。（a）环行电切目标病灶，包括 1～2cm 看起来正常的组织。（b）全层褥垫缝线平行于外切口，但置于外切口外，以加强止血效果。

褥式缝合

（c）

（d）

（e）

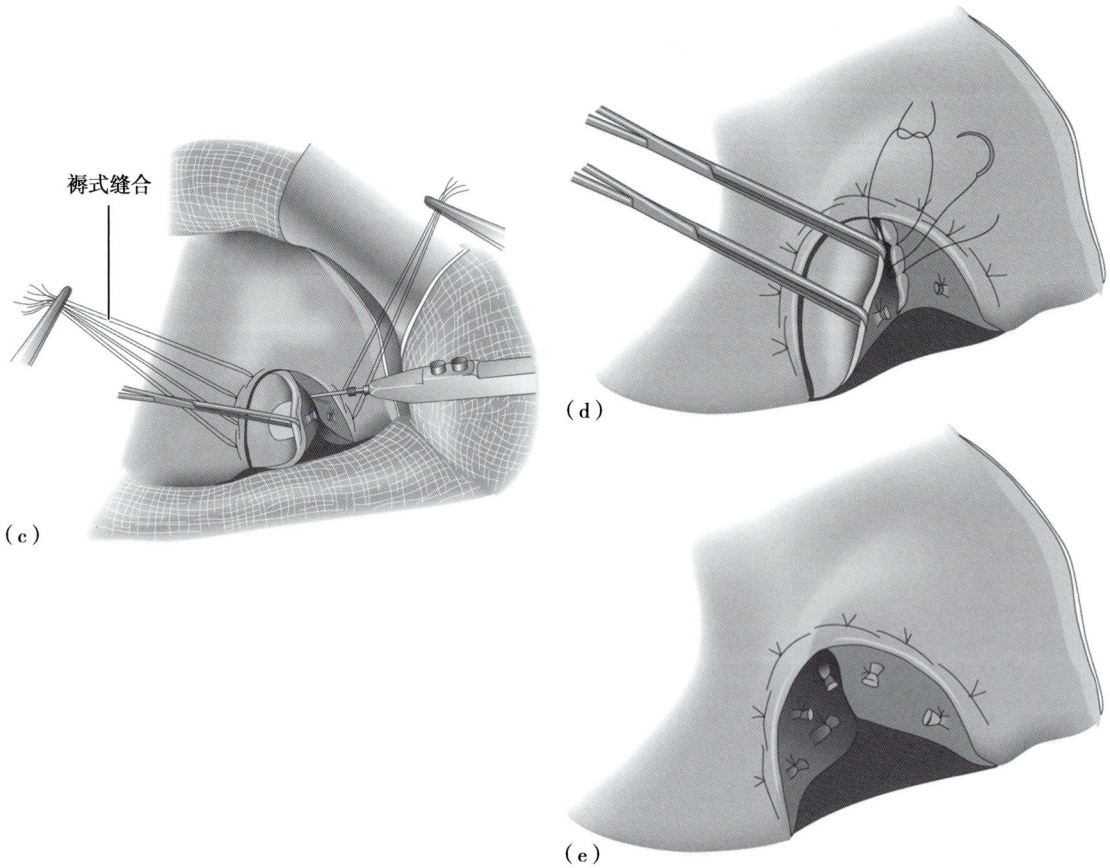

图 12-12（续） （c）电凝切开肝实质。（d）大于 2～3mm 的肝血管和肝管单独结扎离断。（e）完成切除创面

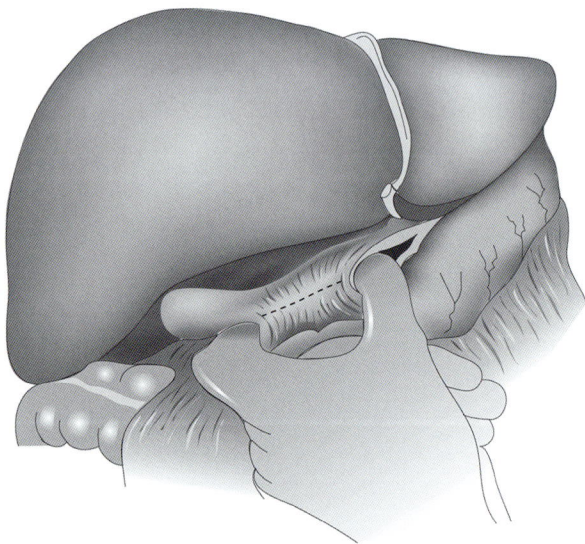

图 12-13   全流入阻断（Pringle 操作法）。示指通过网膜孔插入，拇指通过肝胃韧带缺损部位进入肝门。可以在该结构周围放置和收紧无创血管夹或硅胶血管套环进行全流入阻断

供应被切除肝脏的肝蒂后也会发生这种出血。肝脏可耐受全流入阻断超过 60min 而无永久性损伤。然而，肝功能不全的患者往往不能忍受长期的肝缺血。对于慢性肝病患者，Pringle 手法应间歇性和短时间使用（例如，每 10min 间隔几分钟灌注），直到完成肝实质切除。

大、小肝切除：一般原则

在进行小肝切除和大肝切除时，以节段为导向的肝切除术的中心原则是识别和分离供应待切除肝实质的血管流入和流出结构[48]。通常，术中超声结合肝内解剖能很好地帮助完成这个识别与分离。相关的门脉蒂可在肝门内分离（用于大切除术），并在肝外分离，也可通过劈开肝脏直至蒂部而实现肝内分离。对于大的切除，也可以在肝外解剖和结扎主要的动脉和门静脉分支。通常，首先要控制肝脏流入（肝动脉和门静脉分支），然后是控制肝脏流出（相关肝静脉），最后切除肝实质。结扎或夹住适当的肝蒂与由血管蒂供应的血管区域肝实质相应的缺血颜色变化有关。在分离肝蒂之前，谨慎的做法是使用无创伤血管钳，以确认肝蒂确实供应适当的肝段（包含计划切除部分）。这可以通过直视或和术中超声多普勒检查。

在大肝切除术中，充分控制流出需要分离和结扎适当的肝静脉。在大肝切除术中，根据切除的是左侧还是右侧分离并结扎相应的左或右肝静脉。此外，切除左、右半肝连接部可以结扎肝中静脉。一些肝胆中心也使用肝全血管分离术，可以阻断总流入，以及控制肝下和肝上下腔静脉。然而，这项技术可能与不可忽略的血流动力学不稳定有关，在绝大多数病例中是不必要的。最后，在进行完全肝游离不安全或不可能的情况下，前路手术是必要的。在这种方法中，肝实质沿主平面（肝中部切线）切开，向后延伸至下腔静脉。肝脏被有效地劈开，从而允许携带肿瘤的半肝从内侧开始从下腔静脉剥离。

实质分离技术

有多种技术和设备可用于肝实质的分离：钝性解剖，使用水媒射频切割闭合器（tissue link）、CUSA、超声刀、标准电凝、ABC 或自动缝合设备。肝实质钝性解剖可以用 Kelly 钳压碎纸巾组织或使用小型钝性吸引装置。钝性实质解剖过程中遇到的血管或胆道结构在切开前结扎或夹闭。水媒射频切割闭合器是电灼和局部生理盐水灌注的结合，当肝实质被切开时，胶原蛋白、周围的血液和胆管就会收缩，形成止血作用并封闭小胆管。与钝性解剖技术一样，CUSA 剥离要求在分割过程中遇到的血管和胆道结构事先结扎或夹闭。超声刀依赖于超声引起的凝固性坏死。自动吻合器设备可以用于分割包含更大的

血管和胆管的肝脏实质。目前这些方法的孰优孰劣仍缺乏证据，因此选择主要基于外科医生的偏好[49]。无论使用何种器械，实质分离的主要原则是应该小心鉴别和仔细结扎血管和胆道结构。

大肝切除术

目前，对于卵巢癌转移患者，除在肝表面有较大病变或深部实质转移的病例外，很少需要进行大肝切除术。肝切除术围手术期并发症的发生率与出血量及切除的肝实质体积直接相关。因此，肝实质保留的方法应该是肝脏转移的卵巢癌细胞减灭术的总体目标

大肝切除包括 5 种切除方式，其命名基于 Couinaud，Goldsmith 开发的系统，并由 Brisbane2000 共识声明其标准化[16,47,50]。使用 Couinaud 的术语，右肝切除术或半肝切除术，切除 5、6、7、8 肝节段。左肝切除术包括切除 2、3、4 肝节段。扩大的右肝切除术，有时被错误地称为右侧三段切除术，是切除 4、5、6、7 和 8 肝节段。左侧侧方切除术包括切除 2 节段和 3 节段。最后，扩大左肝切除术是切除肝段 2、3、4、5 和 8（图 12-14）。尾状叶（1 节段）可作为半肝切除术或扩大肝切除术的一部分，如果解剖学上有必要。一般来说，胆囊切除作为大肝切除术的一部分，因为胆囊在胆囊窝内的位置与肝的左右两侧相邻。为了本讨论的目的，我们将只详细介绍左、右肝切除术。

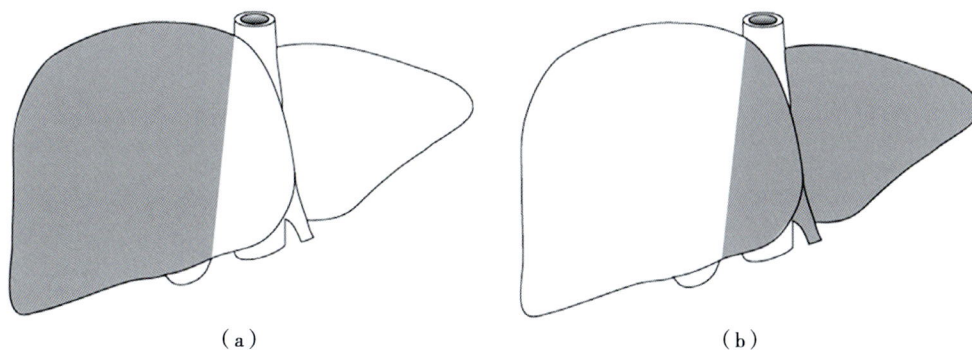

（a）　　　　　　　　（b）

图 12-14　常见大肝切除术：（a）右肝切除术。（b）左肝切除术。

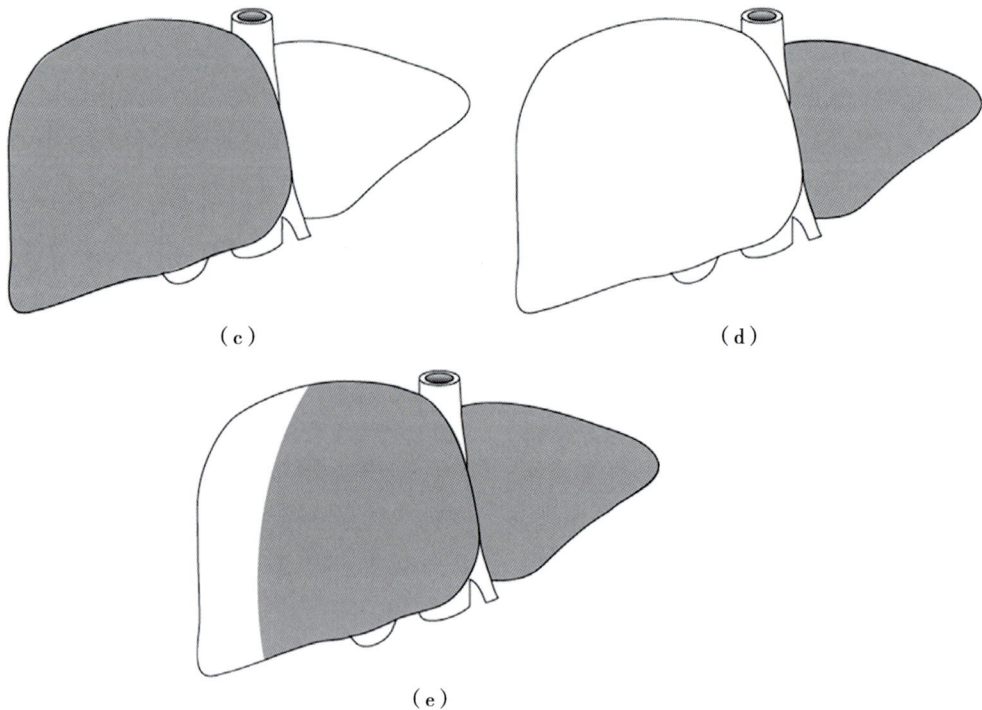

图 12-14(续) （c）扩大右肝切除术。（d）左肝侧方切除术。（e）扩大左肝切除术

右肝切除术

位于肝脏右侧的大病灶，累及主要血管结构，无法进行肝部分切除术，可能需要进行右肝切除术，切除肝 5、6、7 和 8 节段（图 12-15a）。首先，要通过切开镰状韧带、右冠状韧带和三角韧带直到腔静脉上方以完全游离肝脏。将肝脏的右侧完全向内侧旋转，暴露出右侧的光滑区域。用电刀分开残留的肝脏与膈肌之间的黏附结构，暴露右侧肝静脉和下腔静脉（图 12-15b）。将直接从肝脏回流到下腔静脉的小肝静脉仔细结扎并离断。将肝右静脉从周围肝实质中小心地分离，形成足够的肝蒂，并用血管套圈或活结固定。然后将肝脏转向左侧，并将小的下腔静脉后分支离断。在肝右静脉水平分开环绕腔静脉至尾状叶的下腔静脉韧带，肝右静脉在肝外被套扎（图 12-15c）。完成胆囊切除手术。一种控制流入的方法是在肝右动脉经过胆管后方时识别并切断。牵拉肝总管有助于这种暴露（图 12-15d）。然后将肝右动脉拉回至左

侧，解剖并暴露门静脉及其分支（图 12-15e）。然后将右门静脉套扎并离断（图 12-15f）。谨慎的做法是清晰地观察左门静脉，夹住右门静脉，并在离断前检查左门静脉的血流。我们通常在肝内肝实质切开时（如果可能的话）分离右肝管（在右门静脉蒂内），以避免损伤左肝管系统。另一种选择是，右侧流入可以完全在肝脏内控制，这被称为蒂部结扎。右流入蒂部可通过两次肝切开或将肝实质切开至蒂部而实现套扎。一道沿着 Cantle 线的清晰分界线表示随后实质切开的平面，此时应该显而易见。可使用内镜下 2.5mm 血管负荷自动胃肠吻合器（gastrointestinal anastomosis，GIA）安全离断右肝静脉（图 12-15g）。在完全离断血管流入和流出后，颜色分界线被用作指导，使用前面提到的技术之一进行肝实质切开。切除线应沿着肝表面分界线及肝内肝中静脉表面（在其左或右），最好保留肝中静脉（图 12-15h）。大号铬线被放置在肝切面下缘的两侧用以向下牵拉。可以使用 ABC 或双极射频消融术（radiofrequency ablation，RFA）设备控制肝脏小出血和小胆漏（图 12-15i）。

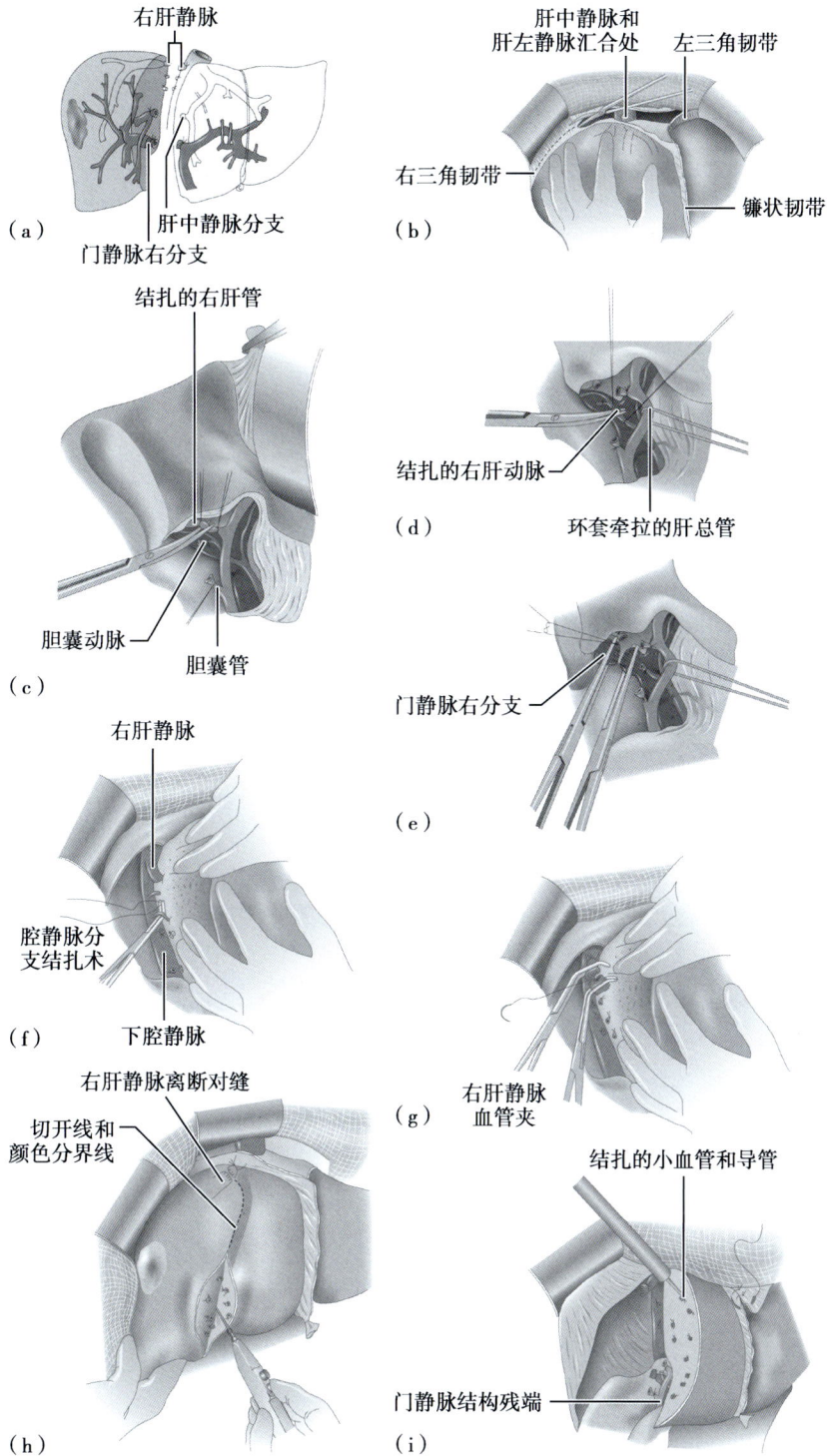

图 12-15　右肝切除术：(a)病灶位于或靠近 5、6、7、8 节段的病灶应行右肝切除术。(b)镰状韧带已经被切开，分离右冠状韧带和三角韧带，暴露出与下腔静脉连接的下方肝静脉。(c)胆囊切除术后，可以确定右肝管，如果合适，此时可以缝合结扎并离断，尽管作者倾向于肝内分离胆道结构。(d)解剖肝门，暴露、结扎、分离右肝动脉。(e)用血管吻合器夹住并离断门静脉右支，或用不可吸收单丝缝线对缝血管末端。(f)暴露右侧肝脏，结扎并离断直接汇入下腔静脉的肝小静脉，识别并用硅胶血管套环固定右肝静脉。(g)右肝静脉用血管夹之间离断或血管吻合器离断。(h)流入和流出控制产生的颜色分界线确定了切开平面。(i)将氩气刀于表面进行进一步止血

左肝切除术

如果肝脏左侧有明显病变,则需要行左半肝切除术(切除2、3、4肝段)(图12-16a)。通过分离镰状、左冠状动脉和左三角韧带,并分离肝左和肝中静脉(图12-16b)来游离肝脏。肝切除之前先行胆囊切除术,往头侧牵拉,注意首先控制左侧肝脏流入通道(图12-16c)。将左肝动脉游离并切断,并在近端蒂部用贯通结扎术结扎(图12-16d)。检查肝胃韧带是否有源自胃动脉的副肝动脉或替换肝动脉,如果有的话,需要结扎。术前核查CT是必要的,可以帮助确定左肝血管变异。此外,在脐裂底部解剖暴露出门静脉的左支。夹闭左门静脉后,术中超声造影查看右门静脉,并可见沿肝中静脉的明显分界线。需要谨慎解剖识别右侧门静脉并予以保护。确认无误后,用血管钳固定左门静脉,或使用带血管负荷(2.5mm)的自动缝合设备缝合并离断(图12-16e)。在脐裂内结扎左门静脉可以识别并保留进入左门静脉之前出现的第1段(尾状叶)分支。流入通道一旦被离断,就会沿着主平面形成一条分界线。大号铬线被放置在肝脏的下边缘横切面的两侧,用以往后下牵拉。与右肝切除术相比,左肝静脉不需要在肝实质切开前处理,但通常可以在切除的最后离断。同样,内镜下2.5mm血管负荷自动胃肠吻合器(gastrointestinal anastomosis,GIA)安全离断左肝静脉,应尽一切努力保留肝中静脉(图12-16f)。左肝管在肝实质内,很容易用左侧流入蒂的血管吻合器处理。肝实质内左肝管的分离至关重要,因为最常见的胆道异常之一包括右肝管引流到左肝管,如果右肝管受到损伤,就会影响胆道引流,从而影响右肝各部分的生存能力。切除平面应保持在静脉韧带的前面,以避免损伤尾状叶(图12-16g)。最后,使用ABC或双极REA设备对切除面进行处理,以增加止血安全性(图12-16h)。

肝小段切除——节段切除

肝小段切除比肝大段切除损失的肝实质更少,但可能比非解剖楔形切除更适合切除大块和/或中心转移性病变。以节段为基础的切除包括单节段切除(单节段切除术)或多个邻近节段切除(比如双节段切除术),根据Couinaud的解剖描述进行手术(图12-17)。最常见的双节段切除包括5节段和8节段切除(右侧前双节段切除或节段切除),6节段和7节段切除(右侧后双节段切除或节段切除),

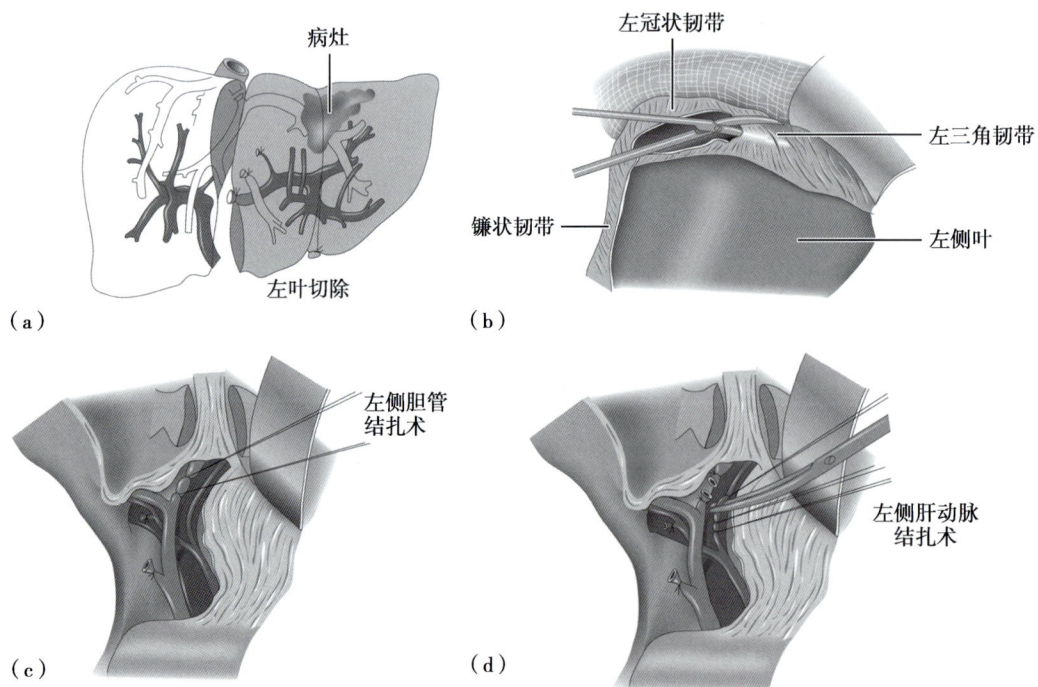

(a)

(b)

(c)

(d)

图12-16   左肝切除术:(a)病灶位于或靠近肝2、3、4节段的病灶应行左肝切除术。(b)镰状韧带已经被切开,分离左冠状动脉和三角韧带。确认左、中肝静脉,如有可能,用硅橡胶血管套环固定左肝静脉。(c)胆囊切除术后,左肝管可被识别、缝合结扎并离断——尽管作者倾向于采用Glissonian方法在肝内分离胆管结构。(d)同样暴露肝左动脉,结扎并离断。

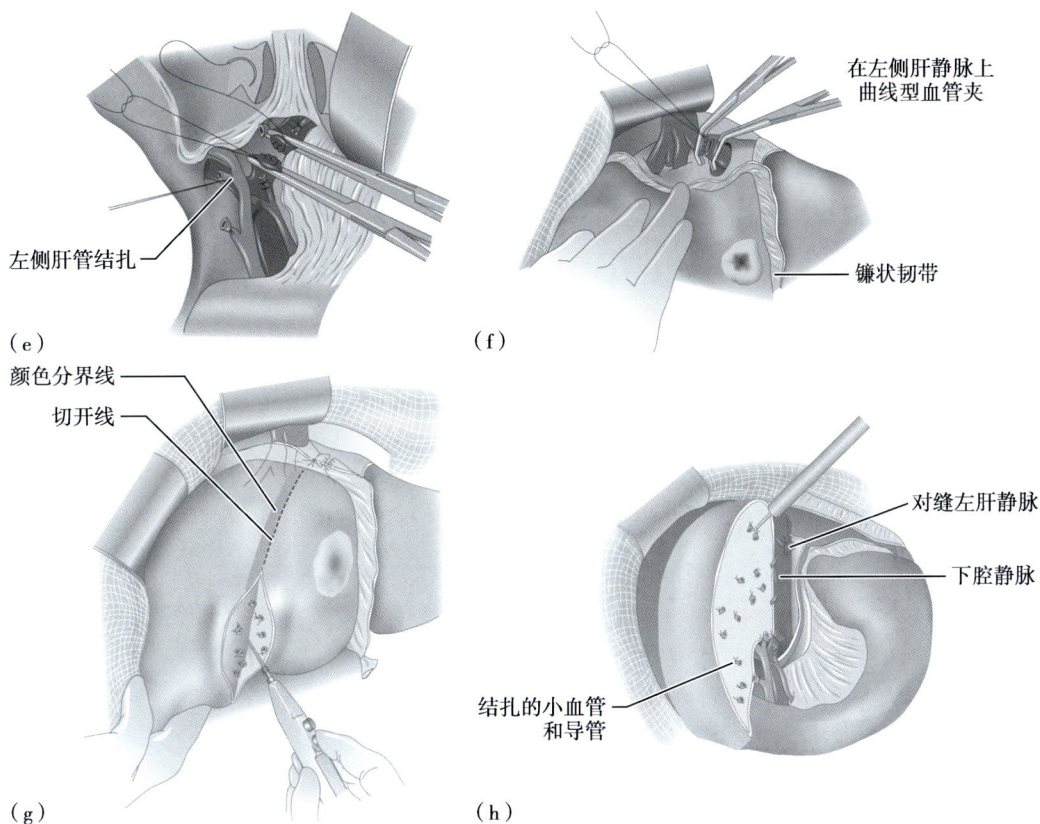

（e）　　　　　　　　　　　　　　　（f）

（g）　　　　　　　　　　　　　　　（h）

图 12-16（续）　（e）用血管吻合器夹住门静脉左支并离断，或用不可吸收单丝缝线缝合血管末端。（f）此时可用血管吻合器或血管夹分夹闭离断左肝静脉，也可在肝实质切面进行末端处理。（g）流入和流出控制产生的颜色分界线识别切除平面。（h）将氩气刀于切面进行进一步止血

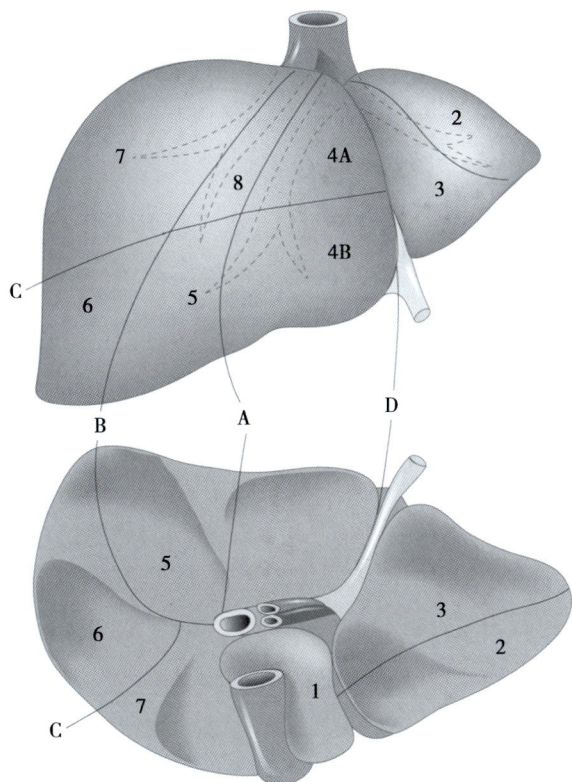

图 12-17　各种解剖（节段）切除线。右前区切除：切除 5 和 8 节段（沿 A 和 B 线）；右后区切除：切除 6 和 7 节段（沿 B 线）；中央肝切除：切除 4、5 和 8 节段（沿 B 线及 D 线）

以及 2 节段和 3 节段切除（左侧外侧节段切除）。所有的节段切除都遵循前面章节中详细描述的一般原则，即肝游离、肝蒂流入和流出的识别以及肝实质内结扎流入蒂部，目的是保护在节段之间走行的肝静脉。

热能消融：射频、微波和冷冻消融。

射频消融

射频消融术已成为治疗包括卵巢癌在内的原发性和转移性肝脏肿瘤的重要手段[51-52]。虽然对卵巢癌的研究还不充分，但它能用于不常见的深、小的肿瘤实质转移，但通常不用于斑块样表面病灶。射频消融术利用射频波范围内的交流电流，通过多管齐下的针状电极产生局部热损伤。RFA 可以在 X 线引导下经皮实施，也可以在开腹手术时实施，在这种情况下，使用 IOUS 引导消融。REA 电极被引导至肿物中心后头端展开。射频消融的目的是破坏目标肿瘤及邻近的正常肝实质边缘。单个消融需要 5～15min，这取决于组织特征和所需的消融的组织大小。在

消融过程中，超声会显示出气体和碎片，并用于测量肿瘤和周围正常组织的破坏程度。射频消融的严重并发症并不常见，但可能包括腹腔内附近脏器热损伤，胆管瘘，门静脉血栓形成及出血。选择患者进行消融治疗，尤其要注意病灶与血管和胆道结构的关系，这是预防这些并发症的关键。RFA 最常见的轻微并发症是右上腹部疼痛，无症状的胸腔积液，和一过性转氨酶升高。

微波消融

在过去的 10 年中，微波消融（microwave ablation, MWA）已经成为 RFA 的一种替代方案，并在许多中心越来越多地用于原发性和继发性肝恶性肿瘤的治疗[53]。该技术利用电磁波产生热能并消融肿瘤[54-55]。它与射频消融有许多共同特点，但有一些理论上的优势，包括消融速度和当用于接近重要血管和胆道结构时较低的损害可能。Kinghamgham 和他的同事最近报告了 MWA 的经验，发现当用于转移到肝脏的结直肠癌时，消融部位局部复发的发生率较低[56]。除了射频消融术，微波技术应该也是肝胆外科医生的选择，在少数需要消融技术的卵巢癌播散至右上腹部的患者，提供一种综合的治疗手段。

术后管理和并发症

术后护理的不断进步显著降低肝胆外科手术的并发症和死亡率。几个与肝实质切除相关的问题必须被考虑，包括改变肝脏生理机能而影响麻醉剂和其他药物包括镇静药、镇痛药和神经肌肉阻滞剂的清除。代谢的减少是不可预测的，需要密切监测。大块肝切除术后，国际标准化比值（international normalized ratio, INR）升高是常见的，但常同出血并不相关。曾经，针对 INR 升高用新鲜冷冻血浆输血治疗，但目前，这被认为可能是不必要的，因为低出血风险，而且 INR 不能准确反映肝切除术后患者的凝血状态[57]。磷的补充通常是必要的，可以加入补充液体中。高胆红素血症可由多种因素引起，包括肝细胞损伤或医源性胆管梗阻。肝细胞损伤表现为转氨酶升高，可能是多种因素的结果，但需要积极复苏的低灌注状态应被考虑。卵巢癌和肝胆手术都可能易发生腹水，术后液体转移（第 3 个间隙）可能成为一个问题，最终导致肝灌注不足和肝功能障碍。通过积极和周到的围手术期处理，由技术熟练的外科医生进行的肝胆手术可伴有可接受的并发症，其并发症率和死亡率可与其他腹部大手术相当。

疾病累及胆囊和肝门。

胆囊切除术

有时，转移性卵巢癌会累及胆囊浆膜，因此必须进行胆囊切除术以安全切除肿瘤（图 12-18a）。为了卵巢癌细胞减灭术而行胆囊切除术的决定应该在整体手术的背景下考虑，以及该手术有助于完成理想减瘤。

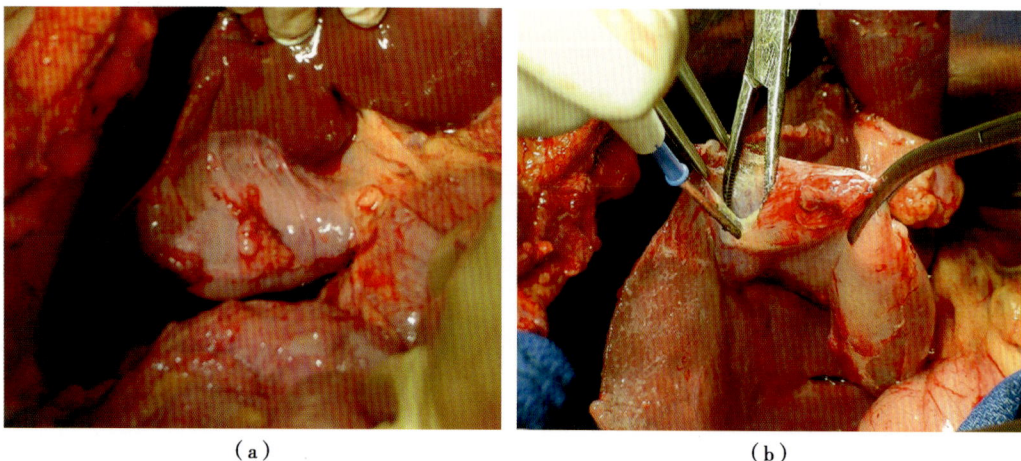

（a）   （b）

图 12-18　胆囊切除术。（a）转移性卵巢癌累及胆囊浆膜。（b）切开腹膜胆囊圆顶上方的腹膜。

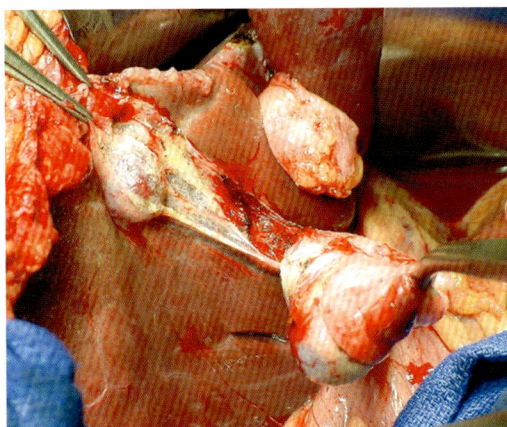
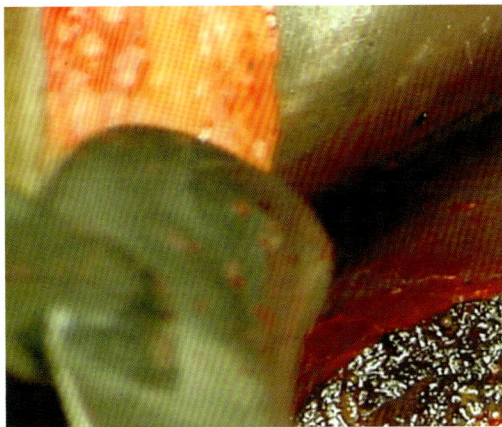

（c）　　　　　　　　　　　　　（d）

图 12-18（续）（c）围绕胆囊的两侧进行解剖，用电凝将胆囊于附着在胆囊窝内邻近的囊板上游离。胆囊管和动脉被识别、结扎和断开

一种选择是从胆囊底部向下切除胆囊。用 Kelly 钳钳住胆囊进行反向牵拉，并用电凝沿着盖在胆囊圆顶上的腹膜做 1cm 浅表切口（图 12-18b）。然后在胆囊两侧形成一个平面，朝向漏斗部继续向下剥离（图 12-18c）。用电凝将胆囊于附着在胆囊窝内邻近的囊板上游离。注意不要在囊状板下解剖，因为肝中静脉终末分支可能在这个部位相当浅表。当到达漏斗区，小心分离结扎并离断位于 Calot 三角内的胆囊动脉。接下来确定并解剖漏斗部胆囊管连接（图 12-18a）。没有必要解剖胆囊管与胆总管交界处，因为这可能导致胆管损伤。结扎并横断漏斗状囊管连接，缝扎固定残端胆囊管，注意不要涉及胆总管。另一种方法是先解剖胆囊管和胆囊动脉，然后结扎，然后以"自下而上"的方式将胆囊从肝脏中取出。这在切除门脉病灶时比较重要。胆囊窝的止血可采用电凝设备或 ABC。

肝门病灶

卵巢癌转移至肝门具有可能是一种具有挑战性的临床情况。病灶涉及肝门被作为一个预示亚理想手术结果的一个因素。清晰地理解解剖结构对于评估这种病灶是否可安全切除及是否有助于整体手术结果是重要的（如没有肉眼残留病灶）（图 12-19a-e）。如果门静脉、肝动脉及胆管被识别并保护，鉴于大多数这种肿瘤不会深部浸润，病灶能在肝十二指肠和门静脉部位切除。但是应该确认其下结构的安全性并有能力处理这些结构出现的手术并发症的情况下进行。偶尔卵巢癌可以沿着肠道淋巴播散至门腔淋巴结。切除门腔淋巴结应该只有在血管和胆管结构已经被清晰识别并保护的情况下进行。

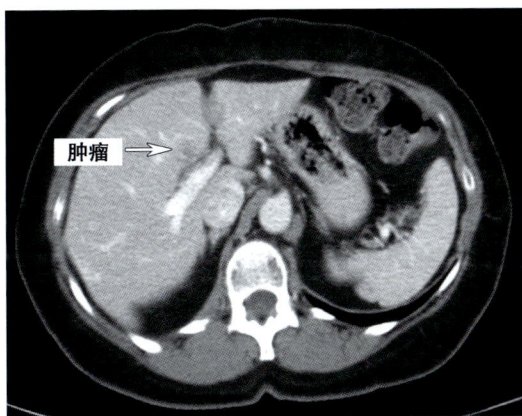
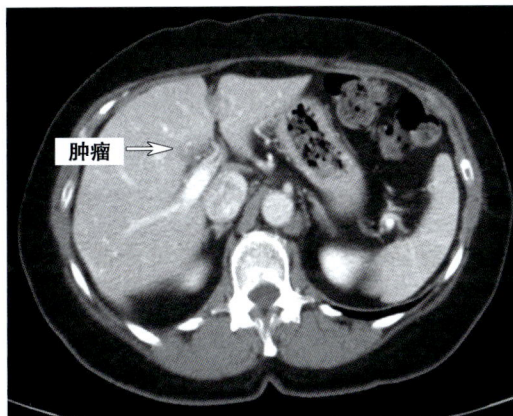

（a）　　　　　　　　　　　　　（b）

图 12-19　卵巢癌转移至肝门。（a-d）CT 图像显示肝门部位病灶。

（c）

（d）

（e）

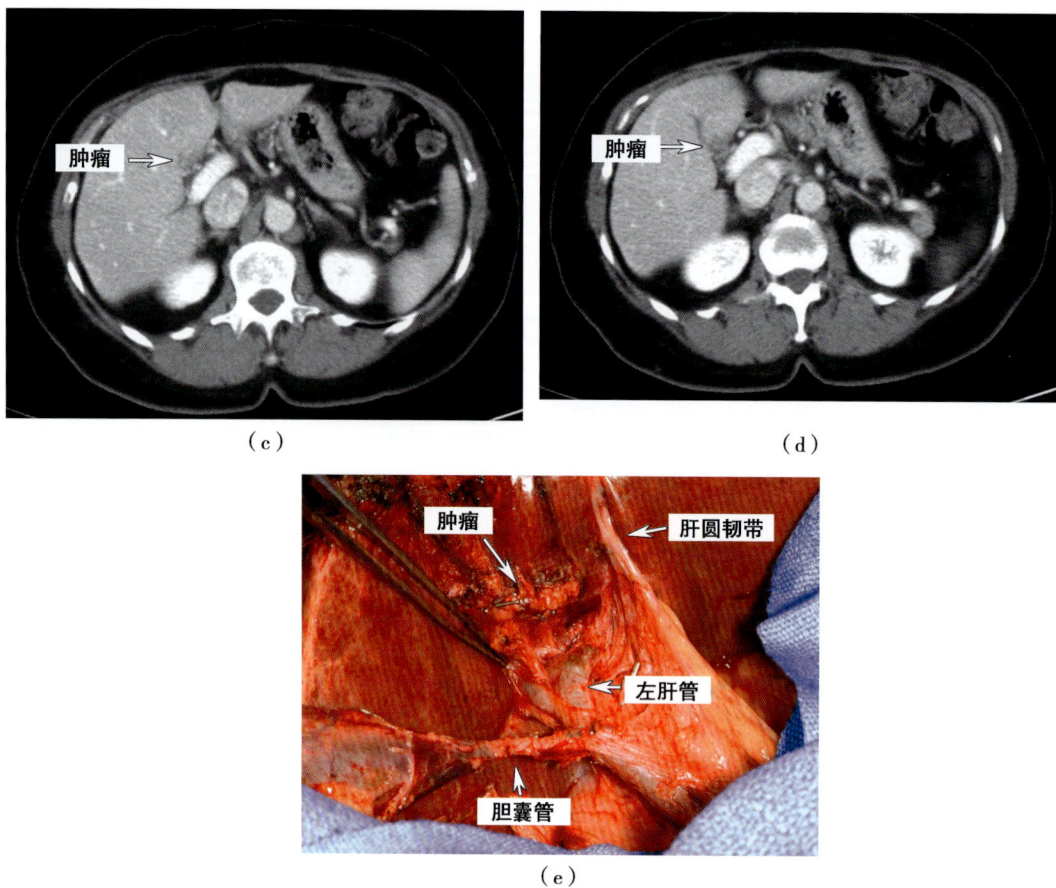

图 12-19（续）（e）解剖

结　论

原发性和复发性卵巢恶性肿瘤都常累及右上腹。如果这种疾病的评估和切除没有常规应用，完全的理想细胞减灭将无法实现。考虑到残留疾病和生存率之间的密切联系，那些负责管理卵巢癌的外科医生应该准备好处理这类疾病。将右上腹部疾病累及患者的细胞减灭做到无或微小病灶残留，需要对区域解剖、相关手术程序的全面了解，并且需要一个包括肝胆外科医生在内的团结团队。在肝切除术中，CVP 的术中液体管理对减少出血至关重要。游离肝脏及其随后的暴露是安全手术的先决条件。即使在最佳条件下，肝门的疾病可能是最具挑战性的，可能是唯一有明显病灶残留的区域。在经验丰富的卵巢癌手术团队的帮助下，许多患者可以实现右上象限病灶的完全切除。

（赵小峰　译）

参 考 文 献

1. Kehoe SM, Eisenhauer EL, Chi DS. Upper abdominal surgical procedures: Liver mobilization and diaphragm peritonectomy/resection, splenectomy, and distal pancreatectomy. *Gynecol Oncol* 2008;111(2 Suppl.):S51–S55.
2. Bristow RE, Montz FJ, Lagasse LD et al. Survival impact of surgical cytoreduction in stage IV epithelial ovarian cancer. *Gynecol Oncol* 1999;72(3):278–287.
3. Griffiths CT, Finkler NJ. In: Coppleson M (ed.), *Surgery for Carcinoma of Ovary: Extrapelvic Cytoreduction*, 2nd edn. London, UK: Churchill Livingstone; 1992, pp. 1325–1333.
4. Sakai K, Kamura T, Hirakawa T et al. Relationship between pelvic lymph node involvement and other disease sites in patients with ovarian cancer. *Gynecol Oncol* 1997;65(1):164–168.
5. Shih KK, Chi DS. Maximal cytoreductive effort in epithelial ovarian cancer surgery. *J Gynecol Oncol* 2010;21(2):75–80.
6. Burton E, Chase D, Yamamoto M et al. Surgical management of recurrent ovarian cancer: The advantage of collaborative surgical management and a multidisciplinary approach. *Gynecol Oncol* 2011;120(1):29–32.
7. Chi DS, Fong Y, Venkatraman ES et al. Hepatic resection for metastatic gynecologic carcinomas. *Gynecol Oncol* 1997;66(1):45–51.
8. Merideth MA, Cliby WA, Keeney GL et al. Hepatic resection for metachronous metastases from ovarian carcinoma. *Gynecol Oncol* 2003;89(1):16–21.
9. Yoon SS, Jarnagin WR, Fong Y et al. Resection of recurrent ovarian or fallopian tube carcinoma involving the liver. *Gynecol Oncol* 2003;91(2):383–388.

10. Gasparri ML, Grandi G, Bolla D, Gloor B, Imboden S, Panici PB, Mueller MD, Papadia A. Hepatic resection during cytoreductive surgery for primary or recurrent epithelial ovarian cancer. *J Cancer Res Clin Oncol*. 2016;142(7):1509–1520.

11. Heitz F, Harter P, Alesina PF, Walz MK, Lorenz D, Groeben H, Heikaus S, Fisseler-Eckhoff A, Schneider S, Ataseven B, Kurzeder C. Pattern of and reason for postoperative residual disease in patients with advanced ovarian cancer following upfront radical debulking surgery. *Gynecol Oncol*. 2016;141(2):264–270.

12. Chi DS, Franklin CC, Levine DA, Akselrod F, Sabbatini P, Jarnagin WR, DeMatteo R, Poynor EA, Abu-Rustum NR, Barakat RR. Improved optimal cytoreduction rates for stages IIIC and IV epithelial ovarian, fallopian tube, and primary peritoneal cancer: a change in surgical approach. *Gynecol Oncol*. 2004;94(3):650–654.

13. Chouker A, Martignoni A, Dugas M et al. Estimation of liver size for liver transplantation: The impact of age and gender. *Liver Transpl* 2004;10(5):678–685.

14. Blumgart L, Hann L. Surgical and radiologic anatomy of the liver, biliary tract, and pancreas. In: Jarnagin W, Belghitti J, Buchler M, Chapman W, D'Angelica M, DeMatteo R, et al. (eds.), *Blumgart's Surgery of the Liver, Biliary Tract, and Pancreas*, vol. 1, 5th edn. Philadelphia, PA: Elsevier Saunders; 2012, pp. 31–57.

15. Tygstrup N, Winkler K, Mellemgaard K et al. Determination of the hepatic arterial blood flow and oxygen supply in man by clamping the hepatic artery during surgery. *J Clin Invest* 1962;41:447–454.

16. Couinaud C. *Le Foi: Et Udes Anatomogiques et Chirurgicales*. Paris, France: Masson; 1957.

17. Atri M, Bret PM, Fraser-Hill MA. Intrahepatic portal venous variations: Prevalence with US. *Radiology* 1992;184(1):157–158.

18. Couinaud C. Plea for exact hepatic segmentation and an anatomic technic of regular resection of the liver. *Partial Clamping of the Hepatic Stump. La Presse Medicale* 1966;74(55):2849–2852.

19. Liau KH, Blumgart LH, Dematteo RP. Segment-oriented approach to liver resection. *Surg Clin North Am* 2004;84(2):543–561.

20. Eisenkop SM, Spirtos NM, Lin WC. "Optimal" cytoreduction for advanced epithelial ovarian cancer: A commentary. *Gynecol Oncol* 2006;103(1):329–335.

21. Wallace S, Kumar A, Mc Gree M, Weaver A, Mariani A, Langstraat C, Dowdy S, Bakkum-Gamez J, Cliby W. Efforts at maximal cytoreduction improve survival in ovarian cancer patients, even when complete gross resection is not feasible. *Gynecol Oncol*. 2017;145(1):21–26.

22. Bonnefoi H, A'Hern RP, Fisher C et al. Natural history of stage IV epithelial ovarian cancer. *J Clin Oncol* 1999;17(3):767–775.

23. Akahira JI, Yoshikawa H, Shimizu Y et al. Prognostic factors of stage IV epithelial ovarian cancer: A multicenter retrospective study. *Gynecol Oncol* 2001;81(3):398–403.

24. Chi DS, Temkin SM, Abu-Rustum NR et al. Major hepatectomy at interval debulking for stage IV ovarian carcinoma: A case report. *Gynecol Oncol* 2002;87(1):138–142.

25. Naik R, Nordin A, Cross PA et al. Optimal cytoreductive surgery is an independent prognostic indicator in stage IV epithelial ovarian cancer with hepatic metastases. *Gynecol Oncol* 2000;78(2):171–175.

26. Bosquet JG, Merideth MA, Podratz KC et al. Hepatic resection for metachronous metastases from ovarian carcinoma. *HPB (Oxford)* 2006;8(2):93–96.

27. Kolev V, Pereira EB, Schwartz M et al. The role of liver resection at the time of secondary cytoreduction in patients with recurrent ovarian cancer. *Int J Gynecol Cancer* 2014;24(1):70–74.

28. Tseng JH, Cowan RA, Zhou Q, Iasonos A, Byrne M, Polcino T, Polen-De C, Gardner GJ, Sonoda Y, Zivanovic O, Abu-Rustum NR. Continuous improvement in primary debulking surgery for advanced ovarian cancer: do increased complete gross resection rates independently lead to increased progression-free and overall survival?. *Gynecol Oncol*. 2018;151(1):24–31.

29. Elattar A, Bryant A, Winter-Roach BA, Hatem M, Naik R. Optimal primary surgical treatment for advanced epithelial ovarian cancer. *Cochrane Datab Syst Rev*. 2011;2011(8).

30. Sioulas VD, Schiavone MB, Kadouri D, Zivanovic O, Roche KL, O'Cearbhaill R, Abu-Rustum NR, Levine DA, Sonoda Y, Gardner GJ, Leitao Jr MM. Optimal primary management of bulky stage IIIC ovarian, fallopian tube and peritoneal carcinoma: Are the only options complete gross resection at primary debulking surgery or neoadjuvant chemotherapy?. *Gynecol Oncol*. 2017;145(1):15–20.

31. MacKintosh ML, Rahim R, Rajashanker B et al. CT scan does not predict optimal debulking in stage III-IV epithelial ovarian cancer: A multicentre validation study. *J Obstet Gynaecol* 2014;34(5):424–428.

32. Fulham MJ, Carter J, Baldey A et al. The impact of PET-CT in suspected recurrent ovarian cancer: A prospective multi-centre study as part of the Australian PET data collection project. *Gynecol Oncol* 2009;112(3):462–468.

33. Forstner R. Radiological staging of ovarian cancer: Imaging findings and contribution of CT and MRI. *Eur Radiol* 2007;17(12):3223–3235.

34. Thompson HH, Tompkins RK, Longmire WP, Jr. Major hepatic resection. A 25-year experience. *Ann Surg* 1983;197(4):375–388.

35. Nagasue N, Yukaya H. Liver resection for hepatocellular carcinoma: Results from 150 consecutive patients. *Cancer Chemother Pharmacol* 1989;23(Suppl.):S78–S82.

36. Fan ST, Lai EC, Lo CM et al. Hospital mortality of major hepatectomy for hepatocellular carcinoma associated with cirrhosis. *Arch Surg* 1995;130(2):198–203.

37. Dimick JB, Cowan JA, Jr., Knol JA et al. Hepatic resection in the United States: Indications, outcomes, and hospital procedural volumes from a nationally representative database. *Arch Surg* 2003;138(2):185–191.

38. Dimick JB, Wainess RM, Cowan JA et al. National trends in the use and outcomes of hepatic resection. *J Am Coll Surg* 2004;199(1):31–38.

39. Asiyanbola B, Chang D, Gleisner AL et al. Operative mortality after hepatic resection: Are literature-based rates broadly applicable? *J Gastrointest Surg* 2008;12(5):842–851.

40. Mayo SC, Shore AD, Nathan H et al. Refining the definition of perioperative mortality following hepatectomy using death within 90 days as the standard criterion. *HPB* 2011;13(7):473–482.

41. Choti MA, Bowman HM, Pitt HA et al. Should hepatic resections be performed at high-volume referral centers? *J Gastrointest Surg* 1998;2(1):11–20.

42. Jarnagin WR, Gonen M, Fong Y et al. Improvement in perioperative outcome after hepatic resection: Analysis of 1,803 consecutive cases over the past decade. *Ann Surg* 2002;236(4):397–406; discussion 406–407.

43. Desale MG, Tanner III EJ, Sinno AK, Angarita AA, Fader AN, Stone RL, Levinson KL, Bristow RE, Roche KL. Perioperative fluid status and surgical outcomes in patients undergoing cytoreductive surgery for advanced epithelial ovarian cancer. *Gynecol Oncol*. 2017;144(1):61–64.

44. Russo A, Aceto P, Grieco DL, Anzellotti GM, Perilli V, Costantini B, Romanò B, Scambia G, Sollazzi L, Antonelli M. Goal-directed hemodynamic management in patients undergoing primary debulking gynaecological surgery: A matched-controlled precision medicine study. *Gynecol Oncol*. 2018;151(2):299–305.

45. Melendez JA, Arslan V, Fischer ME et al. Perioperative outcomes of major hepatic resections under low central venous pressure anesthesia: Blood loss, blood transfusion, and the risk of postoperative renal dysfunction. *J Am Coll Surg* 1998;187(6):620–625.

46. Correa-Gallego C, Berman A, Denis SC et al. Renal function after low central venous pressure-assisted liver resection: Assessment of 2116 cases. *HPB* 2015;17:258–264.

47. Strasberg SM. Nomenclature of hepatic anatomy and resections: A review of the Brisbane 2000 system. *J Hepatobil Pancreat Surg* 2005;12(5):351–355.

48. Billingsley KG, Jarnagin WR, Fong Y et al. Segment-oriented hepatic resection in the management of malignant neoplasms of the liver. *J Am Coll Surg* 1998;187(5):471–481.

49. Muratore A, Mellano A, Tarantino G et al. Radiofrequency vessel-sealing system versus the clamp-crushing technique in liver transection: Results of a prospective randomized study on 100 consecutive patients. *HPB* 2014;16(8):707–712.

50. Goldsmith NA, Woodbure RT. The surgical anatomy pertaining

to liver resection. *Surg Gynecol Obstet* 1957;105:310–318.

51. Curley SA. Radiofrequency ablation of malignant liver tumors. *Ann Surg Oncol* 2003;10(4):338–347.

52. Bojalian MO, Machado GR, Swensen R et al. Radiofrequency ablation of liver metastasis from ovarian adenocarcinoma: Case report and literature review. *Gynecol Oncol* 2004;93(2):557–560.

53. Mayo SC, Pawlik TM. Thermal ablative therapies for secondary hepatic malignancies. *Cancer J* 2010;16(2):111–117.

54. Martin RC, Scoggins CR, McMasters KM. Microwave hepatic ablation: Initial experience of safety and efficacy. *J Surg Oncol* 2007;96(6):481–486.

55. Martin RC, Scoggins CR, McMasters KM. Safety and efficacy of microwave ablation of hepatic tumors: A prospective review of a 5-year experience. *Ann Surg Oncol* 2010;17:171–178.

56. Correa-Gallego C, Fong Y, Gonen M et al. A retrospective comparison of microwave ablation vs. radiofrequency ablation for colorectal cancer hepatic metastases. *Ann Surg Oncol* 2014;21:4278–4283.

57. Louis SG, Barton JS, Riha GM et al. The international normalized ratio overestimates coagulopathy in patients after major hepatectomy. *Am J Surg* 2014;207(5):723–727; discussion 7.

13. 肿瘤细胞减灭术：左上腹

William Cliby and Carrie Langstraat

前　　言

上腹部是卵巢癌常见的扩散部位[1]。上腹部受累不仅关系肿瘤细胞减灭术的成功实施，而且与卵巢癌相关不良预后的发生相关。妇科肿瘤学家常遇到上腹部的肿瘤病灶，本章将专门讨论左上腹病灶的切除术。因解剖上大网膜靠近脾脏、胰腺、横结肠、左膈和胃，故患者的肿瘤易连续扩散蔓延。独立转移灶可见于脾门、左半横膈，少数情况下也可见于胃。

随着手术技术的改进，多学科团队的合作及对手术认识的深入，上腹部病灶切除的成功率较前提高。然而，受术者经验和认知、患者情况和肿瘤特征等诸多因素影响，上腹部病灶仍是影响肿瘤细胞减灭术成功的障碍。最新研究表明，累及上腹部的肿瘤通常生物学行为存在显著差异，并有可能为预后较差的间充质亚型肿瘤（根据癌症基因组图谱命名法）[2-3]。但研究表明，即使是这些预后较差的亚型，为实现最小病灶残留而进行的广泛上腹部切除也与长期生存期延长相关[3]。因此，不应忽略解剖区域存在的转移疾病，而应充分评估可行性和安全性后实施手术。

过去 30 年里，涉及上腹部的晚期卵巢癌的手术方法不断改进。卵巢癌多学科手术团队的理念，联合技术和器械的发展，促进了广泛上腹部手术的发展，从而在大多数患者中实现根治性或接近根治性肿瘤细胞减灭术。提高手术技能，帮助患者实现最佳结局是所有妇科肿瘤医生的目标，也是本文的主要动力。在本章中，我们将介绍左上腹肿瘤细胞减灭术的相关解剖和手术技巧。为准确描述手术过程，我们使用了常见外科解剖学术语，而非纯粹学术解剖学用语。

区域解剖和相关的血液供应

胃、小网膜囊和腹腔干

胃分为 3 部分（胃底、胃体和贲门）。小胃弯形成胃的右界，并有小网膜附着，小网膜是双层腹膜，从肝脏延伸到小胃弯（肝胃韧带）和十二指肠的第一部分（肝十二指肠韧带）。胃大弯从食管左侧开始，环绕胃底，直至幽门的右侧。胃大弯的上部是大网膜的起源。实际上，大网膜可认为是由几个部分组成：胃脾韧带和双层的胃结肠韧带，后者作为大网膜的主要部分，在横结肠后方继续延伸。胃的后表面和大网膜的胃结肠部分形成小网膜囊的腹面。通过胃结肠韧带这一安全手术入路进入小网膜囊是有价值的，该路径提供了进入胰腺、脾动脉和脾脏的通道。

该区域的大部分血液供应来自腹腔干的分支（图 13-1）。胃左动脉、胃右动脉、胃网膜左动脉、胃网膜右动脉和胃短动脉都为胃供血。胃左动脉（腹腔干的一个分支）和胃右动脉（肝动脉的一个分支）供应胃小弯。胃大弯和邻近部分由胃网膜左动脉（脾动脉的一个分支）和胃网膜右动脉（起源于肝总动脉的胃十二指肠动脉的一个分支）供应。胃短动脉起源于脾动脉，但常与胃脾韧带内的胃大网膜动脉吻合。胃静脉血液经门静脉回流（图 13-2）。胃左右静脉直接进入门静脉；胃网膜右静脉汇入肠系膜上静脉，胃网膜左静脉和胃短静脉与脾静脉相连。淋巴引流与动脉伴行最终流入腹腔淋巴结。胃的神经支配来自沿食管下行的左右迷走神经的末梢分支，前者分布在胃后壁，后者分布在胃前壁。

小网膜是双层膜结构，从胃小弯和十二指肠开始延伸到肝脏。在肝和胃之间延续的小网膜部分称为肝胃韧带。肿瘤转移常种植于此，但由于小网膜内无重要结构，因此相对容易切除。相反，肝十二指肠韧带内包含被称为肝门三联管的关键结构，包括胆总管、门静脉和肝动脉。肝十二指肠韧带外侧缘是开放的，肝肾隐窝经 Winslow 孔与小网膜囊相通。这是一个重要的解剖结构，所有卵巢癌肿瘤细胞减灭术均应注意探查。

腹腔干或腹主动脉是左上腹（特别是胃和脾）的主要血液供应来源。腹腔干起源于主动脉的前

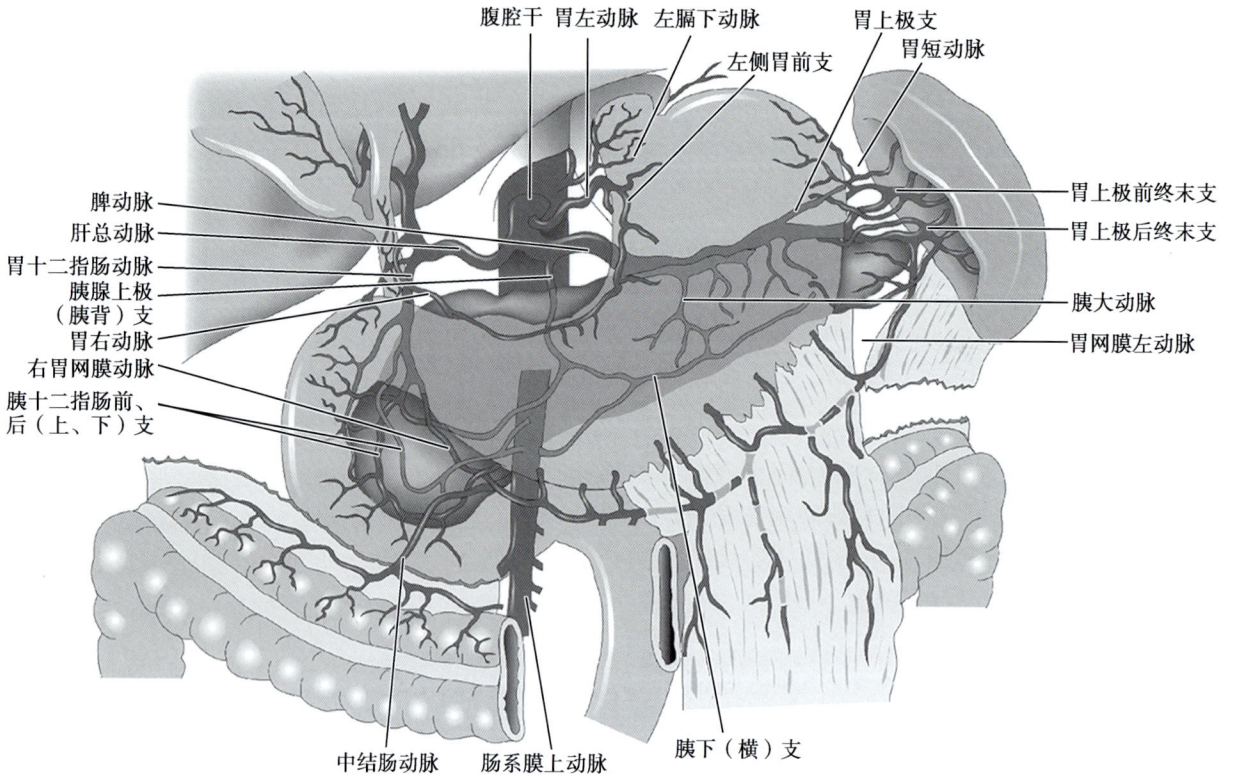

图 13-1　左上腹部与动脉供应胃、脾、胰腺和横结肠的解剖图

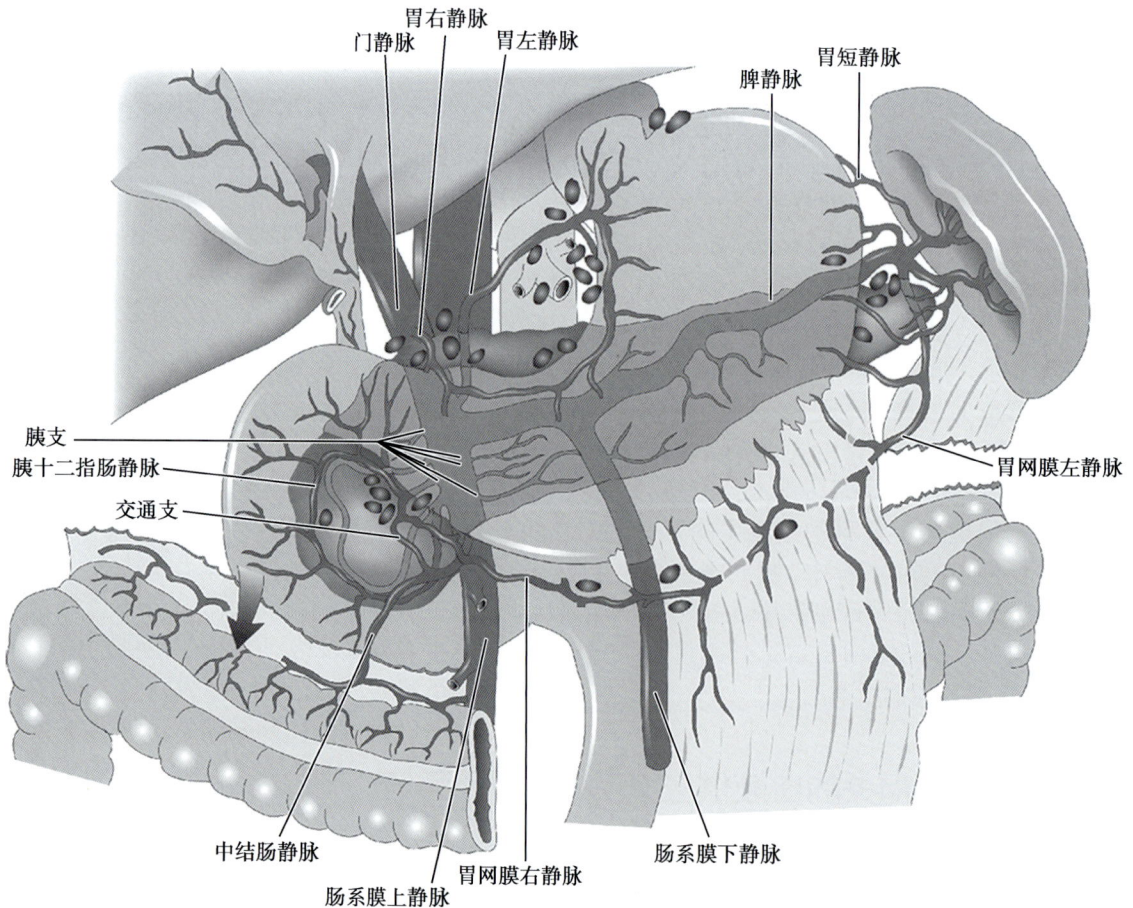

图 13-2　左上腹部与胃、脾、胰腺和横结肠静脉引流的解剖图

表面，紧邻横膈的主动脉裂孔下方。它自主动脉发出后随即分成 3 个分支——胃左动脉、肝总动脉和脾动脉。腹腔动脉位于胰腺和脾脏和 / 或门静脉上界的上缘。肝总动脉向前穿过门静脉，在小网膜囊双层结构中上行，形成胃右动脉、肝右动脉和胃十二指肠动脉。胃十二指肠动脉在十二指肠下缘分为胰十二指肠上动脉和右胃网膜动脉，供应胃大弯。虽然超出了本章的讲解范围，但外科医生应该了解该区域的解剖变异，这些变异需要专门的知识来避免手术事故的发生。大约 40% 的患者会出现腹腔干的解剖变异。进行卵巢癌细胞减灭术的外科医生应注意肝左动脉的变异，在 5%～10% 的病例中，肝左动脉起源于胃左动脉，并通过肝胃韧带供应左肝。如果不能识别肝动脉，当从小网膜入路切除肿瘤时，可能会损伤该动脉。

大网膜和横结肠

大网膜是一层双层腹膜，起源于胃大弯表面的前腹膜和后腹膜，腹膜壁层中包含脂肪组织，我们称之为网膜。网膜在横结肠上延伸，并最终在两个壁层分开的地方返折，形成脏腹膜并包围横结肠。因此，结肠上方的网膜是单层的，而肠系膜下（附着网膜）实际上返折成两层。如上所述，大网膜的血液供应来自胃网膜左、右动脉。这些血管沿着胃的大弯形成胃大网膜血管半环（图 13-1）。

横结肠由结肠中动脉 [肠系膜上动脉（superior mesenteric artery，SMA）的一个分支] 供应。结肠中动脉位于横结肠系膜内，横结肠系膜起源于胰腺前部。横结肠系膜的腹侧形成小网膜囊的底壁或后壁。几乎在所有患者中，横结肠系膜和结肠上的大网膜附着在腹部的右半部分，但一般不在左侧。这一观察结果意味着从左侧入路明显更容易进入小网膜囊。脾曲位于横结肠和降结肠的交界处，这是一个重要的外科解剖点。脾曲位于腹膜后，虽然在解剖学上有所不同，但在某些情况下可与脾门密切相关。在保障安全的脾切除术和需要切除胃脾网膜的情况下，移动或 "拿下" 脾曲是必要的。

脾脏

脾脏位于左上腹，位于左膈下陷窝，在不移动脾脏的情况下观察脾脏及其血管供应可能具有挑战性。脾脏位于外侧（患者仰卧位），实际上位于比胰腺更靠近背侧的平面上，位于结肠脾曲的上

方（图 13-1，图 13-3）。脾脏被脏腹膜包围，脏腹膜以 "韧带" 的形式延伸到周围的肌肉和器官，包括脾膈韧带（脾至膈）、胃脾韧带（大网膜的一部分）、脾肾韧带（脾至肾脏，位于胰腺下后方）和脾结肠韧带（脾与脾之间大网膜的延续）。后者的附着很重要，因为横结肠或网膜上的过度牵引会导致脾脏附着处的撕裂，并可能导致明显的出血。

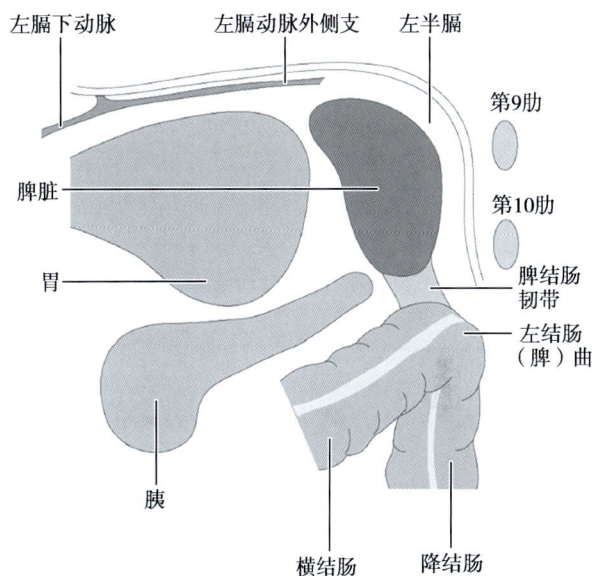

图 13-3　左膈与胃、脾、胰尾和横结肠脾曲关系的解剖图

脾动脉是一条弯曲的血管，起源于腹腔干，与胰腺上缘平行，进入脾门。脾动脉的分支包括胃短动脉、胃网膜左动脉和胰大动脉。脾动脉在进入脾前的解剖结构有相当大的变化，有时是很短的末端分支，有时是很长的末端分支。每种变异可能需要不同的结扎方法。脾静脉由离开脾门的几个大分支形成，其走行远比动脉直，从左向右背行至胰腺。肠系膜下静脉汇入胰头后、下腔静脉（inferior vena cava，IVC）腹侧的脾静脉，成为门静脉（图 13-2）。

胰腺

胰腺尾部位于左上腹。虽然原发性卵巢癌极少累及于此，但由于其靠近脾脏和网膜，在左上腹病灶切除时有损伤的危险。胰腺主要是腹膜后器官，位于上腹主动脉和腔静脉的正前方，小网膜囊的后方。通过小网膜囊可在第一和第二腰椎水平触及胰腺。胰腺头部位于十二指肠弯曲处，横结肠系膜后方。重要的是，胰腺尾部靠近脾门，约 30% 的患者胰尾与脾门直接接触，另有 40% 的患者胰尾与脾门的距离在 1cm 内。胰腺中部和尾部后方与脾静脉、左肾和肾上腺接触。横结肠系

附着于胰腺前下面。

关于胰尾部，外科医生需注意 Wirsung 主胰管，它从左向右横穿胰腺实质。它延伸至胰腺颈部，与胆总管一起进入十二指肠 Vater 壶腹。胰腺的动脉起源于脾动脉或其分支之一、胃网膜左动脉、肝动脉胰十二指肠分支和肠系膜上动脉。胰静脉汇入脾静脉和肠系膜上静脉，与门静脉汇合。

上、下肠系膜血管

肠系膜上动脉供应十二指肠远端到横结肠，其起源于腹主动脉下约 2cm 处，并向下穿过胰腺钩状突（图 13-1）。其分支包括胰十二指肠动脉、空肠和回肠动脉以及结肠中动脉。与本章讨论相关的是，结肠中动脉的左分支与肠系膜下动脉（inferior mesenteric artery，IMA）的分支左结肠动脉吻合，沿肠系膜边界形成一个半圆形，称为 Drummond 边缘动脉。

肠系膜下动脉分布于横结肠的左半部分、整个降结肠、乙状结肠和直肠近端。它起源于主动脉前方，约在主动脉分叉上方 3cm 或 4cm 处进入髂总动脉。如上所述，肠系膜下静脉接收左右结肠血液回流，并经过胰腺体后与脾静脉合并，形成门静脉（图 13-2）。

左半膈

左膈肌是一块扁阔的肌肉，借左膈脚横跨在剑突后、下六根肋骨下表面、腰腱膜弓和腰椎之间。横膈膜的中心部分是由一强有力的腱膜组成，即中央膈肌腱。大部分横膈膜被腹膜覆盖，但在胰腺和左肾的水平，横膈膜位于腹膜后。它通过"韧带"连接到胃底、脾外侧表面和结肠脾曲，这些"韧带"从内脏腹膜延伸至膈膜。左膈下动脉通常起源于腹腔干之上的主动脉或直接来自腹腔干，穿行于食管后方，并在中央膈肌腱的后部分开。左膈下静脉与左膈下动脉伴行。左膈下神经起源于颈椎脊神经 3～5 支，左膈肌受其支配。左膈神经进入横膈膜的上方，其从腹侧角度无法直视。

左肾和肾上腺

左肾和肾上腺必须在左上腹部脏器的移动和切除过程中方可暴露。左肾上腺位于肾脏的上内侧边缘，而脾位于肾上缘。对于不熟悉肾上腺解剖结构的外科医生来说，肾上腺相对于肾脏的内侧位置往往令人印象深刻。左肾的前表面紧邻胰腺尾部的背侧和结肠脾曲的后方。与脾脏接触的区域被网膜囊的腹膜覆盖，而与肠有关的区域被腹腔的腹膜覆盖。左肾动脉通常位于左肾静脉的背侧和上方，由其分出的次级肾上腺支以及输尿管支分别提供肾上腺和输尿管血运。左肾静脉通常穿过主动脉前部，在略高于右肾静脉的水平与下腔静脉汇合（图 13-4），其接收来自左卵巢静脉和左膈下静脉的血液回流，通常还收纳左肾上腺静脉回流。大约 30% 的患者在主动脉旁区发现动脉或静变异。最常见的变异是不典型肾血管。肾血管变异患者的血管损伤发生率可高达 50%[4]。

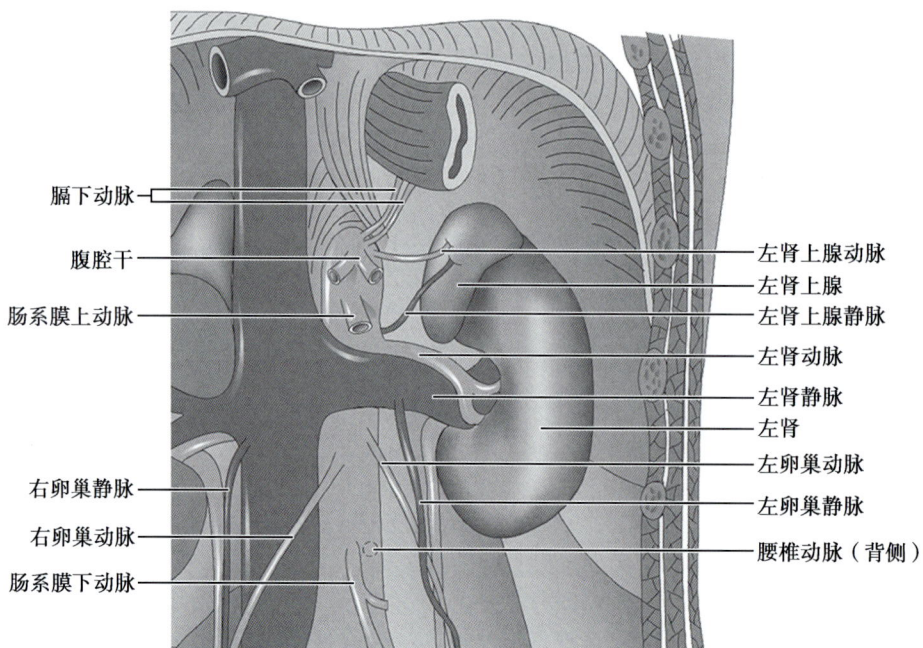

图 13-4　左肾、肾上腺及相关血管的解剖图

手术技巧

评估

在进行任何切除手术之前，要仔细评估肿瘤扩散到大网膜和小网膜、横结肠、脾脏、胃、胰腺、膈膜和所有相关腹膜表面的程度，以确保完全切除是可行的。完全切除可以采用整体切除或分块切除。合乎逻辑的做法是，从外科医生认为可能是成功减瘤的"关键"部位开始——因此，如果我们不能在这个部位成功切除，手术就意味着终止。这些概念对于任何肿瘤细胞减灭术都至关重要，我们在关于评估的其他章节中也有详细的介绍。

术中暴露

手术是以充分地暴露和合适的设备为前提的。一般对于上腹部手术，尤其是左上腹手术，最好采用正中切口。而对于大网膜切除或脾曲松解术，则应将下中线切口延伸到胃上区域，但对于脾切除或横膈膜分离等手术，则需要将切口延伸至剑突。我们发现对暴露最有用的是固定式牵引器，如 Bookwalter 或固定臂牵引器。我们利用简单装置，将其接至手术台一侧，使它在肋缘下可有力向上和横向牵拉（图 13-5）。其他人则成功利用 Bookwalter 牵引器，用固定椭圆形的长轴垂直于患者，以牵拉两侧肋缘。如患者处于合适的反向 Trendelenburg 姿势（头低脚高位），重力使器官"缩回"尾部则有利于手术开展——但这可能会导致照明问题，所以对外科医生来说头灯是有用的。手术医生站患者右侧，可便于进入左上腹，反之，则

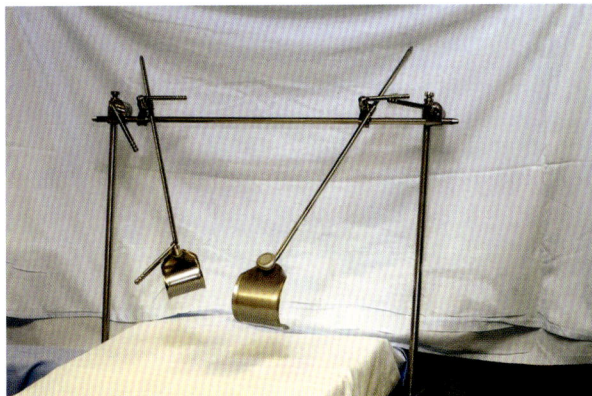

图 13-5　梅奥 - 布朗固定式牵引器用于上腹部暴露

站左侧；若患者处于截石位，手术医生则可站在患者两腿之间，以便进入上腹部。

大网膜切除术

当想切除上腹部的病灶时，通常先行大网膜切除术，则可以进入小网膜囊，从而进行充分探查。网膜切除术还有利于探查脾、横结肠、胃以及周围组织，以明确是能否完成肿瘤细胞减灭术。对于广泛扩散至横结肠、脾脏、胰尾、膈肌或胃的病灶，除了要切除网膜肿瘤，可能还需要切除这些器官中的一个或多个：有时最好是整体完全切除，有时则根据解剖结构分开完成。就卵巢癌而言，因为肿瘤通常不包含在大网膜内，所以整块切除可能并无显著肿瘤学意义。一些专家的报告指出，他们不能接受左上腹腔结构整块切除相关的复发率（如 Hoffman），而其他人则发现这是一种安全的方法。这是基于解剖学和外科医生经验的最安全的方法。如前所述，胃的血液供应来自胃网膜左、右血管以及左、右胃血管。如 4 个主要分支中的两个被保留下来，胃的生理功能将保持不变。因此，在完成沿胃大弯的巨大肿瘤患者的大网膜切除术时，胃网膜血管弓是可以被切除的。只要预先保留好 4 个主要供应胃血管中的两个（胃网膜右血管和左血管以及胃右血管和胃左血管），就能保留胃的功能。然而，当胃结肠韧带未被肿瘤侵犯时，保留胃网膜血管弓也是有意义的。这为随后的手术提供了灵活性，但也可能会影响胃血流量（例如，小网膜切除）。

大网膜切除手术步骤：

1. 优化手术暴露，确定肿瘤范围。

a. 如果大网膜附着于前腹壁，则应将肿块与大网膜一起游离，以便于整块切除。

b. 如果病灶转移至胃脾韧带或大网膜广泛被侵犯，则应分离结肠的脾曲。我们还经常发现，在脾后放置两块卷好的开腹用的海绵有助于将脾向前抬起，从而更好地暴露胃脾和脾结肠部分，减少由于撕裂脾结肠韧带而导致脾损伤的风险。

2. 大网膜经手术切口并向头侧牵拉，以暴露横结肠浆膜的背侧（腹膜后叶）。然后使用高频电刀切开后叶，并进入小网膜囊（图 13-6）。

a. 如上文在解剖学讨论中指出，从中线稍左侧是手术最容易开始的地方，因为右侧较薄，且通常先天与横结肠系膜融合，即使在没有疾病的情况下也是如此。

（a）

（b）

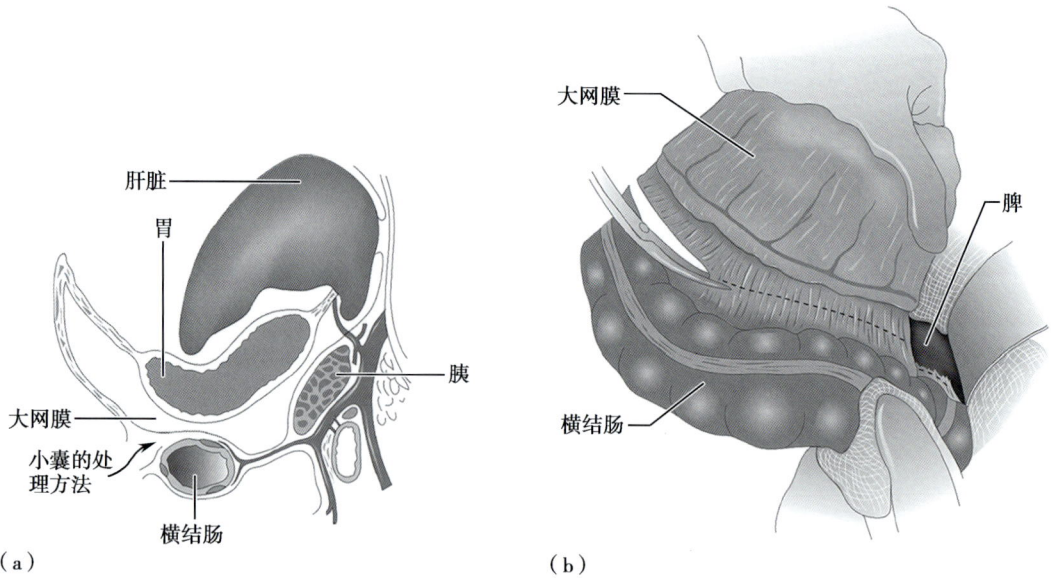

图 13-6　网膜切除术。（a）横结肠背缘的腹膜反折被切断。（b）在大网膜和横结肠系膜之间的适当解剖平面允许进入小囊

b. 腹膜反折是沿无血管平面与横结肠分离，从中点向外侧分离到肝曲、脾曲。

c. 大网膜的腹膜下部分完全是从横结肠处分离，通过烧灼凝结和分离腹膜内的小血管。

3. 然后将大网膜的胃上部分与横结肠系膜分离。

a. 左侧空间通常是开放的，除非病灶或先前的操作已经造成了障碍。

b. 右侧，大网膜与横结肠肠系膜融合，但手术可将两者分离，从而分出一个手术平面。结肠和网膜上使用反向牵拉有利于该平面的识别。

c. 横结肠系膜右侧含结肠中动脉，必须注意保留这一重要血管。

4. 一旦大网膜和横结肠分离，则应充分暴露和探查小网膜囊，以确定病灶是否累及胰尾、脾门或胃十二指肠韧带——这些是进一步手术的前提，且可能会影响手术的成功。

5. 为完成大网膜切除术，需根据病灶累及程度，通过分离和结扎介于胃网弓上方或下方的中间血管，从胃大弯分离出大网膜。在血管之间的腹膜切开一小口，并使用缝合结扎器、止血夹或密封装置来分离血管蒂。

大网膜切除术的问题、要点和技巧：

1. 如果切除胃网膜弓，则需识别、固定和分离左、右胃网膜蒂。右侧应注意避免损伤胃十二指肠血管，因为胃网膜动脉是从后腹部发出（图13-1）。

2. 大网膜切除术中常见脾损伤继发的出血，必须注意不要对脾脏施加破坏性张力。将卷曲的开腹用的海绵置于脾后方，并将其提升至术野中，可帮助外科医生识别脾附着物。此外，提前移动脾结肠韧带处附着物可帮助避免脾附着物撕裂。小的包膜裂伤可通过使用止血材料和手动加压或使用氩束凝固器控制。然而，较大损伤可能需要切除脾来实现止血。术中由于脾损伤而行脾切除约占卵巢癌脾切除手术的 13%[5]。

3. 如结肠系膜和受侵袭大网膜之间存在可进行手术的最小间隙，则手术就可从大网膜和胃大弯分离开始。在胃网膜血管和胃之间分离胃支可进入小网膜囊，并可以通过一种逆行的方法，将大网膜从横结肠系膜上分离。

4. 根据快速康复方案，我们观察到，无论进行哪种类型的大网膜切除，除非胃切除，否则不需常规术后鼻胃管引流，所以早期喂养是安全的。

小网膜切除

累及小网膜的上皮性卵巢癌很少但并非罕见。有时病灶可能转移到肝门和胆囊上腹膜[6]。而根据肝门疾病性质，它可能是能否成功实现肿瘤细胞减灭术的关键步骤，相关章节对此有更详细的介绍。肿瘤扩散到小网膜最常见的部位是肝胃韧带（图13-7）。与大网膜类似，减瘤术的目的是完全切除肉眼可见病灶——因此，目的是切除病灶，而不是完全切除小网膜。手术暴露非常重要，因

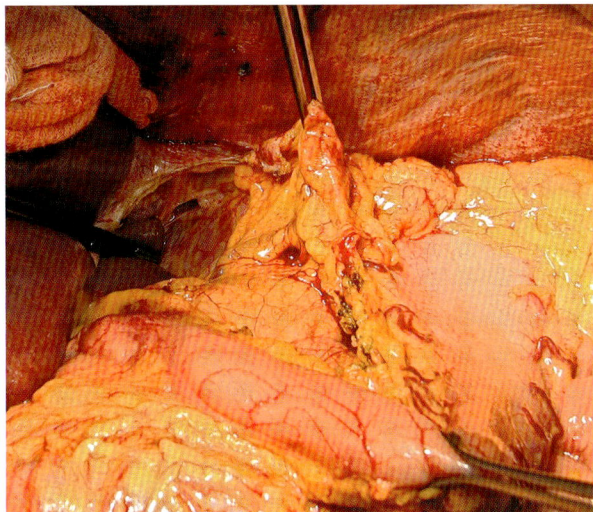

图 13-7　切除小网膜。小囊已经打开,暴露出肝脏 I 段（尾状叶）、下腔静脉和横膈脚之间的肿瘤植入物

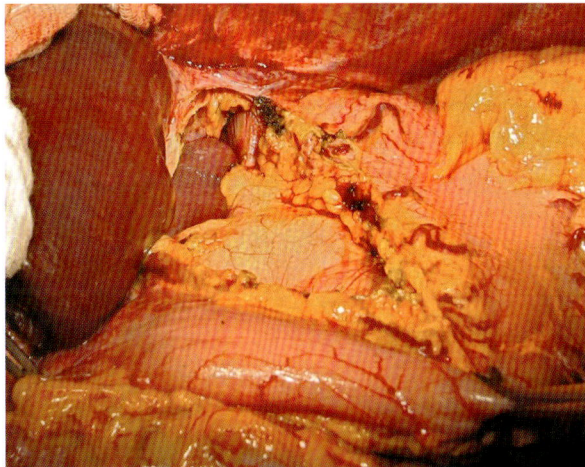

图 13-8　切除小网膜。左肝三角韧带已被分割,左肝叶被收回以改善暴露。肿瘤已被切除,胃左动脉被保留

为可避免关键部位的无意损害。通过以下方式可达到充分暴露：①分割肝脏的左三角韧带以使左叶可以后内收；②确保能够完全进入小囊,从而评估病变范围,并通过抬高肝十二指肠韧带和胃来评估疾病严重程度和实现充分暴露[7]。

小网膜切除手术步骤：

1. 钳夹并抬高腹膜边缘,使其远离肝胆总管和肝动脉。然后将其与十二指肠与胃分开。

2. 打开肝脏上的腹膜反折。

3. 迷走神经前神经末支与胃密切相关,应尽量保留,以减少胃瘫。

4. 识别胃右动脉和胃左动脉。胃右动脉来自肝动脉（图 13-1）,在前方可见；胃左动脉来自腹主动脉干,通过将胃向前缩回,到胃后方可见胃左动脉的最佳暴露效果。然后,胃的两条血管紧贴在胃小弯上,它们通常能够在小网膜从胃中剥离出来时而被保留（图 13-8）。

小网膜切除术的要点、技巧和陷阱：

1. 腹腔干的解剖变异并不罕见。肝左动脉被替代被认为是最重要的变异,其从胃左动脉发出并穿过肝胃裂。

2. 如上所述,胃的血供来自 4 个主要动脉分支。必须保留两个分支以维持胃的血液供应。切除小网膜时,应注意保留胃左动脉和胃右动脉,以便灵活完全切除大网膜和胃网弓。

伴有横结肠广泛受累的大网膜切除术

大网膜病灶有时可能与横结肠难以分开。约 7% 的巨块型晚期卵巢癌患者需要横结肠切除术[8-9]。

在某些情况下,肿瘤对横结肠的侵犯并非全层,因此可尝试沿结肠浆膜行锐性分离以完全切除病灶。虽然使用这种方法,可避免结肠切除,但这将会导致结肠浆膜缺损,因此必须用丝线仔细缝合。而对于侵犯更广泛的病灶,则需结肠切除术。外科医生必须衡量是整块切除还是分别切除大网膜和结肠,以及哪种切除是最安全的。在行任何大范围结肠切除术时,最重要的需考虑：①结肠的血液供应；②结肠的剩余长度。当需要多次切除结肠（即右半结肠切除和直肠乙状结肠切除）时,以上观点显得尤其重要。结肠由 3 条主要血管供应：回结肠、中结肠和肠系膜下血管——以上血管都通过结肠系膜内的吻合弓进行交通。如手术计划切除这 3 条血管,则不太可能实现结肠功能和肠吻合口愈合。同样,如需结肠次全切除术来切除所有病灶,则应考虑其可能造成肠道功能失调,并可能需要寻找替代方法。

当转移性卵巢癌累及横结肠,同时广泛累及结肠其他部分时,术者须深思熟虑制订合适的手术方案。这不仅需要临床经验以及精准的临床判断,而且还经常需要其他专家的参与（即结直肠手术）才能达到最佳结果。许多情况下,可单独行另一局灶性肠段切除（例如,直肠乙状结肠）。在 19 例接受部分横结肠切除术和直肠乙状结肠切除术的患者中,Bristow 等专家表明了可接受的复发率和 5.3% 的术后瘘管发生率[8]。而其他专家指出,当需多次肠切除时,吻合口瘘的风险会更高[10]。保留血液供应似乎至关重要,而明智地采用临时保护性分流造口可有助于减少漏相关的发病率和死亡率。某些情况下，病灶可能广泛累及回肠末端/盲肠、横结肠和直肠乙状结肠，完全切除所有病灶可能需要结肠次全切除术。切除这些受累结肠段的范围取决于可保留的正常结肠的长度和功能、两个吻合口血液供应的完整性、恢复肠道连续性的技术能力以及患者整体情况。虽无法预测减瘤术中的所有情况，但针对此类可能性的术前咨询以及对患者的影响都是知情同意的重要组成部分。

大网膜和横结肠的整块切除手术步骤：

1. 打开结肠肝曲和脾曲。沿结肠旁沟（Toldt白线）切开腹膜反折有助于分离降结肠，但注意保留薄的结肠系膜，因为降结肠从肾脏和腹膜后内侧反折。最大限度地分离近端和远端肠段有助于确保无张力吻合。将卵巢血管和输尿管与结肠系膜分离，并保留在后腹壁上的腹膜后间隙内。

2. 胃向头部牵拉，暴露横结肠的肠系膜。确定要切除的肠段范围，并明确识别中结肠血管。外科医生应该花时间确定受累肠段是否需要切除结肠中动脉。通常情况下，可保留结肠边缘动脉起始点的远端，这将为剩余的结肠段提供宝贵的血液供应。一旦确定，打开肠系膜，并使用标准胃肠吻合器（gastrointestinal anastomosis，GIA）将结肠近端和远端分开（图13-9）。必须注意，要确认近端和远端边缘动脉的完整性，避免影响剩余肠道的血液供应。

3. 可行情况下，首选功能性端-端吻合术；然而，若不能在无张力情况下完成此操作，那采用圆形EEA吻合装置来实现端-端吻合（end-to-end anastomosis，EEA）可能是更好的选择。在这种情况下也可考虑采用手工缝合吻合术。这些技术在第9章已有描述。

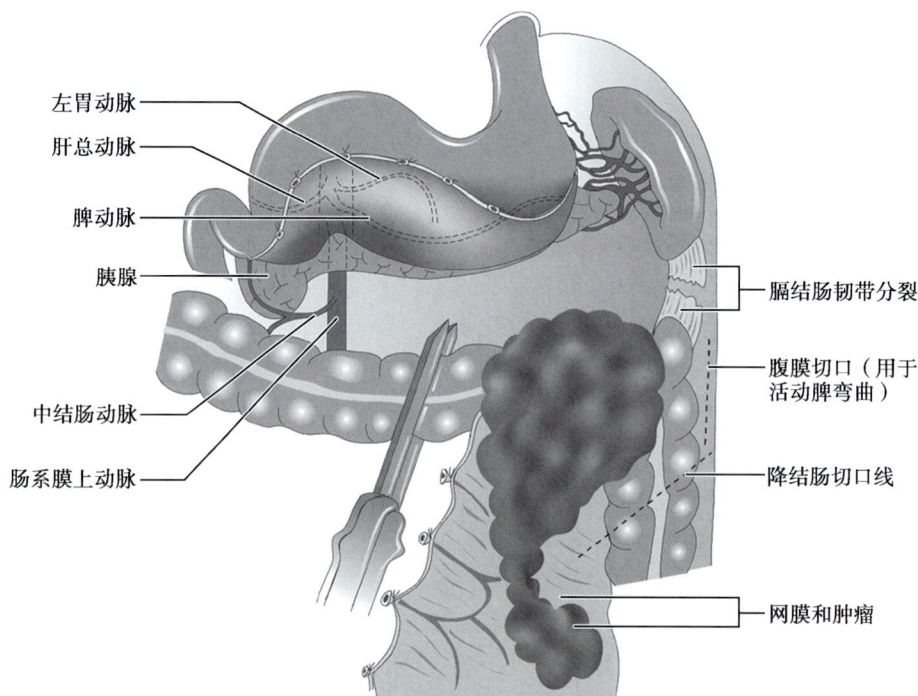

图13-9　横结肠脾弯曲和大网膜病变的整体切除

要点、技巧和误区

1. 如上所述，在讨论大网膜切除术时，在有横结肠侵犯的情况下，通过分离大网膜的胃结肠部分可以逆行进入小网膜囊，该部分应该与胃大弯完全分开，以提供足够的通路进入横结肠和脾曲[11]。

2. 在行横结肠切除之前，要全面了解肠道受累的范围，确定是否需要额外的肠道切除，并制订一个总体计划。结肠血供主要来自右结肠、中结肠和IMA。但也应考虑回结肠或肠系膜下血管在

减瘤术实施过程中被切除的风险，以及这对剩余结肠最终血供产生的影响。

脾切除术

13%～32%的晚期卵巢癌病例在初次肿瘤细胞减灭术（primary debulking surgery，PDS）中进行了脾切除术[9,12]。这是仅次于膈膜腹膜切除术的上腹部手术。和未接受脾切除的患者相比，接受脾切除的晚期卵巢癌患者接受膈肌剥离、膈肌切

除、腹膜后阳性淋巴结切除以及生殖器官整体切除和直肠乙状结肠切除术的风险更大[12]。有学者发现，在手术实现术后残留肿瘤<1cm 的前提下[12-13]，晚期卵巢癌初次手术中脾切除与较差的生存结局无关，当然这需要复杂的手术，但也说明肿瘤细胞减灭术的价值。虽然有系列研究报道脾切除术与较长手术时间、较多出血量和较长住院时间相关，但由于同时进行其他广泛的减灭手术，无法单独明确脾切除术对围手术期病死率的影响[12]。若手术由经验丰富的外科医生进行，除胰瘘、胸腔积液和血小板增多的近期并发症增加外，增加的并发症和时间有可能是最小的。

最初手术时，脾脏疾病的分布如下：表面52%～69%，脾门 61%～65%，实质 16%～23%[5,13]。在较早的系列中，由于术中创伤，通常是由于在卵巢切除术中对网膜的过度牵引而需要切除脾脏。

使用现代止血剂，在大多数情况下可以实现止血，避免了脾脏切除。上皮性卵巢癌的晚期复发可能发生脾脏转移，实际上在这种情况下可能更常见，一项大型尸检研究报告称其发生率为 19.6%[14]。在复发疾病的二次细胞减灭术中，可能需要进行脾切除术的病例高达 29%～36%[5,15]。

当脾脏切除成为整体细胞减灭手术的一部分时，中线切口应延长到剑突水平，以助暴露。脾脏切除术可从前方或后方进行。为减少胰腺损伤的风险，我们主张从后方进入脾脏血管（在分割短胃血管之前或之后）。后入路可充分调动脾脏和胰腺尾部，并可从切除区域更细致地解剖胰腺。然而，一些外科医生可能更喜欢前路，或在某些情况下必须采用前路，这取决于肿瘤生长的方向和范围。这两种情况下，彻底了解脾脏的附着物和血液供应则至关重要（图 13-10）。

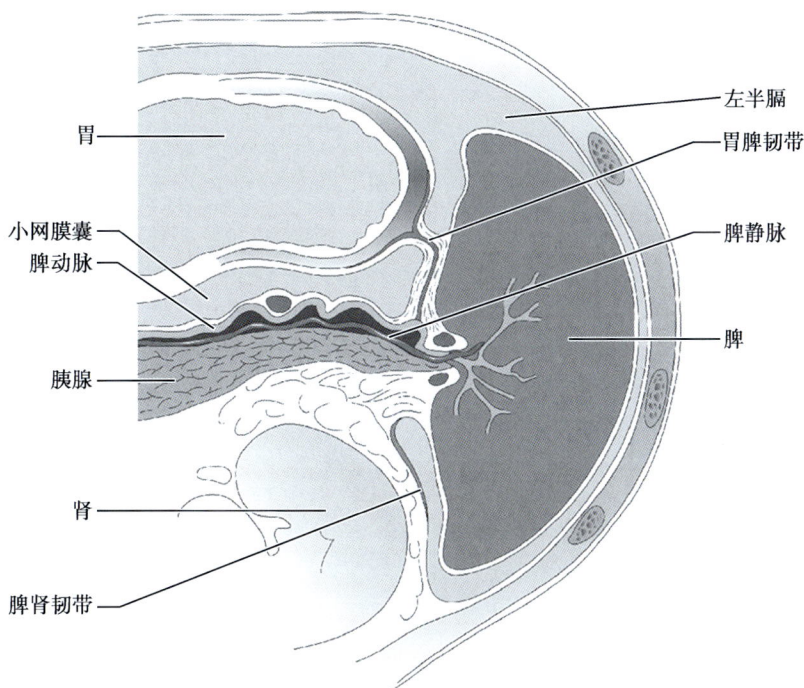

图 13-10　脾脏的韧带附着物和血管

脾切除后入路

我们之所以认为后方入路行脾脏切除术有优势，原因有几个。首先，它可以早期将脾脏和胰尾从左上腹隐窝处移出，这提高了暴露度，有利于安全解剖胰腺和脾脏血管，减少胰腺损伤的风险。其次，大网膜肿瘤浸润至脾门的情况下，通过前入路进入脾脏血管的手术机会有限（见下文关于前部

方法的章节）。与进入脾脏背侧的方法无关，通常从前入路分离短胃管是可行的（下面的步骤2）。

脾切除后入路手术步骤：

1. 患者取适度头高脚低位。

2. 完整切除卵巢后，在胃内侧施加牵引力，夹子之间分割包含胃短血管的胃脾韧带下缘，用血管密封/切割装置固定或取下（图 13-11a 和 b）。将胃置于内侧牵引，如无肿瘤遮挡，在可视情况下，继续在胃和脾脏间剥离。避免结扎胃壁，若胃脾

韧带被肿瘤广泛浸润，则为特别棘手的问题。如需切除胃大弯的一小部分，可用线性订书机操作完成（下文有介绍）。

3. 脾结肠韧带通常在卵巢切除术中已被分离，但若之前没有分离，则应现在完成。这可使横结肠向尾部下降，远离脾脏。

4. 轻轻抓住脾脏并向内侧（前胸）和向下旋转，暴露出腹膜与胃、横膈膜和侧腹膜的附着物（图 13-12）。这些无血管的腹膜附着物可以很容易地用烧灼法分割，以暴露腹膜后脂肪。

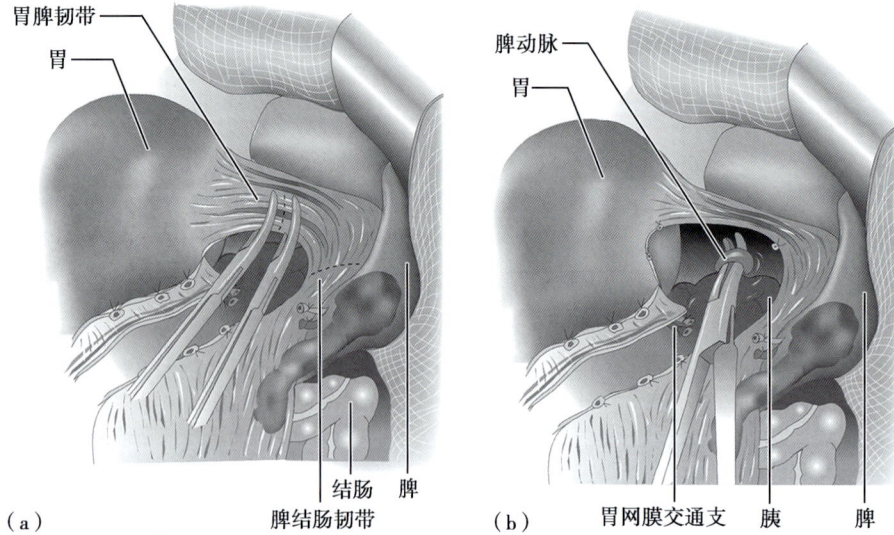

图 13-11 脾脏切除术的前入路法。（a）胃脾韧带，包括短的胃血管，在夹子之间被分割夹子。（b）沿着胰腺的上边界确定脾脏血管，分离和结扎脾脏动脉

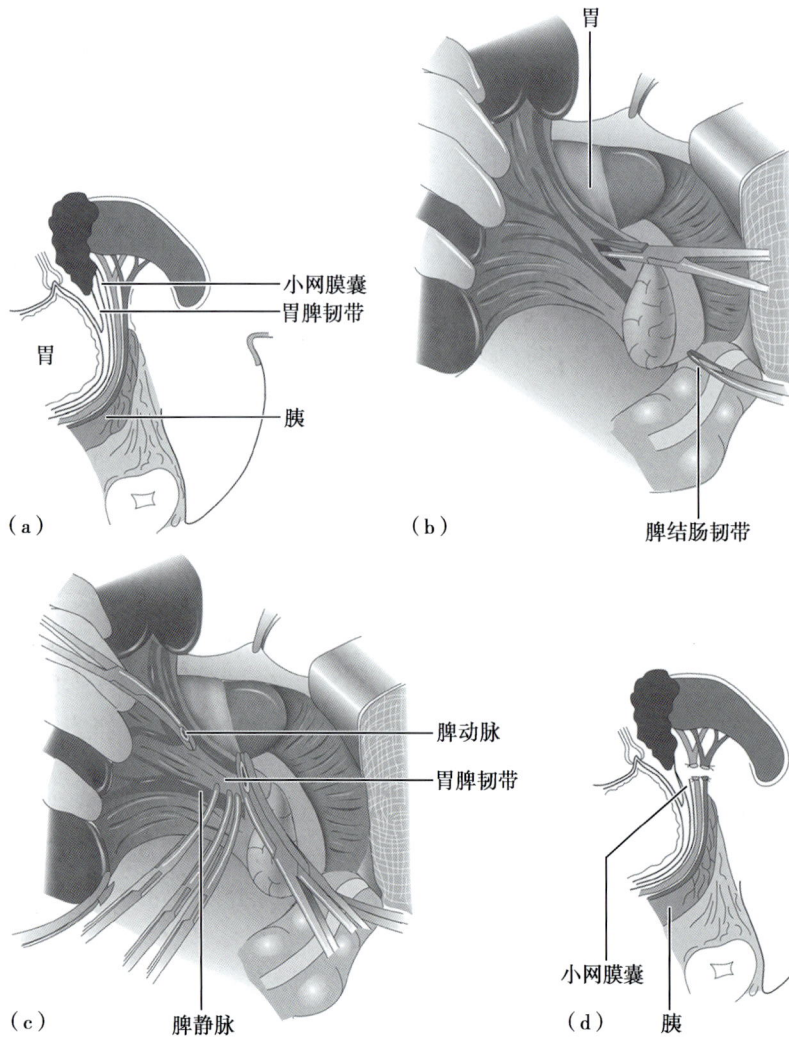

图 13-12 脾脏切除术的后入路法。（a）肿瘤涉及胃脾韧带和脾门，脾脏被拉向内侧，暴露出脾韧带，脾韧带被分割，可以看到下面的肾脏。（b）通过发展胰腺和肾脏之间的无血管平面，抬高脾脏和胰腺尾部，这可以安全地识别脾脏动脉和静脉。（c）钳住脾脏动脉和静脉，进行分割和结扎。（d）分割血管后，取下胃和脾脏之间的任何剩余附着物，并取出标本

5. 切开腹腔韧带（深至脾脏和肾脏外侧边缘的脂肪组织），露出围绕肾脏后方的 Gerota 筋膜。在该筋膜的前方是肾脏和胰腺之间的无血管平面。顿性、轻柔地深入剥离将调动胰尾。这样做可以使脾脏和胰尾向内侧和向前旋转，便于识别和很好地控制脾脏血管。

6. 识别脾脏血管，并通过轻柔的锐器或烧灼器剥离识别和分离脾脏血管（图 13-12c 和 d）。脾脏血管可以通过 LigaSure 分割或缝合。

7. 然后将标本进一步旋转到切口内，如果之前没有分割，现在可以分割任何剩余的附件和短胃血管。

脾脏切除术的前入路法

如果脾脏和脾门的前部表面没有被肿瘤遮盖，则采用前部方法进行脾脏切除，这是一种需要熟悉的重要方法（图 13-13）。这种方法的主要优点是早期分割脾脏动脉，在脾肿大或撕裂的情况下，需要立即控制动脉血供，这是非常有益的。然而，胰

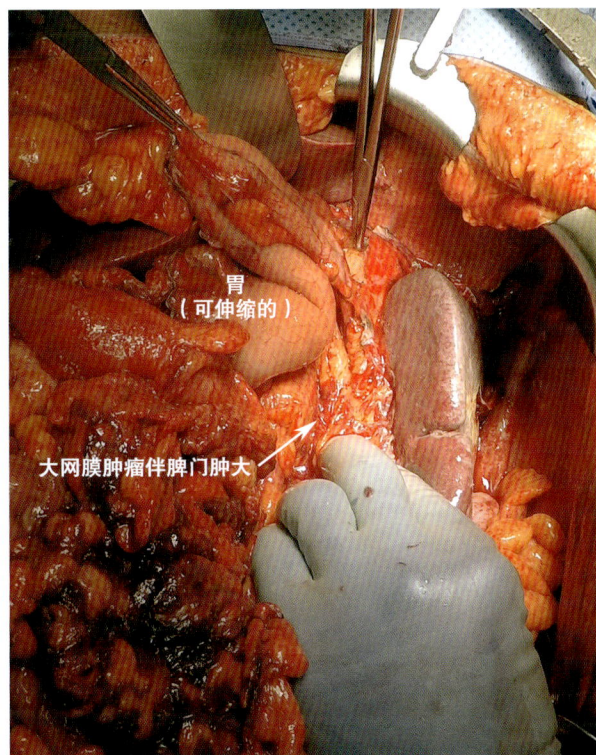

图 13-13 广泛的大网膜肿瘤累及胃结肠韧带并延伸至脾门，挡住了脾血管前路

腺的尾部可能较难识别和调动，这可能增加胰腺受伤的风险。

脾脏切除术前入路的手术步骤：

1. 在完全切除卵巢后，分割短的胃血管和胃脾韧带以分离胃和脾脏。

2. 胰腺的主体和尾部在小囊的后壁中被确认。沿着胰腺的上缘可以触摸到脾动脉的迂回路线，并向脾门的远端追踪。

3. 仔细切开覆盖在脾动脉上的腹膜，并在动脉下方引入一个直角钳，注意不要干扰紧贴在下方的脾静脉。在脾动脉下方拉出两个 2-0 的丝线结扎，并小心地打结（图 13-14）。

4. 脾动脉被固定后，在胃脾韧带的头端部分运行的任何剩余的短胃动脉被分割，这要小心地进行，以避免纳入胃壁。

5. 从这一点开始，技术与后方的方法相似。简而言之，应将脾结肠韧带取下，最终将脾脏送入切口，方法是将一只手从侧面穿过，用上述类似的方法向下和向内侧施加牵引，将脾脏从其腹膜附着处移开。用烧灼法切开腹膜后底层肾脏连接部分（腹股沟韧带），在这个无血管的平面上，用轻柔的剥离法将脾脏和胰腺尾部与底层肾脏分开。如果胰腺尾部与脾门相邻，应通过锐利的剥离或烧灼轻轻地将其从脾脏血管中移开，以避免不慎损伤胰腺。然后将脾脏向上和向内侧牵引，用烧灼法分割剩余的软组织附着物。

脾脏切除术的技巧、窍门和陷阱：

1. 在 75% 的患者中，胰腺尾部位于脾脏脐部的 1cm 内。动员和旋转脾脏可以更有目的性地仔细解剖，将其与脾脏血管和脾脏分开。

2. 虽然没有商定的需要单独分割动脉和静脉，但首先隔离动脉可以使脾脏被轻轻压迫，在固定和分割脾脏静脉之前提供自体融合。初步结扎脾脏动脉可以使血液从脾脏排出，并使脾脏体积缩小，使其更容易被切除，特别是在出现脾肿大时。

3. 考虑到损伤胰腺尾部的风险，我们通常在脾床放置引流管，并在术后第 3 天检查引流管中的淀粉酶水平。如果淀粉酶正常，则移除引流管。

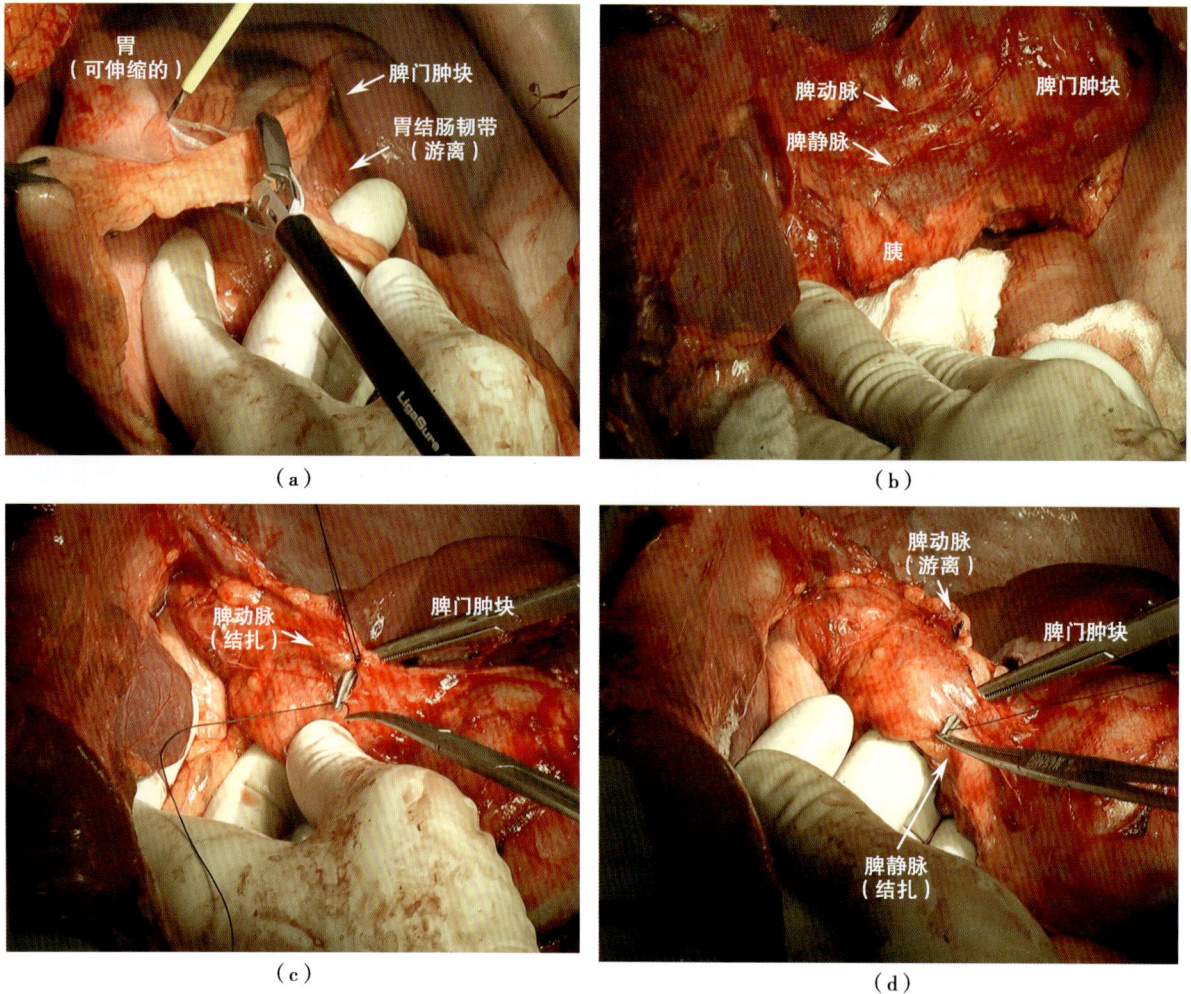

图 13-14　脾切除术-前入路（手术照片）。（a）胃脾韧带游离。（b）胃脾韧带分离，脾脏血管沿着胰腺上界被识别。（c）脾动脉结扎。（d）脾动脉被游离，脾静脉被结扎和游离

脾脏切除术

脾切除术应始终是有限的囊性受累或修复切除网膜时遭受的脾脏外伤的第一选择。1990 年，Patsner 和 Rose 报告了 4 名患者接受了腔镜超声外科抽吸器切除脾，以达到细胞减灭的目的[16]。没有患者出现即时或延迟的脾囊破裂或术后感染或栓塞的发病率。与卵巢癌手术相关的最常见的脾破裂原因是先天性的，是由于在卵巢切除术中牵引网膜-脾脏附件或脾脏的移动导致囊肿的撕脱。一旦韧带附着物被分割，并且充分调动脾脏使其进入手术范围，可立即通过手动压缩脾脏梗

死来控制出血。已经描述了各种处理出血的技术，包括加压和应用止血剂，如氧化纤维素或使用氩气束凝固器处理表面撕裂。较大的表面损伤可以通过向裂口处注射微纤维胶原蛋白粉，用贯穿褥式缝合来修复，不过缝合脾脏往往会导致缝合处出血，很麻烦（图 13-15）。总的来说，我们发现使用含凝血酶的材料（Floseal）可控制大多数脾脏损伤：将凝血药物置于损伤处，然后用海绵或棉垫覆盖，并加压 5～10min。这种方法可控制大多数损伤。吻合器装置也可用于部分脾脏切除。在脾脏损伤广泛、累及肝门区域或患者病情不稳的情况下，则行脾脏切除术是适当的手术方法。

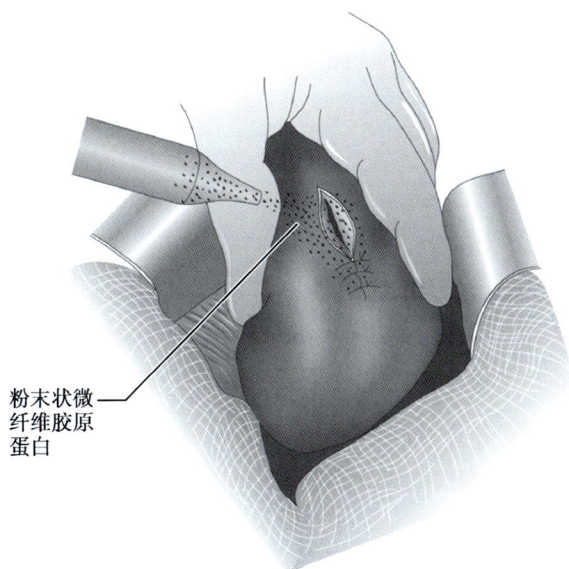

图 13-15　脾脏修补术：通过将微纤维胶原蛋白（Avitene）注射到损伤处，并用延迟可吸收缝合线缝合

粉末状微纤维胶原蛋白

脾切除术相关的并发症

脾切除术相关的重要常见围手术期并发症包括出血、胰腺炎、胰腺假性囊肿形成，可导致继发性胃瘘、左侧肺不张和肺炎，以及脾切除术后凶险性感染[17]。膈下血肿和脓肿也偶有报道[5,12,18]。无法识别的胰腺损伤是常见的，因此，我们在手术部位放置引流管，并在第 3d 检查术后引流液淀粉酶，以确保胰腺切除前正常（下文胰尾切除术部分有更详细的描述）。术后常见早期白细胞计数和血小板计数发生变化，但通常无须过度担心。75%～82% 的患者脾切除术后发生血小板增多，且于术后 7～20d 达到高峰[19]。其中大约 5% 的患者观察到静脉血栓形成，通常与血小板计数异常增高（＞600 000/μL）有关[20-21]。脾切除术后最常见的并发症是左下叶肺不张，大约 16% 的患者会发生这种情况[18]。脾切除术可导致促进吞噬的肽缺乏，血清免疫球蛋白 M 降低，并降低裂解素。肺炎链球菌是切除术后败血症的主要病原体，占所有败血症的 50%～90%。所有接受脾切除术的患者都应接受多价肺炎球菌、脑膜炎球菌血清群 C 和结合 B 型流感嗜血杆菌疫苗。条件允许的情况下，最好术前约 2 周接种疫苗，然而，这在新诊断患者中几乎不可能，对于一些孤立性脾复发的患者，可采用这种策略。脾切除术后疫苗接种的时间尚未得到普遍认可，尽管通常建议术后 2 周进

行[22]。细胞减灭术后出院时接种疫苗是可行的，以防遗漏接种，并在开始化疗之前留出免疫反应的时间。

胰尾切除术

当有广泛病变累及脾门、远端胰腺时，或者在任何情况下，胰尾与脾门不能完全分离时，可能需要进行胰尾切除术。根据我们的经验，很少需要行胰尾切除术。然而，据报道，在晚期卵巢癌需要根治性上腹部手术的病例中，高达 11% 的病例使用了它[23]。

胰尾切除术手术步骤：

1. 手术入路与前面所述的脾切除术一样，进一步游离胰尾和脾脏。为了进一步游离肿瘤累及的胰尾或进入脾门的手术损伤部位，应沿胰腺下缘的无血管腹膜切开（图 13-16a）。注意肠系膜下静脉位于胰腺后方，与脾静脉相连（图 13-16a）。

2. 然后将脾脏和胰尾向内侧旋转并进入手术野。与脾切除术的后入路一样，脾血管尽可能远端分开，以便切除受累的胰腺部分。

3. 结扎脾动脉和脾静脉后，将胰尾分开，完成脾和胰尾的整体切除。

a. 通常，胰尾切除术是通过沿着手术路径烧灼分开胰腺来清除肿瘤（或胰腺损伤区域）（图 13-17a）。如果使用这种方法，Wirsung 胰管需要仔细识别，并用血管夹或缝线闭合。然后用不可吸收缝线缝合胰腺残端，该缝合线由第 2 层 2-0 丝线或延迟可吸收缝合线以床垫式加固缝合（图 13-17b 和 c）。

b. 更常见的是，胰腺使用自动三排吻合装置进行分离。这种吻合导致胰瘘的风险较低，尽管如此仍然有大约 30% 的风险[24-25]。防止术后胰瘘的吻合器的选择标准仍存在争议。我们通常使用血管钉负载（2.5mm）。然而，最近一项国际研究表明，指定钉的高度与胰腺厚度的比率是预测胰瘘的指标，这表明需要根据胰腺厚度选择定制钉[26]。用纤维蛋白胶或加固钉缝合胰腺残端（即 SEAMGUARD）是常见的做法，尽管它们对临床胰瘘率的影响尚不清楚。

胰尾切除术的技巧、窍门和陷阱：

我们建议在胰腺切除术（和脾切除术）后放置引流管。胰瘘风险高，引流管可以检测和处理小胰瘘，以防止许多患者进行后续手术。此外，早期发现胰瘘可显著降低死亡率[27]。可放置腹腔内引流管，监

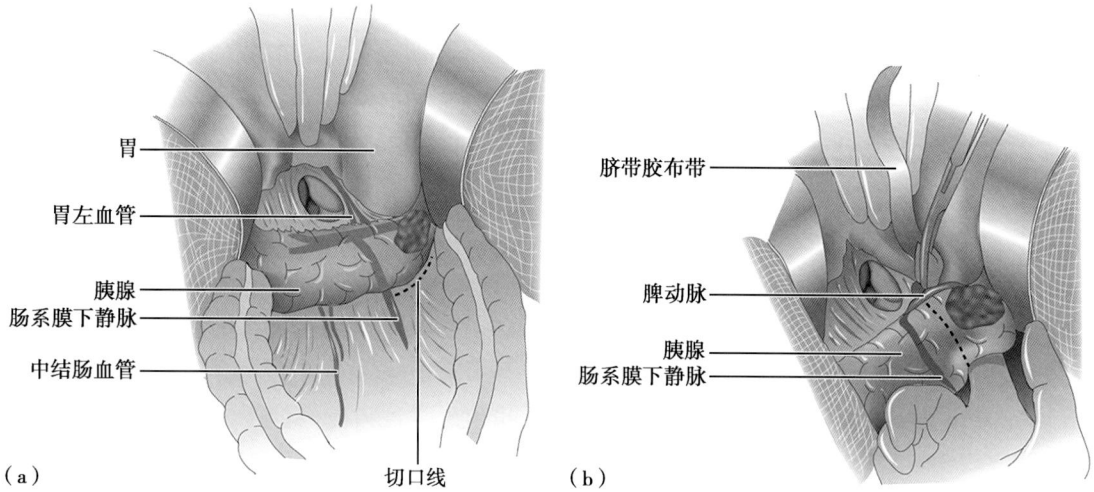

图 13-16　用胰尾切除术进行脾切除术。(a)腹膜切口线环绕胰尾上下表面；仔细辨认肠系膜下静脉和胃左血管。(b)用脐带胶布带将胰尾置于左肠系膜下静脉前方和左侧

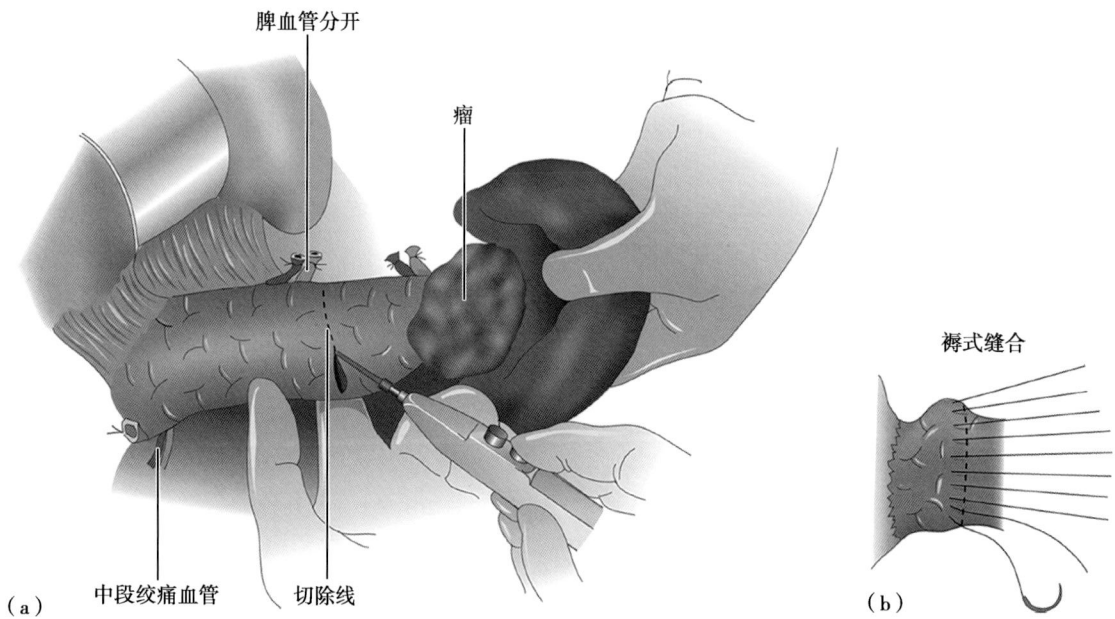

图 13-17　脾切除术和远端胰腺切除术，手工缝合。(a)通过在结扎的脾血管远端用电灼将尾部分开，将远端胰腺与脾一起切除。(b)胰腺远端用延迟可吸收缝合线连续缝合，然后用 2-0 丝线褥式缝合加固。

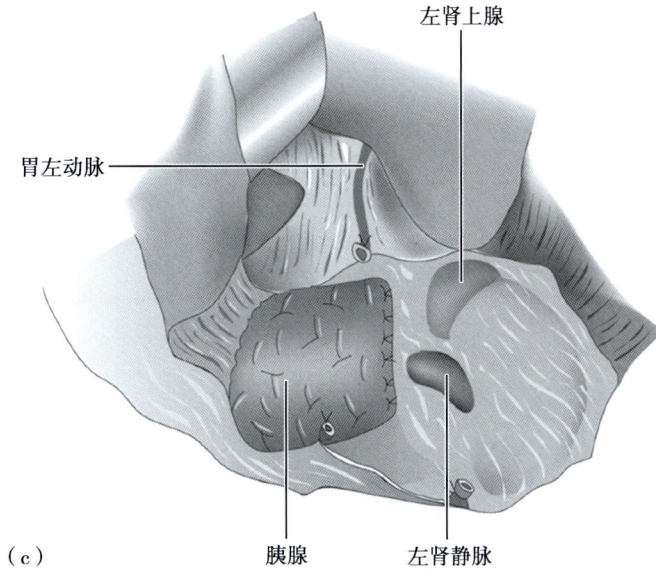

左肾上腺

胃左动脉

（c）

胰腺　　　　左肾静脉

图 13-17（续）　（c）远端胰腺和脾脏切除后，需确保切除床的完整性

测引流量和引流液中淀粉酶水平，直至引流量最少可以拔除引流管。术后预防性使用生长抑素类似物预防胰瘘形成显著减少并发症尚未被证明[28]。

与胰尾切除术相关的并发症

胰瘘和胰瘘是胰尾切除术后最常见的临床并发症。胰瘘是发病率和死亡率的一个来源，并与腹腔内脓肿、伤口并发症、胃排空延迟、电解质失衡、吸收不良、出血和败血症的形成有关[29]。与普通外科患者相比，这些手术对卵巢癌女性的风险有不同的影响。对于我们的患者来说，由于并发症可能导致基本化疗的开始的延迟，因此预防并发症势在必行。一系列关于肿瘤细胞减灭术后胰腺渗漏的报道称，24% 的患者在手术后第 9d 的中位时间出现临床明显的胰瘘[24]。引流可在出现明显的临床症状前发现和解决胰瘘。

根据国际胰瘘研究小组界定，胰瘘被定义为术后第 3d 或之后任何体液渗出中淀粉酶含量大于血清淀粉酶的 3 倍[30]。国际研究小组还给出了胰瘘的临床分级系统，根据其严重程度和所需的治疗。保守治疗包括经皮（或经胃）介入放射引导引流术。营养支持和预防性生长抑素类似物的效果仍存在争议[20, 24]。尽管长时间渗出并不少见，但保守管理在 95% 的案例中是成功的[31]。

左上腹多脏器整体切除术

虽然晚期或复发性卵巢癌可以分散的、孤立

的转移灶累及左上腹结构，而连续扩展的大网膜肿瘤也可累及横结肠、脾脏、胰尾、左侧横膈膜和胃大弯。在这种情况下，假设切除术将有助于成功地整体细胞减灭，外科医生必须决定是分段切除合适，还是扩大整体左上腹多脏器切除有益[11]。扩大整体切除是一项具有挑战性的操作，但是，通过结合本章前面描述的操作方式以及第 9 章和第 10 章的技术，可以安全快速地执行。外科医生必须确定哪种方法（单独与整体）在他们手中更安全，因为两者都没有肿瘤益处。

切除手术的顺序不是预先确定的，相反，应视情况完成各种清除步骤。这是整体方法的好处：随着每个区域的游离，暴露程度不断提高，可将周围结构出血或内脏损伤的风险降至最低。考虑到这一点，通常，左上腹脏器的切除从进入和探查小网膜囊开始，把胃结肠韧带沿着胃大弯分开（图 13-18）。这可以充分了解病变范围和计划切除的范围。一旦外科医生明确切除是可行的，并且可以重新建立内部结构，手术就会继续进行。然后继续进行全或部分横结肠切除术。

有时广泛累及胃大弯的网膜病灶需行胃部分切除术。而这与大网膜完全切除术相同：除了胃大弯切除以外的区域，大网膜及其内的肿瘤完全被切除。使用 90mm 胸腹或胃肠吻合器（gastrointestinal anastomosis, GIA）（4.8mm 吻合钉负荷）来分离肿瘤组织和胃（图 13-19）。切口可以用 3-0 丝线的间断倒转（Lembert）方法缝合，以缝扎切口闭合并在必要时提供额外的止血。如果情

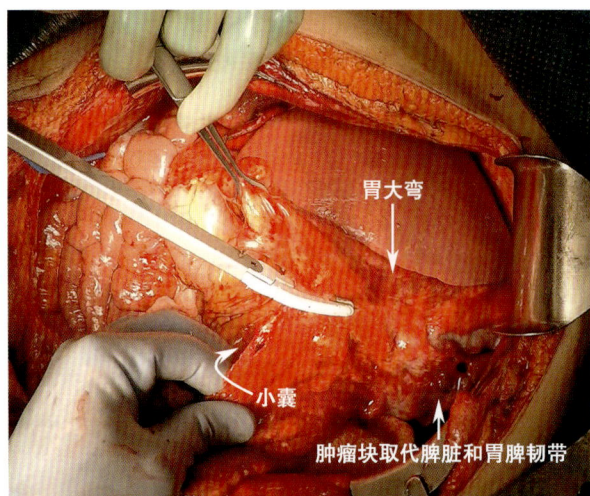

图 13-18　扩大左上腹多脏器整体切除术。全网膜切除术是从胃大弯处切除胃结肠韧带

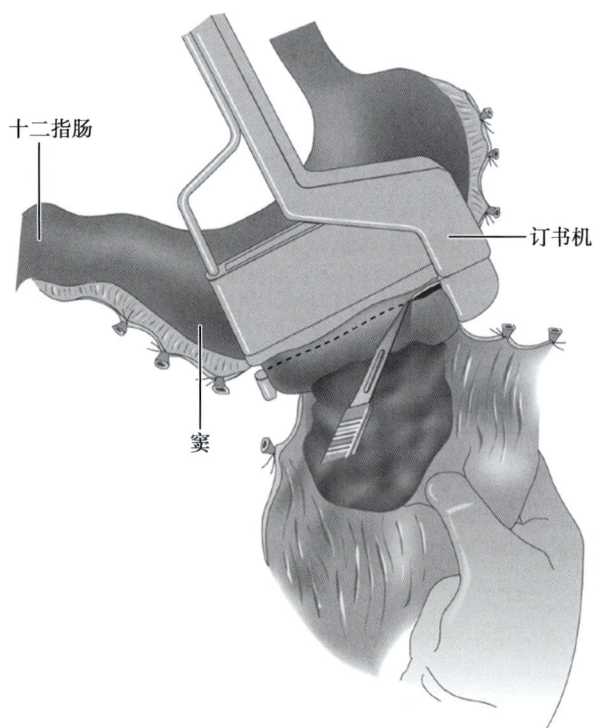

图 13-19　胃大弯部分胃切除术

况需要，此时除了进行脾切除术外（如上所述），还应与其他病灶区域一起切除（图 13-20）。

对于脾切除术，如果膈肌上存在病灶，则左膈肌周围的组织需要更广泛的切除范围。用电刀打开腹膜下平面，切口沿着病灶周边打开（图 13-21）。分离膈肌的最佳解剖平面通常很容易在脾曲和膈结肠韧带区域向尾部分离，从而将腹膜从下面的肌肉上提起并向上移动至肿瘤受累的区域。浸润膈肌的大块病灶应行膈肌完全切除术（如第 10 章其他部分所述）。然后将脾脏和胰尾通过下方的左

肾和肾上腺移动到切口内侧（图 13-22）。其余的脾切除术和/或远端胰切除术如上所述。

腹腔干

卵巢癌累及腹腔干的情况相对罕见，但偶有发生，如果没有充分的术前准备，可能会成为影响手术成功的重要决定因素。巨大肿块可能通过肠转移方式沿肠系膜上脉管系统逆行浸润至腹腔干，这种扩散途径通常会影响肿瘤细胞减灭术的成功率。如果有相应的专业知识和较好手术暴露条件，对于通过肝门上淋巴管扩散到腹腔和肝门的淋巴结的切除成功率更高。建议与经验丰富、熟悉这些手术的肝胆外科医生共同完成此项手术。下面我们将简要概述该领域的方法。小网膜囊已完全发育（图 13-23）。切开肝胃韧带，切除小网膜，然后向下牵拉胃并打开肝门内侧，通常这种手术入路是安全的。或者，可以将胃向头侧牵拉，并沿着胰腺的上缘切开腹膜，进入腹膜后：由于靠近腹膜后十二指肠，因此这种方法可能会导致手术空间较小。使用静脉牵开器对胰腺上缘施加合适向下牵引力，同时注意不要损伤下面的脾血管，以暴露腹腔干。术中可见肠系膜上神经节为沿着主动脉前表面、位于 SMA 水平的闪亮的白色神经束，应注意保留。切开主动脉表面鞘膜，并在血管外膜和淋巴结肿块之间建立解剖平面。解剖时应以可控方式进行，从尾部到头侧，从外侧到内侧（图 13-24）。谨慎从并列的肝总动脉、胃左动脉、脾动脉和胰上动脉切除淋巴结组织。沿主动脉的后外侧表面手术时需谨慎，因为在该区域可能伤及供应肾上腺中动脉，需注意保留。

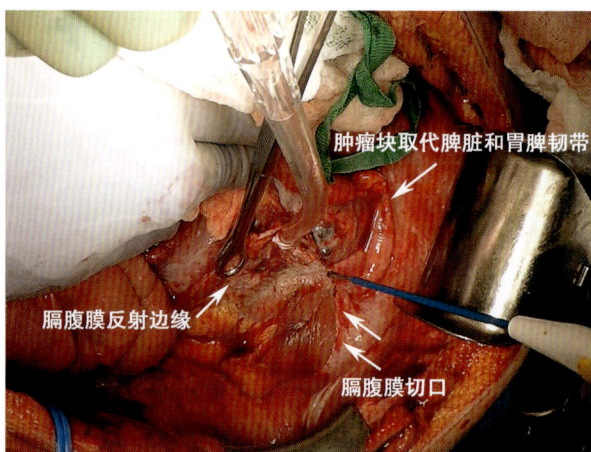

图 13-20　扩大左上腹多脏器整体切除术。胃部分切除术是在脾切除前切除胃脾韧带病灶

（a）

（b）　　　　　　　　　　（c）

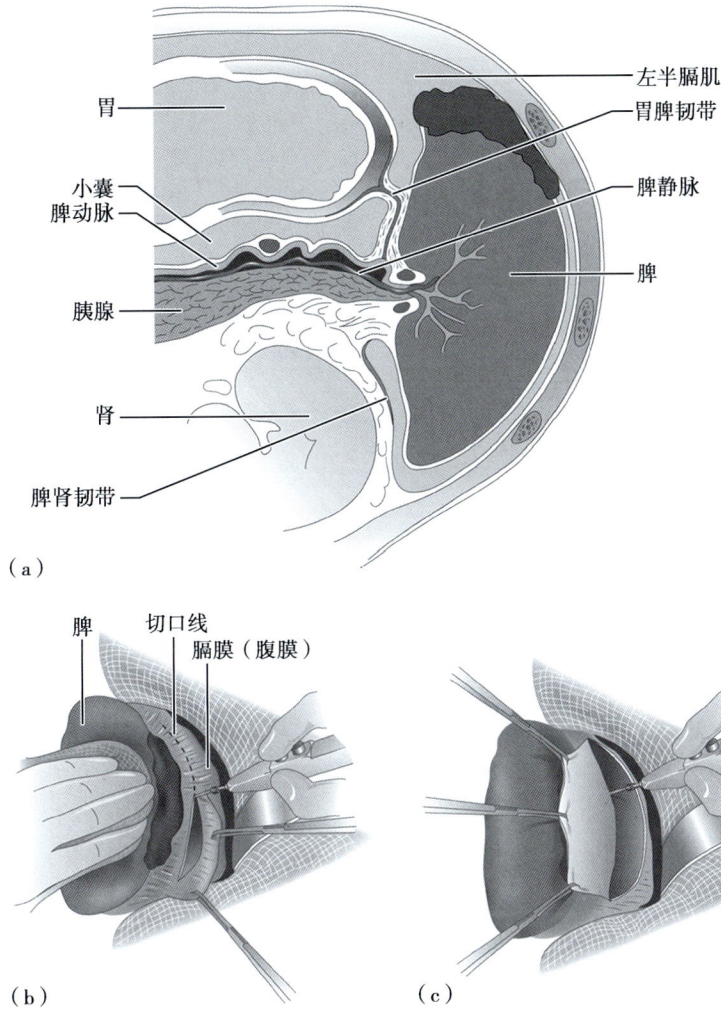

图 13-21　扩大左上腹多脏器整体切除术。（a）脾转移瘤转移至膈肌平面；切除是从肿瘤前面的腹膜下平面开始。（b）用 Allis 钳将膈腹膜置于张力下，并用电灼切开。（c）将皮钳钳夹腹膜边缘的标本侧，以在肌肉抬起时腹膜边缘提供额外的张力。对于全层切除，需用电灼切开膈肌并清除病灶

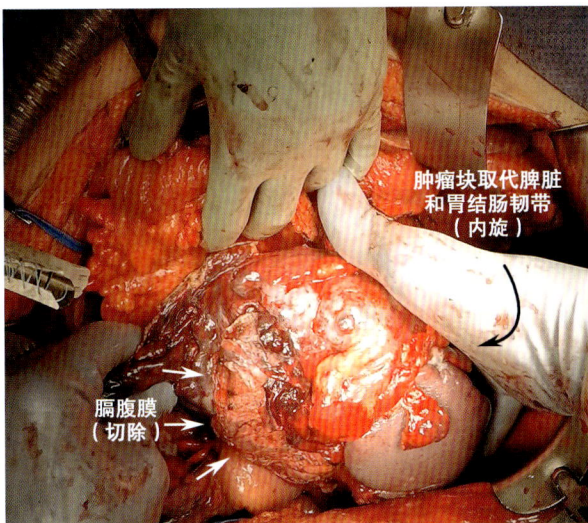

图 13-22　扩大左上腹多脏器整体切除术。将肿瘤块、脾脏和胰尾送入切口

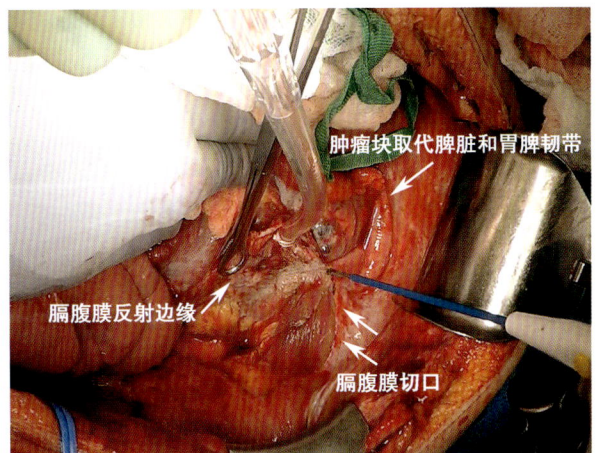

图 13-23　扩大左上腹多脏器整体切除术。左膈腹膜切除术有利于从后部进入脾脏

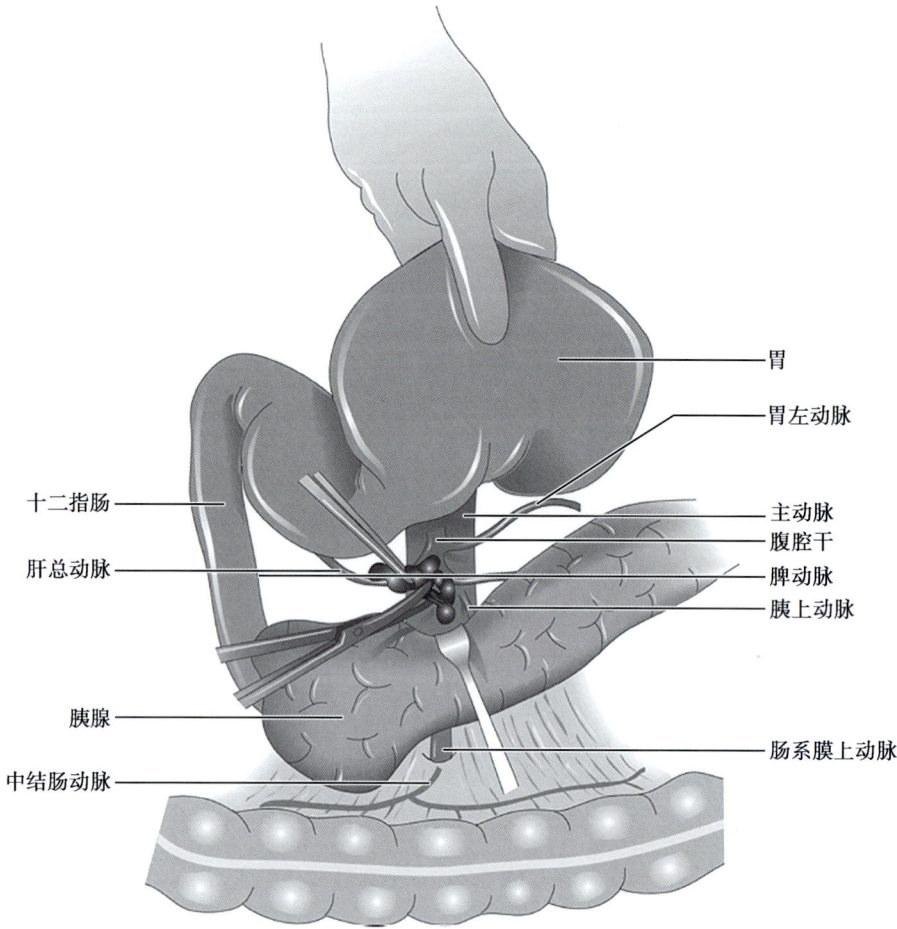

胃

胃左动脉

主动脉
腹腔干
脾动脉
胰上动脉

十二指肠

肝总动脉

胰腺

中结肠动脉

肠系膜上动脉

图 13-24   腹腔干病灶。胰腺的上缘向下反射，暴露腹腔血管。小心地将肿瘤块从周围血管中切除。一般来说，只有从肺门上主动脉旁淋巴结转移的大块淋巴结才适合在腹腔轴区域切除

结　论

晚期卵巢癌患者肿瘤细胞减灭术的主要目的是完全切除所有肉眼可见的病灶。大多数晚期卵巢癌患者的肿瘤会扩散到左上腹。然而对于能顺利地进行左上腹部病灶完全切除的外科手术，通常是作为多学科卵巢癌手术团队的一部分。选择合适的患者、外科医生准备和可用的医院资源是手术的重要考虑因素，它们可以最大限度地降低短期复发风险并提高长期生存机会。

致　谢

本章纳入了 Peter GRose、Robert EBristow 和 Robert LDebernardo 博士之前版本的材料。

（况燕 译）

参 考 文 献

1. Ayhan, A., Al, R. A., Baykal, C., Demirtas, E., Ayhan, A., & Yuce, K. (2004). The influence of splenic metastases on survival in FIGO stage IIIC epithelial ovarian cancer. *International Journal of Gynecological Cancer: Official Journal of the International Gynecological Cancer Society*, 14(1), 51–56.
2. Bassi, C., Dervenis, C., Butturini, G., Fingerhut, A., Yeo, C., Izbicki, J., ... Buchler, M. (2005). Postoperative pancreatic fistula: an international study group (ISGPF) definition. *Surgery*, 138(1), 8–13. https://doi.org/10.1016/j.surg.2005.05.001.
3. Chia, T. L., Chesney, T. R., Isa, D., Mnatzakanian, G., Colak, E., Belmont, C., ... Rezende-Neto, J. (2017). Thrombocytosis in splenic trauma: In-hospital course and association with venous thromboembolism. *Injury*, 48(1), 142–147. https://doi.org/10.1016/j.injury.2016.07.016.
4. Eisenhauer, E. L., Abu-Rustum, N. R., Sonoda, Y., Levine, D. A., Poynor, E. A., Aghajanian, C., ... Chi, D. S. (2006). The addition of extensive upper abdominal surgery to achieve optimal cytoreduction improves survival in patients with stages IIIC-IV epithelial ovarian cancer. *Gynecologic Oncology*, 103(3), 1083–1090. https://doi.org/10.1016/j.ygyno.2006.06.028.
5. Eisenkop, S. M., Spirtos, N. M., Friedman, R. L., Lin, W.-C. M., Pisani, A. L., & Perticucci, S. (2003). Relative influences of tumor volume before surgery and the cytoreductive outcome on survival for patients with advanced ovarian cancer: a prospective study. *Gynecologic Oncology*, 90(2), 390–396. https://doi.org/10.1016/s0090-8258(03)00278–6.

6. Eisenkop, S. M., Spirtos, N. M., & Lin, W.-C. M. (2006). Splenectomy in the context of primary cytoreductive operations for advanced epithelial ovarian cancer. *Gynecologic Oncology*, *100*(2), 344–348. https://doi.org/10.1016/j.ygyno.2005.08.036.

7. Hoffman, M. S., Griffin, D., Tebes, S., Cardosi, R. J., Martino, M. A., Fiorica, J. V, ... Grendys, E. C. J. (2005). Sites of bowel resected to achieve optimal ovarian cancer cytoreduction: implications regarding surgical management. *American Journal of Obstetrics and Gynecology*, *193*(2), 582–588. https://doi.org/10.1016/j.ajog.2005.03.046.

8. Hoffman, M. S., Tebes, S. J., Sayer, R. A., & Lockhart, J. (2007). Extended cytoreduction of intraabdominal metastatic ovarian cancer in the left upper quadrant utilizing en bloc resection. *American Journal of Obstetrics and Gynecology*, *197*(2), 209.e1–209.e4; discussion 209.e4–5. https://doi.org/10.1016/j.ajog.2007.04.049.

9. Howdieshell, T. R., Heffernan, D., & Dipiro, J. T. (2006). Surgical infection society guidelines for vaccination after traumatic injury. *Surgical Infections*, *7*(3), 275–303. https://doi.org/10.1089/sur.2006.7.275.

10. Kalogera, E., Dowdy, S. C., Mariani, A., Weaver, A. L., Aletti, G., Bakkum-Gamez, J. N., & Cliby, W. A. (2013). Multiple large bowel resections: potential risk factor for anastomotic leak. *Gynecologic Oncology*, *130*(1), 213–218. https://doi.org/10.1016/j.ygyno.2013.04.002.

11. Kehoe, S. M., Eisenhauer, E. L., Abu-Rustum, N. R., Sonoda, Y., D'Angelica, M., Jarnagin, W. R., ... Chi, D. S. (2009). Incidence and management of pancreatic leaks after splenectomy with distal pancreatectomy performed during primary cytoreductive surgery for advanced ovarian, peritoneal and fallopian tube cancer. *Gynecologic Oncology*, *112*(3), 496–500. https://doi.org/10.1016/j.ygyno.2008.10.011.

12. Khan, P., Nair, R., Olivares, J., Tingle, L., & Li, Z. (2009). Postsplenectomy Reactive Thrombocytosis: Authors' Response. *Baylor University Medical Center Proceedings*, *22*(3), 294–294. https://doi.org/10.1080/08998280.2009.11928538.

13. Klemm, P., Frober, R., Kohler, C., & Schneider, A. (2005). Vascular anomalies in the paraaortic region diagnosed by laparoscopy in patients with gynaecologic malignancies. *Gynecologic Oncology*, *96*(2), 278–282. https://doi.org/10.1016/j.ygyno.2004.09.056.

14. Knaebel, H. P., Diener, M. K., Wente, M. N., Buchler, M. W., & Seiler, C. M. (2005). Systematic review and meta-analysis of technique for closure of the pancreatic remnant after distal pancreatectomy. *The British Journal of Surgery*, *92*(5), 539–546. https://doi.org/10.1002/bjs.5000.

15. Lin, J. N., Chen, H. J., Lin, M. C., Lai, C. H., Lin, H. H., Yang, C. H., & Kao, C. H. (2016). Risk of venous thromboembolism in patients with splenic injury and splenectomy: A nationwide cohort study. *Thrombosis and Haemostasis*, *115*(1), 176–183. https://doi.org/10.1160/TH15-05-0381.

16. Machado, M. C. C., & Machado, M. A. C. (2019). Drainage after distal pancreatectomy: Still an unsolved problem. *Surgical Oncology*, *30*, 76–80. https://doi.org/10.1016/j.suronc.2019.06.002.

17. Magtibay, P. M., Adams, P. B., Silverman, M. B., Cha, S. S., & Podratz, K. C. (2006). Splenectomy as part of cytoreductive surgery in ovarian cancer. *Gynecologic Oncology*, *102*(2), 369–374. https://doi.org/10.1016/j.ygyno.2006.03.028.

18. Manci, N., Bellati, F., Muzii, L., Calcagno, M., Alon, S. A., Pernice, M., ... Panici, P. B. (2006). Splenectomy during secondary cytoreduction for ovarian cancer disease recurrence: surgical and survival data. *Annals of Surgical Oncology*, *13*(12), 1717–1723. https://doi.org/10.1245/s10434-006-9048-2.

19. Nitsche, U., Muller, T. C., Spath, C., Cresswell, L., Wilhelm, D., Friess, H., ... Kleeff, J. (2014). The evidence based dilemma of intraperitoneal drainage for pancreatic resection – a systematic review and meta-analysis. *BMC Surgery*, *14*, 76. https://doi.org/10.1186/1471-2482-14-76.

20. Pannegeon, V., Pessaux, P., Sauvanet, A., Vullierme, M.-P., Kianmanesh, R., & Belghiti, J. (2006). Pancreatic fistula after distal pancreatectomy: predictive risk factors and value of conservative treatment. *Archives of Surgery (Chicago, Ill. : 1960)*, *141*(11), 1071–1076; discussion 1076. https://doi.org/10.1001/archsurg.141.11.1071.

21. Patsner, B., & Rose, P. G. (1991). CUSA splenorrhaphy for ovarian cytoreductive surgery. *Gynecologic Oncology*, *41*(1), 28–29. https://doi.org/10.1016/0090–8258(91)90249-5.

22. Ramirez, P. T., & Dos Reis, R. (2007). Splenectomy in patients with advanced or recurrent ovarian cancer: open and laparoscopic surgical techniques and clinical outcomes. *Gynecologic Oncology*, *104*(2 Suppl 1), 29–32. https://doi.org/10.1016/j.ygyno.2006.10.038.

23. Rose, P. G., Piver, M. S., Tsukada, Y., & Lau, T. S. (1989). Metastatic patterns in histologic variants of ovarian cancer. An autopsy study. *Cancer*, *64*(7), 1508–1513. https://doi.org/10.1002/1097-0142(19891001)64:7<1508::aid-cncr2820640725>3.0.co;2-v.

24. Sinwar, P. D. (2014). Overwhelming post splenectomy infection syndrome – review study. *International Journal of Surgery (London, England)*, *12*(12), 1314–1316. https://doi.org/10.1016/j.ijsu.2014.11.005.

25. Sugarbaker, P. H. (2003). Peritonectomy procedures. *Surgical Oncology Clinics of North America*, *12*(3), 703–727, xiii.

26. Sugarbaker, P. H. (2009). Cytoreductive surgery and perioperative intraperitoneal chemotherapy for the treatment of advanced primary and recurrent ovarian cancer. *Current Opinion in Obstetrics & Gynecology*, *21*(1), 15–24. https://doi.org/10.1097/GCO.0b013e32831f8f32.

27. Sugimoto, M., Kendrick, M. L., Farnell, M. B., Nomura, S., Takahashi, N., Kobayashi, T., ... Gotohda, N. (2019). Relationship between pancreatic thickness and staple height is relevant to the occurrence of pancreatic fistula after distal pancreatectomy. *HPB : The Official Journal of the International Hepato Pancreato Biliary Association*. https://doi.org/10.1016/j.hpb.2019.07.010.

28. Torres, D., Kumar, A., Wallace, S. K., Bakkum-Gamez, J. N., Konecny, G. E., Weaver, A. L., ... Wang, C. (2017). Intraperitoneal disease dissemination patterns are associated with residual disease, extent of surgery, and molecular subtypes in advanced ovarian cancer. *Gynecologic Oncology*, *147*(3), 503–508. https://doi.org/10.1016/j.ygyno.2017.09.021.

29. Torres, D., Wang, C., Kumar, A., Bakkum-Gamez, J. N., Weaver, A. L., McGree, M. E., ... Cliby, W. A. (2018). Factors that influence survival in high-grade serous ovarian cancer: A complex relationship between molecular subtype, disease dissemination, and operability. *Gynecologic Oncology*, *150*(2), 227–232. https://doi.org/10.1016/j.ygyno.2018.06.002.

30. Zeng, Q., Zhang, Q., Han, S., Yu, Z., Zheng, M., Zhou, M., ... Jin, R. (2008). Efficacy of somatostatin and its analogues in prevention of postoperative complications after pancreaticoduodenectomy: a meta-analysis of randomized controlled trials. *Pancreas*, *36*(1), 18–25. https://doi.org/10.1097/mpa.0b013e3181343f5d.

31. Zivanovic, O., Eisenhauer, E. L., Zhou, Q., Iasonos, A., Sabbatini, P., Sonoda, Y., ... Chi, D. S. (2008). The impact of bulky upper abdominal disease cephalad to the greater omentum on surgical outcome for stage IIIC epithelial ovarian, fallopian tube, and primary peritoneal cancer. *Gynecologic Oncology*, *108*(2), 287–292. https://doi.org/10.1016/j.ygyno.2007.10.001.

14. 卵巢癌腹膜切除术

Suk-Joon Chang, C. William Helm, Robert P. Edwards, and Paul H. Sugarbaker

前　言

腹膜是一层薄薄的浆膜,由覆盖于腹盆腔壁内的腹膜壁层和覆盖于盆腹腔脏器表面的腹膜脏层组成,两者相互延续、移行,共同围成的潜在性腔隙就是腹膜腔。卵巢上皮性癌(简称卵巢癌)主要有 3 种转移途径——血行转移、淋巴转移以及通过腹膜腔直接蔓延转移。虽然腹膜是卵巢癌的常见转移部位,但它同时也起着防止癌细胞向腹膜外扩散和腹腔内灌注化疗药物时被吸收的部分屏障作用。利用这一特性,可以在局部灌注将高浓度的化疗药物直接递送至腹腔内的肿瘤转移区域。在卵巢癌的治疗方面,大多数患者可以切除所有肉眼可见病灶,如果不能达到,则应最大限度地进行减瘤[1-3]。腹膜联合脏器切除术(表 14-1)是助力肿瘤细胞减灭术达到无肉眼残留病灶的技术创新[4]。通过腹膜切除术消除腹膜表面的转移灶有利于改善卵巢癌患者的预后。腹膜壁层切除术切除肉眼可见病变区域,包括累及腹膜壁层的孤立肿瘤病灶。腹膜壁层附着疏松且有清楚边界,可以在切除肿瘤病灶的同时切除,而腹膜脏层紧密附着于内脏器官(例如肠管)表面[5]。累及腹膜脏层时则可能需要切除部分胃、小肠或结直肠。切除部分腹膜脏层,或从腹膜脏层上逐个切除多个孤立肿瘤,都不太可能有效。有一种情况除外,就是从小肠肠系膜开始切除部分腹膜脏层(肠系膜腹膜切除术)。本章将重点介绍晚期卵巢癌患者腹膜切除术的手术技术,该术式可以切除肿瘤累及的所有腹盆腔的腹膜壁层。

腹膜切除术的发展

卵巢癌常侵犯盆腔器官及周围腹膜。1973年,Hudson 和 Chir[6]描述了根治性盆腔腹膜切除术,旨在将卵巢癌病灶连同子宫、附件、直肠乙状结肠和盆腹膜整体切除。这种腹膜后入路可以有效地将盆腔中的肿瘤切净,因此许多外科医生采用这种技术来切除卵巢癌及受累脏器[7-13]。已有多项相关研究证明,盆腔腹膜切除术对于实现无肉眼可见残留病灶(no visible residual disease,R0)的理想肿瘤细胞减灭术非常有效。

晚期卵巢癌患者常伴有上腹部转移。在一些研究中,大约 40% 的患者有累及上腹部的大块转移性病灶,尤其是膈肌[14-15]。特别是右侧膈肌是最常受累的部位,因此如何切除右侧膈肌所受累的腹膜和肌肉是一个重要的外科问题,已引起治疗晚期卵巢癌的妇科肿瘤医生的广泛关注。直到 20 世纪 80 年代末,电刀电灼、超声外科吸引器、氩气刀等都被用来切除膈肌转移病灶。然而,这些方法都不能达到彻底切除病灶的目的。1989年,Montz 等[16]发表了第一篇关于将膈肌腹膜切除术和膈肌切除术纳入为卵巢癌肿瘤细胞减灭术(cytoreductive surgery,CRS)部分的论文,并详细描述了手术过程,指出膈肌腹膜及肌肉切除是安全可行的,没有出现明显的术后并发症。多项研究表明膈肌切除术是可行的,并且对于卵巢癌患者达到满意减瘤和改善生存率十分重要[17-19]。

妇科肿瘤学界对于包括肝下区、左上腹和上腹在内的系统性腹膜切除术的研究还不够充分,大多数的研究仅聚焦于盆腔和膈肌的局部腹膜切除

表 14-1　卵巢癌的腹膜切除术的类型和范围

壁层腹膜切除术	脏层腹膜切除术
前腹壁腹膜	陈旧腹部切口、脐部和上腹的脂肪垫
左上腹腹膜	大网膜和脾脏
右上腹腹膜	肝格利森鞘处的肿瘤
盆腔腹膜	子宫、输卵管、卵巢和直肠乙状结肠
网膜囊	胆囊和小网膜

术。关于系统性腹膜切除术的文献中最著名的仍然是 Sugarbaker 于 1995 年发表的论文[4]。作者阐述了 CRS 和腹腔化疗（intraperitoneal chemotherapy）对治疗腹膜表面转移灶的重要性，并阐述了 6 种用于切除或剥离所有腹膜表面的转移灶的腹膜切除术。这些系统性腹膜切除术在过去 20 年中得到了广泛的研究和改进[20-25]。目前，腹膜切除术被认为在晚期卵巢癌 CRS 达到满意减瘤中发挥着关键作用。

腹膜切除术的原理

卵巢癌常于腹腔内广泛转移，但通常呈表面生长趋势，转移病灶局限于腹腔内，不侵入腹膜后。腹膜壁层周围间隙较疏松，尤其是当肿瘤侵及腹膜壁层的面积较大或与之融合时，该区域的腹膜可随肿瘤一起剥离。但由于腹膜脏层与其下面的肠管紧密黏附，故当出现肿瘤受累时可能需要切除部分肠管（胃、小肠或结直肠）（表 14-1）[4-5]。

腹膜肿瘤负荷评分指数

任何评分指数的目的都是为了简单地量化肿瘤细胞减灭术前后存在的病灶情况，在腹膜恶性肿瘤中，这些与手术范围、并发症和预后等因素相关，因此对于外科医生和患者制订治疗和研究计划具有指导作用。但这些评分在卵巢癌中的临床价值有待进一步探索明确。

腹膜癌指数

腹膜癌指数（peritoneal cancer index，PCI）是评估腹膜表面种植灶大小和播散程度的临床综合指标（图 14-1）[26-27]。按照种植灶大小（lesion size，LS）评分，LS-0 表示肉眼未见种植灶，LS-1 表示种植灶最大径＜0.5cm，LS-2 表示种植灶最大径为 0.5～5.0cm，LS-3 表示种植灶在任何径线上都＞5.0cm，或肿瘤融合成团。PCI 评分只考虑了肿瘤种植灶的大小，没有对种植灶的数量进行评分。腹腔内 13 个区域的 LS 评分之和就是该患者的 PCI，最大值为 39（13 个区 ×3LS）。其上横切面位于肋缘的最低点，下横切面位于髂前上棘处，矢状面三等分后将腹部共分为 9 个区域，这些区域按顺时针方向编号，0 在脐中部，1 为右半膈下方的空间。评估小肠时将其分为 4 个单独腹盆腔区域（abdominopelvic regions，AR），为 AR-9 至 AR-12，分别包括上段空肠、下段空肠、上段回肠和下段回肠[26]。PCI 评分已在多种腹腔恶性肿瘤包括卵巢癌中得到验证，其分值与肿瘤细胞减灭术是否能

腹膜癌指数

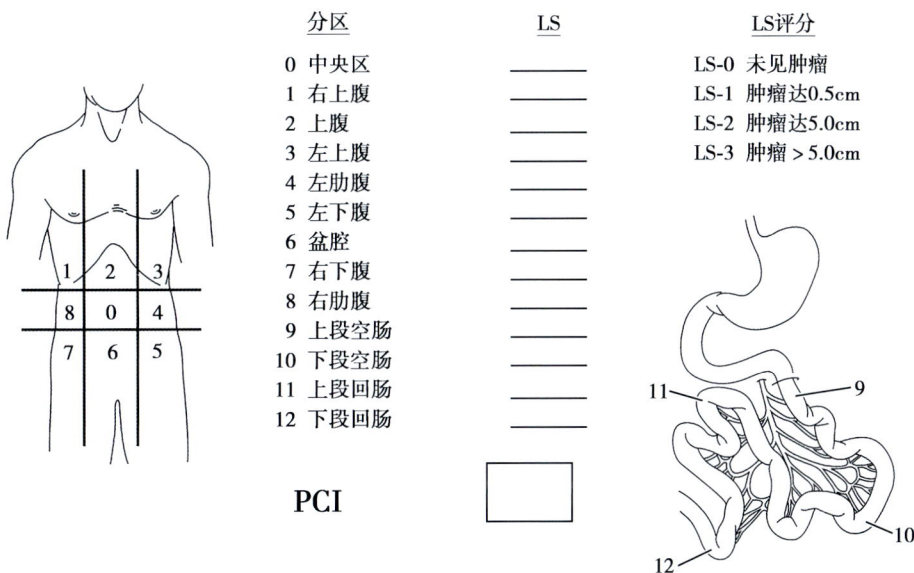

图 14-1　腹膜癌指数（peritoneal cancer index，PCI）。评分按腹膜种植灶大小（lesion size，LS）来评估，其中 LS-0 表示肉眼未见种植灶，LS-1 表示种植灶最大径＜0.5cm，LS-2 表示种植灶最大径为 0.5～5.0cm，LS-3 表示种植灶在任何径线上都＞5.0cm，或聚集成团。PCI 评分没有对种植灶的数量进行评分，只考虑了种植灶最大径。腹腔内 13 个区域的 LS 评分之和就是该患者的 PCI

达到理想减瘤水平以及持续/复发肿瘤的生存率密切相关[28-29]。但这也不是绝对的,因为某些广泛转移的卵巢癌即使 PCI 值高,但仍可能手术切净;而位于肝门等特殊部位的小病灶,虽然其 PCI 值低,但可能无法被切除。

肿瘤细胞减灭程度的评分

在肿瘤外科领域,肿瘤细胞减灭程度(complete of cytoreduction,CC)的评分被广泛用于腹膜表面恶性肿瘤的预后评估(图 14-2),但它并不等同于CRS 后单一残留病灶的最大径线,而后者一直是妇科肿瘤领域公认的衡量标准[28-29]。然而,妇科肿瘤医生和外科医生几乎已达成共识,即手术达到无肉眼残留病变(R0)应该是晚期卵巢癌 CRS 的最终手术目标。当 CRS 达到 R0 时,两种体系完全一致(表 14-2)。妇科肿瘤医生通常使用 1cm 的增量来描述残余病灶的程度,并使用以下三级命名系统:无大体残留病变(no gross residual disease,NGR),理想肿瘤细胞减灭至无肉眼可见的病变或微观残留;大体残留 -1(gross residual-1,GR-1),表示残留病变≤1cm;大块大体残留(gross residual-bulky,GR-B),表示残留病变>1cm[30]。CC 评分定义如下:CC-0 评分表示在 CRS 后整个手术野无肉眼残留病灶;CC-1 评分表示残留病灶<2.5mm,这是腹腔化疗药物穿透病灶所必需的条件,因此被认为是理想的肿瘤细胞减灭术;CC-2 评分提示残留病灶在 2.5mm~2.5cm 之间;CC-3 评分表示残留病灶直径>2.5cm 或在腹、盆腔的任何部位有不可切除的融合性肿瘤病灶。CC-2 和 CC-3 评分的肿瘤细胞减灭被认为是不完全的。高级别非黏

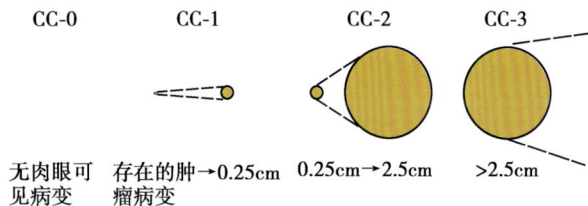

图 14-2 肿瘤细胞减灭程度(complete of cytoreduction,CC)的评分。CC 评分定义如下:CC-0 评分表示在 CRS 后整个手术野无肉眼残留病灶;CC-1 评分表示残留病灶<0.25cm,该肿瘤病灶大小被认为可以被腹腔化疗穿透,因此被认为是理想的肿瘤细胞减灭;CC-2 评分提示残留病灶在 0.25~2.5cm 之间;CC-3 评分表示残留病灶直径>2.5cm 或在腹、盆腔的任何部位有不可切除的融合性肿瘤病灶。CC-2 和 CC-3 的肿瘤细胞减灭被认为是不完全的

表 14-2 描述 CRS 后残余疾病的两个命名系统

肿瘤细胞减灭术完全性(CC)评分	三级命名系统
CC-0:无残留肿瘤病灶	NGR:无大体残留病变
CC-1:残留肿瘤病灶<2.5mm	GR-1:表示残留病变≤1cm
CC-2:残留肿瘤病灶,2.5mm~2.5cm	GB-B:表示残留病变>1cm
CC-3:残留肿瘤病灶>2.5cm	

液性肿瘤需要更严格的理想肿瘤细胞减灭标准;理想的肿瘤细胞减灭术仅限于完全没有肉眼可见病变的切除。

腹膜切除术

Sugarbaker 所描述的腹膜切除术的原则和方法(表 14-1)可以根据卵巢癌患者所需切除病变的范围和程度进行调整[4,31]。其基本要素包括适当的腹部切口和可以持续暴露腹部(包括盆腔)术野的牵引器,并需使双侧胸腔高度抬高(图 14-3)。经典的解剖技术包括在 100~120V 的高压下使用长柄球头电刀[高压球头电刀(high-voltage,ball-tipped,electro diathermy,HVBED)]对切口进行切割,并保证充分排烟。其他技术包括常规设置的电刀和冷热刀。在进行腹膜切除术时,必须时刻注意解剖结构和其下层结构。小肠系膜或浆膜上的病变,尤其是广泛的病变可能无法完全切除(图 14-4)。

广泛性前腹膜壁层切除术

取中线切口后通过白线进行解剖,暴露腹前壁腹膜。腹膜可以从腹直肌后鞘中仔细剥离出来,并且在手术开始时,通过位于切口上部的单一入口(腹膜窗)进入腹膜腔可以让外科医生评估是否需要进行完整的腹膜壁层切除术(图 14-5)。如果有广泛的腹前壁腹膜受累,则可能需要进行彻底地剥离切除腹膜,但如果没有广泛受累,则在切口处打开腹膜。自固定式牵引器沿着腹前壁逐步撑开,以便提供持续的牵引力(在垂直和水平平面)以剥离腹膜。腹膜黏附性最强的位置是其直接覆盖腹横肌的地方。在某些情况下,选择从下向上剥离腹膜有助于完成腹膜切除术。在上腹部行左右膈下腹膜切除术,下腹部行完全盆腔腹膜切除术。再

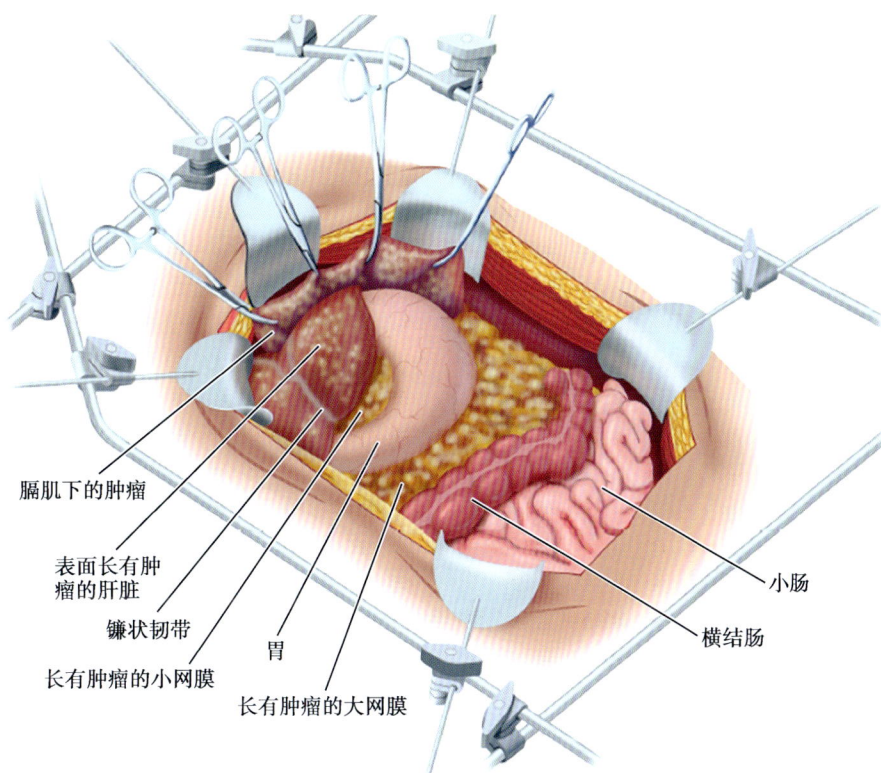

膈肌下的肿瘤

表面长有肿瘤的肝脏

镰状韧带

长有肿瘤的小网膜

胃

长有肿瘤的大网膜

小肠

横结肠

图 14-3   在腹部正中线切口处使用自固定式牵引器，可以最大限度地暴露腹腔和盆腔的所有区域

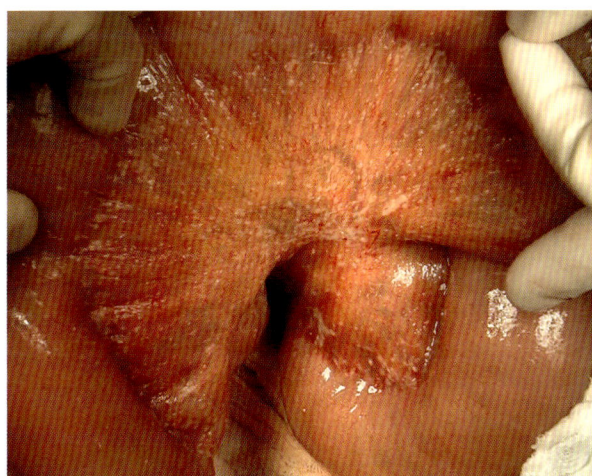

图 14-4   小肠系膜上的腹膜转移瘤。如果不能切除小肠系膜上的广泛病变，腹腔内热灌注化疗可以作为目标治疗手段

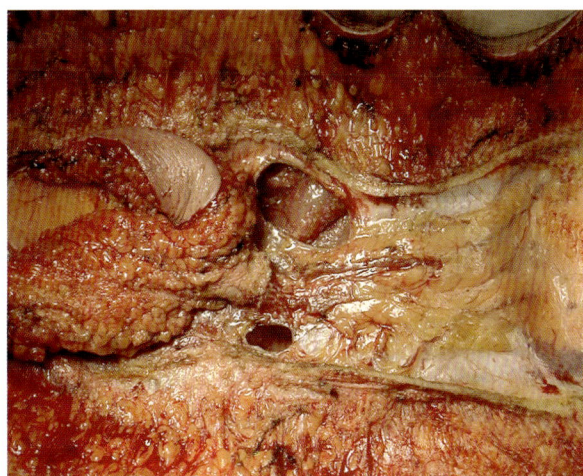

图 14-5   评估腹膜壁层的腹膜窗。使用皮肤牵引缝线来抬高牵引器上的皮肤边缘。将上腹脂肪层从已分开的白线中剥离出来。腹膜窗允许外科医生对该部位进行触觉和视觉上的检查，以评估是否需要进行腹膜切除术

越过覆盖在结肠旁沟（Toldt线）上的腹膜后，由于该位置的腹膜连接松散，手术将变得更快。

右半膈下腹膜切除术和针对肝脏格利森鞘中肿瘤转移病灶的气化电切术

从位于右上腹的腹直肌后鞘右侧开始剥离腹膜。放入牵引器将右半膈肌抬高暴露手术野。在

遇到膈肌和腹膜之间的血管时使用电凝止血，在其出血之前进行分割，切断凝闭的血管会回缩到膈肌中（图 14-6）。继续剥离直至进入肝裸区（图 14-7）。电刀使用喷凝模式将肝脏上表面的肿瘤转移病灶气化。使用 HVBED 模式在可以将肝脏表面的肿瘤病灶沿着格利森鞘完整剥离而不出血（图 14-8）。HVBED 模式也用于附着于镰状韧

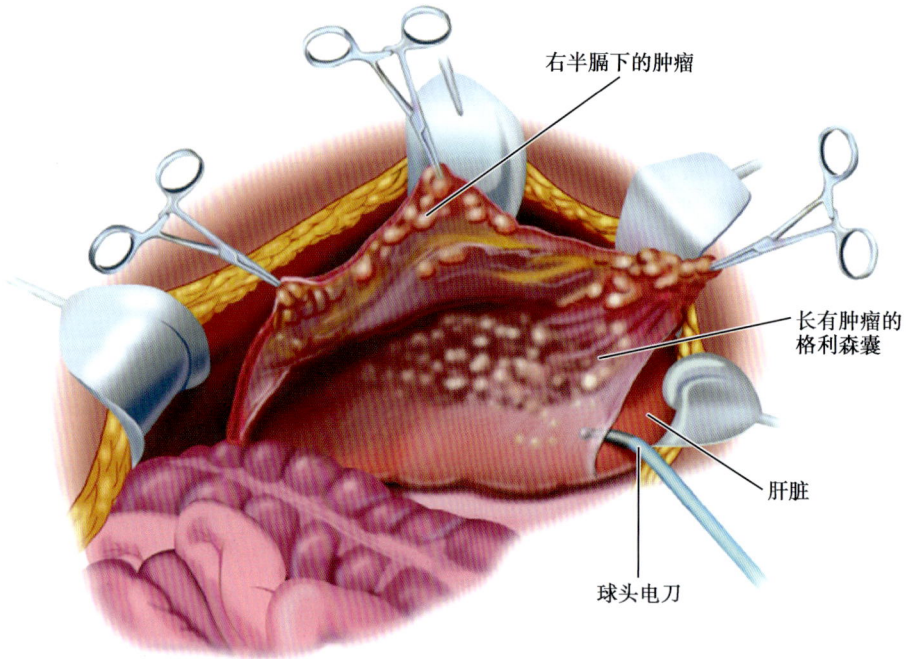

右半膈下的肿瘤

长有肿瘤的格利森囊

肝脏

球头电刀

图 14-6   右膈下腹膜切除术和肝脏格利森鞘中肿瘤病灶的电烧灼气化

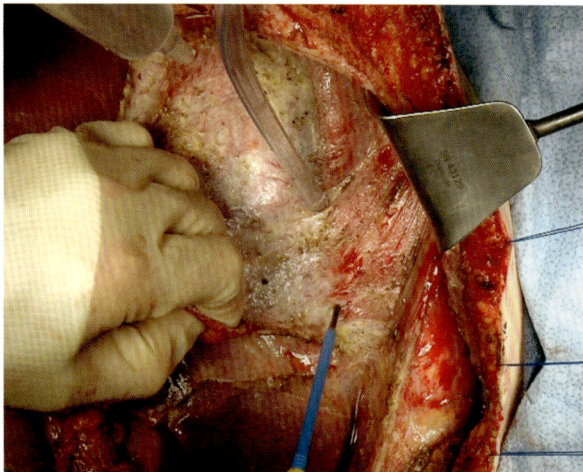

图 14-7   右上腹腹膜切除术。使用高压球头电刀将右侧膈下表面的腹膜与膈肌分离。对组织进行牵拉有利于膈肌的剥离而不影响呼吸功能

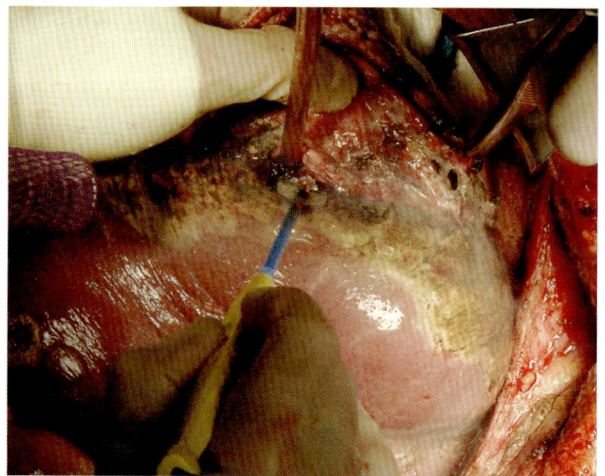

图 14-8   伴有癌结节的格利森鞘的电切除术。电外科手术是在高压下进行纯切割,对浸润格利森鞘的肿瘤病灶进行电烧灼气化。这会产生大量烟雾,可使用排烟器将其清除

带和肝圆韧带肿瘤病灶剥除(图 14-9)。

当肿瘤病灶位于右膈下、右肝下间隙(图 14-10)和肝脏表面时,在整体切除时常形成包膜[32]。如果肿瘤包膜保持完整,切除将变得非常容易。继续向右侧横向剥离时会遇到覆盖右肾的肾周脂肪。从右肝下区域剥离肿瘤时,可以看到右肾上腺并应小心避开。当肝脏后方的腹膜反折处被打开时,要注意不要损伤腔静脉,也不要破坏通过腔静脉和肝脏尾状叶之间的尾状叶静脉。

右半膈下腹膜完全切除术

使用牵引器将右侧肋缘向上牵引,使右肝朝内侧移位,可以完整切除右膈下腹膜。膈下动、静脉前支可被暴露并被保留,并同时暴露出右肝静脉及下方腔静脉。右肝下间隙,包括覆盖右肾上腺和右肾的肾周脂肪是该手术的解剖基础层次。如果肿瘤呈浸润性生长,种植灶则可能密集地附着在膈肌的中心腱膜部分。这种情况下,通

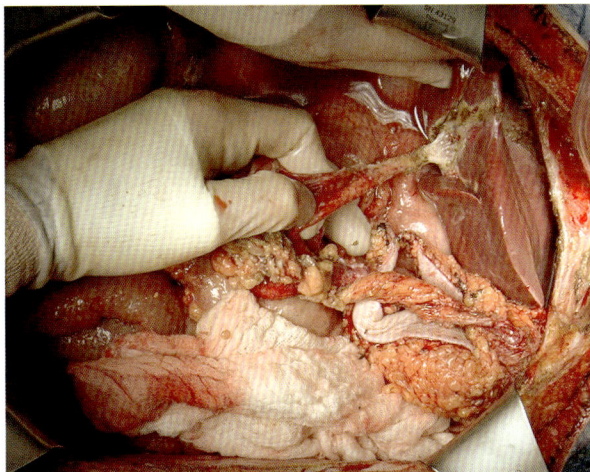

图 14-9　镰状韧带和肝圆韧带的切除。这些是常见的转移部位。有时，必须切开围绕肝圆韧带的肝桥以去除该腹膜通道内的腹膜转移灶

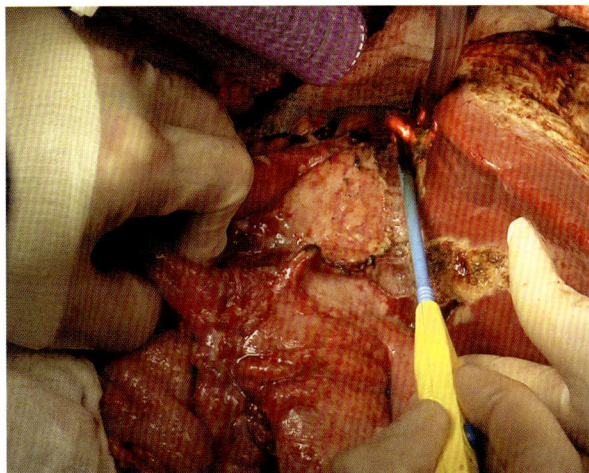

图 14-10　右肝下间隙的腹膜切除术。肝脏右叶从右向左翻转，暴露右肝下间隙的腹膜反折至肝脏后方。将其分开，然后从内侧向外侧剥离右肾表面的腹膜

常需要采用椭圆式切除部分膈肌以完整切除被肿瘤浸润的组织，并采用间断缝合法闭合膈肌缺损。膈肌可以承受一定的张力，只要手术切除的下缘不在肋缘上，通常可以通过缝合的方式修补大小不超过 10cm 的膈肌缺损，而不需要使用补片材料。

左半膈下腹膜切除术

　　从腹直肌后鞘剥离腹部切口左缘的腹壁脂肪和腹膜。于左上腹用力牵拉肿瘤，将肿瘤与膈肌、左肾上腺和肾周上半部脂肪分离（图 14-11）。沿 Toldt 线切开腹膜以松解结肠脾区。膈肌下腹膜的剥离必须使用球头电刀，而不是钝性剥离，并且在横断前需对血管进行电凝。对于大多数需要进行完整的左半膈下腹膜切除术的患者，也需要同时进行脾脏切除术。当完成左上腹腹膜切除术后，胃可能会向内反折。胃网膜动脉的许多分支结扎后，左侧肾上腺、胰腺尾部、左侧肾周脂肪和横结肠系膜前表面也需要被完全裸化。手术医生必须避开胃左右动脉和静脉，以保持胃的供血。

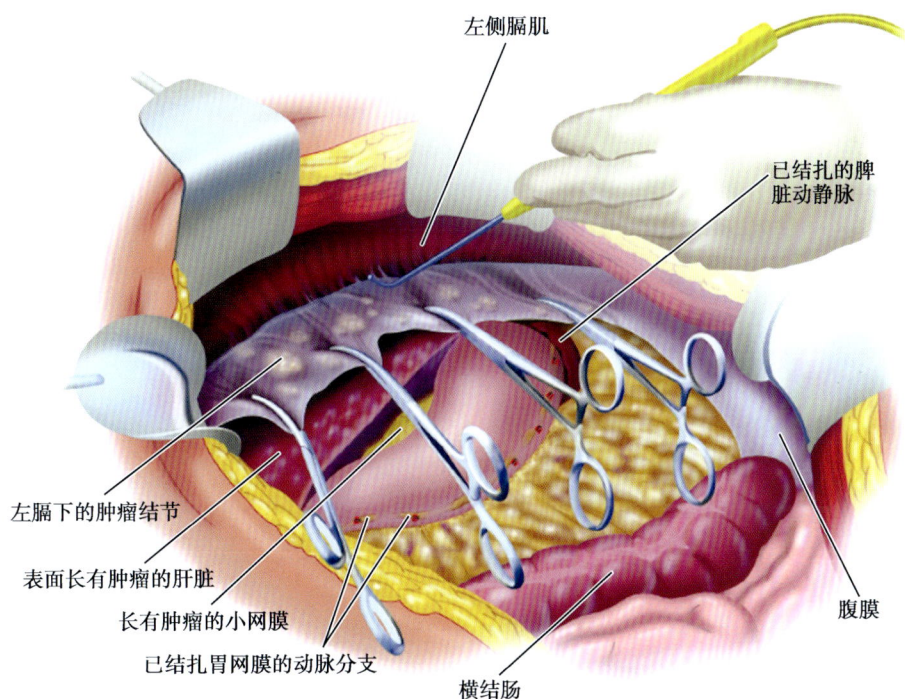

图 14-11　左膈下腹膜切除术。结肠脾曲被松解游离后使用电切法将膈肌腹膜与底层肌肉分开

小网膜切除术和胆囊切除术伴肝十二指肠韧带剥离

胆囊以常规方式从其底部将胆囊动脉和胆囊管辨清后离断切除。肝十二指肠韧带前部的转移病灶通常呈厚层致密浸润。将腹膜反折分离到肝脏后，使用俄式镊从胆囊底部向十二指肠直接剥离覆盖肝门的肿瘤组织。右胃动脉需要被保留。为了继续切除小网膜，手术医生将打开肝胃韧带及十二指肠韧带包膜（图 14-12）。使用 HVBED 模式从尾状突表面电烧灼气化肿瘤病灶。注意不要损伤尾状突的前表面，因为这可能导致过多和不必要的术中出血。尾状叶的肝段血供位于肝脏这一位置的前表面，仅浅表损伤即可发生大出血。同时还必须注意避免可能的来自胃左动脉并穿过肝胃韧带的副肝左动脉的损伤。如果副肝左动脉嵌入肿瘤，或者阻碍网膜囊的清晰暴露时，则在该动脉进入肝实质部位将其结扎，并作为肝胃韧带的一部分予以切除。

肝胃韧带及小网膜脂肪组织环形切除术

如果在进行左膈下腹膜切除术时没有切除肝三角韧带，则应将其离断，使肝左侧段充分游离，

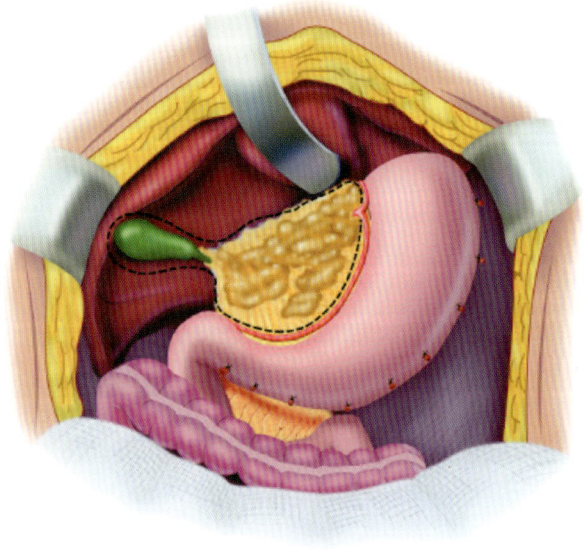

图 14-12　小网膜切除术和胆囊切除术。胆囊及肝十二指肠韧带均纳入切除范围

完整暴露肝胃韧带（小网膜）。用电刀将肝胃韧带从静脉韧带裂、食管和胃右动脉弓沿胃小弯向胃左动脉环形充分松解。在沿胃小弯分离腹膜后，外科医生用拇指和示指用力进行钝性分离，将小网膜脂肪组织和肿瘤从血管弓上分离出来，尽可能多地保留前迷走神经（图 14-13）。拇指和

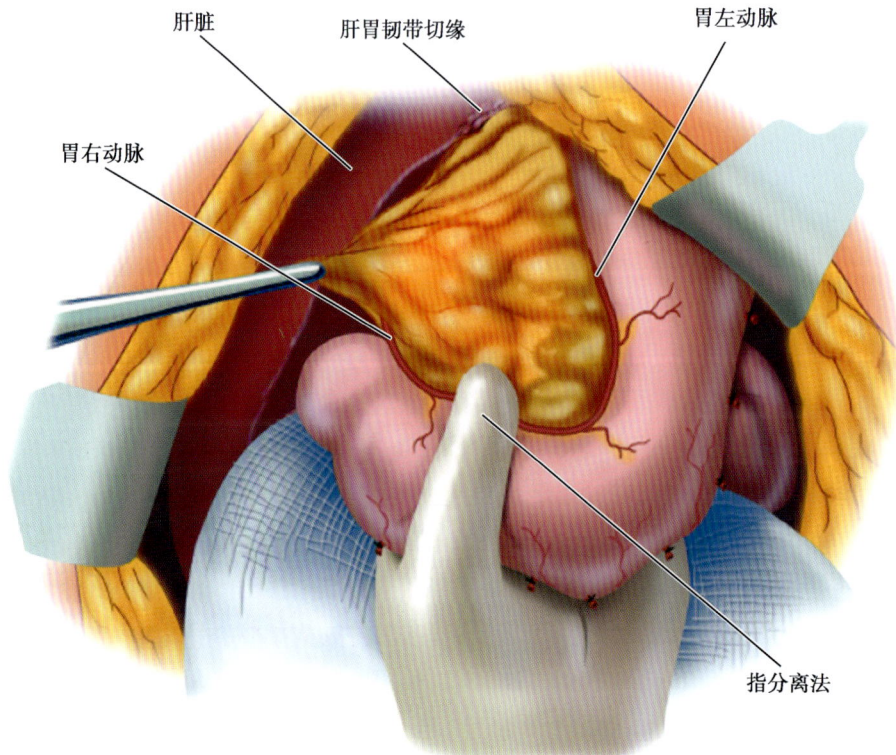

图 14-13　肝胃韧带和小网膜脂肪垫的环周切除

示指用力挤压左右胃动脉周围的肿瘤和脂肪组织，直至这些组织从血管弓中分离出来。以这种方式将要切除的部分集中在胃左动脉的主要分支上。通过牵引提拉，将小网膜从胃左动静脉中剥离。

网膜囊底部剥离切除术

将 Deaver 牵引器或助手的指尖轻轻放在尾状叶下方，以暴露网膜囊上隐窝底部[33]。有时可能需要电烧灼气化尾状叶的肿瘤以方便暴露。使用高压球头电刀谨慎地将肝脏的腹膜反折分离至肝下腔静脉的左侧。腹膜被分离后，使用俄式镊从网膜囊上隐窝处及右半膈肌的凹陷处钝性剥离腹膜（图 14-14）。在剥离网膜囊底部时要注意在浅表位置的右膈动脉。门静脉下的肝十二指肠韧带的后方必须被完整暴露并在直视下进行肿瘤切除。有时可能需要从连接尾状叶左右两侧的门静脉下方的肝实质层对肿瘤进行电烧灼气化。可以使用 Penrose 引流管穿过门脉三角周围的 Winslow 孔以暴露肝十二指肠韧带后方的肿瘤。使用俄式镊撕剥切除腹膜和肝门下的肿瘤结节。

肝桥的分离

肝圆韧带是肝脏表面结构，其将左半肝分为 S_3 段和 S_4B 段。肝正中裂表面的肝实质体积个体差异较大。有些患者的肝正中裂完全裸露，肝圆韧带暴露在外直至其进入肝脏，而另一些患者的部分肝实质覆盖在肝正中裂上。我们将这种肝实质称为"肝桥"[34]。肝实质桥的厚度和肝圆韧带可见的程度是可变的。肝桥形成一个围绕肝圆韧带的通道。这条通道由腹膜衬垫，有被肿瘤细胞播种的风险。由于没有重要的血管结构穿过肝桥，为了检查该通道内的腹膜表面，可以将肝圆韧带上方的肝实质分离。打开肝桥后，应仔细检查由腹膜形成的管腔内部（图 14-15）。从裂隙中电烧灼气化肿瘤结节并剥离腹膜。在对肝桥处形成的包裹腹膜进行腹膜切除术时，应特别注意避免损伤肝左动脉或该动脉的细小分支。

盆腔腹膜切除术

完整的盆腔腹膜切除术可以在切除盆腔内的子宫、卵巢、输卵管、乙状结肠和直肠上部的同时切除所有盆腔肿瘤病灶（图 14-16）。大部分腹膜未

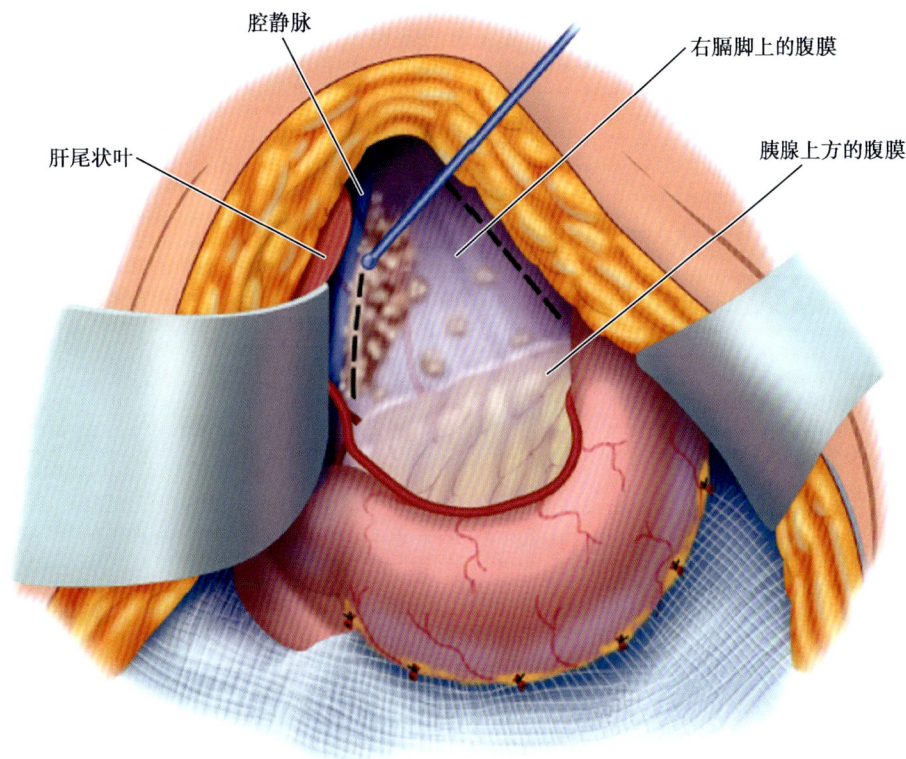

图 14-14　剥离网膜囊底部的腹膜

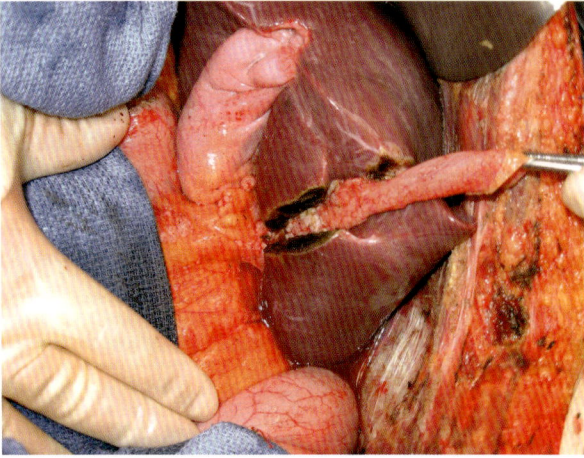

图 14-15　肝桥的分离。肝实质下的肝圆韧带上已有肿瘤结节种植。自肝门部起始部将肝圆韧带切除

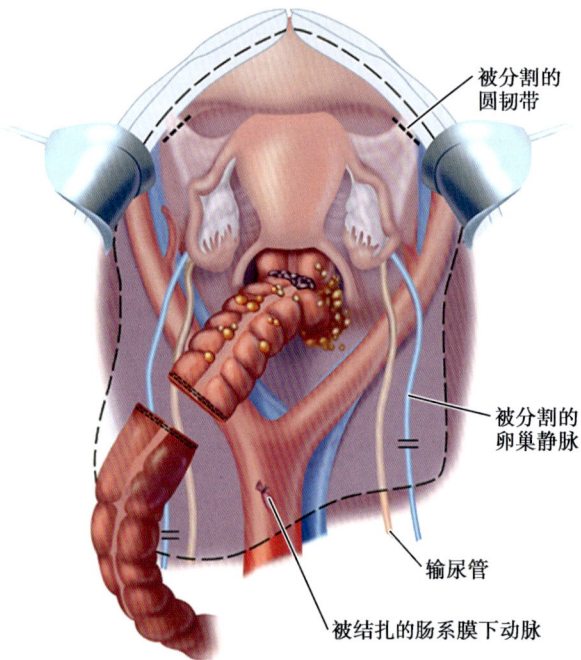

图 14-16　盆腔腹膜切除术。环形切口包括了盆腔内脏和所有腹膜表面

受肿瘤影响,因此有明确的组织界限以快速剥离。根治性卵巢癌切除术和直肠乙状结肠整体切除术的手术过程已在第 8 章进行了描述。必要时,覆盖于膀胱、盆壁和子宫颈的腹膜也可以进行单独切除。通常首先用镊子提起腹膜后用电刀打开盆腔侧壁腹膜。分离圆韧带至耻骨联合处并切断。一旦卵巢血管被分离到盆腔边缘并游离出输尿管,腹膜切口将横跨至骶骨岬水平的肠系膜底部。如果要保留直肠及乙状结肠,切口沿着乙状结肠向下直到腹膜反折上方处。骨盆侧壁上方和后方的腹膜可将输尿管和附件连带提起。注意不要损伤

乙状结肠和直肠系膜。盆腔底部的腹膜可从阴道残端或子宫颈处开始剥离,最后与侧腹膜可活动处汇合。应仔细识别直肠前表面,从直肠上部剥离覆盖腹膜,直到游离至乙状结肠浆膜。

　　一旦腹膜在骨盆前部被切开,就可以自上至下从膀胱剥离。通过识别并牵引输尿管,并向上牵拉腹膜,以便识别和避开膀胱肌层,有助于腹膜的剥离(图 14-17)。如果不能判断膀胱的位置,可通过留置福莱导尿管并用生理盐水逆行膨胀定位。膀胱肌层缺损和切除的部分应该用缝合线进行修复。如果患者有保有子宫的需求,则继续向下剥离,将膀胱处腹膜从子宫颈和阴道上部剥离,并可与主要手术标本一起取出(图 14-18,图 14-19)。如果子宫过往已被切除,则应在阴道中放置例如直肠压力测量器等仪器帮助识别阴道穹窿。这也可能有助于切除盆腔底部腹膜。

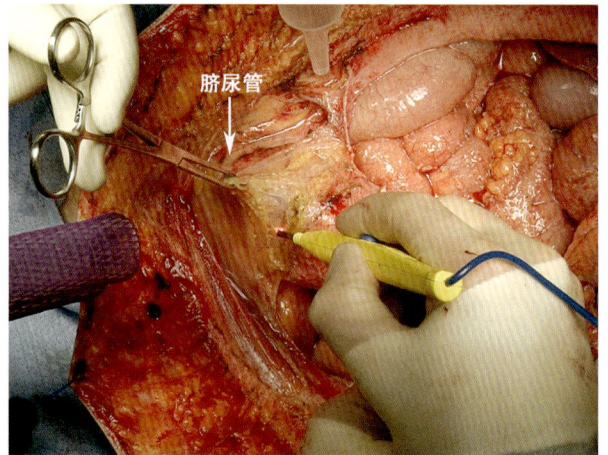

图 14-17　盆腔腹膜切除术。使用鼠齿钳牵拉输尿管以抬高膀胱。这样就可以切除覆盖膀胱的腹膜

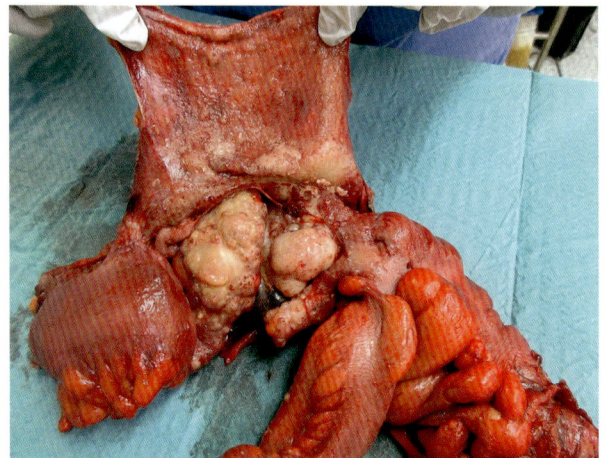

图 14-18　整块切除包括直肠乙状结肠、阑尾、盲肠、末端回肠和膀胱腹膜及所有盆腔病灶的手术标本的俯瞰图

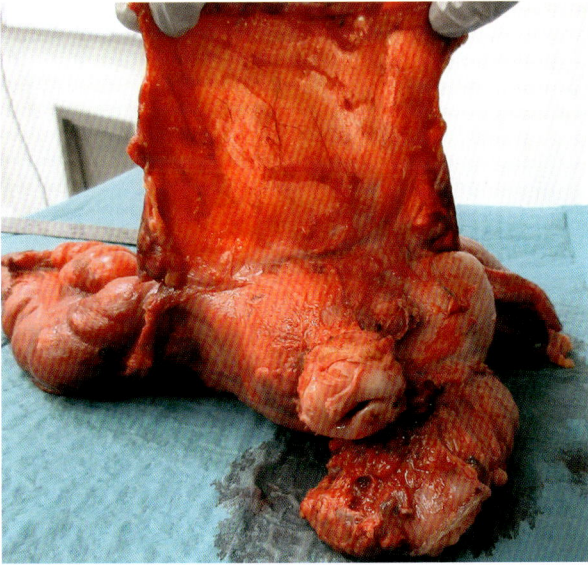

图 14-19　整块切除包括直肠乙状结肠、阑尾、盲肠、末端回肠和膀胱腹膜及所有盆腔病灶的手术标本的仰视图

结　论

卵巢癌可以通过腹膜种植转移、直接浸润、淋巴播散或血行转移进行扩散。腹膜种植转移是最常见的扩散途径，且是引起不良预后的主要原因。CRS 和全身化疗（可联合腹腔化疗）是晚期卵巢癌的主要治疗方法。达到 R0 的理想肿瘤细胞减灭术对改善患者预后有着重要的临床意义，R0 应是 CRS 的终极目标。为了实现理想的肿瘤细胞减灭术，常常采用根治性的手术方法。尽管腹、盆腔内的大部分解剖结构都有肿瘤细胞与之融合在一起，但对于大多数患者来说，通过腹膜切除术（CRS 最基本的技术）完全切净病变是可行的。通过腹膜切除术联合适当的化疗来以消除腹膜种植转移灶可以提高晚期卵巢癌患者生存率。

总之，晚期卵巢癌患者的成功临床结局主要取决于能否切除所有可见病灶和辅助化疗的效果。在过去的 20 年里，肿瘤外科领域的手术技术的进步改善了患有其他类型的腹膜表面恶性肿瘤女性患者的生存率，其中许多技术也适用于卵巢癌患者。

（王登凤　译）

参 考 文 献

1. Chi DS, Eisenhauer EL, Zivanovic O, et al. Improved progression-free and overall survival in advanced ovarian cancer as a result of a change in surgical paradigm. *Gynecol Oncol* 2009;114:26–31.
2. Bristow RE, Tomacruz RS, Armstrong DK, et al. Survival effect of maximal cytoreductive surgery for advanced ovarian carcinoma during the platinum era: A meta-analysis. *J Clin Oncol* 2002;20:1248–59.
3. Chang SJ, Bristow RE, Chi DS, et al. Role of aggressive surgical cytoreduction in advanced ovarian cancer. *J Gynecol Oncol* 2015;26:336–42.
4. Sugarbaker PH. Peritonectomy procedures. *Ann Surg* 1995;221:29–42.
5. Sugarbaker PH. Peritoneum and peritoneal cavity. In Standring S. (ed.), *Gray's Anatomy*. Chennai, India: Churchill Livingston/Elsevier; 2014.
6. Hudson CN, Chir M. Surgical treatment of ovarian cancer. *Gynecol Oncol* 1973;1:370–8.
7. Wharton JT, Herson J. Surgery for common epithelial tumors of the ovary. *Cancer* 1981;48:582–9.
8. Monaghan JM. Surgical techniques used in achieving optimal resection of stage III cancer of the ovaries. *Baillieres Clin Obstet Gynaecol* 1989;3:39–48.
9. Sugarbaker PH. Complete parietal and visceral peritonectomy of the pelvis for advanced primary and recurrent ovarian cancer. *Cancer Treat Res* 1996;81:75–87.
10. Bristow RE, del Carmen MG, Kaufman HS, et al. Radical oophorectomy with primary stapled colorectal anastomosis for resection of locally advanced epithelial ovarian cancer. *J Am Coll Surg* 2003;197:565–74.
11. Aletti GD, Podratz KC, Jones MB, et al. Role of rectosigmoidectomy and stripping of pelvic peritoneum in outcomes of patients with advanced ovarian cancer. *J Am Coll Surg* 2006;203:521–6.
12. Park JY, Seo SS, Kang S, et al. The benefits of low anterior en bloc resection as part of cytoreductive surgery for advanced primary and recurrent epithelial ovarian cancer patients outweigh morbidity concerns. *Gynecol Oncol* 2006;103:977–84.
13. Chang SJ, Bristow RE. Surgical technique of en bloc pelvic resection for advanced ovarian cancer. *J Gynecol Oncol* 2015;26:155.
14. Zivanovic O, Eisenhauer EL, Zhou Q, et al. The impact of bulky upper abdominal disease cephalad to the greater omentum on surgical outcome for stage IIIC epithelial ovarian, fallopian tube, and primary peritoneal cancer. *Gynecol Oncol* 2008;108:287–92.
15. Aletti GD, Eisenhauer EL, Santillan A, et al. Identification of patient groups at highest risk from traditional approach to ovarian cancer treatment. *Gynecol Oncol* 2011;120:23–8.
16. Montz FJ, Schlaerth JB, Berek JS. Resection of diaphragmatic peritoneum and muscle: role in cytoreductive surgery for ovarian cancer. *Gynecol Oncol* 1989;35:338–40.
17. Aletti GD, Dowdy SC, Podratz KC, et al. Surgical treatment of diaphragm disease correlates with improved survival in optimally debulked advanced stage ovarian cancer. *Gynecol Oncol* 2006;100:283–7.
18. Eisenhauer EL, Abu-Rustum NR, Sonoda Y, et al. The addition of extensive upper abdominal surgery to achieve optimal cytoreduction improves survival in patients with stages IIIC-IV epithelial ovarian cancer. *Gynecol Oncol* 2006;103:1083–90.
19. Eisenhauer EL, Chi DS. Liver mobilization and diaphragm peritonectomy/resection. *Gynecol Oncol* 2007;104:25–8.
20. Song YJ, Lim MC, Kang S, et al. Extended cytoreduction of tumor at the porta hepatis by an interdisciplinary team approach in patients with epithelial ovarian cancer. *Gynecol Oncol* 2011;121:253–7.
21. Martinez A, Pomel C, Mery E, et al. Celiac lymph node resection and porta hepatis disease resection in advanced or recurrent epithelial ovarian, fallopian tube, and primary peritoneal cancer. *Gynecol Oncol* 2011;121:258–63.
22. Raspagliesi F, Ditto A, Martinelli F, et al. Advanced ovarian cancer: omental bursa, lesser omentum, celiac, portal and triad nodes spread as cause of inaccurate evaluation of residual tumor. *Gynecol Oncol* 2013;129:92–6.
23. Tozzi R, Traill Z, Garruto Campanile R, et al. Porta hepatis peritonectomy and hepato-celiac lymphadenectomy in patients

with stage IIIC-IV ovarian cancer: Diagnostic pathway, surgical technique and outcomes. *Gynecol Oncol* 2016;143:35–9.

24. Kim HS, Bristow RE, Chang SJ. Total parietal peritonectomy with en bloc pelvic resection for advanced ovarian cancer with peritoneal carcinomatosis. *Gynecol Oncol* 2016;143:688–9.

25. Son JH, Chang SJ, Ryu HS. Porta hepatis debulking procedures as part of primary cytoreductive surgery for advanced ovarian cancer. *Gynecol Oncol* 2017;146:672–3.

26. Jacquet P, Sugarbaker PH. Clinical research methodologies in diagnosis and staging of patients with peritoneal carcinomatosis. In Sugarbaker PH (ed.), *Peritoneal Carcinomatosis: Principles of Management.* Boston, MA: Kluwer Academic Publishers; 1996, pp. 359–74.

27. Jacquet P, Sugarbaker PH. Current methodologies for clinical assessment of patients with peritoneal carcinomatosis. *J Exp Clin Cancer Res* 1996;15:49–58.

28. Bakrin N, Cotte E, Golfier F, et al. Cytoreductive surgery and hyperthermic intraperitoneal chemotherapy (HIPEC) for persistent and recurrent advanced ovarian carcinoma: A multicenter, prospective study of 246 patients. *Ann Surg Oncol* 2012;19:4052–8.

29. Tentes AA, Kakolyris S, Kyziridis D, et al. Cytoreductive surgery combined with hyperthermic intraperitoneal intraoperative chemotherapy in the treatment of advanced epithelial ovarian cancer. *J Oncol* 2012;2012:358341.

30. Chang SJ, Bristow RE. Evolution of surgical treatment paradigms for advanced-stage ovarian cancer: Redefining 'optimal' residual disease. *Gynecol Oncol* 2012;125:483–92.

31. Sugarbaker PH. An overview of peritonectomy, visceral resections, and perioperative chemotherapy for peritoneal surface malignancy. In Sugarbaker PH (ed.), *Cytoreductive Surgery & Perioperative Chemotherapy for Peritoneal Surface Malignancy. Textbook and Video Atlas.* Woodbury, CT: Cine-Med Publishing; 2012, pp. 1–30.

32. Veerapong J, Solomon H, Helm CW. Morison's pouch peritonectomy in cytoreductive surgery. *Gynecol Oncol* 2013;131:214.

33. Veerapong J, Helm CW, Solomon H. Resection of tumor from the supragastric lesser sac with peritonectomy. *Gynecol Oncol* 2012;127:256.

34. Sugarbaker PH. Pont hepatique (hepatic bridge), an important anatomic structure in cytoreductive surgery. *J Surg Oncol* 2010;101:251–2.

15. 卵巢癌的区域性治疗和腹膜切除术

Robert DeBernardo

前　言

腹膜是上皮性卵巢癌(epithelial ovarian carcinoma, EOC)最常见的转移部位，并作为癌症扩散到腹膜腔(PC)以外的部分"屏障"。直接在腹腔内进行系统化疗，虽然操作很复杂，但却是治疗晚期卵巢癌的有效方法。从理论上讲，这种方法可以将高浓度的化疗药物直接作用于腹腔内的转移灶，进行定向的"区域性"治疗。已经被证实，对于大多数患者来说，EOC 治疗的重大突破是尽可能切除所有肉眼可见的病灶，如果做不到切除所有肉眼可见病灶，也要切除病灶至最小的残留[1-2]。随着手术技术的进步，切除至没有肉眼可见病灶的彻底的肿瘤细胞减灭术在许多患者中可以实现，包括完全或部分腹膜切除和多部位脏器种植病灶的切除(见第 14 章表 14-1)[3]。根治性手术切除利用了腹膜壁层顶端松散附着的特点，可以切除种植生长的肿瘤至正常腹膜的边缘，保留腹膜下组织。而腹膜脏层不同的是，腹膜脏层与其下的脏器紧密附着[4]，累及腹膜脏层通常需要切除一部分胃、小肠或结直肠。切除腹膜脏层系膜，或从腹膜脏层中逐一切除/消融多个独立的结节，也可以成为有效的肿瘤细胞减灭术。

局部化疗原理

EOC 病灶局限于腹腔，对铂类化疗药物非常敏感。Dedrick 最初提出了化疗药物直接进入腹腔的药理学原理[5]。该理论主要焦点是肿瘤细胞可以暴露于相对全身化疗更高浓度的细胞毒性或生物学效应的药物。相关因素包括活性分子的大小和极性，以及药物从腹膜到全身通道的药代动力学。"理想的药物"应该是：①可以缓慢地从腹腔中清除，但迅速地从血液中清除；②有临床前数据支持直接和长时间暴露可以增强药物活性；③对腹腔脏器没有毒性；④不需要经肝脏代谢转化为

活性药物[5]。腹腔化疗对癌症的影响被认为与腹腔内药物的峰值浓度和药物在腹腔内滞留的时间有关，这反映了在腹腔/血浆以 mg·h/L 表示的浓度的时间曲线下面积(表 15-1)[6]。值得注意的是，腹腔化疗不仅通过直接灌注到达腹膜肿瘤细胞表面，而且通过腹膜吸收进行系统治疗[9]。

表 15-1　腹膜/血浆化疗药物峰值浓度及曲线下面积比值*

药物	腹膜/血浆浓度比	腹膜/血浆AUC比	热灌注加强
卡铂	18	15～20	是
顺铂	10～36	12～22	是
阿霉素	249～474	162～230	是
多西他赛	45～200	150～3 000	是
5-氟尿嘧啶	1 000	117～1 400	否
马法兰	93	65	是
丝裂霉素	71	13～80	是
米托蒽醌	57	100～1 400	是
奥沙利铂	25	16	是
紫杉醇	800～1 000	550～2 700	否

*资料来源于参考文献 7、8。

腹腔内常温化疗的原理

晚期卵巢癌肿瘤细胞减灭术后腹腔化疗多数以腹腔内放置的可重复使用的化疗泵为基础。大多数 EOC 的腹腔化疗都是在正常体温(即常温)下进行的。已经有很多研究表明，肿瘤大小是腹膜化疗治疗有效性的主要决定因素，但在一线卵巢癌前瞻性试验中，很难找到证据表明，与全身治疗相比，大体积肿瘤的腹腔化疗会降低疗效。这可能是因为反复的腹腔化疗暴露可能对肿瘤有"洋葱皮效应"，随着连续层的破坏和肿瘤的退化，血管分布减少，使部分肿瘤消退后的小病灶对腹腔化疗变得更敏感。在妇科肿瘤组(GOG)和单中心巩固治疗试验中有一些证据证明了这一点[10-11]。GOG172

是一项具有里程碑意义的试验,该试验表明,与静脉给予顺铂和紫杉醇的晚期卵巢癌患者相比,在腹腔中给予顺铂和紫杉醇可获得更好的无进展生存期(progression-free survival,PFS)和总生存期(overall survival,OS)[39]。尽管有证据表明卵巢癌患者的临床结局有所改善,但由于其操作的复杂性和毒性作用,常温腹腔化疗(normothermic intraperitoneal chemotherapy,NIPEC)的普及并不很理想。

腹腔热灌注化疗的原理

麻醉过程中完成肿瘤细胞减灭术(cytoreductive surgery,CRS)后,在 39~43℃下进行腹腔热灌注化疗(hyperthermic intraperitoneal chemotherapy,HIPEC)可作为肿瘤细胞减灭术后的辅助。理论上它综合了热效应产生的细胞毒性,并在手术中直接向腹膜内输送化疗药物。体外和体内实验都证实了热效应与化疗同步的效果。热作用本身会导致肿瘤死亡,同时热能会广泛增加化疗药物的细胞毒性,包括顺铂、卡铂、奥沙利铂、阿霉素、米托蒽醌、多烯紫杉醇、伊立替康和丝裂霉素 C[12-22]。对热灌注化疗作用机制的了解正在不断深入,已有明确证据表明,高温(39~43℃)可增加癌细胞对化疗药物(例如顺铂、卡铂、阿霉素、米托蒽醌和马法兰)的吸收,增加 DNA 加合物的形成,诱导损伤,抑制了化疗引起的 DNA 损伤修复(顺铂和阿霉素),例如顺铂抑制核苷酸切除修复通路和抑制 DNA 修复酶的产生[13-30]。热灌注也被证明可以干扰同源重组并且使得 EOC 对多聚 ADP 核酸聚合酶抑制剂(PARPi)敏感[31]。最新数据表明:人类肿瘤在热灌注化疗的作用下,通过激活 cGAS-STING 通路加强免疫应答[31B]。

腹腔化疗的时机

在 CRS 时给予腹腔化疗可以使化疗药物能够以最小剂量靶向病灶,特别是对于肉眼不可见的和 CRS 中播散的病灶。另外的益处就是在伤口愈合和手术后炎症性纤维化反应发生之前,腹腔内给药可以到达所有腹膜表面及腹膜切除后无腹膜覆盖的表面。纤维化过程可能会限制后续全身化疗对这些区域的渗透,并可能导致非肉眼可见的肿瘤病灶残留[32-33]。手术创面的炎性反应和热灌注化疗可能会改善残留肿瘤表面的血流情况,使

得化疗药物在从体内清除之前被吸收利用。尽管有这些潜在的益处,但 NIPEC 通常只在手术恢复后给予,通常为 2~4 周。有建议在术后早期(首字母缩写为 EPIC)使用,但很少有卵巢癌患者的数据[34]。有报道称,在间歇性肿瘤细胞减灭术或高危因素疾病治疗后,NIPEC 可用于巩固治疗[35-36]。

腹腔化疗的依据

已有 4 项大型前瞻性随机试验对 NIPEC 进行了评估,尽管其中 3 项随机合作组试验表明,在各种方案和时间段下,NIPEC 具有统计学上显著的总体生存优势(表 15-2)。NIPEC 使用以铂类为基础对 EOC 的一线治疗,仍然只提供给较少的符合条件的女性。第 4 项重要的试验,GOG252,结果未能显示 NIPEC 与剂量密集型静脉化疗相比存在总体生存优势[40]。每一个 GOG 试验都是独立的,很难在试验之间线性移动以得出结论,因为在每个试验设计时,现存的证据表明,"优势"组不应该延续到下一个试验。GOG104,研究从 1986 年到 1992年,直接比较了顺铂 100mg/m² 的腹腔化疗 IP 和顺铂 100mg/m² 的静脉化疗(IV),并且在相同时间和相同剂量给予环磷酰胺静脉给药(600mg/m²)[37]。它仍然是一项具有里程碑意义的试验,设计简单,回答了 IP 和 IV 的问题:"研究表明,腹腔化疗可提高生存率,对术后 2cm 以内的残留病灶有效,且全身毒性较小。"Markman(GOG114)和 Armstrong(GOG172)的研究提出了多个问题,涉及剂量强度、减低剂量的静脉顺铂化疗与全剂量顺铂紫杉类序贯腹腔化疗的毒性对比[38-39]。这些问题虽然在概念上是有效的,但混淆了毒性和疗效分析,并妨碍了提出用于后续试验的标准组。GOG252 将贝伐珠单抗添加到所有治疗组,并改变了 GOG172 中腹腔化疗的剂量和时间安排,从而进一步混淆了这一问题。贝伐珠单抗作为一种抗血管生成药物,可能平衡或抵消 NIPEC 的临床优势。GOG104 仍然是关于 IP 和 IV 问题的唯一决定性试验。随后对 EOC 中 IP 试验的荟萃分析得出的结论与 2006 年美国国立癌症研究所发表的共识声明一致[41-42]。提高 IP 治疗接受度最棘手的问题是为了降低真实和感知的毒性,限制了患者的耐受性并增加了治疗成本。改善 IP 导管功能、改进腹膜粘连策略以及调整剂量强度以最大限度地提高可能从 IP 方案获益的患者百分比似乎都是可行的,但仍只有少数患者接受了 NIPEC。

表 15-2　常温顺铂腹腔内化疗的大型 Ⅲ 期随机试验

GOG 研究	作者	例数	入组	疗程	评价	总生存期/m
104	Alberts[37]	267	IP	静脉注射环磷酰胺 600mg/m²+IP 顺铂 100mg/m²，每 3 周 1 次	残余病灶≤2cm 和静脉对腹腔化疗	49
			对照组	静脉注射环磷酰胺 600mg/m²+IP 顺铂 100mg/m²，每 3 周 1 次	残余病灶≤2cm	41
114	Markman[38]	235	IP	静脉注射卡 AUC7 q 28d×2，然后静脉注射紫杉醇 135mg/m² 超过 24h D1+IP 顺铂 100mg/m² D2，q3wk	残留病灶≤1cm，铂剂量强度	63
			对照组	IV 紫杉醇 135mg/m²×24h D1+IV 顺铂 75mg/m² D2，q3wk	残留病灶≤1cm	52
172	Armstrong[39]	205	IP	IV 紫杉醇 135mg/m²×24h D1+IP 顺铂 100mg/m² D2 IP 紫杉醇 60mg/m² D8，q3wk	病灶≤1cm 和紫杉烷化剂剂量强度增加	65.6
			对照组	IV 紫杉醇 135mg/m²×24h D1+IV 顺铂 75mg/m² D2，q3wk	病灶≤1cm，紫杉烷化剂少于 IP	49.7

HIPEC 的证据

除了克服提供 NIPEC 固有的障碍外，使用 HIPEC 的随机试验的最新数据显示，PFS 和 OS 都有所改善，并且在几个卵巢癌患者中额外毒副作用有限。目前 HIPEC 在卵巢癌中的使用可以基于这些临床试验的结果，不再依赖于强大的理论原因和来自世界各地中心的多个早期病例系列研究。这个现在很大的数据集的异质性有助于提供 HIPEC 的作用，并确定了这种新技术在卵巢癌女性管理方面的未来研究方向。从理论上讲，有许多时间点可以考虑在卵巢癌女性中使用 HIPEC——前期、间歇细胞减灭时、前期治疗完成后的巩固和复发时。有许多正在进行的随机试验评估了 HIPEC 在 CRS 后的作用（表 15-3），一些研究已经证明了益处（表 15-4）。这些将概述如下。

许多回顾性研究报告了 HIPEC 在接受初始性 CRS 的女性中的作用，然而，OVHIPEC2 正在对其进行更正式的评估。该试验预计将招募 538 名 Ⅲ 期 EOC 女性，在最佳细胞减灭术（<2.5mm）后，以 1∶1 随机分组至 HIPEC 组，然后进行 6 个周期

的辅助化疗。虽然 HIPEC 在这种背景下的既往报道很有希望，但由于这些回顾性研究存在固有偏倚，很难得出安全性和有效性的结论[42B/C]。在这一点上，在这种情况下，HIPEC 应仅在临床试验以外的特定情况下考虑。

然而，至少两项随机试验评估了 HIPEC 在新辅助化疗（neoadjuvant chemotherapy，NACT）后间歇细胞减灭时的作用。两项研究均显示 PFS 和 OS 改善有统计学意义，但对毒性影响不大[42D/E]。《新英格兰医学杂志》上发表的一项具有里程碑意义的研究显示，245 例晚期卵巢癌女性在接受 NACT3 个周期后病情至少稳定后[43]，在间隔细胞减灭术时被随机分配到 HIPEC 组[1]。在随机分组之前，对队列进行分层以控制疾病的肉眼可见病灶（<1cm）。无复发生存期为 7.14 个月对 14.2 个月在接受 HIPEC 的患者中。OS 为 33.9 对 45.7 个月在 HIPEC 队列中。两组间 3～4 级毒性差异无统计学意义。在一项规模较小的随机单一机构研究中，71 名在 NACT 后接受 CRS 的晚期卵巢癌患者在 CRS 后被随机分配 HIPEC。结果惊人地相似，结果是 12 个月对 18 个月在接受 HIPEC 的患者中。

表 15-3   正在进行的 HIPEC 治疗上皮性卵巢癌的随机试验 a

NCT#	研究名称	研究中心	累计数目	时间节点	药物	研究方案
01091636	—	首尔国家癌症中心	168	一线	顺铂 75mg/m²	III/IV 期接受原发性 CRS 或 NAC 后随机分为 HIPEC 组或无 HIPEC 组
0168380	CHORINE	意大利贝加莫	94	一线	顺铂 100mg/m²+ 紫杉醇 175mg/m²	IIIC 期，对 NAC 有部分或完全缓解，接受 CRS，随机分为 HIPEC 组或无 HIPEC 组
01376752	CHIPOR	法国 Unicancer	444	铂敏感首次复发	顺铂 75mg/m²	在顺铂+阿霉素脂质体或紫杉醇化疗后，患者接受 CRS 并随机分为 HIPEC 组或非 HIPEC 组
01539785	HORSE	意大利罗马圣心大学	158	铂敏感首次复发	顺铂 75mg/m²	患者接受 CRS 并随机分为 HIPEC 组或非 HIPEC 组
01767675	—	美国纽约凯特琳癌症中心	98	铂敏感首次复发	卡铂 1 000mg/m²	患者接受 CRS 并随机分为 HIPEC 组或非 HIPEC 组

摘自参考文献 43。
a 随机 II 期试验。
NCT，国家临床试验鉴定；NAC，新辅助化疗；CRS，细胞减灭术；HIPEC，腹腔热化疗。

表 15-4   HIPEC 在 EOC 的一线和间歇性肿瘤减灭术的中位生存期 a

作者	年份	研究类型	药物	FL 或 ID	中位 PFS/m	中位 OS/m	5 年生存率
Rufan[44]	2006	R	紫杉醇	FL19	25	48	37
Digiorgio[45]	2008	P	顺铂	FL18 ID4	25.5	27	B
Roviello[46]	2010		顺铂/丝裂霉素	FL14	—	—	55
Lim[47]	2012	II 期	顺铂	FL16 ID14	—	56.5	46
Hypero[48]	2010	R	顺铂,卡铂,多柔比星,丝裂霉素	FL26 ID19	24.8 16.8	41.7b 68.6	33 50
Deraco[49]	2011	P	卡铂/多柔比星	FL26	30	没有到达	61

a 未给出少于 10 例患者和/或生存数据的排除系列。
b FL 与 ID 差异不显著。
FL，一线"初始"手术(非间歇性肿瘤细胞减灭术)；ID 新辅助化疗后的手术。
作为比较，在纽约纪念医院一线接受最大限度肿瘤细胞减灭术治疗的 210 例患者报告的结果是估计的中位 PFS 20 个月，中位生存期 54 个月，5 年生存率 47 个月[1]。

OS 为 45 个月对 52 个月在随机分配至 HIPEC 中。这项研究没有发现组间等级毒性的任何差异。结果非常令人期待，预计至少另外两项正在进行的随机研究 HIPEC 在 NACT，CHORINE 之后的作用，以及韩国首尔国家癌症中心的一项试验。

鉴于标准一线治疗完全缓解后的复发率较高，因此需要有效地巩固治疗[50-51]。这种方法推动了贝伐珠单抗和 PARP 抑制剂的开发。尽管研究不足，但 HIPEC 将为延迟 CRS 后复发提供好的选择。遗憾的是，文献中只有少数报道[48,52-58]。虽然可行且相对耐受性良好，但鉴于这些报告的规模很小，回顾性报道多，因此很难就这种方法的有效性得出结论。需要更多的研究来了解 HIPEC 巩固在卵巢癌管理中可能发挥的作用。

HIPEC 治疗肿瘤复发

在包括近 1 500 名接受 CRS 和 HIPEC 治疗复发性/持续性 EOC 的患者报告的激励下，已经开发了几项随机试验来评估 HIPEC 在复发环境中的疗效（表 15-5）。在许多这些回顾性研究中，无法区分铂类敏感和耐药患者，或单纯复发和持续的患者。为了将 CRS 和 HIPEC 治疗的复发性 EOC 的中位 PFS 和 OS 纳入其中，一项荟萃分析纳入了 2 019 例接受复发性卵巢癌手术的患者，发现 CRS 治疗前的平均加权中位无病间隔为 20.2 个月，平均加权中位总复发后生存时间为 30.3 个月[75]。在一项德国研究（DESKTOP I）中，250 例患者接受了复发性"铂类敏感"EOC，中位 OS 为 29.5，但腹膜亚组仅 19.9 个月[76]。虽然很吸引人，但这种回顾性数据本身就有偏见，很难得出明确的结论。

几个此类随机试验中的第一项的数据表明，铂类敏感和铂类耐药的复发性卵巢癌患者均具有 PFS 和 OS 优势。在因复发性卵巢癌接受手术的 120 例复发性卵巢癌患者中，女性被随机分配接受 CRS 单独治疗或 CRS 联合 HIPEC 治疗。HIPEC 组的总生存期为 26.7 个月，而单纯手术组为 13.4 个月。两组的 3 年生存率分别为 75% 和 18%。有趣的是，在铂类敏感患者和铂类耐药患者中，外科治疗组的 OS 分别为 15.2 个月和 10.2 个月。在接受 HIPEC 的患者中，OS 没有差异，26.8 个月和 26.6 个月，这意味着 HIPEC 不仅可能改善该队列的生存，而且可能逆转铂类耐药[74]。虽然我们急切地等待正在进行的临床试验的进一步数据来指导我们，但在有 HIPEC 经验的中心，选择一些因复发性疾病而接受 CRS 的患者可能会从这种疗法中获益。

表 15-5　HIPEC 治疗复发性卵巢癌的 PFS 和总生存期（OS）

作者	年份	类别	药物	数目	中位 PFS/m	中位 OS/m
Deraco[59]	2001	PⅡ	顺铂/MMC	27	21.8	**
de Bree[60]	2003	P	多烯紫杉醇	19	18	**
Zanon[61]	2004	PⅡ	顺铂	30	17.1^	28.1
Rufian[44]	2006	R	紫杉醇	14	31	57
Raspagliesi[62]	2006	R	顺铂+MMC 或阿霉素	40	23.9+	41.4+
Cotte[63]	2007	P	顺铂	81	19.2	28.4
Helm[64]	2007	R	顺铂或 MMC	18	10	31
DiGiorgio[45]	2008	R	顺铂	25	15.5	22.5
Ceelen[65]	2009	PⅡ	顺铂或奥沙利铂	42	13	37
Cavalieri[66]	2009	PⅡ	顺铂或+阿霉素	42	**	41
Fagottj[67]	2009	P	奥沙利铂	25	10	**
Hypero[48]	2010	R	多种的	83	13.5	23.5
Fagotti[68]	2011	P	奥沙利铂	41	24	38
Bakrin[69]	2012	P	顺铂或+阿霉素或 MMC	246	12.8	48.9
Deraco[70]	2012	R	顺铂或+阿霉素或 MMC	56	10.8	25.7
Fagotti[71]	2012	R	奥沙利铂	30	26.3	**
Bakrin[72]	2013	R	顺铂，阿霉素，MMC，奥沙利铂或顺铂/多烯或顺铂/MMC	474	**	45.7
Le Brun[73]	2014	R	顺铂或奥沙利铂或 MMC	23	**	75.6%4y
Spiliotis[74]	2014	RT	顺铂/紫杉醇或多美素+紫杉醇或（MMC）	60	**	26.7+

PⅡ，第二期；P，前瞻性；R，回顾；**，数据未给出；MMC，丝裂霉素 C；^，局部复发；+，仅给定平均值。

NIPEC 的输送技术

用于 NIPEC 的化疗港

用于腹腔内化疗的首批化疗港基于慢性腹膜透析导管，患者对此的接受度很低，不仅因为一端位于体外，需要定期维护，还因为它们与感染有关（7.7%～25%），包括 3.8%～25% 的腹膜炎[77-84]。这激发了完全植入式腹膜通路设备（IP 港）的开发。1984 年，美国 FDA 批准了第一个 IP 港，一个不锈钢（随后的钛）端口（储液器）连接到多孔 14.7 F 聚氨酯导管上，并用涤纶袖带将导管固定到腹部筋膜（史密斯医疗）（图 15-1a）。FDA 还批准了两个 Bard 端口（图 15-1b），包括一个 14.3F Tenckhoff IP 有孔硅胶导管，带或不带 Dacron 固定连接到皮下港，该输液港是为静脉通路开发的。出于对袖带和多孔导管的梗阻和感染的关注，各种无开窗和无袖带囊的静脉通路导管也在使用中（图 15-1c）[85-88]。

IP 港植入的时间和路径

港的植入可以在开腹手术时进行，也可以使用小切口或腹腔镜技术延迟放置。通过放射介入也可以植入 IP 港[89-91]。

开腹手术植入

根据患者的睡眠习惯和造口位置，在锁骨中线右或左肋缘上约 3cm 处做一个 4cm 的切口。在消瘦患者中，港可以放置在肋缘的尾端。暴露覆盖在胸廓上的深筋膜，并在皮下脂肪中形成一个"口袋"以容纳输液港。一个隧道装置（或棒）连接在导管上，从腹腔顶端到输液港部位，或反之，通过皮下脂肪。腹膜入口位于脐外侧约 5cm 处，导管装置直接或斜穿直肌鞘、肌肉和腹膜。处理导管时应避免使用带齿或其他尖锐工具。如果没有预先连接，使用 2-0 不可吸收缝线将港固定到筋膜之前，将导管的头端连接到输液港。导管的 IP 端以 90° 切开，在腹腔内留下 12cm 或更多，直接指向盆腔。可吸收缝合线可缝合在导管周围的腹膜入口点，以防止导管缩回。应使用 19～22 号 Huber 针穿刺进入港，并用 10mL 100U/mL 的肝素化生理盐水冲洗，检查皮肤闭合前是否通畅和渗漏（图 15-2）。

腹腔镜手术植入

腹腔镜方法的优点是可以在不需要大切口的情况下放置化疗港，这与最近进行过开腹手术的女性高度相关。已经描述了几种技术[92-94]。必须小心避免损伤附着组织，初始入路技术应由外科医生决定。基本要素是导管通道在直视下轻拉导管，小心放置进入腹腔。为了方便操作，可以使用静脉导管，并通过为常规中心静脉通道提供的鞘或直接通过 5mm 腹腔镜套管鞘[95]。定位固定化疗港并开放式植入。所有大于 8mm 的腹腔镜穿刺口部位筋膜应关闭牢固。

腹部小切口植入

在全身麻醉下，沿着皮纹线在髂前上棘和腹直肌鞘外侧脐部之间的中间处做一个 6cm 的切口（如果最近开腹手术时切除了左结肠或直肠，则优先从右侧切口）。在切口线上打开外斜筋膜，切开内斜肌和腹横肌，小心打开腹膜。切开局部粘连，打开腹膜间隙。化疗港位于肋缘上方的位置如上

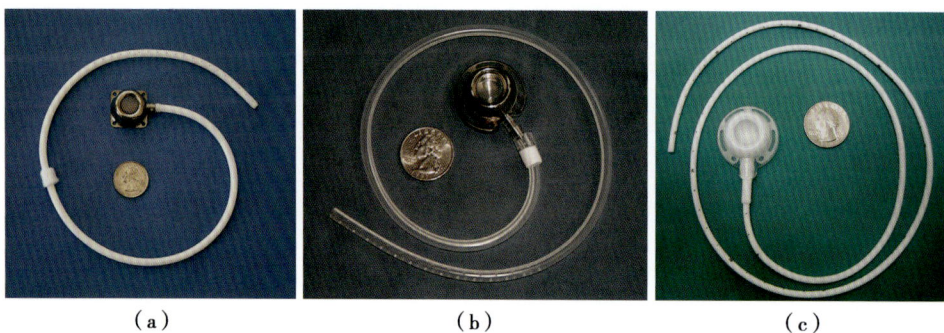

|（a）|（b）|（c）|

图 15-1 （a）显示了 Port-A-Cath 腹腔内存取端口，聚氨酯，网状连接有带袖套 14.7F 导管。（b）可连接的腹腔内输液港，硅橡胶材料，开窗无袖导管。（c）预连接的静脉用塑料端口，硅橡胶材料，单腔 9.6F 无袖套导管

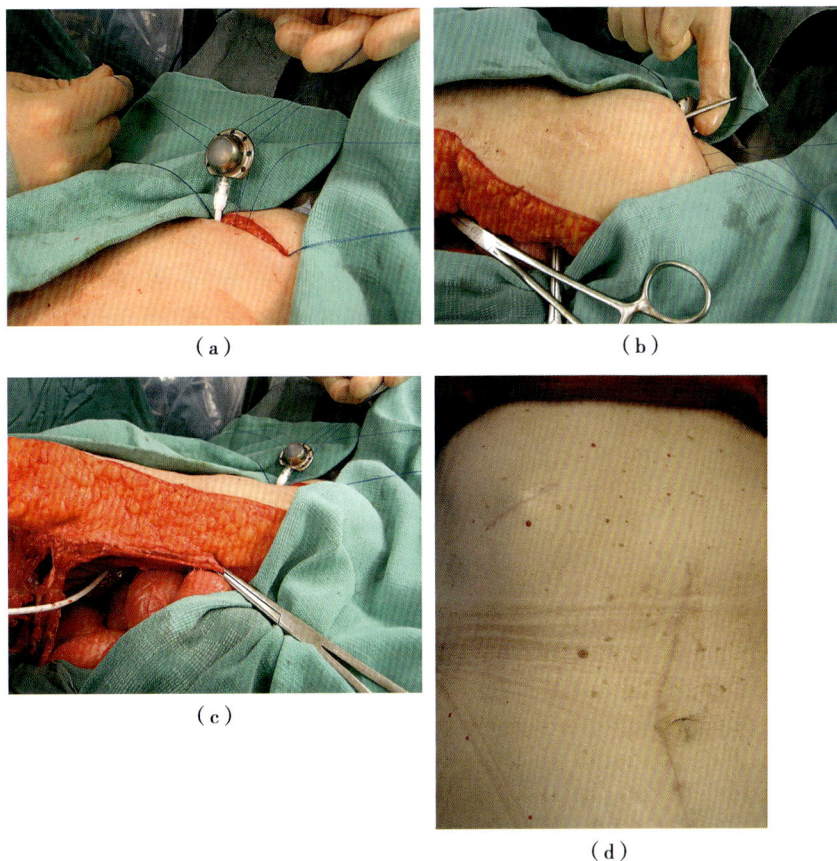

图 15-2 （a）开腹术时腹腔内港的放置。输液港固定在右侧锁骨中线肋缘筋膜外。这是一个 9.6F 单腔港。（b）开腹术时腹腔内输液港的放置。隧道装置为从腹膜腔经由皮下组织进入输液港。这是一个 9.6F 单腔端口［摘自 Walker JL，腹腔内化疗：技术和并发症。《腹腔内癌症治疗》，Helm CW 和 Edwards RP（主编）。Humana 出版社，Totowa］。（c）开腹术中腹腔内输液港的放置。导管已经固定在输液港。现在将缝线系紧，以确保输液港与下面的筋膜连接。这是一个 9.6F 单腔端口［摘自 Walker JL，腹腔内化疗：技术和并发症。《腹腔内癌症治疗》，Helm CW 和 Edwards RP（主编）。经许可，Humana 出版社，Totowa，NJ，2007 年］。（d）开腹术中腹腔内端口的放置。中线和输液港切口均愈合

所述。通道装置可以从化疗港切口向下通过通道进入腹腔，反之亦然，在开放切口外然后分层关闭伤口[96]。

NIPEC 的使用

最好在 IP 港置入后 2～4 周可以进行腹腔化疗[36,97]。向患者详细说明治疗方案并获得同意[98]。排空膀胱后，患者仰卧，但躯干轻度固定，以避免腹腔对膈肌造成压力和呼吸障碍。保持这个姿势直到所有的体液被注入[96]。必要时给予术前用药和水化。化疗港部位周围的皮肤用消毒剂配制，并放置无菌纱布。使用非优势手的手指固定住化疗港的储液囊，用直径 1.5～2mm 的 19～22 号 Huber 针穿过储液囊的孔膈膜，到达对侧。如果 20mL 生理盐水注射证明化疗泵通畅，则连接 250mL 生理盐水袋。所有液体均在 37℃下给出。护士检查生理盐水在重力作用下容易进入腹腔，没有渗漏迹象，然后关闭阀门，用一个装有化疗药物的袋子更换。这个袋子可以在重力作用下快速运行长达 1h，在此期间护士监测患者的问题，如渗漏和副作用、不适、过敏反应或呼吸短促。尤其重要的是保持 Huber 针在化疗泵储液囊内的位置，以保持患者移动时避免渗漏。输注化疗药物后，如果患者能耐受，需在 1h 内输注 1L 生理盐水。然后取出 Huber 针并进行加压包扎。患者平卧时每 15min 旋转 1 次，持续 2h：左侧、右侧、床头朝上、床头朝下。在直立期间，患者可以排尿和走动。输注后，患者可以出院。

NIPET 使用和化疗港的并发症

IP 港与一系列并发症相关,可能导致无法按计划完成腹腔化疗(表 15-6)。导管阻塞是终止 IP 治疗的最常见原因(37.6%)[95]。它可以通过纤维粘连直接发生,如导管弯曲、开窗处或导管尖端堵塞,也可以通过导管尖端附近的粘连导致液体流受限间接发生。导管弯曲可以通过腹腔镜纠正,无须移除和更换输液港[81,88]。因此,当发生流入阻塞时,应考虑到进行输液港阻塞的研究。感染可能是相对浅表的,如皮肤蜂窝织炎、输液港周和导管隧道感染,以及深部感染,包括腹腔内脓肿和腹膜炎。已有坏死性筋膜炎的报道[107]。如果手术区域高度污染,则不应放置输液港是合乎逻辑的,但在无并发症的肠切除术时放置输液港是合理的,因为感染与肠管手术或阑尾切除术时放置输液港没有显著关联[98-100,105,108-109]。在左半结肠或直肠乙状结肠切除术时可能会延迟腹腔化疗的开始[108]。即使肠管切除时未放置输液港,感染率仍为 10.8%[87]。

表 15-6   导致腹腔化疗停止的化疗港并发症

并发症	发生率/%	停止腹腔化疗	
		n^a	全部[b]的 %
梗阻	2.1～10.7	79	37.6
感染	0～20.5	66	31.4
漏液	0～11.9	14	6.7
传输问题	0～11.1	12	5.7
疼痛	2.3～85.7	7	3.3
阴道并发症	0～2.5	5	2.5
肠管并发症	0～3.6	3	1.4

摘自参考文献 36、81、82、84、86-88、98-106。
[a] 出现并发症导致停药的人数。
[b] 210 例报告停止腹腔化疗的百分比。

在 GOG172 的分析中,IP 港渗漏被认为是中断 IP 治疗病例的病因中占 12.5%(5/40)[108]。泄漏的原因可能包括错误的针头连接到输液港储液器,错误的港-导管连接,或从腹腔的隧道"反向"。使用合适长度的 Huber 穿刺针,注意将穿刺针固定在输液孔上,并在输液过程中限制患者活动,可以降低输液外渗的风险。在开始化疗输注之前,总是要进行一次生理盐水测试,护理人员应该始终警惕外渗的证据[85]。如果采用开放置管技术,将导管从腹膜切口[36]引入腹膜可减少早期伤口漏液。虽然腹腔输注通常在插入后一周或更长时间后开始,但被认为至少等待 1 天后是安全的[81,87,101,103,105-106]。阴道内渗漏率为 0.3%(范围 0～2.6%)。

IP 港进入困难包括穿刺针插入困难和输液港与下方筋膜非预期的脱离(旋转、脱位和脱位)。尤其是在肥胖患者中,输液港放置在肋缘上方和使用长 Huber 针是有帮助的[81]。当导管从腹膜回退至输液港时,会发生回缩,据认为约有 1% 的病例发生回缩,在单腔、无开窗、无袖带的套管中更常见[95]。在腹腔中保留足够长度的导管(10～12cm),并在腹腔的入口处放置可吸收的栓系缝线,可以降低发生的风险。

与 IP 导管相关的肠穿孔可能在治疗期间发生,也可能延迟到治疗完成多年后才发生。因此,一般建议在治疗完成后 1 年内移除化疗港[102,107]。疼痛和不适是 IP 港的常见问题。在最详细的报告中,51/106 例患者(48%)在治疗期间报告疼痛,24.5% 为轻度疼痛,12% 为中度(毒麻药缓解且未导致患者日常活动受限),11% 为重度(需要毒麻药并停止 IP 治疗)[99]。当向 PC 中注入高达 2L 的液体时,可能会出现一些不适,患者应被告知在前 24～48h 内有腹胀、腹压和腹部不适等感觉[85]。可以通过在灌注前加温灌注液、降低灌注速率和减少后续无化疗药的灌注液体积来减少这种不适[104]。局部不适也可能与内衣的位置和当港口放置在肋缘时的睡眠姿势有关。对于较瘦的患者,可以通过在肋缘下放置较小的切口来避免。对于是否使用开窗或不开窗导管的问题,有研究表明,两侧开窗的腹膜透析导管与并发症增加有关,应避免使用[108]。只有两篇论文比较了同一中心(非随机研究)开窗导管和非开窗导管的使用经验,在总并发症或因开窗导管而停止化疗的患者比例上没有显著差异[36,110]。

在一线 CRS 或第二次手术中放置化疗港的时间对化疗港的并发症或腹腔化疗的完成率没有显著影响[87,100,108-109]。两个系列研究纳入了大量在腹腔镜下放置输液港进行巩固治疗的患者,发现腹腔镜和开腹手术在输液港功能障碍、感染或导管相关并发症方面没有显著差异[105,109]。

HIPEC 的输送技术

HIPEC 输送有两种主要方法,一种是"竞技场"方法,中腹部在灌注过程中保持开放,另一种是"封闭"方法，灌注通过管道完成，形成闭环。封闭系统更广泛地使用，因为手术室（operating room，OR）人员的暴露更有限。无论使用哪种方法，热交换泵系统都会加热灌注液并将其循环到整个腹腔。应制订在手术室和回收区处理化疗药物以及管理有毒废物的规程。手术室的专门团队至关重要，包括麻醉师、外科医生、灌注师（泵技师员）、药剂师和护理人员，以确保患者和手术团队以最大的安全性高效交付。

HIPEC 在全身麻醉下进行。根据手术和外科医生的偏好，患者仰卧位或截石位。在常规包扎之前，可以在整个手术区域上放置一个大的无菌胶布，以减少化疗污染的概率。然后进行手术探查，一旦患者的肿瘤负荷"最佳"，最好没有可见的病灶，也可以有不超过 2.5mm 的残留病灶，即可以进行 HIPEC。许多外科医生会将肠道吻合重建留到 HIPEC 完成后，以减少吻合口部位复发的机会并降低吻合口渗漏率。阴道穹窿可以在 HIPEC 之前关闭。食管热传感器探头用于监测核心温度，温度探头监测灌注液的流入和流出温度。在给予 HIPEC 大约 1h 前，麻醉师采取措施将患者的核心温度降低到 34～35℃，主要是通过降低房间内的空气温度并关闭加热毯。此外，应在给予 HIPEC 之前进行动脉血气检查，因为代谢性酸中毒和高血糖并不少见，在 HIPEC 给药期间应由麻醉团队进行监测和适当管理。泵技师也开始准备 HIPEC 泵送设备。无论使用何种方法，所有可能接触化疗的人员都应穿上特殊的长袍和手套。放置流入和流出导管，输注可以从加热的运载工具开始。在进行化疗之前，外科医生、循环护士和灌注师应确认患者的姓名、病历编号、化疗药物和剂量。建议腹部轻轻搅动避免"热点"，确保灌注液自由外排。灌注完成后，允许灌注液排入废物容器中。然后，所有受污染的一次性器械、胶带和管子都被排出并放入专用的化疗废物容器中。更换长袍和手套，并完成手术，包括必要时进行吻合。术后，可以监测患者，特别注意血糖和 pH。在重症监护病房观察患者没有特殊作用，除非手术复杂性或术中并发症的要求。

开放式技术

两个流入导管和四个封闭的抽吸引流管穿过腹壁，并在皮肤上用荷包缝合线进行密闭缝合。温度探头连接到流入导管并固定在皮肤边缘。在竞技场""方法中，运用 #1 单丝缝合线固定无菌塑料片（例如用剪刀完全打开的 2L 静脉溶液袋）以覆盖开放的腹部并抬高自保留牵开器的皮肤边缘（图 15-3a）。至少可以在塑料布下方放置一个高功率烟雾疏散器（Bufalo 烟雾疏散器系统），以防止任何可能的化疗气溶胶污染。在改进的系统中，不使

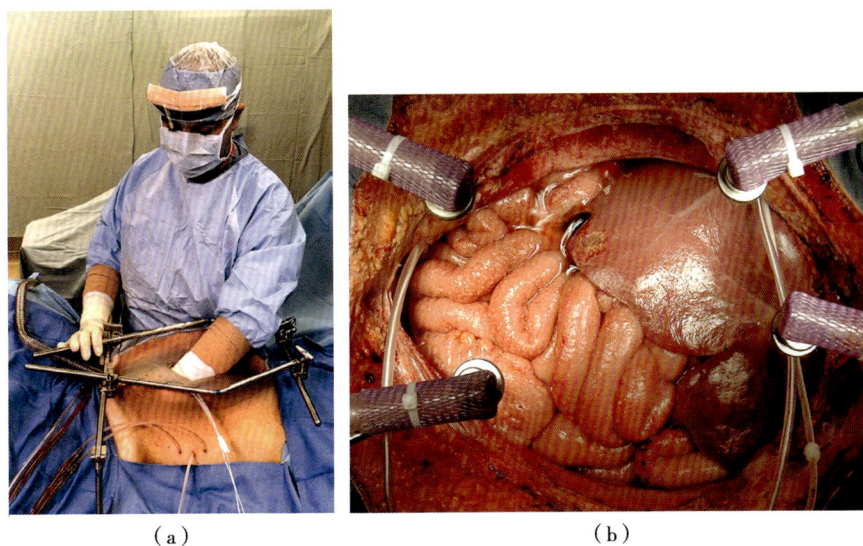

(a) 　　　　　　　　　(b)

图 15-3 （a）使用开放或"体育场"技术实施的 HIPEC。将塑料片缝在伤口边缘，然后将塑料片绑在牵开器上，形成一个蒸汽屏障。外科医生的手连续移动腹部和盆腔内容物，促进化疗和热的均匀分布。（b）开放技术 HIPEC。从上面看到的是改进后的烟雾疏散系统。4 个烟雾疏散器放置在开放腹部的 4 个象限，以在化疗溶液上方形成一个蒸汽屏障。伤口上没有塑料片

用塑料片，排烟器放置在开放腔体上方（图 15-3b）。化疗溶液在 42～46℃下通过流入导管泵入腹部，以将腹腔内液体保持在 41～42℃，30～90min。外科医生不断操作所有内脏，以消除腹膜表面的黏附，并确保所有表面都暴露在外。

封闭式技术

在骨盆内放置两根输液管，并通过 Y 形接头连接到一根输液管，该输液管插入腹部并附有温度传感器。在切除左叶三角韧带后，将第二根管（通常是开窗环）放置在肝脏上方，用作流出管，同样在其从腹部出口附近连接温度传感器（图 15-4a）。一旦正确定位，使用 #1 单丝缝合线关闭腹部切口的皮肤和皮下脂肪（不是腹直肌筋膜）。注意确保皮肤边缘没有倒置，并且皮肤紧紧地贴合在管道周围（图 15-4b 和 c）。伤口闭合后，流入和流出管牢固地连接到热交换泵，并允许预热的灌注液，例如 Deflex™ 腹膜透析溶液，填充腹腔。通常，需要 2～3L 来填充腹腔，并在将化疗药添加到回路之前识别任何泄漏。当达到一致的所需流入量（41～

43℃）和流出量（41～42℃）温度和流速（1 000～1 500mL/min）时，将化疗药物添加到灌注液中。允许化疗灌注物在腹腔内循环 30～90min，同时通过腹部的轻轻揉捏来辅助分配（图 15-4d）。注意皮肤渗漏，并用缝合线固定这些渗漏。HIPEC 完成后，去除灌注液并将无菌盐水注入回路中。然后重新打开伤口，取出管子并正确丢弃。此时，仔细检查腹部，特别是肠道。在最终缝合伤口之前，需要进行肠吻合。一些外科医生倾向于在 HIPEC 灌注之前进行所有手术，然后通过远离切口的侧方穿刺处的流入和流出管。这样可以使筋膜和皮肤完全闭合，以便在 HIPEC 后可以简单地移除管而不重新打开腹部。

有报道称腹腔镜下 HIPEC 手术采用微创技术[111-113]。在腹腔镜引导下，通过直接进入套管针位置放置输液港（图 15-5）。手术过程与封闭灌注相似。

开放还是闭合：哪一个是最好的选择

外科和妇科肿瘤学家对他们喜欢哪种技术存

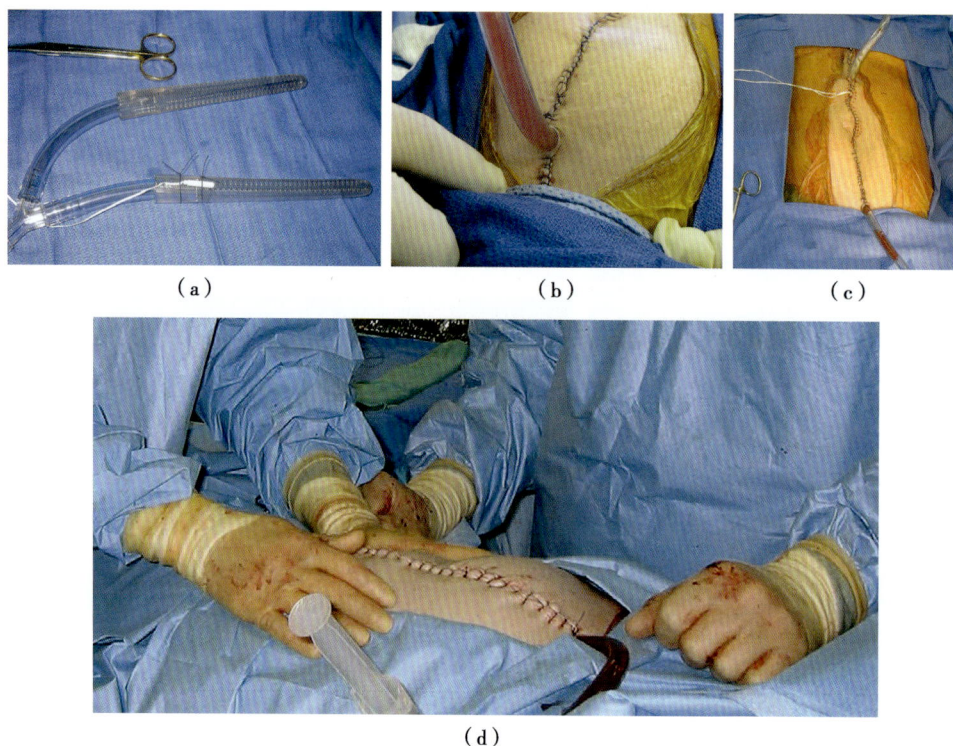

(a)   (b)   (c)

(d)

图 15-4 （a）封闭方法的 HIPEC。准备插入腹膜腔的流出管。导管通过 Y 形连接器连接到一个单一的导管。温度探头附在一侧（由医学博士 Jules Veerapong 提供）。（b）封闭式 HIPEC。皮肤切口已关闭紧密，特别注意导管出口点（由医学博士 Jules Veerapong 提供）。（c）封闭式 HIPEC。导管和温度探头已连接，患者已准备好开始灌注（由医学博士 Jules Veerapong 提供）。（d）封闭式 HIPEC。在整个灌注过程中轻轻按摩腹部，以促进灌注液的分布

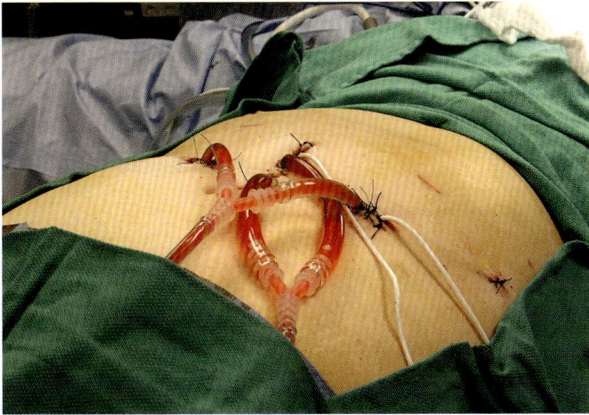

图 15-5　通过腹腔镜进行的 HIPEC（摘自 Esquivel J《美国、欧洲、中国、日本、韩国腹腔热灌注化疗技术》。癌症杂志 2009；15：249-254，已经许可）

表 15-7　文献报道 CRS 和 HIPEC 后特定并发症的发生率

结局评估	发生率/%	事件数	患者数
死亡率	1.3（0～10.5）	28	2 150
再手术	8.3	48	577
3/4 级[1]	11～70[7]	*	*
白细胞减少，3/4 级[2]	9.9	77	779
中性粒细胞减少，3/4 级[2]	5.6	5	89
血小板减少，3/4 级[2]	10[3]	10	103
肾脏，3/4 级	3.3[4]	7	213
肠瘘	3.9[5,6]	16	413

摘自参考文献 33、44-46、48-50、52-63、66-72、115-129。
[1] 包括所有的分级系统。[2] CTCAE 或 WHO 分级。[3] 卡铂剂量高达 1 000mg/m² 时为 20%（5/25）。[4] 在迄今包括 566 例患者的最大系列中，无防御功能的肾功能不全的发生率为 8%，慢性肾功能不全的发生率为 2%，长期透析的发生率为 1%[72]。[5] 小肠切除 62 例（4.5%）。[6] 已有自发性肠穿孔的报道[61]，这可能反映了热化疗对受到创伤的肠道的影响，尤其是在肠溶解术中。[7] 包括术后贫血和电解质异常。

在分歧。没有数据表明开放或封闭技术改善了临床结局。开放方法的优点是热量和化疗灌注物分布更完整，以避免"热点"局限，但代价是暴露于手术室人员，并且由于开放性伤口使得热量损失更大，因此在 PC 中保持均匀的温度可能更困难[114]。最重要的是，没有研究表明这两种技术的发病率或死亡率存在差异，污染的风险很小。对于那些考虑启动 HIPEC 计划的人来说，考虑到暴露于细胞毒性物质的担忧，强烈建议强烈考虑封闭系统。

HIPEC 的并发症

HIPEC 通常在广泛的 CRS 之后进行，虽然预计联合治疗与术后发病率和死亡率有关，但很难区分两者的个体作用。感兴趣的主要结局是死亡率、再手术率、总体毒性严重程度以及骨髓、肾脏和肠道并发症发生率（表 15-7）。在收集的系列研究中，在所有时间点接受 CRS 和 HIPEC 的卵巢癌女性的死亡率为 1.3%（2 150 例患者中的 28 例），个体报告的范围为 0～10.5%。28 例中有 25 例（30%）的死因与肠道并发症（肠瘘、破裂或缺血）有关。脓毒症是死亡因素的 9 例中有 7 例与肠道并发症有关。相比之下，对于接受卵巢癌一线 CRS 且无 HIPEC 的患者，单中心研究的总体围手术期平均死亡率（手术后 30d 内任何原因导致的死亡）为 2.8%（平均为 0～6.7%），在基于人群的研究中为 3.7%，（范围为 2.5%～4.8%）。复发性卵巢癌（传统上为孤立的、与复发间隔较长的疾病）中，CRS 无 HIPEC 的死亡率为 1.4%（范围为 0～3.4%）[77]。CRS 和 HIPEC 的并发症使用各种分级系统报告，包括美国国立癌症研究所（National Cancer Institute，

NCI）的不良事件通用毒性标准（Common Toxicity Criteria for Adverse Events）版本、世界卫生组织分级系统以及手术分级系统。据报道，Ⅲ级和Ⅳ级并发症的发生率为 11%～34.8%。再手术率（不需要任何分级）为 8.3%（48/577 例）。最常见的原因包括出血/血肿（24 例）、肠缺血、肠瘘、肠穿孔（11 例）、脓肿/脓液（4 例）、伤并发症口裂开（2 例）、输尿管瘘（2 例）和胰瘘（2 例）。103 例使用奥沙利铂的 HIPEC 患者中，有 13 例（12.6%）合并出血/血肿（58 例，68 例，119 例）[58,68,119]。在 HIPEC 之前还是之后进行肠吻合尚无共识[33,44,46,69,72,120-122,124,127,129]。先前讨论的随机试验的最新数据并未显示在 NACT 术后 CRS 时或复发性疾病中接受 HIPEC 的妇女发病率或死亡率增加[42C-E]，进一步证明了 HIPEC 的相对安全性。

随着妇科、外科和内科肿瘤医师评估有关 HIPEC 的新数据，女性卵巢癌患者对 HIPEC 项目的需求将会增加。目前，大多数 HIPEC 项目仅限于具有罕见肿瘤（如腹部间皮瘤、假瘤和低级别阑尾癌）治疗专长的大型学术中心。对开发新的 HIPEC 项目感兴趣的妇科肿瘤医师可以与他们机构中有 HIPEC 操作经验的外科肿瘤医师合作。如果这样的伙伴关系不存在，创建一个新的项目可能是具有挑战性的。这至少需要包括妇科肿瘤、

麻醉、外科重症监护医师、药房和医院管理在内的多学科团队。应由专门的团队实施所有 HIPEC 操作，仔细审查所有发病率，并为外科医师制定一套认证程序。关于如何建立成功的 HIPEC 计划的全面综述已经与化疗方案一起发表[130]。

总之，越来越多的数据表明，NIPEC 和 HIPEC 等曾经被认为是区域治疗的新方法，这些技术可能在原发性和复发性卵巢癌患者的管理中发挥更重要和确定的作用。治疗晚期卵巢癌患者的外科医生应严格评估所有正在开发的治疗方法，并利用额外的外科培训，或者在必要时向具有根治性手术减瘤和HIPEC专长的医师转诊。

（翟妍 译）

参 考 文 献

1. Chi DS, Eisenhauer EL, Zivanovic O, et al. Improved progression-free and overall survival in advanced ovarian cancer as a result of a change in surgical paradigm. *Gynecol Oncol* 2009;114:26–31.
2. Bristow RE, Tomacruz RS, Armstrong DK, et al. Survival effect of maximal cytoreductive surgery for advanced ovarian carcinoma during the platinum era: A meta-analysis. *J Clin Oncol* 2002;20:1248–1259.
3. Sugarbaker PH. Peritonectomy procedures. *Ann Surg* 1995;221:29–42.
4. Sugarbaker PH. Peritoneum and peritoneal cavity. In Standring S, (ed). *Gray's Anatomy*. Chennai, India: Churchill Livingston/Elsevier, 2014.
5. Dedrick RI, Myers CE, Bungay PM, et al. Pharmacokinetic rationale for peritoneal drug administration in the treatment of ovarian cancer. *Cancer Treat Rep* 1978;62:1–11.
6. Dedrick RL, Flessner MF. Pharmacokinetic problems in peritoneal drug administration: Tissue penetration and surface exposure. *J Natl Cancer Inst* 1997;89:480–7.
7. de Bree E, Tsiftsis DD. Experimental and pharmacokinetic studies in intraperitoneal chemotherapy: From laboratory bench to bedside. *Recent Results Cancer Res* 2007;169:53–73.
8. Markman M. Intraperitoneal chemotherapy in the management of malignant disease. *Exp Rev Anticanc Ther* 2001;1:142–148.
9. Howell SB. Pharmacologic principles of intraperitoneal chemotherapy for the treatment of ovarian cancer *Int J Gyaecol Cancer* 2008;18 (Suppl 1):20–25.
10. Braly PS, Berek JS, Blessing JA, et al. Intraperitoneal administration of cisplatin and 5-fluorouracil in residual ovarian cancer: A phase II Gynecologic Oncology Group trial. *Gynecol Oncol* 1995;56:164–8.
11. Markman M, Brady M, Hutson A, et al. Survival after second-line intraperitoneal therapy for the treatment of epithelial ovarian cancer: The Gynecologic Oncology Group experience. *Int J Gynecol Cancer* 2009;19:223–9.
12. Giovanella BC, Stehlin JS, Jr., Morgan AC. Selective lethal effect of supranormal temperatures on human neoplastic cells. *Cancer Res* 1976;36:3944–50.
13. Alberts DS, Peng YM, Chen HS, et al. Therapeutic synergism of hyperthermia-cis-platinum in a mouse tumor model. *J Nat Cancer Inst* 1980;65:455–61.
14. Barlogie B, Corry PM, Drewinko B. In vitro thermo-chemotherapy of human colon cancer cells with cis-dichlorodiammineplatinum(II) and mitomycin C. *Cancer Res* 1980;40:1165–8.
15. Meyn RE, Corry PM, Fletcher SE, et al. Thermal enhancement of DNA damage in mammalian cells treated with cis-diamminedichloroplatinum(II). *Cancer Res* 1980;40:1136–1139.
16. Istomin YP, Zhavrid EA, Alexandrova EN, et al. Dose enhancement effect of anticancer drugs associated with increased temperature in vitro. *Exp Oncol* 2008;30:56–9.
17. Los G, van Vugt M, Pinedo HM. Response of peritoneal solid tumours after intraperitoneal chemohyperthermia treatment with cisplatin or carboplatin. *Brit J Cancer* 1994;69:235–241.
18. Mohamed F, Marchettini P, Stuart OA, et al. Thermal enhancement of new chemotherapeutic agents at moderate hyperthermia. *Ann Surg Oncol* 2003;10:463–8.
19. Rietbroek RC, van de Vaart PJ, Haveman J, et al. Hyperthermia enhances the cytotoxicity and platinum-DNA adduct formation of lobaplatin and oxaliplatin in cultured SW 1573 cells. *J Cancer Res Clin Oncol* 1997;123:6–12.
20. Takemoto M, Kuroda M, Urano M, et al. The effect of various chemotherapeutic agents given with mild hyperthermia on different types of tumours. *Int J Hyperthermia* 2003;19:193–203.
21. Wang BS, Lumanglas AL, Silva J, et al. Effect of hyperthermia on the sensitivity of human colon carcinoma cells to mitoxantrone. *Cancer Treat Rep* 1987;71:831–6.
22. Xu MJ, Alberts DS. Potentiation of platinum analogue cytotoxicity by hyperthermia. *Cancer Chemother Pharmacol* 1988;21:191–6.
23. de Bree E, Theodoropoulos PA, Rosing H, et al. Treatment of ovarian cancer using intraperitoneal chemotherapy with taxanes: From laboratory bench to bedside. *Cancer Treat Rev* 2006;32:471–82.
24. Haveman J, Rietbroek RC, Geerdink A, et al. Effect of hyperthermia on the cytotoxicity of 2', 2'-difluoorodeoxycytidine (gemcitabine) in cultured SW1573 cells. *Int J Cancer* 1995;62:627–30.
25. Hermisson M, Weller M. Hyperthermia enhanced chemosensitivity of human malignant glioma cells. *Anticancer Res* 2000;20:1819–23.
26. Maymon R, Bar-Shira Maymon B, Holzinger M, et al. Augmentative effects of intracellular chemotherapy penetration combined with hyperthermia in human ovarian cancer cells lines. *Gynecol Oncol* 1994;55:265–70.
27. Urano M, Ling CC. Thermal enhancement of melphalan and oxaliplatin cytotoxicity in vitro. *Int J Hyperthermia* 2002;18:307–15.
28. van de Vaart PJ, van der Vange N, Zoetmulder FA, et al. Intraperitoneal cisplatin with regional hyperthermia in advanced ovarian cancer: Pharmacokinetics and cisplatin-DNA adduct formation in patients and ovarian cancer cell lines. *Eur J Cancer* 1998;34:148–54.
29. Muenyi CS, States VA, Masters JH, et al. Sodium arsenite and hyperthermia modulate cisplatin-DNA damage responses and enhance platinum accumulation in murine metastatic ovarian cancer xenograft after hyperthermic intraperitoneal chemotherapy (HIPEC). *J Ovarian Res* 2011;4:9–19.
30. Scaaf L, Van Der Kuip H, Mürdter TE, et al. Effects of hyperthermia on DNA repair capacity and long term survival in ovarian and colon carcinoma cells. In *American Association for Cancer Research*, 2014. San Diego, CA.
31. Krawczyk PM, Eppink B, Essers J, et al. Mild hyperthermia inhibits homologous recombination, induces BRCA2 degradation, and sensitizes cancer cells to poly (ADP-ribose) polymerase-1 inhibition. *Biol Sci* 2011;108:9851–9856.
31B. Ying Zhang, Yumin Wu, Jun Wu, Chen Wu. Direct and indirect anticancer effects of hyperthermic intraperitoneal chemotherapy on peritoneal malignancies (Review). DOI:10.3892/or.2021.7974.
32. Spratt JS, Adcock RA, Muskovin M, et al. Clinical delivery system for intraperitoneal hyperthermic chemotherapy. *Cancer Res* 1980;40:256–60.
33. Steller MA, Egorin MJ, Trimble EL, et al. A pilot phase I trial of continuous hyperthermic peritoneal perfusion with high-dose carboplatin as primary treatment of patients with small-volume residual ovarian cancer [erratum appears in Cancer Chemother Pharmacol 1999;44(1):90]. *Cancer Chemother Pharmacol*

1999;43:106–14.

34. Sugarbaker PH, Cunliffe WJ, Belliveau J, et al. Rationale for integrating early postoperative intraperitoneal chemotherapy into the surgical treatment of gastrointestinal cancer. *Semin Oncol* 1989;16:83–97.

35. Barakat RR, Sabbatini P, Bhaskaran D, et al. Intraperitoneal chemotherapy for ovarian carcinoma: Results of long-term follow-up. *J Clin Oncol* 2002;20:694–8.

36. Lesnock JL, Richard SD, Zorn KK, et al. Completion of intraperitoneal chemotherapy in advanced ovarian cancer and catheter-related complications. *Gynecol Oncol* 2010;116:345–50.

37. Alberts DS, Liu PY, Hannigan EV, et al. Intraperitoneal cisplatin plus intravenous cyclophosphamide versus intravenous cisplatin plus intravenous cyclophosphamide for stage III ovarian cancer [see comment]. *N Engl J Med* 1996;335:1950–5.

38. Markman M, Bundy BN, Alberts DS, et al. Phase III trial of standard-dose intravenous cisplatin plus paclitaxel versus moderately high-dose carboplatin followed by intravenous paclitaxel and intraperitoneal cisplatin in small-volume stage III ovarian carcinoma: An intergroup study of the Gynecologic Oncology Group, Southwestern Oncology Group, and Eastern Cooperative Oncology Group [see comment]. *J Clin Oncol* 2001;19:1001–7.

39. Armstrong DK, Bundy B, Wenzel L, et al. Intraperitoneal cisplatin and paclitaxel in ovarian cancer. *N Engl J Med* 2006;354:34–43.

40. Walker JL, Brady MF, Wenzel L. et al. Randomized trial of intravenous versus intraperitoneal chemotherapy plus bevacizumab in advanced ovarian carcinoma: An nrg oncology/gynecologic oncology group study. *J Clin Oncol.* 2019;37(16):1380–1390. doi: 10.1200/JCO.18.01568. Epub 2019 Apr 19.

41. Jaaback K, Johnson N. Intraperitoneal chemotherapy for the initial management of primary epithelial ovarian cancer. *Cochrane Database Systemat Rev* 2006;(1):CD 005340.

42. NCI CAFPMoTfAOC. Available at: http://ctep.cancer.gov/highlights/20060105_ovarian.htm. Accessed November 2014.

42B. Paris I, Cianci S, Vizzielli G et al. Upfront HIPEC and bevacizumab-containing adjuvant chemotherapy in advanced epithelial ovarian cancer. *Int J Hyperthermia.* 2018;35(1):370–374. doi: 10.1080/02656736.2018.1503346. Epub 2018 Oct 9.

42C. Spiliotis J, Iavazzo C, Fotiou A, et al. Upfront or intermediate treatment of advanced ovarian cancer patients with cytoreduction plus HIPEC: Results of a retrospective study. *J Surg Oncol.* 2021;123(2):630–637. doi: 10.1002/jso.26280. Epub 2020 Oct 30.

42D. van Driel WJ, Koole SN, Sikorska K, et al. Hyperthermic intraperitoneal chemotherapy in ovarian cancer. *N Engl J Med.* 2018;378(3):230–240. doi: 10.1056/NEJMoa1708618.

42E. Cascales Campos PA, González Gil A, Gil Gómez E. Cytoreductive surgery with or without hipec after neoadjuvant chemotherapy in ovarian cancer: A phase 3 clinical trial. *Ann Surg Oncol.* 2021. doi: 10.1245/s10434-021-11087-7. Online ahead of print.

43. van Driel WJ, Koole SN, Sikorska K, et al. Hyperthermic intraperitoneal chemotherapy in ovarian cancer. New Eng J Med 2018; 378 (vol 3): 320-240. PMID: 29342393 DOI: 10.1056/NEJMoa1708618 http://www.clinicaltrials.gov. Accessed November 2014.

44. Rufian S, Munoz-Casares FC, Briceno J, et al. Radical surgery-peritonectomy and intraoperative intraperitoneal chemotherapy for the treatment of peritoneal carcinomatosis in recurrent or primary ovarian cancer. *J Surg Oncol* 2006;94:316–24.

45. Di Giorgio A, Naticchioni E, Biacchi D, et al. Cytoreductive surgery (peritonectomy procedures) combined with hyperthermic intraperitoneal chemotherapy (HIPEC) in the treatment of diffuse peritoneal carcinomatosis from ovarian cancer. *Cancer* 2008;113:315–25.

46. Roviello F, Pinto E, Corso G, et al. Safety and potential benefit of hyperthermic intraperitoneal chemotherapy (HIPEC) in peritoneal carcinomatosis from primary or recurrent ovarian cancer. *J Surg Oncol* 2010;102:663–70.

47. Lim MC, Yoo HJ, Seo S-S, et al. Hyperthermic intraperitoneal chemotherapy following extensive cytoreductive surgery in patients with primary advanced epithelial ovarian cancer: result of a phase II study. In *8th International World Congress on Peritoneal Surface Malignancy. Berlin.* 2012

48. Helm CW, Richard SD, Pan J, et al. Hyperthermic intraperitoneal chemotherapy in ovarian cancer: First report of the HYPER-O registry. *Int J Gynecol Cancer* 2010;20:61–9.

49. Deraco M, Kusamura S, S. V, et al. Cytoreductive surgery and hyperthermic intraperitoneal chemotherapy as upfronttherapy for advanced epithelial ovarian cancer: Multi-institutional phase-II trial. *Gynecol Oncol* 2011;122:215–220.

50. Argenta PA, Sueblinvong T, Geller MA, et al. Hyperthermic intraperitoneal chemotherapy with carboplatin for optimally-cytoreduced, recurrent, platinum-sensitive ovarian carcinoma: A pilot study. *Gynecol Oncol* 2013;129:81–85.

51. Rubin SC, Randall TC, Armstrong KA, et al. Ten-year follow-up of ovarian cancer patients after second-look laparotomy with negative findings. *Obstet Gynecol* 1999;93:21–4.

52. Bae JH, Lee JM, Ryu KS, et al. Treatment of ovarian cancer with paclitaxel- or carboplatin-based intraperitoneal hyperthermic chemotherapy during secondary surgery. *Gynecol Oncol* 2007;106:193–200.

53. Gori J, Castano R, Toziano M, et al. Intraperitoneal hyperthermic chemotherapy in ovarian cancer. *Int J Gynecol Cancer* 2005;15:233–9.

54. Kim JH, Lee JM, Ryu KS, et al. Consolidation hyperthermic intraperitoneal chemotherapy using paclitaxel in patients with epithelial ovarian cancer. *J Surg Oncol* 2010;101:149–55.

55. Ryu KS, Kim JH, Ko HS, et al. Effects of intraperitoneal hyperthermic chemotherapy in ovarian cancer. *Gynecol Oncol* 2004;94:325–32.

56. Yoshida Y, Sasaki H, Kurokawa T, et al. Efficacy of intraperitoneal continuous hyperthermic chemotherapy as consolidation therapy in patients with advanced epithelial ovarian cancer: A long-term follow-up. *Oncol Rep* 2005;13:121–5.

57. Lentz SS, Miller BE, Kucera GL, et al. Intraperitoneal hyperthermic chemotherapy using carboplatin: A phase I analysis in ovarian carcinoma. *Gynecol Oncol* 2007;106:207–10.

58. Pomel C, Ferron G, Lorimier G, et al. Hyperthermic intra-peritoneal chemotherapy using oxaliplatin as consolidation therapy for advanced epithelial ovarian carcinoma. Results of a phase II prospective multicentre trial. CHIPOVAC study. *Eur J Surg Oncol* 2010;36:589–93.

59. Deraco M, Rossi CR, Pennacchioli E, et al. Cytoreductive surgery followed by intraperitoneal hyperthermic perfusion in the treatment of recurrent epithelial ovarian cancer: A phase II clinical study. *Tumori* 2001;87:120–126.

60. de Bree E, Romanos J, Michalakis J, et al. Intraoperative hyperthermic intraperitoneal chemotherapy with docetaxel as second-line treatment for peritoneal carcinomatosis of gynaecological origin. *Anticancer Res* 2003;23:3019–27.

61. Zanon C, Clara R, Chiappino I, et al. Cytoreductive surgery and intraperitoneal chemohyperthermia for recurrent peritoneal carcinomatosis from ovarian cancer. *World J Surg* 2004; 28:1040–5.

62. Raspagliesi F, Kusamura S, Campos Torres JC, et al. Cytoreduction combined with intraperitoneal hyperthermic perfusion chemotherapy in advanced/recurrent ovarian cancer patients: The experience of National Cancer Institute of Milan. *Eur J Surg Oncol* 2006;32:671–5.

63. Cotte E, Glehen O, Mohamed F, et al. Cytoreductive surgery and intraperitoneal chemo-hyperthermia for chemo-resistant and recurrent advanced epithelial ovarian cancer: Prospective study of 81 patients [see comment]. *World J Surg* 2007;31:1813–20.

64. Helm CW. Cytoreductive surgery and hyperthermic intraperitoneal chemotherapy for ovarian cancer: world experience. In Helm CW, Edwards RP, (eds). *Intraperitoneal Cancer Therapy.* Totowa, NJ: Humana Press, 2007:153–156.

65. Ceelen WP, Van Nieuwenhove Y, Van Belle S, et al. Cytoreduction and hyperthermic intraperitoneal chemoperfusion in women with heavily pretreated recurrent ovarian cancer. *Ann Surg Oncol* 2012 19:2352–2359.

66. Cavaliere F, Giannarelli D, Valle M, et al. Peritoneal carcinomatosis from ovarian epithelial primary: Combined aggressive treatment. *In Vivo* 2009;23:441–6.

67. Fagotti A, Paris I, Grimolizzi F, et al. Secondary cytoreduction

plus oxaliplatin-based HIPEC in platinum-sensitive recurrent ovarian cancer patients: A pilot study. *Gynecol Oncol* 2009;113:335–40.

68. Fagotti A, Costantini B, Vizzielli G, et al. HIPEC in recurrent ovarian cancer patients: Morbidity-related treatment and long-term analysis of clinical outcome. *Gynecol Oncol* 2011;122:221–5.

69. Bakrin N, Cotte E, Golfier F, et al. Cytoreductive surgery and hyperthermic intraperitoneal chemotherapy (HIPEC) for persistent and recurrent advanced ovarian carcinoma: A multicenter, prospective study of 246 patients. *Ann Surg Oncol* 2012;19:4052–4058.

70. Deraco M, Virzi S, Iusco DR, et al. Secondary cytoreductive surgery and hyperthermic intraperitoneal chemotherapy for recurrent epithelial ovarian cancer: A multi-institutional study. *Brit J Obstet Gynaecol* 2012;119:800–809.

71. Fagotti A, Costantini B, Petrillo M, et al. Cytoreductive surgery plus HIPEC in platinum-sensitive recurrent ovarian cancer patients: A case-control study on survival in patients with two year follow-up. *Gynecol Oncol* 2012;127:502–505.

72. Bakrin N, Bereder JM, Decullier E, et al. Peritoneal carcinomatosis treated with cytoreductive surgery and Hyperthermic Intraperitoneal Chemotherapy (HIPEC) for advanced ovarian carcinoma: A French multicentre retrospective cohort study of 566 patients. *Eur J Surg Oncol* 2013;39:1435–1443.

73. Le Brun J-F, Campion L, Berton-Rigaud D, et al. Survival benefit of hyperthermic intraperitoneal chemotherapy for recurrent ovarian cancer: A multi-institutional case control study. *Ann Surg Oncol* 2014;21:3621–27.

74. Spiliotis J, Halkia E, Lianos E, et al. Cytoreductive surgery and HIPEC in recurrent epithelial ovarian cancer: A prospective randomized phase III study. *Ann Surg Oncol* 2015 May;22(5):1570–5. doi: 10.1245/s10434-014-4157-9.

75. Bristow RE, Puri I, Chi DS, et al. Cytoreductive surgery for recurrent ovarian cancer: A meta-analysis. *Gynecol Oncol* 2009;112:265–74.

76. Harter P, Hahmann M, Lueck HJ, et al. Surgery for recurrent ovarian cancer: Role of peritoneal carcinomatosis: Exploratory analysis of the DESKTOP I Trial about risk factors, surgical implications, and prognostic value of peritoneal carcinomatosis. *Ann Surg Oncol* 2009;16:1324–30.

77. Speyer JL, Myers CE. The use of peritoneal dialysis for delivery of chemotherapy to intraperitoneal malignancies. *Rec Results Canc Res* 1980;74:264–269.

78. Tenckhoff H, Schechter H. A bacteriologically safe peritoneal access device. *Trans Am Soc Artific Int Org* 1968;14:181–187.

79. Jenkins J, Sugarbaker PH, Gianola FJ, et al. Technical considerations in the use of intraperitoneal chemotherapy administered by Tenckhoff catheter. *Surg Gynecol Obstet* 1982;154:858–62.

80. Myers CE, Collins JM. Pharmacology of intraperitoneal chemotherapy. *Cancer Invest* 1983;1:395–407.

81. Pfeifle E. Totally implantable system for peritoneal access. *J Clin Oncol* 1984;2:1277–1280.

82. Piccart MJ, Speyer JL, Markman M, et al. Intraperitoneal chemotherapy: Technical experience at five institutions. *Semin Oncol* 1985;12:90–6.

83. Runowicz CD, Dottino PR, Shafir MK, et al. Catheter complications associated with intraperitoneal chemotherapy. *Gynecol Oncol* 1986;24:41–50.

84. Braly P, Doroshow J, Hoff S. Technical aspects of intraperitoneal chemotherapy in abdominal carcinomatosis. *Gynecol Oncol* 1986;25:319–33.

85. Markman M, Walker JL. Intraperitoneal chemotherapy of ovarian cancer: A review, with a focus on practical aspects of treatment. *J Clin Oncol* 2006;24:988–994.

86. Berry E, Matthews KS, Singh DK, et al. An outpatient intraperitoneal chemotherapy regimen for advanced ovarian cancer. *Gynecol Oncol* 2009;113:63–7.

87. Landrum LM, Gold MA, Moore KN, et al. Intraperitoneal chemotherapy for patients with advanced epithelial ovarian cancer: A review of complications and completion rates. *Gynecol Oncol* 2008;108:342–7.

88. Helm CW, Metzinger DS, Parker LP, et al. Port complications associated with delivery of intraperitoneal chemotherapy for ovarian cancer. Gynecol Oncol 2008;108:S32–S155. Abstract 294 Annual Meeting of the Society of Gynecologic Oncology, Tampa, FL March 2008.

89. Greben CR, Goldstein GE, Lovecchio J, et al. Percutaneous insertion of peritoneal ports. *Int J Gynecol Cancer* 2012;22:328–331.

90. Orsi F, Della Vigna P, Penco S, et al. Percutaneous placement of peritoneal port-catheter in oncologic patients. *Euro Radiol* 2004;14:2020–4.

91. Henretta MS, Anderson CL, Angle JF, et al. It's not just for laparoscopy anymore: Use of insufflation under ultrasound and fluoroscopic guidance by Interventional Radiologists for percutaneous placement of intraperitoneal chemotherapy catheters. *Gynecol Oncol* 2011;123:342–345.

92. Arts HJ, Willemse PH, Tinga DJ, et al. Laparoscopic placement of PAP catheters for intraperitoneal chemotherapy in ovarian carcinoma. *Gynecol Oncol* 1998;69:32–5.

93. Lin SN, Xu Y, Hamed AH, et al. One port laparoscopic technique for interval placement of intraperitoneal chemotherapy port under direct visualization. *Surg Laparosc Endosc Percutan Tech* 2012;22:12–14.

94. Helm CW. Technique of intraperitoneal chemotherapy: Normothermic and hyperthermic. In Ayhan A, Reed N, Gultekin M, Dursun P, (eds). *Textbook of Gynaecological Oncology.* Ankara: Gunes Publishing, 2012:760–761.

95. Helm CW. Ports and complications for intraperitoneal chemotherapy delivery [review]. *Brit J Obstet Gynecol* 2012;119:150–9.

96. Walker JL. Intraperitoneal chemotherapy: technique and complications. In Helm CW, Edwards RP, (eds). *Intraperitoneal Cancer Therapy.* Totowa, NJ: Humana Press, 2007: 55–69.

97. Robinson WR, Coberly C, Beyer J, et al. Office-based intraperitoneal chemotherapy for ovarian cancer. *J Oncol Pract* 2008;4:225–228.

98. Rubin SC, Hoskins WJ, Markman M, et al. Long-term access to the peritoneal cavity in ovarian cancer patients. *Gynecol Oncol* 1989;33:46–8.

99. Almadrones L, Yerys C. Problems associated with the administration of intraperitoneal therapy using the Port-A-Cath system. *Oncol Nurs Forum* 1990;17:75–80.

100. Davidson SA, Rubin SC, Markman M, et al. Intraperitoneal chemotherapy: Analysis of complications with an implanted subcutaneous port and catheter system. *Gynecol Oncol* 1991; 41:101–6.

101. Malmstrom H, Carstensen J, Simonsen E. Experience with implanted subcutaneous ports for intraperitoneal chemotherapy in ovarian cancer. *Gynecol Oncol* 1994;54:27–34.

102. Sakuragi N, Nakajima A, Nomura E, et al. Complications relating to intraperitoneal administration of cisplatin or carboplatin for ovarian carcinoma. *Gynecol Oncol* 2000;79:420–423.

103. Topuz E, Salihoglu Y, Aydiner A, et al. Celsite port and catheter as an intraperitoneal access device in the treatment of ovarian cancer. *J Surg Oncol* 2000;74:223–6.

104. Robinson WR, Beyer J. Factors affecting the completion of intraperitoneal chemotherapy in women with ovarian cancer. *Int J Gynaecol Obstet* 2010;20:70–74.

105. Makhija S, Leitao M, Sabbatini P, et al. Complications associated with intraperitoneal chemotherapy catheters. *Gynecol Oncol* 2001;81:77–81.

106. Anaf V, Gangji D, Simon P, et al. Laparoscopical insertion of intraperitoneal catheters for intraperitoneal chemotherapy. *Acta Obstet Gynecol Scand* 2003;82:1140–1145.

107. Carter JS, Hutto SL, Asghar JL, et al. Necrotizing fasciitis after placement of intraperitoneal catheter. *Gynecol Oncol Case Rep* 2013;5:55–57.

108. Walker JL, Armstrong DK, Huang HQ, et al. Intraperitoneal catheter outcomes in a phase III trial of intravenous versus intraperitoneal chemotherapy in optimal stage III and primary peritoneal cancer: A Gynecologic Oncology Group study. *Gynecol Oncol* 2006;100:27–32.

109. Black D, Levine DA, Nicoll L, et al. Low risk of complications associated with the fenestrated peritoneal catheter used for intraperitoneal chemotherapy in ovarian cancer. *Gynecol Oncol* 2008;109:39–42.

110. Ivy JJ, Geller M, Pierson SM, et al. Outcomes associated with different intraperitoneal chemotherapy delivery systems in advanced ovarian carcinoma: A single institution's experience. *Gynecol Oncol* 2009;114:420–3.

111. Chang E, Alexander HR, Libutti SK, et al. Laparoscopic continuous hyperthermic peritoneal perfusion. *J Am Coll Surg* 2001;193:225–9.

112. Esquivel J. Technology of hyperthermic intraperitoneal chemotherapy in the United States, Europe, China, Japan, and Korea. *Cancer J* 2009;15:249–254.

113. Esquivel J, Averbach A, Chua TC. Laparoscopic cytoreductive surgery and hyperthermic intraperitoneal chemotherapy in patients with limited peritoneal surface malignancies. *Ann Surg* 2011;253:764–768.

114. Elias D, Antoun S, Goharin A, et al. Research on the best chemohyperthermia technique of treatment of peritoneal carcinomatosis after complete resection. *Int J Surg Invest* 2000;1:431–9.

115. Ansaloni L, Agnoletti V, Amadori A, et al. Evaluation of extensive cytoreductive surgery and hyperthermic intraperitoneal chemotherapy (HIPEC) in patients with advanced epithelial ovarian cancer. *Int J Gynecol Cancer* 2012;22:778–785.

116. Carrabin N, Mithieux F, Meeus P, et al. Hyperthermic intraperitoneal chemotherapy with oxaliplatin and without adjuvant chemotherapy in stage IIIC ovarian cancer. *Bull Cancer* 2010.

117. Cascales Campos PA, Gil Martinez J, Galindo Fernandez PJ, et al. Perioperative fast track program in intraoperative hyperthermic intraperitoneal chemotherapy (HIPEC) after cytoreductive surgery in advanced ovarian cancer. *Eur J Surg Oncol* 2011;37:543–548.

118. Ceelen WP, Peeters M, Houtmeyers P, et al. Safety and efficacy of hyperthermic intraperitoneal chemoperfusion with high-dose oxaliplatin in patients with peritoneal carcinomatosis. *Ann Surg Oncol* 2008;15:535–41.

119. Frenel JS, Leux C, Pouplin L, et al. Oxaliplatin-based hyperthermic intraperitoneal chemotherapy in primary or recurrent epithelial ovarian cancer: A pilot study of 31 patients. *J Surg Oncol* 2011;103:10–6.

120. Helm CW, Randall-Whitis L, Martin RS, 3rd, et al. Hyperthermic intraperitoneal chemotherapy in conjunction with surgery for the treatment of recurrent ovarian carcinoma. *Gynecol Oncol* 2007;105:90–6.

121. Konigsrainer I, Beckert S, Becker S, et al. Cytoreductive surgery and HIPEC in peritoneal recurrent ovarian cancer: Experience and lessons learned. *Langenbecks Arch Surg* 2011;396:1077–1081.

122. Lim MC, Kang S, Choi J, et al. Hyperthermic intraperitoneal chemotherapy after extensive cytoreductive surgery in patients with primary advanced epithelial ovarian cancer: Interim analysis of a phase II study. *Ann Surg Oncol* 2009;16:993–1000.

123. Look M, Chang D, Sugarbaker PH. Long-term results of cytoreductive surgery for advanced and recurrent epithelial ovarian cancers and papillary serous carcinoma of the peritoneum. *Int J Gynecol Cancer* 2004;14:35–41.

124. Munoz-Casares FC, Rufian S, Rubio MJ, et al. The role of hyperthermic intraoperative intraperitoneal chemotherapy (HIPEC) in the treatment of peritoneal carcinomatosis in recurrent ovarian cancer. *Clin Transl Oncol* 2009;11:753–9.

125. Parson EN, Lentz S, Russell G, et al. Outcomes after cytoreductive surgery and hyperthermic intraperitoneal chemotherapy for peritoneal surface dissemination from ovarian neoplasms. *Am J Surg* 2011;202:481–6.

126. Piso P, Dahlke M-H, Loss M, et al. Cytoreductive surgery and hyperthermic intraperitoneal chemotherapy in peritoneal carcinomatosis from ovarian cancer. *World J Surg Oncol* 2004;2:21–27.

127. Reichman TW, Cracchiolo B, Sama J, et al. Cytoreductive surgery and intraoperative hyperthermic chemoperfusion for advanced ovarian carcinoma. *J Surg Oncol* 2005;90:51–6.

128. Spiliotis J, Vaxevanidou A, Sergouniotis F, et al. The role of cytoreductive surgery and hyperthermic intraperitoneal chemotherapy in the management of recurrent advanced ovarian cancer: A prospective study. *J B.U.On.* 2011;16:74–9.

129. van der Vange N, van Goethem AR, Zoetmulder FA, et al. Extensive cytoreductive surgery combined with intra-operative intraperitoneal perfusion with cisplatin under hyperthermic conditions (OVHIPEC) in patients with recurrent ovarian cancer: A feasibility pilot. *Eur J Surg Oncol* 2000;26:663–8.

130. Chambers LM, Costales AB, Crean-Tate K, et al. A guide to establishing a hyperthermic intraperitoneal chemotherapy program in gynecologic oncology. *Gynecol Oncol.* 2020;158(3):794–802. doi: 10.1016/j.ygyno.2020.06.487. Epub 2020 Jul 2.

16. 二次肿瘤细胞减灭术

Thaïs Baert, Dennis SChi, Philipp Harter, and Andreas du Bois

前　言

晚期卵巢癌的一线治疗包括肿瘤细胞减灭术联合铂类为基础的化疗。相较于术后有小的残留病灶（1～10mm）或大的残留病灶（＞10mm）的患者，术后无肉眼残留病灶的患者无进展生存期（progression-free survival, PFS）和总生存期（overall survival, OS）更长[1]。生存获益的原因可能为：①镜下残留病灶者术后化疗效果更好；②改善免疫状态和肿瘤-宿主反应；③切除较大体积病灶可以改善患者一般状态；④完全切除肿瘤，尤其是病灶局限者。

然而，虽然肿瘤完全切除且术后辅助化疗，多数晚期患者依然会复发[2]。多年以来，复发卵巢癌患者的治疗只有支持治疗或姑息性化疗。由于卵巢癌一线治疗和复发治疗方面的改进，患者的无复发生存期和复发后生存期都延长了。随着将卵巢癌视为慢性病进行长期管理，疾病复发后的治疗有更多选择。包括选择合适的患者进行手术治疗。目前，手术治疗可以因为多种原因而进行，也可以在疾病进程的不同时机进行（图16-1）。

1. 早期患者的初次肿瘤分期手术或晚期患者的初次肿瘤细胞减灭术（primary debulking surgery, PDS）。

2. 新辅助化疗后间歇性肿瘤细胞减灭术。

3. 完成初始治疗、无临床复发患者的二次探查术。

4. 诊断性手术用于明确组织学复发。

5. 姑息性手术用于缓解症状（如肠梗阻）。

6. 复发患者的二次肿瘤细胞减灭术。

这一章节，我们将讨论复发患者的二次肿瘤细胞减灭术（secondary cytoreductive surgery, SCS），以延长 PFS 和 OS。目前，大约 20% 的复发卵巢癌患者会在专业的妇科肿瘤中心就诊并接受二次肿瘤细胞减灭术[3]。虽然早期的回顾性研究指出残留病灶小的患者能够从 SCS 获益，但病灶完全切除的患者生存期显著延长[4-5]。基于此，妇科肿瘤协作组第 4 次共识会议将 SCS 的目标确定为无镜下残留病灶[6]。为确定 SCS 在复发卵巢癌患者中的作用，我们需要解决 3 个问题：①SCS 的患者选择；②SCS 的可行性及相关并发症；③成功实施 SCS 的可能获益。

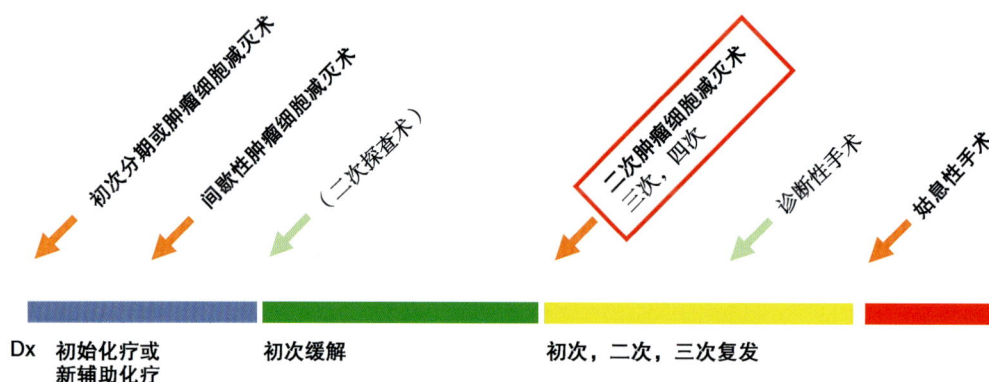

图 16-1　巢癌手术指征概述。在复发性卵巢癌中，手术是初次或复发时肿瘤治疗的一部分。作为一种诊断手段，可通过手术从组织学上证实肿瘤复发。手术也可以作为姑息性治疗的手段，比如肠梗阻患者的手术治疗。Dx, 诊断

患者选择

理想情况下，适合 SCS 的患者为能从手术中获益，并且围手术期和术后并发症有限。组织学上局部病灶、病灶数量有限、无复发间期长的患者最适合 SCS。

病灶完全切除是保证 SCS 疗效的前提，识别那些手术切净率高的患者有助于选择适合 SCS 的患者[4]。有几个模型用于预测无铂治疗间期（TFIp）超过 6 个月的复发卵巢癌患者手术切净率，只有 Arbeitsgemeinschaft Gynäkologische Onkologie（AGO）评分（表 16-1）和 Memorial Sloan Kettering Cancer Center（MSKCC）标准（表 16-2）是根据原始数据设计并得到验证[7-12]。

表 16-1　AGO 评分

AGO 评分	阳性	阴性
身体状态（ECOG）	0	>0
初次手术后残留病灶	0	>0
腹水	<500mL	≥500mL

AGO（Arbeitsgemeinschaft Gynäkologische Onkologie）评分的设计基于 DESKTOP-AGO-OVAR Ⅰ（descriptive Evaluation of preoperative Selection KriTeria for OPerability in recurrent OVARian cancer）研究，且在前瞻性研究 DESKTOP-AGO-OVAR Ⅱ中得到验证。

ECOG，东部肿瘤协作组身体状态；RD，残留病灶。在前瞻性验证试验考虑手术概率 95% 的患者中，AGO 评分正确预测出其中至少 2/3 的患者[7]。CA125 和腹水显著相关，因此没有纳入评分系统。

表 16-2　Memorial Sloan Kettering Cancer Center（MSKCC）标准

TFIp	单个病灶	多发病灶：无扩散	肿瘤扩散
6~12 个月	施行 SCS	考虑 SCS	不建议 SCS
12~30 个月	施行 SCS	施行 SCS	考虑 SCS
>30 个月	施行 SCS	施行 SCS	施行 SCS

TFIp，无铂治疗间期；SCS，二次肿瘤细胞减灭术。

MSKCC 标准用于确定是否为患者施行 SCS。通过回顾性研究中进行验证。局部种植的完全切除率为 86%[11]。

AGO 评分是目前唯一经过前瞻性多中心临床试验验证和外部评估的用于预测手术结局的评分系统（表 16-3）[7]。AGO 评分是为了在考虑 SCS 手术的患者中鉴定出成功率高的患者[7]。AGO 评分包括 3 个因素，即身体状况良好、无或只有少量腹水（估计<500mL）、初次手术肿瘤完全切除。值得注意的是，在 AGO Descriptive Evaluation of preoperative Selection of（K）Criteria for OPerability in recurrent ovarian cancer（AGO DESKTOP）OVAR Ⅰ研究的多因素分析中，这些因素如复发病灶部位、转移病灶数目以及无治疗间期并不能预测病灶是否可以完全切除[4]。

AGO 评分的主要障碍在于阳性预测值：AGO 评分只评估了手术完全切除概率高的患者，而没有设计用于排除不适合 SCS 的患者。因此，AGO 评分阳性的患者手术切净率高且能进行个体化评估确定，但阴性预测值没有定论。AGO 评分阴性但最终病灶完全切除的患者所占比例为 48.5%~86.4%（表 16-4）。

表 16-3　AGO 评分阳性患者的完全切除率

研究		n	AGO 评分阳性	
			完全切除/%	中位 OS/月
Harter 等[7]	DESKTOP Ⅱ	129	76.0	N/A
Harter 等[4]	HSK/KEM	112	89.3	57.3
Janco 等[13]	Mayo Clinic	102	84.3	N/A
Cowan 等[11]	MSKCC	114	78.9	N/A
Muallem 等[14]	Charité Berlin	139	67.0	54.0
du Bois 等[15]	DESKTOP Ⅲ	204	72.5	N/A

n，病例数；OS，总生存期；N/A，不适用。

AGO 评分在 DESKTOP Ⅱ研究中进行前瞻性验证。此外，多组别外部验证其达到完全切除的阳性预测值为 67.0%~89.3%。

表 16-4　AGO 评分阴性患者的完全切除率

研究		n	AGO 评分阳性	
			完全切除/%	中位 OS/月
Harter 等[7]	DESKTOP Ⅱ	63	63.5	N/A
Harter 等[4]	HSK/KEM	105	66.7	33.5
Janco 等[13]	Mayo Clinic	90	64.4	N/A
Cowan 等[11]	MSKCC	110	86.4	N/A
Muallem 等[14]	Charité Berlin	70	48.5	21.7

n，病例数；OS，总生存期；N/A，不适用。

AGO 评分不适用于排除 AGO 评分阴性的患者进行手术治疗。假阴性率（AGO 评分阴性但手术完全切除的患者）为 48.5%～86.4%。

妙佑医疗国际和纪念斯隆-凯特琳癌症中心尝试改进患者选择流程并提高其阴性预测能力[12-13]。他们的方法旨在增加有手术机会的患者数量，而 AGO 评分则试图减少不能完全切除患者的数量。

MSKCC 标准包含了转移病灶数目和腹膜肿瘤的情况[12]。这些因素可以通过术前影像检查评估，然而，回顾性研究中的评分更依赖术中评估（图 16-2）。腹膜肿瘤通常在术中才能确诊，因此，把腹膜肿瘤种植作为术前评估工具的变量时必然存在问题。

基于现有文献，对于复发卵巢癌患者，正电子发射型计算机断层扫描（PET-CT）对于转移病灶检测的敏感度高于增强 CT，而且有助于指导手术决策[16-17]。然而，有些肿瘤，尤其是黏液性卵巢癌，不摄取 ^{18}F-氟代脱氧葡萄糖，这有可能导致 PET-CT 对假阴性病变漏诊[18-19]。相反，代谢活跃的组织如缝线肉芽肿，可能导致 PET-CT 出现假阳性结果[16,18]。全身磁共振弥散加权成像（WB-DWI/MRI）似乎是最为敏感的检测腹膜病灶的影像学检查方法。与常规增强 CT 相比，WB-DWI MRI 对于复发病灶检测敏感度更高，尤其是对于腹膜转移、肝门后转移和不可切除的远处转移病灶[20-21]。因此，对于拟行 SCS 又可疑腹膜转移瘤的患者，WB-DWI MRI 非常有帮助。

另一种选择是通过诊断性腹腔镜来了解腹膜肿瘤的情况[22]。如果没有其他方法，诊断性腹腔镜有助于术前评估腹膜转移瘤。但是，腹腔镜有其局限性，对于不可切除病灶难以进行可靠的评估，是一种有创检查，多数患者由于之前手术形成粘连而增加肠损伤的风险[23]。

图 16-3 中的算法结合了 AGO 评分和 MSKCC 标准，以便尽可能多地识别出能够接受 SCS 治疗的患者。

由于早期复发患者预后不良，我们不建议这类患者接受手术[24-25]。总而言之，SCS 的目的不是治愈，而是"仅仅"延长 PFS 和 OS。因此，更需要

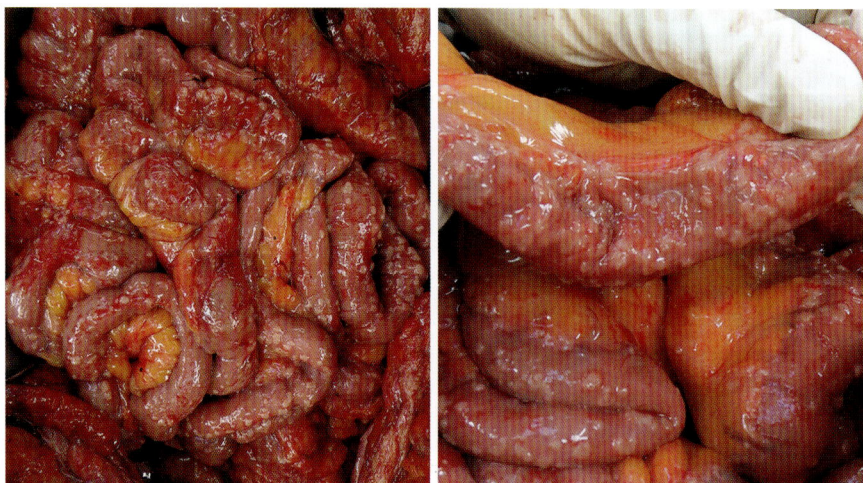

图 16-2　小肠转移瘤

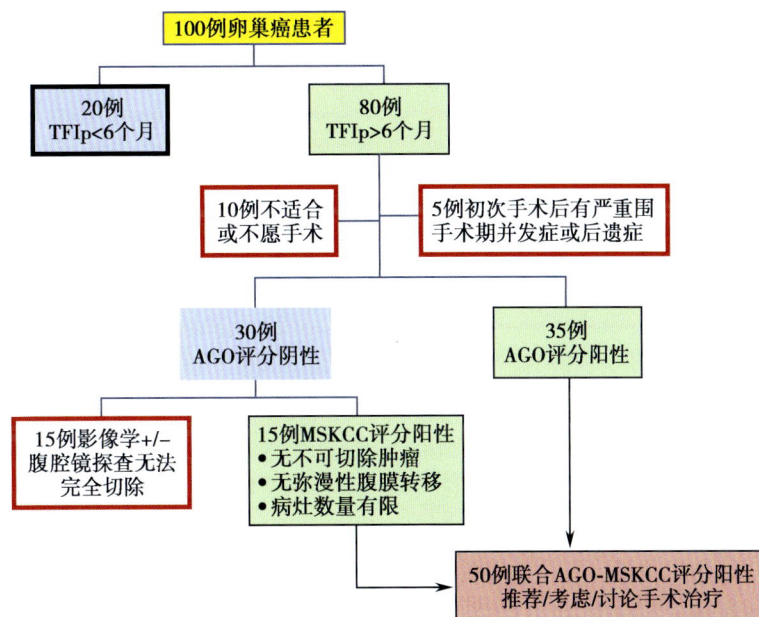

图 16-3　复发性卵巢癌手术的 AGO-MSKCC 算法。我们提出一种算法，最大限度涵盖肿瘤完全切除概率高的患者接受 SCS。根据 MSKCC 发表论文和 DESKTOP 试验的结果，我们提出了以下假设。考虑到 100 例初次复发卵巢癌患者，约 20 例无铂治疗间期（TFIp）小于 6 个月，故而不考虑手术。80 例 TFIp 大于 6 个月的患者中，约 10 例患者不适合手术或不愿接受手术，另外 5 例患者在初次或间歇性肿瘤减灭术后出现严重的围手术期并发症或后遗症。在这一队列中，我们预计有 35 例患者的 AGO 评分为阳性，可以考虑手术。根据 MSKCC 标准，我们可以再选择 15 例 AGO 评分阴性的患者进行手术，这些患者病灶局限，无不可切除病灶，无弥漫性腹膜转移。基于该算法，约有一半的初次复发卵巢癌患者可考虑进行 SCS。AGO，妇科肿瘤学工作组（Arbeitsgemeinschaft Gynäkologische Onkologie，德国）；MSKCC，纪念斯隆 - 凯特琳癌症中心

关注其潜在的风险。患者在初次手术就出现严重围手术期并发症或持续后遗症时，不应常规考虑 SCS。医疗条件、患者的动机和意愿也应充分考虑。AGO 评分阳性的患者可考虑进行手术。AGO 评分阴性的患者可根据 MSKCC 标准做进一步评估。此时，先进的影像技术如 WB-DWI MRI、PET-CT 或诊断性腹腔镜有助于确定能够手术的患者。充分评估后，如果患者无不可切除的转移灶、无弥漫性腹膜病灶、转移灶数量有限，即使 AGO 评分阴性也可以考虑进行 SCS。

SCS 获益

1983 年，Berek 等首次发表了关于复发卵巢癌的肿瘤细胞减灭术的研究。在这项研究中，接受 SCS 的患者残留病灶（residual disease，RD）<1.5cm 者生存期更长[26]。回顾性研究发现，SCS 联合含铂化疗与仅接受化疗相比，SCS 具有生存获益。在这些研究中，"内在预后良好"的患者似乎从 SCS 中获益最大；然而，由于这些研究中预后

不良患者所占比例较低，因此我们应审慎看待研究结果[27-28]。

对 SCS 术后生存有利的预后因素已经明确[4, 9, 27-33]。所有研究都认为病灶完全切除是预后的有利因素。病灶完全切除率高的研究中，总生存期也更长[34]。在一项荟萃分析中，Bristow 等发现完全切除率与 OS 之间存在线性相关。分析结果显示，手术达到完全切除的患者比例每增加 10%，中位生存期相应增加 3 个月[5]。除了病灶完全切除外，其他影响预后的因素包括患者的身体状态、肿瘤负荷和对化疗的预期反应（表 16-5）[4, 9, 27-33]。应该明确，对于上皮性卵巢癌的治疗，SCS 不能替代化疗。基于目前的假设，SCS 能改善化疗效果。因此，SCS 后患者应接受含铂化疗。

DESKTOP I 试验是首个针对 SCS 的多中心研究，并确定复发卵巢癌患者的手术目标应该是完全切除所有可见病变，即便减瘤术达到肉眼残留病灶小于 1cm，与残留病灶大于 10mm 相比，也没有任何生存获益（图 16-4）[4]。随后的回顾性研究和队列研究证实，SCS 完全切除与 OS 延长相关[4, 35]。此

表 16-5　SCS 术后生存相关预测因素

身体状况	肿瘤负荷和 RD	化疗反应
ECOG	SCS 后 RD	TFIp
年龄	腹水	乳腺癌和卵巢癌的个人史或家族史
	复发范围	
	FIGO	
	PDS 时 RD	
	CA125	

ECOG，东部肿瘤协作组活动状态；RD，残留病灶；FIGO，国际妇产科联盟；PDS，初次肿瘤细胞减灭术；TFIp，无铂治疗间期。

文献中描述了 SCS 联合化疗后与生存相关的几个因素。这些因素可分为 3 类：与患者身体状况相关，SCS 后肿瘤负荷和残留病灶以及对铂类化疗的反应。

外，最近一项对 2 038 例复发卵巢癌患者的 SEER 分析显示，接受 SCS 的患者中位 OS（5.4 年）明显高于仅做化疗的患者（4.1 年）（HR 1.67，95%CI 1.13～2.47）[36]。

有 4 项随机Ⅲ期试验是研究 SCS 对生存的影响：DESKTOP Ⅲ、妇科肿瘤组（GOG）-213、SOCceR 和上海妇科肿瘤组（SGOG）-OV2（NCTO1611766）。由于缺乏受试者，荷兰 SOCceR 试验于 2015 年 8 月提前终止[37]。中国的 SGOG-OV2 试验完成了受试者招募，最终结果尚未公布。GOG213 完成了招募，但在无效分析后也提前终止。DESKTOP 是唯一一项完成招募并完成数据分析的试验。

DESKTOP Ⅲ于 2010 年 9 月至 2015 年 3 月随机入组 408 例初次复发的卵巢上皮癌患者。这

项研究中，TFIp＞6 个月、AGO 评分阳性的初次复发卵巢癌患者，随机分为：①不手术，只推荐二线含铂化疗或②SCS 后辅助同样含铂化疗方案。结果显示，SCS 与 PFS 延长 5.6 个月相关（HR 0.66，95%CI 0.52～0.83，P＜0.001）。此外，至下次治疗的时间间隔显著延长，中位时间 7.1 个月（21.0 个月 vs.13.9 个月，HR 0.61，95%CI 0.48～0.77，P＜0.001）[15]。仅在病灶完全切除的患者亚组（72.5%）中观察到该获益（图 16-5）。存在术后残留病灶的患者没有从手术中获益，但 SCS 与 PFS 的不利影响无关，肿瘤残留患者和仅化疗组患者的 PFS 分别为 13.7 个月和 14.0 个月。本研究于 2015 年 3 月完成招募，有望不久后取得 OS 结果[15]。

与此同时，GOG-213 研究于 2007—2017 年期间进行，但无法证实 DESKTOP Ⅲ的结果。GOG-213 研究中，接受 SCS 手术以及含铂化疗加或不加贝伐珠单抗组的 PFS 为 18.2 个月，未接受手术的对照组 PFS 为 16.5 个月（HR 0.88，95%CI 0.70～1.11，P=0.056）。无效分析显示 SCS 无 OS 获益。手术组的中位 OS 为 53.6 个月，化疗组为 65.7 个月（HR 1.28，95%CI 0.92～1.79）[38]。

后两项随机试验在以下几个方面有所不同：①参与 DESKTOP 试验的中心遴选完全基于其外科专业能力，但 GOG-213 是作为一项评估贝伐珠单抗联合紫杉醇和卡铂治疗复发卵巢癌（TFIp＞6 个月）患者的试验的附加研究，没有报道手术评估标准；②在 GOG 试验中，超过 80% 的患者在化疗时加入了贝伐珠单抗，但在 DESKTOP Ⅲ试验中，

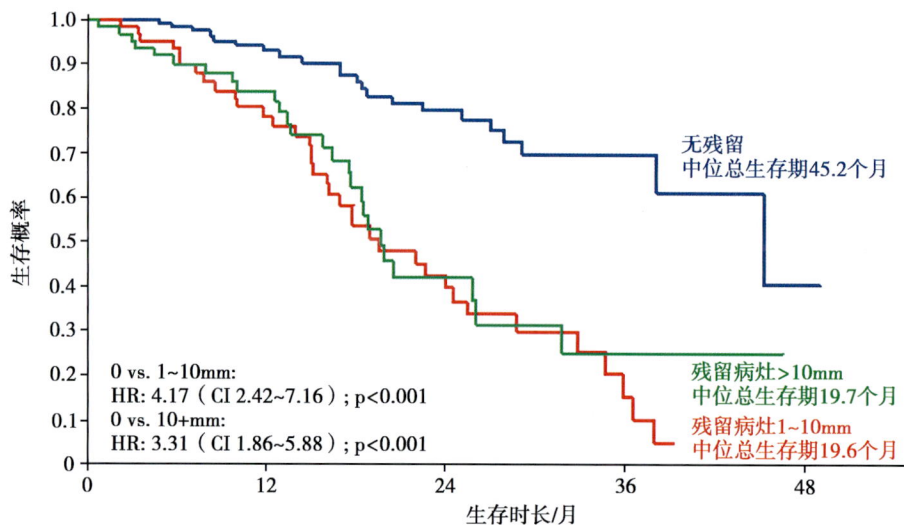

0 vs. 1～10mm:
HR: 4.17（CI 2.42～7.16）；p＜0.001
0 vs. 10+mm:
HR: 3.31（CI 1.86～5.88）；p＜0.001

无残留
中位总生存期45.2个月

残留病灶＞10mm
中位总生存期19.7个月

残留病灶1～10mm
中位总生存期19.6个月

图 16-4　AGO DESKTOP Ⅰ：生存曲线。完全切除是潜在 OS 获益的先决条件。Kaplan-Meier 曲线（改编自 Harter P, du Bois A, Hahmann M, et al. *Ann Surg Oncol* 2006.）

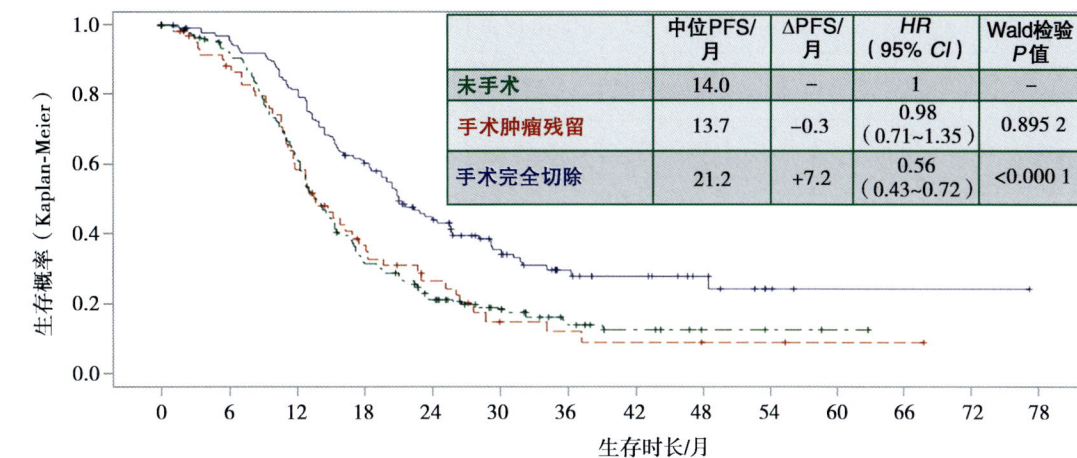

	中位PFS/月	ΔPFS/月	HR（95% CI）	Wald检验 P值
未手术	14.0	—	1	—
手术肿瘤残留	13.7	−0.3	0.98（0.71~1.35）	0.895 2
手术完全切除	21.2	+7.2	0.56（0.43~0.72）	<0.000 1

手术完全切除	137	129	109	80	53	33	19	14	9	3	1	1	1	0
手术肿瘤残留	67	51	34	19	12	5	4	3	2	2	1	1	0	
未手术	203	177	118	61	37	23	13	7	3	2	1	0		

图 16-5　AGO DESKTOP Ⅲ：校正手术结局的无进展生存曲线。SCS 达到肿瘤完全切除的患者中位 PFS 为 21.2 个月，未手术者中位 PFS 为 14.0 个月，SCS 有残留病灶者中位 PFS 为 13.7 个月（HR 0.56，95%CI 0.43~0.72，P<0.000 1）。未手术组和 SCS 术后肿瘤残留组患者的 PFS 无显著差异（HR 0.98，95%CI 0.71~1.35，P=0.895 2）。PFS，无进展生存期；Δ，差异；HR，风险比

这一比例不足 20%；③DESKTOP Ⅲ 的患者筛选基于 TFIp>6 个月和 AGO 评分阳性，而 GOG213 没有采用特定的筛选标准；④GOG-213 中约有一半的患者来自东亚，另外一项评估抗血管生成药物治疗卵巢癌的 Ⅲ 期试验认为种族因素很重要[39-40]；⑤GOG-213 研究中肿瘤完全切除率（63.5%）略低于 DESKTOP Ⅲ（72.5%）[15,38]。

SCS 的可行性、技术和并发症

初次复发时，20%~54% 的患者将接受 SCS[7,22,41]。报道的完全切除率从 9.4%~100% 不等，平均 52.2%[5]。这可能是由于研究人群和/或手术根治程度方面存在差异造成。DESKTOP Ⅱ 研究显示 AGO 评分有助于术前评估 SCS 可行性。在一项前瞻性验证试验中，SCS 完全切除概率为 95% 的患者中，运用 AGO 评分正确预测出了其中至少 2/3 的患者[7]。DESKTOP Ⅲ 研究进一步证实了这个结果，在该研究中，AGO 评分阳性的患者中 72.5% 达到肿瘤完全切除[15]。目前没有复发卵巢癌患者对于手术治疗接受程度的相关研究。部分患者不愿意接受二次手术，这可能是约一半 AGO 评分阳性的患者没有接受手术的原因[7]。Plotti 等研究了 SCS 联合化疗与单纯化疗对患者生活质量的影响。研究采用 QLQ-C30（3.0 版）和 EORTC QLQ-OV28 进行问卷调查，结果显示患者生活质量没有显著差异[42]。因此，我们认为选择合适的患者接受 SCS 是可行的，尤其是 AGO 评分阳性者。

多数符合手术条件的复发卵巢癌患者存在腹腔内复发灶[7,43]。绝大多数患者需要开腹手术进行广泛粘连松解术和多个脏器手术以达到肿瘤完全切除，详见表 16-6[7,11-13,31]。因为这类手术非常复杂，根据欧洲妇科肿瘤学会晚期卵巢癌手术质量标准[44]，SCS 只能在具有资质的中心进行。

几个回顾性研究报道了微创手术进行 SCS 的数据。在挑选的合适患者中，腹腔镜手术的完全切除率与开腹手术相似[45-46]。微创手术能缩短住院时间、减少术后短期并发症[45-49]。但是，必须进行前瞻性随机对照试验来证明微创手术实施 SCS 的安全性。例如，回顾性研究证实可以通过微创手术进行根治性子宫切除术，而且能减少术后并发症、缩短住院时间。但是，腹腔镜宫颈癌的试验结果表明，与开腹手术相比，微创根治性子宫切除术后患者死于宫颈癌的风险更高。与开腹根治性子宫切除术相比，微创根治性子宫切除术后疾病复发或死亡的风险比为 3.74（95%CI 1.63~8.58）[50]。根据现有证据，微创技术施行 SCS 仍处于研究阶段，应仅在前瞻性随机试验中应用。

SCS 相关死亡率和并发症发生率与初次肿瘤细胞减灭术相当。Bristow 等关于 SCS 的荟萃分析报道平均围手术期并发症发生率为 19.2%，死

表 16-6   SCS 中的外科手术概述[7, 11-13]

SCS 中的手术操作	DESKTOP II	MSKCC_Cowan	MSKCC_Chi	Mayo_Janco
阑尾切除		4		5
胆囊切除	5	1	1	
膈肌腹膜/切除	22	6		20
髂血管切除		1		
肝切除	9	7	1	12
(部分)胰腺切除	2			
大网膜切除	22	17	12	26
保留器官的肿瘤减灭	5	37	13	
盆腔腹膜切除术	40			26
结肠旁沟腹膜切除	20			
膀胱/输尿管部分切除	10	7	2	6
肾切除	1			
胃部分切除	2	2		
盆腔淋巴结切除	27	19	15	17
主动脉旁淋巴结切除	31	15		19
小肠切除	15	7	21	29
结肠切除	30	23	31	
脾切除	12	6	3	17
宫颈广泛切除术/阴道切除术/子宫切除术	4	5	5	1
附件切除	6			
胸外科手术		1		
结肠造瘘术				2
临时性造瘘	8			
永久性造瘘	2			
腋窝淋巴结切除	8			
腹股沟淋巴结切除术				
上腹淋巴结切除术				6
胸膜切除术	2			

亡率为 1.2%[5]。在患者量大的中心接受治疗,由术后并发症所导致的死亡率可能会降低。Wright 等的一项大规模分析显示,相较于患者量大的中心,在患者量小的医院接受治疗的卵巢癌患者死于术后并发症死亡的概率高 50% 左右。与大中心相比,小中心的术后并发症抢救失败率也更高[51]。Woelber 等进行了一项关于初次肿瘤细胞减灭术和 SCS 围手术期死亡率和并发症的回顾性、单中心队列研究[52]。初次手术和二次手术的肿瘤完全切除率分别为 58% 和 33%。作者观察到总体并发症发生率无显著差异(初次手术 36% vs. 疾病复发

手术 44%)。与初次肿瘤细胞减灭术相比,SCS 中位手术时间明显缩短(340min vs. 225min)。此外,SCS 时输注血液制品更少。Woelber 等认为,疾病诊断时的 FIGO 分期、是否需要肠切除、膈肌腹膜切除、系统性淋巴结切除以及年龄是 SCS 围手术期并发症的重要危险因素[52]。在 DESKTOP II 中,75% 的患者达到完全切除,手术时间 37~810min,中位时间 240min。该研究中,33% 的患者至少有一种并发症,再次开腹手术率为 11%(14 例),6 例患者因肠穿孔或吻合口瘘行开腹手术,1 例患者术后 60d 内因肺栓塞死亡(0.8%)[7]。DESKTOP III

的术后死亡率和并发症发生率稍低。虽然接受肠切除术的患者数量相近,但 DESKTOP Ⅲ 的再次开腹率低于 DESKTOP Ⅱ (3.2% vs.11%)[7,15]。在 GOG-213 研究中,30d 的并发症发生率为 8%,死亡率为 0.4%[38]。SCS 的并发症发生率与初次肿瘤细胞减灭术相当。EORTC55971 和 CHORUS 研究报道的 PDS 后 28d 死亡率分别为 2.5% 和 6%,而手术切净率较低[53-54]。此外,CHORUS 研究中初次肿瘤细胞减灭术后Ⅲ~Ⅳ级并发症发生率为 24%[53]。更早期的报道表明,SCS 是肠吻合口瘘增加的危险因素(高达 16%)[55]。相比之下,DESKTOP Ⅱ中因肠穿孔或吻合口瘘而再次开腹的比例仅为 5%[7]。最近的一项回顾性分析研究了初次和再次肿瘤细胞减灭术后的吻合口瘘,未发现 SCS 是吻合口瘘发生的危险因素。手术时患者年龄、血清白蛋白水平、小肠切除、手工缝合吻合口以及吻合口到肛门边缘的距离与吻合口瘘发生显著相关[56]。

特别感兴趣的话题

二线化疗后的间歇性二次肿瘤细胞减灭术

回顾性研究发现 SCS 前的诱导化疗与肿瘤完全切除率降低有关[30,57]。Eisenkop 等报道术前化疗显著降低完全切除率(化疗后 64.3% vs. 无化疗 93.8%,P=0.001),并显著缩短 OS[57]。Katsnelson 等的回顾性分析证实了其对 OS 的影响[58]。诱导化疗后出现耐药可能是术前化疗影响生存率的一个原因[57]。总之,没有数据支持 SCS 术前化疗。

第二次或第三次复发后的肿瘤细胞减灭术

目前,经验丰富的中心根据个人经验选择合适的患者进行第三次和第四次手术。回顾性研究表明,二次复发后行细胞减灭术不但可行(完全切除率为 68.9%),而且安全(Ⅲ~Ⅳ级并发症为 9%)[59]。一项病例对照研究表明,接受第三次肿瘤细胞减灭术的患者中位生存期(26.9 个月)明显高于仅接受化疗的患者(15.1 个月,P=0.01)[60]。肿瘤完全切除是第三次减瘤手术对生存率影响的先决条件[59]。

TFIp<6 个月患者的 SCS

无铂间期是卵巢癌复发患者预后的重要预测因素。TFIp<6 个月的患者往往总生存期为 10~

12 个月[61]。在 AGO DESKTOP OVAR Ⅰ研究中,13.5% 的患者 TFIp 短于 6 个月[4]。在单因素和多因素分析中,TFIp 都是生存预后的影响因素,但不影响完全切除的机会[4]。其他研究者的结果也类似[24,62]。Petrillo 等进行了一项病例对照研究,对于 TFIp<6 个月、具有孤立复发病灶的卵巢癌患者,仅接受 SCS 或化疗。所有接受 SCS 治疗的患者均达到病灶完全切除[25]。接受 SCS 的患者复发后生存期为 32 个月,较仅接受化疗的患者(8 个月)显著延长[25]。Musella 等证实了 SCS 对 TFIp<6 个月患者生存的影响[63]。综上所述,TFIp 少于 6 个月的患者不推荐 SCS,但对于谨慎选择的患者可以考虑。

HIPEC

目前还没有设计合理的前瞻性研究证明 HIPEC 联合 SCS 治疗复发性卵巢癌能够获益[61]。HIPEC 依然是一种实验性治疗方法,并且有相关并发症,应仅在前瞻性临床试验中应用。目前,我们仍在期待 HIPEC 治疗复发性卵巢癌的几项随机试验结果:CARCINOHIPEC(NCT02328716),HORSE(NCT01539785),NCT01767675 和 CHIPOR(NCT01376752)。

低级别浆液性卵巢癌

与高级别浆液性卵巢癌相比,低级别浆液性卵巢癌预后更好,肿瘤生长速度更慢。低级别浆液性卵巢癌的化疗敏感度较低,手术对于这类肿瘤的治疗更为重要[64-65]。近期一项回顾性分析显示,低级别浆液性癌的 SCS 完全切除率为 38.1%,而高级别浆液性癌为 48.3%[66]。低级别浆液性卵巢癌的完全切除率较低可能是由于病灶浸润生长、结缔组织增生和钙化导致手术困难所致[67]。对于低级别浆液性癌患者而言,SCS 术后无残留病灶者首次复发后总生存期较有残留病灶者显著延长(93.6 个月 vs. 45.8 个月)[67]。对于浆液性交界性肿瘤恶性变的患者来说,肿瘤完全切除与提高生存率相关[68]。如果复发的低级别浆液性卵巢癌患者有机会完成 SCS,应该告知患者并讨论决定。

颗粒细胞瘤

颗粒细胞瘤具有惰性特点,最好通过手术治疗[69-70]。颗粒细胞瘤复发最常见于腹腔或腹膜后间隙[71]。SCS 在复发的颗粒细胞瘤中具有可行性。文献报道,超过 80% 的复发颗粒细胞瘤患者能够进行减瘤术至无肉眼残留病灶[71-72]。除无瘤生存期以外,肿瘤完全切除是唯一影响疾病相关死亡风险的因素(*HR* 0.10,95%*CI* 0.02~0.53,*P*=0.007)[73]。术后有残留病灶患者的生存率低于完全切除的患者[72,74]。目前,没有充足证据支持 SCS 术后化疗来治疗颗粒细胞瘤[75]。根据最新的欧洲肿瘤内科学会关于非上皮性卵巢癌的指南,所有可切除的颗粒细胞瘤复发患者都应进行减瘤手术[69]。

结论及展望

目前,有Ⅰ级证据支持 SCS 能够延长 PFS 和下一次化疗的时间间隔,但是缺少支持复发性卵巢癌总体生存获益的Ⅰ级证据。DESKTOP Ⅲ 研究的最终结果即将公布。与此同时,医生可以继续建议复发卵巢癌患者进行 SCS。为了让患者知情同意,应该告知其现有的证据,手术适应证因人而异,讨论后决定。为了避免不必要的手术风险,应该选择肿瘤切除完全率高的患者。为此,几个用于术前评估的评分工具应运而生,最常用的是 AGO 评分,它是唯一的前瞻性验证评分[7]。AGO 评分阴性不是残留病灶的预测指标,因此不代表评分阴性的复发患者不适合手术。这是对 AGO 评分不足之处,因此,我们提出了 AGO-MSKCC 算法,纳入了 AGO 评分阴性的患者(图 16-3)。这个评分可以确定 AGO 评分阴性的患者是否适合进行 SCS,但需要进行前瞻性评估。根据 DESKTOP 系列研究和 MSKCC 发表的数据,我们使用这种算法将能够计算出有多少患者符合手术条件[4,7,11-12]。

另一个重要问题是 SCS 相关的并发症和死亡率,SCS 与 PDS 同样安全或更安全[34,52]。与 PDS 相反,SCS 的目的是缓解而非治愈。因此,在考虑 SCS 对(无进展)生存期的预期效果时,也应该重视其副作用和并发症。大约 1/3 的患者需要进行肠切除才能达到肿瘤完全切除,这就有 5%~6% 的吻合口瘘的风险[56]。在决定手术之前,应该向患者详细说明这些风险。

当卵巢癌首次复发适合 SCS 时,在出现广泛转移前及早诊断更为有利。随访期间积极监测可以在复发的症状和体征出现之前识别,因此,早期检测可能会增加适宜手术的患者数量。CA125 是目前检测卵巢癌复发最常用的生物标志物[76]。可是 CA125 不具有特异性,在其他良性疾病如炎症、肝脏疾病和心力衰竭中都会升高[77]。新的生物标志物如循环肿瘤 DNA(ctDNA),可以提高早期检出率。近来,Pereira 等发现 ctDNA 可用于卵巢癌早期复发的检测[78]。他们观察到 CA125 升高前 6 个月出现 ctDNA 升高,这使得 ctDNA 成为早期检测卵巢癌复发的新型生物标志物[78]。DESKTOP 系列研究中的复发主要是临床复发,不是由常规 CA125 检测或 CT 扫描发现。因此,为了选择适宜的手术患者增加随访频率可能会导致过度治疗。Rustin 等的研究表明更密集的随访并不能改善仅接受化疗患者的生存期[79]。此外,即便严格随访,SCS 也不太可能成为大多数初次复发患者的最佳治疗选择。

综上所述,选择合适的患者(图 16-3),SCS 是安全可行的。做到彻底减瘤是保证手术治疗效果所必需,因此,SCS 应该在医疗资源和设备完善、经验丰富的中心进行。医务人员应提供必需的术前、术中和术后的医疗照护,以实现肿瘤完全切除的目标并避免不必要的并发症。此外,需要强调的是,SCS 不能取代化疗,术后仍应进行化疗。

(瞿红 译)

参考文献

1. du Bois A, Reuss A, Pujade-Lauraine E, Harter P, Ray-Coquard I, Pfisterer J. Role of surgical outcome as prognostic factor in advanced epithelial ovarian cancer: A combined exploratory analysis of 3 prospectively randomized phase 3 multicenter trials. *Cancer*. 2009;115(6):1234–44.

2. Peres LC, Cushing-haugen KL, Ko M, Harris HR, Berchuck A, Rossing MA, et al. Invasive Epithelial Ovarian Cancer Survival by Histotype and Disease Stage. *J Natl Cancer Inst.* 2019;111(May 2018):1–9.

3. Harter P, Beutel B, Alesina PF, Lorenz D, Boergers A, Heitz F, et al. Prognostic and predictive value of the Arbeitsgemeinschaft Gynaekologische Onkologie (AGO) score in surgery for recurrent ovarian cancer. *Gynecol Oncol*. 2014;132(3):537–41.

4. Harter P, du Bois A, Hahmann M, Hasenburg A, Burges A, Loibl S, et al. Surgery in recurrent ovarian cancer: The Arbeitsgemeinschaft Gynaekologische Onkologie (AGO) DESKTOP OVAR trial. *Ann Surg Oncol*. 2006;13(12):1702–10.

5. Bristow RE, Puri I, Chi DS. Cytoreductive surgery for recurrent ovarian cancer : A meta-analysis. *Gynecol Oncol*. 2009;112(1):265–74.

6. Friedlander M, Trimble E, Tinker ÞA, Alberts D, Avall-lundqvist E, Brady M, et al. Clinical trials in recurrent ovarian cancer. *Int J Gynecol Cancer*. 2011;21(4):771–5.

7. Harter P, Sehouli J, Reuss A, Hasenburg A, Scambia G, Cibula D, et al. Prospective validation study of a predictive score for operability of recurrent ovarian cancer: The multicenter intergroup study DESKTOP II. A project of the AGO kommission OVAR, AGO study group, NOGGO, AGO-Austria, and MITO. *Int J Gynecol Cancer*. 2011;21(2):289–95.

8. van de Laar R, Massuger LFAG, Van Gorp T, Inthout J, Zusterzeel PLM, Kruitwagen RFPM. External validation of two prediction models of complete secondary cytoreductive surgery in patients with recurrent epithelial ovarian cancer. *Gynecol Obstet Invest*. 2015;137:210–5.

9. Tian W-J, Chi DS, Sehouli J, Tropé CG, Jiang R, Ayhan A, et al. A risk model for secondary cytoreductive surgery in recurrent ovarian cancer: An evidence-based proposal for patient selection. *Ann Surg Oncol*. 2012;68(19):597–604.

10. Bogani G, Tagliabue E, Signorelli M, Ditto A, Martinelli F, Chiappa V, et al. A score system for complete cytoreduction in selected recurrent ovarian cancer patients undergoing secondary cytoreductive surgery: predictors- and nomogram-based analyses. *J Gynecol Oncol*. 2018;29(3):1–11.

11. Cowan RA, Gerda A, Eriksson Z, Jaber SM, Zhou Q, Iasonos A, et al. A comparative analysis of prediction models for complete gross resection in secondary cytoreductive surgery for ovarian cancer. *Gynecol Oncol*. 2017;145(2):230–5.

12. Chi DS, Mccaughty K, Diaz JP, Huh J, Schwabenbauer S, Hummer AJ, et al. Guidelines and selection criteria for secondary cytoreductive surgery in patients with recurrent, platinum-sensitive epithelial ovarian carcinoma. *Cancer*. 2006;106(9):1933–9.

13. Janco JMT, Kumar A, Weaver AL, McGree ME, Cliby WA. Performance of AGO score for secondary cytoreduction in a high-volume U.S. center. *Gynecol Oncol*. 2016;141(1):140–7.

14. Muallem MZ, Gasimli K, Richter R, Almuheimid J. AGO score as a predictor of surgical outcome at secondary cytoreduction in patients with ovarian cancer. *Anticancer Res*. 2015;35:3423–9.

15. du Bois A, Vergote I, Ferron G, Reuss A, Meier W, Greggi S, et al. Randomized controlled phase III study evaluating the impact of secondary cytoreductive surgery in recurrent ovarian cancer: AGO DESKTOP III/ENGOT ov20. *J Clin Oncol*. 2017;35(15_suppl):5501.

16. Lee Y, Kim Y, Jung P, Lee J, Kim J, Kim Y, et al. Diagnostic value of integrated 18 F-fluoro-2-deoxyglucose positron emission tomography/computed tomography in recurrent epithelial ovarian cancer: accuracy of patient selection for secondary cytoreduction in 134 patients. *J Gynecol Oncol*. 2018;29(3):1–11.

17. Lenhard MS, Burges A, Johnson TRC, Stieber P, Kümper C, Ditsch N, et al. PET-CT in recurrent ovarian cancer: Impact on treatment planning. *Anticancer Res*. 2008;28:2303–8.

18. Risum S, Claus HL, Markova E, Berthelsen AK, Loft A, Jensen F, et al. Influence of 2- (18 F) Fluoro-2-Deoxy-D-Glucose positron emission tomography/computed tomography on recurrent ovarian cancer diagnosis and on selection of patients for secondary cytoreductive surgery. *Int J Gynecol Cancer*. 2009;19(4):600–4.

19. Berger KL, Nicholson SA, Dehdashti F, Siegel BA. Neoplasms: Correlation of FDG uptake with histopathologic features. *Am J Roentgenol*. 2000;174(4):1005–8.

20. Michielsen KLM, Vergote I, Dresen R, Op de Beeck K, Vanslembrouck R, Amant F, et al. Whole-body diffusion-weighted magnetic resonance imaging in the diagnosis of recurrent ovarian cancer: a clinical feasibility study. *Br J Radiol*. 2016;89(1067):20160468.

21. Engbersen MP, Sant I Van, Lok C, Lambregts DMJ, Sonke GS, Beets-tan RGH. MRI with diffusion-weighted imaging to predict feasibility of complete cytoreduction with the peritoneal cancer index (PCI) in advanced stage ovarian cancer patients. *Eur J Radiol*. 2019;114(December 2018):146–51.

22. Fanfani F, Monterossi G, Fagotti A, Gallotta V, Costantini B, Vizzielli G, et al. Positron emission tomography – laparoscopy based method in the prediction of complete cytoreduction in platinum-sensitive recurrent ovarian cancer. *Surg Oncol*. 2015;213:649–54.

23. Yang W, Cheng Z, Dai H, Long C, Liu H. Laparoscopic-based score assessment combined with a multiple disciplinary team in management of recurrent ovarian cancer. *Medicine*. 2017;30(June):1–6.

24. Meier W, Romisch M, Hepp H. Stellenwert der rezidivchirurgie in der behandlung des ovarialkarzinoms. *Geburtshilfe Frauenheilkd*. 1993;53(1):30–4.

25. Petrillo M, Anchora LP, Tortorella L, Fanfani F, Gallotta V, Pacciani M, et al. Secondary cytoreductive surgery in patients with isolated platinum-resistant recurrent ovarian cancer: A retrospective analysis. *Gynecol Oncol*. 2014;134(2):257–61.

26. Berek JS, Hacker NF, Lagasse LD, Nieberg RK, Elashoff RM. Survival of patients following secondary cytoreductive surgery in ovarian cancer. *Obs Gynecol*. 1983;61(2):189–93.

27. Lee CK, Lord S, Grunewald T, Gebski V, Hardy-bessard A, Sehouli J, et al. Impact of secondary cytoreductive surgery on survival in patients with platinum sensitive recurrent ovarian cancer: Analysis of the CALYPSO trial. *Gynecol Oncol*. 2015;136(1):18–24.

28. da Costa AABA, Valadares C V, Mantoan H, Saito ÞA, Salvadori MM, Sanches ÞSM. The value of secondary cytoreductive surgery in recurrent ovarian cancer and application of a prognostic score. *Int J Gynecol Cancer*. 2016;26(3):449–55.

29. Fan X, Zhang J, Niu S, Li K, Song C. Secondary cytoreductive surgery in recurrent epithelial ovarian cancer: A prognostic analysis with 103 cases. *Int J Surg*. 2017;38:61–6.

30. van de Laar R, Kruitwagen RFPM, Inthout J, Zusterzeel PLM, Van Gorp T, Massuger LFAG. Surgery for recurrent epithelial ovarian cancer in the Netherlands. *Int J Gynecol Cancer*. 2016;26(2):268–75.

31. Laga T, Lambrechts S, Laenen A, van Nieuwenhuysen ÞE. Positive DESKTOP and tian scores systems are adequate to predict optimal (R0) secondary debulking surgery in ovarian cancer, but a negative score does not preclude secondary surgery. *Int J Gynecol Cancer*. 2018;28(4):721–8.

32. Zang R, Harter P, Chi D, Sehouli J, Jiang R, Tropé C, et al. Predictors of survival in patients with recurrent ovarian cancer undergoing secondary cytoreductive surgery based on the pooled analysis of an international collaborative cohort. *Br J Cancer*. 2011;105:890–6.

33. Bogani G, Rossetti D, Ditto A, Martinelli F, Chiappa V, Mosca L, et al. Artificial intelligence weights the importance of factors predicting complete cytoreduction at secondary cytoreductive surgery for recurrent ovarian cancer. *J Gynecol Oncol*. 2018;29(5):1–8.

34. Bristow BRE, Tomacruz RS, Armstrong DK, Trimble EL, Montz FJ. Survival effect of maximal cytoreductive surgery for advanced ovarian carcinoma during the platinum era: A meta-analysis. *J Clin Oncol*. 2002;20(5):1248–59.

35. Harter P, Bois A. The role of surgery in ovarian cancer with special emphasis on cytoreductive surgery for recurrence. *Curr Opin Oncol*. 2005;17:505–14.

36. Bickell NA, Egorova N, Prasad-Hayes M, Franco R, Howell EA, Wisnivesky J, et al. Secondary surgery vs chemotherapy for recurrent ovarian cancer. *Am J Clin Oncol*. 2018;41(5):458–64.

37. van de Laar R, Kruitwagen RFPM, Zusterzeel PLM, Van Gorp T, Massuger LFAG. Correspondence: premature stop of the SOCceR trial, a multicenter randomized controlled trial on secondary cytoreductive surgery Netherlands Trial Register Number : NTR3337. *Int J Gynecol Cancer*. 2017;27(1):2.

38. Coleman RL, Enserro D, Spirtos N, Herzog TJ, Sabbatini P, Armstrong DK, et al. A phase III randomized controlled trial of secondary surgical cytoreduction (SSC) followed by platinum-based combination chemotherapy (PBC), with or without bevacizumab (B) in platinum-sensitive, recurrent ovarian cancer (PSOC): A NRG oncology/gynecologic. *J Clin Oncol*. 2018;36(Suppl):abstr 5501.

39. Vergote I, du Bois A, Floquet A, Rau J, Kim J-W, del Campo JM, et al. Overall survival results of AGO-OVAR16: A phase 3 study of maintenance pazopanib versus placebo in women who have not progressed after first-line chemotherapy for advanced ovarian cancer. *Gynecol Oncol*. 2019;6–11.

40. Kim JW, Mahner S, Wu LY, Shoji T, Kim BG, Zhu JQ, et al. Pazopanib maintenance therapy in east asian women with advanced epithelial ovarian cancer: Results from AGO-OVAR16 and an East Asian study. *Int J Gynecol Cancer*. 2018;28(1):2–10.

41. Szczesny W, Langseth H, Myklebust TA, Kærn J, Tropé CG, Paulsen T. Survival after secondary cytoreductive surgery and chemotherapy compared with chemotherapy alone for first recurrence in patients with platinum-sensitive epithelial ovarian cancer and no residuals after primary treatment. *A registry-based study. Acta Obstet Gynecol Scand*. 2018;97:956–65.

42. Plotti F, Scaletta G, Aloisi A, Luvero D, Capriglione S, Miranda A, et al. Quality of Life in Platinum-Sensitive Recurrent Ovarian Cancer: Chemotherapy Versus Surgery Plus Chemotherapy. *Ann Surg Oncol*. 2015;22(January 2007):2387–94.

43. Amate P, Huchon C, Dessapt AL, Bensaid C, Medioni J, Le Frère Belda MA, et al. Ovarian cancer: Sites of recurrence. *Int J Gynecol Cancer*. 2013;23(9):1590–6.

44. Querleu D, Planchamp F, Chiva L, Fotopoulou C, Barton D, Cibula D, et al. European Society of Gynaecologic Oncology

Quality Indicators for Advanced Ovarian Cancer Surgery. *Int J Gynecol Cancer*. 2016;26(7):1354–63.

45. Magrina JF, Cetta RL, Chang Y, Guevara G, Magtibay PM. Gynecologic Oncology Analysis of secondary cytoreduction for recurrent ovarian cancer by robotics, laparoscopy and laparotomy. *Gynecol Oncol*. 2013;129(2):336–40.

46. Gerda A, Eriksson Z, Graul A, Yu MC, Halko A, Chi DS, et al. Minimal access surgery compared to laparotomy for secondary surgical cytoreduction in patients with recurrent ovarian carcinoma : Perioperative and oncologic outcomes. *Gynecol Oncol*. 2017;146(2):263–7.

47. Gallotta V, Conte C, Giudice MT, Nero C, Vizzielli G, Alletti SG, et al. Secondary laparoscopic cytoreduction in recurrent ovarian cancer : a large, single-institution experience. *J Minim Invasive Gynecol*. 2017;25(4):644–50.

48. Fagotti A, Costantini B, Gallotta V, Cianci S, Ronsini C, Petrillo M, et al. Minimally invasive secondary cytoreduction plus hipec versus open surgery plus hipec in isolated relapse from ovarian cancer : a retrospective cohort study on perioperative outcomes. *J Minim Invasive Gynecol*. 2015;22(3):428–32.

49. Escobar PF, Levinson KL, Magrina J, Martino MA, Barakat RR, Fader AN, et al. Feasibility and perioperative outcomes of robotic-assisted surgery in the management of recurrent ovarian cancer : A multi-institutional study. *Gynecol Oncol*. 2014;134(2):253–6.

50. Ramirez PT, Frumovitz M, Lopez A, Vieira M, Ribeiro R, Buda A, et al. Minimally invasive versus abdominal radical hysterectomy for cervical cancer. *N Engl J Med*. 2018;379(20):1895–904.

51. Wright JD, Herzog TJ, Siddiq Z, Arend R, Neugut AI, Burke WM, et al. Failure to rescue as a source of variation in hospital mortality for ovarian cancer. *J Clin Oncol*. 2012;30(32):3976–82.

52. Woelber L, Jung S, Eulenburg C, Mueller V, Schwarz J, Jaenicke F, et al. Perioperative morbidity and outcome of secondary cytoreduction for recurrent epithelial ovarian cancer. *Eur J Surg Oncol*. 2010;36(6):583–8.

53. Kehoe S, Hook J, Nankivell M, Jayson GC, Kitchener H, Lopes T, et al. Primary chemotherapy versus primary surgery for newly diagnosed advanced ovarian cancer (CHORUS): An open-label, randomised, controlled, non-inferiority trial. *Lancet*. 2015;386(9990):249–57.

54. Vergote I, Tropé CG, Amant F, Kristensen GB, Ehlen T, Johnson N, et al. Neoadjuvant chemotherapy or primary surgery in Stage IIIC or IV ovarian cancer. *N Engl J Med*. 2010;363(24):943–53.

55. Jänicke F, Hölscher M, Kuhn W. Radical surgical procedure improves survival time in patients with recurrent ovarian cancer. *Cancer*. 1992;70(8):2129–36.

56. Lago V, Fotopoulou C, Chiantera V, Minig L, Gil-moreno A, Cascales-Campos PA, et al. Risk factors for anastomotic leakage after colorectal resection in ovarian cancer surgery: A multicentre study. *Gynecol Oncol*. 2019;153(3):549–54.

57. Eisenkop S, Friedman RL, Spirtos NM. The role of secondary cytoreductive surgery in the treatment of patients with recurrent epithelial ovarian carcinoma. *Cancer*. 2000;88:144–53.

58. Katsnelson M, Hwang WT, Tahirovic E, Rubin SC, Tanyi JL. Preoperative predictors that impact the survival and outcome of patients undergoing secondary cytoreduction for ovarian cancer. *J Obstet Gynaecol*. 2018;38(3):395–401.

59. Falcone F, Scambia G, Benedetti Panici P, Signorelli M, Cormio G, Giorda G, et al. Tertiary cytoreductive surgery in recurrent epithelial ovarian cancer: A multicentre MITO retrospective study. *Gynecol Oncol*. 2017;147(1):66–72.

60. Tang J, Liu DL, Shu S, Tian WJ, Liu Y, Zang RY. Outcomes and patterns of secondary relapse in platinum-sensitive ovarian cancer: Implications for tertiary cytoreductive surgery. *Eur J Surg Oncol*. 2013;39(7):786–91.

61. Colombo N, Sessa C, du Bois A, Ledermann JA, Mccluggage WG, Mcneish IA, et al. ESMO – ESGO consensus conference recommendations on ovarian cancer: Pathology and molecular biology, early and advanced stages, Special article. *Ann Oncol*. 2019;30(May):672–705.

62. Segna RA, Dottino PR, Mandeli JP, Konsker K, Cohen CJ. Secondary cytoreduction for ovarian cancer following cisplatin therapy. *J Clin Oncol*. 1993;11(3):434–9.

63. Musella A, Marchetti C, Palaia I, Perniola G, Giorgini M, Lecce F, et al. Secondary cytoreduction in platinum-resistant recurrent ovarian cancer: A single-institution experience. *Ann Surg Oncol*. 2015;22:4211–6.

64. Gershenson DM, Sun CC, Bodurka D, Coleman RL, Lu KH, Sood AK, et al. Recurrent low-grade serous ovarian carcinoma is relatively chemoresistant. *Gynecol Oncol*. 2009;114(1):48–52.

65. Schmeler KM, Sun CC, Bodurka DC, T. Deavers M, Malpica A, Coleman RL, et al. Neoadjuvant chemotherapy for low-grade serous carcinoma of the ovary or peritoneum. *Gynecol Oncol*. 2008;108:510–4.

66. Canaz E, Grabowski JP, Richter R, Braicu EI, Chekerov R, Sehouli J. Gynecologic oncology survival and prognostic factors in patients with recurrent low-grade epithelial ovarian cancer: An analysis of fi ve prospective phase II/III trials of NOGGO metadata base. *Gynecol Oncol*. 2019;154:539–46.

67. Crane EK, Sun CC, Ramirez PT, Schmeler KM, Malpica A, Gershenson DM. The role of secondary cytoreduction in low-grade serous ovarian cancer or peritoneal cancer. *Gynecol Oncol*. 2015;136(1):25–9.

68. Crispens MA, Bodurka D, Deavers M, Lu K, Silva EG, Gershenson DM. Response and survival in patients with progressive or recurrent serous ovarian tumors of low malignant potential. *Obstet Gynecol*. 2002;99(1):3–10.

69. Ray-Coquard I, Morice P, Lorusso D, Prat J, Oaknin A, Pautier P, et al. Non-epithelial ovarian cancer: ESMO Clinical Practice Guidelines for diagnosis, treatment and follow-up. *Ann Oncol*. 2018;29(April):iv1–18.

70. Mangili G, Sigismondi C, Frigerio L, Candiani M, Savarese A, Giorda G, et al. Recurrent granulosa cell tumors (GCTs) of the ovary: A MITO-9 retrospective study. *Gynecol Oncol*. 2013;130(1):38–42.

71. Lee Y, Park N, Kim JW, Song Y, Kang S, Lee H. Characteristics of recurrence in adult-type granulosa cell tumor. *Int J Gynecol Cancer*. 2008;18:642–7.

72. Fotopoulou C, Savvatis K, Braicu E, Brink-spalink V, Darb-esfahani S. Gynecologic oncology adult granulosa cell tumors of the ovary: Tumor dissemination pattern at primary and recurrent situation, surgical outcome. *Gynecol Oncol*. 2010;119(2):285–90.

73. Wang P, Sun H, Lin H, Wang K, Liou W, Hung Y, et al. Taiwanese Journal of Obstetrics & Gynecology Outcome of patients with recurrent adult-type granulosa cell tumors: A Taiwanese Gynecologic Oncology Group study. *Taiwan J Obstet Gynecol*. 2015;54:253–9.

74. Karalok A, Ureyen I, Tasci T, Basaran D, Turkmen O, Boran N, et al. Maximum surgical effort is warranted for recurrent adult granulosa cell tumors of ovary. *Tumori*. 2016;102(4):404–8.

75. Meisel JL, Hyman DM, Jotwani A, Zhou Q, Abu-rustum NR, Iasonos A, et al. The role of systemic chemotherapy in the management of granulosa cell tumors. *Gynecol Oncol*. 2015;136(3):505–11.

76. Sölétormos G, Duffy MJ, Othman Abu Hassan S, Verheijen RHM, Tholander B, Bast RC, et al. Clinical use of cancer biomarkers in epithelial ovarian cancer: updated guidelines from the european group on tumor markers. *Int J Gynecol Cancer*. 2016;26(1):43–51.

77. Sikaris KA. CA125-A test with a change of heart. *Hear Lung Circ*. 2011;20(10):634–40.

78. Pereira E, Camacho-Vanegas O, Anand S, Sebra R, Camacho SC, Garnar-Wortzel L, et al. Personalized circulating tumor DNA biomarkers dynamically predict treatment response and survival in gynecologic cancers. *PLoS One*. 2015;10(12):1–13.

79. Rustin GJS, Van Der Burg MEL, Griffin CL, Guthrie D, Lamont A, Jayson GC, et al. Early versus delayed treatment of relapsed ovarian cancer (MRC OV05/EORTC 55955): A randomised trial. *Lancet*. 2010;376(9747):1155–63.

17. 微创手术在卵巢恶性肿瘤中的应用

Jeffrey A. How, Jeremie Abitbol, and Walter H. Gotlieb

前　言

随着 20 世纪 90 年代初微创手术（minimal invasive surgery, MIS）在妇科肿瘤领域的出现，外科医生在改善围手术期结局方面取得了巨大的进步。由于微创手术存在的潜在优势，传统腹腔镜手术和机器人辅助腹腔镜手术已扩展到肿瘤领域。

随着肿瘤的系统治疗、放疗以及麻醉技术的进步，妇科恶性肿瘤的手术方式已经从既往的大切口的原发肿瘤的广泛切除及其潜在转移部位的切除，转变为更加精准的肿瘤切除，同时尽量减少围手术期的相关并发症。在妇科肿瘤手术技术的发展中，这样的例子包括腹腔镜/机器人手术替代开腹手术进行子宫内膜恶性肿瘤分期，以及前哨淋巴结显影技术在宫颈、外阴和子宫内膜恶性肿瘤中的应用，以尽量减少系统性淋巴结切除的并发症，同时仍可获得对患者进行分期诊断的基本信息。进入精准手术时代，这些技术应被视为外科医生工具中的一部分，以实现患者照护的目标，而为使手术治疗更加精准，以追求患者获得更好的预后的分子标记物和治疗正在开发中。尽管微创手术已被公认有诸多益处，但人们仍然担心其对肿瘤结局的不良影响[1-2]。

本章节将总结微创手术在卵巢恶性肿瘤中的应用，包括在新发卵巢恶性肿瘤（包括早期和晚期）中使用的优势及局限性，以及在复发卵巢恶性肿瘤中的应用，尝试评估微创手术应用的未来方向，并对腹腔镜和机器人技术在卵巢恶性肿瘤中的应用进行综述。

微创手术的优势及关注点

手术优势

微创手术在卵巢恶性肿瘤治疗中的围手术期优势与既往文献报道的在良性妇科附件肿物和交界性卵巢肿瘤治疗中的优势相似[3-4]，其中传统腹腔镜手术在失血量、输血、围手术期并发症以及住院时间方面与开腹手术相比有明显优势[5-7]。

尽管 Cochrane 综述指出，微创手术在早期卵巢恶性肿瘤中的应用缺乏高质量证据，但依旧可以从回顾性研究中得出手术结局[8]。在一项回顾性研究中，Lee 等发现与开腹手术相比较，腹腔镜术中失血量少，输血需求少，恢复普通饮食早且疼痛评分低。此外，由于患者住院时间缩短，腹腔镜组开始辅助治疗的时间较早[9]。在其他回顾性队列研究中也有类似的报道[10-12]。尽管缺乏 Cochrane 综述的建议，但由于早期卵巢恶性肿瘤病例的罕见以及缺乏术前诊断方法，开展开腹手术与腹腔镜手术之间的 RCT 研究是不可行的。

对于晚期卵巢恶性肿瘤，关于微创手术与开腹手术结局评估的研究有限。在已发表的研究中，主要关注的是新辅助化疗后微创手术在间歇性肿瘤细胞减灭术中的应用。在 Melamed 等的基于全国癌症数据库的分析中，作者比较了腹腔镜和开腹手术进行间歇性肿瘤细胞减灭术的两组ⅢC～Ⅳ期上皮性卵巢癌患者。其中，腹腔镜组住院时间略短（4d vs. 5d，$P<0.001$），但再入院率和 90d 死亡率相似[13]。在一项单中心、回顾性研究中，Gueli Alletti 等对接受间歇性肿瘤细胞减灭术的患者进行了病例对照研究，与开腹手术组相比，尽管腹腔镜组手术时间更长，但腹腔镜患者的中位失血量较少（100mL vs. 200mL，$P=0.047$），中位住院时间较短（2d vs. 4d，$P=0.03$），手术距化疗时间较短（20d vs. 35d，$P=0.003$），术后并发症发生率无差异[14]。其他研究也报道了类似的结果[15-16]。

在复发上皮性卵巢癌中，Eriksson 等比较了接受微创手术（腹腔镜，$n=8$；机器人手术，$n=31$）与开腹手术（$n=131$）二次肿瘤细胞减灭术（secondary cytoreductive surgery, SCS）的围手术期结局[17]。作者发现，微创手术组和开腹手术组在实现完全切除肉眼可见肿瘤（R0）的能力上没有差异（95% vs. 93%，$P=1.0$），但微创手术组的并发症发生率更低（8% vs. 22%，$P=0.06$），中位失血量也更少（50mL vs. 150mL，$P=0.001$）[17]。同样，Fagotti 等回顾性评价了一组铂敏感复发卵巢癌患者，这些患者在进行二次肿瘤细胞减灭术后接受了腹腔热灌注化疗（hyperthermic intraperitoneal chemotherapy，HIPEC）治疗孤立性复发肿瘤[18]。他们发现，微创手术组的围手术期结局较开腹手术组有所改善，中位失血量减少（50mL vs. 500mL，$P=0.025$），中位住院天数缩短（4d vs. 8.5d，$P=0.002$）[18]。

虽然回顾性研究发现，与开腹手术相比，微创手术可改善手术结局，但在早期、晚期和复发性卵巢恶性肿瘤的治疗中，腹腔镜和机器人手术之间并未发现显著差异[19-23]。Magrina 等进行了一项研究，患者根据年龄、体重指数和手术范围进行匹配不同手术路径（腹腔镜、机器人手术和开腹手术）进行卵巢恶性肿瘤的初始治疗，研究者对病例进行了比较（Ⅰ～Ⅲ型，其中Ⅲ型切除范围最广）[24]。虽然在Ⅰ型和Ⅱ型细胞减灭术方面机器人和腹腔镜比开腹手术更能改善围手术期结局，但在Ⅲ型细胞减灭术中并没有发现类似结果[24]。作者指出，可能是因为Ⅲ型细胞减灭术机器人组病例数较少，没有腹腔镜患者进行Ⅲ型细胞减灭术[24]。

鉴于上述诸多益处，人们对微创手术治疗卵巢恶性肿瘤产生了浓厚的兴趣，但也一直担心微创手术可能会影响肿瘤结局。以下将对导致这些担忧的一些因素进行讨论，包括手术暴露不足、盆腔肿物破裂的风险以及手术切口转移等问题。

微创手术的关注点

手术暴露

微创手术的反对者所提出的论据之一是，微创手术无法充分暴露腹腔和腹膜后淋巴结所有潜在的病变部位。此外，触觉的缺失可能限制外科医生对腹腔的评估，因为病变可能存在于难以观察到的部位，如位于肝脏和脾脏后面的腹膜，这可能会在肉眼观察时被遗漏[25]。然而，这些区域孤立转移较罕见[26]。尽管开腹术中触诊有诸多优点，但触诊淋巴结评估疾病的敏感度有限，据统计，触诊会漏掉 36% 的阳性淋巴结[27]。此外，一项最近发表的随机对照研究表明，对新发ⅡB～Ⅳ期卵巢癌的患者进行系统性的盆腔和腹主动脉旁淋巴结切除术，对肿瘤细胞减灭术后淋巴结阴性的患者的生存期并没有改善[28]。

然而，通过从内镜手术平台进行增强成像，可对触觉缺失进行补偿。腹腔镜手术和机器人手术在这一方面可提供优势，例如使微小病灶可视化，否则这些病变将在开腹手术中被遗漏，并且还可以检测难以可视化区域（膈下和前/后穹隆或前腹壁的腹膜表面）上的病变[29]。此外，利用内镜手术平台对腹腔进行检查时，可借助斜视镜头、柔性内镜或通过三维（3D）成像进行操作，从而进一步改善检查效果。将来纳米技术、荧光图像导航手术以及放射示踪剂等先进技术也可以辅助手术以弥补触觉缺失的局限性[25]。

肿瘤破裂的风险

在早期卵巢恶性肿瘤中，对微创手术持反对意见的学者认为，在手术探查过程中意外的肿瘤破裂会提升肿瘤分期从而影响肿瘤预后[30-31]。然而，术中恶性肿瘤破裂对预后的影响一直存在争议。Vergote 等在一项基于国际数据库的回顾性研究中，对 1 545 例Ⅰ期上皮性卵巢癌患者无病生存期（disease-free survival，DFS）的影响因素进行了研究，发现术中肿瘤破裂与较短的 DFS 有关（OR 1.64，95%CI 1.07～2.51）[30]。相反，Dembo 等进行了一项回顾性分析以确定影响Ⅰ期上皮性卵巢癌复发的因素，发现除分期升级、致密粘连和大量腹水之外，肿物破裂并不是危险因素[32]。此外，Kim 等所做的一项荟萃分析发现，如果对早期上皮性卵巢癌患者进行完整的手术分期，并辅以铂类为基础的化疗，术中肿瘤破裂并不会缩短患者的无进展生存期（progression-free survival，PFS）[33]。尽管在已发表的研究中，腹腔镜手术与肿瘤破裂风险增加相关，但手术方式通常是保留生育能力的手术（如单纯囊肿剥除术而非附件切除术），肿瘤破裂本身并未被证明是影响肿瘤生存结局的独立危险因素[34-35]。一项法国的多中心回顾性研究纳入了 358 例卵巢交界性肿瘤患者，研究发现腹腔镜组患者肿瘤破裂的发生率比开腹手术组高，原因在于腹腔镜组的囊肿剥除率高[34]。此外，囊肿剥除（与附件切除相比）复发风险增加[34-36]。其他研究显示，有经验的腹腔镜外科医生进行腹腔镜手术时出现医源性囊肿破裂的发生率和开腹手术时相似[10-11]。因此，对手术适应证的把控、良好的手术技巧以及在微创手术中采取预防措施非常重要，这些同样也适用于开腹手术[10,30,32,37]。尽管肿物破裂对预后的影响不确定，但外科医生应遵循无瘤原则,尽可能减少医源性肿瘤破裂,以防止肿瘤扩散。虽然没有严格的规定,但一些预防方法包括避免对大(>10cm)和/或固定性盆腔肿块进行微创手术,第一个 trocar 的位置选择在帕尔默点(避免穿刺时囊肿破裂),使用密闭的腔镜袋取出标本,进行附件切除(而不是囊肿剥除),通过小切口开腹手术在密闭的腔镜袋中取出大标本,并避免使用被囊肿内容物污染的吸引器[3,33,38-40]。如果外科医生确实有意尝试将囊肿内容物引流,则应在密闭的腔镜袋中进行,并更换被囊肿内容物污染过的器械,如出现肿瘤破裂需要对腹腔进行大量冲洗。

切口种植和理论风险

肿瘤细胞在 trocar 孔处种植的可能性是腹腔镜和机器人手术所特有的,也称为切口种植[41-43]。表 17-1 显示了关于切口种植的相关研究。已经提出了多种理论包括烟囱效应(从受压腹部通过最省力路径,例如 trocar 孔部位,散播气溶胶化的肿瘤细胞)和由于 CO_2 气腹的影响引起的免疫系统的调节[44-48]。尽管对切口部位转移存在担忧,但其发生率较低(约1%)并且与开腹手术的切口转移相似[8,41,45]。一项纳入 11 项研究的荟萃分析发现,在 346 例(0.2%)接受腹腔镜分期手术的早期

表 17-1 卵巢癌手术治疗后切口转移病例报道

研究	病例	分期	过程	是否孤立转移	腹水
Dobronte 等[43]	1	III	腹腔镜下活检	腹膜癌	是
Stockdale 和 Pocock[143]	1	IV	腹腔镜下活检	腹膜癌	是
Miralles 等[144]	1	I	腹腔镜分期	是	否
Hsiu 等[145]	2	III	腹腔镜下活检	腹膜癌	是
Childers 等[41]	1	IIA	腹腔镜二探	微小病灶	否
Gungor 等[146]	1	IIIB	腹腔镜三探	阳性盆腔冲洗液	否
Kruitwagen 等[147]	7	IIIC~IV	诊断性腹腔镜	腹膜癌	是
Van Dam 等[53]	9	IIIC~IV	诊断性腹腔镜	腹膜癌	是
Leminen 和 Lehtovirta[148]	2	IV	腹腔镜活检	是	否
Gleeson 等[42]	1	I	子宫附件切除/活检	卵巢	否
	2	III	诊断学腹腔镜	腹膜癌	是
Shepherd 等[149]	1	I	腹腔镜下囊肿抽吸/切除	是	否
Hopkins 等[150]	3	I	(1)腹腔镜下粉碎 (2)楔形切除活检 (3)肿瘤外溢	(1)盆腔病灶 (2)腹膜癌 (3)腹膜癌	否
Haughney 等[151]	1	I	腹腔镜下子宫附件切除	是	否
Nagarsheth 等[49]	2	III	腹腔镜间歇减瘤术	腹膜癌	是
Zivanovic 等[152]	15	IIIC	诊断学腹腔镜,腹腔镜二探	是:1 盆腔冲洗液阳性:3 微小病灶:6 微小病灶:4 腹膜癌:1	是:1 阳性盆腔冲洗液:13
Vergote 等[153]	30	IIIC	诊断性腹腔镜	腹膜癌	是(83%)
Lago 等[55]	40*	III~IV	初始减瘤术或间歇性减瘤术后的诊断性腹腔镜	腹膜癌	是
Abitbol 等[16]	3	IIIC~IV	机器人间歇性减瘤术	腹膜癌	是

患者中仅出现了 1 例切口部位转移[37]。此外，切口部位转移主要与弥漫性复发性疾病和腹水或腹膜癌相关[49-51]。此外，手术技巧也可以降低这一风险[50-51]。例如，有些微创外科医生认为他们减少了切口部位转移的原因在于通过密闭的腔镜袋完整地移除标本，并对穿刺孔部位进行分层缝合[9,51-53]。文献中还介绍了其他预防方法，包括切除腹腔镜切口、灌注稀释的聚维酮碘（动物模型）和冲洗切口部位[45,53-54]。在评估腹腔镜手术中切口部位切除的研究中，Lago 等回顾了接受腹腔镜手术进行初次肿瘤细胞减灭术（primary debulking surgery, PDS）或间歇性肿瘤细胞减灭术的晚期卵巢癌患者，根据外科医生预防切口部位复发的偏好，手术时进行了或未进行切口部位切除[55]。虽然作者发现在切除标本中有很高比例的患者出现微小的切口部位转移（49%），但在进行了切口部位切除的患者与没有进行这种切除的患者之间的生存率并没有差异（$P=0.28$）[55]。同样，无论有无微小的切口部位转移，患者之间的生存率也没有差异（$P=0.92$）[55]。然而，他们发现进行了切口部位切除的患者有更高的切口并发症的发生率（34% vs. 17%，$P=0.047$）[55]。

如前所述，一些关于 CO_2 气腹可导致免疫功能改变的理论上的风险，已引发了担忧，即在动物模型中出现的免疫抑制的影响可导致更差的结局[45,48,56]。此外，通过腹腔镜进行子宫颈癌手术试验结果的发表也加剧了人们对微创手术平台造成伤害的担忧，该试验是一项 RCT，于 2018 年 10 月发表在《新英格兰医学杂志》上，其中通过微创手术进行根治性子宫切除术的ⅠA～ⅠB1 期子宫颈癌患者的总体生存率比进行开腹手术患者的总体生存率差（3 年生存率，93.8% vs. 99.0%）[2]。在对国家癌症数据库中接受微创根治性子宫切除术的ⅠA2～ⅠB1 期宫颈癌患者进行分析时，也得到了类似的结果[57]。然而，在其他妇科恶性肿瘤中并没有发现类似结局。在两项早期子宫内膜癌的 RCT 研究中（妇科肿瘤学组 LAP2 和子宫内膜癌腹腔镜手术途径试验），接受腹腔镜分期手术的患者与接受开腹分期手术的患者相比，生存率没有差异[1,58-59]。虽然迄今为止尚未有任何 RCT 研究评估腹腔镜在卵巢恶性肿瘤中的应用，但大多数回顾性研究均未发现腹腔镜手术对患者的生存期产生不良影响。一项多中心研究纳入 82 例接受腹腔镜手术分期的早期卵巢恶性肿瘤患者，其 3 年

OS 率和 DFS 率分别为 97% 和 91.2%[60]。此外，在一项基于国家癌症数据库进行的回顾性分析中，Melamed 等发现，经过倾向性评分匹配后，对早期卵巢癌患者进行分期手术，开腹手术与腹腔镜手术相比，在生存率方面没有差异[61]。与所有手术一样，仔细选择患者对于优化肿瘤结局是至关重要的。

小结

- 与开腹手术相比，腹腔镜手术的围手术期结局（例如失血量、术后恢复、住院时间）有所改善，与既往报道的良性妇科手术相似。
- 尽管在实施腹腔镜手术时存在医源性肿瘤破裂的担忧，但这更多地取决于手术方式（例如囊肿剥除术），而不是手术路径，并且在有经验的医生中不太可能发生。
- 切口部位转移很罕见，主要见于晚期疾病和腹腔积液，因此不应当成为阻碍实施微创手术的原因。诸如将肿瘤标本置于密封的腔镜袋中取出和逐层关闭穿刺部位等措施有助于减少此类事件的发生。

腹腔镜在早期疾病中的应用

全面的手术分期对于疑似早期卵巢癌的患者十分重要，因为有许多患者（约 30%）实际分期较晚[62]。无论何种手术方式（开腹、腹腔镜或机器人），均应遵循相同的手术分期原则，即全面探查腹腔和上腹部，同时对小肠和大肠及其系膜，对任何可疑病变的部位进行活检。进一步的全面分期包括留取腹腔冲洗液行细胞学检查、全子宫切除、双侧输卵管卵巢切除、盆腔和腹主动脉旁淋巴结切除、大网膜切除和腹腔多点活检。必要时行阑尾切除。

如前所述，多项研究表明微创手术在分期/再分期手术方面具有可行性，微创手术的围手术期结局与开腹手术相比有所改善[10,37,50-51]。Querleu 等对 30 例疑似诊断为Ⅰ期的卵巢交界性肿瘤患者进行腹腔镜再分期手术，并发现 26.6% 的患者出现了分期升级[63]。作者表示，腹腔镜手术可能会尽量减少粘连形成，降低由此引起的生育能力下降的发生率，这种粘连形成在开腹手术中更常见[63-64]。在早期卵巢癌中，分期手术/再分期手术也被证明是可行的。Nezhat 等发表了一项纳入 36 例疑似诊断为早期附件恶性肿瘤接受腹腔镜分期/再分期

手术的患者，发现平均活检数为 6（0～17），盆腔和腹主动脉淋巴结切除术分别为 14.84 个（0～45 个）和 12.23 个（0～53 个），腹腔镜下大网膜切除术率为 83%[50]。最终病理结果显示，分期升级率为 19.4%，这一数据与其他文献报道的开腹分期手术相似[10,50,65]。Park 等最近进行的一项荟萃分析发现，疑似诊断为早期卵巢癌的患者经腹腔镜分期术后，其分期升级率为 7%～30%，与开腹手术相比没有明显差异；总体中转开腹率是 3.7%[37]。在另一项研究中，Ghezzi 等发现，接受腹腔镜分期手术和开腹分期手术的早期卵巢癌患者，其盆腔淋巴结切除数（25.2 vs. 25.1；P=0.96）和腹主动脉旁淋巴结切除数（6.5 vs. 7；P=0.78）之间没有差异。其他病例对照研究和回顾性队列研究也得到了类似的结果[8,10-11,51]。虽然这些研究结果表明了微创手术的可行性，但尚缺乏良好的生存结局的数据。作为开腹分期手术可行的替代方法，通过微创手术进行分期手术可最大限度地缩短从手术到化疗开始的时间，并有可能改善生存率[9,26,50,66]。

小结

- 对于早期卵巢癌，采用微创手术进行分期/再分期是可行的。
- 传统开腹手术和微创手术的分期原则应该是相同的。
- 采用微创手术平台似乎能最大限度地缩短手术后到开始化疗的时间。

腹腔镜在晚期或复发性疾病中的应用

腹腔镜作为预测初次肿瘤细胞减灭术的分类方法

　　肿瘤细胞减灭术仍是晚期卵巢癌有效管理中的基石之一。外科医生会根据手术结束时剩余的最大肿瘤直径判断手术成功与否（次优：>1cm；最优：≤1cm），这是有效的细胞减灭术的参数之一。肿瘤细胞减灭术后的生存率与残余肿瘤的多少成反比，无肉眼可见残余肿瘤（R0）患者获益最大[67-68]。在一项纳入了 81 篇（6 885 例患者）的Ⅲ期或Ⅳ期卵巢癌患者研究的荟萃分析中，Bristow 等应用线性回归模型进行加权相关计算，发现获得最佳残余病变每增加 10%，中位生存时间增加 5.5%[69]。

由于最佳残余病变的定义是主观的，且无残余肿瘤患者的肿瘤结局较好，因此，肿瘤细胞减灭术的手术目标是实现 R0 切除[70]。

　　尽管肿瘤细胞减灭术非常重要，但晚期卵巢恶性肿瘤的初始手术可能很复杂，且无法保证能实现 R0，同时具有较高的围手术期并发症的发病率。因此，以铂类为基础的新辅助化疗后进行间歇肿瘤细胞减灭手术（interval cytoreduction surgery，ICS）为起初不可切除的肿瘤病灶提供了补救措施，与 PDS 相比，降低了手术的复杂性并减少了术后并发症[71-73]。两项多中心 RCT（CHORUS 和 EORTC-55971）研究显示Ⅲ C 或Ⅳ期卵巢癌患者接受 PDS 与 NACT/ICS 的生存率无差异[71-72]。然而，这些试验的结果受到了几方面的质疑。3 项前瞻性随机试验（AGO-OVAR3，5，和 7）的研究结果显示，Ⅲ C 和Ⅳ期患者 R0 切除后的中位 OS 分别为 81.1 个月和 54.6 个月，与之相比，PDS 组中Ⅲ C～Ⅳ期患者的中位 OS（分别为 23.7 个月和 29 个月）较低[71-74]。此外，在 CHORUS 和 EORTC-55971 这两项多中心 RCT 研究中，PDS 组的 R0 的实现率较低（分别为 17% 和 19.4%），有些人认为这可能是由于预后较差或手术不充分的患者入组的结果[71-73]。尽管存在这些质疑，但这两项 RCT 表明，NACT 确实使获得最佳或完全肿瘤切除的患者比例增加，同时降低了并发症的发生率。

　　鉴于 PDS 的生存优势在有残留肿瘤的情况下明显降低，因此有学者已经研究了各种实现 R0 的预测因素[68,73,75-76]。在 PDS 中未能实现 R0 的常见原因包括广泛的腹膜大块癌病、挛缩的肠管/肠系膜、膈肌大块病灶、门静脉三联症和/或不可切除的上腹部转移[77]。虽然已经设计了包括使用血清标记物（例如 CA125）、影像学成像方式（PET/CT 或 CT）或两者的组合等几种方法，但仍不能可靠地预测最佳肿瘤细胞减灭术的成功与否[76,78-81]。最近，诊断性腹腔镜已成为一种有前途的预测工具用来预测晚期卵巢癌切除的可能性[82-83]。

　　腹腔镜检查成为一种有优势的预测工具的几个原因：首先，它使外科医生能够放大腹腔视野并可发现术前影像学检查中可能未发现的病灶，还使外科医生有机会进行标本活检以进行分子学检测[75,84]。与通过开腹手术尝试 PDS 而后发现手术无法进行相比，腹腔镜探查可以评估肿瘤范围是否过广而无法进行最佳切除，并可能有助于促进患者术后更快恢复，并缩短开始 NACT 的时间[75,84]。

Fagotti 等开发了一种基于腹腔镜的模型，以预测晚期卵巢癌实现最佳细胞减灭术的可能性[85]。在他们的研究中，作者评估了 64 例先接受了腹腔镜探查而后又接受了开腹的间歇肿瘤细胞减灭手术（interval cytoreduction surgery，ICS）的晚期卵巢癌患者[85]。预测模型中用于描述腹腔内疾病分布的 8 个特征包括：卵巢肿块（单侧或双侧）的存在、大网膜饼、腹膜癌、腹膜癌灶、膈肌癌灶、肠系膜挛缩、肠管浸润、胃浸润和肝转移[85]。除卵巢肿块外，该模型为每个参数分配了 2 个分数值，称为预测指数值（predictive index value，PIV）[85]。当 PIV≥8 时可预测无法实现最佳细胞减灭术，其特异度为 100%，阳性预测值为 100%，阴性预测值为 70%[85]。Fagotti 等在后续的一项研究中验证了这一预测模型。在该研究中，PIV≥8 的患者获得最佳细胞减灭术的可能性为 0；PIV 模型可使 40.5% 的患者免于进行无用的开腹探查术[86]。其他研究评估了将 PIV 作为实践标准一部分的可行性。Fagotti 等确定，在 12 个月的练习后，妇科肿瘤科的实习生能够可靠地给出与经验丰富的外科医生相同的 PIV 分数，最常见的分歧是肠道浸润（13.3%），其次是肠系膜挛缩（11.1%）[87]。在 Olympia-MITO13 研究中，研究人员比较了经过至少 2 个月培训中心密集培训后的外科医生 PIV 得分的准确性[88]。尽管难度最大的腹腔镜评估特征是肠系膜挛缩，但其他的腹腔镜参数与培训中心的符合率很高[88]。3/4 的经培训的外科医生至少实现了单个参数和整体得分 80% 的准确率[88]。Fleming 等利用 PIV 模型，采用双盲、两位外科医生评分评估，作为机构质量改进项目的一部分，以提高 R0 的比例。他们发现外科医生之间的腹腔镜评估高度一致（94%），并且在实施腹腔镜评估工具后，PDS（44%→88%）和 NACT/ICS（65%→74%）队列中的实现 R0 的比率都有所提高[75,89]。在已使用 PIV 模型的中心，外科医生并没有发现其对患者的生存期有不良影响[89-90]。此外，在 SCOPRION 试验中，研究人员表明，肿瘤负荷较高（PIV8～12）并随机分配到 PDS 组的患者，其围手术期结局和生活质量评分与分配到 NACT/ICS 组的患者相比较差[91]。此外，有证据表明，将 PIV 阈值增加至≥10 并不会影响其预测次优细胞减灭术的可靠性（PIV≥10 时，最佳细胞减灭术的概率为 0），并且可以避免 33.2% 的研究患者进行无用的开腹探查术[92]。其他研究已经利用腹腔镜技术基于不同的参数预测肿瘤切除可能性，例如腹膜癌指数、艾森克评分和 PIV 的变体[93-97]。一项荷兰的多中心 RCT 研究中，至少为ⅡB 期的（80% 为ⅢC～Ⅳ期）卵巢癌的患者随机分配至腹腔镜评估手术组，以决定是否行 PDS 或 NACT/ICS（取决于实现 R0 的可行性），或直接进行 PDS，不进行腹腔镜评估[98]。腹腔镜评估后如果不存在广泛腹腔内转移性疾病（包括脾或肝后区域受累）、广泛肠黏膜和 / 或肠系膜浸润，以及广泛膈肌腹膜转移将进行 PDS[98]。术前通过影像学确定病灶不可切除的患者被排除在本研究之外。在总共 201 名患者中，通过腹腔镜评估后，出现无用的开腹手术探查的发生率低于未通过腹腔镜评估组（10% vs. 39%，RR 0.25，95%CI 0.13～0.47，P<0.001）[98]。尽管腹腔镜评估可切除性具有上述优点，但腹腔镜检查存在一些局限性，包括不能正确评估肝脏后侧、小网膜囊、腹膜后间隙和肠系膜根部[84]。

微创的初次肿瘤细胞减灭术在晚期卵巢恶性肿瘤中的应用

鲜有关于使用微创手术技术进行 PDS 的研究报道。Fanning 等对 25 例试图进行腹腔镜下 PDS 的疑似诊断为Ⅲ～Ⅳ期的卵巢恶性肿瘤患者进行了研究，这些患者接受了腹腔镜下使用 PlasmaKinetic 钳进行子宫颈上段子宫切除、双侧输卵管卵巢切除和大网膜切除术，而盆腔、腹膜、肠系膜和膈肌的种植的肿瘤病灶则用氩气刀进行治疗[99]。由于大网膜上的大块转移灶及直肠乙状结肠周围的转移灶，25 例患者中有 2 例中转开腹[99]。虽然没有围手术期并发症的发生，并且所有患者均达到了残余肿瘤直径小于 2cm 的标准，但仅 36% 的患者实现了 R0 切除，且中位随访时间较短（1.6 年）[99]。Nezhat 等报道了一组接受腹腔镜 PDS 的ⅢA～Ⅳ期的患者[52]。虽然在 13 例患者中有 11 例患者实现了最佳肿瘤细胞减灭，但是只有 2 例患者实现了 R0。包括 4 例接受腹腔镜 ICS 的患者在内，这 17 例患者中术中并发症发生率较低（5.9%），中位复发时间为 31.7 个月[52]。

对于晚期卵巢癌，另一种腹腔镜下 PDS 的变体是使用手辅助切口。手辅助腹腔镜手术（hand-assisted laparoscopy surgery，HALS）在标准腹腔镜切口的基础上，另外在脐周或耻骨上创建 6～7cm 的小切口作为手辅助切口[100]。这个扩大的切口可以使外科医生将手进入腹腔，可对组织进行触诊并方便标本取出[100]。由此可见，HALS 既可以克服腹腔镜的劣势（例如触觉缺失），同时又可以保持腹腔镜视野上的优势[100]。Krivak 等对 HALS 的可行性进行研究，该研究纳入了 25 例卵巢癌患者，其中 6 例接受 PDS 的晚期卵巢癌患者中，只有 50% 的患者实现了最佳肿瘤细胞减灭术，其余均接受了中转开腹手术[100]。

微创手术在晚期卵巢癌行中间型肿瘤细胞减灭中的应用

腹腔镜预测实现最优开腹中间型肿瘤细胞减灭术的可行性

已有研究表明，接受次优 ICS 的患者预后较接受最佳 ICS 的患者预后差[89-90]。在其他研究中也有类似的结果，Fagotti 等试图应用 PIV 预测实现最佳 ICS 的优势[101]。在他们的前瞻性队列研究中，91 名疾病稳定的晚期卵巢癌患者或 NACT 后反应良好的卵巢癌患者在尝试 ICS 之前接受了腹腔镜探查[101]。使用 PIV 相同腹腔镜评分系统，他们发现当 PIV>4 时，实现开腹最佳切除的可能性降至零[101]。此外，作为实体肿瘤（RECIST）和妇科癌症国际协作组（GCIG）标准中的反应评估标准的补充，利用 PIV 评分系统进行腹腔镜探查将无效开腹探查的风险降至零[101]。这一模型在一项法国研究中也得到了验证，作者发现 PIV 是一种相关的评估工具[102]。

微创手术在间歇性肿瘤细胞减灭术中的应用

鉴于 NACT 减轻肿瘤负荷的能力，患者有机会接受腹腔镜或机器人辅助的 ICS 手术。在 Corrado 等的一项回顾性研究中，他们评估了 30 名在 NACT 三个周期后接受腹腔镜 ICS 治疗的患者[103]。他们发现了该技术使所有的患者均实现了 R0，研究结果显示盆腔淋巴结切除中位数为 15 个（13～25 个），失血量为 70mL（50～200mL），住院时间为 4d（3～13d）[103]。术中和术后并发症发生率较低（分别为 3.3% 和 6.6%），中转开腹率为 6.6%（1 例因广泛的肠粘连阻碍了腹腔镜手术，1 例因髂内动脉损伤）[103]。在一项意大利的多中心研究（MISSION 试验）中，研究人员试图评估 NACT 完全缓解后，Ⅲ～Ⅳ期上皮性卵巢癌微创（MI）-ICS 的可行性和结果（基于 GCIG 和 RECIST 标准）[104]。这项研究纳入了 52 名患者，

30 名患者接受了 MI-ICS 手术（经术中评估后 22 例患者中转为开腹手术）[104]。其中，中位失血量为 100mL（50～200mL），住院时间为 2d（2～3d），手术到化疗的时间为 20d（10～30）。除 1 例患者外，其他患者均实现了 R0 切除（96.6%）[104]。在后续的 MISSION 试验中，5 个妇科中心评估了 127 名 NACT 后接受 MI-ICS 的患者[105]。96.1% 的患者（所有患者都实现了最优肿瘤细胞减灭术）实现了 R0 切除，术中并发症发生率为 4.7%，中转开腹率为 3.9%（3 例广泛粘连，1 例肠切除术，1 例髂动脉损伤）[105]。中位 PFS 为 23 个月，5 年生存率为 52%（95%CI 35～67）[105]。尽管许多研究已证实了腹腔镜用于 MI-ICS 的可行性，但在一项基于大型数据库的研究中，将腹腔镜 ICS 与机器人辅助 ICS 进行了比较，研究结果显示机器人辅助下的 ICS 手术结局与腹腔镜 ICS 相似且中转开腹的比例较少（20% vs. 5%，P<0.001）[13, 16, 21, 24, 106]。

一项观察性研究的作者提出不要常规使用腹腔镜进行 ICS 的警告，因为在 21 名患者中，腹腔镜组与开腹手术组相比，癌症相关的死亡率没有统计学差异（20% vs. 0，P=0.086）[107]。然而，其他研究并未发现 MI-ICS 与生存预后不良相关[13-14]。Gueli Alletti 进行了一项病例对照研究，评估了 30 例腹腔镜下 ICS 患者与 65 例开腹手术对照组患者的情况[14]。与开腹手术组相比，腹腔镜手术组未出现生存预后不良的情况（PFS 分别为 18 个月和 12 个月，P=0.027）[14]。腹腔镜手术组中较长的 PFS 可能是由于较高的含贝伐珠单抗的 NACT 的使用（26.6% vs. 9.2%，P=0.03）和更短的手术到化疗的时间（P=0.057）[14]。Melamed 等基于国家癌症数据库的分析发现，3 年生存率（47.5% vs. 52.6%，P=0.12）和次优细胞减灭术（20.6% vs. 22.6%，P=0.29）在腹腔镜下 ICS 与开腹 ICS 之间差异无统计学意义[13]。在另一项研究中，Abitbol 等评估了Ⅲ～Ⅳ期卵巢癌患者在 NACT 后实行机器人 ICS 的可行性[16]。在他们的研究中，研究人员比较了在机器人手术时代使用机器人手术进行 ICS 的患者结局（n=57）与在机器人手术时代之前接受开腹手术的患者的 ICS 结局（n=34）[16]。患者均接受类似的化疗方案，但没有患者接受贝伐珠单抗作为一线治疗[16]。在他们的分析中，与机器人手术时代之前的患者相比，机器人手术时代的患者具有更高的 R0 率（75.8% vs. 40.9%，P=0.005）和更短的中位住院时间（6d vs. 2d，P=0.000 1）[16]。

此外,接受机器人 ICS 的所有患者均实现了最佳肿瘤细胞减灭术,其中 R0 率为 82%。其中 6 例机器人手术中转为开腹手术(其中一半为小切口手术以实现最佳减瘤效果)[16]。中位随访时间为 37 个月,在机器人手术时代的混合组患者与前机器人时代仅接受开腹手术的患者相比,中位 OS(42.8 个月 vs. 37.9 个月,$P=0.6$)和中位 PFS(16.5 个月 vs. 11.9 个月,$P=0.4$)均无统计学差异[16]。当比较前机器人时代接受开腹手术、机器人辅助手术时代接受开腹手术以及机器人辅助 ICS 的患者时,两个时代接受开腹手术的患者的结果相似,但机器人辅助 ICS 具有更长的中位 OS(分别为 37.9 个月、37.8 个月、47.2 个月,$P=0.04$)和中位 PFS(分别为 11.9 个月、13.9 个月、20.6 个月,$P=0.005$)[16]。这些结果显示,在经过严格筛选的患者中,机器人辅助 ICS 至少不劣于通过开腹手术进行的 ICS,并且对所有患者来说,结合使用开腹手术和机器人手术的结局并不比进行开腹手术差。

已发表的研究表明,MI-ICS 的 R0 率各不相同,范围在 47%~100% 之间[13, 103, 108]。尽管有些人会认为这种差异来自手术操作,但这些结果强调了仔细选择患者的重要性。一项荟萃分析发现了一些常见的排除标准包括肿瘤位于关键区域(如肝门区)、老年患者(>70 岁)、高 CA125、病态肥胖和 ASA Ⅲ/Ⅳ 级等[108]。因此,MIS 用于 ICS 可能对一些特定人群的患者有益,并且不会影响肿瘤的预后(表 17-2)。由于大多数研究规模较小且为回顾性研究,因此需要前瞻性 RCT 来进一步评估。

微创手术在二次肿瘤细胞减灭术中的应用

对于复发患者,手术治疗的目的是改善生活质量,同时降低相关并发症的发生率。虽然存在争议,但有研究表明,有些患者是可以从 SCS 中获益的[109-113]。一些可能的适应证包括无疾病间隔 >6 个月、Arbeitsgemeinschaft Gynaekologische Onkologie 评分阳性(东部肿瘤协作组性能状态 0 分、复发时腹水 <500mL 以及 PDS 时达到 R0)以及单个 / 少数孤立性复发[109-113]。通过仔细的病例选择,MIS 可以减少 SCS 的潜在风险[21]。

多项研究已经证实了这种方法的可行性和安全性[114-117]。

Chi 等报告了 6 例接受腹腔镜手术或 HALS 治疗孤立性脾转移的复发性卵巢癌的病例[117]。这 6 例患者中有 5 例成功进行了脾切除术,而剩余 1 例因腹膜癌而接受了开腹手术[117]。

Gallotta 等评估了 29 例接受腹腔镜二次肿瘤细胞减灭术的孤立病灶的铂敏感复发的卵巢癌患者,发现 R0 率为 96.2%,术中无并发症,中转开腹率为 6.7%[114]。在美国一项多中心研究中,Escobar 及其团队证实了机器人二次肿瘤细胞减灭术的可行性,在 48 例患者中其中 75% 的患者孤立复发部位位于盆腹腔区域[115]。R0 率为 82%,8.3% 的患者转为开腹手术,术中无并发症发生[115]。

与 PDS 相似,SCS 的生存结局与手术是否能够达成 R0 相关[113]。多项研究比较了 MIS 和开腹手术在 SCS 中的应用[17]。Magrina 等回顾性分析了接受开腹二次肿瘤细胞减灭手术($n=33$)、腹腔镜二次肿瘤细胞减灭术($n=9$)和机器人二次肿瘤细胞减灭术($n=10$)的 52 例患者的围手术期并发症及肿瘤结局[20]。与开腹手术相比,接受腹腔镜手术和机器人手术的患者术中出血量较少(分别为 675mL、100mL、100mL,$P<0.0001$),住院时间较短(分别为 7d、2d、2.5d,$P=0.0002$),术中及术后并发症发生率相似($P=0.78$)。3 种术式的 R0 率相似(分别为 72.7%、88.9%、70%,$P=0.66$)[20]。在 R0 患者中,3 年 OS 率(分别为 64.5%、58.3%、100%,$P=0.45$)和 PFS 率(分别为 40%、27.3%、20.8%,$P=0.945$)相似。然而,作者建议对于广泛腹膜转移和 / 或广泛转移应选择开腹手术而非 MIS[20]。Eriksson 等回顾性比较了接受 MIS 下 SCS 与开腹行 SCS 的复发性卵巢癌患者的结局,后者可能是回顾性影像学检查的潜在 MIS 候选者[17]。在 68 例开腹手术和 39 例 MIS(8 例腹腔镜手术,31 例机器人手术)中,R0 率没有差异(分别为 93% 和 95%,$P=1.0$)。MIS 组的中转开腹率为 15%。正如预期的那样,MIS 组的平均失血量较少(150mL vs. 50mL,$P=0.001$),住院时间较短(5d vs. 1d,$P<0.001$)[17]。两组的 2 年的 PFS(分别为 63.5% 和 56.1%,$P=1$)和 OS(分别为 81.4% 和 92.2%,$P=0.7$)相似[17]。图 17-1 展示了机器人腹腔镜在处理上腹部疾病时 trocar 放置的位置。

关键点

- 肿瘤细胞减灭术的手术目标是无残余肿瘤。
- 对于晚期卵巢癌,诊断性腹腔镜是预测无效开腹探查术的有效辅助手段,可改善患者接受新辅助化疗的分类。

表 17-2　微创肿瘤细胞减灭术治疗晚期卵巢癌的生存结局

研究	研究类型	队列	微创手术的纳入标准	残余肿瘤	生存结局	中位随访时间
Corrado 等 2015[103]	回顾队列研究	LSC（30）	对 3 个周期的 NACT 的最佳反应（CA125 和成像），ECOG PS≤2，既往无盆腔/腹部放疗，且无长时间头头低位的禁忌	R0: 100%	中位 PFS: 20 个月	15 个月
Favero 等 2015[107]	双向队列研究	LPT（11）vs. LSC（10）	6 个 NACT 周期后最佳临床反应（CA125 水平正常化和影像学上关键区域无病灶）。术后术行辅助化疗	R0: 100%	复发：88% vs. 80% 疾病相关死亡：0 vs. 20%，$P=0.09$	LPT: 36 个月，LSC: 20 个月
Gueli Alletti 等[14]	病例对照研究	LPT（65）vs. LSC（30）	根据 GCIG 或 RECIST 标准，对 3 个周期的 NACT 完全反应/部分反应，ECOG PS≤2，ASA 评分 I~II，$BMI<40kg/m^2$	R0: 95.4% vs. 96.6%（$P=0.88$）	中位 PFS: 12 个月 vs. 18 个月（$P=0.03$）[a]	28 个月
Melamed 等[13]	公开数据库的回顾性分析	LPT（2 621）vs. LSC（450）	未报道	R0: 49.5% vs. 46.9%（$P=0.29$）	3 年 OS: 52.6% vs. 53.5%（$P=0.12$），中位 OS: 37.6 个月 vs. 33.8 个月	32 个月
Ackroyd 等[106]	回顾性队列研究	R（29）	对 NACT 的良好反应（CA125 水平降低，症状临床改善）	R0: 66% 最优率: 94%	中位 PFS: 21.2 个月，中位 OS: 39.7 个月	21.2 个月
Brown 等[15]	回顾性队列研究	LPT（104）vs. LSC/R（53）	医生根据患者对 NACT 在临床、影像学和血清学反应以及对手术的舒适程度进行选择	R0: 42.3 vs. 60.4% 最优率: 82.7% vs. 96.3%（$P=0.02$）	中位 PFS: 29 个月 vs. 27 个月（$P=0.45$）中位 OS: 35 个月 vs. 37 个月（$P=0.74$）	未报道
Fagotti 等[105]	回顾性多中心队列研究	LSC/R（127）	没有具体的入选标准，通过腹腔镜、开腹或结合 CT 及细胞学确诊存在初始手术无法切除的病灶可进行间歇性肿瘤细胞减灭术	R0: 96.1% 最优率: 100%	中位 PFS: 23 个月 5 年 OS: 52%	37 个月
Abitbol 等[16]	回顾性队列研究	LPT（34）vs. R（57）	CA125 降低（至少 80%），腹水消退，CT 显示可能达到最佳细胞减灭	R0: 64.7% vs. 82.5% 最优: 88.2% vs. 100%	中位 PFS: 13.9 个月 vs. 20.6 个月（$P=0.005$）中位 OS: 37.8 个月 vs. 47.2 个月（$P=0.04$）	37 个月

[a] 腹腔镜组接受了含贝伐珠单抗的新辅助化疗（9.2% vs. 26.6%，$P=0.03$）。

BMI，体重指数；CA125，癌症抗原-125；ECOG PS，美国东部肿瘤协作组体能状态评分；GCIG，妇科肿瘤国际协作组共识；LPT，开腹手术；LSC，腹腔镜手术；NACT，新辅助化疗；OS，总生存期；PFS，无进展生存期；R，机器人辅助手术；R0，无肉眼残留手术；RECIST，实体瘤疗效评价标准。

接受微创肿瘤细胞减灭术的患者由于是经过严格筛选而造的人群，因此在缺乏随机对照研究的情况下，很难与开腹间歇性减瘤术患者进行公平比较。

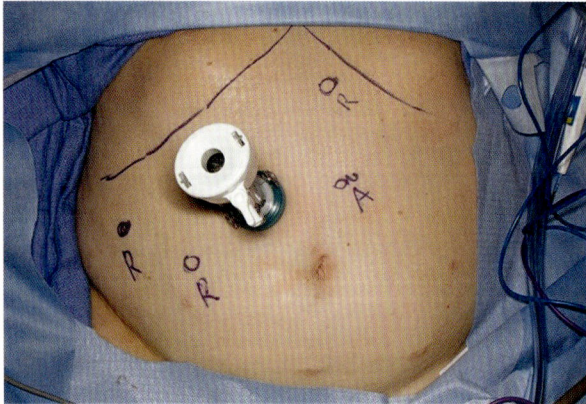

图 17-1　右半横膈切除术时 trocar 放置位置。R：机器人 trocar；A：机器人光学镜头放置的辅助 trocar 和 Hassan trocar

- 对于晚期卵巢癌，微创手术的初始卵巢细胞减灭术所达到的最优肿瘤细胞减灭术和 R0 率并不满意。
- 对 NACT 有良好反应的患者（例如，CA125 显著下降，腹水减少，影像学上病变缩小）可行 MIS 间歇性肿瘤细胞减灭术。这些经过严格选择通过 MIS 能够实现无肿瘤残留的患者与接受开腹手术治疗的患者相比，具有相似的生存结局。
- MIS 对于孤立复发的患者可以减少二次肿瘤细胞减灭术并发症的发生率。

其他的实用技术以及未来的应用前景

腹腔镜和机器人手术在卵巢癌患者中还有其他一些用途。一些作者报道了成功的腹腔镜辅助腹腔内端口放置[118-119]。此外，还报道了利用 MI- 细胞减灭术同时进行腹腔热灌注[18,116,120]。另一项研究技术是对疑似早期卵巢癌患者进行前哨淋巴结显影。在 Buda 等的可行性研究中，将吲哚菁绿（ICG）荧光染料注入 10 例接受腹腔镜分期手术的早期卵巢癌患者的固有韧带和骨盆漏斗韧带中[121]。90% 的患者在腹主动脉旁区域和髂血管区域成功显影。在 Lago 等的另一项可行性研究中，研究者利用放射性锝 -99 和 ICG，通过腹腔镜或开腹手术进行注射，在全部 10 例患者中均成功显影[122]。这种技术有利于减少临床 I 期卵巢癌患者的并发症发生率。目前，有若干试验试图确定这项技术的重要性（NCT02997553、NCT03452982、NCT02540551 和 NCT03563781）。

虽然有些人认为机器人辅助手术是传统腹腔镜手术的等效替代方法，但它具有提高手术精细度的潜力[25,123]。目前已有若干研究正在探索以肿瘤细胞可视化为目标的荧光成像[124]。VanDam 等利用针对叶酸受体 -α（在 90%～95% 的上皮性卵巢癌中表达）的免疫荧光试剂，在疑似卵巢癌的患者接受手术探查时，实时显像肿瘤种植部位[125]。此外，尝试将术前 MRI 和 CT 成像整合到机器人手术平台中，在手术过程中实时叠加成像，以帮助外科医生避开重要结构和更有效地定位肿瘤[126]。使用具有放大 3D 成像和机器人平台的这些技术可以使得外科医生能够在初始、间歇性或二次肿瘤细胞减灭术中更好地达到 R0[25]。

微创手术技术

仔细的患者筛选，熟悉并使用适合的手术器械，对助手的教育以及术者的经验这些都是可以改善手术结局的因素。无论是通过传统腹腔镜还是机器人辅助技术来实行 MIS 都是如此。鉴于所使用的设备的复杂性，拥有接受过培训且经验丰富的手术团队是绝对必要的。本部分将简要介绍与腹腔镜和机器人管理相关的卵巢癌手术程序。

患者体位、手术切口及 trocar 位置

接受腹腔镜或机器人辅助手术的患者与接受开腹卵巢癌手术的患者的术前准备相同。加速康复外科方案不再建议手术前进行机械性肠道准备和口服抗生素[127-129]。患者术前一天可正常进食，并且在 0 点后仍可进清流食。患者手术当天早晨可继续进清流食，直至手术开始前 2h。这样考虑的主要目的是在手术开始时保持血液充分稀释，而不用担心长时间禁食或肠道准备导致的脱水可能。为了预先镇痛，以下药物可在术前口服给药（因年龄和肝肾功能进行调整）：①对乙酰氨基酚 1 000mg；②加巴喷丁 600mg（年龄为 60～69 岁时减为 300mg，年龄为 ≥70 岁时省略）；③塞来昔布 400mg（年龄＞65 岁时停止使用）。按照指南给予适当的预防性静脉用抗生素[127-129]。患者处于低截石位，带有 Allen 镫（尽量减少髋部屈曲）。双臂固定在患者两侧，并且放置鼻胃管或口胃管以减少胃扩张（图 17-2）。

通常，腹腔镜手术使用 4 个 trocar。我们倾向于在中线位置放置 12mm 的 trocar，在侧线放

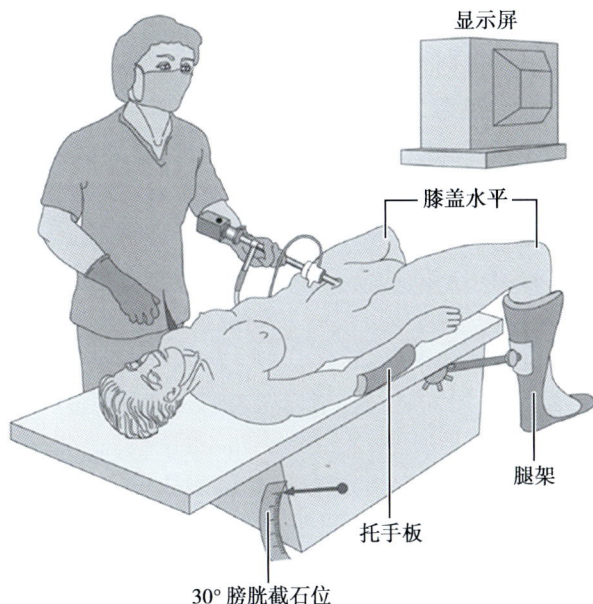

图 17-2　适当的患者体位在腹腔镜手术中非常重要。可以通过将上下肢摆放于正确体位并填充空缺处使神经损伤的风险最小化

置 5mm 的 trocar。稍大的 trocar 位于耻骨上中线位置，可以从腹腔中轻松取出较大的标本（例如网膜活检和淋巴结）。我们首先在脐周区域（根据患者因素，可以是脐上或脐下）放置一个 12mm 的 trocar；这个 trocar 通常用于放置摄像头，并且使用开放式技术进入，以尽量减少血管损伤的风险。然后在中线耻骨联合上方约 2～3cm 处放置第二个 12mm 的 trocar，两个侧边 5mm 的 trocar 与中线等距，恰好位于下腹部血管的外侧，当它们穿过腹壁的侧脐韧带时，可以通过腹腔镜识别。然后用缝线将所有 trocar 固定在腹壁皮肤上，以防止它们被无意中从腹腔拉出（图 17-3）。穿刺完成后，需要从肚脐位置的 trocar 孔处充分地探查评估盆腔外情况并获得盆腔冲洗液。患者处于膀胱截石位，手术台放在最低位置。为了充分暴露，通过耻骨上的 trocar 孔处将肠管和网膜固定在上腹部，并通过其他操作孔使用抓钳固定这些器官。

腹腔镜卵巢切除

　　通常，卵巢切除术或输卵管卵巢切除术将是获得盆腔冲洗液后卵巢癌（或可疑的附件肿块）手术的第一步，以便在进一步分期手术前进行冰冻切片诊断。通常首先使用电器械或超声刀将圆韧带离断，并按照腹腔镜盆腔淋巴结切除术的描述打开腹膜后间隙。在打开侧腹膜时，应牵拉阔韧带，以最大限度地暴露输尿管。在确认输尿管的

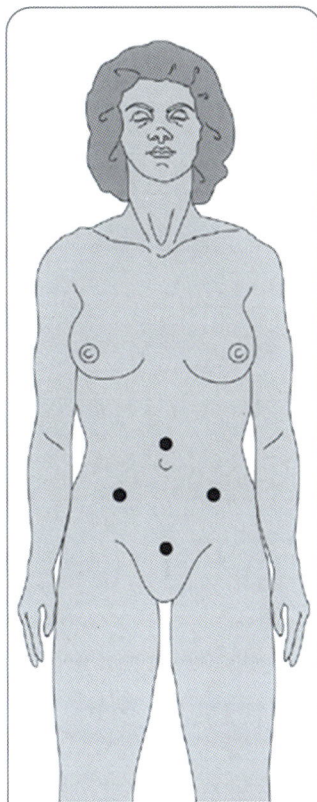

图 17-3　用于腹腔镜分期包括盆腔和腹主动脉旁淋巴结切除术的 trocar 位点。可根据患者的解剖结构，在脐上（如图所示）或脐下（未显示）作切口以置入摄像头

位置后，可使用超声刀或电外科器械离断输尿管跨越的骨盆漏斗韧带内的卵巢血管。在输尿管上方游离骨盆漏斗韧带至固有韧带，以相同的方式切断固有韧带。将输卵管卵巢置于取物袋中自 12mm trocar 孔中取出。

腹腔镜腹主动脉淋巴结切除

　　通常，我们从腹主动脉旁淋巴结开始行腹腔镜淋巴结切除术。行右侧腹主动脉旁淋巴结切除时，术者站在患者左侧髋关节水平位置，使用内镜剪和弯钳在耻骨上和左侧腹 trocar 孔处进行操作。显示屏放置在患者肩膀的位置。摄像头放置在脐部切口而不是在耻骨上切口（图 17-4）。腹膜在右侧输尿管上方沿着右侧髂总动脉打开。腹膜继续向头侧打开至主动脉分叉处，并继续沿至十二指肠水平。行右侧腹膜后淋巴结切除术，助手将右侧输尿管向侧面牵拉。然后术者切除自右侧髂总动脉处的下腔静脉基底部至肾静脉水平的淋巴结，从中间向右侧切除。必须小心地用单极电刀分离并切断回流至下腔静脉的血管，以防止出血，这种出血可能需要开腹进行修补止血（图 17-5）。淋巴

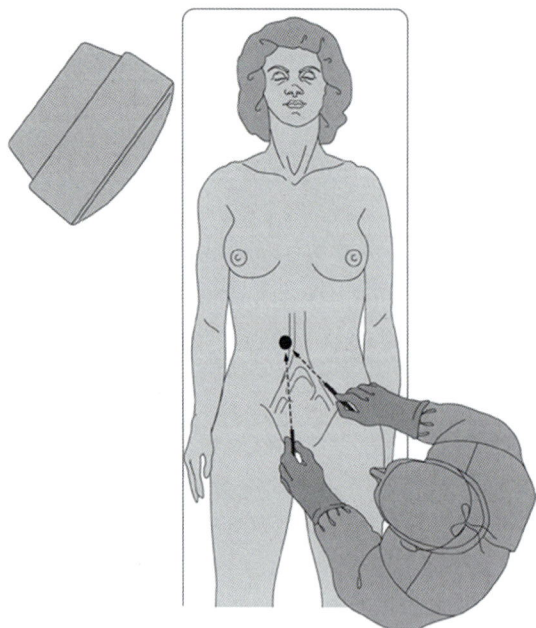

图 17-4   主动脉左侧淋巴结清扫术中的外科医生的站位。术者位于患者右侧,显示屏置于患者左侧肩部。通过耻骨上切口置入腹腔镜持物钳,以方便通过 12mm trocar 孔处取出淋巴结

结通常是通过耻骨上 12mm 的 trocar 孔处取出,以尽量减少淋巴结的破裂。

腹主动脉左侧淋巴结切除术是通过向腹前壁方向牵拉乙状结肠系膜,解剖左髂总动脉与肠系膜下动脉下方之间的疏松组织,直至辨认出左侧腰大肌。在此过程中,应明确左侧输尿管的位置,以确保其处于手术野之外。这一步完成后,助手应持续将组织向一侧牵拉,然后,术者沿着主动脉或左侧髂总动脉钳住淋巴结并向上牵拉,同时用剪刀向下按压血管(图 17-6)。接着分离左腹主动脉旁淋巴结的上界和下界,用电外科器械切除淋巴结,经 12mm 的 trocar 孔取出。尽管暴露常常受限,但必要时还是需要切除左腹主动脉旁和主动脉下腔静脉至肠系膜上方的淋巴结。切开肠系膜下动脉与十二指肠之间的腹膜,暴露肾静脉与卵巢血管。助手持续向侧边牵拉输尿管使之远离手术野。通常卵巢血管需要夹闭或者电凝,以便完成淋巴结切除术(图 17-7)。权衡利弊,可能需要结扎肠系膜下动脉的基底部,以暴露左侧高位腹主动脉旁淋巴结。

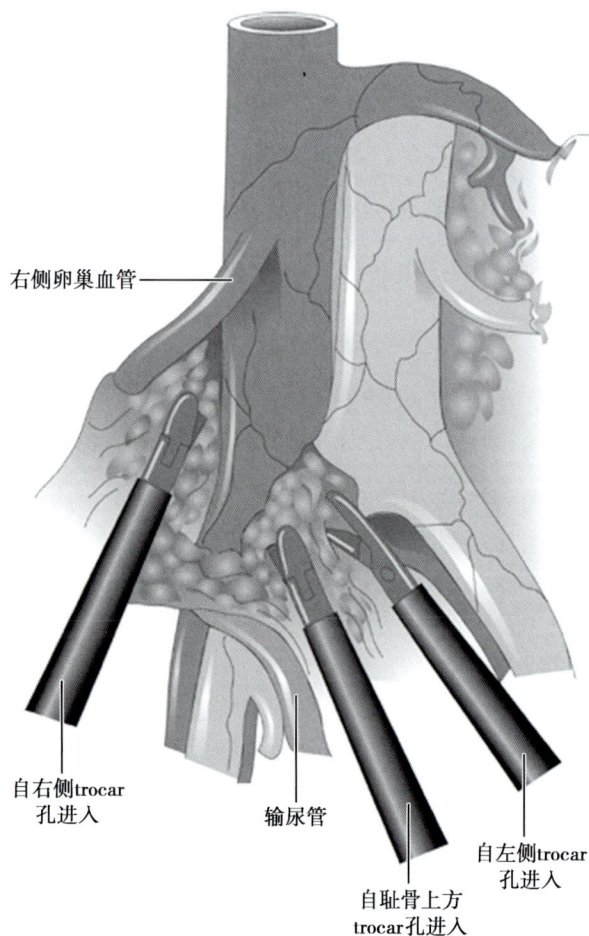

图 17-5   右侧腹主动脉和髂总动脉分叉的腹腔镜下观。助手站在患者右侧,将右侧输尿管牵开

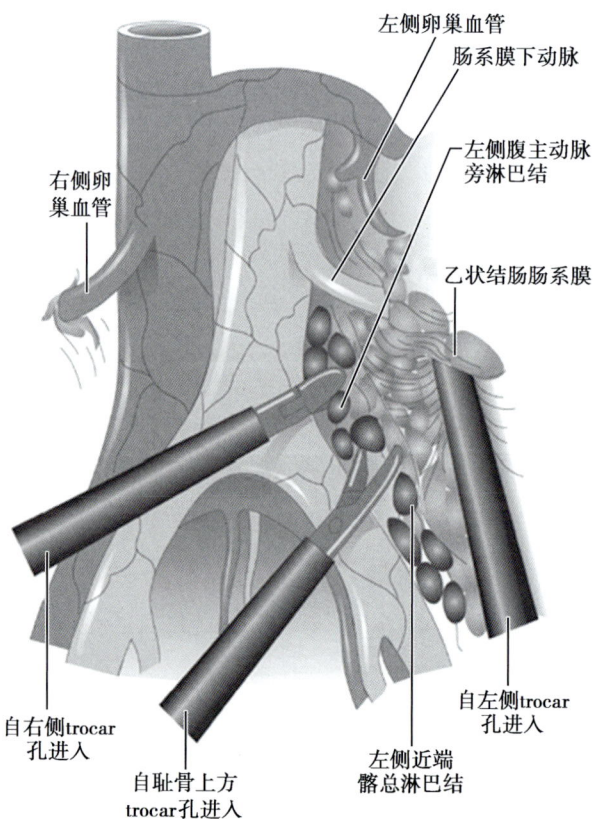

图 17-6   左侧腹主动脉和肠系膜下动脉的腹腔镜下观。同样,助手站在患者的左侧,将输尿管牵开

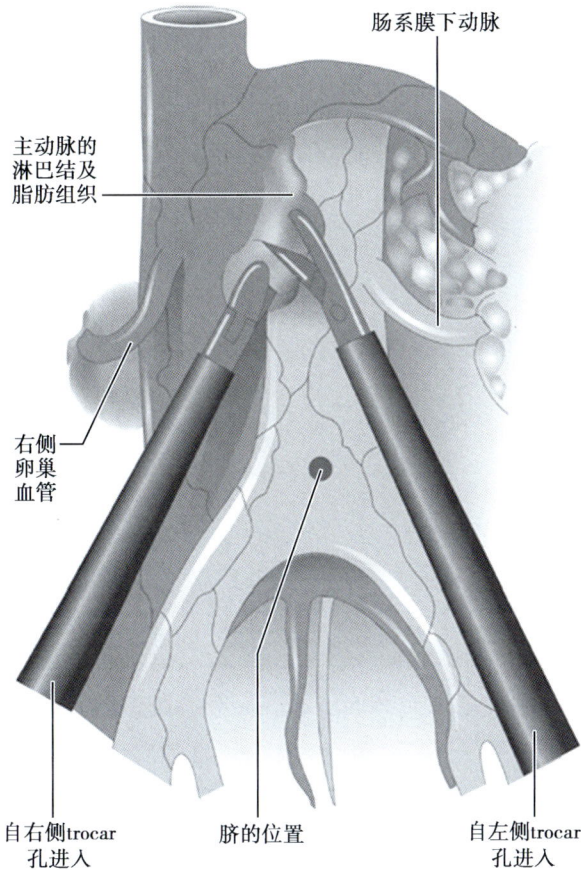

图 17-7　高位腹主动脉淋巴结的切除。十二指肠已被向头侧牵开。术者站在患者两腿之间有助于该部位淋巴结的切除

标注（图 17-7）：
- 肠系膜下动脉
- 主动脉的淋巴结及脂肪组织
- 右侧卵巢血管
- 自右侧trocar孔进入
- 脐的位置
- 自左侧trocar孔进入

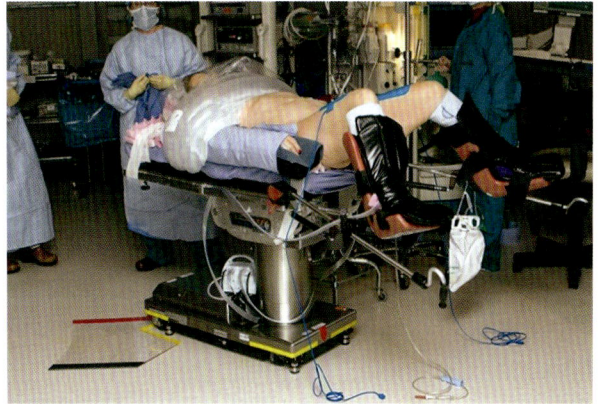

图 17-8　机器人柱对接时摆放的位置

经机器人主动脉淋巴结切除

由于附件淋巴引流在骨盆漏斗韧带内伴随卵巢血管的走行，所以卵巢癌的标准分期应包括肾血管水平的腹主动脉旁淋巴结切除术。暴露肠系膜下动脉和左肾静脉之间的腹主动脉是具有挑战性的。最新的机器人平台，即 Da Vinci Xi，允许在不移动机器人柱的情况下轻松地进入整个腹腔和盆腔，并使用相同的 trocar。对于以前版本，我们已发表了我们的经腹膜后途径的最新研究结果，目前这是我们进行腹膜后淋巴结清扫至左肾静脉水平的最佳方法[130]。

该技术将机器人柱放在患者头部上方或者在患者右侧或左侧的肩膀上方（图 17-8）。放置于肩部上方的优点在于它为麻醉医生提供了更大的空间来监测患者的气道。进行腹主动脉淋巴结切除术时 trocar 放置位置应在耻骨上区域。12mm 的 trocar 位于耻骨上 2～3 指宽，中线向左侧旁开一到两指宽。在耻骨上 trocar 孔处左右两侧插入两个

机器人 trocar，插入深度为 10～12cm。单极电刀或单极剪刀用于右侧机械臂，双极或等离子用于左侧机械臂。通常在摄像头所处的 trocar 的右侧和左侧下方 2cm 等距放置两个辅助 trocar。患者取膀胱截石位，机器人位于患者头部或肩部。在右侧髂总动脉中部的腹膜上切一个小切口，并延伸至主动脉分叉处。在血管上方游离腹膜下疏松组织和十二指肠，直至暴露出左肾静脉。这种解剖制造出了一个腹膜帐篷，当用扇形牵开器或第 4 个机械臂向上牵拉时，可以防止小肠滑入手术野。沿着主动脉和腔静脉之间的主动脉腔静脉淋巴结，切除主动脉和腔静脉上方的右主动脉淋巴结。淋巴结切除通常继续向上至右侧卵巢静脉插入腔静脉处。左侧腹主动脉旁淋巴结清扫从左侧髂总动脉中部开始，至左侧肾静脉下缘。在某些情况下，夹闭和切断十二指肠下动脉有助于暴露位于十二指肠下动脉和左肾静脉之间的淋巴结。夹闭和切断十二指肠下动脉不会产生近远期不良影响。进行分期手术时，我们通常从腹主动脉淋巴结切除开始，因为这通常是手术中最具挑战性的部分，是有较大概率中转为开腹手术的部分。腹主动脉淋巴结切除之后，我们随后进行其他上腹部的手术，同时机器人柱仍位于患者头部或肩膀处。当我们继续进行盆腔部分的手术操作时，则解开机械臂，将机器人柱重新置于患者双腿之间（或右或左臀部上方）（或旋转手术台）。

腹腔镜下盆腔淋巴结切除

盆腔淋巴结切除术时术者也是站在切除的淋巴结的对侧进行。显示器通常放置在患者膝盖的水平，模拟开放性盆腔淋巴结切除术中的手术位置（图 17-9）。通过脐部 trocar 孔处放置的镜头可

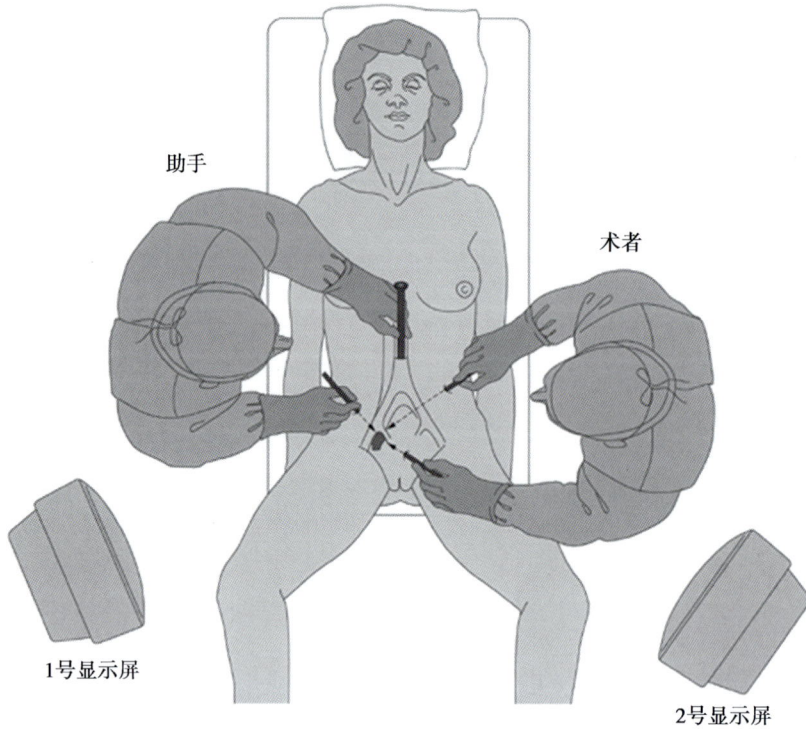

图 17-9   进行右侧盆腔淋巴结清扫时的医生站位, 术者位于患者左侧。监视器位于患者膝盖旁。再次提醒, 抓钳是通过耻骨上切口置入以方便通过 12mm 切口取出淋巴结

以水平观测到髂外动脉, 这与在开腹盆腔淋巴结清扫术时的视野相似。然后在髂血管的腹侧沿着腰大肌打开腹膜, 并与卵巢血管平行。通常, 在最初的输卵管卵巢切除术中, 骨盆漏斗韧带均需要游离。回盲部和乙状结肠的任何粘连均被分离, 并将这些结构向头侧牵拉。接着打开侧腹膜和膀胱旁间隙。辨认输尿管走行, 并由助手向侧方牵拉。切除淋巴结时需小心地将侧方的淋巴结组织从腰大肌分开, 以避免损伤生殖股神经。随着解剖继续进行, 助手在膀胱旁间隙进行牵拉, 直到辨认出旋髂静脉 (图 17-10)。用电外科手术器械在这一水平离断标本。闭孔位于髂外静脉下方, 直至辨认到闭孔神经。闭孔神经暴露之后, 助手最大限度地暴露位于髂外静脉下方的小的交通血管并进行离断 (图 17-11)。如果圆韧带在行输卵管卵巢时未离断, 这时要将圆韧带离断。

腹膜外腹腔镜主动脉淋巴结切除

经腹膜外腹腔镜淋巴结切除是腹腔镜淋巴结切除技术的一种改进。在 Vasilev 和 McGonigle 首次报道了腹膜外腹腔镜淋巴结切除术之后, 其他一些学者对这一技术进行了改进[131-133]。Occelli 等在猪的模型上进行了腹膜外主动脉淋巴结切除,

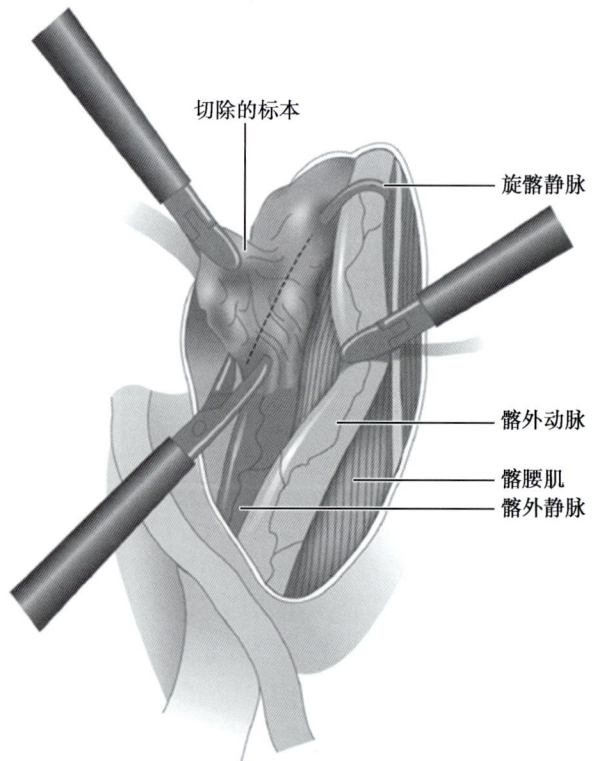

图 17-10   右侧盆腔淋巴结清扫的腹腔镜下观。助手将髂外动脉牵至侧面, 以方便切除髂外淋巴结。向髂总动脉进行时, 助手将输尿管牵向头侧, 移出手术野

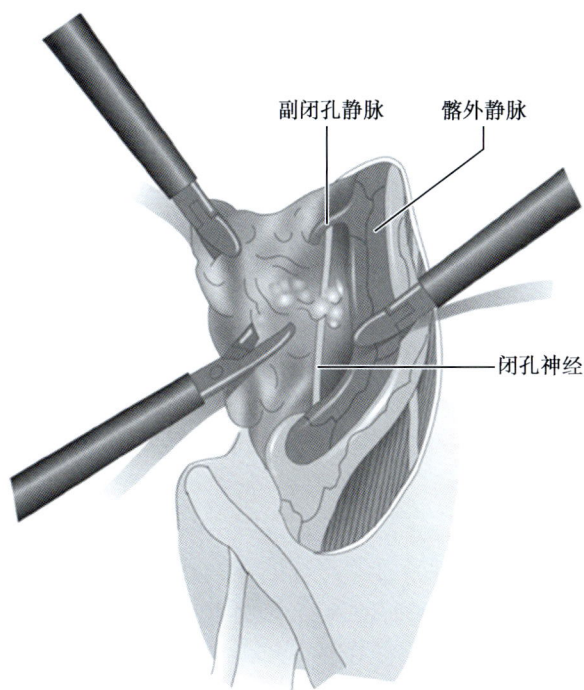

图 17-11　右侧闭孔淋巴结清扫的腹腔镜下观。在此视野中，助手将髂外静脉向侧面牵拉以暴露闭孔神经

副闭孔静脉　髂外静脉　闭孔神经

结果显示该技术与腹膜内的淋巴结切除相比可以显著降低术后的粘连[134]。因为没有随机对照研究比较这两种术式，所以不同的研究结局之间很难进行比较。通过 3 种技术（经腹膜途径、双侧腹膜外和左侧腹膜外途径）切除的平均淋巴结个数与开腹手术切除的淋巴结术相当，甚至更多[131, 135-136]。重要的是，不同研究中转移的腹主动脉旁淋巴结的发生率相似（18%～22%）[133, 135, 137]。

机器人经腹膜外主动脉淋巴结切除

　　肥胖患者、肠系膜短、肠管扩张和肠粘连是在肾血管水平进行经腹膜后腹腔镜或机器人腹主动脉旁淋巴结切除术的限制因素[138]。虽然以前已经很好地描述了经腹膜外的腹腔镜下腹主动脉旁淋巴结切除术技术，但对于那些训练或经验有限的人来说，这可能具有挑战性。因此，一些研究者试图将机器人技术的优势应用于腹膜外腹主动脉旁淋巴结切除术。

机器人辅助左侧倾斜位的主动脉淋巴结切除

　　如前所述，肥胖、肠粘连或肠系膜短在进行肾血管水平的腹主动脉旁淋巴结切除术是具有挑战的，特别是在淋巴结的暴露和定位方面。在进行

开腹手术时，术者通常会牵拉左结肠反折以暴露左侧腹主动脉区域。根据泌尿外科的概念，患者被置于侧斜位以帮助暴露肾蒂，Jacob 等描述并报告了使用左侧倾斜位进行经腹膜后、腹主动脉淋巴结切除的患者的结局[139]。将患者置于右侧卧位，固定在手术台上，向右侧倾斜，机器人柱位于患者左侧。首先切开 Toldt 白线，从骨盆边缘至脾曲。左半结肠被游离至中线处，在倾斜的状态下重力作用帮助将肠管挡在手术野之外。左卵巢静脉一直向上至汇入左肾静脉，这就是本次手术分离的上界。有限的报道显示患者的结局尚可，但要到达右侧的腹膜后淋巴结可能很困难。此技术通常仅限于那些特别需要行左侧腹膜后淋巴结切除的患者。

腹腔镜分期

　　腹腔镜分期手术的其他部分可以在淋巴结切除之后进行。腹膜活检在前和后穹窿、盆腔侧壁以及盆腔侧窝处取腹膜活检。这些活检通过内镜剪和抓钳比较容易取得。如要取膈肌的活检，通常需要将摄像头放在耻骨上 trocar 孔，并将长器械放在脐部 trocar 孔以到达该部位。大网膜取样与开腹手术中的方法相同，在结肠下网膜上暴露无血管区，然后使用电外科器械、夹子或超声刀离断血管蒂。大网膜可以被装入袋中，通过 12mm 的 trocar 孔取出。在需要切除阑尾的病例中，需要无损伤地夹住盲肠并向肝脏方向牵拉。夹住阑尾，暴露阑尾与阑尾系膜之间靠近盲肠处的空隙。用胃肠吻合钉切割器切断阑尾，然后以相同的方式切断阑尾系膜。

晚期腹腔镜手术的并发症

　　在选择完成卵巢癌手术的路径时，并发症的发生率是必须考虑的一个因素。尽管几乎没有大型的关于晚期卵巢癌患者进行腹腔镜手术的并发症的相关报道，但可以从其他腹腔镜手术的报道中得出一些结论。1995 年，美国妇科腹腔镜医师协会报告了在 1993 年进行的超过 45 000 例腹腔镜手术[140]。致死性的并发症发生率为 6.7/10 万例，与 1991 年的报告相同。但是，在此期间严重并发症（肠道或泌尿系统损伤、中转开腹、出血或输血）的发生率上升，可能是因为腹腔镜手术病例的复杂性增加。腹腔镜手术的并发症可分为一般性、血管损伤、肠管损伤、泌尿系统损伤、神经系统损

伤和切口等。损伤腹壁上血管很常见，有些资料估计其发生率超过 2%。严重的出血可在腹腔镜直视下通过腹壁直接缝合，或者通过将导尿管穿过腹壁切口并将尿管球囊充盈以压迫止血。幸运的是，大血管损伤很少见，不到 0.1%。熟悉盆腔解剖对于避免血管损伤是必不可少的。腹腔镜开放式进入的使用可以将由于盲穿置入腹腔镜 trocar 或 Veress 针而造成大血管损伤的风险降至最低。在腹腔镜手术中，有 0.05%～3% 的病例报道了肠道损伤，估计在接受再次腹腔镜手术的卵巢癌患者中这一比例更高。开放式腹腔镜并不能降低肠道损伤的风险，但在以前未手术过的部位（如左上腹）放置第一个穿刺器，可以尽量降低这种风险。单极的热损伤可来自电流的直接接触或来自侧向传导或无意的传导。由于电外科器械对组织的损伤程度通常超过临床上肉眼可见的程度，因此对于烧灼引起的肠损伤通常建议进行肠切除。腹腔镜膀胱损伤相对罕见，发生率不到 1%。排空膀胱和可视下完成膀胱上方穿刺套管的置入可最大限度地降低损伤风险。小的膀胱损伤可以通过持续的膀胱引流来处理，大的膀胱损伤应行修补术。幸运的是，输尿管损伤并不常见，不到 0.1% 的患者会出现输尿管损伤[141]。输尿管损伤与开腹手术时发生损伤的部位相同，主要是在子宫颈水平靠近盆壁的位置。在淋巴切除术中，输尿管应在直视下并保持在术野之外，以尽量减少直接或间接损伤。除了由于在腹腔镜手术过程中不适当的体位或压迫导致上、下肢神经麻痹以外，在腹腔镜手术过程中神经损伤是很少见的。生殖股神经或闭孔神经的离断是最常见的严重损伤，可通过识别这些神经并将其从术野中牵开以预防这些损伤。当穿刺套管针直径为 5mm 或更小的时候，切口疝是极其少见的。因此，闭合此种套管孔径的筋膜是没有必要的。通过 10 或 12mm 的穿刺孔产生肠疝的情况很少，有文献报道的发生率为 0.2%～2%，且大多数发生在脐部穿刺孔的区域[142]。在关闭这些较大切口下方的筋膜时应小心谨慎，以防止产生切口相关的并发症。

结　　论

开腹的肿瘤细胞减灭术和系统性化疗是治疗上皮性卵巢癌的金标准。然而，随着治疗方案的不断完善，妇科腹腔镜手术在早期、晚期和复发性卵巢癌治疗中的作用也在不断变化并引起了重视。例如，随着新辅助化疗的出现，许多妇科肿瘤专家意识到，在一些经过新辅助化疗的晚期患者中，在减瘤手术时只需要进行微创手术而不是传统开腹手术就可治疗极少量残余病灶。随着可以使用的微创手术工具越来越多，我们必须仔细评估如何最好地将微创手术整合到治疗方案中，以实现患者的个性化管理，在改善围手术期结局的同时又不影响肿瘤结局。使用微创手术进行减瘤术的一个持续关注点是对难以可视化的区域（例如膈肌后方）的评估。免疫荧光靶点的创建有助于微创手术检测到微小病变。在化疗后，病灶可能缩小并被瘢痕组织包裹，且位于难以到达的区域（例如，主要在上腹部，肠管的病灶）。然而，随着新技术如 endoGIAs 和 endowrist 血管封堵器的诞生与发展，这一问题将逐渐得到解决。

选择哪种 MIS 平台是基于术者的个人喜好，其目的不是对比腹腔镜和机器人手术，而是为了在情况合理、安全且严谨的条件下尽可能不进行开腹手术。对于熟练使用工具的外科医生，无论进行腹腔镜手术或是机器人手术都可以获得相同的肿瘤结局。然而，机器人平台额外需要计算机接口，具有增强现实和数字分析的潜力，通常被称为人工智能。这在不久的将来很可能会改变这一模式，计算机将带来巨大的优势，正如我们在航空领域所见证的进步一样。

无论选择哪种平台，从肿瘤学的角度来看，最终目标应该是实现无肿瘤残留的细胞减灭术。根据 3 个标准选择哪些患者最有可能实现微创的间歇性肿瘤细胞减灭术，包括新辅助化疗结束时腹水消失、影像学上的病变的消退、CA125 显著下降[16]。将对这些候选患者进行腹腔镜评估，以进一步判断该患者是否可能进行微创的肿瘤细胞减灭术。在这方面，客观的腹腔镜评估（例如 Fagotti 等描述的 PIV）可能是有效的。而临床指标和分子标记需要进一步的前瞻性研究来进行更好的评估。

设想未来分子靶向治疗和改进的个体化系统治疗能够使外科手术方法更精确、更具针对性是有道理的。此外，机器人手术中计算机接口所承诺的增强现实可能会影响我们执行手术的方式，并改善外科手术的价值观念，包括对卵巢癌患者的治疗。

（鲁琦　译）

参 考 文 献

1. Walker JL, Piedmonte MR, Spirtos NM, Eisenkop SM, Schlaerth JB, Mannel RS, et al. Laparoscopy compared with laparotomy for comprehensive surgical staging of uterine cancer: Gynecologic Oncology Group Study LAP2. *J Clin Oncol.* 2009;27(32):5331−6.

2. Ramirez PT, Frumovitz M, Pareja R, Lopez A, Vieira M, Ribeiro R, et al. Minimally invasive versus abdominal radical hysterectomy for cervical cancer. *N Engl J Med.* 2018;379(20):1895−904.

3. Yuen PM, Yu KM, Yip SK, Lau WC, Rogers MS, Chang A. A randomized prospective study of laparoscopy and laparotomy in the management of benign ovarian masses. *Am J Obstet Gynecol.* 1997;177(1):109−14.

4. Medeiros LR, Rosa DD, Bozzetti MC, Fachel JM, Furness S, Garry R, et al. Laparoscopy versus laparotomy for benign ovarian tumour. *Cochrane Database Syst Rev.* 2009;(2):CD004751.

5. Jung HJ, Park JY, Kim DY, Suh DS, Kim JH, Kim YM, et al. Comparison of laparoscopic and open surgery for patients with borderline ovarian tumors. *Int J Gynecol Cancer.* 2018;28(9):1657−63.

6. Song T, Kim MK, Jung YW, Yun BS, Seong SJ, Choi CH, et al. Minimally invasive compared with open surgery in patients with borderline ovarian tumors. *Gynecol Oncol.* 2017;145(3):508−12.

7. Odegaard E, Staff AC, Langebrekke A, Engh V, Onsrud M. Surgery of borderline tumors of the ovary: retrospective comparison of short-term outcome after laparoscopy or laparotomy. *Acta Obstet Gynecol Scand.* 2007;86(5):620−6.

8. Falcetta FS, Lawrie TA, Medeiros LR, da Rosa MI, Edelweiss MI, Stein AT, et al. Laparoscopy versus laparotomy for FIGO stage I ovarian cancer. *Cochrane Database Syst Rev.* 2016;10:CD005344.

9. Lee M, Kim SW, Paek J, Lee SH, Yim GW, Kim JH, et al. Comparisons of surgical outcomes, complications, and costs between laparotomy and laparoscopy in early-stage ovarian cancer. *Int J Gynecol Cancer.* 2011;21(2):251−6.

10. Park JY, Bae J, Lim MC, Lim SY, Seo SS, Kang S, et al. Laparoscopic and laparotomic staging in stage I epithelial ovarian cancer: a comparison of feasibility and safety. *Int J Gynecol Cancer.* 2008;18(6):1202−9.

11. Koo YJ, Kim JE, Kim YH, Hahn HS, Lee IH, Kim TJ, et al. Comparison of laparoscopy and laparotomy for the management of early-stage ovarian cancer: surgical and oncological outcomes. *J Gynecol Oncol.* 2014;25(2):111−7.

12. Ghezzi F, Cromi A, Uccella S, Bergamini V, Tomera S, Franchi M, et al. Laparoscopy versus laparotomy for the surgical management of apparent early stage ovarian cancer. *Gynecol Oncol.* 2007;105(2):409−13.

13. Melamed A, Nitecki R, Boruta DM, 2nd, Del Carmen MG, Clark RM, Growdon WB, et al. Laparoscopy compared with laparotomy for debulking ovarian cancer after neoadjuvant chemotherapy. *Obstet Gynecol.* 2017;129(5):861−9.

14. Gueli Alletti S, Petrillo M, Vizzielli G, Bottoni C, Nardelli F, Costantini B, et al. Minimally invasive versus standard laparotomic interval debulking surgery in ovarian neoplasm: a single-institution retrospective case-control study. *Gynecol Oncol.* 2016;143(3):516−20.

15. Brown J, Drury L, Crane EK, Anderson WE, Tait DL, Higgins RV, et al. When less is more: minimally invasive surgery compared with laparotomy for interval debulking after neoadjuvant chemotherapy in women with advanced ovarian cancer. *J Minim Invasive Gynecol.* 2019;26(5):902−9.

16. Abitbol J, Gotlieb W, Zeng Z, Ramanakumar A, Kessous R, Kogan L, et al. Incorporating robotic surgery into the management of ovarian cancer after neoadjuvant chemotherapy. *Int J Gynecol Cancer.* 2019.

17. Eriksson AGZ, Graul A, Yu MC, Halko A, Chi DS, Zivanovic O, et al. Minimal access surgery compared to laparotomy for secondary surgical cytoreduction in patients with recurrent ovarian carcinoma: perioperative and oncologic outcomes. *Gynecol*

18. Fagotti A, Costantini B, Gallotta V, Cianci S, Ronsini C, Petrillo M, et al. Minimally invasive secondary cytoreduction plus HIPEC versus open surgery plus HIPEC in isolated relapse from ovarian cancer: a retrospective cohort study on perioperative outcomes. *J Minim Invasive Gynecol.* 2015;22(3):428−32.

19. Bellia A, Vitale SG, Lagana AS, Cannone F, Houvenaeghel G, Rua S, et al. Feasibility and surgical outcomes of conventional and robot-assisted laparoscopy for early-stage ovarian cancer: a retrospective, multicenter analysis. *Arch Gynecol Obstet.* 2016;294(3):615−22.

20. Magrina JF, Cetta RL, Chang YH, Guevara G, Magtibay PM. Analysis of secondary cytoreduction for recurrent ovarian cancer by robotics, laparoscopy and laparotomy. *Gynecol Oncol.* 2013;129(2):336−40.

21. Nezhat FR, Finger TN, Vetere P, Radjabi AR, Vega M, Averbuch L, et al. Comparison of perioperative outcomes and complication rates between conventional versus robotic-assisted laparoscopy in the evaluation and management of early, advanced, and recurrent stage ovarian, fallopian tube, and primary peritoneal cancer. *Int J Gynecol Cancer.* 2014;24(3):600−7.

22. Chen CH, Chiu LH, Chen HH, Chan C, Liu WM. Comparison of robotic approach, laparoscopic approach and laparotomy in treating epithelial ovarian cancer. *Int J Med Robot.* 2016;12(2):268−75.

23. Gallotta V, Cicero C, Conte C, Vizzielli G, Petrillo M, Fagotti A, et al. Robotic versus laparoscopic staging for early ovarian cancer: a case-matched control study. *J Minim Invasive Gynecol.* 2017;24(2):293−8.

24. Magrina JF, Zanagnolo V, Noble BN, Kho RM, Magtibay P. Robotic approach for ovarian cancer: perioperative and survival results and comparison with laparoscopy and laparotomy. *Gynecol Oncol.* 2011;121(1):100−5.

25. Lim MC, Seo SS, Kang S, Kim SK, Kim SH, Yoo CW, et al. Intraoperative image-guided surgery for ovarian cancer. *Quant Imaging Med Surg.* 2012;2(2):114−7.

26. Ghezzi F, Cromi A, Siesto G, Serati M, Zaffaroni E, Bolis P. Laparoscopy staging of early ovarian cancer: our experience and review of the literature. *Int J Gynecol Cancer.* 2009;19(Suppl 2):S7−S13.

27. Arango HA, Hoffman MS, Roberts WS, DeCesare SL, Fiorica JV, Drake J. Accuracy of lymph node palpation to determine need for lymphadenectomy in gynecologic malignancies. *Obstet Gynecol.* 2000;95(4):553−6.

28. Harter P, Sehouli J, Lorusso D, Reuss A, Vergote I, Marth C, et al. A randomized trial of lymphadenectomy in patients with advanced ovarian neoplasms. *N Engl J Med.* 2019;380(9):822−32.

29. Nezhat FR, Pejovic T, Finger TN, Khalil SS. Role of minimally invasive surgery in ovarian cancer. *J Minim Invasive Gynecol.* 2013;20(6):754−65.

30. Vergote I, De Brabanter J, Fyles A, Bertelsen K, Einhorn N, Sevelda P, et al. Prognostic importance of degree of differentiation and cyst rupture in stage I invasive epithelial ovarian carcinoma. *Lancet.* 2001;357(9251):176−82.

31. Sainz de la Cuesta R, Goff BA, Fuller AF, Jr., Nikrui N, Eichhorn JH, Rice LW. Prognostic importance of intraoperative rupture of malignant ovarian epithelial neoplasms. *Obstet Gynecol.* 1994;84(1):1−7.

32. Dembo AJ, Davy M, Stenwig AE, Berle EJ, Bush RS, Kjorstad K. Prognostic factors in patients with stage I epithelial ovarian cancer. *Obstet Gynecol.* 1990;75(2):263−73.

33. Kim HS, Ahn JH, Chung HH, Kim JW, Park NH, Song YS, et al. Impact of intraoperative rupture of the ovarian capsule on prognosis in patients with early-stage epithelial ovarian cancer: a meta-analysis. *Eur J Surg Oncol.* 2013;39(3):279−89.

34. Fauvet R, Boccara J, Dufournet C, Poncelet C, Darai E. Laparoscopic management of borderline ovarian tumors: results of a French multicenter study. *Ann Oncol.* 2005;16(3):403−10.

35. Romagnolo C, Gadducci A, Sartori E, Zola P, Maggino T. Management of borderline ovarian tumors: results of an Italian multicenter study. *Gynecol Oncol.* 2006;101(2):255−60.

36. Poncelet C, Fauvet R, Boccara J, Darai E. Recurrence after cystectomy for borderline ovarian tumors: results of a French mul-

ticenter study. *Ann Surg Oncol.* 2006;13(4):565–71.

37. Park HJ, Kim DW, Yim GW, Nam EJ, Kim S, Kim YT. Staging laparoscopy for the management of early-stage ovarian cancer: a metaanalysis. *Am J Obstet Gynecol.* 2013;209(1):58 e1–8.

38. Hong JH, Choi JS, Lee JH, Son CE, Jeon SW, Bae JW. Laparoscopic management of large ovarian tumors: clinical tips for overcoming common concerns. *J Obstet Gynaecol Res.* 2012;38(1):9–15.

39. Lin P, Falcone T, Tulandi T. Excision of ovarian dermoid cyst by laparoscopy and by laparotomy. *Am J Obstet Gynecol.* 1995;173(3 Pt 1):769–71.

40. Fanfani F, Fagotti A, Ercoli A, Bifulco G, Longo R, Mancuso S, et al. A prospective randomized study of laparoscopy and mini-laparotomy in the management of benign adnexal masses. *Hum Reprod.* 2004;19(10):2367–71.

41. Childers JM, Aqua KA, Surwit EA, Hallum AV, Hatch KD. Abdominal-wall tumor implantation after laparoscopy for malignant conditions. *Obstet Gynecol.* 1994;84(5):765–9.

42. Gleeson NC, Nicosia SV, Mark JE, Hoffman MS, Cavanagh D. Abdominal wall metastases from ovarian cancer after laparoscopy. *Am J Obstet Gynecol.* 1993;169(3):522–3.

43. Dobronte Z, Wittmann T, Karacsony G. Rapid development of malignant metastases in the abdominal wall after laparoscopy. *Endoscopy.* 1978;10(2):127–30.

44. Targarona EM, Martinez J, Nadal A, Balague C, Cardesa A, Pascual S, et al. Cancer dissemination during laparoscopic surgery: tubes, gas, and cells. *World J Surg.* 1998;22(1):55–60; discussion 1.

45. Ramirez PT, Wolf JK, Levenback C. Laparoscopic port-site metastases: etiology and prevention. *Gynecol Oncol.* 2003; 91(1):179–89.

46. Wittich P, Marquet RL, Kazemier G, Bonjer HJ. Port-site metastases after CO(2) laparoscopy. Is aerosolization of tumor cells a pivotal factor? *Surg Endosc.* 2000;14(2):189–92.

47. Bessler M, Whelan RL, Halverson A, Treat MR, Nowygrod R. Is immune function better preserved after laparoscopic versus open colon resection? *Surg Endosc.* 1994;8(8):881–3.

48. Watson RW, Redmond HP, McCarthy J, Burke PE, Bouchier-Hayes D. Exposure of the peritoneal cavity to air regulates early inflammatory responses to surgery in a murine model. *Br J Surg.* 1995;82(8):1060–5.

49. Nagarsheth NP, Rahaman J, Cohen CJ, Gretz H, Nezhat F. The incidence of port-site metastases in gynecologic cancers. *JSLS.* 2004;8(2):133–9.

50. Nezhat FR, Ezzati M, Chuang L, Shamshirsaz AA, Rahaman J, Gretz H. Laparoscopic management of early ovarian and fallopian tube cancers: surgical and survival outcome. *Am J Obstet Gynecol.* 2009;200(1):83 e1–6.

51. Chi DS, Abu-Rustum NR, Sonoda Y, Ivy J, Rhee E, Moore K, et al. The safety and efficacy of laparoscopic surgical staging of apparent stage I ovarian and fallopian tube cancers. *Am J Obstet Gynecol.* 2005;192(5):1614–9.

52. Nezhat FR, DeNoble SM, Liu CS, Cho JE, Brown DN, Chuang L, et al. The safety and efficacy of laparoscopic surgical staging and debulking of apparent advanced stage ovarian, fallopian tube, and primary peritoneal cancers. *JSLS.* 2010;14(2):155–68.

53. van Dam PA, DeCloedt J, Tjalma WA, Buytaert P, Becquart D, Vergote IB. Trocar implantation metastasis after laparoscopy in patients with advanced ovarian cancer: can the risk be reduced? *Am J Obstet Gynecol.* 1999;181(3):536–41.

54. Neuhaus SJ, Watson DI, Ellis T, Dodd T, Rofe AM, Jamieson GG. Efficacy of cytotoxic agents for the prevention of laparoscopic port-site metastases. *Arch Surg.* 1998;133(7):762–6.

55. Lago V, Gimenez L, Matute L, Padilla-Iserte P, Cardenas-Rebollo JM, Gurrea M, et al. Port site resection after laparoscopy in advance ovarian cancer surgery: time to abandon? *Surg Oncol.* 2019;29:1–6.

56. Volz J, Koster S, Spacek Z, Paweletz N. The influence of pneumoperitoneum used in laparoscopic surgery on an intraabdominal tumor growth. *Cancer.* 1999;86(5):770–4.

57. Melamed A, Margul DJ, Chen L, Keating NL, Del Carmen MG, Yang J, et al. Survival after minimally invasive radical hysterectomy for early-stage cervical cancer. *N Engl J Med.* 2018;379(20):1905–14.

58. Janda M, Gebski V, Davies LC, Forder P, Brand A, Hogg R, et al. Effect of total laparoscopic hysterectomy vs total abdominal hysterectomy on disease-free survival among women with stage i endometrial cancer: a randomized clinical trial. *JAMA.* 2017;317(12):1224–33.

59. Walker JL, Piedmonte MR, Spirtos NM, Eisenkop SM, Schlaerth JB, Mannel RS, et al. Recurrence and survival after random assignment to laparoscopy versus laparotomy for comprehensive surgical staging of uterine cancer: Gynecologic Oncology Group LAP2 Study. *J Clin Oncol.* 2012;30(7):695–700.

60. Ghezzi F, Malzoni M, Vizza E, Cromi A, Perone C, Corrado G, et al. Laparoscopic staging of early ovarian cancer: results of a multi-institutional cohort study. *Ann Surg Oncol.* 2012;19(5):1589–94.

61. Melamed A, Keating NL, Clemmer JT, Bregar AJ, Wright JD, Boruta DM, et al. Laparoscopic staging for apparent stage I epithelial ovarian cancer. *Am J Obstet Gynecol.* 2017;216(1):50 e1–e12.

62. Young RC, Decker DG, Wharton JT, Piver MS, Sindelar WF, Edwards BK, et al. Staging laparotomy in early ovarian cancer. *JAMA.* 1983;250(22):3072–6.

63. Querleu D, Papageorgiou T, Lambaudie E, Sonoda Y, Narducci F, LeBlanc E. Laparoscopic restaging of borderline ovarian tumours: results of 30 cases initially presumed as stage IA borderline ovarian tumours. *BJOG.* 2003;110(2):201–4.

64. Kavic SM, Kavic SM. Adhesions and adhesiolysis: the role of laparoscopy. *JSLS.* 2002;6(2):99–109.

65. Stier EA, Barakat RR, Curtin JP, Brown CL, Jones WB, Hoskins WJ. Laparotomy to complete staging of presumed early ovarian cancer. *Obstet Gynecol.* 1996;87(5 Pt 1):737–40.

66. Trimbos JB, Parmar M, Vergote I, Guthrie D, Bolis G, Colombo N, et al. International collaborative ovarian neoplasm trial 1 and adjuvant chemotherapy in ovarian neoplasm trial: two parallel randomized phase iii trials of adjuvant chemotherapy in patients with early-stage ovarian carcinoma. *J Natl Cancer Inst.* 2003;95(2):105–12.

67. Hoskins WJ, McGuire WP, Brady MF, Homesley HD, Creasman WT, Berman M, et al. The effect of diameter of largest residual disease on survival after primary cytoreductive surgery in patients with suboptimal residual epithelial ovarian carcinoma. *Am J Obstet Gynecol.* 1994;170(4):974–9; discussion 9–80.

68. Winter WE, 3rd, Maxwell GL, Tian C, Sundborg MJ, Rose GS, Rose PG, et al. Tumor residual after surgical cytoreduction in prediction of clinical outcome in stage IV epithelial ovarian cancer: a Gynecologic Oncology Group Study. *J Clin Oncol.* 2008;26(1):83–9.

69. Bristow RE, Tomacruz RS, Armstrong DK, Trimble EL, Montz FJ. Survival effect of maximal cytoreductive surgery for advanced ovarian carcinoma during the platinum era: a meta-analysis. *J Clin Oncol.* 2002;20(5):1248–59.

70. Chi DS, Eisenhauer EL, Zivanovic O, Sonoda Y, Abu-Rustum NR, Levine DA, et al. Improved progression-free and overall survival in advanced ovarian cancer as a result of a change in surgical paradigm. *Gynecol Oncol.* 2009;114(1):26–31.

71. Kehoe S, Hook J, Nankivell M, Jayson GC, Kitchener H, Lopes T, et al. Primary chemotherapy versus primary surgery for newly diagnosed advanced ovarian cancer (CHORUS): an open-label, randomised, controlled, non-inferiority trial. *Lancet.* 2015;386(9990):249–57.

72. Vergote I, Trope CG, Amant F, Kristensen GB, Ehlen T, Johnson N, et al. Neoadjuvant chemotherapy or primary surgery in stage IIIC or IV ovarian cancer. *N Engl J Med.* 2010;363(10):943–53.

73. du Bois A, Baert T, Vergote I. Role of neoadjuvant chemotherapy in advanced epithelial ovarian cancer. *J Clin Oncol.* 2019;37(23):2398–405.

74. du Bois A, Reuss A, Pujade-Lauraine E, Harter P, Ray-Coquard I, Pfisterer J. Role of surgical outcome as prognostic factor in advanced epithelial ovarian cancer: a combined exploratory analysis of 3 prospectively randomized phase 3 multicenter trials: by the Arbeitsgemeinschaft Gynaekologische Onkologie Studiengruppe Ovarialkarzinom (AGO-OVAR) and the Groupe d'Investigateurs Nationaux Pour les Etudes des Cancers de l'Ovaire (GINECO). *Cancer.* 2009;115(6):1234–44.

75. Nick AM, Coleman RL, Ramirez PT, Sood AK. A framework

for a personalized surgical approach to ovarian cancer. *Nat Rev Clin Oncol.* 2015;12(4):239–45.

76. Gomez-Hidalgo NR, Martinez-Cannon BA, Nick AM, Lu KH, Sood AK, Coleman RL, et al. Predictors of optimal cytoreduction in patients with newly diagnosed advanced-stage epithelial ovarian cancer: time to incorporate laparoscopic assessment into the standard of care. *Gynecol Oncol.* 2015;137(3):553–8.

77. Fanfani F, Ferrandina G, Corrado G, Fagotti A, Zakut HV, Mancuso S, et al. Impact of interval debulking surgery on clinical outcome in primary unresectable FIGO stage IIIc ovarian cancer patients. *Oncology.* 2003;65(4):316–22.

78. Suidan RS, Ramirez PT, Sarasohn DM, Teitcher JB, Mironov S, Iyer RB, et al. A multicenter prospective trial evaluating the ability of preoperative computed tomography scan and serum CA-125 to predict suboptimal cytoreduction at primary debulking surgery for advanced ovarian, fallopian tube, and peritoneal cancer. *Gynecol Oncol.* 2014;134(3):455–61.

79. Bristow RE, Duska LR, Lambrou NC, Fishman EK, O'Neill MJ, Trimble EL, et al. A model for predicting surgical outcome in patients with advanced ovarian carcinoma using computed tomography. *Cancer.* 2000;89(7):1532–40.

80. Dowdy SC, Mullany SA, Brandt KR, Huppert BJ, Cliby WA. The utility of computed tomography scans in predicting suboptimal cytoreductive surgery in women with advanced ovarian carcinoma. *Cancer.* 2004;101(2):346–52.

81. Hynninen J, Kemppainen J, Lavonius M, Virtanen J, Matomaki J, Oksa S, et al. A prospective comparison of integrated FDG-PET/contrast-enhanced CT and contrast-enhanced CT for pretreatment imaging of advanced epithelial ovarian cancer. *Gynecol Oncol.* 2013;131(2):389–94.

82. Fagotti A, Fanfani F, Ludovisi M, Lo Voi R, Bifulco G, Testa AC, et al. Role of laparoscopy to assess the chance of optimal cytoreductive surgery in advanced ovarian cancer: a pilot study. *Gynecol Oncol.* 2005;96(3):729–35.

83. Vergote I, De Wever I, Tjalma W, Van Gramberen M, Decloedt J, van Dam P. Neoadjuvant chemotherapy or primary debulking surgery in advanced ovarian carcinoma: a retrospective analysis of 285 patients. *Gynecol Oncol.* 1998;71(3):431–6.

84. Ramirez PT. Upping the ante in assessing the feasibility of surgical cytoreduction for advanced ovarian cancer: a modified laparoscopic Predictive Index score. *Gynecol Oncol.* 2015;139(1):1–2.

85. Fagotti A, Ferrandina G, Fanfani F, Ercoli A, Lorusso D, Rossi M, et al. A laparoscopy-based score to predict surgical outcome in patients with advanced ovarian carcinoma: a pilot study. *Ann Surg Oncol.* 2006;13(8):1156–61.

86. Fagotti A, Ferrandina G, Fanfani F, Garganese G, Vizzielli G, Carone V, et al. Prospective validation of a laparoscopic predictive model for optimal cytoreduction in advanced ovarian carcinoma. *Am J Obstet Gynecol.* 2008;199(6):642 e1–6.

87. Fagotti A, Vizzielli G, Costantini B, Lecca A, Gallotta V, Gagliardi ML, et al. Learning curve and pitfalls of a laparoscopic score to describe peritoneal carcinosis in advanced ovarian cancer. *Acta Obstet Gynecol Scand.* 2011;90(10):1126–31.

88. Fagotti A, Vizzielli G, De Iaco P, Surico D, Buda A, Mandato VD, et al. A multicentric trial (Olympia-MITO 13) on the accuracy of laparoscopy to assess peritoneal spread in ovarian cancer. *Am J Obstet Gynecol.* 2013;209(5):462 e1–e11.

89. Fleming ND, Nick AM, Coleman RL, Westin SN, Ramirez PT, Soliman PT, et al. Laparoscopic surgical algorithm to triage the timing of tumor reductive surgery in advanced ovarian cancer. *Obstet Gynecol.* 2018;132(3):545–54.

90. Fagotti A, Vizzielli G, Fanfani F, Costantini B, Ferrandina G, Gallotta V, et al. Introduction of staging laparoscopy in the management of advanced epithelial ovarian, tubal and peritoneal cancer: impact on prognosis in a single institution experience. *Gynecol Oncol.* 2013;131(2):341–6.

91. Fagotti A, Ferrandina G, Vizzielli G, Fanfani F, Gallotta V, Chiantera V, et al. Phase III randomised clinical trial comparing primary surgery versus neoadjuvant chemotherapy in advanced epithelial ovarian cancer with high tumour load (SCORPION trial): final analysis of peri-operative outcome. *Eur J Cancer.*

2016;59:22–33.

92. Petrillo M, Vizzielli G, Fanfani F, Gallotta V, Cosentino F, Chiantera V, et al. Definition of a dynamic laparoscopic model for the prediction of incomplete cytoreduction in advanced epithelial ovarian cancer: proof of a concept. *Gynecol Oncol.* 2015;139(1):5–9.

93. Brun JL, Rouzier R, Uzan S, Darai E. External validation of a laparoscopic-based score to evaluate resectability of advanced ovarian cancers: clues for a simplified score. *Gynecol Oncol.* 2008;110(3):354–9.

94. Angioli R, Palaia I, Zullo MA, Muzii L, Manci N, Calcagno M, et al. Diagnostic open laparoscopy in the management of advanced ovarian cancer. *Gynecol Oncol.* 2006;100(3):455–61.

95. Varnoux C, Huchon C, Bats AS, Bensaid C, Achouri A, Nos C, et al. Diagnostic accuracy of hand-assisted laparoscopy in predicting resectability of peritoneal carcinomatosis from gynecological malignancies. *Eur J Surg Oncol.* 2013;39(7):774–9.

96. Llueca A, Escrig J, Group Mw. Prognostic value of peritoneal cancer index in primary advanced ovarian cancer. *Eur J Surg Oncol.* 2018;44(1):163–9.

97. Chereau E, Ballester M, Selle F, Cortez A, Darai E, Rouzier R. Comparison of peritoneal carcinomatosis scoring methods in predicting resectability and prognosis in advanced ovarian cancer. *Am J Obstet Gynecol.* 2010;202(2):178 e1–e10.

98. Rutten MJ, van Meurs HS, van de Vrie R, Gaarenstroom KN, Naaktgeboren CA, van Gorp T, et al. Laparoscopy to predict the result of primary cytoreductive surgery in patients with advanced ovarian cancer: a randomized controlled trial. *J Clin Oncol.* 2017;35(6):613–21.

99. Fanning J, Yacoub E, Hojat R. Laparoscopic-assisted cytoreduction for primary advanced ovarian cancer: success, morbidity and survival. *Gynecol Oncol.* 2011;123(1):47–9.

100. Krivak TC, Elkas JC, Rose GS, Sundborg M, Winter WE, Carlson J, et al. The utility of hand-assisted laparoscopy in ovarian cancer. *Gynecol Oncol.* 2005;96(1):72–6.

101. Fagotti A, Fanfani F, Vizzielli G, Gallotta V, Ercoli A, Paglia A, et al. Should laparoscopy be included in the work-up of advanced ovarian cancer patients attempting interval debulking surgery? *Gynecol Oncol.* 2010;116(1):72–7.

102. Chereau E, Lavoue V, Ballester M, Coutant C, Selle F, Cortez A, et al. External validation of a laparoscopic-based score to evaluate resectability for patients with advanced ovarian cancer undergoing interval debulking surgery. *Anticancer Res.* 2011;31(12):4469–74.

103. Corrado G, Mancini E, Cutillo G, Baiocco E, Vici P, Sergi D, et al. Laparoscopic debulking surgery in the management of advanced ovarian cancer after neoadjuvant chemotherapy. *Int J Gynecol Cancer.* 2015;25(7):1253–7.

104. Gueli Alletti S, Bottoni C, Fanfani F, Gallotta V, Chiantera V, Costantini B, et al. Minimally invasive interval debulking surgery in ovarian neoplasm (MISSION trial-NCT02324595): a feasibility study. *Am J Obstet Gynecol.* 2016;214(4):503 e1–e6.

105. Fagotti A, Gueli Alletti S, Corrado G, Cola E, Vizza E, Vieira M, et al. The International Mission study: minimally invasive surgery in ovarian neoplasms after neoadjuvant chemotherapy. *Int J Gynecol Cancer.* 2019;29(1):5–9.

106. Ackroyd SA, Thomas S, Angel C, Moore R, Meacham PJ, DuBeshter B. Interval robotic cytoreduction following neoadjuvant chemotherapy in advanced ovarian cancer. *J Robot Surg.* 2018;12(2):245–50.

107. Favero G, Macerox N, Pfiffer T, Kohler C, da Costa Miranda V, Estevez Diz Mdel P, et al. Oncologic concerns regarding laparoscopic cytoreductive surgery in patients with advanced ovarian cancer submitted to neoadjuvant chemotherapy. *Oncology.* 2015;89(3):159–66.

108. Cardenas-Goicoechea J, Wang Y, McGorray S, Saleem MD, Carbajal Mamani SL, Pomputius AF, et al. Minimally invasive interval cytoreductive surgery in ovarian cancer: systematic review and meta-analysis. *J Robot Surg.* 2019;13(1):23–33.

109. Salani R, Santillan A, Zahurak ML, Giuntoli RL, 2nd, Gardner GJ, Armstrong DK, et al. Secondary cytoreductive surgery for localized, recurrent epithelial ovarian cancer: analysis of prognostic factors and survival outcome. *Cancer.* 2007;109(4):685–91.

110. Onda T, Yoshikawa H, Yasugi T, Yamada M, Matsumoto K, Taketani Y. Secondary cytoreductive surgery for recurrent epithelial ovarian carcinoma: proposal for patients selection. *Br J Cancer.* 2005;92(6):1026–32.

111. Chi DS, McCaughty K, Diaz JP, Huh J, Schwabenbauer S, Hummer AJ, et al. Guidelines and selection criteria for secondary cytoreductive surgery in patients with recurrent, platinum-sensitive epithelial ovarian carcinoma. *Cancer.* 2006;106(9):1933–9.

112. Du Bois A, Vergote I, Ferron G, Reuss A, Meier W, Greggi S, et al. Randomized controlled phase III study evaluating the impact of secondary cytoreductive surgery in recurrent ovarian cancer: AGO DESKTOP III/ENGOT ov20. *J Clin Oncol.* 2017;35(no. 15_suppl):5501.

113. Harter P, du Bois A, Hahmann M, Hasenburg A, Burges A, Loibl S, et al. Surgery in recurrent ovarian cancer: the Arbeitsgemeinschaft Gynaekologische Onkologie (AGO) DESKTOP OVAR trial. *Ann Surg Oncol.* 2006;13(12):1702–10.

114. Gallotta V, Fagotti A, Fanfani F, Ferrandina G, Nero C, Costantini B, et al. Laparoscopic surgical management of localized recurrent ovarian cancer: a single-institution experience. *Surg Endosc.* 2014;28(6):1808–15.

115. Escobar PF, Levinson KL, Magrina J, Martino MA, Barakat RR, Fader AN, et al. Feasibility and perioperative outcomes of robotic-assisted surgery in the management of recurrent ovarian cancer: a multi-institutional study. *Gynecol Oncol.* 2014;134(2):253–6.

116. Fagotti A, Petrillo M, Costantini B, Fanfani F, Gallotta V, Chiantera V, et al. Minimally invasive secondary cytoreduction plus HIPEC for recurrent ovarian cancer: a case series. *Gynecol Oncol.* 2014;132(2):303–6.

117. Chi DS, Abu-Rustum NR, Sonoda Y, Im HB, Jhamb N, D'Angelica M, et al. Laparoscopic and hand-assisted laparoscopic splenectomy for recurrent and persistent ovarian cancer. *Gynecol Oncol.* 2006;101(2):224–7.

118. Janco JM, Hacker MR, Konstantinopoulos PA, Cannistra SA, Awtrey CS. Laparoscopic intraperitoneal port placement for optimally cytoreduced advanced ovarian cancer. *J Minim Invasive Gynecol.* 2011;18(5):629–33.

119. Anaf V, Gangji D, Simon P, Saylam K. Laparoscopical insertion of intraperitoneal catheters for intraperitoneal chemotherapy. *Acta Obstet Gynecol Scand.* 2003;82(12):1140–5.

120. Gabriel E, Elli E, Bagaria S, Wasif N, Grotz T, Stauffer J, et al. Robotic-assisted cytoreductive surgery with hyperthermic intraperitoneal chemotherapy (CRS-HIPEC). *J Robot Surg.* 2019;13(1):175–9.

121. Buda A, Passoni P, Corrado G, Bussi B, Cutillo G, Magni S, et al. Near-infrared fluorescence-guided sentinel node mapping of the ovary with indocyanine green in a minimally invasive setting: a feasible study. *J Minim Invasive Gynecol.* 2017;24(1):165–70.

122. Lago V, Bello P, Montero B, Matute L, Padilla-Iserte P, Lopez S, et al. Clinical application of the sentinel lymph node technique in early ovarian cancer: a pilot study. *Int J Gynecol Cancer.* 2019;29(2):377–81.

123. Abitbol J, Lau S, Salvador S, How J, Kogan L, Kessous R, et al. A three-pronged approach to evaluating robotic surgery. *Gynecol Pelvic Med.* 2019;2(15).

124. Gunn AJ, Hama Y, Koyama Y, Kohn EC, Choyke PL, Kobayashi H. Targeted optical fluorescence imaging of human ovarian adenocarcinoma using a galactosyl serum albumin-conjugated fluorophore. *Cancer Sci.* 2007;98(11):1727–33.

125. van Dam GM, Themelis G, Crane LM, Harlaar NJ, Pleijhuis RG, Kelder W, et al. Intraoperative tumor-specific fluorescence imaging in ovarian cancer by folate receptor-alpha targeting: first in-human results. *Nat Med.* 2011;17(10):1315–9.

126. Wilhelm D, Vogel T, Ostler D, Marahrens N, Kohn N, Koller S, et al. Enhanced visualization: from intraoperative tissue differentiation to augmented reality. *Visc Med.* 2018;34(1):52–9.

127. Nelson G, Altman AD, Nick A, Meyer LA, Ramirez PT, Achtari C, et al. Guidelines for pre- and intra-operative care in gynecologic/oncology surgery: Enhanced Recovery After Surgery

128. (ERAS(R)) Society recommendations – Part I. *Gynecol Oncol.* 2016;140(2):313–22.

128. Nelson G, Altman AD, Nick A, Meyer LA, Ramirez PT, Achtari C, et al. Guidelines for postoperative care in gynecologic/oncology surgery: Enhanced Recovery After Surgery (ERAS(R)) Society recommendations – Part II. *Gynecol Oncol.* 2016;140(2):323–32.

129. Nelson G, Bakkum-Gamez J, Kalogera E, Glaser G, Altman A, Meyer LA, et al. Guidelines for perioperative care in gynecologic/oncology: Enhanced Recovery After Surgery (ERAS) Society recommendations-2019 update. *Int J Gynecol Cancer.* 2019;29(4):651–68.

130. Magrina JF, Long JB, Kho RM, Giles DL, Montero RP, Magtibay PM. Robotic transperitoneal infrarenal aortic lymphadenectomy: technique and results. *Int J Gynecol Cancer.* 2010;20(1):184–7.

131. Vasilev SA, McGonigle KF. Extraperitoneal laparoscopic paraaortic lymph node dissection: development of a technique. *J Laparoendosc Surg.* 1995;5(2):85–90.

132. Dargent D, Ansquer Y, Mathevet P. Technical development and results of left extraperitoneal laparoscopic paraaortic lymphadenectomy for cervical cancer. *Gynecol Oncol.* 2000;77(1):87–92.

133. Querleu D, Dargent D, Ansquer Y, Leblanc E, Narducci F. Extraperitoneal endosurgical aortic and common iliac dissection in the staging of bulky or advanced cervical carcinomas. *Cancer.* 2000;88(8):1883–91.

134. Occelli B, Narducci F, Lanvin D, Querleu D, Coste E, Castelain B, et al. De novo adhesions with extraperitoneal endosurgical para-aortic lymphadenectomy versus transperitoneal laparoscopic para-aortic lymphadenectomy: a randomized experimental study. *Am J Obstet Gynecol.* 2000;183(3):529–33.

135. Buchsbaum HJ. Extrapelvic lymph node metastases in cervical carcinoma. *Am J Obstet Gynecol.* 1979;133(7):814–24.

136. Finan MA, DeCesare S, Fiorica JV, Chambers R, Hoffman MS, Kline RC, et al. Radical hysterectomy for stage IB1 vs IB2 carcinoma of the cervix: does the new staging system predict morbidity and survival? *Gynecol Oncol.* 1996;62(2):139–47.

137. Vergote I, Amant F, Berteloot P, Van Gramberen M. Laparoscopic lower para-aortic staging lymphadenectomy in stage IB2, II, and III cervical cancer. *Int J Gynecol Cancer.* 2002;12(1):22–6.

138. Magrina JF, Kho R, Montero RP, Magtibay PM, Pawlina W. Robotic extraperitoneal aortic lymphadenectomy: development of a technique. *Gynecol Oncol.* 2009;113(1):32–5.

139. Jacob KA, Zanagnolo V, Magrina JF, Magtibay PM. Robotic transperitoneal infrarenal aortic lymphadenectomy for gynecologic malignancy: a left lateral approach. *J Laparoendosc Adv Surg Tech A.* 2011;21(8):733–6.

140. Hulka J, Peterson HB, Phillips JM, Surrey MW. Operative laparoscopy: American Association of Gynecologic Laparoscopists' 1993 membership survey. *J Am Assoc Gynecol Laparosc.* 1995;2(2):133–6.

141. Grainger DA, Soderstrom RM, Schiff SF, Glickman MG, DeCherney AH, Diamond MP. Ureteral injuries at laparoscopy: insights into diagnosis, management, and prevention. *Obstet Gynecol.* 1990;75(5):839–43.

142. Montz FJ, Holschneider CH, Munro MG. Incisional hernia following laparoscopy: a survey of the American Association of Gynecologic Laparoscopists. *Obstet Gynecol.* 1994;84(5):881–4.

143. Stockdale AD, Pocock TJ. Abdominal wall metastasis following laparoscopy: a case report. *Eur J Surg Oncol.* 1985;11(4):373–5.

144. Miralles RM, Petit J, Gine L, Balaguero L. Metastatic cancer spread at the laparoscopic puncture site. Report of a case in a patient with carcinoma of the ovary. Case report. *Eur J Gynaecol Oncol.* 1989;10(6):442–4.

145. Hsiu JG, Given FT, Jr., Kemp GM. Tumor implantation after diagnostic laparoscopic biopsy of serous ovarian tumors of low malignant potential. *Obstet Gynecol.* 1986;68(3 Suppl):90S–3S.

146. Gungor M, Cengiz B, Turan YH, Ortac F. Implantation metastasis of ovarian cancer after third-look laparoscopy. *J Pak Med Assoc.* 1996;46(5):111–2.

147. Kruitwagen RF, Swinkels BM, Keyser KG, Doesburg WH, Schijf CP. Incidence and effect on survival of abdominal wall metastases at trocar or puncture sites following laparoscopy or paracentesis in women with ovarian cancer. *Gynecol Oncol.*

1996;60(2):233–7.

148. Leminen A, Lehtovirta P. Spread of ovarian cancer after laparoscopic surgery: report of eight cases. *Gynecol Oncol.* 1999;75(3):387–90.

149. Shepherd JH, Carter PG, Lowe DG. Wound recurrence by implantation of a borderline ovarian tumour following laparoscopic removal. *Br J Obstet Gynaecol.* 1994;101(3):265–6.

150. Hopkins MP, von Gruenigen V, Gaich S. Laparoscopic port site implantation with ovarian cancer. *Am J Obstet Gynecol.* 2000;182(3):735–6.

151. Haughney RV, Slade RJ, Brain AN. An isolated abdominal wall metastasis of ovarian carcinoma ten years after primary surgery. *Eur J Gynaecol Oncol.* 2001;22(2):102–3.

152. Zivanovic O, Sonoda Y, Diaz JP, Levine DA, Brown CL, Chi DS, et al. The rate of port-site metastases after 2251 laparoscopic procedures in women with underlying malignant disease. *Gynecol Oncol.* 2008;111(3):431–7.

153. Vergote I, Marquette S, Amant F, Berteloot P, Neven P. Port-site metastases after open laparoscopy: a study in 173 patients with advanced ovarian carcinoma. *Int J Gynecol Cancer.* 2005;15(5):776–9.

18. 卵巢癌的姑息手术治疗

Laura J. Havrilesky, Catherine H. Watson, Micael Lopez-Acevedo,
and Daniel L. Clarke-Pearson

前 言

大部分晚期卵巢癌患者会出现复发,并最终死于此病。一些干预如二次肿瘤细胞减灭术、挽救性化疗和临床试验可延长生命但几乎不能治愈。

复发卵巢癌通常表现为腹腔内复发,可以表现为引起临床症状的腹水、癌性肠梗阻或其他原因引起的肠梗阻等。因此,很多复发患者出现疼痛、腹胀、恶心、呕吐,以及呼吸困难。对于这类患者的手术治疗通常面临众多困难决定,姑息治疗可能带来生活质量的提升,但同时可能造成显著的发病率和死亡率。本章节将概述症状性晚期卵巢癌的诊断评估及手术治疗。

小 肠 梗 阻

小肠梗阻在进展的卵巢癌患者中较为普遍,临床发病率可达 1/3[1],在 51% 的尸检中可诊断本病[2]。众多小肠梗阻患者既往曾接受多线化疗及放射治疗,因此治疗选择有限。恶性小肠梗阻患者若不进行干预,生存期通常不超过 3 个月[1,3]。

肠梗阻患者的特征性临床表现包括腹痛、恶心、不能经口进食,以及近期出现的肠道蠕动及排气减少。对于晚期卵巢癌患者出现上述症状的鉴别诊断主要包括胃肠炎、癌性肠梗阻以及机械性肠梗阻。胃肠炎可能由传染性病因引起,或继发于既往化疗、免疫治疗及放射治疗。癌性肠梗阻是一类以非梗阻性肠道蠕动减少为特征的疾病,主要由于转移癌灶覆盖了肠管浆膜面及肠系膜。

进展卵巢癌患者出现机械性肠梗阻通常由癌症本身产生,但却表现为"良性"病因,如粘连或放射性狭窄,约占 9%~23% 病例[1,4-5]。肠梗阻的危险因素通常包括既往多次手术及放射治疗。

手术干预的决定必须考虑手术的可能结果和成功干预的可能性。数个回顾性研究可以帮助评估干预的可能结果。

在开腹探查中,肠道梗阻位置发生在小肠占 44%~61%,大肠占 18%~33%,二者均梗阻占 9%~22%[1,3-4,6-7]。

手术解除梗阻最常用的方式是旁路手术,约占 22%~63% 病例,肠道切除吻合占 12%~25%,结肠造口占 8%~33%,回肠造口占 4%~15%,粘连松解占 15%[1,3-5,7-9]。在卵巢癌相关肠梗阻患者开腹探查手术中有 20% 患者最终被判断为无法手术[3-5,7-8]。

对于晚期恶性肿瘤患者手术解除恶性肠梗阻的必要性及可能获益目前尚不明确。一项纳入了 54 项研究的 Cochrane 分析最终无法对恶性肠梗阻的姑息手术利弊得出结论,这可能是手术及临床治疗的多样性以及医师选择的偏倚所致[82]。由于有关是否手术治疗缺乏高质量数据参考,研究者发起了一项前瞻性随机研究,SWOG 恶性肠梗阻研究,病例入组计划于 2020 年完成(ClinicalTrials.gov, Identifier: NCT02270450)。研究随机入组了腹腔内原发恶性肿瘤在接受保守或手术治疗后出现恶性肠梗阻的患者。首要结局指标是院外存活时长;次要指标包括多项生活质量变量,如口服固体食物时长、鼻饲管留置时长,以及患者报告的结局指标,如自我报告的总能量摄入。

另一根据现有文献数据评价的难点在于无法明确定义手术治疗成功。目前被广泛应用的指标由 Castaldo 提出,术后生存超过 8 周定义为手术成功。基于此项指标,Castaldo 报告了复发卵巢癌肠道梗阻患者 78% 的手术成功率[10]。随后的回顾性研究利用这一指标报告了 62%~73% 的手术成功率[4-5,7]。Rubin 定义患者出院时可口服固体食物为手术成功,并基于这一指标报告了 62% 的手术成功率,其他研究人员将成功的姑息治疗定义为术后至少 60d 患者可经口摄入足够液体及热量[11-13]。

基于这一标准，Kolomainen 等报告了 66% 的手术成功率[12]。肠道梗阻患者接受姑息开腹手术的中位生存时间为 2.5～5.8 个月[3-5,7-9]。主要手术并发症在 31%～49% 病例中出现，包括肠瘘、复发肠梗阻、败血症、静脉血栓形成事件，以及手术切口愈合不良[4-5,8,10]。术后死亡率，即手术后 30d 内死亡率，在 13%～26% 不等[1,3-5,7-10]。准确判断肠梗阻为恶性或粘连性至关重要。

在 SEER 数据库 1 518 名卵巢癌肠梗阻患者中，粘连性肠梗阻患者梗阻后中位生存期为 382d，非粘连性肠梗阻为 93d[14]。14%～26% 的患者可获得超过 1 年生存期，其中包括开腹手术术中诊断非恶性肿瘤所致的肠梗阻患者[3-4,9-10,14]。

对于大多数恶性肠梗阻患者来说，其预后很差这一点是较为明确的。一些研究者因此试图根据危险因素寻找这类患者手术干预的临床适应证。Krebs 和 Goplerud 指出年龄大于 65 岁、重度营养不良、肿瘤负荷、腹水、既往化疗及既往放疗史可以作为术后生存期小于 8 周的预测指标，并建议基于这些指标建立评分系统[7]。在后续研究中，将此评分系统应用于其他回顾性队列中所得结果各不相同。

在一项独立的 33 例患者的回顾性研究中，Larson 发现患者预后与 Krebs 评分密切相关[9]。然而，Lund[15] 和 Rubin[3] 基于各自独立研究队列进行回顾分析，提示 Krebs 评分系统预测效能差。

Clarke-Pearson 接下来建立了一个多因素 Logistic 回归模型并指出生存期小于 2 个月最重要的预后因素是临床肿瘤状态及血清白蛋白。

基于上述，研究者建立了一个用来预测术后生存期大于 60d 可能性的方程式[16]。虽然这个方程式并未使用外部独立数据验证，但当用来决策手术干预或保守治疗时，使用肿瘤负荷以及营养状态评估是看似合理的。其他肠梗阻术后可能的积极预后因素包括一般状况良好，大于 6 个月的无治疗生存期，少量腹水以及单发病灶[17]。

Henry 等建立了恶性肠梗阻患者 30d 内死亡率的预测列线图[86]。列线图包括 5 个指标：肿瘤转移、腹水、完全性小肠梗阻，低白蛋白血症以及白细胞数目异常。无危险因素的患者 30d 内死亡率为 9.1%，而含 5 个危险因素患者 30d 内死亡率达 69.2%。

这篇文章同时建立了第二个列线图用于小肠梗阻的手术管理。模型中 4 个危险因素包括肿瘤转移、白细胞增多症、非妇产科相关肿瘤及白蛋白正常。含 0～1 个危险因素患者接受手术治疗可改善 30d 死亡率，而含 3～4 个危险因素患者术后 30d 死亡率明显增加。这些预测模型可用于评估恶性肠梗阻患者是否选择手术。

上述提及的大多数研究将成功的术后缓解或获益定义为生存期不少于 2 周。虽然这一基于客观参数的定义被经常使用，但这一参数更加着眼于术后生存时间及非患者主诉结果，认为其更能体现姑息性手术成功。这一指标更加依赖于回顾性分析恶性肠梗阻患者的临床选择[18]。因此，卵巢癌肠梗阻患者手术或保守治疗后生存质量相关数据是缺乏的。医师在临床中对于这类不可治愈疾病作出临床决策时需谨记患者生存质量应始终为首要目标。

诊断性评估

对于可疑小肠梗阻患者最为主要的诊断性评估手段为立位腹平片。符合小肠梗阻表现的特征影像包括气液平、扩张的小肠肠袢和结肠气体缺乏（虽然结肠气体缺乏，尤其是直肠气体，对于诊断小肠梗阻并不敏感）。癌性肠梗阻患者相较于单纯肠梗阻患者小肠至大肠更易出现气体。腹平片诊断小肠梗阻的准确率在 30%～70% 不等[19-20]。其局限性在于无法诊断梗阻原因。此外，在一些癌性肠梗阻中，肿瘤病灶包裹肠道，限制其扩张，进而限制了立位腹平片的诊断能力。

小肠造影检查在诊断小肠梗阻中相较腹平片更加准确（70%～100%）[21-22]。包含小肠的上消化道造影需要口服或经鼻胃管予钡剂或水溶性造影剂。通过获取不同时间间隔的连续平片影像从而判断肠梗阻部位。24h 后造影剂仍未达到结肠即可考虑为严重不全肠梗阻或完全性肠梗阻[23]。

在评估可疑恶性肠梗阻患者时，同时获得小肠和大肠影像是明智且重要的。

22% 的病例在术中发现同时存在小肠及大肠梗阻[1,3-4,6-7]。因此，行小肠造影检查患者应同时行造影灌肠。多处梗阻可能提示癌症病灶转移，这可以帮助手术医生决定是否手术及具体术式。

CT 是诊断恶性肠梗阻的可靠手段，并且已被美国放射学会高度认可[24]。研究显示 CT 在诊断小肠梗阻中敏感度达 78%～100%，而特异度达 90% 以上[25-26]。

与腹平片的阳性结果相似,腹部 CT 诊断肠梗阻的阳性发现可包括近端肠管扩张、远端肠管塌陷,以及气液平面。CT 优于小肠造影检查的一点是其可以判断梗阻原因,从而将癌性及粘连性肠梗阻区分开来,在癌性肠梗阻当中,影像学提示的肿瘤负荷、特殊部位肿瘤侵犯程度以及腹水量可以帮助妇科肿瘤医生评估手术治疗的危险系数。此外,CT 可以判断肠缺血相关损伤或肠穿孔等,从而加速手术干预。

治 疗

恶性小肠梗阻治疗的关键在于缓解症状,提高生存质量;通过减灭手术延长生存期或帮助患者恢复部分功能从而接受后续化疗应被认为是次要目标;即刻的目标是协助患者适度进食,避免大量的恶心及呕吐。

可疑小肠梗阻的首要治疗是留置胃管并进行肠内营养,从而纠正电解质紊乱。完整的营养评估包括血清白蛋白、前白蛋白(转甲状腺素蛋白)、转铁蛋白水平及总淋巴细胞数应该被检测。

可疑肠穿孔或肠缺血的患者可有以下表现,包括腹膜阳性体征、白细胞计数升高、影像学有/无游离气体等,这类患者可能需要急诊开腹探查。然而,恶性小肠梗阻很少表现为紧急情况,长期地经胃管吸引,即使在严重不全肠梗阻病理中,也是可以接受的。

已知肿瘤转移而无须紧急处理的患者应进行大量的经胃管负压吸引,有时可达 2 周。若患者在几日内无明显改善,应进一步行影像学检查明确梗阻原因或部位。若保守治疗 10~14d 临床症状无改善,应当考虑手术或药物治疗。

当影像学检查已完成,若患者保守治疗无效,外科医生应评估手术治疗的风险与获益。危险因素应考虑包括患者营养状态、可疑的肿瘤负荷、腹水量以及患者预期寿命等。整体来说,预期生存期小于 2 个月患者不建议行手术治疗。若医生考虑手术治疗可能获益,则应充分与患者沟通,告知患者治疗方案包括药物治疗控制症状而无其他进一步积极治疗,或是手术干预等。患者应当知晓治疗的目的是姑息而非治愈,预期发病率、死亡率,以及预期术后生存质量应当被讨论,当重度营养不良患者考虑开腹手术时,术前应进行完全肠外营养支持治疗(total parenteral nutrition, TPN),

这被指出可减少术后并发症发生[27-28]。

对于不考虑手术治疗的患者,药物治疗可能可以缓解其症状。鸦片类镇痛剂如吗啡或氢化吗啡酮可缓解肠梗阻所致疼痛,减少肠道蠕动,从而缓解症状[29]。

此类患者应给予强效止吐剂,药物包括经直肠给药(普鲁氯嗪、异丙嗪、盐酸羟嗪),经舌下给药(昂丹司琼),或经皮下给药(氟哌啶醇)。类固醇药物可减轻水肿,减少腔内盐、水,并且有止吐和镇静特性[30]。一项研究表明在恶性肠梗阻患者中使用类固醇药物可显著提高治疗成功率(37% vs. 22%)[90]。

卵巢癌恶性肠梗阻患者可使用生长激素抑制剂及奥曲肽治疗。生长激素抑制剂可抑制胰高血糖素及胰岛素分泌,减少酸性物质分泌,减缓肠道蠕动并降低胆汁分泌[31]。奥曲肽是生长激素抑制剂类似物,其作用机制与生长激素抑制剂相似,并拥有更长的半衰期。其可以更强效抑制胰高血糖素及胰岛素分泌,同时可以抑制肠道血管活性肠肽活性,从而减少胃液、胰液分泌,并减少肠腔内水及电解质分泌[17,32-33]。在一项囊括了 15 项随机及观察性研究的系统回顾中指出,奥曲肽在恶性肠梗阻患者中治疗成功率为 60%~90%[34]。

需要长期胃肠减压缓解症状的患者可能可以从经皮内镜胃造瘘(percutaneous endoscopic gastrostomy, PEG)或经皮放射学胃造瘘术中获益。这些操作相较开腹胃造瘘侵入性更小,并可以显著改善生存质量[35-36]。卵巢癌患者采用此种姑息治疗成功率在 50%~93% 之间[11,13]。上腹部肿瘤及腹水患者更有可能出现胃部相关并发症[37]。然而即使在这一背景下,PEG 也被报道是可以实施的。PEG 的主要并发症包括腹痛、造瘘管移位或梗阻、导管移位出血、腹膜炎、坏死性筋膜炎,表皮脱落以及腹水外渗。需再次入院或手术修复的严重并发症发生率在 2%~23% 不等,而其余普通并发症概率在 8%~65% 不等[13]。大多数普通并发症通过指导患者及护理者可避免,包括限制液体及食物摄入,使其可通过置管而不会产生梗阻,维持造口处清洁,以及冲洗管路从而避免堵塞。

为无法手术治疗的恶性肠梗阻患者实施完全肠外营养是存在争议的。Abu-Rustum 回顾性分析了 21 名卵巢癌小肠梗阻患者,均使用胃造瘘引流及化疗,接受或未接受全肠外营养治疗。接受

TPN 及化疗患者中位生存期为 89d，而仅接受化疗未接受 TPN 患者为 71d。即使数据有统计学差异，但生存期过短，无法证实 TPN 在这类患者中的价值[38]。这类患者 TPN 相关并发症曾有报道高达54%。主要风险为管路相关败血症，此外这类患者易出现静脉血栓栓塞及肝脏疾病[90]。这些并发症，以及所需财力及人力，使得其微小生存获益不那么具有价值。然而，部分患者仍可能通过 TPN 获得潜在获益。一项着眼于患者报告的结局指标研究指出，对于接受 TPN 的晚期恶性肿瘤患者，其总生存质量及个体报告的功能状态均有显著提高[83]。在终末期护理及治疗中，每位患者均应进行个体化评估。

手 术 技 术

在怀疑恶性小肠梗阻患者开腹手术前，其身体状态应达到最佳状态。电解质异常及凝血因子缺乏应彻底被纠正，对于严重营养不良患者，应考虑术前完全肠外营养。

推荐术前预防性应用可覆盖肠道微生物抗生素，持续胃管负压吸引，从而缓解扩张肠管压力，其应持续至手术。

恶性肠梗阻的开腹手术主要目标是定位并解除肠道梗阻。腹腔内肿瘤减灭是次要目标，并应由手术医生进行判断。

通常，扩张的肠袢可通过粘连松解术追踪至正常异常肠管过渡处。解除梗阻可通过简单的粘连松解完成，或通过切除肿瘤累及肠管并进行吻合或肠造瘘术。在恶性小肠梗阻患者中，手术医生通常需要判断是否切除梗阻的肿瘤累及肠管，或应行分流术。这需要结合肠切除可行性、整体肿瘤负荷以及患者并发症综合考虑。在放射性损伤的回肠末端梗阻病例中，可找到健康肠管用于肠吻合术，更推荐切除损伤肠管并连同部分升结肠同时切除。若病变肠管无法被切除，可行回肠-升结肠分流术或回肠-横结肠吻合术，应从分流的肠袢中手术形成一黏液瘘，从而预防盲袢综合征发生。若腹腔内病灶至梗阻无法被解除，应考虑行胃造口置管术。

胃空肠吻合术

胃空肠吻合术用于幽门或十二指肠梗阻患者，这通常由于异常的腹膜后淋巴结所致。这通常出现于晚期或复发宫颈癌，而不常出现于进展卵巢癌患者。胃空肠吻合术的目标在于吻合胃及空肠，从而使得胃内容物可抵达小肠的功能区域。手术可选取胃前壁或是胃后壁。在前者中，空肠袢通过肠系膜下网膜并跨越横结肠。而后者中，空肠袢穿过横结肠系膜。手术通常选取胃前壁，除非患者肥胖或是升结肠过长。

使用胃前壁的胃空肠吻合术第一步是将近端空肠自肠系膜下网膜中穿过，即使多数复发卵巢癌患者既往已经接受大网膜切除术。肠袢与胃部应平行，从而空肠不会扭转。在既定的吻合部位将肠管近远端缝合固定（图 18-1a）。使用 2-0 丝线间断缝合后外侧浆肌层，将线结留置于浆膜层外。接下来锐性平行切开胃壁与空肠，长度约 3～5cm（图 18-1b）。使用 2-0 或 3-0 多聚乳酸缝线平针法

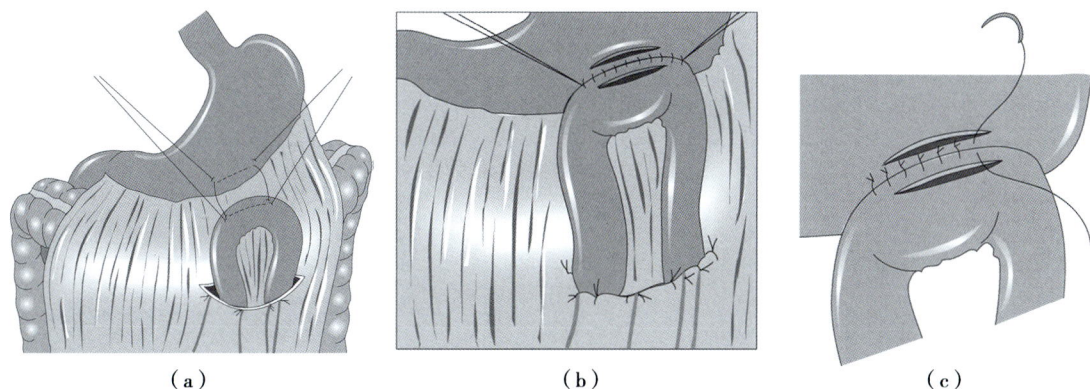

图 18-1　前壁胃空肠吻合术，人工缝合。（a）将空肠近端穿过肠系膜下网膜。利用 2 针将空肠肠管大致定位于胃壁附近。（b）间断浆肌层缝合后壁，并将线结固定于浆膜侧。平行切开空肠及胃壁，长度约 5cm。间断缝合（c）后壁及（d）前壁黏膜层，并将线结固定于肠腔内。

（d）   （e）

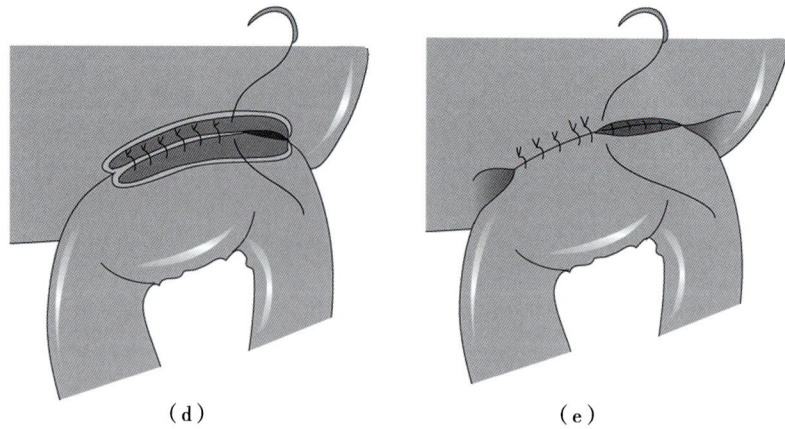

图 18-1(续)（e）间断缝合前壁浆肌层

全层缝合吻合口内后壁及内前壁。外前壁使用 2-0 丝线间断缝合浆肌层。触诊吻合口有无破口并检查有无渗液。同样，本手术也可以选择机械缝合。

将空肠固定缝合后，在胃壁及近端肠管末端分别切开 5mm（图 18-2a）。使用胃肠吻合器（gastrointestinal anastomosis，GIA）建立侧 - 侧吻合，吻合器的臂位于胃内及空肠肠腔内（图 18-2b、c）。检查吻合部位并止血，使用 TA55 吻合器闭合

剩余缺损（图 18-2d）。触诊吻合口有无破口并检查有无渗液。

胃后壁胃空肠吻合术首先需锐性穿过胃结肠韧带进入小网膜囊。在左侧横结肠系膜无血管区锐性建立窗口，并将胃后壁拟吻合处轻轻拉出至与结肠系膜大致平行以避免疝形成。接下来同前所述行胃空肠吻合术。最终将横结肠系膜切开处前缘与胃壁大致平齐。

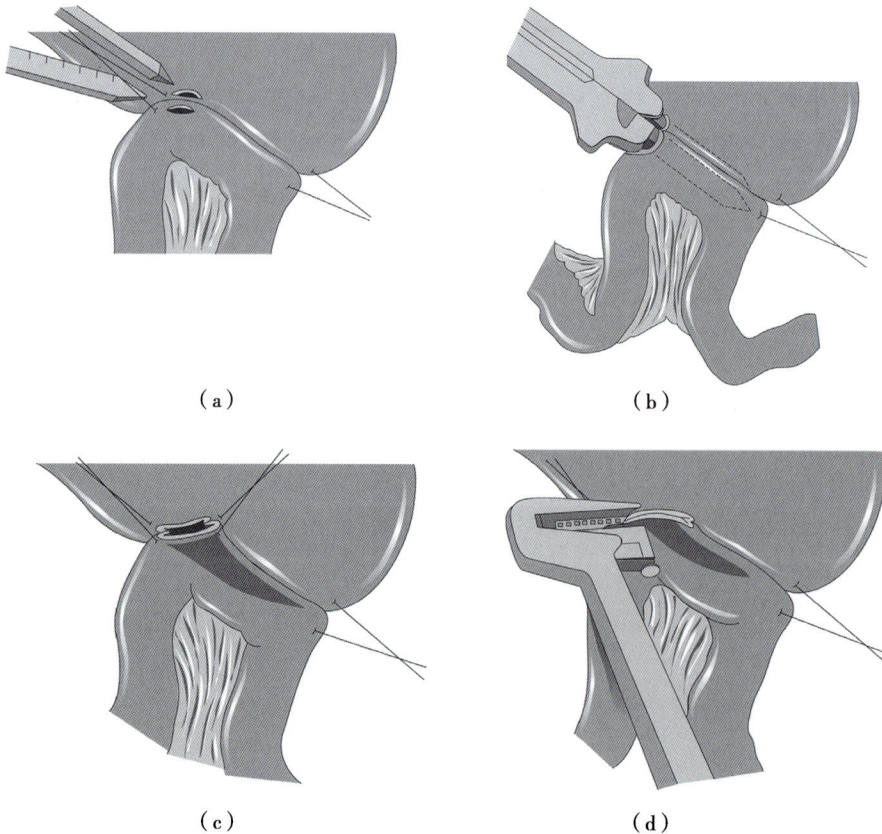

（a）   （b）

（c）   （d）

图 18-2   前壁胃空肠吻合术，吻合器吻合。（a）将空肠近端穿过肠系膜下网膜。利用 2 针将空肠肠管大致定位于胃壁附近。胃壁及对应空肠肠管分别行 5mm 切口。（b）使用胃肠吻合器吻合。（c）检查腔内吻合处有无出血。（d）使用 TA55 吻合器关闭剩余吻合口

小肠旁路术

对于肿瘤广泛转移的恶性小肠梗阻,治疗方案可选取梗阻肠管旁路术。这一手术的目的是建立梗阻处肠管近远端交通。侧-侧吻合相较切开吻合不易出现吻合口瘘、破裂或狭窄,因此对于进展患者更为适宜。

侧-侧吻合术用于梗阻但不能切除的肠管形成分流术。距离梗阻肠管最近的健康小肠应与梗阻远端最近的健康小肠或大肠吻合。侧-侧吻合可使用人工缝合或吻合器吻合。

侧-侧吻合术将小肠与小肠或升结肠、横结肠重新吻合。在肠瘘或穿孔患者中,病变肠管应完全隔离粪便并切断,将近远端肠管牵拉至皮肤形成黏液瘘从而预防盲袢综合征(图18-3a、b)。

当术中识别梗阻肠管后,近远端肠管应预防性夹闭,并将湿纱垫放置于术野预防肠内容物溢出。将两段肠管摆放于适当位置,并在吻合部位旁6cm处于非网膜面缝合固定。在每段肠管上对应切开5mm(图18-4a)。GIA的两臂分别

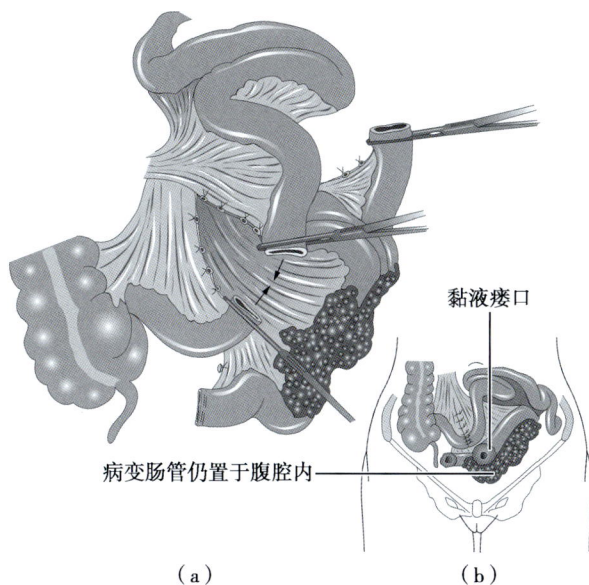

黏液瘘口

病变肠管仍置于腹腔内

(a)　(b)

图18-3　小肠病变部位切除及黏液瘘形成。(a)分离病变部位,并将近远端肠管吻合。(b)将近远端肠管牵拉至皮肤,形成黏液瘘从而保证分离肠管肠液引流。缝合关闭网膜缺损

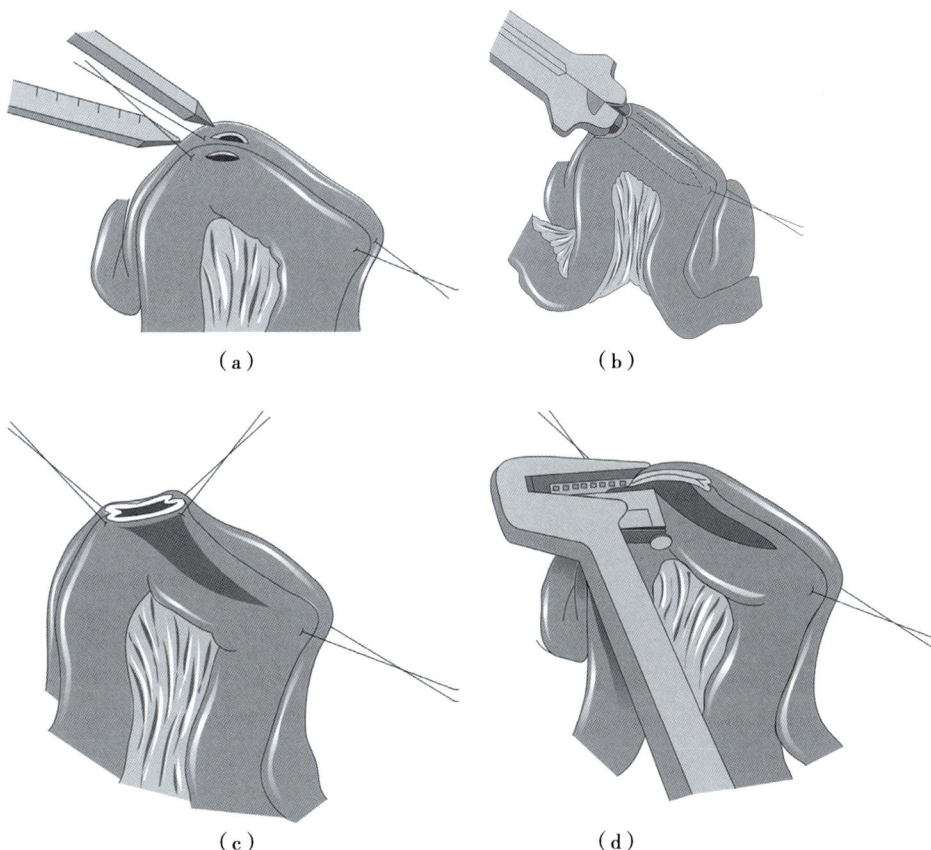

(a)　(b)

(c)　(d)

图18-4　小肠旁路术,侧-侧吻合器吻合术。(a)两端非网膜面肠管被提起并排列。分别对应行5mm肠管切开术,并放置GIA。(b)激发吻合器吻合肠管。(c)提起肠管,检查腔内缝合处有无出血。(d)使用TA55吻合器关闭吻合口

置于两段肠管中，并将肠管系膜向相反方向旋转（图 18-4b、c）。检查肠腔内吻合处有无出血，并用 Allis 钳提起肠壁。使用 TA55 吻合器沿 Allis 钳下缘闭合吻合口（图 18-4d）。触诊吻合口检查是否通畅及其完整性。

本术式同样可以采取人工缝合法。当两段肠管被提起后并排列至合适位置后，首先使用 3-0 丝线间断浆肌层缝合吻合口后外壁，并将线结置于

浆膜侧。在距线结 4mm 外平行切开长度约 5cm 吻合口。使用 2-0 多聚乳酸缝线连续或间断全层缝合后壁（图 18-5a）。

使用 2-0 多聚乳酸缝线连续或间断全层缝合前壁。若为间断缝合线结应当于肠腔内。使用 2-0 丝线间断缝合肠管前壁浆肌层。触诊吻合口通畅性及有无渗液（图 18-5b）。

小肠-结肠吻合术可采用相似方式吻合。

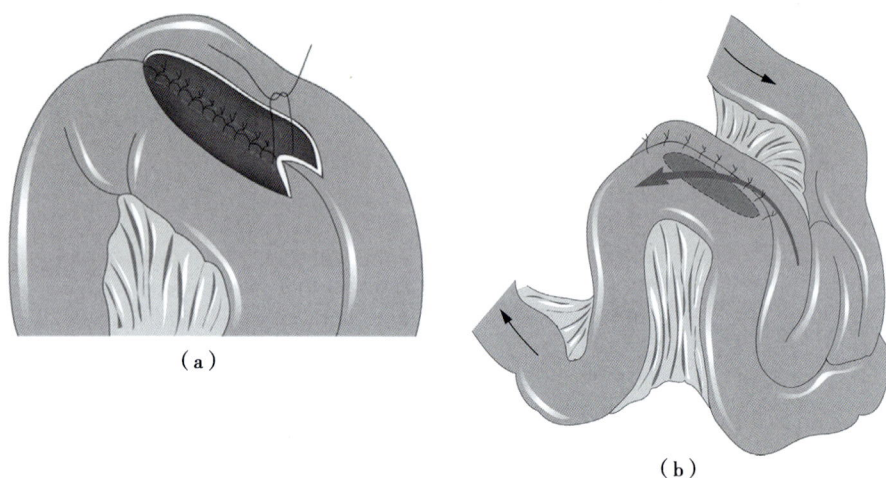

图 18-5 小肠旁路术，侧-侧人工缝合吻合术。（a）在两端肠管网膜面对侧对应切开长度 5cm 吻合口。首先间断浆肌层缝合吻合口后壁，并将线结置于浆膜面。接下来自后壁至前壁缝合黏膜面至吻合口闭合。（b）最后间断浆肌层缝合吻合口前壁

回肠造口术

当恶性肠梗阻无远端小肠或结肠可用于肠吻合，或肠管过于水肿或被肿瘤包裹无法用于肠吻合，或当吻合口瘘发生率高时为保护远端吻合口时，通常行回肠造口术。袢式造口术相较于终末式造口术因出现相关并发症如缩回、坏死或狭窄风险较低而更多被选择。

回肠造口常选择的腹壁手术部位为右下腹，造口应穿过腹直肌以预防脱垂（图 18-6a）。腹壁手术部位应避开脐部及髂前上棘，并应能保证造口袋放置。皮肤应锐性切开一直径 2cm 左右圆形切

口。钝性分离暴露腹直肌筋膜，并以十字形切口切开。纵行钝性分离腹直肌，并十字形切开腹直肌后鞘及腹膜。切口应以能容 2 指为宜。选取一段回肠，并在邻近肠管处制造一系膜缺损区。将一 5.3mm（16Fr）红色橡胶导管穿过缺损区，使用导管将一段回肠肠袢拉出腹部皮肤，使得长度 6cm 回肠暴露于皮肤外（图 18-6b）。回肠肠袢应保持无张力。关闭腹壁切口后，在肠管靠近上肢侧、距皮肤切缘 1cm 处做一横行切口（图 18-6c）。使用 Allis 钳将肠管壁向外翻转，使用 2-0 多聚乳酸缝线间断全层缝合肠管及皮肤、皮下层 1 周（图 18-6d）。造口袋应于手术室放置。术后 7d 移除红色橡胶导管。

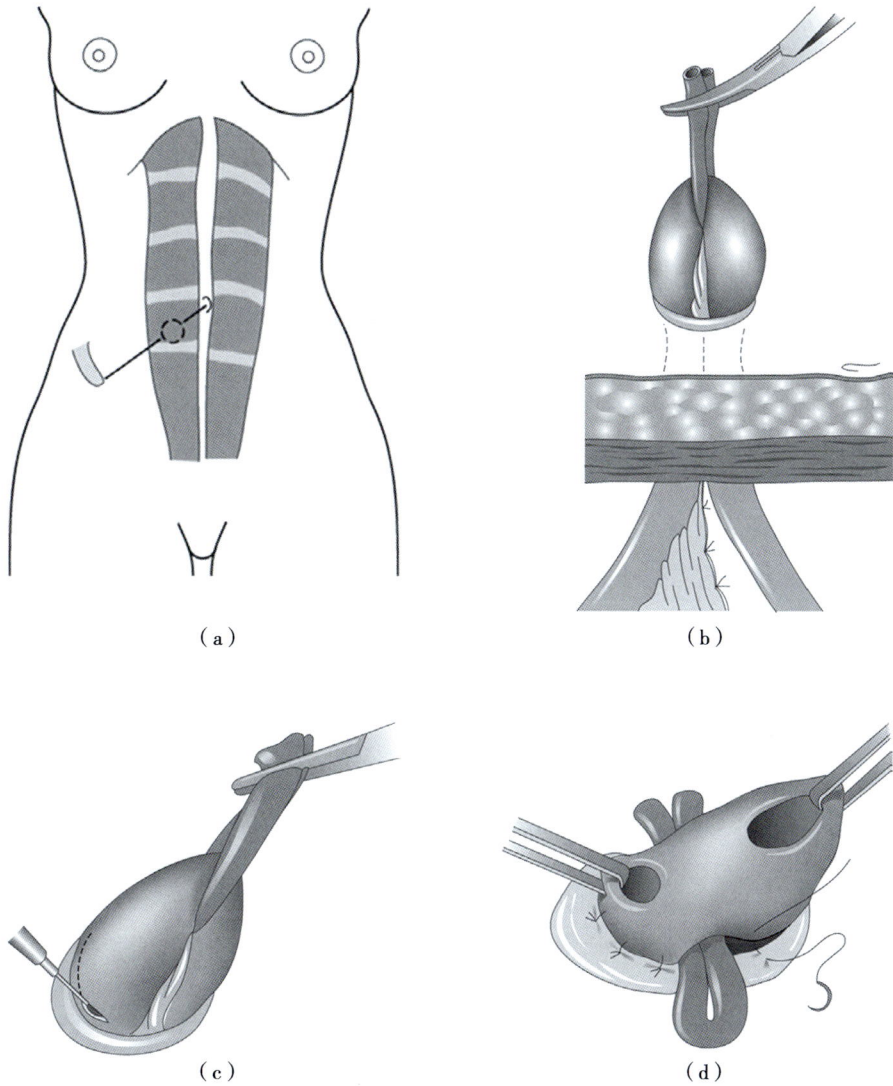

图 18-6　回肠造口术。(a)腹壁切口应选取右下腹腹直肌中央。(b)在回肠肠系膜上形成一缺损,并将一根红色导管穿过缺损处。将回肠肠袢提出于腹壁表面。(c)横行切开肠管造口。(d)外翻肠管边缘并环形缝合至皮下皮肤层。红色橡胶导管应在术后 7d 取出

小肠切除术

当肠管分离过程中受损,或部分肠管受肿瘤侵犯拟行切除术,或肠管因粘连或放射性损伤形成或慢性狭窄时,通常行小肠切除及吻合以缓解梗阻。切除及吻合可使用人工缝合或外科吻合器。只要满足以下 4 个基本条件,2 种方式均为可行的:①吻合口两端均有充分血供;②吻合口应保持无张力;③吻合口应有充分肠腔;④吻合口应无肿瘤侵犯。人工缝合或外科吻合器行端 - 端吻合或功能性端 - 端吻合手术方式在第 9 章已描述。

胃造口减压术

当恶性肠梗阻开腹探查中无法手术解除梗阻或再梗阻发生率高时,应开放式放置胃造口引流管。

当恶性肠梗阻患者无法行手术治疗时,相较开放式胃造瘘术,应考虑影像引导或内镜引导的胃造口置管。行胃造口置管术免去了长期鼻胃管减压后引起的不适并减少了误吸的可能。

开放式胃造口引流置管术在全身麻醉下进行。患者大多数已拥有腹壁纵切口。或者可以选取左肋下 5~7cm 垂直切口。手术切口应选取胃

下部并可触及腹前壁的部位,且不能毗邻大血管。有多个开窗的引流管,如 5.9～6.6mm(18～20Fr)Malecot 引流管自前腹壁穿刺孔置入,穿刺孔位置与胃下部对应(或经过小的垂直切口置入)。使用 Babcock 钳夹胃壁(图 18-7a)。同心圆形荷包缝合 2 圈,并在胃壁上行一小切口(图 18-7b),将 Malecot 引流管置入,并使用扁桃体钳延长引流管末端。将荷包缝合线于管周拉紧。将胃造口处与前腹壁对应,并使用 2-0 多聚乳酸缝线间断缝合

4 针固定。使用 2-0 丝线将引流管固定于皮肤(图 18-7c)。

术后,胃造口引流可单纯引流或行间断吸引术。应使用生理盐水一天内多次冲洗引流管预防梗阻。皮肤缝线可在术后 10～14d 拆线。引流管渗液可能发生并引起皮肤刺激,其可直接使用非处方抗酸剂治疗。若渗液量大,可使用造瘘袋。若患者感到不适、恶心、呕吐,应行影像学检查确定置管位置。

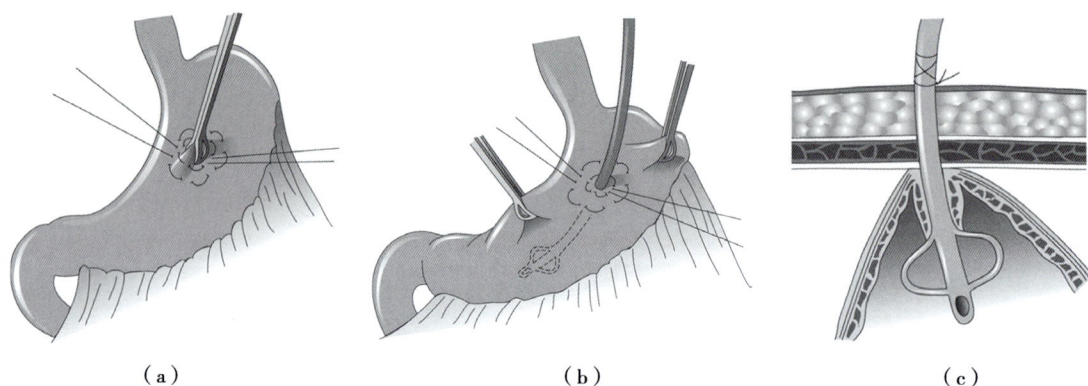

（a）   （b）   （c）

图 18-7   胃造口置管术,开放式。(a)使用 Babcock 钳夹胃壁以评价其活动性。行 2 针荷包缝合。(b)行胃壁切口。将 6.6mm(20Fr)Malecot 引流管自左上腹独立穿刺孔置入胃内。(c)将胃造口处与前腹壁后腹膜间断缝合固定。将 Malecot 引流管固定于皮肤

盲袢综合征

在晚期卵巢癌患者姑息肠旁路手术(如小肠 - 小肠吻合术、小肠 - 结肠吻合术)中,盲袢综合征为较少出现的并发症。这一综合征出现的原因是旁路肠管中肠内容物的淤积导致细菌过度繁殖,肠管扩张和炎症。综合征可引起瘘管形成甚至是穿孔。盲袢综合征的临床症状包括腹部痉挛性疼痛、腹部膨隆、恶心、呕吐和腹泻。患者可能出现体重减轻、巨幼红细胞性贫血,或其他营养不良体征。盲袢综合征的治疗方式是切除病变肠管并行端 - 端吻合术。若无法行手术治疗,药物治疗包括广谱抗生素、低脂饮食,特殊营养素摄入包括 B12、口服多种维生素、铁剂,及中链甘油三酯。旁路手术中在旁路肠管近端形成一黏液瘘可预防盲袢综合征发生(图 18-3a,b)。

短肠综合征

短肠综合征是肠管吸收营养物质或电解质不

充分造成的,是由肠管功能障碍或手术缺损引起的。在妇科肿瘤患者中,短肠综合征最常见的原因是放射性肠炎和手术切除肠管。放疗相关的短肠综合征最常出现在全腹部放疗中,而在盆腔放疗中少见。

小肠切除通常不伴有营养不良,但广泛的小肠切除可能出现不同程度的营养不良。最多 50% 的肠管切除可不影响营养状态。女性小肠的平均长度为 600cm。肠管仅 200cm 长时可出现严重的营养不良,然而不依靠 TPN 存活功能性小肠应至少 70～100cm 长。患者在接受全结肠切除后,若小肠仍保留 150～200cm 是仍然可以存活的[39]。

小肠负责大多数营养物质的吸收。单糖和脂肪酸在小肠吸收,然而氨基酸在空肠吸收。回肠吸收水、胆盐、脂溶性维生素和维生素 B₁₂。结肠吸收水、电解质和短链脂肪酸。小肠的部分缺失可以导致脂肪痢、腹泻、大量水丢失引起的缺水、混合性贫血、电解质紊乱以及维生素缺乏。

回肠通常负责胆汁酸的吸收,在切除回肠后,胆汁盐可到达结肠,刺激结肠液体和电解质分泌,

引起腹泻。

短肠综合征患者因胆汁酸总量减少，更易出现胆固醇胆结石形成。因大肠吸收草酸增加，同样更易出现肾结石。

当患者患短肠综合征后，首要治疗是静脉补液从而纠正消化液丢失引起的电解质丢失。TPN同样可能是必要的。有不同程度营养缺乏的患者可从其他优化剩余肠管功能的方法中受益。H2受体阻断剂可以控制胃酸分泌，抗胃肠蠕动剂（如洛哌丁胺、地苯氧酯叠加阿托品）可以控制腹泻或大量造口引流。

可给予考来烯胺以吸收胆汁盐和改善腹泻。如果切除回肠末端超过 100cm，此药作用可能不大，因为过量的胆汁酸经粪便排出，肝脏无法合成足够的胆汁酸来弥补胆汁酸池的耗尽。

这可以阻止空肠充分的脂类吸收并造成脂肪痢加重。

此类患者通常通过空肠造口管进行肠内营养，并可刺激剩余功能肠管的增生。肠道对缓慢肠内喂养的适应可以使患者摆脱慢性 TPN。小肠适应广泛切除可能需要长达 12 个月的时间。经口饮食应包括高碳水化合物、低脂肪的饮食。结肠未受累损伤患者应接受低草酸盐饮食以预防尿路结石形成。

进展转移卵巢癌患者通常不能接受居家 TPN，其应建议考虑姑息治疗。

肠 外 瘘

肠外瘘是具有挑战性的困难临床并发症，有显著的发病率和死亡率。大多数瘘为医源性原因引起，只有仅 20%～25% 是自发性的。危险因素包括广泛的粘连松解、肿瘤、放疗、急诊手术或创伤性手术、炎症性肠病、感染、营养不良以及血管内皮生长因子（vascular endothelial growth factor，VEGF）抑制剂的使用。肠外瘘可以根据其瘘液量分类：高瘘液量（引流＞500mL/d），中瘘液量（引流量 200～500mL/d），以及低瘘液量（引流＜200mL/d）。高瘘液量的肠外瘘患者很少出现自愈，更易出现营养缺乏等相关疾病。

肠外瘘的诊断主要依靠临床。然而，口服及静脉注射造影剂的腹部 CT、小肠造影、造影剂灌肠可以用来更好地描述瘘管及受累肠管的解剖结构。

首要治疗的重点是补充液体和纠正电解质异常，纠正营养不良，以及细致的瘘管管理和皮肤护理。大约 5%～30% 的肠外瘘可自愈[40]。保守治疗失败、腹腔内病灶局限患者，以及评估后适合的手术患者可能可以从手术中获益。可能的手术方式包括切除受累肠管和/或造口术。评估是否应该手术切除，目前主流的推荐是应在诊断后至少等待 3 个月再行手术，以保证充足的营养、健康的支持组织、并去除感染。患者应该被告知肠外瘘的复发率可能较高（大约 20%），且手术越早，复发的风险越高[85]。

大多数肠外瘘复发的卵巢癌患者不适宜手术。在这些病例中应行长期非手术治疗，常见并推荐的方式是闭合型伤口负压吸引。

这种方式是使用伤口或造瘘袋连接于真空或负压伤口吸引装置，其使用网状泡沫或棉纱布填充伤口。图 18-8 描述了一闭合式伤口引流装置，使用伤口袋以及持续 120mmHg 负压吸引墙壁吸引装置。这些伤口袋通常每周更换 2～3 次，并且可在家使用移动式吸引装置护理。

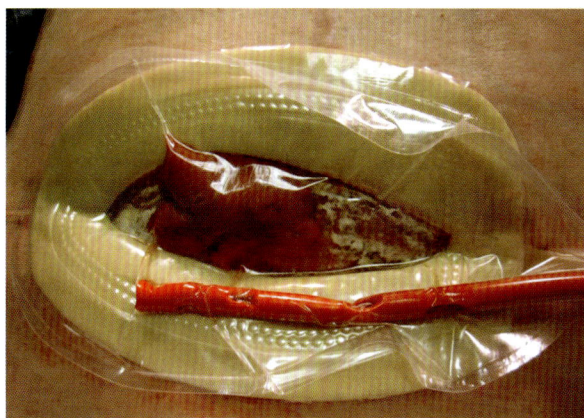

图 18-8 闭合式伤口引流系统，使用伤口袋及墙壁吸引器

大 肠 梗 阻

大约 1/3 的卵巢癌相关肠梗阻为大肠梗阻[1, 3-4, 6-7]。和恶性小肠梗阻类似，大肠梗阻的卵巢癌患者通常为晚期。大肠梗阻的症状包括逐渐加重的便秘、便血、腹胀以及伴有或不伴有恶心呕吐的腹痛。临床查体可见腹部膨隆、右下腹压痛以及高调肠鸣音。对于卵巢癌病史患者可疑大肠梗阻的鉴别诊断包括粪便嵌塞、肠憩室、原发消化道肿瘤以及假性结肠梗阻（Ogilvie 综合征）。恶性大肠梗阻通常是不全肠梗阻，因此通常首选保守

治疗。若保守治疗失败可能进展出现盲肠穿孔、败血症以及死亡。

对于解除恶性大肠梗阻最常见的手术治疗是结肠造口术（可切除或不切除部分结肠）以及回肠造口术。

恶性大肠梗阻患者接受姑息性手术的预后较差。中位生存时间在 3.6～9.2 个月不等，相较小肠梗阻患者行姑息性手术治疗生存期无显著延长[4-6]。然而，在一项研究中，大肠梗阻患者术后并发症发生率相较于小肠梗阻患者明显降低[4]。

诊断性评估

可疑大肠梗阻患者的诊断性评估首先是腹平片。其阳性发现包括大肠和小肠均存在气液平面，并且梗阻近端大肠扩张，而远端大肠缺乏结肠内气体。右结肠扩张并伴有气体延伸至直肠符合 Ogilvie 综合征表现，或称假性结肠梗阻。这些患者可能出现盲肠穿孔并需要严密随访。

粪便嵌塞的腹平片表现为贯穿降结肠及乙状结肠非梗阻性气体及粪便。其他有用的影像学检查包括 CT 和造影剂灌肠。CT 具有可以诊断梗阻原因的优势，如肿块或憩室脓肿，同样可以提供肿瘤负荷以及腹水的重要信息。然而，结肠梗阻有时在 CT 上可能被误认为大肠梗阻[26]。CT 检查应同时予上消化道造影剂和直肠造影剂。造影剂灌肠是提示大肠梗阻的可靠检查，并可以提示结肠的转移性肿瘤种植[21, 41]。可疑穿孔和盲肠扩张大于 10cm 的患者是钡剂灌肠的禁忌，因为这类患者易出现危及生命的钡剂相关腹膜炎[21]。当无法排除穿孔但仍需使用造影剂灌肠时，应该使用水溶性造影剂。

乙状结肠和结肠软镜是评估结肠的重要技术，可以用来诊断部分性梗阻。结肠镜在 Ogilvie 综合征中还可被用来结肠减压。当发现肠腔内病变时，内镜引导下的活检可以提示梗阻处病变是卵巢癌复发或是新的原发消化道肿瘤。这在开腹探查实施前可以有效指导治疗选择。

治　疗

对于可疑恶性大肠梗阻并且不伴有盲肠极度扩张患者，应首先予鼻胃管减压、静脉补液、纠正电解质紊乱以及静脉应用抗生素。若患者病情平稳，无腹膜炎体征或盲肠极度扩张，应选取合适的造影剂行影像学检查。待影像学检查全部完善后才可讨论是否应行开腹探查术。这一决定需基于已知的影响生存的危险因素包括不良的营养状态以及极度的肿瘤负荷。其他恶性结肠梗阻的手术禁忌包括大量腹水、远处转移至重要脏器受损、多处肠道梗阻以及病情的快速进展。应详细告知患者手术的显著发病率及死亡率，以及其以姑息治疗为主要目的而非治愈。然而，总体上讲，我们更倾向于解除/缓解结肠梗阻，而非让患者死于结肠穿孔引起的败血症。

盲肠极度扩张（＞12cm）患者需要急诊减压从而避免自发性穿孔。

这通常需要开腹探查，并行结肠造口术或盲肠造口术。同样，当患者出现腹膜炎体征或白细胞数目升高时不宜行保守治疗。

这些患者术前不应用机械性肠道准备，但应使用广谱静脉抗生素。当患者表现为结肠穿孔时，应行急诊探查术，并行袢状回肠造口术或结肠造口术。对于部分性结肠梗阻的非急性发病患者，应在术前行数日机械性和抗生素性肠道准备。这将减少术后感染性并发症以及吻合口破裂的发生。

结肠支架置入术

对于无法行手术治疗的患者，可以考虑行结肠支架置入术，并应该咨询胃肠科医师。数个作者均报道大肠梗阻姑息治疗中应用内镜引导或透视下成功放置可膨胀支架。在恶性结肠梗阻中，这种支架置入最初取得了 64%～96% 的成功率，并成功应用于卵巢癌患者[42-43]。内镜下减压及支架置入可以使得患者临床状况稳定，术前肠道准备，以及可以实施完整的结肠镜检查以除外同步病变。多个机构报道使用结肠支架置入术以避免手术干预大肠梗阻所引起的发病率及死亡率[44-46]。

在大多数报道的妇科患者使用支架置入术病例中，患者患有乙状结肠梗阻；其他病例报道的近端结肠梗阻支架置入成功率相对较低[47]。Jutzi 等报道了 75% 的技术成功率，但这一数据低于结直肠癌患者报道成功率。然而，临床成功率，即无须后续干预的患者所占比例，仅有 47%。他们同时报道有 29% 的患者最终因更近端肠管梗阻从而需要干预(主要是手术治疗)[89]。成功实施支架置入术的患者拥有更短的住院时间,更快过渡至经口进食[45],更少使用麻醉镇痛药物。潜在的并发症包括肠道穿孔、支架移位、出血、腹痛、瘘管形成和再梗阻[44]。

手 术 技 巧

恶性大肠梗阻手术的主要目标是缓解症状、预防穿孔和败血症。这可以通过行转流性结肠造瘘或回肠造瘘术实现。当复发肿瘤表现为孤立的引起梗阻的肿块时,手术医生可以选择同时切除肠管及引起梗阻的肿瘤。当开腹探查发现广泛的腹膜转移以及大量的肿瘤负荷时,结肠切除不能获益,应行转流性结肠造瘘术。转流应在梗阻近端大肠最远端进行。

转流性肠造口术

转流性肠造口术是解除大肠梗阻最简单的手术方式。采用何种造口方式应由有经验的外科医生决定。在手术前,所有患者均应进行造口标记。应在躺、坐和站立状态下评估造口位置。这可以减少术后相关问题出现,如渗漏、相关器具安装困难、皮肤刺激、疼痛和穿衣问题。错误的造口位置可能影响生理及心理健康。好的造口位置帮助患者更加独立地完成造口护理,并可恢复正常生活[48-49]。通常来说,当结肠造口术预计为永久性时,应计划行终末式结肠造口术。袢式结肠造口术是左半结肠、乙状结肠或直肠梗阻时的急诊术式,在这种情况下,通常行横结肠袢式结肠造口术。袢式结肠造口可以作为永久性造口,但因终末式结肠造口术脱垂风险较低,通常被推荐为永久性造口术式。

横结肠袢式结肠造口术

在脐和左肋缘之间做一个5~6cm的横向皮肤切口(图18-9a)。横向切开腹前筋膜,纵向分离腹直肌,而后横向切开腹后直肌鞘和腹膜。横结肠通常容易找到,同样若网膜仍存在可以通过提起网膜定位。远离结肠表面方向分离网膜与肠管(图18-9b)。在肠系膜紧贴横结肠浆膜处制造一开口(图18-9c)。将一5.3mm(16Fr)红色橡胶导管自结肠下穿过,并将结肠提至皮肤,以避免结肠肠袢缩回腹腔内(图18-9d)。将网膜及近远端肠管放置回腹腔内。使用0号PDS缝线将筋膜桥并固定在结肠袢下方。使用2-0多聚乳酸缝线,采用相似的方法缝合皮桥。沿肠管非网膜面结肠带打开结肠(图18-9e)。使用2-0多聚乳酸缝线将开放结肠的游离边缘与皮肤及皮下组织缝合(图16-9f)。

在手术室于造口处放置干净的造瘘袋,在术后5~7d移除红色橡胶导管。

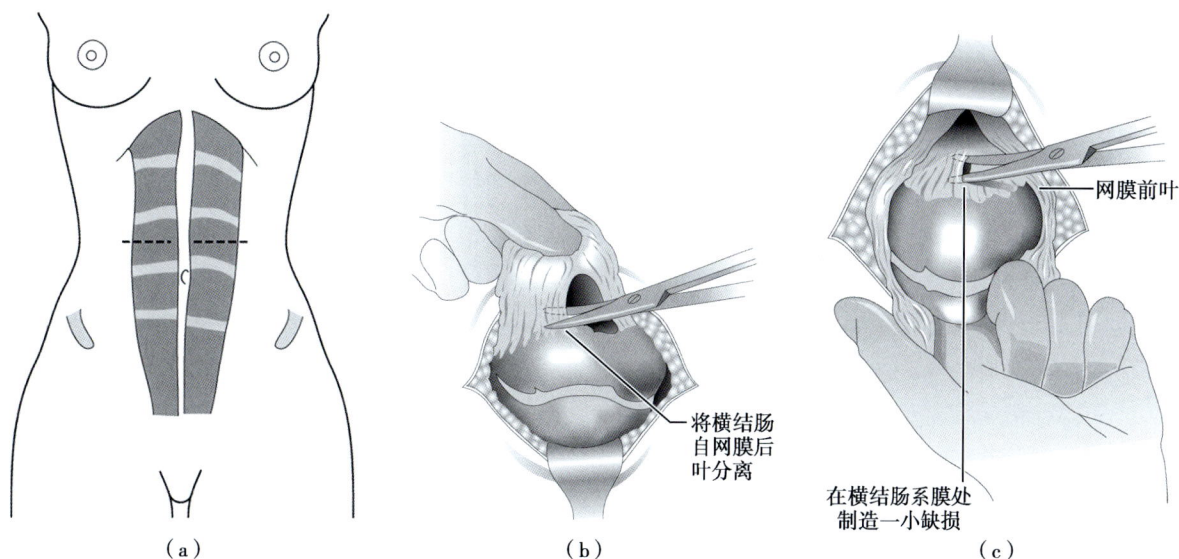

(a)　　　　　　　　　　(b)　　　　　　　　　　(c)

图18-9　横结肠袢式造口术。(a)造口部位应选择左上腹或右上腹,穿过腹直肌制造一缺损。(b)选取一段横结肠肠管,将网膜自结肠远端表面分离。(c)在横结肠浆膜面下方肠系膜处制造一缺损。

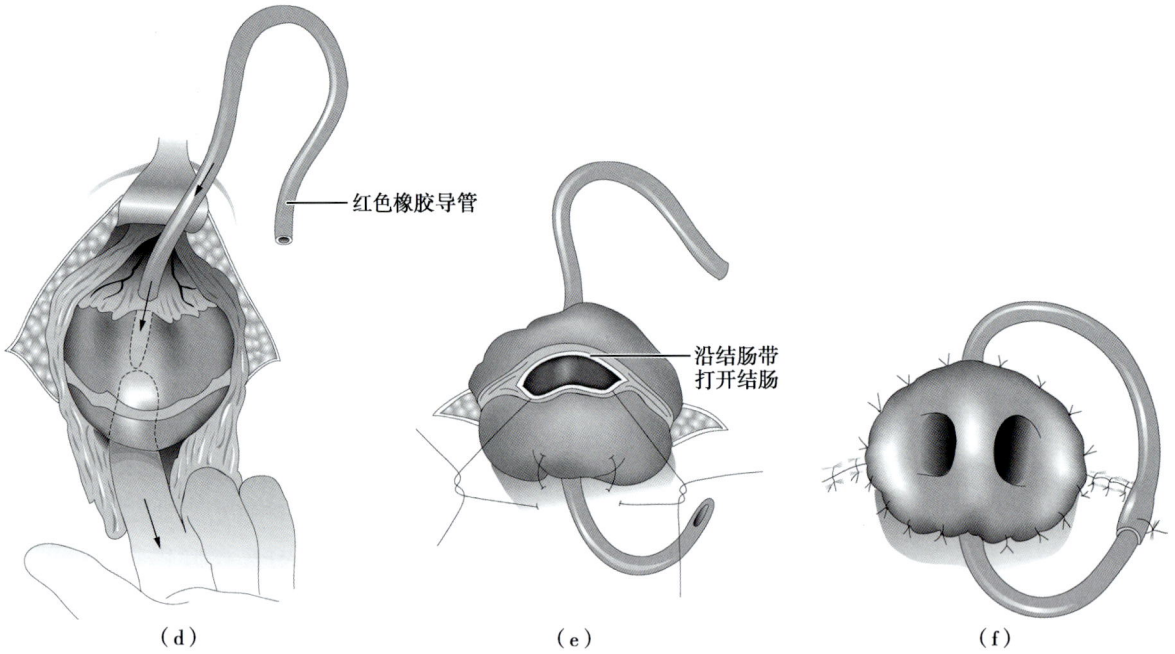

红色橡胶导管

沿结肠带
打开结肠

（d）　　　　　　　　　　（e）　　　　　　　　　　（f）

图 18-9（续）（d）将一 5.3mm（16Fr）红色橡胶导管自下方穿过结肠。（e）将网膜和远端结肠重置于腹腔内。提拉导管将结肠袢提出至皮肤表面。在非网膜面沿结肠带打开结肠。（f）缝合皮肤及肠管，形成"双腔"结肠造瘘。红色橡胶导管在术后 7d 移除

终末式结肠造口术

终末式结肠造口术通常是在远端肠管切除时进行的永久性转流手术。如果远端病变或梗阻肠管保留，则需行黏液瘘或袢式造口术。最常见的终末式结肠造口术是乙状结肠造口。在多数病例中，患者已有腹正中开腹探查切口。使用 GIA 在梗阻近端分离乙状结肠，并切除远端结肠。理想的造口位置在脐与髂棘中间，并应穿过腹直肌从而减少造口旁疝的形成（图 18-10a）。在预计的造口部位切除直径约 2.5～3cm 圆形皮肤。钝性分离皮下脂肪从而暴露腹前筋膜，并将其十字形切开。纵向分离腹直肌，并切开后直肌鞘和腹膜。隧道

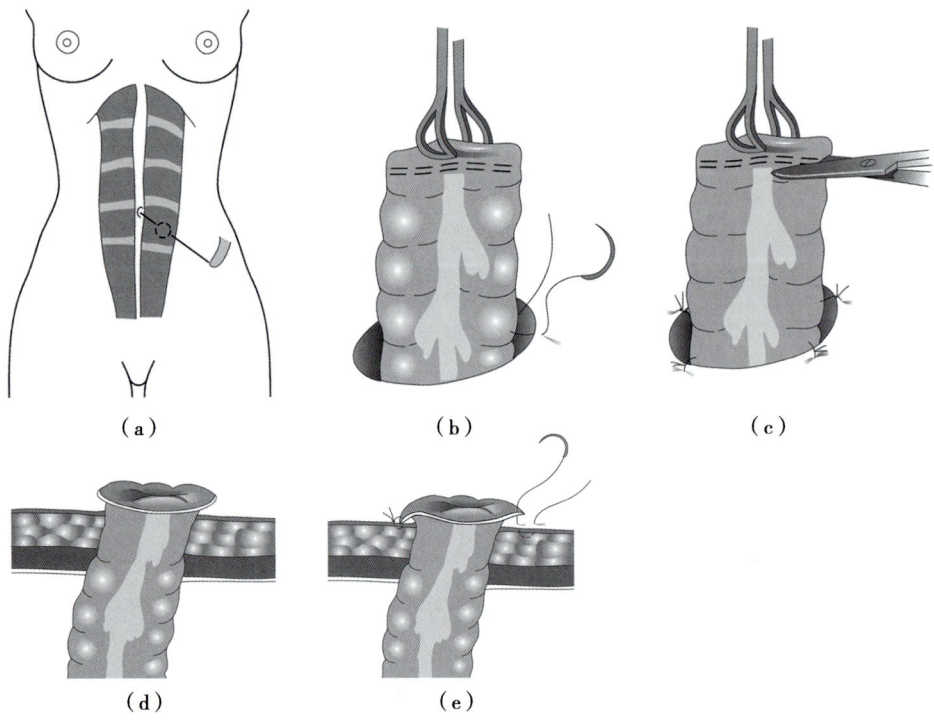

（a）　　　　　　　　（b）　　　　　　　　（c）

（d）　　　　　　　　（e）

图 18-10　终末式结肠造口术。（a）造口部位通常选取左下腹，穿过腹直肌制造一缺损。（b）使用 Babcock 钳将已分离的远端结肠提起并穿过腹壁。环形将肠壁缝合至皮下层。（c）锐性去除吻合器钉。（d 和 e）外翻肠壁，环形将全层肠壁缝合固定至皮下层

应能轻松容纳两指为宜。使用 Babcock 钳夹乙状结肠并经造口隧道小心提起，注意不要扭转肠管。结肠应能够充分活动，从而可在皮肤上固定，多余的网膜组织可能需要被去除。

使用 2-0 多聚乳酸缝线间断环形缝合结肠壁至皮下层皮肤（图 18-10b）。在腹壁切口闭合前，应检查肠管活力并保证充足血供。在腹壁切口闭合后，锐性剪去吻合器钉从而打开结肠。使用 2-0 多聚乳酸缝线间断全层缝合肠管至皮下层（图 18-10d），放置造瘘袋。

盲肠造口术

当盲肠持续扩张大于 10～12cm，内镜下减压因梗阻无法实施或实施失败时，应行盲肠插管造口术以预防自发性穿孔。在右下腹皮肤横行切开一小切口。横向切开腹前筋膜，纵行分离腹直肌，最后横向切开后直肌鞘和腹膜。定位盲肠，并可使用一脊髓穿刺针减压。使用 2-0 多聚乳酸缝线在盲肠壁同心圆式荷包缝合 2 针。将一 6.6mm（20Fr）Malecot 引流管自另一腹壁穿刺口置入腹腔。在荷包缝合线内锐性打开盲肠壁，并将 Malecot 引流管置入（图 18-11a）。将荷包缝合线拉紧（图 18-11b）。使用 2-0 多聚乳酸缝线间断缝合将盲肠壁固定于腹壁（图 18-11c）。使用 2-0 丝线将 Malecot 引流管缝合于皮肤。关闭腹部切口，并将 Malecot 引流管连接引流袋。

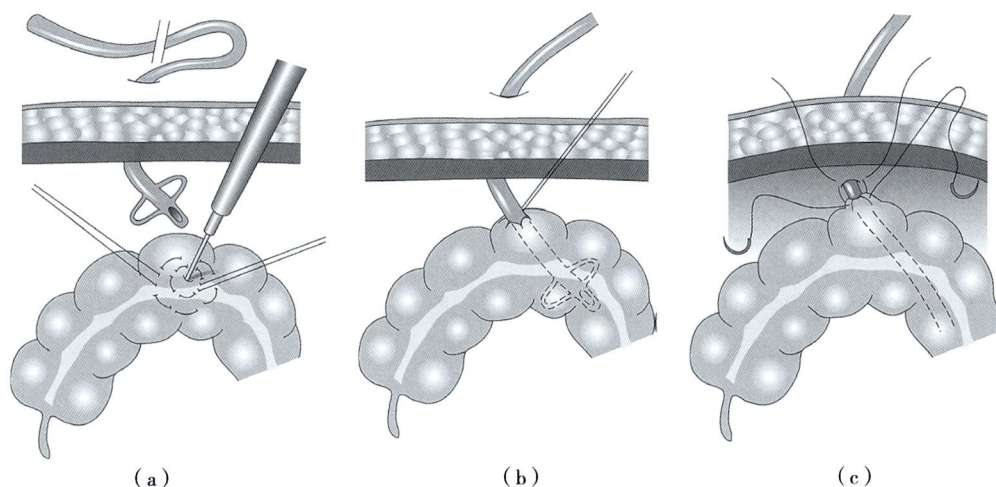

|（a）|（b）|（c）|

图 18-11　盲肠插管造口术。（a）于盲肠壁荷包缝合 2 针。自另一腹壁切口置入一 6.6mm（20Fr）Malecot 引流管。（b）切开盲肠，置入 Malecot 引流管，拉紧荷包缝合线。（c）间断缝合盲肠使之与肠壁固定

并　发　症

结肠造口术的常见并发症包括坏死、回缩、造口旁疝形成、狭窄和脱垂。坏死的治疗方式包括手术切除或造口还纳（在晚期或复发卵巢癌患者中造口还纳几乎不可能）。相较于襻式结肠造口术，终末式结肠造口术更易出现造口旁疝。若出现造口旁疝，鉴于多项研究提示使用补片修补相较于单纯修补疝复发风险降低，建议使用补片修补。一项系统性回顾发现，单纯修补的术后复发率高 8 倍，然而不同种类补片间复发率无差别[84]。

造口脱垂更易发生在襻式结肠造口术的远端肠管，其可以通过用永久缝线将远端肠管与前腹壁缝合或将结肠造口下移手术矫正。

泌尿系梗阻

由于症状隐匿，因此卵巢癌患者不常出现临床上明显的泌尿系梗阻。在尸检中，28% 的晚期卵巢癌患者有不同程度的泌尿系梗阻，通常是单侧的[2]。有症状的患者通常表现为肾盂肾炎或肾绞痛。

任何类型的恶性泌尿系梗阻通常提示终末状态，其中位生存期约 7 个月[50]。泌尿系梗阻引起的死亡原因包括败血症，以及少数病例中双侧梗

阻产生的肾衰竭。

然而多数患者泌尿系梗阻的晚期卵巢癌患者死于其他死因。因此对于这些患者,可能出现相关合并症及不适的尿路分流术是不必要的。

治　疗

在晚期卵巢癌患者中,输尿管梗阻通常是单侧、无症状的。其通常是在行腹部影像学检查评估肿瘤进展情况时发现的。少数情况下,血清肌酐的急性上升可提示可疑的输尿管梗阻。然而血肌酐上升真正原因在大量液体丢失患者或曾使用肾毒性药物如铂类患者中难以被区分开来。此外,只要仍有一个肾脏功能良好,血肌酐通常保持正常。肾绞痛或临床表现为肾盂肾炎可能提示输尿管梗阻,然而这些症状并不特异,并且可在没有尿路损害的情况下发生。

对于可疑输尿管梗阻患者的评估可进行肾脏超声、静脉肾盂造影、放射性核素肾盂造影或CT[51]。对于肾脏功能正常患者推荐使用CT检查,因其可以提示梗阻程度、部位以及梗阻处肿瘤大小。静脉肾盂造影和CT使用的造影剂都具有肾毒性。对于肾脏功能严重损害无法接受静脉造影的患者应行肾脏超声、放射性核素肾盂造影,或逆行造影检查。肾脏超声对于输尿管梗阻的诊断具有高敏感度和特异度[52]。放射性核素肾盂造影的优势在于可以分别提供每个肾脏功能信息,有助于帮助决定是否需要行分流术。

对于晚期卵巢癌患者诊断输尿管梗阻后,肿瘤医师应决定是否进行干预。为了缓解肾绞痛症状,预防肾盂肾炎复发,干预并挽救梗阻肾脏可能是必要的。此外,尿路分流术可能可以保护肾脏功能,从而使得患者能够继续接受化疗。

不幸的是,三线和四线挽救性治疗对大多数复发、进展患者可能无效,因此,任何分流干预都可能是永久性的。侵入性干预因其有可能造成显著不适,从而导致多次入院,并且未被证明生存受益而不是必需的。手术医生在给予意见如尿路分流术时,应同时考虑治疗的可能获益以及其对患者生存质量的影响。

缓解泌尿系统梗阻有多种办法。

经皮肾造瘘通常可由介入放射科医生在超声或CT指导下进行,可立即缓解梗阻。

手术操作相对安全,最常见的即刻并发症是出血(4%)和肾周脓肿形成(4%)[53]。在70%~88%病例中术后可恢复正常肾功能。显著的长期术后并发症包括尿培养阳性或肾盂肾炎(62%~70%),导管渗液或梗阻所致的再次置管(65%)[53-54]。此外,这些导管需每3个月更换一次。

输尿管内支架可以在膀胱镜下逆行放置,也可以在初始行经皮肾造瘘时顺行放置。

多数输尿管支架是由柔软的合成材料制成,并呈"双J"样,一端位于肾盂内,一端位于膀胱内预防支架移位。通常使用柔软的导丝协助通过狭窄或变形的输尿管。恶性泌尿系统梗阻放置支架的成功率各不相同。虽然最初置入支架通常是可能的,其仍有较高的失败率。泌尿系统感染及支架梗阻等并发症是普遍的,并且需要频繁入院治疗。

近期,一些研究表明输尿管内金属材质、自膨式的支架可能有较低的再梗阻及感染发生率[50]。

在恶性肿瘤患者中输尿管减压术后相关发病率是显著的。一个78例恶性肿瘤患者队列中,所有患者均行输尿管减压术,包括经皮肾造瘘或膀胱镜下支架置入术,其并发症发生率约50%,约2/3并发症需要入院治疗[55]。另一个103例晚期恶性肿瘤患者队列中,所有患者均接受尿路分流术,包括经皮肾造瘘或支架置入术,报告术后并发症发病率约63%,减压术后中位生存期为5个月。50%患者术后生存期均在医院度过[56]。患者应充分加入讨论,充分了解所有可能治疗方式的风险、获益以及可能出现的不适。鉴于减压术后并发症的高发病率,以及输尿管梗阻通常无症状或并非卵巢癌患者死因,因此在大多数无症状患者中,可在谨慎监测下允许一肾脏衰竭。对于所有手术和化疗方案都已用尽的终末期双侧梗阻患者,可考虑保守治疗、临终关怀和因尿毒症而平静死亡。

腹　水

晚期卵巢癌患者通常出现腹水。初次肿瘤细胞减灭术(primary debulking surgery,PDS)和含铂化疗通常可以成功治疗症状性腹水。然而,复发卵巢癌患者通常容易可出现复发腹水。少量腹水通常是无症状的,并可被忽略,但大量腹水可以引起腹胀、疼痛、恶心、呕吐、厌食和呼吸受限,严重影响患者生存质量。

因此这类患者的腹水姑息治疗是重要的。

腹水形成的病生理原因目前仍认识并不透彻。目前认为发病机制中最主要的两个因素是：①腹水生成增加；②腹膜腔引流受损。肿瘤组织 VEGF 的产生和其他物质增加了腹膜腔内肿瘤微血管的数量及面积，并且使得血管通透性增加。这导致蛋白质在腹膜内积聚，提高腹膜胶体渗透压，从而促进液体滤过进入腹腔。

同时，膈下淋巴管的肿瘤累及抑制了腹腔内液体引流[57]。最终导致腹水积聚。

处　理

挽救性化疗有效时通常可以使得恶性腹水减少。在耐药的进展病例中，传统上其治疗方式是连续性腹腔穿刺。不幸的是，反复的腹腔穿刺带来了肠管损伤和腹膜感染的风险。反复大量腹水引流同样可能导致电解质紊乱和蛋白质减少。随着时间推移，可能出现包裹性腹水，这使得无引导穿刺变得更加困难。在这些患者中，应在 CT 或超声引导下辅助穿刺针及导管放置（图 18-12）。

反复穿刺的替代方案包括永久性置管引流和腹膜静脉（PV）分流。虽然 PV 分流目前很少实施，但可行清醒镇静麻醉下影像学引导的暂时性或永久性腹膜引流置管，通常可以获得很大成功率以及较低的感染发病率。

腹腔置管通常放置在门诊环境中，因此比更具侵入性的手术更可取。患者采取平卧位，予静脉镇静和局部麻醉。使用实时超声，首先使用一穿刺针置入腹水中，随后置入导管，将穿刺针更换为带开窗的猪尾导管。使用永久缝线将导管固定于皮肤上。最终，导管可连接于大负压吸引球或独立的引流袋。腹水引流可以由接受训练的家庭成员或家庭健康护士于家中完成。这可以避免反复医院就诊，并减少了反复腹腔穿刺的不适和焦虑[59]。

各种腹腔内治疗包括干扰素、磷酸铬（32P）和细小棒状杆菌目前已尝试用于控制复发性腹水[60-62]。然而我们的研究提示这些患者对于治疗复发卵巢癌患者无显著价值。近年来，腹腔内或静脉注射贝伐珠单抗被推荐用于治疗恶性腹水[87-88]。El-Shami 等的一项小的病例队列提示这一治疗方式可以显著控制腹水并且没有明显的不良反应[63]。其他病例报道同样提示类似结果[64]。目前仍缺乏前瞻性研究需要证实这一结论。

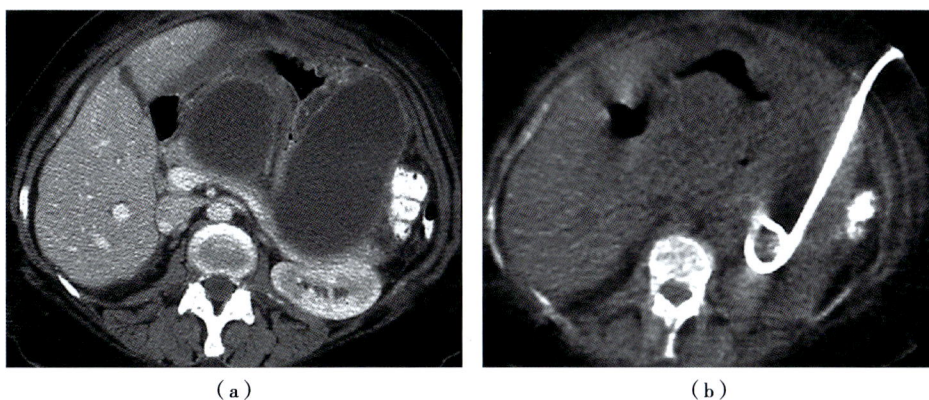

(a)　　　　　　　　　　　(b)

图 18-12　影像引导下的半永久性置管治疗恶性腹水。(a)进展卵巢癌患者出现腹腔内包裹性腹水，患者表现为腹胀、恶心和呕吐。(b)在 CT 引导下于腹水中放置半永久性导管。共引流 2 000mL 腹水，患者症状明显改善

胸 腔 积 液

相当比例的晚期卵巢癌患者可能出现恶性胸腔积液，并且可以出现不适症状包括呼吸困难、胸部不适以及活动受限。恶性胸腔积液常在原发性卵巢癌患者的初始含铂化疗过程中自行消退。

对于化疗无法缓解胸腔积液或引起显著症状的患者应行干预治疗。

对恶性胸腔积液的病理生理学最好的描述是胸腔液体稳态依赖于毛细血管和间质的胶体、晶体渗透压之间的平衡。胸腔积液的形成被认为始于肿瘤细胞转移到脏层胸膜，而随后播散到壁层胸膜[65]。胸膜肿瘤细胞可能通过多种途径参与胸腔积液形成。首先，肿瘤细胞可直接阻塞淋巴管回流，使得胸腔内液体积聚。其次，肿瘤引起的胸

膜毛细血管床损伤导致蛋白质及液体渗入胸腔。第三,肿瘤细胞产生 VEGF,提高血管内皮渗透性,其被认为在参与积液形成[66-67]。

晚期卵巢癌患者出现营养不良,进展为低白蛋白血症及低蛋白血症,降低了血浆胶体渗透压,从而促进积液形成。

处　理

胸腔积液患者最常见的临床表现是呼吸困难。胸部平片通常足以协助诊断临床有症状的胸腔积液。CT 可诊断少量、临床上可能不被发现的胸腔积液。CT 在鉴别纵隔或实质疾病方面也很有用,尽管这些在卵巢癌患者中较少被发现。诊断性胸腔穿刺可以协助诊断恶性肿瘤是否是胸腔积液的形成原因,尽管已知的复发或转移患者,这一检查通常不是必需的。恶性细胞学可诊断恶性积液,然而其敏感度各异,在 62%~90% 不等[67]。恶性胸腔积液通常是渗出液,蛋白质含量超过 3g/dL,胸腔积液 / 血清蛋白比大于 0.5,胸腔积液 / 血清 LDH 比大于 0.6,胸腔积液比重大于 1.015。恶性胸腔积液通常表现为血性,并具有更高的白细胞计数[68]。

通常将胸腔穿刺作为新诊断卵巢癌患者的初始诊断和治疗方式。患者可通过穿刺缓解症状,并获取细胞学从而确定疾病分期。恶性胸腔积液通常对初始含铂化疗敏感。治疗性胸腔穿刺引流应限制引流最大量为 1~1.5L,因其可能引起纵隔移位、剧烈疼痛和复张后肺水肿[67]。

对于已知恶性胸腔积液、复发或进展卵巢癌以及部分初诊Ⅳ期患者,通常需要胸腔置管以及胸膜固定术从而缓解积液。数个研究表明影像学引导的小口径[2.6~4.6mm(8~14Fr)]置管成功率同大口径置管基本相同,因此开放放置大口径胸腔置管目前已并不多见[69-71](图 18-13)。置管应持续留置至引流小于 150mL/d,以及复查影像学提示肺部充分复张。

可在置管引流后行胸膜硬化术或胸膜固定术从而预防胸腔积液再次积聚。通常使用的硬化剂包括多西环素(500mg)、博来霉素(15~240 单位),以及滑石粉(2.5~10g)。通常应将硬化剂注入 500~100mL 灭菌生理盐水。

应夹闭胸腔置管 1~2h,患者应翻转数次从而帮助硬化剂分布。随后打开胸腔置管并放置于 20cm 水柱压力下直至 24h 引流少于 150mL。胸膜固定术的不良反应包括胸部不适(7%~40%)、发热(16%~31%)。其成功率在 72%~93% 不等。尽管行胸膜固定术,但仍出现复发性胸腔积液的患者通常在卧位平片或胸部 CT 上发现包裹性积液。包裹性积液通常不能通过胸腔穿刺或简单的胸腔置管得以缓解。基于患者情况以及预期生存期,可以考虑实施视频辅助胸腔镜手术(video-assisted thoracoscopic surgery, VATS)。本手术可以直观胸腔,锐性分离粘连和包裹,从而保证充分的肺部复张,并行胸腔镜下胸膜固定术。

恶性胸腔积液行 VATS 治疗的成功率在 90% 左右[72]。

当需要持续引流时,可放置小口径导管以方便胸腔积液的引流。这种导管对于居家护理患者格外方便。一种可长期留置导管型号是 PleurXTM 导管,这种导管可依据手术医生经验在或不在影像引导下放置。PleurX 系统的优点是患者可通过

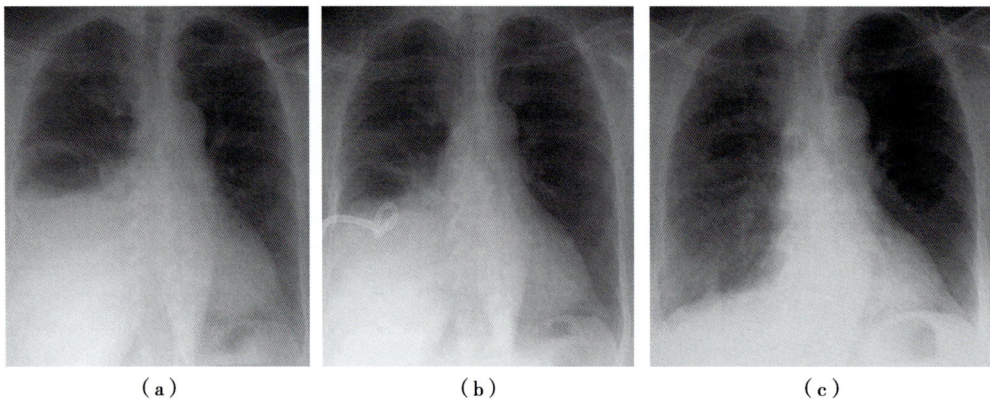

(a)　　　　　　　(b)　　　　　　　(c)

图 18-13　影像学引导下的胸腔置管和胸膜固定术。(a)进展卵巢癌患者右侧大量胸腔积液。(b)CT 引导下于右侧胸腔积液放置猪尾导管。(c)行滑石粉胸膜固定术,影像学提示右肺清亮

吸引球实现持续胸腔积液引流。其他导管系统可通过居家电子吸引装置实现[73]。

特殊考虑：血管内皮生长引起拮抗剂产生和晚期、复发卵巢癌

使用靶向疗法治疗卵巢癌，特别是复发卵巢癌，已经变得普遍。贝伐珠单抗是一种抑制VEGF生成的人源化单克隆抗体，被用于治疗多种癌症，包括结直肠癌、肺癌和乳腺癌。最常见的不良反应是蛋白尿、高血压、过敏反应和胃肠道事件。在卵巢癌患者当中，胃肠道穿孔被格外重视，因其可引起腹腔内播散并最终需行肠切除手术。

回顾性分析提示卵巢癌患者使用贝伐珠单抗肠穿孔发病率在1.5%～5%[74]。VEGF拮抗剂出现肠穿孔的危险因素包括既往腹盆腔放疗史、肿瘤侵犯消化系统、近期肠管手术和既往多线化疗方案[75]。肠穿孔可在消化道全程出现，并可以在初始治疗2周至6个月后发生。大的肿瘤负荷和繁重的预处理也可能是胃肠道穿孔的危险因素，尽管其与先前治疗方案相关的风险水平尚不确定[76-77]。

由贝伐珠单抗引起的消化道穿孔的诊断及治疗与其他原因所致的无区别。病史和体格检查是评估患者的重要指标。患者可表现为低血压、发热、意识状态改变和休克，并可能需要急诊手术评估。高调肠鸣音或肠鸣音消失提示可能需要手术。腹部查体提示腹肌紧张、腹胀并可触及肿块。血清学检查白细胞数目升高提示感染或炎性反应。影像学检查如腹平片可提示腹腔内气体或显著的肠管扩张。增强CT可提示大肠扩张或造影剂外溢。根据穿孔级别不同[78]（表18-1），患者可接受保守观察治疗或需要急诊手术干预[75]。Bagwell等的一项研究表明83%因使用贝伐珠单抗所致

表18-1 消化道穿孔NCI分级

级别	分级
1	仅有影像学检查发现；无症状
2	需要进行医疗干预；静脉输液<24h
3	静脉补液、鼻饲，或静脉输液>24h；需要手术干预
4	威胁生命的并发症
5	死亡

NCI，美国国立癌症研究所。

的胃肠道穿孔患者未采取急诊手术而获得治疗成功。其中1/3的患者被收入院，通过血管介入放射学（vascular interventional radiology，VIR）放置导管引流，然后静脉注射抗生素、肠道休息、予TPN和/或鼻胃管吸引来缓解症状。剩余2/3患者可门诊放置VIR导管引流[79]。

使用贝伐珠单抗患者决定手术治疗应十分谨慎。应权衡手术的危险程度、术后伤口愈合不良以及手术的可能获益。贝伐珠单抗治疗后不进行手术的最佳时间间隔尚未确定。然而，本药物半衰期为20天，提示外科医生此药物可能仍持续施加效果。因此，等待2～3个半衰期可能是最佳的。研究提示停止贝伐珠单抗治疗60天内手术治疗可能出现伤口并发症。并发症包括术后伤口裂开、肠穿孔、瘘管形成和吻合口裂开[77,80]。在一篇关于贝伐珠单抗及其对外科伤口愈合不良影响的文献综述中，Gordon等得出结论，外科医生应在停止使用贝伐珠单抗6～8周后再行择期手术[81]。

结 论

晚期卵巢癌的自然病程指出众多患者最终会出现症状性进展，表现为脏器梗阻或恶性积液出现。卵巢癌患者的手术医生应详尽了解这一过程的病理生理、可以缓解症状的手术方式，以及相关并发症。症状性卵巢癌患者的姑息手术应是个性化的，充分考虑每个患者情况，结合手术干预的潜在获益和风险进行充分评估。

（韩瑛 译）

参 考 文 献

1. Tunca JC et al. The management of ovarian-cancer-caused bowel obstruction. *Gynecol Oncol* 1981;12(2 Pt 1):186–192.
2. Dvoretsky PM et al. Survival time, causes of death, and tumor/treatment-related morbidity in 100 women with ovarian cancer. *Hum Pathol* 1988;19(11): 1273–1279.
3. Rubin SC et al. Palliative surgery for intestinal obstruction in advanced ovarian cancer. *Gynecol Oncol* 1989;34(1):16–19.
4. Clarke-Pearson DL et al. Surgical management of intestinal obstruction in ovarian cancer. I. Clinical features, postoperative complications, and survival. *Gynecol Oncol* 1987;26(1):11–18.
5. Redman CW et al. Survival following intestinal obstruction in ovarian cancer. *Eur J Surg Oncol* 1988;14(5):383–386.
6. Solomon HJ et al. Bowel complications in the management of ovarian cancer. *Aust N Z J Obstet Gynaecol* 1983;23(2):65–68.
7. Krebs HB, Goplerud DR. Surgical management of bowel obstruction in advanced ovarian carcinoma. *Obstet Gynecol* 1983;61(3):327–330.
8. Piver MS et al. Survival after ovarian cancer induced intestinal obstruction. *Gynecol Oncol* 1982;13(1):44–49.
9. Larson JE et al. Bowel obstruction in patients with ovarian

carcinoma: Analysis of prognostic factors. *Gynecol Oncol* 1989;35(1):61–65.

10. Castaldo TW et al. Intestinal operations in patients with ovarian carcinoma. *Am J Obstet Gynecol* 1981;139(1):80–84.

11. Chi DS et al. A prospective outcomes analysis of palliative procedures performed for malignant intestinal obstruction due to recurrent ovarian cancer. *Oncologist* 2009;14(8):835–839.

12. Kolomainen DF et al. Outcomes of surgical management of bowel obstruction in relapsed epithelial ovarian cancer (EOC). *Gynecol Oncol* 2012;125(1):31–36.

13. Rath KS et al. Outcomes following percutaneous upper gastrointestinal decompressive tube placement for malignant bowel obstruction in ovarian cancer. *Gynecol Oncol* 2013;129(1):103–106.

14. Mooney SJ et al. Bowel obstruction in elderly ovarian cancer patients: A population-based study. *Gynecol Oncol* 2013;129(1):107–112.

15. Lund B et al. Intestinal obstruction in patients with advanced carcinoma of the ovaries treated with combination chemotherapy. *Surg Gynecol Obstet* 1989;169(3):213–218.

16. Clarke-Pearson DL et al. Intestinal obstruction in patients with ovarian cancer. Variables associated with surgical complications and survival. *Arch Surg* 1988;123(1):42–45.

17. Kucukmetin A et al. Palliative surgery versus medical management for bowel obstruction in ovarian cancer. *Cochrane Database Syst Rev* 2010;(7):CD007792.

18. Krouse RS et al. When the sun can set on an unoperated bowel obstruction: Management of malignant bowel obstruction. *J Am Coll Surg* 2002;195(1):117–128.

19. Maglinte DD et al. Current status of small bowel radiography. *Abdom Imag* 1996;21(3):247–257.

20. Daneshmand S, Hedley CG, Stain SC. The utility and reliability of computed tomography scan in the diagnosis of small bowel obstruction. *Am Surg* 1999;65(10):922–926.

21. Ericksen AS et al. Use of gastrointestinal contrast studies in obstruction of the small and large bowel. *Dis Colon Rectum* 1990;33(1):56–64.

22. Anderson CA, Humphrey WT. Contrast radiography in small bowel obstruction: A prospective, randomized trial. *Mil Med* 1997;162(11):749–752.

23. Shrake PD et al. Radiographic evaluation of suspected small bowel obstruction. *Am J Gastroenterol* 1991;86(2):175–178.

24. DiSantis DJ et al. The patient with suspected small bowel obstruction: Imaging strategies. American College of Radiology. ACR Appropriateness Criteria. *Radiology* 2000;215(Suppl):121–124.

25. Furukawa A et al. Helical CT in the diagnosis of small bowel obstruction. *Radiographics* 2001;21(2):341–355.

26. Megibow AJ et al. Bowel obstruction: Evaluation with CT. *Radiology* 1991;180(2):313–318.

27. Perioperative total parenteral nutrition in surgical patients. The Veterans Affairs Total Parenteral Nutrition Cooperative Study Group. *N Engl J Med* 1991;325(8):525–532.

28. Bozzetti F et al. Perioperative total parenteral nutrition in malnourished, gastrointestinal cancer patients: A randomized, clinical trial. *J Parenter Enteral Nutr* 2000;24(1):7–14.

29. Isbister WH, Elder P, Symons L. Non-operative management of malignant intestinal obstruction. *J R Coll Surg Edinh* 1990;35(6):369–372.

30. Fainsinger RL et al. Symptom control in terminally ill patients with malignant bowel obstruction (MBO). *J Pain Symptom Manage* 1994;9(1):12–18.

31. Reichlin S. Somatostatin (second of two parts). *N Engl J Med* 1983;309(25):1556–1563.

32. Chakraborty A et al. Malignant bowel obstruction: Natural history of a heterogeneous patient population followed prospectively over two years. *J Pain Symptom Manage* 2011;41(2):412–420.

33. Prommer EE. Established and potential therapeutic applications of octreotide in palliative care. *Support Care Cancer* 2008;16(10):1117–1123.

34. Mercadante S, Porzio G. Octreotide for malignant bowel obstruction: Twenty years after. *Crit Rev Oncol Hematol* 2012;83(3):388–392.

35. Scheidbach H et al. Percutaneous endoscopic gastrostomy/jejunostomy (PEG/PEJ) for decompression in the upper gastrointestinal tract. Initial experience with palliative treatment of gastrointestinal obstruction in terminally ill patients with advanced carcinomas. *Surg Endosc* 1999;13(11):1103–1105.

36. Gemlo B et al. Home support of patients with end-stage malignant bowel obstruction using hydration and venting gastrostomy. *Am J Surg* 1986;152(1):100–104.

37. Campagnutta E, Cannizzaro R. Percutaneous endoscopic gastrostomy (PEG) in palliative treatment of non-operable intestinal obstruction due to gynecologic cancer: A review. *Eur J Gynaecol Oncol* 2000;21(4):397–402.

38. Abu-Rustum NR et al. Chemotherapy and total parenteral nutrition for advanced ovarian cancer with bowel obstruction. *Gynecol Oncol* 1997;64(3):493–495.

39. Scolapio JS. Short bowel syndrome. *J Parenter Enteral Nutr* 2002;26(5 Suppl.):S11–S16.

40. Visschers RG et al. Guided treatment improves outcome of patients with enterocutaneous fistulas. *World J Surg* 2012;36(10):2341–2348.

41. Bundrick T et al. Intraperitoneal carcinomatosis: Incidence of its radiographic findings and description of a new sign. *Br J Radiol* 1983;56(661):13–16.

42. Harris GJ et al. The management of neoplastic colorectal obstruction with colonic endolumenal stenting devices. *Am J Surg* 2001;181(6):499–506.

43. Carter J et al. Management of large bowel obstruction in advanced ovarian cancer with intraluminal stents. *Gynecol Oncol* 2002;84(1):176–179.

44. Park S et al. Benefits of recurrent colonic stent insertion in a patient with advanced gastric cancer with carcinomatosis causing colonic obstruction. *Yonsei Med J* 2009;50(2):296–299.

45. Caceres A et al. Colorectal stents for palliation of large-bowel obstructions in recurrent gynecologic cancer: An updated series. *Gynecol Oncol* 2008;108(3):482–485.

46. Adler DG. Management of malignant colonic obstruction. *Curr Treat Options Gastroenterol* 2005;8(3):231–237.

47. Repici A et al. Stenting of the proximal colon in patients with malignant large bowel obstruction: Techniques and outcomes. *Gastrointest Endosc* 2007;66(5):940–944.

48. Mahjoubi B, Kiani Goodarzi K, Mohammad-Sadeghi H. Quality of life in stoma patients: Appropriate and inappropriate stoma sites. *World J Surg* 2010;34(1):147–152.

49. Parmar KL et al. A prospective audit of early stoma complications in colorectal cancer treatment throughout the Greater Manchester and Cheshire colorectal cancer network. *Colorectal Dis* 2011;13(8):935–938.

50. Russo P. Urologic emergencies in the cancer patient. *Semin Oncol* 2000;27(3):284–298.

51. Cronan JJ. Contemporary concepts in imaging urinary tract obstruction. *Radiol Clin North Am* 1991;29(3):527–542.

52. Frohlich EP et al. Comparison between renal ultrasonography and excretory urography in cervical cancer. *Int J Gynaecol Obstet* 1991;34(1):49–54.

53. Soper JT et al. Percutaneous nephrostomy in gynecologic oncology patients. *Am J Obstet Gynecol* 1988;158(5):1126–1131.

54. Dudley BS et al. Percutaneous nephrostomy catheter use in gynecologic malignancy: M.D. Anderson Hospital experience. *Gynecol Oncol* 1986;24(3):273–278.

55. Donat SM, Russo P. Ureteral decompression in advanced nonurologic malignancies. *Ann Surg Oncol* 1996;3(4):393–399.

56. Shekarriz B et al. Outcome of palliative urinary diversion in the treatment of advanced malignancies. *Cancer* 1999;85(4):998–1003.

57. Tamsma JT, Keizer HJ, Meinders AE. Pathogenesis of malignant ascites: Starling's law of capillary hemodynamics revisited. *Ann Oncol* 2001;12(10):1353–1357.

59. Iyengar TD, Herzog TJ. Management of symptomatic ascites in recurrent ovarian cancer patients using an intra-abdominal semipermanent catheter. *Am J Hosp Palliat Care* 2002;19(1):35–38.

60. Jackson GL, Blosser NM. Intracavitary chromic phosphate (32P) colloidal suspension therapy. *Cancer* 1981;48(12):2596–2598.

61. Currie JL et al. Intracavitary Corynebacterium parvum for treat-

ment of malignant effusions. *Gynecol Oncol* 1983;16(1):6–14.

62. Bezwoda WR, Seymour L, Dansey R. Intraperitoneal recombinant interferon-alpha 2b for recurrent malignant ascites due to ovarian cancer. *Cancer* 1989;64(5):1029–1033.

63. El-Shami K, Elsaid A, El-Kerm A. Open-label safety and efficacy pilot trial of intraperitoneal bevacizumab as palliative treatment in refractory malignant ascites. *J Clin Oncol* 2007;25:9043 (ASCO Meeting Abstracts).

64. Hamilton CA et al. Intraperitoneal bevacizumab for the palliation of malignant ascites in refractory ovarian cancer. *Gynecol Oncol* 2008;111(3):530–532.

65. Rodriguez-Panadero F, Borderas Naranjo F, Lopez Mejias J. Pleural metastatic tumours and effusions. Frequency and pathogenic mechanisms in a post-mortem series. *Eur Respir J* 1989;2(4):366–369.

66. Antunes G, Neville E. Management of malignant pleural effusions. *Thorax* 2000;55(12):981–983.

67. Antony VB et al. Management of malignant pleural effusions. *Eur Respir J* 2001;18(2):402–419.

68. Martensson G, Pettersson K, Thiringer G. Differentiation between malignant and non-malignant pleural effusion. *Eur J Respir Dis* 1985;67(5):326–334.

69. Parker LA, Charnock GC, Delany DJ. Small bore catheter drainage and sclerotherapy for malignant pleural effusions. *Cancer* 1989;64(6):1218–1221.

70. Morrison MC et al. Sclerotherapy of malignant pleural effusion through sonographically placed small-bore catheters. *Am J Roentgenol* 1992;158(1):41–43.

71. Clementsen P et al. Treatment of malignant pleural effusion: Pleurodesis using a small percutaneous catheter. A prospective randomized study. *Respir Med* 1998;92(3):593–596.

72. Viallat JR et al. Thoracoscopic talc poudrage pleurodesis for malignant effusions. A review of 360 cases. *Chest* 1996;110(6):1387–1393.

73. Warren WH et al. Management of malignant pleural effusions using the Pleur(x) catheter. *Ann Thorac Surg* 2008;85(3):1049–1055.

74. Han ES, Monk BJ. What is the risk of bowel perforation associated with bevacizumab therapy in ovarian cancer? *Gynecol Oncol* 2007;105(1):3–6.

75. Heinzerling JH, Huerta S. Bowel perforation from bevacizumab for the treatment of metastatic colon cancer: Incidence, etiology, and management. *Curr Surg* 2006;63(5):334–337.

76. Wright JD et al. A multi-institutional evaluation of factors predictive of toxicity and efficacy of bevacizumab for recurrent ovarian cancer. *Int J Gynecol Cancer* 2008;18(3):400–406.

77. Sfakianos GP et al. The risk of gastrointestinal perforation and/or fistula in patients with recurrent ovarian cancer receiving bevacizumab compared to standard chemotherapy: A retrospective cohort study. *Gynecol Oncol* 2009;114(3):424–426.

78. NCI. National Cancer institute's common toxicity criteria (version 3). Available from: http://ctep.cancer.gov/forms/CTCAEv3.pdf. Accessed November 26, 2009.

79. Badgwell BD et al. Management of bevacizumab-associated bowel perforation: A case series and review of the literature. *Ann Oncol* 2008;19(3):577–582.

80. Scappaticci FA et al. Surgical wound healing complications in metastatic colorectal cancer patients treated with bevacizumab. *J Surg Oncol* 2005;91(3):173–180.

81. Gordon CR et al. A review on bevacizumab and surgical wound healing: An important warning to all surgeons. *Ann Plast Surg* 2009;62(6):707–709.

82. Cousins SE et al. Surgery for the resolution of symptoms in malignant bowel obstruction in advanced gynaecological and gastrointenstinal cancer. *Cochran Database Syst Rev* 2016.

83. Vashi PG et al. A longitudinal study investigating quality of life and nutritional outcomes in advanced cancer patients receiving home parenteral nutrition. *BMC Cancer* 2014;14:593.

84. Hansson BM, Slater NJ, van der Velden AS, et al. Surgical techniques for parastomal hernia repair: a systematic review of the literature. *Ann Surg* 2012; 255:685.

85. Lynch AC et al. Clinical outcome and factors predictive of recurrence after enterocutaneous fistula surgery. *Ann Surg* 2004; 240(5): 825–31.

86. Henry JC et al. A scoring system for the prognosis and treatment of malignant bowel obstruction. *Surgery* 2012; 152(4): 747–757.

87. Numnum TM et al. The use of bevacizumab to palliate symptomatic ascites in patients with refractory ovarian carcinoma. *Gyn Onc* 2006; 102(3):425.

88. Jiang L et al. Effective treatment for malignant pleural effusion and ascites with combined therapy of bevacizumab and cisplatin. *Anticancer Res.* 2016;36(3):1313–18.

89. Jutzi L, Russell D, Ho S et al. The role of palliative colorectal stents in gynaecologic malignancy. *Gynecol Oncol* 2014; 234(3):566–9.

90. Lee YC et al. Malignant bowel obstruction in advanced gynecologic cancers: An updated review from a multidisciplinary perspective, obstetrics and gynecology international, 2018; Article ID 1867238, doi: 10.1155/2018/1867238.

19. 卵巢癌术后管理

Ramez N. Eskander, Sean C. Dowdy, and Lee-may Chen

前　言

低风险卵巢癌患者的术后护理与其他腹部手术的护理差别不大。一般来说，鼓励尽早活动和促进肺部健康管理，并注意饮食和液体管理。身体虚弱并接受新辅助化疗的患者可能有更多的机会进行"康复"，从而提高手术耐受能力。微创技术和新辅助化疗能够减少患者的手术次数。然而，年龄较大的女性往往有较多的合并症，患有晚期疾病的女性术后可能会出现营养不良，这就需要更复杂的外科手术技巧进行精准的病灶切除，感染、静脉血栓和其他术后并发症的风险增加。

在接受肿瘤细胞减灭术的晚期卵巢癌患者中，规范的术前和术中管理可以改善患者的血流动力学，来适应手术导致的液体丢失。特别是在有腹水的情况下，术前禁食和机械肠道准备可能会导致体液丢失严重。然而，结直肠手术文献表明，术前的这些准备工作可以降低术后手术部位感染的风险。在手术过程中，可能会清除几升腹水，并且在剥离腹膜表面的肿瘤时，腹膜暴露的时间过长。充分的静脉补液和监测对于维持血容量和血流动力学的稳定性至关重要。

除了第三间隙损失外，术中可能出现严重的出血，要通过输血纠正贫血和/或凝血障碍。血流动力学监测和医院的重症监护室（intensive care unit，ICU）对患者是有益的。疼痛管理和症状管理对促进康复也至关重要。

重症监护

ICU 对危重癌症患者术后管理非常重要。根据患者手术的精准度和范围，术后卵巢癌患者的 ICU 利用率在 20%～30% 之间。一项基于人群的分析显示，患者年龄和 ICU 入住时间是预测整体住院时间以及卵巢癌手术总费用的最显著因素[1]。

对入住 ICU 时间较短（少于 24h）和住院时间

较长的卵巢癌患者进行的多因素分析发现，在预测 ICU 利用率方面，患者的术前状况不如围手术期风险因素重要[2]。包括术前低白蛋白血症、CA125 显著升高、术中肠切除，以及按急性生理学和慢性健康状况评价（acute physiology and chronic health evaluation，APACHE）分级系统定义的病情严重程度等因素，均与患者需转入 ICU 治疗相关[3-4]。妇科肿瘤术后大多数入住 ICU 的患者时间相对较短；在单一机构的报告中，术后 30d 的死亡率在 11%～27% 之间。此外，实施腹腔内热疗化疗方案[4A]可能会使患者更频繁地入住 ICU，因为这些手术性质和干预范围可能需要更密切的围手术期观察[4B]。

评估出可能需要 ICU 护理的患者，可以进行适当的围手术期管理，改善这些患者的预期治疗结果。

作为一个协作科室，ICU 需要外科医生、重症监护医生、亚专科顾问（包括姑息性治疗）、护士、呼吸治疗师、营养师、物理治疗师和其他人员之间的相互协作。虽然外科医生最了解患者的首要问题、疾病状况和家属情况，但重症监护医师可能对治疗目标有更好的视角，特别是当提供给可能面临生命终结的危重患者的治疗方案存在冲突时[5-6]。一项在密歇根州 ICU 关于科室协作程度对护理质量改进影响的研究表明，患者安全性的改善与协作计划的有效实施具有显著的相关性[7]。

心血管并发症

与卵巢癌手术相关的生理应激和血流动力学变化可能会对心血管系统产生巨大影响。心血管疾病是一种常见的合并症，可能导致术后心肌缺血和心律失常。对那些存在围手术期风险的患者，要及时进行评估和干预。

对接受非心脏手术的患者的术前评估应包括对全身的评估，以评估患者是否有患冠状动脉疾病的风险。基于 9 个风险因素的 Goldman 心脏风险评分和随后基于 6 个心血管并发症独立预测因素的改良心脏危险指数评分都只是对风险的估计[8-9]。患者对运动的耐受程度也有助于预测围手术期的风险和是否需要侵入性监护。使用神经阻滞或硬膜外麻醉可以减少患者对手术的压力和疼痛反应，并进一步降低缺血性心脏病的发生率[10]。

据估计，心血管并发症占围手术期死亡人数的50%以上。心动过速是与缺血相关的最常见的血流动力学异常。心率的增加既增加了心脏负荷，又减少了舒张充盈时间。心肌的实际氧供应和需求之间的不平衡导致局部缺血。一般来说，妇科肿瘤大手术后围手术期发生冠状动脉并发症的风险约为1%～5%[11]。缺血性心脏病患者非心脏手术后心肌梗死的发生率高达5%～6%，峰值发生率在手术后2 d内[12]。胸痛不是典型的症状，心电图可能不会显示典型的Q波变化。围手术期使用β肾上腺素受体阻断药能够降低围手术期心肌梗死率和死亡率[13-14]，但最近的研究并不支持这些结果[15]。

在一项对8 000名接受非心脏手术的患者进行的随机对照试验中，美托洛尔降低了心肌梗死的风险，但增加了围手术期卒中和死亡的风险。那些有长期使用β受体阻滞剂适应证的患者，包括心脏缺血的患者，仍可以在手术前至少2周，由接诊医生或心内科专家决定是否开始使用β受体阻滞剂[16]。长期服用降压药的患者术前无须停药，加强围手术期疼痛和液体管理，密切监测血压和心率。他汀类药物也与非心脏手术后死亡率增加有相关性，目前并不常规使用[17]。

低血压和心动过速也可能与相对低血容量状态有关。尽管在肿瘤细胞减灭术时进行积极的术中液体复苏，但卵巢癌患者术后可能会再次出现腹水，第三间隙也可能出现过多的液体。液体交换可以是晶体溶液或胶体溶液；血清白蛋白减少和胶体渗透压降低可以出现持续的血容量减少。在危重患者中，可以给予血管升压药，但也必须纠正潜在的低血容量。术后第二天或第三天后，体液循环增加，当肾功能受损或临床上出现显著的液体超负荷时，可能需要给予利尿剂。中心静脉压监测可能有助于评估容量；然而，在没有出现严重心脏病或肺动脉高压的情况下，很少需要肺动脉导管。超声心动图越来越多地被用于评估左心室功能和血管病变情况，并在术中辅助使用（经食管超声心动图，TEE），让术者能够选择更优的治疗方案[17A]。

休克是由组织灌注不足引起的，可分为几类——低血容量休克、心源性休克、神经源性休克、感染性休克或过敏性休克[18]。症状包括低血压、心动过速、缺氧、心脏指数下降、少尿和外周血管收缩。根据休克的情况，可对血流动力学参数进行评估（表19-1）。术后最常见的血流动力学改变是由低血容量引起的。增加氧气输送和减少氧气消耗的治疗主要集中在容量治疗、预防体温过低、纠正凝血障碍和控制疼痛。扩容可以是晶体也可以是胶体溶液[19-20]。尽管许多晚期卵巢癌患者存在低白蛋白血症，但并没有证据支持在补液中常规使用白蛋白[21]。一项针对ICU患者的随机试验发现，除晶体外，使用胶体未增加生存率[22]。高渗淀粉溶液，例如羟乙基淀粉，已被作为常用的胶体溶液，但休克情况下会引起大出血，并增加死亡率。静脉推注比持续输液效果更好。

表19-1　休克的血流动力学参数

	肺动脉阻塞压	心输出量	全身血管阻力
低血容量	低	低	高
心源性	高	低	低
脓毒症（早期）	低	高	低
脓毒症（晚期）	高	低	高

血管加压药通过增加心输出量（正性肌力或负性肌力）或增加全身外周血管阻力起作用。多巴酚丁胺与中剂量多巴胺都是β肾上腺素能激动药，最适用于有心力衰竭病史的患者使用。去氧肾上腺素和去甲肾上腺素都是血管收缩剂，可以增加全身外周血管阻力，从而改善血压。在休克的药物治疗过程中，须监护全身和脏器灌注。及时维持有效循环血量，改善携氧能力，如果有外科病症，需同时治疗，失血性休克即可完全逆转。长时间休克可能引起局部和全身细胞因子级联反应，出现全身炎性反应综合征，从而导致多器官功能衰竭。

冠心病可能表现为心绞痛或仅有心电图改变而没有症状。在女性冠心病患者中，可能并没有典型的胸痛症状，或者胸痛与其他症状有关，在对515名女性心肌梗死患者的回顾性研究中发现，只有30%出现胸痛，而58%出现呼吸困难，55%为乏力[23]。心动过速和儿茶酚胺升高是手术常见的反应，因此，控制疼痛和焦虑可能有助于降低术后心脏疾病的发生率。及时识别和治疗可以预防心肌梗死或其他并发症，包括心律失常和充血性心力衰竭甚至死亡。可疑心肌缺血时需立即治疗，包括吸氧、通过扩张静脉降低前负荷并减少心肌氧需求的硝酸盐类、降低心率和心肌收缩力的 β 受体阻滞剂。持续的心电监护和血清肌钙蛋白的监测能够反映冠心病的程度。在外科手术患者中，在面临急性缺血时，也应考虑使用抗凝药物，如肝素。外科主诊医生和心内科专家可酌情考虑使用阿司匹林和抗血小板药物。超声心动图也可以评估心脏功能，以确定辅助治疗效果。

窦性心动过速在卵巢癌术后患者中很常见，患者可能会出现血容量不足或疼痛。治疗包括缓解症状。室上性心律失常包括房颤、心房扑动和其他窦房结折返性心动过速[24]。对于复杂的心动过速，心电图的区别往往不大，首先通过减缓心室率来治疗心律失常对血流动力学的影响，排除心肌缺血，并寻找病因。阵发性室上性心动过速可以先刺激迷走神经并注射腺苷。出现房颤或心房扑动应先减慢心室率。在血流动力学稳定的患者中，使用钙通道阻滞剂、β 受体阻滞剂、地高辛或胺碘酮控制心率。心脏电复律可以重新恢复心脏节律。术后患者出现房颤可能是心脏病，但通常是阵发性的，可在 24h 内自发转换为窦性心律。超声心动图可以评估血栓和其他器质性心脏病，以确定辅助治疗效果，但即使脉搏正常，持续性房颤患者也可能需要抗凝治疗。

因为功能容量是对围手术期心脏病风险评估的预测指标，人们开始对开发更准确的评估工具有了兴趣。目前，美国心脏病学院和美国心脏协会建议，能完成至少 4 个 MET（代谢当量）而未出现症状的患者，可耐受中等和重大非心脏手术[24A]。但现有的主观估计充满了局限性，目前研究出了更准确的替代方案，如杜克活动状态指数（Duke Activity Status Index, DASI），目前已取得进展[24B]。

与此同时，加速康复外科（enhanced recovery after surgery, ERAS）强调了康复的重要性，康复贯穿了从诊断到治疗开始之间的整个过程，包括了解机体的基础功能水平和做好心理评估[24C]。尽管在妇科癌症领域的研究有限，但在结、直肠癌领域的研究表明，患者住院时间缩短，术后恢复快[24D]。需要进一步的研究来确定康复治疗在妇科恶性肿瘤领域里是否会发挥作用。

肺部并发症

任何需要插管进行全身麻醉的外科手术都会增加肺部并发症的风险。腹部手术后常见的并发症包括肺不张、肺炎、误吸、肺水肿和胸腔积液，这些都是在卵巢癌肿瘤细胞减灭术进行膈腹膜切除或全层切除的情况下发生的。合并急性呼吸道疾病会增加围手术期患者的风险，急性炎症应在择期手术前进行治疗。合并其他高危因素的患者，包括哮喘、支气管炎、肺气肿或吸烟，必要时应根据其疾病状况进行术前干预[25]。尽管短暂戒烟可能不会减轻甚至可能会增加肺部并发症的风险，但手术仍作为鼓励戒烟的一个好时机。大量恶性胸腔积液排出后，呼吸功能得到改善。与心脏风险指数类似，研究者已经找到并验证了多个肺部风险指数，来预测患者术后出现肺炎风险的概率，从而对呼吸系统进行适当干预[26]。年龄、功能状态差、上腹部手术、全身麻醉、慢性阻塞性肺疾病（chronic obstructive pulmonary disease, COPD）、输血、类固醇使用和吸烟都会导致围手术期肺部并发症的风险增加[27]。由于上腹部手术对膈肌功能影响较大，因此更容易出现并发症[28]。神经阻滞麻醉或硬膜外麻醉更有利于控制疼痛，同时还能减少对阿片类药物的使用，促使患者尽早下床活动并有利于促进肺部健康管理。

在手术结束时，大多数患者可以从麻醉中苏醒并顺利拔管。在进行大量液体复苏和/或长时间手术的情况下，可能会延迟拔管。喉部水肿会增加气道阻塞的风险，肠水肿可能会增加腹腔内压力，这反过来又限制了呼吸运动和功能残气量。机械通气通过改变体积或压力提供正压来维持呼吸运动。设定固定的速率和容量进行间歇性强制性通气，其间可有无辅助的自发呼吸。在压力控制通气中，输送的气体体积由预设的压力水平决定；患者的自主吸气可触发呼吸机输送气体。提供呼气末正压（positive end-expiratory pressure, PEEP）或持续气道正压通气，来保持肺泡开放并减轻呼吸道的工作负荷。对于术后插管进行气道管理的患者，机械通气的管理包括支持性护理，直到可以进行暂停试验。应降低吸入气体中的 FiO_2（氧浓度分数）以尽量减少氧自由基的伤害，并应保持较低的峰值吸气压来减少气压损伤。只要氧气和二氧化碳交换充分，患者通常在术后第二天气道水肿消退后拔管。

术后通过激励式肺量计和尽早活动来促进肺功能的恢复。肺不张可导致支气管的分泌物无法排出，引起发热，增加患肺炎的风险。无感染的吸入性肺炎可进行支持治疗。肺炎是术后呼吸系统的常见疾病，也是医院获得性感染和 ICU 死亡的主要原因[29-31]。胸部或上腹部手术、既往呼吸系统病史以及导致肺不张的卧床状态都是重要的临床危险因素[32-33]。下呼吸道的病菌可能是由吸入口咽分泌物、雾化时吸入病菌或其他部位的菌血症引起。需要机械通气超过 24h 的患者发生医院内肺炎的风险更高[34]。医院获得性肺炎的微生物学与社区获得性肺炎有着显著的差异。重症患者出现革兰氏阴性杆菌感染的风险更高，菌群培养通常是多种细菌感染[35-36]。常见的表现是发热、多痰、体格检查发现肺实变、X 线片显示局部浸润。然而，对于危重患者，临床情况可能会有所不同。发热或白细胞增多可能由多种因素引起。胸部 X 线片显示的浸润可能需要与肺不张或恶性胸腔积液相鉴别。革兰氏染色可作为肺部感染的诊断标准，因为大多数培养物都会显示呼气道菌群。治疗需针对病因，但应注意外科预防性的抗生素可能会产生耐药性。第二代或第三代头孢菌素通常有效，β-内酰胺酶抑制药或氟喹诺酮类药物也有效。

COPD 通常与吸烟有关。支气管扩张剂仍然是治疗的主要药物，吸入性类固醇和抗生素对急重症有一定作用[37]。COPD 要加强呼吸机的管理以防止动态肺过度充气。由于弹性反冲压力减少，肺泡容易过度扩张，早期气道塌陷导致气体滞留和意外的 PEEP（"自动 PEEP"）。如果没有足够的呼气时间，气道压力可能会不断积聚，导致肺部过度充气、气压伤和血流动力学损伤。外源性 PEEP 有助于降低回路的压力，呼吸机灵敏度低有助于触发呼吸。

急性呼吸窘迫综合征（acute respiratory distress syndrome，ARDS）在卵巢癌术后并不常见。易诱发的原因包括误吸或肺炎造成的直接肺损伤，以及组织间液渗出、凝血障碍、输血和败血症造成的间接损伤。1994 年，ARDS 被统一定义为：一种急性发作、胸部 X 线片显示双侧浸润、肺动脉楔压<18mmHg 或无左房压升高、PaO₂/FiO₂ 比值小于 200 的临床表现[38]。急性肺损伤的 PaO₂/FiO₂ 比值小于 300。治疗包括支持性照顾、寻找病因、治疗医院内感染以及预防多系统器官衰竭。由于 ARDS 的异质性，肺部的部分区域可能是正常的，但其他区域可能顺应性较差。正压通气将优先进入正常的肺泡，随后顺应性更强的区域会过度扩张，最后肺泡弹性可能出现严重的损伤。呼吸机治疗包括使用较低的潮气量和较高的 PEEP，避免正常肺泡过度扩张——ARDS 网的一项 III 期临床研究表明，与使用传统潮气量（6mL/kg 比 12mL/kg）

相比，死亡率降低了 22%[39]。限制体液输入可以减少肺水肿的发生。使用糖皮质激素或表面活性剂在药理学方面没有显示出任何优势[40]。

除此之外，应避免常规使用鼻胃（NG）管减压，这对于降低围手术期肺部并发症的风险非常重要。NG 插管与术后肺炎风险增加有关，与降低伤口并发症或肠瘘的风险无关。在一项包括 3 900 多名患者的大型荟萃分析中，在未使用 NG 管的患者中，发热、肺不张和肺炎的发生率显著降低，首次口服进食的天数显著减少[40A]。此外，在一项包括 5 240 名患者的 Cochrane 系统评价中，未常规使用 NG 管的患者肠功能恢复较早（P<0.000 01），肺部并发症减少（P=0.01）[40B]。因此，妇科/肿瘤学 ERAS 协会建议不要在腹部手术后常规使用 NG 管进行减压[40C]。

血液系统并发症

凝血功能障碍和癌症可能与血栓、栓塞或出血有关。在 Cedars-Sinai 医疗中心接受首次卵巢癌肿瘤细胞减灭术的一系列患者中，6.7% 的患者出现围手术期凝血功能障碍[41]。在发生显著稀释或输血之前，即出现了异常的凝血结果。腹水量、失血量、低白蛋白血症和全身转移性疾病与围手术期凝血障碍的风险有关。卵巢癌术后大量失血的实验室检查应包括凝血酶原和活化凝血活酶时间。弥散性血管内凝血的进一步检测包括定量纤维蛋白原水平、D-二聚体和血小板计数，并可根据临床指示进行评估。

红细胞用于纠正贫血和增加携氧能力[42]（表 19-2）。新鲜冰冻血浆用于纠正潜在的凝血功能障碍、输血引起的凝血功能障碍以及纠正华法林产生的抗凝效应。血小板通常从单个捐献者的 6 个单位的全血中采集，用来治疗血小板减少症或血小板功能障碍。尽管接受大型手术的患者通常应具有至少 50 000/dL 的血小板计数才能达到良好的止血效果，但血小板约为 20 000/dL 时自发出血也并不常见。冷沉淀的抗血友病球蛋白也从全血中采集，并作为纤维蛋白原的来源。目前血库的血液检测包括梅毒、乙型肝炎、丙型肝炎、人类免疫缺陷病毒（HIV1、2）、人类嗜 T 淋巴细胞病毒（HTLV-I/II）、美洲锥虫病和西尼罗病毒，但仍然有很小的感染风险。

输血的不良反应包括发热反应，可能是由患

表 19-2　血液制品的含量

成分	量/mL	含量	成年患者的变化
红细胞	250~350	红细胞比容50%~65% 少量血浆 白细胞含量不固定	红细胞比容增加3%
全血	450	红细胞比容35%~45% 微量血小板 减少的凝血因子V、VIII	红细胞比容增加3%
血小板	40~60	≥5.5×10^{10}血小板 少量血浆 通常汇集4~10簇	血小板增加5 000~10 000/μL
单一供体血小板	250	血小板3.5~4.0×10^{11}/L	血小板增加7.5×10^9/L
新鲜冰冻血浆	200~275	纤维蛋白原 凝血因子V、VII、IX、XI 蛋白C和S 抗凝血酶III	凝血因子增加2%
冷沉淀	5~10	纤维蛋白原 凝血因子VIII 血管性假血友病因子	凝血因子VIII活性增加30%~50%

者的白细胞抗原抗体对血液制品中的白细胞反应引起的[42]。基线温度上升1.0℃被认为是发热。这些反应最常见于有多次输血史或既往妊娠史的患者，白细胞抗原能够刺激产生白细胞抗体。大约1/8有这种抗原抗体反应的患者在随后的输血中会有类似的反应。大约每100名受血者中就有一人出现过敏性荨麻疹，很可能是由外来血浆蛋白引起的。对乙酰氨基酚和苯海拉明的预防性用药可以最大限度地减少发热和过敏反应，但未必能减少非溶血性输血反应[43]。发热也是急性溶血性输血反应最常见的表现。当O型血患者错误地输注A、B或AB型血液时，最有可能发生这种反应。症状可能包括发热、发冷、胸闷、心动过速、低血压和高血红蛋白血症，随后伴有血红蛋白尿和高胆红素血症。如果怀疑出现输血反应，必须立即停止输血并采取支持治疗。可能需要液体和利尿剂治疗，并应给患者抽血，并保留血液制品样本以确认是否发生溶血反应。既往输血产生抗体的患者可能会出现迟发性溶血反应，一般在输血后4~8d出现。因为红细胞破坏发生得较慢，这种迟发反应不容易被检测到，只能通过血细胞比容下降和直接抗球蛋白（Coombs）检测呈阳性来诊断。输血相关性急性肺损伤（transfusion-related acute lung injury，TRALI）是一种罕见的输血并发症，表现为突发性非心源性肺水肿，这与受血者的白细胞抗原与献血者的抗体发生反应有关，也与库存血成分中的炎症介质有关。严重病例可能需要呼吸机辅助呼吸，但通常在72h内缓解。由于这种反应通常是献血者特有的，因此与TRALI病例有关的献血者通常不会再次献血。

保存自体血和供血者献血均增加，但与输血相关的感染率却在下降[44-45]。在大多数情况下，卵巢癌手术失血难以预测，所以仅进行自体输血可能效果并不好[46]。

贫血与低血容量对机体的影响有所不同。输血的适应证包括持续出血的风险、潜在的凝血功能障碍以及既往合并心血管疾病。不建议给血红蛋白浓度大于7.0g/dL且没有心脏危险因素的非出血患者常规输注红细胞。对保守和常规输血的研究表明，更多地输注红细胞不会改善住院时间、再入院率或总体死亡率[47]。

对于凝血功能障碍的围手术期患者来说，检查时需对手术部位出血和持续消耗性凝血功能障碍进行预估。特别是在广泛的卵巢癌肿瘤细胞减灭术中，有较大的手术创面，渗出物可能会持续出现，直到凝血功能恢复正常。如果输血后患者的病情可以缓解，但随后再次恶化，则考虑术中止血不佳。如果查体和临床评估考虑腹腔内有血肿，那么出血通常是自限性的，可以输血并持续监测。然而，如果查体和临床评估考虑有活动性出血（血流动力学持续不稳定、腹胀、腹部引流管中有大量血液），则可能需要重新手术探查来止血。

血栓栓塞并发症

深静脉血栓形成（deep venous thrombosis，DVT）和肺栓塞（pulmonary embolism，PE）仍然是术后发病率和死亡率出现的主要病因。妇科肿瘤患者的风险尤其大，因为他们的风险因素包括恶性肿瘤、年龄较大、手术时间较长、腹部手术后活动受限、接受化疗以及经常在骨盆血管周围进行解剖，这些都容易导致血管内膜受损。与其他癌症相比，卵巢透明细胞癌更容易发生静脉血栓[48]。在一项对接受根治性手术的妇科癌症患者进行的前瞻性研究中，用碘-125纤维蛋白原标记后进行扫描，检测到DVT发生率为38%，其中大多数病例在手术后24h内标记物就明显可见[49]。只有10%的DVT有明显的临床表现，20%的病例存在双侧血栓。PE同样不易被诊断，70%致命的PE患者只能在尸检时发现[50]。此外，首次诊断为卵巢癌的患者中有近3%的人会同时诊断静脉血栓栓塞症（venous thromboembolism，VTE），约12%的患者在新辅助化疗期间会出现VTE，这说明了围手术期抗凝治疗的重要性（K，L）。卵巢癌患者术前的血栓风险评估至关重要，对高风险患者应给予预防性治疗。

有些血栓栓塞疾病患者，或者已经安装了人工心脏瓣膜的患者，术前已经接受了抗凝治疗。由于停用口服抗凝剂会有高凝风险，血栓形成风险极高的患者应在围手术期改为静脉滴注低分子量肝素[51]。国际标准化比值（international normalized ratio，INR）术前应降至1.3～1.5以下。切皮前6h应停止静脉滴注肝素。急性VTE发生后的第一个月应禁止择期手术。另外，在急性VTE的情况下，或者如果静脉滴注肝素出血风险较高时，则应考虑使用腔静脉过滤器。在术后12h

后才能重新开始静脉滴注肝素，而不是静脉推注，如果担心出血，则可能需要更长的时间开始使用。术后第一个月出现急性VTE的患者可能在手术前没有静脉滴注肝素，术后在重新开始口服抗凝药物之前，应在安全的情况下尽快开始静脉滴注肝素。无论是否恢复抗凝治疗，都可以在手术后2周内取出临时的腔静脉过滤器。

预防性治疗可以将DVT的发病率降低50%（8%～16%），将致命性PE的发病率降低75%（0.1%～0.4%）[52]（表19-3）。美国胸科医师学会（ACC）的专家共识建议妇科手术患者常规预防应用低分子量肝素（low molecular weight heparin，LMWH），每日1～2次[53]。或者使用低剂量普通肝素，也可以与充气加压装置联合使用（表19-4）。杜克大学的几项前瞻性临床试验表明，低剂量肝素和小腿充气加压都是降低妇科手术患者DVT发生率的有效手段[54-57]。

与普通肝素相比，LMWH具有更好的抗凝特性，它有更好的生物利用度、更长的半衰期、与剂量无关的清除率，以及与血浆蛋白和内皮细胞的结合少等特点。它们的抗凝血酶活性较低，抗Xa因子活性较高，对部分凝血活酶时间的影响较小。它们还具有较小的血小板抑制作用，并且不会增加微血管通透性，因此可以减少出血并发症。在肾功能损害的患者中，用依诺肝素的暴露量会增加，当肌酐清除率低于30mL/min时，应向下调整依诺肝素的剂量。

杜克大学对211名妇科肿瘤患者进行的一项随机试验中，将达肝素与外部充气加压治疗进行了比较，结果显示，这两种治疗方案在预防VTE方面效果无明显差异[56]。两组之间出血并发症和输血发生率相似。一项关于患者偏好方面的研究结果显示，两种预防方法都有很高的满意度，依从性相似[57]。

尽管间歇性充气加压进行小腿按压有效，但

表19-3　妇科手术后深静脉血栓形成的预防

治疗方案	实验者数量	患者数量	发生DVT	95%CI
未经治疗的对照组	12	945	16	14～19
口服抗凝剂	5	183	13	8～18
充气加压	3	253	9	6～13
低剂量肝素	11	1 092	7	6～9
弹力长筒袜	1	104	0	0～3

表 19-4   美国临床药学协会妇科肿瘤
患者血栓预防指南

- LMWH，1 次/d 或 1 次/12h
- 低剂量普通肝素，5 000U/8h
- 患者术前不活动时持续使用间歇性气动压缩装置
- 备选方案：肝素或磺达肝素与物理干预联合使用

血栓预防的持续时间应至出院后，出院后需继续使用低分子量肝素 28d

仍有患者会出现 DVT。通过对妇科手术患者的回顾性研究，Clarke-Pearson 等发现术后静脉血栓最具有临床意义且最密切相关的风险因素，包括癌症、DVT 既往史和年龄大于 60 岁[54]。有两种或三种风险因素的患者，血栓栓塞的发生率为 3.2%；而无风险因素或仅有一种风险因素的患者，血栓栓塞发生率为 0.6%。这些患者可以使用备选预防措施（即肝素）。普通肝素联合使用充气加压治疗已用于有高危因素的普外科患者，术后 DVT 发生率较低。在成本效益分析和 Cochrane 综述中，均建议低分子量肝素和充气加压要联合使用[58-59]。

术后 28d 内的连续预防措施可减少卵巢癌术后 VTE 的发生[60]，但有些研究未能证明 90d 的持续预防可降低 VTE 的发生率[60A]，换言之，长期的 VTE 预防可能是无效的（只是延迟 VTE 的发作，而不是真正预防 VTE 的发生），或者暂未确定最佳的治疗持续时间。在对非妇科癌症患者进行的大规模调查中，发现了更多延迟预防 VTE 而获益的证据。ENOXACAN Ⅱ试验将患者使用 LMWH 随机分为 28d 和 10d，发现随着治疗时间的延长，术后 VTE 减少了 60%[60B]。相比之下，无论术后如何处理，子宫内膜癌微创手术患者发生 VTE 的风险较低（0.5%），除非存在其他风险因素，否则该人群的预防措施似乎没有必要[60C]。在两项针对恶性肿瘤接受化疗的随机、安慰剂对照试验中，使用 LMWH 的持续预防也使 VTE 降低了 50%[60D, E]。

DVT 和 PE 的发展有着共同的发病机制。癌症患者的血栓前状态可能是由宿主对肿瘤细胞的炎症反应引起的。手术患者不可避免地会出现由血管内皮损伤引发的凝血，必须对静脉血栓栓塞保持高度怀疑，即使是在出血或消耗导致凝血功能障碍的患者中也是如此。VTE 可能只有轻微症状，可能会归为其他围手术期并发症。DVT 的典型的临床表现包括腿部肿胀、疼痛、增粗、发热和红斑。多普勒超声是诊断 DVT 最常用的方法[61-62]（图 19-1）。尤其是在骨盆手术后，多普勒超声适用于评估腹股

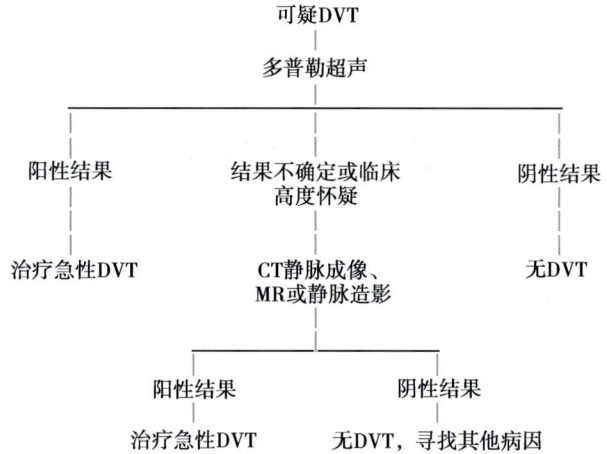

图 19-1   术后可疑 DVT 的诊断流程

沟韧带以下的静脉。临床高度怀疑或不确定的情况下，静脉造影仍然是金标准。D-二聚体 ELISA 定量检测阴性结合非侵入性成像检查阴性，在门诊患者中具有较高的阴性预测价值，但这些检查结果尚未在癌症患者中得到查证[63-64]。高危患者的阴性检测结果并不能排除 PE，术后凝血障碍的患者 D-二聚体阳性也可能不是特异性的[65]。

PE 是 DVT 最严重的后果。典型的临床表现包括缺氧、胸痛、咯血、呼吸困难和心动过速。在卵巢癌术后的危重患者中，鉴别诊断较多，可能包括液体超负荷、肺炎、胸腔积液、肺不张或其他心脏疾病。最常见的肺部放射学检查结果包括肺不张、浸润或少量积液，所有这些在围手术期都是非特异性的[66]。心电图检查可能出现 ST 段或 T 波变化，但很少有患者会出现右心负荷过重的心电图。虽然 1/4 急性 PE 患者的 PaO_2 正常，但动脉血气分析可能有助于确定缺氧和高碳酸血症的程度，计算机断层扫描（CT）血管造影术或螺旋 CT 可以准确地诊断大多数具有临床意义的肺栓塞，但在评估肺亚段血管时不太敏感（图 19-2）。不同实验室的总体灵敏度和特异性有差异。肺通气/灌注扫描的优点是不使用碘化造影剂，但缺点是不能作为 PE 的金标准。在一项 PE 诊断的前瞻性研究中，只有 14% 的患者进行了确诊性扫描，而 77% 的患者进行的是不确定的非诊断性检查[67]。肺动脉造影术仍然是 PE 的诊断标准，但由于需要对肺主要血管进行导管插入术并注入大量的造影剂，因此具有严重的侵入性。对于 ICU 中的危重患者，也可以在床边进行经食管超声心动图检查，以评估 PE，表现为右心负荷过重[68]。尽管经食管超声心动图不能让肺动脉和肺叶动脉清晰可见，但它能够识

可疑肺栓塞

螺旋CT扫描

确诊肺栓塞　　　　　　　　正常或不确定　　　　　　　无肺栓塞病理改变

治疗急性肺栓塞　　　　　　　多普勒超声　　　　　如果所有症状不能除外
肺栓塞，则归类于不
确定路径

阳性结果　　　　阴性

不确定
高度怀疑

治疗DVT　　　　　　　　　　　　　不诊断
VTE

静脉造影或肺部
血管造影

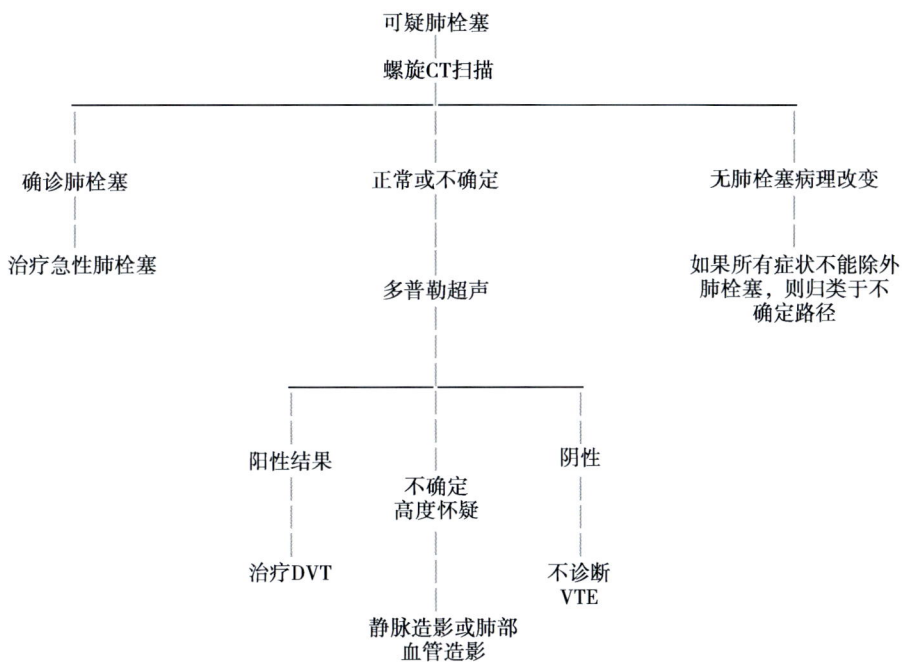

图 19-2　术后可疑 PE 的诊断流程

别与 PE 相关的右心室容量和压力超负荷。

临床上首选的检查是螺旋 CT 肺动脉造影[69-70]。其他肺部病变也可同时诊断。无须使用下肢多普勒超声，将胸部螺旋 CT 与间接性 CT 静脉造影相结合能更好地诊断 PE 或 DVT。尽管还需要使用造影剂，但它侵入性不强，评估骨盆和下肢血栓具有超过 90% 的灵敏度和特异度[71-72]。

肝素仍然是术后 VTE 患者的主要治疗方法。急诊患者因未能迅速进行抗凝治疗，血栓可能会复发。另一方面，抗凝治疗须根据患者的术后状况以及持续出血或凝血功能障碍情况而定。如果已经有硬膜外置管，如果患者病情稳定能等待 1h 后再使用肝素，则应考虑在抗凝治疗前取出硬膜外导管[73]。相反，可以根据肝素的最终剂量放置

和取出硬膜外导管[73A]。静脉注射普通肝素的半衰期短，能快速逆转出血风险高或需要侵入性手术患者的凝血功能（表 19-5）。一旦患者血流动力学稳定可用肝素进行抗凝治疗，就可以开始使用 LMWH 或口服抗凝剂进行一个疗程的长期抗凝。活动性出血的患者需要使用下腔静脉滤器，该滤器可预防新的或复发的肺栓塞。尽管放置滤器降低了急性 PE 的风险，但滤器仍可能会堵塞，一旦病情稳定，为最大限度地降低后期复发 DVT 的风险，患者一般需要终身抗凝[74]。

比较 LMWH 和普通肝素治疗 DVT 患者的临床试验，几项荟萃分析表明，LMWH 能更好地缩小血栓并减少复发[75-77]。在 PE 的治疗中，LMWH 与普通肝素一样安全有效。低分子量肝素的推荐剂

表 19-5　出血风险高的急性 DVT 或 PE 的抗凝计算方案

aPTT/s	再次静脉推注量	持续静脉滴注时间	改变静脉滴注速率	复查 aPTT
<40	70U/kg	0	+200U/h	6h
40～47	0	0	+200U/h	6h
48～54	0	0	+100U/h	6h
血药浓度有效范围 55～80	0	0	0	6h复查1次直至稳定，然后每日上午复查1次
81～90	0	0	-100U/h	6h
91～100	0	30min	-200U/h	6h
>100	0	60min	-300U/h	6h

量取决于预防或治疗的适应证。达肝素的预防剂量为 5 000IU，术前 10～12h、术后每天一次[78]。依诺肝素的预防剂量为 40mg，术前 2h、术后每天一次，而抗凝治疗剂量为每 12h 1mg/kg 或每天 1.5mg/kg。预防性剂量不需要监测，大多数使用治疗剂量的患者也不需要监测，但对于肾功能不全、过度肥胖或难治的患者，可以考虑检测抗 Xa 水平[79]。

直接使用口服抗凝剂治疗癌症相关 VTE 的研究已经有了结果。ADAm VTE 试验将 300 名恶性肿瘤合并急性 VTE 的患者随机分组，一组口服阿哌沙班 10mg，2 次 /d，持续 7d，随后口服 5mg，2 次 /d，另一组皮下注射达肝素（200IU/kg，1 次 /d，持续 1 个月，随后接受 150IU/kg，1 次 /d），均共持续 6 个月。阿哌沙班组有 0 例患者发生大出血，而达肝素组有 3 例（2.1%）。阿哌沙班组有 5 名患者（3.4%）和达肝素组有 20 名患者（14.1%）发生复发性 VTE（HR 0.26，95%CI 0.09～0.80，P=0.018 2）。最后进行的每月的生活质量调查显示，阿哌沙班治疗在压力、刺激、负担和总体满意度方面更有优势[79A]。

因为围手术期的特殊性，癌症（包括卵巢癌）合并 VTE 患者口服抗凝剂具有临床意义。在有中、高度出血风险因素的择期手术或侵入性操作前，至少 48h 前停用阿哌沙班[79B]。但还需要考虑那些肾功能受损的患者，因为可能需要提前停药。在这种情况下，需要改用 LMWH 或静脉注射肝素。

重要的是，已经明确证实，过了术后危险期，肿瘤外科患者仍有发生 VTE 的风险。在 ENOXACAN II 期的核心研究中，332 名接受择期开腹手术的腹部或盆腔癌症患者每天接受依诺肝素（皮下注射 40mg）治疗 6～10d，然后随机分为两组，分别接受依诺沙星或安慰剂治疗 21d。依诺肝素延长抗凝治疗使 VTE 的发生率降低了 60%（P=0.02），两组之间的出血率没有显著差异[79C]。这些发现在独立的 Cochrane 回顾、系统综述和荟萃分析中也有报道[73-75]。目前，美国胸科医师学会（ACC）、美国临床肿瘤学会（the American Society of Clinical Oncology，ASCO）和国家综合癌症中心网络指南都主张延长预防用药 28d。对于卵巢癌症的微创外科治疗，延长抗凝治疗的效果尚未明确。

肝素相关血小板减少症是一种非免疫介导的疾病，在患者开始使用肝素的 4d 内相对常见（5%～30% 的发病率）[80]。病因可能是肝素直接激活血小板，导致轻度可逆的血小板异常，通常是自限性的，不会出现严重的并发症。血小板计数通常会降至 100 000/µL，并在几天内恢复。相反，肝素诱导血小板减少症（heparin-induced thrombocytopenia，HIT）是由血小板第 4 因子（PF4）-肝素复合物抗原抗体反应引起的，在接受肝素治疗 4～14d 的患者中，1%～3% 会出现静脉和动脉血栓[80]。血小板计数通常降至 20 000/µL。诊断基于肝素治疗时血小板减少伴或不伴血栓形成的临床表现。检查肝素 PF4 抗体也可以明确诊断。如果不进行治疗，HIT 的死亡率高达 30%。治疗应包括停用肝素和使用替代抗凝剂。因为会导致新的血栓栓塞症，应禁忌输血小板，急性患者不能单独使用华法林，首选治疗是直接使用凝血酶抑制剂，如阿加曲班或来匹芦定。LMWH 可导致 HIT 的发生率降低，但仍然可引起高度的抗体交叉反应，有既往史的患者应该避免使用。

妇科癌症手术患者很少发生动脉血栓，然而，动脉栓塞是血管外科的急危重病症，需要及时作出诊断[81]。高凝状态、组织创伤和患者制动等风险因素可加重潜在血管疾病。典型的临床表现包括疼痛、无脉、感觉异常、皮肤苍白和瘫痪。肢体缺血可在发病后数小时内导致肌肉坏死和筋膜间隔综合征。及时诊断和快速血运重建能够挽救肢体以避免截肢。

液体和电解质

成年人平均的液体需求量为 2～3L/d[82]。一个简易估计生理需要量的公式：体重的第 1 个 10kg 给予 4mL/（kg·h），体重的第 2 个 10kg 给予 2mL/（kg·h），其余每 kg 体重给予 1mL/（kg·h）。胃肠道和尿液损失能够用乳酸林格液或生理盐水晶体溶液很好地替代（表 19-6，表 19-7）。在术后患者中，除了经皮肤、肺部和粪便等途径的常见隐性丢失外，液体治疗还必须考虑与手术相关的隐性丢失。每天给患者称重是评估全身体液状况的最佳方法。随着患者口服量的增加，可以停止静脉补液。

转移到细胞外第三间隙液的程度反映了外科手术损伤的程度[83]。术后细胞外钠滞留是对细胞外体液减少的反应[84]。对于微创手术，术中的液体置换给予 4mL/（kg·h）的乳酸林格液或生理盐水；对于中度创面手术，用量为 6mL/（kg·h）；创面极大的手术例如合并腹水的大型卵巢癌肿瘤细胞减灭术患者，用量为 8mL/（kg·h）。在心脏和肾脏

表 19-6　常用肠外晶体液

	pH	渗透压	热量	钠	钾	钙	氯	乳酸
D5 灭菌注射用水	4.3	253mOsm/L	170kcal/L[*]	—	—	—	—	—
D5 ½ 生理盐水	4.4	405mOsm/L	170kcal/L	77mmol/L	—	—	77	—
D5 生理盐水	4.4	560mOsm/L	170kcal/L	154mmol/L	—	—	154	—
生理盐水	5.6	308mOsm/L	—	154mmol/L	—	—	154	—
D5 乳酸钠林格注射液	5.0	530mOsm/L	170kcal/L	130mmol/L	4mmol/L	1.5mmol/L	109mmol/L	28mEq/L
乳酸钠林格注射液	6.3	275mOsm/L	—	130mmol/L	4mmol/L	1.5mmol/L	109	28mEq/L

[*]1kcal≈4.18kJ。

表 19-7　胃肠液内电解质含量

	钠/（mmol/L）	钾/（mmol/L）	氯/（mmol/L）	碳酸氢根/（mmol/L）	每日总量/mL
胃液	20	10	120	0	1 000～2 500
胰液	140	5	75	80	500～1 000
胆汁	148	5	100	35	300～1 000
小肠液	110	5	105	30	1 000～3 000
腹泻便	120	25	90	45	500～17 000

功能正常的情况下，术后 2～3d 潴留的液体会渗吸收到血管内。肾功能或心功能受损导致液体回流不足，可能导致肺水肿或充血性心力衰竭。可能单独使用呋塞米即可实现自发性利尿。

因为新的研究数据表明，液体过量与肠功能恢复延迟、肠梗阻、恶心、呕吐和住院时间增加有关，为减少围手术期并发症，有人提出了目标导向液体治疗（goal-directed fluid therapy，GDFT，即通过使用液体和正性肌力药以最大限度地提高灌注和氧气输送）[84A]。这必须与低血容量和复苏不足的风险相平衡，这些可能会导致急性肾损伤，并增加伤口感染的风险。尽管 GDFT 已成为临床治疗方案，但目前尚不能准确评估器官灌注和组织血流的效果。在一项大型的单一机构研究中，该机构对液体复苏的评估显示，理论和临床结果有显著差异[84B]。具体而言，对于高危手术患者，GDFT 与短期和长期预后的改善有关[84C]。值得注意的是，在一项多中心随机试验中，将限制性液体方案与常规液体方案进行了比较，尽管常规液体方案组的急性肾损伤和手术部位感染率较低，但没有足够的证据来确定常规液体方案组液体是否过量，但值得注意的是限制性组似乎液体不足。因此，这项研究强调了重要的是要达到液体平衡，而不要出现低血容量或高血容量[84D]。

使用反映心输出量的微创设备（无须肺动脉导管插入术）可以准确测量整个机体的血流量。这些技术可进行个体化复苏，可根据患者的"反应性"进行给液，这表现在全身血流量的增加上。相反，另一项研究支持限制性液体方案或"零平衡"方法，则不需要使用外部设备监测。无论如何，GDFT 已成为 ERAS 的一个重要手段，强调医生需要了解液体、血管收缩剂和正性肌力药在外科患者术中和围手术期管理中的重要性和相对作用。

低血容量的临床评估包括少尿、仰卧位低血压和直立性低血压[85]。最近的数据表明，少尿可能反映了对手术"正常"的应激反应，并可能带来临床益处，但每小时尿量达到 0.5mL/kg 通常表明有足够的肾脏灌注。这可能是由于对麻醉和手术的应激反应释放了抗利尿激素。实验室检测包括血药浓度、氮质血症或低尿钠。急性出血时红细胞比容通常无明显变化，输液后血液稀释，或液体从间质转移到血管内才出现改变。血尿素氮与血清肌酐的比值大于 20 表明脱水。在肾前少尿症中，由于钠和水吸收增加，尿钠含量较低。钠的排泄分数 $\{FE_{Na}=[(U_{Na}\times P_{Cr})/(P_{Na}\times U_{Cr})]\times 100\%\}$ 小于 1% 表明肾前性少尿已经通过增加血容量改善。对于老年人、已有肾脏疾病或服用过利尿剂的患者，这种计算可能诊断性较差。及时有效地进行容量复苏，即使尿量较少，持续的尿量和稳定的肌酐也表明有足够的肾灌注。预防卵巢癌患者术后急性少尿最好的方法是干预肾前性少尿，包括失血、手术创伤和腹水复发[86]。

低血容量的治疗方案是用与丢失液体相似的液体进行容量复苏[85]。严重失血的患者在术中通过输血和胶体给药进行治疗。虽然血液制品是治疗贫血和凝血障碍所必需的，但乳酸林格液和不添加葡萄糖的生理盐水是持续低血压或休克的首选晶体溶液。大量的乳酸林格液可能导致高钾血症，而大量的生理盐水可能导致高氯血症酸中毒。静脉注射白蛋白（250mL，浓度为5%）比晶体溶液难渗出血管外成为腹水，使体液缓慢地达到平衡，达到充分的复苏。

低钠血症或高钠血症反映了细胞外液的相对过量或不足。假性低钠血症可能与高蛋白血症或高脂血症一起发生，其中蛋白质或脂质取代血浆中的水分，导致血浆钠浓度降低。真正的低钠血症（钠<136mmol/L）可能迅速或慢性发展；急性低钠血症可能导致脑水肿引起更多的神经系统变化，而慢性低钠血症则可能触发代偿机制，需要缓慢纠正[87]。卵巢癌症术后患者的血清钠浓度通常较低。在术中给予晶体液，低钠血症实际上可能与全身钠增加有关。手术结束时患者可能仍处于相对低血容量状态，这会刺激抗利尿激素的分泌，从而保持血容量。

大多数血清钠浓度大于125mmol/L的患者几乎没有症状。钠水平迅速下降至低于130mmol/L时精神状态可能会出现改变，甚至出现癫痫发作——这些出现症状的患者需要用高渗盐水进行可控的、快速的纠正。测量尿钠和渗透压可以评估全身的钠水平。在手术结束时第三间隙液仍在不断地形成，导致尿钠水平较低（<10~15mmol/L），尿渗透压较高（>400mOsm/kg）。高血浆渗透压低钠血症的治疗是限制钠和水。低血容量低钠血症用0.9%生理盐水进行治疗。高血容量性低钠血症用限制液体来治疗，必要时服用利尿剂来增加水的排泄。高钠血症通常与液体总量不足有关，可能导致神经系统变化。它可能是由单纯水分丢失（如尿崩症）或低渗性钠丢失［如鼻胃管（NG管）引流］引起的，也可能是由高渗性钠负荷引起的医源性疾病[88]。必须用低渗溶液缓慢纠正低血容量，以避免引起脑水肿或癫痫发作。

钾离子水平受到其摄入与代谢的影响[89]。具体而言，钾可以通过口服或非肠道途径进入体内，并在酸碱状态的影响下通过肾脏排泄离开。钾是细胞内主要的阳离子——血浆钾离子水平不能反映全身钾的水平。术中的应激反应使肾上腺素将钾离子从血管内转移到细胞内。除非低钾能够得到充分的补充，否则额外的胃肠液丢失将引起低钾血症。低钾血症会干扰肌肉收缩的能力，因此，肠梗阻和全身肌无力是低钾血症（钾<3.0mmol/L）的常见表现。严重的低钾血症会增加心律失常的风险，也容易导致洋地黄中毒反应。低钾血症的治疗是补钾治疗，但必须谨慎补钾（10~20mmol/h），以免出现高血钾并发症。高钾血症可能是过量摄入或静脉给药引起，但更常见的是通过肾损伤引起[90]。高钾血症最致命的表现是心脏传导异常。当钾离子水平低于6mmol/L时，对心脏的影响才可以忽略不计。心电图异常或血清钾浓度大于7mmol/L时需要治疗。高钾血症的治疗包括停止外源性钾的摄入、逆转细胞膜的超极化和清除体内多余的钾。急诊治疗包括给予葡萄糖酸钙、胰岛素和葡萄糖、碳酸氢钠、利尿剂或阳离子交换树脂（通过胃肠道）。肾功能衰竭或对常规治疗无效的危及生命的高钾血症患者应给予透析治疗。

大约50%的血清钙是游离的，而其余的是以复合物的形式存在的，主要与血浆白蛋白结合。许多卵巢癌手术患者出现的低蛋白血症影响了血清钙总的浓度，因此，应该根据钙离子水平进行临床治疗。如果不能测量钙离子，当血清白蛋白低于4.0g/dL时，可以通过每1.0g/dL添加0.8mg/dL来校正血清总钙的水平。在接受多次输血的围手术期患者中，低钙血症可能是由于柠檬酸盐的螯合作用引起。高磷血症可使钙沉淀或减少肠道对钙的吸收。低镁血症会抑制甲状旁腺激素的产生。低钙血症（游离钙<0.7mmol/L）的临床表现包括神经元兴奋性增高和手足搐搦。治疗包括静脉补钙和纠正其他电解质紊乱[91]。高钙血症最常见于骨钙吸收入血，此时钙进入细胞外的速度比肾脏排出的速度更快。骨转移在卵巢癌中并不常见，高钙血症（血清总钙>13mg/dL或钙离子>1.3mmol/L）在妇科肿瘤患者围手术期也不常见，也可能是癌相关副肿瘤综合征的表现。

镁在神经元传导中也起着重要作用。尽管低镁血症在围手术期妇科肿瘤患者中很常见，但一般血清镁低于1.0mg/dL时才出现症状，此时患者可能会出现虚弱、嗜睡、肌肉痉挛、感觉异常和抑郁的症状。低镁血症的原因可能是胃肠道的过度丢失，或肾脏对镁的重吸收变弱。钠钾泵依赖于镁，除非同时纠正镁缺乏，否则无法纠正钾缺乏。治疗方法是静脉注射镁，但肾功能不全的患者需减少剂量[92]。大多数高镁病例都是医源性的，可以通过促进尿液排泄来治疗。

磷酸盐为 ATP 提供主要的能量键，是第二信使系统的基本组成部分，也是细胞膜和核酸的主要成分——显著的磷酸盐消耗也会导致细胞能量消耗[91]。严重的低磷血症（<1mg/dL）表明全身磷酸盐缺乏，可能表现为感觉异常、肌无力、抑郁、脑病、癫痫发作和昏迷。中度低磷血症（1~2.5mg/dL）通常是由于肾脏流失和胃肠道吸收减少引起。低磷血症患者常常伴有低钾血症和低镁血症。肾功能不全或低钙血症患者静脉补磷需谨慎。术后患者的高磷酸盐血症通常是由于肾脏排泄减少所致。

及时识别和治疗酸碱平衡紊乱和电解质紊乱对术后患者的体液平衡很重要。氢离子浓度正常时的 pH 是 7.4，它说明 $PaCO_2$ 和 HCO_3^- 保持着平衡。酸血症可由 $PaCO_2$ 浓度升高或 HCO_3^- 浓度降低引起。碱血症可由 $PaCO_2$ 减少或 HCO_3^- 增加引起。大多数时候，临床过程是两者交替出现的[91]。

代谢性酸中毒（pH<7.35）是由于碳酸氢盐的减少或酸生成过多导致 HCO_3^-（<21mmol/L）减少的结果[91]。HCO_3^- 的丢失可能是由于腹泻、胆道引流、尿路分流术或肾小管损伤引起的——这是一类阴离子间隙（计算公式为 $[Na^+]-[Cl^-]-[HCO_3^-]$）正常的高氯性代谢性酸中毒。高阴离子间隙型代谢性酸中毒可能是由于酸的过量产生（乳酸酸中毒或酮症酸中毒）、废物（硫酸盐或磷酸盐）的滞留增加或毒素（水杨酸、乙二醇或甲醇）的摄入引起。通过过度换气和 $PaCO_2$ 下降可以看到代偿反应。在卵巢癌术后患者中，代谢性酸中毒最常见于胃肠液丢失和肾功能衰竭。治疗代谢性酸中毒的重点应放在纠正潜在的代谢紊乱上。在机械通气的患者中，呼吸机设置中应包括代偿性过度换气。对于严重的酸血症，应持续使用碳酸氢钠或其他碱制剂[93]。

代谢性碱中毒（pH>7.45）是由 H^+ 的减少或 HCO_3^-（>27mmol/L）的增加引起[91]。H^+ 的丢失可能是通过鼻胃管流出或利尿剂排出。低血容量和远端肾小管对 HCO_3^- 的重新吸收导致的低钾血症，最终导致所谓的浓缩性碱中毒。因此，代谢性碱中毒的治疗包括纠正血容量和电解质紊乱[94]。用乳酸林格液复苏可能比生理盐水更有效，因为

乳酸可以产生 HCO_3^-。

高碳酸血症（$PaCO_2$ 45mmHg）是呼吸性酸中毒（pH<7.35）的主要特征，是由于通气不足无法正常排出 CO_2 引起的[91]。随着时间的推移，肾脏通过排泄 H^+ 和保留 HCO_3^- 来进行代偿。尤其上腹部有切口或接受阿片类药物进行围手术期疼痛管理的患者有出现呼吸抑制的风险。虽然通气量减少可增加高碳酸血症的风险，但补充氧气仍可以最大限度地减少缺氧的发生。严重的呼吸性酸中毒需要进行插管维持通气。

呼吸性碱中毒（pH>7.45）发生在过度通气的情况下，引起低碳血症（$PaCO_2$ 35mmHg）[91]。在机械通气的患者中，过度呼吸也会导致呼吸性碱中毒。术后患者躺在床上，疼痛、焦虑、中枢神经系统疾病或败血症都可能是导致过度换气的原因。如果焦虑是过度换气的原因，则需要积极地给予镇静和安抚。

肾 功 能

围手术期仍然是院内急性肾功能衰竭最常见的风险之一[95]。尽管都认为患有肾脏疾病、高血压、心血管疾病、糖尿病和高龄的患者风险更高，但接受心脏或血管手术的患者的总体发病率最高。老年人肾小球滤过率较低，更容易受到肾脏低灌注和其他肾毒性损伤的影响。尽管重症监护和肾脏替代治疗取得了进展，但急性肾衰竭的死亡率仍然很高，这可能是因为急性肾衰竭通常在多器官衰竭的情况下同时进行治疗。

急性肾功能衰竭的评估根据病因分为肾前性、肾性和肾后性[95-96]（表 19-8）。肾前性可由缺血或低血压引起，导致以急性肾小管坏死为表现的缺血性再灌注损伤。如果没有其他损伤因素，肾脏功能可以在几天后完全恢复正常，肾毒性药物引起的肾损伤在无合并症的卵巢癌患者中并不常见，但接受卵巢癌手术的患者如果年龄较大、合并慢性肾功能不全伴有容量不足则更容易发生肾损伤。非甾体抗炎药可抑制肾血管舒张。氨基糖苷类抗生素可通过直接毒性或免疫介导的间质性肾炎损伤肾小管。血管紧张素转换酶抑制药和血管紧张素Ⅱ受体拮抗药破坏了原有的肾脏调节功能，也增加了低灌注损伤的风险。放射线造影剂也具有肾毒性，在给造影剂前后需静脉注射碳酸氢钠或 N-乙酰半胱氨酸来降低这种风险[97-98]。

表 19-8   外科手术中急性肾功能衰竭的常见原因

肾前性	肾性	肾后性
低血压	药物：非甾体抗炎药，氨基糖苷类，两性霉素 B，造影剂	输尿管梗阻
低血容量		膀胱功能障碍
动脉闭塞或狭窄		
心力衰竭		尿道梗阻
脓毒症	毒素：内毒素 色素：肌红蛋白	

肾功能衰竭的肾后性因素包括尿潴留和输尿管损伤。卵巢癌肿瘤细胞减灭术中的根治性盆腔清扫术通常在术后即导致膀胱功能障碍。尽管胸椎水平硬膜外麻醉不会影响膀胱功能，但用于控制疼痛的高剂量阿片类药物可能会使正常排尿延迟。如果怀疑输尿管梗阻，查血清肌酐可出现短暂性升高。肾脏超声检查可发现输尿管积水性肾病，但即使集合系统未扩张也不能排除梗阻的可能性。对于临床高度怀疑的患者，CT 尿路造影可以评估整个泌尿系统，并确诊相关的术后并发症。一系列的血流动力学改变是术后肾功能不全最常见的原因。单纯肾衰竭可以恢复，但肾衰竭可能只是多器官衰竭综合征中的一种表现，因此需要肾透析或血液过滤。

如果没有其他的肾损伤因素，维持肾灌注能逆转肾前性急性肾衰竭。需要根据肌酐清除率对经肾排泄的药物剂量进行调整。也必须考虑液体、电解质和营养物质对急性和慢性肾功能不全的影响。尿液分析、尿液显微镜检查和尿液电解质分析有助于区分肾前性或是肾性。肾前性肾功能衰竭时，尿比重高（＞1.020），尿钠低（＜20mmol/L），钠排泄分数低于 1%[86,96]。急性肾衰竭的治疗主要是支持性治疗，针对肾衰竭的根本原因，纠正液体和电解质紊乱。低剂量多巴胺尚未证实能保护或改善肾功能[99-100]。

髓袢利尿剂可将少尿型肾功能不全转化为对肾损伤相对较轻的非少尿型肾功能不全。严重的肾功能衰竭需要使用大剂量的利尿剂，最近的研究表明，静脉滴注呋塞米比静脉推注呋塞米更有效[101]。

在进行肾脏替代疗法时，要对容量和毒素同时进行治疗，且各自都有相应的治疗标准。间歇性血液透析是最常见的肾脏替代疗法。急诊透析的适应证包括严重的液体超负荷、高钾血症、代谢性酸中毒和尿毒症。在急性肾功能衰竭维持期的患者中，血液透析可以快速清除液体和有毒代谢物。对于一个危重的卵巢癌术后患者，脓毒症或多器官衰竭导致的低血压通常会影响间歇性血液透析的治疗。持续的血液滤过或血液透析滤过可以降低液体排出速度，理论上可以减少 ICU 危重患者的血流动力学变化[86,102-104]。连续性静脉-静脉血液滤过（continuous venovenous hemofiltration，CVVH）是通过中心静脉建立血管通路，并给予肝素抗凝维持体外循环。然而，尽管有这些新技术，肾脏替代疗法只是一种支持手段，最终降低死亡率还是需要恢复肾脏和其他受损器官的功能。

营养支持疗法

卵巢癌患者的营养不良通常继发于因肿瘤包块、大网膜包块和 / 或腹水对肠道的物理压迫导致的肠道功能障碍。此外，恶病质会导致代谢变化，包括增加静息能量消耗、无氧糖酵解以及增加甘油和游离脂肪酸的转换率[105]。可以尝试通过手术、营养支持疗法和药物来治疗营养不良。营养不良的患者手术风险更大，包括感染风险增加、住院时间延长和死亡率增加[106]。与血清白蛋白水平正常的患者相比，急诊入院时血清白蛋白水平较低（低于 3.4g/dL）的患者，其死亡率增加了 3 倍以上[107]。尽管许多研究表明，更好的营养支持可以改善患者的营养状况，但缺乏强有力的数据来证明能改善最终的临床结局。围手术期营养评估有助于确定患者是否从营养支持疗法中受益。手术前，可疑癌症患者应进行营养评估，评估包括体重减轻、血清白蛋白和绝对淋巴细胞计数。

腹部大手术后，暂时性禁食在普通外科和妇科肿瘤科很常见。有证据有力地支持了术后尽早进食可以促进肠功能恢复并加快出院时间。除了消化功能外，胃肠道被认为是抵御感染的免疫屏障[108]。尽早恢复规律的饮食就可以提前改用口服镇痛药。

术中放置 NG 管或口胃管并不一定意味着患者在术后需要持续插管。患者经常抱怨插管不适，尽管外科医生的传统思想认为 NG 管减压可以减少胃肠扩张，但这些益处尚未在临床试验中得到证实。相反，在一项对 110 名接受腹腔手术的妇科肿瘤患者进行的前瞻性研究中，Pearl 等将她们随机分为术后 NG 管和术中口胃管，研究表明，在肠道并发症、恢复规律饮食的时间或住院时间方面，两组没有差异[109]。一篇对 26 项临床试验（包括 3 964 名患者进行 NG 管减压）的荟萃分析还发现，未使用 NG 管的患者发热率、肺不张和肺炎显著降低[110]。出现更严重的腹胀和呕吐与并发症（伤口裂开、感染、吻合口瘘）或住院时间的增加无关。

在胃肠道和结、直肠手术后尽早进食首次被认为是安全的[111]。为评估妇科肿瘤患者术后早期进食的安全性与有效性，石溪大学医院将 200 例患者随机分为两组：一组于术后第 1 天给予清流质饮食，另一组维持禁食直至肛门排气后恢复进食[112]。早期进食组的肠鸣音出现时间、对清亮流食和规律饮食出现耐受的时间以及住院时间均显著缩短。印第安纳大学的一项独立的前瞻性随机研究也能证实，该研究比较了进食时间对结果的影响，研究组术后第一天给予清亮流食，而对照组直到肠鸣音恢复、排气或排便、主观饥饿时才进食[113]，实际结果是研究组比对照组早一天接受了规律的饮食，仅仅只是呕吐发生率稍高。一项择期胃肠道手术随机对照试验的荟萃分析发现，将肠内营养与进食进行了比较，结果表明，早期进食降低了感染风险和缩短了住院时间[114]。吻合口裂开、伤口感染、肺炎和死亡率的风险降低，尽管呕吐的发生率升高，但没有统计学意义（图 19-3）。规律饮食可能是安全有效的，这可以提供更高的热量摄入，并有可能降低误吸的风险。

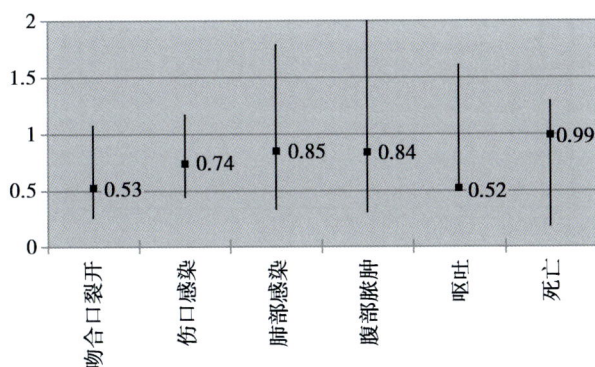

图 19-3　随机试验的荟萃分析比较了早期肠内营养与禁食（相对风险和 95%CI）[改编自 Lewis, S.J. et al. BMJ, 323 (7316), 773, 2001.]

对于预计长时间不进行肠内营养的患者，可以考虑全肠外营养，但营养支持疗法的时间也受到患者术后血流动力学稳定性的影响。手术结束时应注意血流动力学的恢复情况，患者病情稳定后需进行营养评估。营养支持疗法已成为这些患

者的标准护理方法，但持续的空腹是否会出现明显的后遗症仍然是一个悬而未决的问题[115]。胃肠道完整的患者不建议使用全胃肠外营养，但许多需要加强护理的卵巢癌手术患者，在肿瘤细胞减灭术中进行了肠部分切除，估计肠功能的恢复会延迟。与之前健康、营养良好的患者预计在 7d 内恢复饮食相比，入住 ICU 的患者预计 7d 内无法进食，更有可能需要全胃肠外营养。一篇对 26 项前瞻性随机试验（包括 2 211 名患者）进行的荟萃分析，将全胃肠外营养与（标准）口服饮食和静脉注射葡萄糖进行了比较，手术或危重患者的总体死亡率没有任何改善[116]。在接受全胃肠外营养的营养不良患者中，主要并发症的发生率较低，但在整个患者群体中并非如此。

与肠外营养相比，肠内营养有助于降低胃肠道黏膜的通透性以便伤口更好地愈合。肠内营养也可以减轻代谢紊乱，并且比肠外营养更便宜。术后患者的局限性在于肠梗阻患者的用药禁忌和吸入的风险。短肠综合征者也需要胃肠外补充，直到剩余的肠道能够代偿[117]。肠内营养可能比胃内营养更好——这避免了与胃排空延迟相关的反流和误吸风险，尤其是在卵巢癌手术患者中，胃扩张可能会使胃底网膜切除术后血管断端破裂。然而，无论采取哪种方法进行喂养都可以，不经过胃并不能提高患者对喂养的耐受性。随机试验尚未显示胃肠动力药对改善术后肠梗阻有效[118]。在手术结束后，营养缺乏的危重卵巢癌患者可能更需要全胃肠外营养，但肠功能恢复后应考虑肠内营养。

热量需求是根据患者身体储存和分解代谢的能量来评估的[119]。基础能量消耗可用 Harris-Benedict 方程，用个体的年龄、性别、身高和体重计算，然后乘以应激系数和活动系数（图 19-4）。成

女性可用Harris-Benedict公式
基础代谢率 = 655+9.6×体重（kg）+1.7×身高（cm）−4.7×年龄（岁）

乘以活动系数	
卧床	1.2×
下床少量活动	1.3×
正常活动	1.4×
乘以应激系数	
小型手术	1.0~1.2×
软组织损伤	1.1~1.4×
腹膜炎	1.2~1.5×
严重败血症	1.4~1.8×
严重烧伤	2.0×

图 19-4　根据基础能量消耗以及应激和损伤因素计算需求总热量

年危重患者合理的能量估计为 25～30kcal/（kg·d）（1kcal≈4.18kJ）。碳水化合物通常占非蛋白质热量的 60%～70%。脂肪包括必需脂肪酸占热量的 25%～30%。蛋白质需求量为 1.2～2.0g/（kg·d）。液体、电解质、维生素和微量元素构成了全胃肠外营养的日常配方（表 19-9）。组胺 H2 受体拮抗剂和普通胰岛素也可作为胃肠外营养液中的添加剂。建议肠外营养集中管理——由于高渗和静脉刺激，外周肠外营养液中最终葡萄糖的浓度为 10%，氨基酸的浓度为 2.5%，控制总热量的摄入。同时给予脂肪乳可以减少静脉刺激。严重营养不良患者的喂养可能会出现再喂养综合征。细胞内渗入磷酸盐可能导致严重的低磷血症，并可能导致呼吸衰竭。钾和镁也会转移到细胞内，导致低钾血症

和低镁血症。定期监测实验室情况，包括电解质、葡萄糖、肝功能和脂类，可以预防肠外营养的代谢并发症。过量的葡萄糖会导致高血糖和其他高渗状态。脂质过多会导致高脂血症，蛋白质过多会加重氮质血症或脑病。

在开始全肠外营养后，每天都需要监测电解质和血糖。常规监测还包括仔细记录液体的入量和出量，并定期称体重。每周需监测肝功能、甘油三酯、白蛋白、前白蛋白和 C 反应蛋白。

在蛋白质稳定摄入 3～5d 后，收集 24h 尿液，查尿素氮含量来计算患者的氮平衡[120]。合成代谢需要正氮平衡。用热量计数计算患者的摄入量，应持续肠外营养直至患者通过肠道途径摄入至少所需 50% 的热量。

表 19-9 每升标准化肠外营养配方

成分	中心静脉	配方	外周静脉	配方
葡萄糖	25%	250g	10%	100g
氨基酸类	4.25%	42.5g	2.5%	25g
钠	45mmol		41mmol	
钾	40mmol		18mmol	
钙	2.25mmol		2mmol	
镁	2.5mmol		2.5mmol	
氯化物	43mmol		35mmol	
磷	15mmol/L		9mmol/L	
醋酸盐	41mmol		28mmol	
微量元素				
维生素 K（每周）				
渗量	1 825mOsm/L		880mOsm/L	
热量	1 020kcal		440kcal	
氮含量	6.7g		4.0g	

1kcal≈4.18kJ。

内 分 泌

手术的应激反应刺激下丘脑-垂体-肾上腺轴，增加皮质醇的分泌。与正常人相比，服用慢性外源性类固醇的患者内分泌轴受到抑制，无法产生适当的应激反应。这种肾上腺抑制可导致手术时低血压和心血管系统功能紊乱。虽然类固醇有导致伤口愈合不良、免疫抑制和其他不良反应的风险，但为防止出现低血压，这些类固醇依赖性患者在围手术期需使用超生理"应激剂量"的类固

醇。很少有研究真正监测到低血压危象的严重后果，也没有证据表明围手术期"应激剂量"的类固醇能够预防肾上腺功能不全继发的血流动力学紊乱[121]。有病例分析表明，艾迪生病危象的发生率较低（1%～2%）。但考虑到与肾上腺功能不全相关的死亡风险，围手术期应继续使用糖皮质激素，在获得前瞻性随机对照数据之前，"应激剂量"的类固醇是可以使用的。对于子宫切除术等中等手术，术后 1～2d 可静脉注射 50～75mg 氢化可的松；在肿瘤切除等大手术后，可给予更高剂量 100～150mg，持续 2～3d[122]。

对于糖尿病患者，围手术期的血糖控制取决于患者术前的治疗方案以及术后恢复进食的时间。糖尿病患者术前糖化血红蛋白水平可以指导术后血糖的管理。在等待术后肠功能和饮食恢复的同时，要根据代谢应激水平、葡萄糖输注和胰岛素给药来调整葡萄糖的用量[123]。普通皮下注射胰岛素最常见的是每4～6h给药一次，难治性病例需通过输注葡萄糖和滴注胰岛素来治疗。即使既往病史没有糖尿病的诊断，胰岛素抵抗和高血糖在危重患者中也很常见。一项随机对照研究表明，对于入住ICU的高血糖患者（葡萄糖>215mg/dL），将血糖维持在80～110mg/dL之间，可降低外科ICU中的发病率和死亡率[124]。一般来说，将血糖保持在140～180mg/dL之间，发生高血糖或低血糖的风险最低。尽量减少含葡萄糖液体的静脉输入可以降低糖耐量异常患者发生高血糖的风险。

疼　痛

卵巢癌手术患者的疼痛管理包括静脉给药和硬膜外给药。术后镇痛可使用能全身泵入阿片类药物的静脉自控镇痛泵。当妇科肿瘤患者的肠功能恢复时，口服镇痛药也是安全有效的[125]。应用硬膜外镇痛进行大型腹部手术，术后镇痛效果较好。一项对剖腹术后硬膜外镇痛随机试验的荟萃分析表明，使用局部麻醉剂和减少硬膜外阿片类药物剂量可以加快肠功能的恢复，缩短住院时间，但疼痛增加[10]。硬膜外麻醉镇痛还能减少术中失血量、减少血栓栓塞发生率、促进尽早活动，但这在妇科癌症领域尚未得到充分验证[126]。最近，纪念斯隆-凯特琳癌症中心（Memorial Sloan Kettering Cancer Center）的一项前瞻性随机研究，比较了妇科开腹手术围手术期自控硬膜外镇痛（吗啡和布比卡因）和术后自控静脉镇痛（吗啡）[127]，所有患者均给予酮咯酸静脉注射；硬膜外组患者术后疼痛明显减轻，出院时间无明显差异。在另一项非随机前瞻性研究中，与术后自控镇痛（氢吗啡酮）相比，围手术期患者自控硬膜外镇痛（芬太尼和布比卡因）的使用并没有更好地改善疼痛[128]。然而，在这项研究中，选择硬膜外麻醉的更有可能是癌症患者，这些患者会接受更复杂的手术。在行走、饮食耐受和出院意愿方面没有差异的情况下，作者认为患者选择硬膜外麻醉可受益于神经轴性阻滞。

采用保留阿片类药物的多模式镇痛方法纳入强化治疗方案。有大量证据表明，术后疼痛控制不佳，与生活质量下降、并发症发生率增高、住院时间增加和意外再次入院有关[128A]。单独使用阿片类药物进行术后镇痛会增加恶心、镇静和疲劳的副作用，同时也会使患者面对成瘾风险及其相关的社会影响[128B]。非阿片类药物替代品包括对乙酰氨基酚、加巴喷丁、非甾体抗炎药和地塞米松[128C]。重要的是在术前让患者了解术后镇痛，让患者对术后疼痛程度有正常的期望值。同时使用作用机制不同的镇痛剂可以产生协同作用，这包括术前常规使用镇痛药物，常见方案为口服对乙酰氨基酚、加巴喷丁和塞来昔布或双氯芬酸[128D]。术后胸段硬膜外阻滞的替代方案包括腹横肌阻滞以及切口注射麻醉或镇痛泵，但这些模式尚未在临床试验中进行比较。随着我们对药物基因组学以及药物代谢和敏感性变化的了解，会建立药物遗传学指导的疼痛评价[128E]。

谵妄是一种急性的意识混浊状态，超过1/3～1/2的老年住院患者可发生[43]。药物会引发谵妄，代谢紊乱、感染、脱水、制动和营养不良也会引发谵妄。疼痛没有完全缓解会引起躁动，但鸦片类药物的使用也会引发谵妄。为最大限度地减少谵妄的发生，启发引导患者，提高认知，尽量自由活动，在临床允许的情况下拔出导尿管和引流管，佩戴眼镜和助听器，并为脱水患者补充血容量。针对手术切口的止痛药可以从对乙酰氨基酚开始，疼痛严重时再使用阿片类药物。让家庭成员参与术后护理，有助于卵巢癌患者术后恢复并保持良好的精神状态。

感染的发病率

发热是术后一种常见的症状，可能影响比较严重。不能仅考虑感染，发热也可能是组织炎症反应引起的。术后发热的规范定义是24h内体温升高超过38～38.5℃。据报道，术后发热的发生率在15%～47%之间，只有5%～36%的患者发现了感染源，不到3%的患者出现了菌血症。传统的全血细胞计数（CBC）、尿培养、血培养和胸部X线检查可能并不能有效地发现感染源[129]。在手术后的前3d内发热，通常被错误地认为是肺不张引起的。临床病史对于帮助评估患者术后感染的总体风险非常重要。手术时间、失血、手术污染、既往存在的感染、营养状况、免疫功能低下和恶性肿瘤都会增加患者感染的风险。针对高危人群进行有针对性的体液培养和实验室检查,有助于最大限度地减少不必要的检查。发热、心动过速、白细胞增多和明确的症状能更有效地判断感染的发展过程。

作为器官灌注不足的表现,血清乳酸水平会升高,乳酸升高（>2mmol/L）可用于脓毒症患者的早期识别。早期识别全身炎症反应综合征（SIRS）和/或脓毒症对于启动早期复苏至关重要。拯救脓毒症运动（SSC）指出,管理可疑脓毒症的患者,影像学对于确定感染源、液体复苏、补充氧气、使用抗生素之前进行血液培养以及尽早使用广谱抗生素至关重要。应特别注意维持血氧饱和度和组织灌注,以避免多系统器官衰竭[43]。一旦怀疑出现腹腔内感染或全身败血症应尽早开始使用广谱抗生素。临床上怀疑败血症的患者有 1/4 在微生物学培养上没有发现问题,这些患者与培养阳性的患者有相似的高危因素,也有相似的死亡风险[130]。

异物可能是感染源。应尽早拔除引流管,包括导尿管、输尿管支架和盆腔引流管[131]。使用抗生素涂层或消毒浸渍过的中心静脉导管可以降低导管定植和导管相关血液感染的发生率[132]。腹腔内和盆腔感染在发病初期时可能没有明显症状。盆腹腔手术后,X 线片上游离气体可能会持续存在几天。脓肿的形成是需要时间的,届时可在 CT 引导下脓腔置管进行引流。多种抗生素联合的抗菌谱涵盖了需氧菌和厌氧菌。可以考虑联合用药,包括氨苄西林与克拉维酸、哌拉西林与他唑巴坦或厄他培南。替代方案可以是氨苄西林、庆大霉素、克林霉素或甲硝唑的三联方案,或氟喹诺酮和甲硝唑的联合方案。在 7~14d 的疗程中,治疗的持续时间在很大程度上取决于感染的严重程度。

抗生素的选择通常是经验性地使用广谱抗生素。伤口感染通常是由葡萄球菌或链球菌引起的,它们通常对青霉素或第一代头孢菌素敏感。青霉素过敏患者可使用能覆盖革兰氏阳性菌的克林霉素。使用哌拉西林和他唑巴坦,联合氨基糖苷,可以覆盖腹腔内大部分病原微生物,如大肠杆菌或脆弱拟杆菌。第三代或第四代头孢菌素、β- 内酰胺 /β- 内酰胺酶抑制药或碳青霉烯类药物对毒性更强的革兰氏阴性杆菌有效。真菌感染需要用氟康唑或卡泊芬净治疗。两性霉素 B 长期以来一直是念珠菌血症的标准治疗方法,但也有严重的肾毒性。随机研究表明,在非中性粒细胞减少的患者中,氟康唑和两性霉素 B 治疗后的临床缓解率

相似[133]。如果怀疑是非念珠菌,卡泊芬净可能比氟康唑更有效。治疗应持续 14d,直到菌血症或真菌性菌血症治愈。在病原体明确的腹腔内感染病例中,较短疗程的抗生素治疗可能会产生类似的结果[133A]。

抗生素的耐药性是一个严重的问题,人类对几类抗生素的耐药性不断增加。越来越多的学者认为耐甲氧西林金黄色葡萄球菌是医院血液感染的病因。耐万古霉素肠球菌感染是另一种常见和难治的院内感染。限制氟喹诺酮类药物的使用,增加抗生素的治疗剂量以降低耐药性突变的风险,这些方法可能对维持抗生素治疗有价值。

伤 口 护 理

伤口感染仍然是术后并发症的主要原因,也是远期切口疝的主要原因。术后的前 24~48h,即皮肤重新上皮化所需的时间,应使用无菌密封敷料覆盖伤口[134]。切口的正常愈合包括炎症期、增生期或成纤维细胞期以及重塑期或成熟期。中性粒细胞的杀菌活性是由氧化杀伤介导的,在围手术期充分吸氧可以提高氧化杀伤的活性。在结直肠切除手术患者中,一项围手术期吸氧的前瞻性随机研究——0.80 的 FiO_2 与 0.30 比较,将氧饱和度保持在 99%~100% 可将伤口感染的发生率降低一半[135]。通过改善患者的血容量来缓解疼痛、保持体温和改善灌注也可以促进伤口愈合并减少伤口感染。规范的补充血容量可以更好地让组织进行氧合和随后的胶原沉积[136]。术中和术后保持体温可以将伤口感染的发生率降低 2/3[137]。成纤维细胞增殖在手术后约一周达到峰值——在这一阶段,缺氧、缺血、感染和营养不良最有可能对伤口愈合产生不利影响。

只要没有感染迹象,血清肿和血肿可以只通过引流来治疗。在皮钉之间探查或用缝线或医用胶带重新缝合伤口,有助于保持少量的皮肤渗液引流。渗液量较多或受感染或渗脓的伤口需要开放。如果伤口没有被感染,可以立即重新缝合。如果伤口发生蜂窝组织炎,还需要给予青霉素、头孢菌素或克林霉素等抗生素进行治疗。湿敷料可用于坏死组织的清创术,因为会损伤新组织,所以不应暴力撕除肉芽组织上的干敷料。保持湿润是伤口护理的首选原则,对渗出性伤口使用医用辅料 Sorbsan 或海藻酸钙凝胶等试剂,干燥伤口

使用水凝胶或优色林。蜂蜜也被认为具有抗菌活性,同时因其具有高渗透压可从伤口创面中吸收液体[137A]。伤口冲洗或水疗法也可以去除糟脆的坏死组织。出院后,可以在床旁或门诊用不可吸收单丝缝合线重新缝合长出新鲜肉芽的健康伤口[138]。再感染率较低,完全愈合的时间明显少于没有引流使伤口愈合的时间。引流的深部伤口也会慢慢愈合——应用恒定负压装置,如真空辅助闭合装置,它可以改善伤口局部的环境[139]。尽管使用真空辅助闭合装置不会显著减少细菌量,但持续负压和及时排空渗液可以提高伤口局部的抗感染力,伤口边缘重新对合,并改善肉芽组织的发育[140]。

筋膜裂开是开腹内脏切除术的一种严重的并发症,如果不及时治疗,其发病率和死亡率都很高。在外科文献中,伤口裂开的危险因素包括营养不良、低蛋白血症、贫血、急症、肠梗阻、呕吐、咳嗽和慢性肺病[141]。在妇科患者中,大多数腹部伤口裂开发生在垂直切口的下方,平均时间为术后7~8d,这时多数卵巢癌患者正准备出院[142]。去除皮钉时有浆液流出,这很可能是伤口血清肿。探查筋膜可能会发现一个很大的薄弱点或缺陷。筋膜裂开的处理应为再次手术使伤口闭合。改口服为静脉注射抗生素。如果进行了内脏切除,应该用温盐水浸泡肠管。术中要清除伤口内所有坏死或感染的组织。在大多数情况下,缝合线穿过组织,少数情况是由于缝合线断裂或打结滑动。那些有多种危险因素的患者应考虑保留缝合后再次缝合。皮肤应该保持开放状态,以后通过延迟一期闭合来闭合。尽管早期筋膜分离被成功修复,但接受筋膜修复的患者远期患腹疝的风险仍然增加。

胸腹水的处理

卵巢癌肿瘤细胞减灭术后,尤其是膈肌手术后,经常会出现新的或恶化的胸腔积液。在纪念斯隆-凯特琳癌症中心的一系列研究中,超过1/4的女性在肿瘤细胞减灭术时进行了膈膜剥离,新增的胸腔积液发生率为58%[143]。发病机制可能是恶性细胞破坏淋巴管或增加内皮通透性。患者表现为呼吸困难,或在体格检查或胸部X线片上发现积液。胸腔穿刺术是诊断和治疗的第一步。恶性胸腔积液可能由于胸膜的肿瘤浸润或直接转移播散造成。

转移性卵巢癌恶性胸腔积液的处理取决于患者的整体状况[144-145]。大量积液可能会干扰围手术期肺通气,需要在术前引流。同样,使用呼吸机的危重患者可能需要引流积液,以便于拔管。大多数恶性积液也会随着化疗而改善,但有症状的患者可能仍需要胸腔穿刺术。建议引流液控制在1 000~1 500mL,以防止复张后的肺水肿。重复的胸膜腔穿刺容易引起粘连和积液。胸膜腔造口术插入导管有利于大量的积液引流,并可注入硬化剂。在纪念斯隆-凯特琳癌症中心的一系列胸腔积液患者中,术后胸膜腔穿刺或胸腔导管置入的比率为15%[143]。肺完全复张是胸膜粘连术成功的必要条件——在准备进行硬化治疗之前,引流液应小于100~150mL/d。最新报道显示,小口径胸腔引流管2.6~4.6mm(8~14F)在引流和胸膜粘连术中与大口径引流管7.9~10.6mm(24~32F)作用相似[146]。这些猪尾导管可以由介入放射科医生放置,与传统的胸腔引流管相比,患者的不适感更小。一些留置导管是专为患者设计的,可在家中引流积液,且当需用化疗治疗积液时可以保留几个月。

许多硬化剂已被用于胸膜粘连术,但目前硬化剂的材料仍不理想。无菌滑石粉耐受性好,价格低廉,对胸膜粘连术有80%~90%的效果,可能是目前的首选材料[147]。肺复张后,将5g滑石放入50mL生理盐水中制成浆液,再注入胸膜腔。也可以预先给予利多卡因或稀释在浆液中用于镇痛。管壁先夹闭2h,然后开放持续引流24h。不需要交替进行。如果肺部能够保持膨胀状态,引流液不多,可以在24~48h内取出引流管。胸膜粘连术的常见不良反应是胸痛和发热。滑石粉有一个不常见的严重并发症是ARDS。如果出现双侧积液,仍应进行一次单侧胸膜粘连术,可最大限度地减少不适以及滑石粉的剂量。胸腔镜手术和胸膜切除术可以治疗胸膜粘连术后顽固性积液,这是治疗恶性积液更有效但有创的方法。

与恶性肿瘤相关的腹水可能由多种原因引起——最常见的是腹膜癌,但也有肿瘤或其他隐性肝病引起的肝腹水。恶性腹水最好通过肿瘤切除和化疗来治疗。虽然术后腹水可能会复发,但这通常是自限性的,不需要穿刺来治疗。事实上,考虑到卵巢癌手术前后的体液变化,通常不建议穿刺,因为这会进一步减少患者的血容量。

腹腔间室综合征是一种罕见但非常严重的疾病，腹内压力会影响腹部内脏的灌注[148]。该综合征最早出现在创伤患者中，术中和术后都有复杂的过程，需要大量的液体复苏。压力可能源于腹水的再次积聚、腹腔内出血或肠水肿。如果不及时识别，可能会导致全身血管阻力增加、静脉回流减少和器官衰竭[149]。通常，当通气压力增加与中心静脉压增加、尿量减少、腹胀加重有关时，就可以作出诊断，早期识别后进行早期干预[150]。通过用 50～100mL 的液体灌注膀胱，可以最容易地测量腹腔内压力。夹闭导管后，将中心静脉监测装置连接到插入福莱尿管接头的 16～18 号针头上，在呼气末测量压力。在心肺和肾功能受损的情况下，膀胱压力大于 15～25mmHg 可能预示着腹腔间室综合征。但临床识别腹压增加和新的器官功能障碍比精确的膀胱压力阈值更重要。清除腹水可以给腹部减压，但可能需要通过重新开腹来进行减压治疗，减压后患者的血流动力学状态通常会立即改善。可以在适当的复苏后以分阶段的方式进行腹腔延迟闭合。腹腔间室综合征的死亡率在 63%～72% 之间。对于因卵巢癌肿瘤细胞减灭术而进行广泛肠道手术和液体复苏的患者，引流管的放置是否有助于降低腹腔间室综合征的风险尚不清楚。

术 后 化 疗

对于卵巢癌患者手术和开始辅助化疗之间的最佳时间间隔缺乏共识。手术切除肿瘤会刺激剩余肿瘤细胞的生长。在小鼠模型中，术前或肿瘤切除后立即给予环磷酰胺对抑制肿瘤转移生长最有效[151]。据推测，延迟系统治疗会增加耐药性的概率[152]。

通常情况下，患者的病情应在化疗前恢复稳定并也做好了出院准备，可最大限度地减少化疗引起的恶心这些影响肠功能恢复的混杂因素，并最大限度地降低化疗最低谷时机体状态对术后并发症的影响。患者可以在医院平稳地接受第一个周期的化疗。如果在手术中放置中心静脉导管，则可以在拔除前使用该管路进行化疗。由于围手术期可能出现液体丢失和实验室检测值波动，因此应使用患者当前体重计算化疗剂量。只要血清肌酐稳定，Cockcroft-Gault 方程就足以评估肾功能。对于术后病情特别不稳定的患者，应该恢复更长的时间后再开始化疗。另一方面，术后再次形成的腹水和渗出液通常对细胞毒性化疗反应敏感。

一些研究表明，手术和化疗之间的时间间隔不能预测卵巢癌患者的生存率[153-159]。在挪威对 349 名 Ⅱ～Ⅳ 期卵巢癌患者进行的前瞻性研究中，无残留病灶的患者术后 6 周内开始化疗，其生存率与等于或大于 6 周的化疗患者相比同样不高，风险比为 1.86（95%CI 0.75～4.61）[155]。对于有残余病灶的患者，实际上治疗间隔即使小于 6 周，短期生存率仍较差，和无残留病灶的患者相比，差异有统计学意义，风险比为 2.36（95%CI 1.22～4.57）。在另一项研究中，手术术式、机体状况和术后 CA25 水平也是重要的预后因素[157]。然而，在前瞻性卵巢癌诊断研究中，当化疗间隔超过 28d 时，有残留的患者总体生存率明显降低。

卵巢癌术后开始静脉化疗 4～6 周可能是最佳时间。目前还缺乏关于何时开始腹膜内化疗的最佳时间证据。在美国俄克拉何马大学的一项回顾性研究中，83 名晚期卵巢癌患者在术后接受了静脉和腹腔化疗[160]，56 名（67%）患者在首次手术时留置了腹腔灌注管，腹膜内化疗通常在灌注管放置约 24h 后开始，以便伤口愈合和再灌注。在首次减瘤术时进行左侧结肠或乙状结肠切除的患者也应延迟腹腔内化疗[161]。

出 院 指 导

出院指导应在术前访视期间开始，为患者及其家人做好预期的术后准备。对虚弱和谵妄风险的评估可以预测患者对辅助治疗的需求，包括营养、物理治疗、作业疗法和社会工作，以规划出院后的家庭护理或专业护理。当患者最初面对癌症诊断时，来自治疗团队、社会工作者、精神护理提供者和互助团体等社会资源的心理支持，能有助于缓解压力。接受手术治疗的患者如果身体虚弱或有多种合并症，可以从术前干预包括物理治疗和营养治疗中获益[43]。出院标准包括以下几个方面：无发热且不伴有不受控制的明显感染，耐受正常饮食而无恶心或呕吐，肠道和膀胱功能正常，伤口基本愈合。现在已经引入了加速康复临床路径，患者的满意度得到提高，同时还减少了住院时间和医疗费用[162]。

（祝鑫瑜 译）

参 考 文 献

1. Brooks SE et al. Resources and use of the intensive care unit in patients who undergo surgery for ovarian carcinoma. *Cancer* 2002;95(7):1457–1462.

2. Amir M, Shabot MM, Karlan BY. Surgical intensive care unit care after ovarian cancer surgery: An analysis of indications. *Am J Obstet Gynecol* 1997;176(6):1389–1393.

3. Van Le L et al. Use of the APACHE II scoring system to determine mortality of gynecologic oncology patients in the intensive care unit. *Obstet Gynecol* 1995;85(1):53–56.

4. Diaz-Montes TP, Zahurak ML, Bristow RE. Predictors of extended intensive care unit resource utilization following surgery for ovarian cancer. *Gynecol Oncol* 2007;107(3):464–468.

A. van Driel WJ, Koole SN, Siborska K, et al. Hyperthermic intraperitoneal chemotherapy in ovarian cancer. *N Eng J Med* 2018;018(378):230–40.

B. Abramian A, Zivanovic O, Kuhn W, et al. Introducing hyperthermic intraperitoneal chemotherapy into gynecological oncology practice – feasibility and safety considerations: Single-center experience. *Oncol Res Treat.* 2016;39(4):178–84. doi: 10.1159/000445180. Epub 2016 Mar 23.

5. Eachempati SR, Miller FG, Fins JJ. The surgical intensivist as mediator of end-of-life issues in the care of critically ill patients. *J Am Coll Surg* 2003;195:847–853.

6. Pollack MM et al. Improving the outcome and efficiency of intensive care: The impact of an intensivist. *Crit Care Med* 1988;16:11.

7. Pronovost PJ et al. Improving patient safety in intensive care units in Michigan. *J Crit Care* 2008;23(2):207–221.

8. Goldman L et al. Multifactorial index of cardiac risk in noncardiac surgical procedures. *N Engl J Med* 1977;297:845–850.

9. Lee TH et al. Derivation and prospective validation of a simple index for prediction of cardiac risk of major noncardiac surgery. *Circulation* 1999;100:1043–1049.

10. Rodgers A et al. Reduction of postoperative mortality and morbidity with epidural or spinal anaesthesia: Results from overview of randomised trials. *BMJ* 2000;321(7275):1493.

11. Mangano DT, Goldman L. Preoperative assessment of patients with known or suspected coronary disease. *N Engl J Med* 1995;333(26):1750–1756.

12. Badner NH et al. Myocardial infarction after noncardiac surgery. *Anesthesiology* 1998;88:572–578.

13. Mangano DT et al. Effect of atenolol on mortality and cardiovascular morbidity after noncardiac surgery. *N Engl J Med* 1996;335(23):1713–1721.

14. Poldermans D et al. The effect of bisoprolol on perioperative mortality and myocardial infarction in high-risk patients undergoing vascular surgery. Dutch echocardiographic cardiac risk evaluation applying stress echocardiography study group. *N Engl J Med* 1999;341(24):1789–1794.

15. Devereaux PJ et al. Effects of extended-release metoprolol succinate in patients undergoing non-cardiac surgery (POISE trial): A randomised controlled trial. *Lancet* 2008;371(9627):1839–1847.

16. Fleisher LA et al. ACC/AHA 2007 guidelines on perioperative cardiovascular evaluation and care for noncardiac surgery: Executive summary. *Circulation* 2007;116(17):1971–1996.

17. Lindenauer PK et al. Lipid-lowering therapy and in-hospital mortality following major noncardiac surgery. *JAMA* 2004;291(17):2092–2099.

A. Hauser ND, Swanevelder J. Transoesophageal echocardiography (TOE): contra-indications, complications and safety of perioperative TOE. *Echo Res Pract* 2018; 5(4): R101–113. PMID: 30303686

18. Rodriguez RM, Rosenthal M. Etiology and pathophysiology of shock. In: Murray MJ, Cousin, DB, RG Pearl, DS Prough (eds.), *Critical Care Medicine: Perioperative Medicine.* Philadelphia, PA: Lippincott Williams & Wilkins, 2002, pp. 192–205.

19. Schierhout G, Roberts I. Fluid resuscitation with colloid or crystalloid solutions in critically ill patients: A systematic review of randomized trials. *BMJ* 1998;316:961–964.

20. Choi PTL et al. Cystalloids vs. colloids in fluid resuscitation: A systematic review. *Crit Care Med* 1999;27:200–210.

21. Wilkes MM, Navickis RJ. Patient survival after human albumin administration: A meta-analysis of randomized, controlled trials. *Ann Intern Med* 2001;135(3):149–164.

22. Caironi P et al. Albumin replacement in patients with severe sepsis or septic shock. *N Engl J Med* 2014;370(15):1412–1421.

23. McSweeney JC et al. Women's early warning symptoms of acute myocardial infarction. *Circulation* 2003;108(21):2619–2623.

24. White R. Acute therapy in patients with cardiac arrhythmias. In: MJ Murray, DB Cousin, RG Pearl, DS Prough (eds.), *Critical Care Medicine: Perioperative Medicine.* Philadelphia, PA: Lippincott Williams & Wilkins. 2002, pp. 320–332.

A. Fleisher LA, Fleischmann KE, Auerbach AD, et al. 2014 ACC/AHA guideline on perioperative cardiovascular evaluation and management of patients undergoing noncardiac surgery: A report of the American College of Cardiology/American Heart Association Task Force on Practice Guidelines. *Circulation* 2014;130:e278–333.

B. Wijeysundera DN, Pearse RM, Shulman MA et al. Assessment of functional capacity before major non-cardiac surgery: An international, prospective cohort study. *Lancet* 2018;391 (10140):2631–2640.

C. Silver JK, Baima J. Cancer Prehabilitation: An opportunity to decrease treatment related morbidity, increase cancer treatment options, and improve physical and psychological health outcomes. *Am J Phys Med Rehabil* 2013;92:715–27.

D. Gillis C. *Gastroenterology.* 2018;155(2):391–410.e4. doi: 10.1053/j.gastro.2018.05.012. Epub 2018 May 8.

25. Behr J. Optimizing preoperative lung function. *Curr Opin Anaesthiol* 2001;14:65–69.

26. Arozullah AM et al. Multifactorial risk index for predicting postoperative respiratory failure in med after major noncardiac surgery. *Ann Surg* 2000;232(2):242–253.

27. Arozullah AM et al. Development and validation of multifactorial risk index for predicting postoperative pneumonia after major noncardiac surgery. *Ann Intern Med* 2001;135:847–857.

28. Smetena G. Preoperative pulmonary evaluation. *N Engl J Med* 1999;340:937–944.

29. Gross PA et al. Deaths from nosocomial infections: Experience in a university and community hospital. *Am J Med* 1980;68:219.

30. Podnos SD, Toews G, Pierce AK, Nosocomial pneumonia in patients in intensive care units. *West J Med* 1985;143:622–627.

31. Craven DE, Steger K. Epidemiology of nosocomial pneumonia. New perspectives on an old disease. *Chest* 1995;108:1S–16S.

32. Martin LF et al. Postoperative pneumonia. *Arch Surg* 1984;119:379–383.

33. White R, Dilworth P. Pneumonia in the hospital. *Br J Dis Chest* 1988;82:121–126.

34. Cross AS, Roup B. Role of respiratory assistance devices in endemic nosocomial pneumonia. *Am J Med* 1981;70:681–685.

35. Johanson WG, Pierce A, Sanford JP, Changing pharygeal bacterial flora of hospitalized patients: Emergence of gram negative bacilli. *N Engl J Med* 1969;281:1137–1140.

36. Rouby JJ et al. Nosocomial bronchopneumonia in the critically ill. Histologic and bacteriologic aspects. *Am Rev Respir Dis* 1992;146:1059–1066.

37. Barnes PJ. Chronic obstructive pulmonary disease. *N Engl J Med* 2000;343(4):269–280.

38. Bernard GR et al. The American-European Consensus Conference on ARDS: Definitions, mechanisms, relevant outcomes, and clinical trial coordination. *Am J Respir Crit Med* 1994;149:818–824.

39. The Acute Respiratory Distress Syndrome Network. Ventilation with lower tidal volumes as compared with traditional tidal volumes for acute lung injury and the acute respiratory distress syndrome. *N Engl J Med* 2000;342(18):1301–1308.

40. Ware LB, Matthay M. The acute respiratory distress syndrome. *N Engl J Med* 2000;342:1334–1349.

A. Cheatham ML, Chapman WC, Key SP et al. A meta-analysis of selective versus routine nasogastric decompression after elective laparotomy. *Ann Surg.* 1995;221(5):469–76; discussion

476–8.

B. Nelson R et al. Prophylactic Nasogastric Decompression after abdominal surgery. *Cochrane Database Syst Rev.* 2007;(3): CD004929.

C. Nelson G et al. Guidelines for perioperative care in gynecology/oncology: ERAS Society recommendations – 2019 update. *Int J Gynecol Cancer* 2019;651–668.

41. Brown JV et al. Perioperative coagulopathy in patients undergoing primary cytoreduction. *Cancer* 1993;71(8):2557–2561.

42. American Red Cross. *Practice Guidelines for Blood Transfusion*, 2nd edn., 2007.

43. Noimark D. Predicting the onset of delirium in the post-operative patient. *Age Ageing* 2009;38(4):368–373.

44. Goodnough LT et al. Transfusion medicine: Blood transfusion. *N Engl J Med* 1999;340(6):438–447.

45. Goodnough LT et al. Transfusion medicine: Blood conservation. *N Engl J Med* 1999;340(7):525–533.

46. Horowitz NS et al. Utility and cost-effectiveness of preoperative autologous blood donation in gynecologic and gynecologic oncology patients. *Obstet Gynecol* 2002;99(5 Pt 1):771–776.

47. Goodnough LT et al. Restrictive blood transfusion practices are associated with improved patient outcomes. *Transfusion* 2014;54(10 Pt 2):2753–2759.

48. Duska LR et al. When 'never-events' occur despite adherence to clinical guidelines: The case of venous thromboembolism in clear cell cancer of the ovary compared with other epithelial histologic subtypes. *Gynecol Oncol* 2010;116:374–377.

49. Crandon AJ, Koutts J. Incidence of post-operative deep vein thrombosis in gynaecological oncology. *Aust N Z J Obstet Gynaecol* 1983;23(4):216–219.

50. Rubenstein MD et al. Complications of therapeutic apheresis, including a fatal case with pulmonary vascular occlusion. *Am J Med* 1983;75(1):171–174.

51. Kearon C, Hirsh J. Management of anticoagulation before and after elective surgery. *N Engl J Med* 1997;336(21):1506–1511.

52. Geerts WH et al. Prevention of venous thromboembolism. *Chest* 2001;119(90010):132S–175S.

53. Geerts WH et al. Prevention of venous thromboembolism: American College of chest physicians evidence-based clinical practice guidelines (8th Edition). *Chest* 2008;133(6 Suppl):381S–453S.

54. Clarke-Pearson DL et al. Venous thromboembolism prophylaxis: Patients at high risk to fail intermittent pneumatic compression. *Obstet Gynecol* 2003;101(1):157–163.

55. Clarke-Pearson DL et al. A randomized trial of low-dose heparin and intermittent pneumatic calf compression for the prevention of deep venous thrombosis after gynecologic oncology surgery. *Am J Obstet Gynecol* 1993;168(4):1146–1153; discussion 1153–1154.

56. Maxwell GL et al. Pneumatic compression versus low molecular weight heparin in gynecologic oncology surgery: A randomized trial. *Obstet Gynecol* 2001;98(6):989–995.

57. Maxwell GL et al. Preference and compliance in postoperative thromboembolism prophylaxis among gynecologic oncology patients. *Obstet Gynecol* 2002;100(3):451–455.

58. Dainty L et al. Cost-effectiveness of combination thromboembolism prophylaxis in gynecologic oncology surgery. *Gynecol Oncol* 2004;93(2):366–373.

59. Wille-Jorgensen P et al. Heparins and mechanical methods for thromboprophylaxis in colorectal surgery. *Cochrane Database Syst Rev* 2003;(4):CD001217.

60. Rasmussen MS et al. Prolonged prophylaxis with dalteparin to prevent late thromboembolic complications in patients undergoing major abdominal surgery: A multicenter randomized open-label study. *J Thromb Haemost* 2006;4(11):2384–2390.

A. Schmeler KM et al. Venous thromboembolism (VTE) rates following the implementation of extended duration prophylaxis for patients undergoing surgery for gynecologic malignancies. *Gynecol Oncol.* 2013;128(2):204–8.

B. Bergqvist D, Agnelli G, Cohen AT, et al. Duration of prophylaxis against venous thromboembolism with enoxaparin after surgery for cancer. *N Engl J Med* 2002;346:975–80.

C. Kumar, et al. *Gynecol Oncol.* 2013;130(1):207–12.

D. Agnelli G, Gussoni G, Bianchini C, et al. Nadroparin for the prevention of thromboembolic events in ambulatory patients with metastatic or locally advanced solid cancer receiving chemotherapy: A randomised, placebo-controlled, double-blind study. *Lancet Oncol* 2009;10:943–9.

E. Agnelli G, George DJ, Kakkar AK, et al. Semuloparin for thromboprophylaxis in patients receiving chemotherapy for cancer. *N Engl J Med* 2012;366:601–9

61. Lensing AW et al. Detection of deep-vein thrombosis by real-time B-mode ultrasonography. *N Engl J Med* 1989;320(6):342–345.

62. Cronan JJ. Venous thromboembolic disease: The role of US. *Radiology* 1993;186(3):619–630.

63. Ginsberg JS et al. The use of D-dimer testing and impedance plethysmographic examination in patients with clinical indications of deep vein thrombosis. *Arch Intern Med* 1997;157(10):1077–1081.

64. Lee AY et al. Clinical utility of a rapid whole-blood D-dimer assay in patients with cancer who present with suspected acute deep venous thrombosis. *Ann Intern Med* 1999;131(6):417–423.

65. Kline J et al. New diagnostic tests for pulmonary embolism. *Ann Emerg Med* 2000;35(2):168–180.

66. Stein PD et al. Clinical, laboratory, roentgenographic, and electrocardiographic findings in patients with acute pulmonary embolism and no pre-existing cardiac or pulmonary disease. *Chest* 1991;100(3):598–603.

67. The PIOPED Investigators. Value of the ventilation/perfusion scan in acute pulmonary embolism. Results of the prospective investigation of pulmonary embolism diagnosis (PIOPED). *JAMA* 1990;263(20):2753–2759.

68. Viellard-Baron A et al. Transesophageal echo cardiology as a diagnostic and therapeutic aid in a critical care setting. *Chest* 1995;107:774–779.

69. Remy-Jardin M, Remy J. Spiral CT angiography of the pulmonary circulation. *Radiology* 1999;212(3):615–636.

70. Goodman LR et al. Detection of pulmonary embolism in patients with unresolved clinical and scintigraphic diagnosis: Helical CT versus angiography. *Am J Roentgenol* 1995;164(6):1369–1374.

71. Garg K et al. Thromboembolic disease: Comparison of combined CT pulmonary angiography and venography with bilateral leg sonography in 70 patients. *Am J Roentgenol* 2000;175(4):997–1001.

72. Loud PA et al. Deep venous thrombosis with suspected pulmonary embolism: Detection with combined CT venography and pulmonary angiography. *Radiology* 2001;219(2):498–502.

73. Horlocker TT et al. Regional anesthesia in the anticoagulated patient: Defining the risks (the second ASRA Consensus Conference on Neuraxial Anesthesia and Anticoagulation). *Reg Anesth Pain Med* 2003;28(3):172–197.

A. Horlocker TT et al. Regional anesthesia in the patient receiving antithrombotic or thrombolytic therapy: American Society of Regional Anesthesia and Pain Medicine evidence based guidelines (third edition). *Reg Anesth Pain Med* 2010;35:129–37.

74. Decousus H et al. A clinical trial of vena caval filters in the prevention of pulmonary embolism in patients with proximal deep-vein thrombosis. Prevention du Risque d'Embolie Pulmonaire par Interruption Cave Study Group. *N Engl J Med* 1998;338(7):409–415.

75. Leizorovicz A et al. Comparison of efficacy and safety of low molecular weight heparins and unfractionated heparin in initial treatment of deep venous thrombosis: A meta-analysis. *BMJ* 1994;309(6950):299–304.

76. Siragusa S et al. Low-molecular-weight heparins and unfractionated heparin in the treatment of patients with acute venous thromboembolism: Results of a meta-analysis. *Am J Med* 1996;100(3):269–277.

77. Lensing AW et al. Treatment of deep venous thrombosis with low-molecular-weight heparins. A meta-analysis. *Arch Intern Med* 1995;155(6):601–607.

78. The Columbus Investigators et al. Low-molecular-weight heparin in the treatment of patients with venous thromboembolism.

N Engl J Med 1997;337(10):657–662.

79. Weitz JI. Low-molecular-weight heparins. *N Engl J Med* 1997;337(10):688–698.

A. McBane et al. Apixaban, dalteparin in active cancer associated venous thromboembolism, the ADAm VTE trial. *Blood* 2018;132:421; doi: 10.1182/blood-2018-99-118808.

B. Sunkara T, Ofori E, Zarubin V, et al. Perioperative management of direct oral anticoagulants (DOACs): A systemic review. *Health Serv Insights* 2016;9(Suppl 1):25–36. Published 2016 Dec 13. doi: 10.4137/HSI.S40701.

C. Bergqvist D et al. Duration of prophylaxis against venous thromboembolism with enoxaparin after surgery for cancer. *N Eng J Med* 2002;346:975–980.

80. Pravinkumar E, Webster NR. HIT/HITT and alternative anticoagulation: Current concepts. *Br J Anaesth* 2003;90(5):676–685.

81. Hamilton CA, Robinson WR. Femoral artery occlusion following pelvic cancer surgery. *Gynecol Oncol* 1996;63(1):151–153.

82. Pestana C. Maintenance. In: *Fluids and Electrolytes in the Surgical Patient.* Philadelphia, PA: Lippincott Williams & Wilkins. 2000, pp. 1–23.

83. Pestana C. Replacement. In: *Fluids and Electrolytes in the Surgical Patient.* Philadelphia, PA: Lippincott Williams & Wilkins; 2000, pp. 24–37.

84. Roberts JP et al. Extracellular fluid deficit following operation and its correction with Ringer's lactate. A reassessment. *Ann Surg* 1985;202(1):1–8.

A. Brandstrup et al. Effects of intravenous fluid restriction on postoperative complications: Comparison of two perioperative fluid regimens: A randomized assessor-blinded multicentre trial. *Ann Surg* 2003; 238: 641–8.

B. Chong PC et al. Substantial variation of both opinions and practice regarding perioperative fluid resuscitation. *Can J Surg.* 2009;52(3):207–14.

C. Hamilton MA, Cecconi M, Rhodes A. A systematic review and meta-analysis on the use of preemptive hemodynamic intervention to improve postoperative outcomes in moderate and high-risk surgical patients. *Anesth Analg* 2011;112:1392–1402.

D. Myles PS, Bellomo R, Corcoran T, et al. Restrictive versus liberal fluid therapy for major abdominal surgery. *N Engl J Med.* 2018;378(24):2263–2274.

85. Pestana C. Volume changes. In: *Fluids and Electrolytes in the Surgical Patient.* Philadelphia, PA: Lippincott Williams & Wilkins. 2000, pp. 38–55.

86. Klahr S, Miller SB. Acute oliguria. *N Engl J Med* 1998;338(10):671–675.

87. Adrogue HJ, Madias NE. Hyponatremia. *N Engl J Med* 2000;342(21):1581–1589.

88. Adrogue HJ, Madias NE. Hypernatremia. *N Engl J Med* 2000;342(20):1493–1499.

89. Gennari FJ. Hypokalemia. *N Engl J Med* 1998;339(7):451–458.

90. Kim HJ, Han SW. Therapeutic approach to hyperkalemia. *Nephron* 2002;92(Suppl. 1):33–40.

91. Prough DS, Mathru M, Lang JD. Diagnosis and management of acid-base and electrolyte abnormalities. In: MJ Murray, DB Cousin, RG Pearl, DS Prough (eds.), *Critical Care Medicine: Perioperative Medicine.* Philadelphia, PA: Lippincott Williams & Wilkins. 2002. pp. 206–224.

92. Pestana C. Specific electrolytes. In: Fluids and electrolytes in the surgical patient. Philadelphia, PA: Lippincott Williams & Wilkins. 2000. pp. 81–99.

93. Adrogue HJ, Madias NE. Management of life-threatening acid-base disorders – First of two parts. *N Engl J Med* 1998;338(1):26–34.

94. Adrogue HJ, Madias NE. Management of life-threatening acid-base disorders-second of two parts. *N Engl J Med* 1998;338(2):107–111.

95. Carmichael P, Carmichael AR. Acute renal failure in the surgical setting. *ANZ J Surg* 2003;73(3):144–153.

96. Thadhani R, Pascual M, Bonventre JV. Acute renal failure. *N Engl J Med* 1996;334(22):1448–1460.

97. Birck R et al. Acetylcysteine for prevention of contrast nephropathy: Meta-analysis. *Lancet* 2003;362(9384):598–603.

98. Merten GJ et al. Prevention of contrast-induced nephropathy with sodium bicarbonate: A randomized controlled trial. *JAMA* 2004;291(19):2328–2334.

99. Burger A. Low-dose dopamine in patients with early renal dysfunction: A placebo-controlled randomised trial. *Lancet* 2000;356(9248):2139–2143.

100. Kellum JA, Decker JM. Use of dopamine in acute renal failure: A meta-analysis. *Crit Care Med* 2001;29(8):1526–1531.

101. Dormans M et al. Diuretic efficacy of high dose furosemide in severe heart failure: Bolus injection versus continuous infusion. *J Am Coll Cardiol* 1996;28(2):376–382.

102. Misset B et al. A randomized cross-over comparison of the hemodynamic response to intermittent hemodialysis and continuous hemofiltration in ICU patients with acute renal failure. *Intensive Care Med* 1996;22(8):742–746.

103. Forni LG, Hilton PJ. Continuous hemofiltration in the treatment of acute renal failure. *N Engl J Med* 1997;336(18):1303–1309.

104. Bellomo R, Farmer M, Boyce N. A prospective study of continuous venovenous hemodiafiltration in critically ill patients with acute renal failure. *J Intens Care Med* 1995;10(4):187–192.

105. Gadducci A et al. Malnutrition and cachexia in ovarian cancer patients: Pathophysiology and management. *Anticancer Res* 2001;21(4B):2941–2947.

106. Heyland DK. Nutritional support in the critically ill patients. A critical review of the evidence. *Crit Care Clin* 1998;14(3):423–440.

107. Herrmann FR et al. Serum albumin level on admission as a predictor of death, length of stay, and readmission. *Arch Intern Med* 1992;152(1):125–130.

108. Deitch EA et al. The gut as a portal of entry for bacteremia. Role of protein malnutrition. *Ann Surg* 1987;205(6):681–692.

109. Pearl ML et al. A randomized controlled trial of postoperative nasogastric tube decompression in gynecologic oncology patients undergoing intra-abdominal surgery. *Obstet Gynecol* 1996;88(3):399–402.

110. Cheatham ML et al. A meta-analysis of selective versus routine nasogastric decompression after elective laparotomy. *Ann Surg* 1995;221(5):469–476; discussion 476–478.

111. Reissman P et al. Is early oral feeding safe after elective colorectal surgery? A prospective randomized trial. *Ann Surg* 1995;222(1):73–77.

112. Pearl ML et al. A randomized controlled trial of early postoperative feeding in gynecologic oncology patients undergoing intra-abdominal surgery. *Obstet Gynecol* 1998;92(1):94–97.

113. Schilder JM et al. A prospective controlled trial of early postoperative oral intake following major abdominal gynecologic surgery. *Gynecol Oncol* 1997;67(3):235–240.

114. Lewis SJ et al. Early enteral feeding versus "nil by mouth" after gastrointestinal surgery: Systematic review and meta-analysis of controlled trials. *BMJ* 2001;323(7316):773–776.

115. Wong PW, Enriquez A, Barrera R. Nutritional support in critically ill patients with cancer. *Crit Care Clin* 2001;17(3):743–767.

116. Heyland DK et al. Total parenteral nutrition in the critically ill patient: A meta-analysis. *JAMA* 1998;280(23):2013–2019.

117. Johnson M. Management of short bowel syndrome – A review. *Support Line* 2000;22:11–25.

118. Smith AJ et al. Prokinetic effect of erythromycin after colorectal surgery: Randomized, placebo-controlled, double-blind study. *Dis Colon Rectum* 2000;43(3):333–337.

119. The University of Michigan Medical Center. *Parenteral and Enteral Nutrition Manual.* New York: SAGE Publications, 1994.

120. Long CL et al. Metabolic response to injury and illness: Estimation of energy and protein needs from indirect calorimetry and nitrogen balance. *J Parenter Enteral Nutr* 1979;3(6):452–456.

121. Brown CJ, Buie WD. Perioperative stress dose steroids: Do they make a difference. *J Am Coll Surg* 2001;193(6):678–686.

122. Salem M et al. Perioperative glucocorticoid coverage. A reassessment 42 years after emergence of a problem. *Ann Surg* 1994;219(4):416–425.

123. Jacober SJ, Sowers JR. An update on perioperative management of diabetes. *Ann Intern Med* 1999;159:2405–2411.

124. van den Berghe G et al. Intensive insulin therapy in critically ill

patients. *N Engl J Med* 2001;345(19):1359–1367.

125. Pearl ML et al. A randomized controlled trial of early oral analgesia in gynecologic oncology patients undergoing intra-abdominal surgery. *Obstet Gynecol* 2002;99(5 Pt 1):704–708.

126. Rapp SE, Ready LB, Greer BE. Postoperative pain management in gynecology oncology patients utilizing epidural opiate analgesia and patient-controlled analgesia. *Gynecol Oncol* 1989;35(3):341–344.

127. Ferguson SE et al. A prospective randomized trial comparing patient-controlled epidural analgesia to patient-controlled intravenous analgesia on postoperative pain control and recovery after major open gynecologic cancer surgery. *Gynecol Oncol* 2009;114(1):111–116.

128. Chen LM et al. Perioperative outcomes comparing patient controlled epidural versus intravenous analgesia in gynecologic oncology surgery. *Gynecol Oncol* 2009;115(3):357–361.

A. Wells N et al. Improving the quality of care through pain assessment and management. In: *Patient Safety and Quality: An Evidence-Based Handbook for Nurses*. Rockville, MD, 2008.

B. Florence CS, Zhou C, Luo F, et al. The economic burden of prescription opioid overdose, abuse, and dependence in the United States, 2013. *Med Care* 2016;54:901–6.

C. Nelson G et al. Guidelines for perioperative care in gynecology/oncology: ERAS Society recommendations – 2019 update. *Int J Gynecol Cancer* 2019:651–668.

D. Ong CKS, Seymour RA, Lirk P, et al. Combining Paracetamol (acetaminophen) with nonsteroidal antiinflammatory drugs: A qualitative systematic review of analgesic efficacy for acute postoperative pain. *Anesth Analg* 2010;110:1170–9.

E. Senagore AJ, Champagne BJ, Dosokey E, et al. Pharmacogenetics-guided analgesics in major abdominal surgery: Further benefits within an enhanced recovery protocol. *Am J Surg* 2017;213:467–72.

129. Badillo AT, Sarani B, Evans SR. Optimizing the use of blood cultures in the febrile postoperative patient. *J Am Coll Surg* 2002;194(4):477–487; quiz 554–556.

130. Brun-Buisson C et al. Incidence, risk factors, and outcome of severe sepsis and septic shock in adults. A multicenter prospective study in intensive care units. French ICU Group for Severe Sepsis. *JAMA* 1995;274(12):968–974.

131. Roy S. Perioperative infections: Prevention and therapeutic options. In *Perioperative and Supportive Care in Gynecologic Oncology: Evidence-Based Management*, S Vasilev (ed.). New York: Wiley-Liss, 2000. pp. 411–435.

132. Veenstra DL et al. Efficacy of antiseptic-impregnated central venous catheters in preventing catheter-related bloodstream infection. *JAMA* 1999;281:261–267.

133. Phillips P et al. Multicenter randomized trial of fluconazole versus amphotericin B for treatment of candidemia in non-neutropenic patients. *Eur J Clin Microbiol Infect Dis* 1997;16(5):337–345.

A. Sawyer et al. Trial of short-course antimicrobial therapy for intraabdominal infection. *N Engl J Med* 2015;372:1996–2005.

134. Chrintz H et al. Need for surgical wound dressing. *Br J Surg* 1989;76(2):204–205.

135. Greif R et al. Supplemental perioperative oxygen to reduce the incidence of surgical-wound infection. *N Engl J Med* 2000;342(3):161–167.

136. Hartmann M et al. Effect of tissue perfusion and oxygenation on accumulation of collagen in healing wounds. *Eur J Surg* 1992;158(10):521–526.

137. Kurz A et al. Perioperative normothermia to reduce the incidence of surgical-wound infection and shorten hospitalization. *N Engl J Med* 1996;334(19):1209–1216.

A. Molan P, Rhodes T. Honey: A biologic wound dressing. *Wounds* 2015;27(6):141–51.

138. Dodson MK, Magann EF, Meeks GR. A randomized comparison of secondary closure and secondary intention in patients with superficial wound dehiscence. *Obstet Gynecol* 1992;80(3 Pt 1):321–324.

139. Schimp VL et al. Vacuum-assisted closure in the treatment of gynecologic oncology wound failures. *Gynecol Oncol* 2004;92(2):586–591.

140. Moues CM et al. Comparing conventional gauze therapy to vacuum-assisted closure wound therapy: A prospective randomised trial. *J Plast Reconstr Aesthet Surg* 2007;60(6):672–681.

141. Makela JT et al. Factors influencing wound dehiscence after midline laparotomy. *Am J Surg* 1995;170(4):387–390.

142. Helmkamp BF. Abdominal wound dehiscence. *Am J Obstet Gynecol* 1977;128(7):803–807.

143. Eisenhauer EL et al. Incidence and management of pleural effusions after diaphragm peritonectomy or resection for advanced mullerian cancer. *Gynecol Oncol* 2006;103(3):871–877.

144. Antunes G, Neville E. Management of malignant pleural effusions. *Thorax* 2000;55(12):981–983.

145. Hausheer FH, Yarbro JW. Diagnosis and treatment of malignant pleural effusion. *Semin Oncol* 1985;12(1):54–75.

146. Parulekar W et al. Use of small-bore vs large-bore chest tubes for treatment of malignant pleural effusions. *Chest* 2001;120(1):19–25.

147. Shaw P, Agarwal R. Pleurodesis for malignant pleural effusions. *Cochrane Database Syst Rev* 2004;(1):CD002916.

148. von Gruenigen VE et al. Abdominal compartment syndrome in gynecologic surgery. *Obstet Gynecol* 1999;94(5 Pt 2):830–832.

149. Schein M et al. The abdominal compartment syndrome: The physiological and clinical consequences of elevated intra-abdominal pressure. *J Am Coll Surg* 1995;180(6):745–753.

150. Tiwari A et al. Acute compartment syndromes. *Br J Surg* 2002;89(4):397–412.

151. Fisher B, Gunduz N, Saffer EA. Influence of the interval between primary tumor removal and chemotherapy on kinetics and growth of metastases. *Cancer Res* 1983;43(4):1488–1492.

152. Goldie JH, Coldman AJ. A mathematic model for relating the drug sensitivity of tumors to their spontaneous mutation rate. *Cancer Treat Rep* 1979;63(11–12):1727–1733.

153. Sorbe B. Prognostic importance of the time interval from surgery to chemotherapy in treatment of ovarian carcinoma. *Int J Gynecol Cancer* 2004;14(5):788–793.

154. Flynn PM, Paul J, Cruickshank DJ. Does the interval from primary surgery to chemotherapy influence progression-free survival in ovarian cancer? *Gynecol Oncol* 2002;86(3):354–357.

155. Paulsen T et al. Influence of interval between primary surgery and chemotherapy on short-term survival of patients with advanced ovarian, tubal or peritoneal cancer. *Gynecol Oncol* 2006;102(3):447–452.

156. Gadducci A et al. Relationship between time interval from primary surgery to the start of taxane- plus platinum-based chemotherapy and clinical outcome of patients with advanced epithelial ovarian cancer: Results of a multicenter retrospective Italian study. *J Clin Oncol* 2005;23(4):751–758.

157. Rosa DD et al. The interval from surgery to chemotherapy in the treatment of advanced epithelial ovarian carcinoma. *Eur J Surg Oncol* 2006;32(5):588–591.

158. Aletti GD et al. Is time to chemotherapy a determinant of prognosis in advanced-stage ovarian cancer? *Gynecol Oncol* 2007;104(1):212–216.

159. Wright J et al. Variability in chemotherapy delivery for elderly women with advanced stage ovarian cancer and its impact on survival. *Br J Cancer* 2008;98(7):1197–1203.

160. Landrum LM et al. Intraperitoneal chemotherapy for patients with advanced epithelial ovarian cancer: A review of complications and completion rates. *Gynecol Oncol* 2008;108(2):342–347.

161. Walker JL et al. Intraperitoneal catheter outcomes in a phase III trial of intravenous versus intraperitoneal chemotherapy in optimal stage III ovarian and primary peritoneal cancer: A Gynecologic Oncology Group Study. *Gynecol Oncol* 2006;100(1):27–32.

162. Nelson G, Kalogera E, Dowdy SC. Enhanced recovery pathways in gynecologic oncology. *Gynecol Oncol* 2014;135(3):586–594.

20. 卵巢癌手术质量标准

Thaïs Baert, Nicole Concin, and Andreas du Bois

前　言

作为医生,我们接受过如何对患者进行诊断和治疗的培训。我们努力为患者提供最好的诊治。然而,对于许多疾病的诊治过程,不同医院以及不同国家提供的治疗差异很大[1-2]。为了改善这种情况,需要客观评估治疗质量的工具。在这里,很多方面都可以向航空和汽车制造业等行业学习,这些行业将安全和质量保证视为根本。在这些行业中,以下引言已经成为信条:"你无法改善无法衡量的事物。"因此,在医疗领域,提高治疗质量的第一个步是确定质量标准。Avedis Donabedian 是医疗质量评估研究的早期贡献者之一。基于多纳比模型,质量标准可细分为结构、过程和结果 3 个指标,如图 20-1 所示[3]。其次,可以经常性和系统性地向临床医生提供对上述这些指标的反馈。在临床反馈系统的指导下,确定改进的时机、实施改进、建立一个反馈回路,以系统和连续的方式进行评估。一般而言,在外科实践中引入质量控制指标可以改善患者的预后和生存率。挪威在这方面采取了重要举措,以改善直肠癌完全直肠系膜切除术的实施,并开展了一次全国性的评估。这一举措使得完全直肠系膜切除术得到快速推广,局部复发减少,以及患者的 5 年总生存率从 55% 提高到 71%[4]。

手术质量对卵巢癌患者至关重要,首先且最重要的是,手术治疗是预后和生存的关键决定因素。

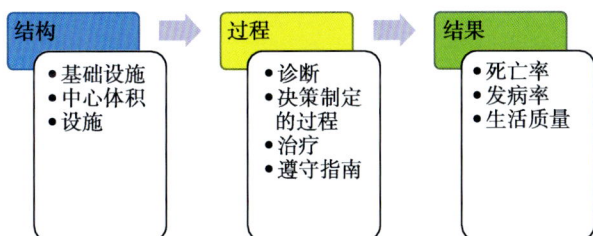

图 20-1　多纳比模型的质量标准可分为结构、过程和结果 3 个指标

在晚期卵巢癌中,初次肿瘤细胞减灭术(primary debulking surgery,PDS)后的残余病灶是临床医生评估预后的重要参考指标。在一线治疗方案中,没有任何一种化疗方案或靶向药物能够弥补不充分的手术带来的影响。因此,以实现完全切除为目标而进行最大限度的手术是至关重要的[5]。在复发性卵巢癌中,完整切除更为重要,因为只有手术时没有留下任何残余病变的患者才能从手术中获益[6]。已有研究表明,在早期卵巢癌分期手术中,囊肿破裂导致肿瘤细胞外露会导致患者的不良预后[7]。此外,为了识别真正的早期疾病并制订个体化辅助治疗方案,盆腹腔淋巴结切除术是早期卵巢癌分期手术的基石,但这一手术经常实施不当甚至被忽略。引入质量标准可以优化卵巢癌手术,从而提高患者的生存率[8]。在最佳的手术环境下,卵巢癌手术应由经验丰富的外科医生在资源充足和基础设施完善的医疗中心进行。手术应根据患者个体化情况来定制,这表明了术前的影像学检查和正确的组织学诊断的重要性。术前风险评估对于识别具有较高围手术期风险的患者,以及在可行的情况下优化患者术前的一般情况至关重要。此外,术后并发症的早期发现并采取防治策略可避免出现更为严重的并发症、延迟治疗甚至死亡。

从历史的角度来看,国家登记系统和调查系统已被用于改善卵巢癌治疗[9-10]。在专门治疗卵巢癌的医疗中心实施质量管理计划,对手术结局和总生存率产生了积极影响。在纪念斯隆-凯特琳癌症中心,由于开展了更广泛的上腹部手术,无进展生存期(HR 0.757,95%CI 0.601~0.953)和总生存率(HR 0.764,95%CI 0.592~0.987)均有所改善[11]。妙佑医疗国际引入了一个质量改进工程,重点是审查内部数据和手术操作培训,结果提高了晚期卵巢癌患者的完整切除率[12]。

Harter 和 du Bois 等报道了我们中心[KEM 和以前的 HSK(霍斯特-施密特-克利金肯医院,德国威斯巴登)]在卵巢癌方面实施更为全面的质量管理程序的效果,其中包括前瞻性数据收集、组建专门的手术团队、术前和术中的常规多学科协作、在有残余病变的情况下请第二位外科医生会诊(以确认进一步切除不可行或不适当)、跨学科并发症管理和定期的质量会议。这种措施不仅显著增加了完成全部切除手术的患者数量,还使中位总生存率显著增加(26～45 个月, $P<0.01$)[8]。

2000 年,德国妇科肿瘤学联合组织(Arbeits-gemeinschaft für Gynäkologische Onkologie, AGO)在更大的范围内对治疗卵巢癌患者的医院实施了常规审核,主要关注生存率、手术成功率(包括早期卵巢癌的分期手术的彻底性和晚期卵巢癌残余肿瘤大小)和符合指南的初始化疗。这一干预措施不仅逐渐提高了完全切除率 33.3%～50.7%(OR 1.89, 95%CI 1.47～2.35, $P<0.001$),还使参与机构实施了更合适的初始系统治疗,并延长了无进展生存期[13]。此外,欧洲妇科肿瘤学会(ESGO)也一直致力于推动和协调强有力的欧洲方案,改善卵巢癌患者治疗。①改善卵巢癌手术方面的培训(通过具有结构化课程的进修项目和欧洲妇科肿瘤学考试的实施);②制定晚期卵巢癌手术的质量标准[14];③对这些质量标准的应用与评估作为认证晚期卵巢癌手术中心和识别优秀卵巢癌手术中心的基础;④卵巢癌管理建议的发展,与欧洲姐妹协会(如 ESMO,欧洲医学肿瘤学会[15])密切合作,以促进卵巢癌患者最佳治疗在整个欧洲的推广。这些努力强调为了继续提高卵巢癌治疗的质量,需要进一步实施和发展质量管理策略。

哪些医生可以行卵巢癌手术

为了安全有效地全面地实行卵巢癌手术,需要特定培训,因为需要各种手术技术来实现卵巢癌病灶的完全切除。外科医生必须精通腹膜外子宫切除术、淋巴结切除术、大网膜切除、胃肠外科手术以及上腹部手术,如剥离和切除横膈、脾切除术小网膜切除术和肝(hilus)手术。大量研究表明,很大一部分卵巢癌外科医生由于缺乏培训,而不能进行实现完全切除所必需的某些手术,而具体的培训课程,甚至多学科手术可改善这一状况[16]。研究表明,相比之下在手术量大的中心工作的经过训练的妇科肿瘤学家更可能进行这些手术,并实现完全切除[17-18]。据文献报道,由妇科肿瘤学家进行手术的患者比由普通妇科医生或普通外科医

生进行手术的患者预后更好[19]。同时,多项研究表明,在手术量大的中心接受治疗的患者手术结局和预后更佳[20-23]。这是合乎逻辑的,因为手术的结果不仅取决于外科医生。整个团队需要像一台运转良好的机器一样合作,以提供必要的术前、术中和术后治疗[24]。此外,在手术前、手术期间和手术后应实施加速康复外科(enhanced recovery after surgery, ERAS)措施[25-26]。这需要一些必要的设施,例如进入重症监护病房,以及专门护理卵巢癌患者的医生和护士队伍。此外,在参与临床试验的中心接受治疗的患者生存预后更好(HR 0.58, 95%CI 0.42～0.79)[27]。人们推测,这可能与临床试验方案中提供较新的治疗方法有关;然而,参与临床试验的中心更严格地遵守现有的指南和推荐意见,并严密监测患者,也可能有助于患者获得更好的预后[28]。

卵巢癌治疗中心和手术医生的质控指标:
- 执行卵巢癌手术的外科医生的认证培训。
- 每年子宫颈细胞学筛查次数(大规模中心)。
- 手术期间多学科合作的可能性。
- 可进入重症监护病房。
- 卵巢癌手术中心认证。
- 临床试验参与情况。

术前诊断和治疗计划

通常情况下,附件肿块是通过临床检查或超声诊断的。通过经阴道超声检查,进一步确定肿块的特点,并评估恶性风险。在手术前,应考虑到恶性肿瘤的风险、手术对患者生育能力的影响以及患者的激素状态。评估附件肿块有几种方法。一般来说,这些方法基于模式识别或风险预测模型。依赖于模式识别的方法很大程度上取决于检查者的经验。Kaijser 等对预测模型的荟萃分析将国际卵巢肿瘤分析(the International Ovarian Tumor Analysis, IOTA)逻辑回归模型 2(LR2)和简单规则确定为最佳诊断检测方法[29]。LR2 在区分良性和恶性卵巢肿物时实现了 94% 的敏感度和 82% 的特异度[30]。在 Sayasneh 等的研究中,使用 IOTA 简单规则,当将所有不确定的肿物均视为恶性时,其敏感度为 91%,特异度为 87%[31]。两种模型都经过验证,可以对绝经前女性的卵巢肿物进行诊断,因此适合在临床中应用。正确地初步评估附件肿物对于确保将恶性风险增加的患者及时地转

诊给妇科肿瘤专家至关重要。

大约 6%～15% 的恶性卵巢肿瘤并不是卵巢原发[32]。因此,在制订手术计划之前,需要排除卵巢肿瘤为转移性肿瘤的可能性。最常见转移性卵巢肿瘤来源于胃肠道原发性肿瘤、乳腺癌或其他妇科恶性肿瘤[32]。为了排除转移性疾病,应进行完整的临床检查,如测定 CA125/CEA 比值、胃肠镜检查、结肠镜检查、乳腺 X 线照相和其他影像学检查。ADNEX 模型是一个风险预测模型,使用临床变量和超声预测因素区分良性肿瘤和 4 种不同类型的恶性卵巢肿瘤,包括交界性肿瘤和继发的转移性肿瘤。ADNEX 模型可用于区分原发性卵巢癌和继发性转移性肿瘤[33]。在有疑问的情况下,对转移性病变进行引导下活检或诊断性腹腔镜检查可得到确凿的组织学诊断。

分期术前检查还应包括影像学检查,以评估肿瘤的扩散和是否存在腹腔外病灶和无法切除的转移性病灶的存在情况,因为这会影响患者的手术管理。经阴道超声和经腹超声都是很有价值的检查技术,尤其是经验丰富的医生,可以评估腹膜癌、大网膜饼、淋巴结转移和直肠结肠壁浸润[34]。胸部和腹部的 CT 是评价腹腔内和腹腔外转移最常用的技术。然而,仅凭影像学无法可靠地检测出腹膜癌性病变的全部范围,特别是在病灶体积小的情况下如肠系膜和肠壁浆膜受累。腹膜转移的可切除性只能在手术中得以可靠评估。因此,不应仅凭影像学检测到的腹膜癌性病变而拒绝给予手术治疗。如果怀疑为卵巢癌,应进行多学科(包括卵巢癌外科、系统治疗和放射治疗及病理科专家)讨论,为患者制订最佳的个体化治疗策略(图 20-2)。全面的术前评估应包括对全身状况(例如计时起立行走测试、步态速度或简短身体运动性能测试)和营养状况的评估,该评估应作为评价患者是否适合手术的标准方案的一部分[35-36]。

术前诊断和计划制订的质量标准:

- 通过经阴道超声进行卵巢肿瘤的系统评估。
- 通过相关检查排除其他原发肿瘤的卵巢转移。
- 常规影像学检查排除腹腔内、腹膜后淋巴结转移和其他远处转移。
- 对疑似为晚期卵巢癌的患者的治疗需要由多学科团队制订和评估治疗方案。

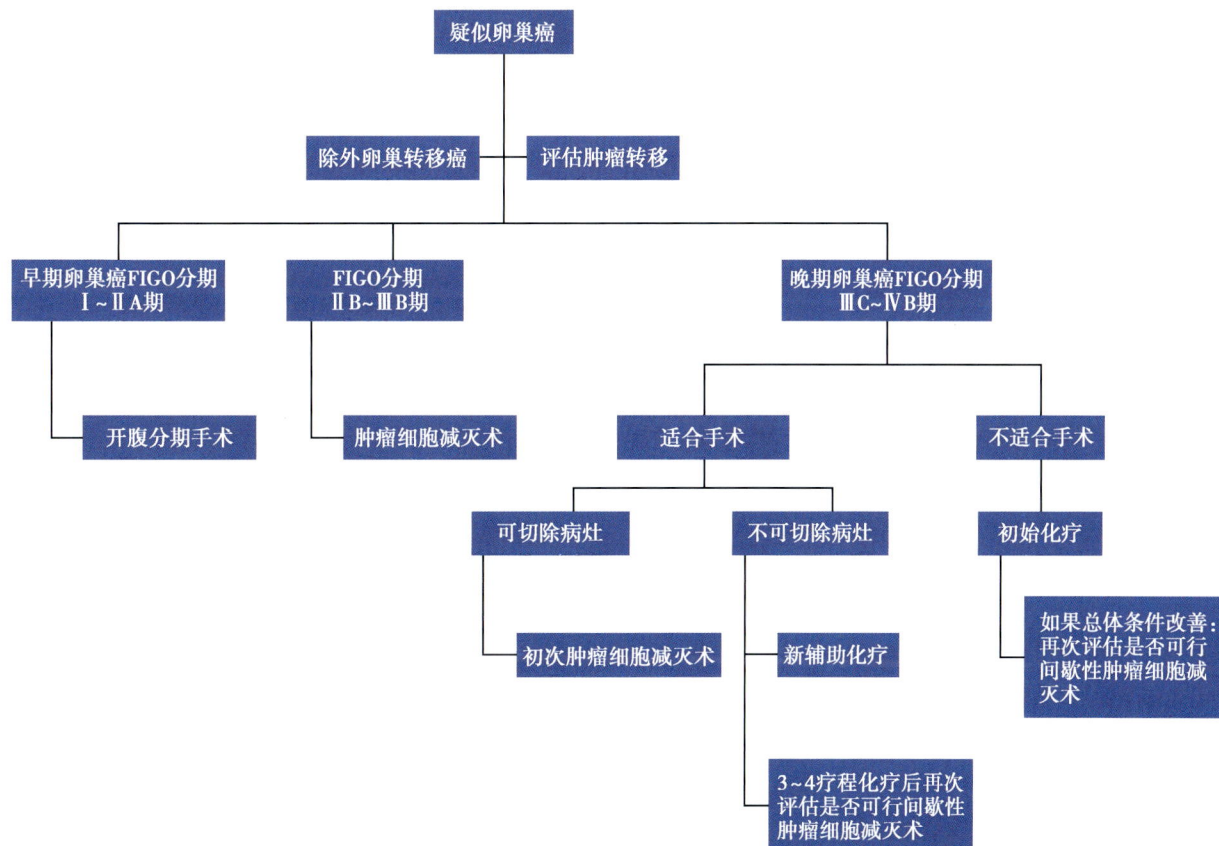

图 20-2　可疑卵巢癌患者的诊治策略

手术过程

手术的结局直接影响到患者的生存,因此手术的结构要素、过程和结果的度量是关键性的质控标准。在卵巢癌中,不同的手术方式质控标准亦不同(早期疾病、晚期卵巢癌、复发性疾病)。一份结构化的外科手术记录是手术文件的基础,需描述整个腹腔的情况和肿瘤侵犯的情况,所有外科手术步骤,如果有残余病灶,需描述残余病灶的大小和部位,并指出限制继续手术的因素。

开腹分期手术是早期侵袭性卵巢癌的标准术式,包括双附件切除、腹水冲洗、腹膜活检和网膜切除。对于所有上皮性卵巢癌患者,建议进行系统性的盆腔和腹主动脉旁淋巴结切除术,但如果为FIGO I期的低级别子宫内膜样癌或扩张型黏液性卵巢癌或孤立的输卵管原位癌(STIC)病变,则可省略此步骤,因为这些患者的淋巴结转移率较低[37]。疑似诊断为早期卵巢癌且未接受充分分期手术的患者应接受二次手术。据文献报道,在20%~60%的患者中发现了隐匿性疾病,从而导致大多数患者的FIGO分期和术后治疗发生改变[38-40]。缺乏充分的手术分期已被公认是导致早期卵巢癌患者生存率降低的危险因素[41-42]。在ACTION试验中,即使接受辅助化疗,未进行充分的分期手术的患者生存率更差(HR 1.89,95%CI 0.99~3.60,P=0.05)[43]。质量控制项目的引入可以促使早期卵巢癌的治疗更严格遵循现有指南[44]。Lee等的韩国团队开展的大宗病例登记研究表明,早期病变遵循规范治疗与患者生存率提高相关[45]。

完整切除是用于评估晚期卵巢癌患者预后最重要的标准[5,46]。Harter等及Chi等指出,根治性手术的引入不仅提高了完全切除率,而且提高了患者的总生存率[8,11]。Chang等所作的荟萃分析显示,在控制了其他预后因素,完整切除率每增加10%,总生存期就会显著增加约2.3个月(P=0.011)[47]。因此,完整切除常被视为优秀外科手术的标志。对于已经实现肉眼病灶完全切除的患者,如果其淋巴结看起来正常,那么就不应再接受系统性淋巴结切除术。卵巢肿瘤淋巴结切除(lymphadenectomy in ovarian neoplasms, LION)试验结果表明,切除肉眼观察无异常的淋巴结并不会提高生存率,反而会增加术后并发症的发生

率[48]。目前,符合条件的患者仍以减瘤手术为标准治疗方案。如果由于肿瘤位置或患者一般状态不佳而导致无法进行完全切除,则应首选化疗[49]。晚期卵巢癌患者接受新辅助化疗后进行间歇性减瘤手术的比例是重要的质控标准。在身体一般状况良好的患者中,不应该因为缺乏手术经验、为了方便或者担心手术并发症而放弃进行初次减瘤手术。通常情况下,应根据患者状态评分、年龄调整的Charlson合并症指数、术前血清白蛋白、营养风险评分以及计时起立行走测试(timed up-and-go test)来选择那些术后发病率和死亡率较高的患者进行初始化疗[50-53]。此外,弥漫性小肠系膜根部深层浸润、广泛性小肠癌累及大部分肠段且需要行扩大切除(这将导致短肠综合征)、弥漫性或深层浸润胃或十二指肠(不适合行局部切除)、或累及胰头和/或胰体大部分(胰腺尾部可以切除)、累及腹主动脉分叉处且需要离断肝动脉或左胃动脉(腹腔干淋巴结可以切除)、中心性或多节段性肝实质转移不适合行肝切除、多发性肺转移或弥漫性胸膜转移、不可切除的淋巴结转移以及多发性脑转移等,通常被认为是初次减瘤手术的禁忌证[14]。如果这些患者由于对化疗的反应而病情改善或不可切除的转移病灶消失,应进行间歇性减瘤手术的评估。

应考虑对符合条件的复发患者进行手术。DESKTOP Ⅲ的最新结果表明,对符合条件的复发性卵巢癌患者进行二次减瘤手术可明显改善无进展生存期和总生存期[中位总生存期分别为53.7个月(手术组)和46.2个月(未手术组),HR 0.76,95%CI 0.59~0.97,P=0.03][6]。符合条件的患者是卵巢癌首次复发,无铂间期超过6个月且AGO评分阳性,患者被随机分配到接受二次减瘤术加以铂类化疗或仅接受以铂类为基础的化疗两个组。AGO评分是一个前瞻性验证的评分系统,可以预测2/3的复发性卵巢癌患者手术切除至无残留病灶的可能性[54]。只有将病灶完全切除的患者才能从二次肿瘤细胞减灭术中获益,这突出了患者选择的重要性。这也解释了GOG213试验看似矛盾的结果,其中患者是否接受二次肿瘤细胞减灭术是基于主观标准(调查人员的判断)而随机分配的[55]。该试验的无效性分析显示,与单独化疗相比,接受二次细胞减灭手术的患者总体生存并未获益。没有证据表明患者可以从初次新辅助化疗后进行间歇性二次减瘤术中获益。

交界性卵巢肿瘤（borderline ovarian tumor，BOT）需要特殊处理。BOT 常发生于育龄期女性[56]。保留生育能力的手术（FSS，定义为保留子宫和至少一侧卵巢的一部分）是年轻患者的交界性卵巢肿瘤的标准治疗。复发的浆液性 BOT 很少转化为恶性。在更年期患者中，双侧输卵管卵巢切除术加或不加子宫切除术是 BOT 的标准治疗方法[15,57]。一个标准的保留生育功能的手术可以避免不必要的生育能力的丧失，特别是在年轻女性BOT 患者中。在晚期 BOT 患者中，应切除所有腹膜植入病灶[58]。

手术过程质控标准：
● 手术记录的结构化。
● 对拟诊为早期卵巢癌患者进行充分的开腹分期手术，包括淋巴结切除术（如有指征）。
● 晚期卵巢癌的完整切除率。
● 新辅助化疗的比率和依据。
● AGO 评分阳性患者的二次细胞减灭术。
● 育龄期女性早期 BOT 的保留生育功能管理

病　　理

专业的病理学评估和充分的报告对于给予卵巢癌患者最佳治疗至关重要。病理报告应该是结构化的，提供癌症诊断、分期和患者治疗所需要的所有发现的详细总结。根据 Verleye 等对EORTC55971 试验的病理报告的分析，很大一部分病例中缺乏大体描述，一些报告中缺少肿瘤原发部位和肿瘤分化程度的信息[59]。国际癌症报告合作组织（The International Collaboration on Cancer Reporting）提供了卵巢癌标本病理报告的建议[60]。遵循这些建议应能提高病理报告的透明度，便于进行质量控制。

在 AGO-OVAR11 研究中，对所有疑似高级别浆液性卵巢癌进行系统病理学评估，发现 6.8% 的患者存在重大差异（例如，卵巢肿瘤为转移来源而非原发），这对治疗方案产生了影响，28% 存在轻微差异[61]。在关于 BOT 的 ROBOT 研究中，通过再次进行病理学检查发现 11.5% 的误诊，这些误诊中约有一半（57%）为良性病变，在 43% 的病例中发现了浸润性成分[56]。这些数据凸显了病理评估的重要性，尤其是在交界性肿瘤和罕见的卵巢癌中。

特别值得注意的是，对于接受以降低风险为目的的输卵管卵巢切除术患者的组织标本，需要进行特殊的病理处理和检查。为了提高隐匿性癌或 STIC 的检出率，应根据 Sectioning and Extensively Examining the FIMbria（SEE-FIM）protocol（分块广泛检查 FIMbria）对这些样本进行切片和分析[62]。

病理学质量指标：
● 根据国际癌症建议进行系统报告。
● 对 BOT 和罕见卵巢癌进行病理会诊。
● 根据 SEE-FIM 方案对为降低风险而行的输卵管卵巢切除标本进行病理学检查。

术 后 治 疗

应识别术后并发症高风险的患者，并根据有效的术后管理计划采取预防措施。根据文献资料，经验丰富的工作团队更有可能在术后早期识别和治疗并发症，从而降低可避免的并发症的发生率和死亡率[63]。可以在 ERAS 背景下制订有效的术后管理策略。并发症应该有系统性的文件记录，严重术后并发症或术后死亡的患者应该在定期的发病率和死亡率会议上进行详细讨论。多学科肿瘤会议上讨论术后系统治疗策略。

术后管理的质控标准：
● 积极的术后管理计划。
● 术后并发症的前瞻性系统记录。
● 定期召开并发症发病率和死亡率讨论的会议。
● 所有术后患者的辅助系统性治疗决策均由多学科肿瘤会议决定。

结　　论

卵巢癌手术的质控标准是一种可以量化评估专科中心手术质量的工具。ESGO 倡导的质控指标是一种确认可提升空间，建立质量保证工程根基、卵巢癌手术中心认证流程以及识别优秀晚期卵巢癌手术中心的工具[14]。本章对卵巢癌手术的所有相关质控标准进行了概述。每个质控指标（表 20-1）均可归纳为多纳比定律结构、过程和结果的三维理论之一。对这些质控指标进行常规评估不仅可向实施卵巢癌手术的临床医生而且还可向医院和医疗保健政策制定者提供有价值的反馈意见，并可指导政治决策。癌症中心的集中发展、基于质控指标的认证程序、鼓励遵守指导方针的规定，均可以提高全国范围内卵巢癌治疗的质量[1]。

表 20-1   卵巢癌手术质量标准

质量标准	研究对象	分类
进行卵巢癌手术的手术医生的培训认证	医疗中心和术者	结构
参加临床培训		结构
每年进行减瘤术的数量		结构
术中进行多学科合作的可能性		结构
可以进入 ICU		结构
阴式超声系统评估附件肿物	诊疗计划	过程
通过辅助检查除外其他部位的原发肿瘤的卵巢转移		过程
常规影像学检查除外脏器实质转移或腹腔外转移		过程
可疑晚期卵巢癌患者的治疗需要多学科团队制订方案		过程
系统的结构化手术记录	手术	过程
对疑诊为早期卵巢癌患者充分的手术分期,包括在有指征的情况下行淋巴结切除		过程
晚期卵巢癌患者中的完整切除率		结局
新辅助化疗率及依据		过程
AGO 评分阳性的患者行二次肿瘤细胞减灭		过程
育龄期女性患早期 BOT 需接受保留生育功能治疗		过程
根据国际癌症协作建议进行系统报告	病理	过程
BOT 和罕见卵巢癌病理中心的评估		过程
根据 SEE-FIM 原则对降低风险的输卵管卵巢切除标本进行病理检查		过程
积极的术后治疗方案	术后管理	过程
术后并发症的前瞻性和系统性记录		过程
定期召开发病率和死亡率会议		过程
所有术后患者的辅助系统治疗决策均由多学科肿瘤会议作出		过程

（鲁琦 译）

参 考 文 献

1. Bristow RE, Chang J, Ziogas A, Campos B, Chavez LR, Anton-Culver H. Impact of national cancer institute comprehensive cancer centers on ovarian cancer treatment and survival. *J Am Coll Surg.* 2015;220(5):940–50.
2. Aune G, Torp SH, Syversen U, Hagen B, Tingulstad S. Ten years' experience with centralized surgery of ovarian cancer in one health region in Norway. *Int J Gynecol Cancer.* 2012;22(2):226–31.
3. Donabedian A. The quality of care: How can it be assessed? *J Am Med Assoc.* 1988;260(12):1743–8.
4. Wibe A, Eriksen MT, Syse A, Myrvold HE, Søreide O, Bjerkeset T, et al. Total mesorectal excision for rectal cancer – What can be achieved by a national audit? *Color Dis.* 2003;5(5):471–7.
5. du Bois A, Reuss A, Pujade-Lauraine E, Harter P, Ray-Coquard I, Pfisterer J. Role of surgical outcome as prognostic factor in advanced epithelial ovarian cancer: A combined exploratory analysis of 3 prospectively randomized phase 3 multicenter trials. *Cancer.* 2009;115(6):1234–44.
6. du Bois A, Sehouli J, Vergote I, Ferron G, Reuss A, Meier W, et al. Randomized phase III study to evaluate the impact of secondary cytoreductive surgery in recurrent ovarian cancer: Final analysis of AGO DESKTOP III/ENGOT- ov20. *J Clin Oncol.* 2020;38(15_suppl):Abstr 6000.
7. Vergote I, De Brabanter J, Fyles A, Bertelsen K, Einhorn N, Sevelda P, et al. Prognostic importance of degree of differentiation and cyst rupture in stage I invasive epithelial ovarian carcinoma. *Lancet.* 2001;357(9251):176–82.
8. Harter P, Muallem ZM, Buhrmann C, Lorenz D, Kaub C, Hils R, et al. Impact of a structured quality management program on surgical outcome in primary advanced ovarian cancer. *Gynecol Oncol.* 2011;121(3):615–9.
9. Marx C, Bendixen A, Høgdall C, Ottosen C, Kehlet H, Ottesen B. Organisation and quality of primary surgical intervention for ovarian cancer in Denmark. *Acta Obstet Gynecol Scand.* 2007;86(12):1496–502.
10. Du Bois A, Rochon J, Lamparter C, Pfisterer J. Die Qualität der Therapie des Ovarialkarzinoms in Deutschland. *Frauenarzt.* 2009;50(9):742–51.
11. Chi DS, Eisenhauer EL, Zivanovic O, Sonoda Y, Abu-Rustum NR, Levine DA, et al. Improved progression-free and overall survival in advanced ovarian cancer as a result of a change in surgical paradigm. *Gynecol Oncol.* 2009;114(1):26–31.
12. Aletti GD, Dowdy SC, Gostout BS, Jones MB, Stanhope RC,

Wilson TO, et al. Quality improvement in the surgical approach to advanced ovarian cancer: The Mayo Clinic experience. *J Am Coll Surg.* 2009;208(4):614–20.

13. Harter P, Pfisterer J, Hilpert F, Sehouli J, Lamparter C, Kerkmann M. Therapiequalität des fortgeschrittenen Ovarialkarzinoms in Deutschland. *Frauenarzt.* 2020;61(3):182–9.

14. Fotopoulou C, Concin N, Planchamp F, Morice P, Vergote I, Du Bois A, et al. Quality indicators for advanced ovarian cancer surgery from the European Society of Gynaecological Oncology (ESGO): 2020 update. *Int J Gynecol Cancer.* 2020;1–5.

15. Colombo N, Sessa C, du Bois A, Ledermann JA, Mccluggage WG, Mcneish IA, et al. ESMO – ESGO consensus conference recommendations on ovarian cancer : Pathology and molecular biology, early and advanced stages, borderline tumours and recurrent disease. *Ann Oncol.* 2019;30(May):672–705.

16. Farrell R, Liauw WS, Brand AH. Ovarian cancer surgery in Australia and New Zealand: A survey to determine changes in surgical practice over 10 years. *Int J Gynecol Cancer.* 2018;28(5):945–50.

17. Chiva LM, Mínguez J, Querleu D, Cibula D, Du Bois A. European surgical education and training in gynecologic oncology. *Int J Gynecol Cancer.* 2017;27(4):819–25.

18. Cibula D, Verheijen R, Lopes A, Dusek L. Current clinical practice in cytoreductive surgery for advanced ovarian cancer: A European survey. *Int J Gynecol Cancer.* 2011;21(7):1219–24.

19. Earle CC, Schrag D, Neville BA, Yabroff KR, Topor M, Fahey A, et al. Effect of surgeon specialty on processes of care and outcomes for ovarian cancer patients. *J Natl Cancer Inst.* 2006;98(3):172–80.

20. Nasioudis D, Kahn R, Chapman-Davis E, Frey MK, Caputo TA, Witkin SS, et al. Impact of hospital surgical volume on complete gross resection (CGR) rates following primary debulking surgery for advanced stage epithelial ovarian carcinoma. *Gynecol Oncol.* 2019;154(2):401–4.

21. Huguet M, Perrier L, Bally O, Benayoun D, De Saint Hilaire P, Beal Ardisson D, et al. Being treated in higher volume hospitals leads to longer progression-free survival for epithelial ovarian carcinoma patients in the Rhone-Alpes region of France. *BMC Health Serv Res.* 2018;18(1):1–11.

22. Hacker NF. Quality control in ovarian cancer surgery. *Ann Oncol.* 2011;22(suppl.8):19–22.

23. Bristow RE, Palis BE, Chi DS, Cliby WA. The national cancer database report on advanced-stage epithelial ovarian cancer: Impact of hospital surgical case volume on overall survival and surgical treatment paradigm. *Gynecol Oncol.* 2010;118(3):262–7.

24. Woo YL, Kyrgiou M, Bryant A, Everett T, Dickinson HO. Centralisation of services for gynaecological cancers – a cochrane systematic review. *Gynecol Oncol.* 2012;126(2):286–90.

25. Nelson G, Altman AD, Nick A, Meyer LA, Ramirez PT, Achtari C, et al. Guidelines for pre- and intra-operative care in gynecologic/oncology surgery: Enhanced Recovery after Surgery (ERAS®) Society recommendations – Part I. *Gynecol Oncol.* 2016;140(2):313–22.

26. Nelson G, Altman AD, Nick A, Meyer LA, Ramirez PT, Achtari C, et al. Guidelines for postoperative care in gynecologic/oncology surgery: Enhanced Recovery after Surgery (ERAS®) Society recommendations – Part II. *Gynecol Oncol.* 2016;140(2):323–32.

27. Rochon J, Du Bois A, Lange T. Mediation analysis of the relationship between institutional research activity and patient survival. *BMC Med Res Methodol.* 2014;14(1).

28. Robinson WR, Ritter J, Rogers AS, Tedjarati S, Lieberenz C. Clinical trial participation is associated with improved outcome in women with ovarian cancer. *Int J Gynecol Cancer.* 2009;19(1):124–8.

29. Kaijser J, Sayasneh A, Van hoorde K, Ghaem-maghami S, Bourne T, Timmerman D, et al. Presurgical diagnosis of adnexal tumours using mathematical models and scoring systems: A systematic review and meta-analysis. *Hum Reprod Update.* 2014;20(3):449–62.

30. Kaijser J, van Gorp T, van Hoorde K, van Holsbeke C, Sayasneh A, Vergote I, et al. A comparison between an ultrasound based prediction model (LR2) and the Risk of Ovarian Malignancy Algorithm (ROMA) to assess the risk of malignancy in women with an adnexal mass. *Gynecol Oncol.* 2013;129(2):377–83.

31. Sayasneh A, Wynants L, Preisler J, Kaijser J, Johnson S, Stalder C, et al. Multicentre external validation of IOTA prediction models and RMI by operators with varied training. *Br J Cancer.* 2013;(May):2448–54.

32. De Waal YRP, Thomas CMG, Oei ALM, Sweep FCGJ, Massuger LFAG. Secondary ovarian malignancies frequency, origin, and characteristics. *Int J Gynecol Cancer.* 2009;19(7):1160–5.

33. Van Calster B, Van Hoorde K, Valentin L, Testa a. C, Fischerova D, Van Holsbeke C, et al. Evaluating the risk of ovarian cancer before surgery using the ADNEX model to differentiate between benign, borderline, early and advanced stage invasive, and secondary metastatic tumours: Prospective multicentre diagnostic study. *Br Med J.* 2014;349(oct07 3):g5920–g5920.

34. Fischerova D, Zikan M, Semeradova I, Slama J, Kocian R, Dundr P, et al. Ultrasound in preoperative assessment of pelvic and abdominal spread in patients with ovarian cancer: A prospective study. *Ultrasound Obstet Gynecol.* 2017;49(2):263–74.

35. Verweij NM, Schiphorst AHW, Pronk A, van den Bos F, Hamaker ME. Physical performance measures for predicting outcome in cancer patients: A systematic review. *Acta Oncol.* 2016;55(12):1386–91.

36. Aletti GD, Garbi A, Messori P, Achilarre MT, Zanagnolo V, Rizzo S, et al. Multidisciplinary approach in the management of advanced ovarian cancer patients: A personalized approach. Results from a specialized ovarian cancer unit. *Gynecol Oncol.* 2017;144(3):468–73.

37. Heitz F, Harter P, Ataseven B, Heikaus S, Schneider S, Prader S, et al. Stage- and histologic subtype-dependent frequency of lymph node metastases in patients with epithelial ovarian cancer undergoing systematic pelvic and paraaortic lymphadenectomy. *Ann Surg Oncol.* 2018;25(7):2053–9.

38. Grabowski JP, Harter P, Buhrmann C, Lorenz D, Hils R, Kommoss S, et al. Re-operation outcome in patients referred to a gynecologic oncology center with presumed ovarian cancer FIGO I-IIIA after sub-standard initial surgery. *Surg Oncol.* 2012;21(1):31–5.

39. Naru RR, Hulikal N, Nandyal R, Bodagala V. The importance of comprehensive surgical staging including para-aortic lymph node dissection of presumed early stage epithelial ovarian cancer: A contemporary prospective evaluation. *J Gynecol Surg.* 2017;33(5):184–8.

40. Stier EA, Barakat RR, Curtin JP, Brown CL, Jones WB, Hoskins WJ. Laparotomy to complete staging of presumed early ovarian cancer. *Obstet Gynecol.* 1996;87(5):737–40.

41. Le T, Adolph A, Krepart G V., Lotocki R, Heywood MS. The benefits of comprehensive surgical staging in the management of early-stage epithelial ovarian carcinoma. *Gynecol Oncol.* 2002;85(2):351–5.

42. Petignat P, De Weck D, Goffin F, Vlastos G, Obrist R, Luthi JC. Long-term survival of patients with apparent early-stage (FIGO I-II) epithelial ovarian cancer: A population-based study. *Gynecol Obstet Invest.* 2007;63(3):132–6.

43. Trimbos B, Timmers P, Pecorelli S, Coens C, Ven K, Van Der Burg M, et al. Surgical staging and treatment of early ovarian cancer: Long-term analysis from a randomized trial. *J Natl Cancer Inst.* 2010;102(13):982–7.

44. Kommoss S, Harter P, Traut A, Strutas D, Riegler N, Buhrmann C, et al. Compliance to consensus recommendations, surgeon's experience, and introduction of a quality assurance and management program influence on therapy of early-stage ovarian carcinoma. *Int J Gynecol Cancer.* 2009;19(4):787–93.

45. Lee JY, Kim TH, Suh DH, Kim JW, Kim HS, Chung HH, et al. Impact of guideline adherence on patient outcomes in early-stage epithelial ovarian cancer. *Eur J Surg Oncol.* 2015;41(4):585–91.

46. Chang SJ, Bristow RE, Ryu HS. Impact of complete cytoreduction leaving no gross residual disease associated with radical cytoreductive surgical procedures on survival in advanced ovarian cancer. *Ann Surg Oncol.* 2012;19(13):4059–67.

47. Chang SJ, Hodeib M, Chang J, Bristow RE. Survival impact of complete cytoreduction to no gross residual disease for advanced-stage ovarian cancer: A meta-analysis. *Gynecol*

Oncol. 2013;130(3):493–8.

48. Harter P, Sehouli J, Lorusso D, Reuss A, Vergote I, Marth C, et al. A randomized trial of lymphadenectomy in patients with advanced ovarian neoplasms. *N Engl J Med.* 2019;380(9):822–32.

49. du Bois A, Baert T, Vergote IB. Role of neoadjuvant chemotherapy in advanced epithelial ovarian cancer. *J Clin Oncol.* 2019;37(27):2398–405.

50. Rafii A, Stoeckle E, Jean-Laurent M, Ferron G, Morice P, Houvenaeghel G, et al. Multi-center evaluation of post-operative morbidity and mortality after optimal cytoreductive surgery for advanced ovarian cancer. *PLoS One.* 2012;7(7).

51. Kahl A, du Bois A, Harter P, Prader S, Schneider S, Heitz F, et al. Prognostic value of the age-adjusted Charlson comorbidity index (ACCI) on short- and long-term outcome in patients with advanced primary epithelial ovarian cancer. *Ann Surg Oncol.* 2017;24(12):3692–9.

52. Ataseven B, Du Bois A, Reinthaller A, Traut A, Heitz F, Aust S, et al. Pre-operative serum albumin is associated with post-operative complication rate and overall survival in patients with epithelial ovarian cancer undergoing cytoreductive surgery. *Gynecol Oncol.* 2015;138(3):560–5.

53. Kondrup J, Ramussen HH, Hamberg O, Stanga Z, Camilo M, Richardson R, et al. Nutritional risk screening (NRS 2002): A new method based on an analysis of controlled clinical trials. *Clin Nutr.* 2003;22(3):321–36.

54. Harter P, Sehouli J, Reuss A, Hasenburg A, Scambia G, Cibula D, et al. Prospective validation study of a predictive score for operability of recurrent ovarian cancer: The multicenter intergroup study DESKTOP II. A project of the AGO kommission OVAR, AGO study group, NOGGO, AGO-Austria, and MITO. *Int J Gynecol Cancer.* 2011;21(2):289–95.

55. Coleman RL, Enserro D, Spirtos N, Herzog TJ, Sabbatini P, Armstrong DK, et al. A phase III randomized controlled trial of secondary surgical cytoreduction (SSC) followed by platinum-based combination chemotherapy (PBC), with or without bevacizumab (B) in platinum-sensitive, recurrent ovarian cancer (PSOC): A NRG oncology/gynecologic. *J Clin Oncol.* 2018;36(Suppl):abstr 5501.

56. du Bois A, Ewald-riegler N, de Gregorio N, Reuss A, Mahner S, Fotopoulou C, et al. Borderline tumours of the ovary: A cohort study of the Arbeitsgemeinschaft Gynäkologische Onkologie (AGO) Study Group. *Eur J Cancer.* 2013;49:1905–14.

57. du Bois A, Trillsch F, Mahner S, Heitz F, Harter P. Management of borderline ovarian tumors. *Ann Oncol.* 2016;27(Suppl 1):i20–2.

58. Morice P, Uzan C, Fauvet R, Gouy S, Duvillard P, Darai E. Borderline ovarian tumour: Pathological diagnostic dilemma and risk factors for invasive or lethal recurrence. *Lancet Oncol.* 2012;13(3):18–21.

59. Verleye L, Ottevanger PB, Kristensen GB, Ehlen T, Johnson N, Van Der Burg MEL, et al. Quality of pathology reports for advanced ovarian cancer: Are we missing essential information?: An audit of 479 pathology reports from the EORTC-GCG 55971/NCIC-CTG OV13 neoadjuvant trial. *Eur J Cancer.* 2011;47(1):57–64.

60. Mccluggage GW, Judge MJ, Clarke BA, Davidson B, Gilks CB, Hollema H, et al. Data set for reporting of ovary, fallopian tube and primary peritoneal carcinoma: Recommendations from the International Collaboration on Cancer Reporting (ICCR). *Mod Pathol.* 2015;28(8):1101–22.

61. Kommoss S, Pfisterer J, Reuss A, Diebold J, Hauptmann S, Schmidt C, et al. Specialized pathology review in patients with ovarian cancer results from a prospective study. *Int J Gynecol Cancer.* 2013;23(8):1376–82.

62. Medeiros F, Muto MG, Lee Y, Elvin JA, Callahan MJ, Feltmate C, et al. The tubal fimbria is a preferred site for early adenocarcinoma in women with familial ovarian cancer syndrome. *Am J Surg Pathol.* 2006;30(2):230–6.

63. Wright JD, Herzog TJ, Siddiq Z, Arend R, Neugut AI, Burke WM, et al. Failure to rescue as a source of variation in hospital mortality for ovarian cancer. *J Clin Oncol.* 2012;30(32):3976–82.

21. 医疗资源受限环境下的卵巢癌手术发展：全球卫生计划之基础设施发展

Marcela G. del Carmen, Linus Chuang, and Thomas C. Randall

前　言

2018 年，全世界大约有 30 万例卵巢癌新发病例，有 18.5 万名妇女死于上皮性卵巢癌[1]。其中，约有 13.8 万卵巢癌新病例和 3.8 万死亡病例发生在医疗资源有限的中低收入国家（LMIC）[1]。无论是初次肿瘤细胞减灭术（primary debulking surgery, PDS），还是中间型减瘤术，达到理想减瘤术的标准都与改善总生存率有关[2-6]。由于人们普遍认为手术治疗所需的基础设施和技能培训需要花费大量资金，所以最初的全球卫生运动的重点并不在手术方面[7]。过去的 10 年里，鉴于癌症、交通相关创伤、抗生素滥用、多重耐药细菌感染和手术感染等非传染性疾病所带来的医疗负担不断加重，以及全球范围内肥胖症和老龄化的日益普遍，建立一个全球性的外科计划已经势在必行[7]。现有数据表明，全球约 50 亿人无法获得适当的外科手术治疗，占总人口 2/3，同时，世界最贫穷的 1/3 人口所接受的外科手术数量仅占世界手术总量的 3.5%[8]。据 *Lancet Commission on Global Surgery* 的报告，目前每年有 1.43 亿例外科手术的缺口[8]。若能够填补这个空缺，可极大地降低一些疾病的致残率和死亡率[8]。若中低收入国家还不尽力加强外科的基础设施和服务建设，以求在 2030 年达到每 10 万人口 5 000 例手术的目标，那么这些地区的劳动生产力将继续遭受损失，预计经济损失累计可达 12.3 万亿美元[8-9]。

目前，全球卫生计划的核心任务是提供精准及时的外科诊疗服务，未来将逐渐建立一个新的医疗体系以消除不同地区之间医疗资源不平衡的现象，从而在医疗资源受限地区实现渐进而可持续的发展，为当地医疗水平进步提供长期的支持。外科医生依然是这项任务强有力的领导者，就像在过去 200 年的外科发展历程中所展现的

那样[10]。这项任务的核心是为卵巢癌患者提供及时且充分的手术治疗，以求改善患者的预后。由于妇科肿瘤学的多学科性质，且大多要求以团队合作的模式开展手术，这使其成为中低收入国家构思和实施外科诊疗模式改革的试点，也为其他外科专业提供了范本。本章重点讨论在医疗资源受限环境中如何为卵巢癌患者提供适当和安全的手术治疗。同时，我们将介绍一个医疗资源受限环境下的创新体系，并在此基础上拟定一个集安全和质量管理、技术培训及科学研究于一体的新医疗体系，以改善中低收入国家的外科诊疗现状。

由多学科团队实施直接的临床服务

几十年来，中低收入国家外科的诊疗模式一直是由外科医生直接面对患者。在这样的传统模式中，由一名或几名外科医生和辅助人员组成一个团队，在有限的时间内同时处理多个的病例。因此，传统模式下的医患接触通常是短期的，而在长期随访、教学和衡量预后或对当地医疗系统的影响方面，有明显的短板[11]。为了推动全球外科的发展，建立可持续的外科计划，需要改变模式。卵巢癌的诊疗恰好为改革提供了范本，因为卵巢癌手术需要的正是一个跨学科的团队，包括妇科肿瘤学（通常是外科肿瘤学）、放射影像学、病理学、麻醉学、重症医学以及护理学。

在中低收入国家，与其他恶性肿瘤的手术相比，早期或晚期上皮性卵巢癌手术具有一定的挑战性，这是因为在其他恶性肿瘤的手术中，医生拥有普通外科的技术就足以胜任手术，甚至能获得与专科医生相当的效果。有研究表示，相比于普通外科医生，晚期卵巢癌患者由高水平的妇科专科肿瘤医生进行手术、切除所有病灶，能够明显提

升患者的生存获益[2,12-13]。然而现实情况是，即使是在美国，也只有不到一半的晚期卵巢癌患者能够接受妇科专科肿瘤医生的手术治疗，而且这一半的患者还往往是从普通妇科医生或普通外科医生的术中或术后中途转诊的[14-16]。目前，由于受到社会人口和地理限制、临床医生偏见，以及医疗资源和专家资源有限性的制约，完全实现及时向妇科肿瘤专科转诊还存在困难[17]。于是我们总结了如下的团队模式（图21-1），从而保证上皮性卵巢癌患者能够获得相对充分且安全的手术治疗。

影像学

医学影像学在肿瘤学科中的地位越来越高，在肿瘤的早期筛查、确定诊断、判断分期和疗效监测等方面均有着极其重要的作用[18-19]。对可疑卵巢癌的盆腹腔肿块进行全面的影像学评估，能够为患者提供个体化的治疗。然而，计算机断层扫描（CT）、磁共振成像（MRI）和正电子发射断层扫描（PET）等技术都较为昂贵，加之考虑到其建立、维护和运营所需的财务成本和复杂的基础设施，往往只有高收入国家的患者才可能负担得起。在中低收入国家，用于判断肿瘤播散程度的影像学

技术通常仅限于普通X线和超声。虽然超声的分辨率较低，但在经验丰富的医生操作下，超声也能够协助肿瘤的定位、发现转移灶的种植部位以及指导经皮活检的穿刺路径[20]。在一些中低收入国家的大城市中，还是有医院配备CT的，然而，并非所有人都负担得起。在既有设备又能负担得起的情况下，CT可以帮助确定肿瘤累及的范围，并判断患者是否符合初次肿瘤细胞减灭术的适应证。此外，在高质量的放射影像学技术都不能获取的情况下，腹腔镜探查术也可以作为确定诊断的工具，还可以获取组织样本，以确定卵巢癌的病理分型[18,20]。

病理学和实验室医学

病理学和实验室医学对于保证外科手术的高质量和安全性至关重要，病理学检查能够帮助明确肿瘤的组织学分型，实验室检查能够提供交叉配血试验，以便安全输血，还可以提供生物化学检验，以便安全使用麻醉剂和其他药剂[21]。

对于存在复杂或固定的附件区肿块的可疑卵巢癌患者，不仅要确定肿瘤的境界，以确定手术切除的可行性，还需明确组织学分型。因此，咨询妇科病理学专家的意见非常必要。组织标本的获取

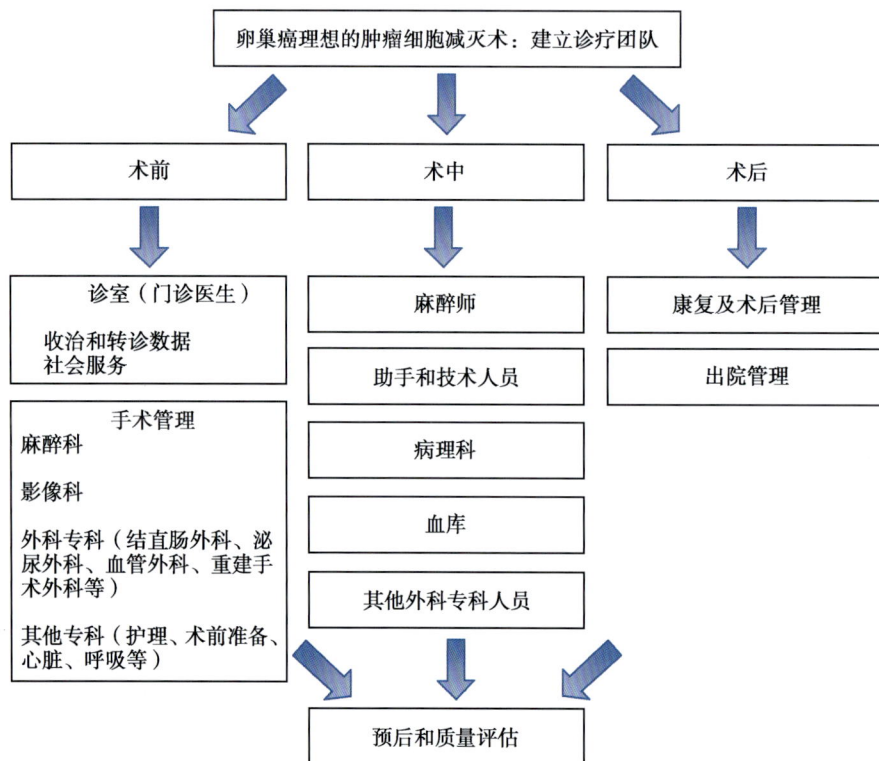

图 21-1　诊疗团队

是组织学分型的基础，其获取方式有很多，如细针抽吸活检（fine-needle aspiration，FNAB）、开放性切开或切除活检等[22]。大多数中低收入国家的医院都可以施行细针抽吸活检。虽然这种方法快速、安全且价格低廉，但只能提供细胞学水平的信息，不能显示肿瘤的组织结构[22]。相比之下，针穿活检（core needle biopsy）可以提供肿瘤的组织学信息，通过免疫组化染色确定肿瘤分级、组织学结构和原发部位[22]。此外，一些影像学技术，如超声或 CT，在活检过程中可协助肿瘤定位、指导组织取样。在无法通过针穿活检进行组织取样时，则可能需要诉诸诊断性腹腔镜或开放性手术来获取组织样本来明确诊断。

虽然腹腔镜手术也需要腹腔镜、腹腔镜相关器械、管道二氧化碳，以及训练有素的外科医生、麻醉医生等条件，但在影像学设备有限的地区，腹腔镜手术是一种性价比很高的诊疗工具，可以大大减少为获取活检样本而进行开腹手术的比例[23-24]。一些中低收入国家已经成功开展了腹腔镜诊疗计划，创新性地实施了适应当地的策略，如使用太阳光光源、低成本的箱式训练器，以及与软饮料公司合作以获得二氧化碳供给[25-28]，在成本较低且后期维护需求最小的前提下，获得了高质量的设备。同时，一些创新性技术的实施，如腹壁悬吊装置，使得在没有二氧化碳的情况下也可以进行腹壁悬吊式腹腔镜手术。这种手术被称为非气腹腹腔镜手术（gas insufflation-less laparoscopic surgery，GILLS），在脊髓麻醉的条件下，使用改良的切开器械，安全地进行微创手术。这些技术在多数医疗资源受限的地区都可以实现[29]。

为了向卵巢癌患者提供长期、持续、适当和安全的外科治疗，以下两点至关重要——建立创新性平台以优化组织学诊断，发展实验室医学以完善实验室检查。例如，分级实验室检测和输血系统的建立已经在一些中低收入国家成功完成[30]。此平台旨在依据不同的疾病类型将患者分配至不同楼层内，并根据病床容量进行调整[30]。这种模式下，病理学和实验室检测部门被安排在实施卵巢癌切除手术的同一层内。此外，中低收入国家的电力供应和不良气候也是巨大的挑战，但得益于越来越多不需要电能或自身有内置发电装置的设备相继出现，这个问题已经得到了解决[31]。同时，即时检验（point of care testing，POCT）也受到

了越来越多的关注，其检测工具只需要消耗极少的试剂，甚至不需试剂，并且可以在炎热和潮湿的气候下长期储存[30]。

在妇科病理学发展落后的地区，可以通过远程病理学（通过互联网传输图像）来明确诊断[30]。这项技术的成本本就很低，并且随着全球互联网的广泛连接，其可行性也越来越好[31]。

为了在 2030 年之前完成全球外科计划，继续教育和专业培训也至关重要[8-9]。尽管仍然缺乏病理学专业人员配备比例的详细数据，但现有资料明确指出病理学专业人员存在巨大缺口。例如，在撒哈拉以南的非洲地区，至少 5 个国家没有病理学医生，即使在有病理学医生的国家中，病理学医生与患者的比例也仅仅为 1∶1 000 000，仅为美国的 1/50[32]。

麻醉学

大多数高收入国家（HIC）的麻醉学团队由麻醉医生和其他训练有素的辅助人员组成，包括注册麻醉师（certified registered nurse anesthetist，CRNA）或麻醉助理（anesthesia assistant，AA）。随着麻醉学的发展，患者可以在全身麻醉下，在无痛、无意识、肌肉松弛的状态下接受更安全的手术。然而，卵巢癌患者的手术管理不仅包括严格的术中管理，还涵盖了术前评估、术前准备及术后管理，如恢复室护理，甚至还包括重症监护室监护。

在卵巢癌切除术之前，麻醉医生应评估患者的病情、诊疗计划及手术的准备情况，同时制订麻醉计划，并完善术前准备以降低手术风险[33]。另外，麻醉医生根据患者存在的危险因素，采用美国麻醉医师协会（American Society of Anesthesiologists，ASA）分级系统评估其围手术期总体发病率和死亡率[34]。术前须让患者禁食，以减少局部麻醉或监护麻醉（monitored anesthesia care，MAC）时胃内容物反流而误吸的风险。围手术期关于麻醉术的准备原则是维持生理稳态，包括体温、通气、氧合及血流动力学稳定[34]，这就要求麻醉医生全程参与卵巢癌患者的围手术期管理。同时，这也是加速康复外科（enhanced recovery after surgery，ERAS）的核心（表 21-1）。在上述原则的指导下，一些治疗方案得以进一步实施，并且覆盖了术前、术中和术后的各个时期，如切口术的术前镇痛和止吐、术中输血、术后血栓预防、早期下床活动、早期经口

表 21-1　卵巢癌手术的加速康复外科管理

术前

- 术前一晚摄入碳水化合物
- 不使用机械性肠道准备

术中

术前镇痛

- 非甾体抗炎药
- 对乙酰氨基酚
- 加巴喷丁
- 抗呕吐药物

手术切皮前：地塞米松加氟哌利多静脉注射

切口关闭前：格拉司琼静脉注射

液体管理目标：维持术中血容量

手术时镇痛

- 阿片类药物静脉注射，可辅以氯胺酮、酮咯酸或两者联用。

切口关闭后：切口处注射布比卡因

术后

活动

- 手术当晚可进行早期活动：下床活动超过 2h，如一次或多次地散步或坐在椅子上
- 术后第二天至出院前：下床活动超过 8h，如 4 次及以上的散步和坐在椅子上

饮食和营养

- 不使用鼻胃管
- 后 4h 开始低渣饮食
- 术后第二天开始提前饮食
- 根据需要使用番泻叶和多库酯钠、氧化镁和氢氧化镁

液体管理

- 术后 24h 内限制液体摄入不超过 40mL/h，当患者口服摄入的液体量增加时停止静脉输液

镇痛

- 目标：尽量不使用静脉镇痛；鼓励使用口服阿片类药物、对乙酰氨基酚或非甾体抗炎药

改编自 Nishimori, M. et al., Cochrane。

进食以及尽早拔除尿管[35-37]。ERAS 模式的建立降低了围手术期发病率，加快了术后恢复以及节约了治疗费用[35-37]。此外，在手术之前，医生会再次核对手术安全核对清单，并完成团队讨论，以最大限度保证手术安全（表 21-2）[38]。

多数卵巢癌患者手术后需要麻醉后复苏监测，可能会出现恶心、呕吐，甚至是呼吸系统、心血管系统和神经系统并发症等。

2015 年，*Lancet Commission on Global Surgery* 计划在 2030 年之前建成一个新的外科诊疗体系，

表 21-2　手术安全核对清单

麻醉实施前（sign in）

麻醉诱导前，手术团队须确认

- 患者身份正确
- 手术方式已确定
- 知情同意书已完成
- 手术切口已标记，或有不适用标记者未标记
- 患者过敏史已知
- 患者气道和误吸的风险已评估

评估是否存在失血超过 500mL 的风险，检查输血袋中是否已出现血凝块

手术切皮前（time-out）

手术切皮前，手术团队口头确认

- 手术团队成员身份和职责已明确
- 患者身份、手术部位和手术方式已确认
- 术中的关键事件有预案
- 术中可能出现的意外、手术时间和预期失血量已经外科医生评估
- 护理人员已检查器械无菌
- 术前预防性抗生素
- 必要时能够提供必要的影像学资料

离开手术室前（sign out）

- 患者离开手术室前，手术团队回顾
- 手术名称
- 手术用物：针头、纱布和器械计数正确
- 标本的标记正确
- 患者术后康复和护理相关问题明确

改编自 Escobar et al., *Gynecol. Oncol.*, 134, 253, 2014。

推广可负担且安全的外科和麻醉治疗[39]。这一目标的实现要求在每 10 万人中有 20 名相关专业的医生，据此估计，需要培训约 127 万名外科医生、麻醉医生和产科医生[40]。然而，对中低收入国家来说，提供安全麻醉和术后监护的专业培训和基础设施建设都面临着巨大的困难。为了加强手术安全，全世界众多手术室都将 WHO 手术安全核对清单纳入了常规流程当中[41-42]，清单中只有脉氧是必需指标，然而脉氧仪在医疗资源受限地区很难获取[43]。为解决这一难题，非政府组织 LifeBox 设计了一款最低标准、仅具有主要功能的简易脉氧仪，将其他额外功能都进行了简化，以节约成本、降低价格，例如，此种脉氧仪的电量极其有限。该设备目前已在 100 多个中低收入国家投入使用[44-45]。最后，我们提出了一套可以在医疗资源受限地区或妇科肿瘤学发展落后地区实施的晚期上皮性卵巢癌手术管理办法（图 21-2）。

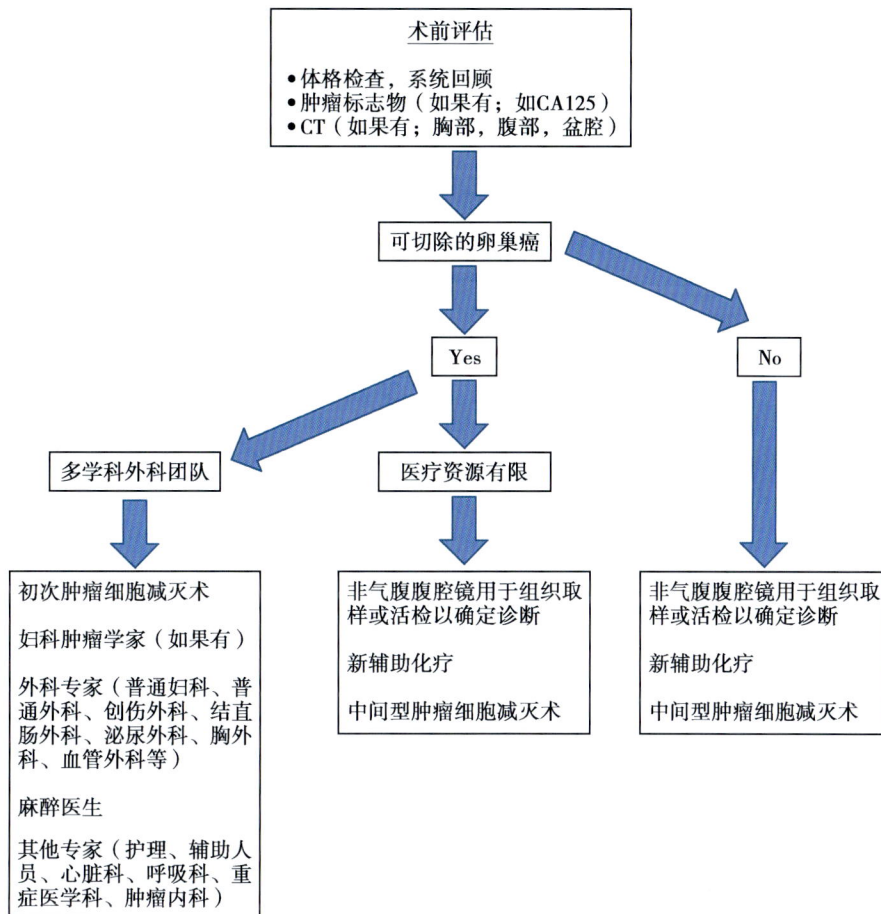

图21-2　医疗资源受限地区或妇科肿瘤学发展落后地区的晚期上皮性卵巢癌患者的管理办法

医疗安全与质量管理的改进

1895年，Ernest Amory Codman 从哈佛医学院毕业，随后参与了普通外科培训，并成为 Massachusetts General Hospital 的医生。Codman 被认为是医院质量管理的开创者[46]，他建立了所谓的"医院最终结果的标准（end result system）"，用卡片来记录患者的人口学信息、诊断、治疗和预后。Codman 坚信这些信息都应向患者公开，以供患者参考来选择医院和医生。此外，他组织了美国第一届发病率和死亡率会议，以及美国第一个骨肿瘤患者注册登记项目。他最大的成就莫过于领导成立了美国外科医师学会（American College of Surgeons）及医院标准化项目（Hospital Standardization Program），后者之后更名为医院认证联合委员会（Joint Commission on Accreditation of Healthcare Organizations）。在多数的高收入国家，Codman 医生所提出的质量管理办法都已付诸实践，并且他当年所指出的"对患者结局的追踪分析可以降低发病率和死亡率"的观点也得到了证实[47]。

"大数据"（big data）是一个信息化平台，它可以从多个信息源收集非结构化的数字信息，以供研究和分析。在高收入国家中，数据源包括电子病历（electronic health record, EHR）、患者提供的资料、传感器记录的数据、社交媒体的信息和多组学数据（如基因组学、表观遗传学和蛋白质组学），这些数据被汇总、分析，用于推动医疗质量和安全的改进[48-49]。然而，大多数中低收入国家的基础设施和资源有限，如缺少电力、互联网连接、医学信息学技术等[48]，同时，其所收集的数据质量较低，也不够可靠[47]，这就导致全球大数据应用存在极大的不平衡[49]。

我们期望未来的全球医疗能够平衡发展，特别是外科诊疗能力，而其关键在于医疗资源受限地区能获得充足的资源，以发展相关的医疗技术[48,50]。幸运的是，随着人工智能、移动计算、分子技术和虚拟现实等新技术的出现，医疗资源受限地区的需求可以得到满足[48]。开源电子病历的日益普及也逐渐缩小了地区间信息获取的差距[51]。此外，随着移动电话的普及和其搭载的传感器越来越多样，远程数据收集的能力已经得到大幅提升，这也减小了对专业设备的需求[48,52]。同时，为了确保数据安全、保护患者隐私，数据合并、存储和分析的技术也在持续进展[48]。总之，为了改善中低收入国家卵巢癌手术的质量与安全，大数据项目是不可或缺的。

外科培训和资质认证

如上所述，欲在 2030 年之前实现柳叶刀全球外科委员会（Lancet Commission on Global Surgery）设立的目标，需要培训约 127 万名合格的外科医生、麻醉师和产科医生[40]。

传统的医疗志愿服务通常是单向的、随机的、不可持续的临床服务，对于改善外科诊疗的可及性与质量管理的长期作用有限。国际临床医学项目（International medical program，IMP）建立在双向交流知识、经验和组织专业知识的基础上，旨在发展多向合作的模式，促进医疗资源受限地区的医疗发展，并建立外科培训和资质认证的新体系，为摆脱传统的传教士模式提供了机会[53]。IMP 的新模式开创了交互式合作的先河，已经推广到了多个国家[54]。传统的外科模式往往反映了中低收入国家和高收入国家之间固有的资源差距，这样的差距可能阻碍全球外科服务的普及[53-54]。因此，无论地理位置如何，中低收入国家和高收入国家之间观点和需求的互通有无，对于提供最佳的外科诊疗服务至关重要[53]。正如美国国际医药大学（ACAIM）所提倡的——开展一项中立的、无偏见的国际化外科培训和认证计划[55]，可以向国际医疗培训和认证网络（IMTCN）等组织寻求帮助，通过利用 IMTCN 正在进行的或试行的培训项目，在不同收入水平的地区推广、整合并达成共识[53-55]。具体来说，培训的内容应涵盖已发展成熟的临床或手术技能[53]；资质认证应利用全球最先进的技术，其标准应由各地区联合起草并标准化，并提供一个供各方随时交流、分享信息的平台。在这种培训和认证体系的运行下，高质量、高标准的外科教育、培训和认证将迅速发展，医疗资源受限地区的高质量外科诊疗的普及度将大大提高，实现全球医疗平等的目标指日可待[53]。

科 学 研 究

开展临床研究有助于解决现有的临床问题，从而进一步改善患者预后[56]。由于中低收入国家特有的临床需求、有限的医疗资源和财政收入，更多的临床研究是在高收入国家进行的，其结果有时并不适用于中低收入国家的临床实际。即使有些研究的数据来自中低收入国家，其研究议程和研究重点的制订也通常由高收入国家的研究者负责，这就导致了高收入国家的研究者比低收入国家的研究者获益更多，进而加剧当前全球医学研究的不平等现象[57-60]。一篇系统回顾指出，在中低收入国家进行的外科临床研究中，超过 20% 文章的共同作者不包括来自这些国家的研究者[61]。此外，在三家最负盛名的外科杂志的编委会成员中，来自中低收入国家的只占 2%～13%[62]。这样的不平等现象是由多种因素共同造成的，如科学研究对于中低收入国家相对前沿，全职从事外科研究的学者在全世界本身较少，以及专门用于学术研究的资源较为有限[58]。

因此，改变科学研究中的等级制度和不平等现象，对于推进全球外科诊疗计划在中低收入国家的实现至关重要。很多策略都可以促进在制订研究重点和议程时的团队合作[58]。主题为 Global Surgery 的科研培训项目致力于帮助研究者将理论知识付诸科研实践[58]，其成员可以成为连接临床医生和高级研究员的纽带，同时，他们也将得到进一步的培训和指导，进而为今后的学术生涯打下基础。此外，若要在中低收入国家开展对临床实践有重大意义的研究，除了多学科团队的参与是必要的，患者、医生、公共卫生专业人员和政府机构也都需投入到这一过程中来[58,61]。

（刘崇东　侯胜迪 译）

参 考 文 献

1. Bray F, Ferlay J, Soerjomataram I, Siegel RL, Torre LA, Jemal A. Global cancer statistics 2018: GLOBOCAN estimates of incidence and mortality worldwide for 36 cancers in 185 countries. *CA Cancer J Clin*. 2018;68(6):394–424.
2. Bristow RE, Tomacruz RS, Armstrong DK, et al. Survival effect of maximal cytoreductive surgery for advanced ovarian carcinoma during the platinum era: A meta-analysis. *J Clin Oncol*. 2002;20(5):1248–1259.
3. Eisenkop SM, Friedman RL, Wang HJ. Complete cytoreductive surgery is feasible and maximizes survival in patients with advanced epithelial ovarian cancer: A prospective study.

Gynecol Oncol. 1998;69(2):103–138.

4. Allen DG, Heintz AP, Touw FW. A meta-analysis of residual disease and survival in stage III and IV carcinoma of the ovary. *Eur J Gynaecol Oncol*. 1995;16(5):349–356.

5. Vergote I, Tropé CG, Amant F, et al. Neoadjuvant chemotherapy or primary surgery in stage IIIC or IV ovarian cancer. *N Engl J Med*. 2010;363(10):943–953.

6. Kehoe S, Hook J, Nankivell M, et al. Primary chemotherapy versus primary surgery for newly diagnosed advanced ovarian cancer (CHORUS): An open-label, randomised, controlled, non-inferiority trial. *Lancet*. 2015;386(9990):249–257.

7. Steyn E, Edge J. Ethical considerations in global surgery. *BJS*. 2019;106:e17–e19.

8. Meara JG, Leather AJ, Hagander L, et al. Global surgery 2030: Evidence and solutions for achieving health, welfare, and economic development. *Lancet*. 2015;386 (9993):569–624.

9. Sullivan R, Alatise OI, Anderson BO, et al. Global cancer surgery: Delivering safe, affordable, and timely cancer surgery. *Lancet Oncol*. 2015;15(11):1193–1224.

10. del Carmen, MG. Innovation in fertility-sparing oncology surgery: Traversing frontiers. *Gynecol Oncol*. 2018;150(2):211–212.

11. Campbell A, Magee WP, Sherman R. The role of humanitarian missions in modern surgical training. *Plast Reconstruct Surg*. 2010;126(1):295–302.

12. Bristow RE, Chang J, Ziogas A, Randall LM, Anton-Culver H. High-volume ovarian cancer care: Survival impact and disparities in access for advanced-stage disease. *Gynecol Oncol*. 2014;132(2):403–410.

13. Cliby WA, Powell MA, Al-Hammadi N, Chen L, Miller JP, Roland PY, Mutch DG, Bristow RE. Ovarian cancer in the United States: Contemporary patterns of care associated with improved survival. *Gynecol Oncol*. 2015;136(1):11–17.

14. Carney ME, Lancaster JM, Ford C, Tsodikov A, Wiggins CL. A population-based study of patterns of care for ovarian cancer: Who is seen by a gynecologic oncologist and who is not? *Gynecol Oncol*. 2002;84(1):36–42.

15. Mercado C, Zingmond D, Karlan BY, Sekaris E, Gross J, Maggard-Gibbons M, Tomlinson JS, Ko CY. Quality of care in advanced ovarian cancer: The importance of provider specialty. *Gynecol Oncol*. 2010;117(1):18–22.

16. Kumpulainen S, Sankila R, Leminen A, et al. The effect of hospital operative volume, residual tumor and first-line chemotherapy on survival of ovarian cancer - a prospective nation-wide study in Finland. *Gynecol Oncol*. 2009;115(1):199–203.

17. Goff BA, Miller JW, Matthews B, Trivers KF, Andrilla CH, Lishner DM, Baldwin LM. Involvement of gynecologic oncologist in the treatment of patients with a suspicious ovarian mass. *Obstet Gynecol*. 2011;118(4):841–848.

18. Bedard N, Pierece M, El-Naggar A, Anandasabapathy S, Gillenwater A, Richards-Kortum R. Emerging roles for multimodal optical imaging in early cancer detection: A global challenge. *Technol Cancer Res Treat*. 2010;9(2): 211–217.

19. Sener SF, Grey N. The global burden of cancer. *J Surg Oncol*. 2005;95(1):1–3.

20. Weisskeder R, Pittet MJ. Imaging in the era of molecular oncology. *Nature*. 2008;452(1):580–589.

21. Horton S, Sullivan R, Flanigan J, Fleming KA, Kuti MA, Looi LM, Pai SA, Lawler M. Delivering modern, high-quality, affordable pathology and laboratory medicine to low-income and middle-income countries: A call to action. *Lancet*. 2018;391(10133):1953–1964.

22. Kingham TP, Alatise O. Oncology. In: Meara JG, McClain CD, Mooney DP, Rogers SO, eds, *Global Surgery and Anesthesia Manual: Providing Care in Resource-Limited Settings*, 1st edn. New York: Taylor & Francis Group;2015:395–400.

23. Ogbonna BC, Obekpa PO, Momoh JT, Obafunwa JO, Nwana EJ. Laparoscopy in developing countries in the management of patients with an acute abdomen. *BJS*. 1992;79(1):964–966.

24. Udwadia TE. Diagnostic laparoscopy. *Surg Endosc*. 2004;18(1):6–10.

25. Globalsurg Collaborative. Laparoscopy in management of appendicitis in high-, middle-, and low-income countries: A multicenter, prospective, cohort study. *Surg Endosc*.

2018;32(1):3450–3466.

26. Li MM, George J. A systematic review of low-cost laparoscopic simulators. *Surg Endosc*. 2017;31(1):38–48.

27. Price R, Sergelen O, Unursaikhan C. Improving surgical care in Mongolia: A model for sustainable development. *World J Surg*. 2013;37(1):1492–1499.

28. Gnanaraj J, Rhodes M. Laparoscopic surgery in middle and low-income countries: Gasless lift laparoscopic surgery. *Surg Endosc*. 2016;30(1):2151–2154.

29. Gnanaraj J, Rhodes M. Single-incision lift laparoscopic appendicectomy: A less expensive technique easy to learn. *Trop Doct*. 2015;45(1):36–38.

30. Fleming KA, Naidoo M, Wilson M, et al. An essential pathology package for low- and middle-income countries. *Am J Clin Pathol*. 2017;147(1):15–32.

31. St John A, Price CP. Existing and emerging technologies for point-of-care testing. *Clin Biochem Rev*. 2014;35(1):155–167.

32. African Strategies for Advancing Pathology Group Members. Quality pathology and laboratory diagnostic services are key to improving global health outcomes improving global health outcomes is not possible without accurate disease diagnosis. *Am J Clin Pathol*. 2015;143(1):325–328.

33. Committee on Standards and Practice Parameters, Apfelbaum JL, Connis RT, et al. Practice advisory for pre-anesthesia evaluation: An updated report by the American Society of Anesthesiologists Task Force on Pre-anesthesia Evaluation. *Anesthesiology*. 2012;116(3):522–38.

34. Cohen MM, Duncan PG, Tate RB. Does anesthesia contribute to operative mortality? *JAMA*. 1988;260(19):2859–63.

35. Committee on Gynecologic Practice. ACOG committee opinion No. 750: Perioperative pathways: Enhanced Recovery After Surgery. *Obstet Gynecol*. 2018;132(3):e120–130.

36. Kalogera E, Dowdy SC. Enhanced recovery pathway in gynecologic surgery: Improving outcomes through evidence-based medicine. *Obstet Gynecol Clin North Am*. 2016;43(3):551–73.

37. Gerardi MA, Santillan A, Meisner B, Zahurak ML, Diaz Montes TP, Giuntoli RL 2nd, Bristow RE. A clinical pathway for patients undergoing primary cytoreductive surgery with rectosigmoid colectomy for advanced ovarian and primary peritoneal cancers. *Gynecol Oncol*. 2008;108(2):282–286.

38. Escobar PF, Levinson KL, Magrina J, Martino MA, Barakat RR, Fader AN, Leitao MM. Feasibility and perioperative outcomes of robotic-assisted surgery in the management of recurrent ovarian cancer: A multi-institutional study. *Gyencol Oncol*. 2014;134(1):253–256.

39. Meara JG, Leather AJ, Hagander L, et al. Global Surgery 2030: Evidence and solutions for achieving health, welfare, and economic development. *Lancet*. 2015;386(9993):569–624.

40. Daniels KM, Riesel JN, Meara JG. The scale-up of the surgical workforce. *Lancet*. 2015 384(Suppl 2):S41.

41. WHO. *Safe Surgery Saves Lives*. Geneva: WHO, 2009.

42. Haynes AB, Weiser TG, Berry WR, et al. Safe surgery saves lives study group. A surgical safety checklist to reduce morbidity and mortality in a global population. *N Engl J Med*. 2009;360(1):491–499.

43. Funk LM, Weiser TG, Berry WR, et al. Global operating theatre distribution and pulse oximetry supply: An estimation from reported data. *Lancet*. 2010;376(1):1055–1061.

44. LifeBox. Pulse Oximeter. http://www.lifebox.org/purchaseoximeter/ [accessed 13 February 2019].

45. Dubowitz G, Breyer K, Lipnick M, Sall JW, Feiner J, Ikeda K, MacLeod DB, Bickler PE. Accuracy of the Lifebox pulse oximeter during hypoxia in healthy volunteers. *Anaesthesia*. 2013; 68(12):1220–1223.

46. Loehrer AP, Chang DC, Hutter MM, Warshaw AL. Surgical quality and equity: Revisiting the class of 1895. *Ann Surg*. 2016;264(2):235–236.

47. Khuri SF. Dalye J, Henderson W, et al. The Department of Veterans Affairs' NSQIP: The first national, validated, outcome-based, risk-adjusted, and peer-controlled program for the measurement and enhancement of quality and surgical care. National VA surgical quality improvement program. *Ann Surg*. 1998;228(1):491–507.

48. Knight SR, Ots R, Maimbo M, Drake TM, Fairfield CH, Harrison EM. Systematic review of the use of big data to improve surgery in low- and middle-income countries. *BJS*. 2019;106(1):e62–e72.

49. Bloomrose M, Detmer DE. Informatics, evidence-based care, and research; implications for national policy: A report of an American Medical Informatics Association health policy conference. *J Am Med Inform Assoc*. 2010;17(1):115–123.

50. International Surgical Outcomes Study group. Global patient outcomes after elective surgery: Prospective cohort study in 27 low-, middle-, and high-income countries. *Br J Anaesth*. 2016;117(1):601–609.

51. Syzdykova A, Malta A, Zolfo M, Diro E, Oliveira JL. Open-source electronic health record systems for low-resource settings: A systematic review. *JMIR Med Inform*. 2017;5(1):e44.

52. GSMA. The Mobile Economy 2018. https://www.gsma.com/mobileeconomy/ [accessed February 16, 2019].

53. Stawicki, SP, Nwomeh BC, Peck GL, et al. Training and accrediting international surgeons. *BJS*. 2019;106(1):e27–33.

54. Krishnaswami S, Stephens CQ, Yang GP, et al. An academic career in global surgery: A position paper from the society of university surgeons committee on academic global surgery. *Surgery*. 2018;163(1):954–960.

55. ACAIM. The American College of Academic International Medicine; 2018. http://www.acaim.org [accessed February 20, 2019].

56. Downing A, Morris EJ, Corrigan N, et al. High hospital research participation and improved colorectal cancer survival outcomes: A population-based study. *Gut*. 2017;66(1):89–96.

57. Heneghan C, Blacklock C, Perera R, et al. Evidence for non-communicable diseases: Analysis of Cochrane reviews and randomised trials by World Bank classification. *BMJ Open*. 2013;3(1):e003298.

58. Hedt-Gauthier BL, Riviello R, Nkurunziza T, Kateera F. Growing research in global surgery with an eye towards equity. *BJS*. 2019;106(1):e151–e155.

59. Shiffman J. Global health as a field of power relations: A response to recent commentaries. *Int J Health Policy Manag*. 2015;4(1):497–499.

60. Fourie C. The trouble with inequalities in global health partnerships. *MAT*. 2018;5(1):142–155.

61. Pauyo T, Debas HT, Kyamanywa P, et al. Systematic review of surgical literature from resource-limited countries: Developing strategies for success. *World J Surg*. 2015;39(1):2173–2181.

62. Keiser J, Utzinger J, Tanner M, Singer BH. Representation of authors and editors from countries with different human development indexes in the leading literature on tropical medicine: Survey of current evidence. *BMJ*. 2004;328(1):1229–1232.

索　引